# 新编中西医危重症学精要

（上）

景凤英等◎主编

吉林科学技术出版社

图书在版编目（CIP）数据

新编中西医危重症学精要/ 景凤英等主编. -- 长春：
吉林科学技术出版社，2016.8
ISBN 978-7-5578-0989-8

Ⅰ．①新… Ⅱ．①景…Ⅲ．①急性病—中西医结合—
诊疗②险症—中西医结合—诊疗Ⅳ．①R459.7

中国版本图书馆CIP数据核字(2016) 第160892号

新编中西医危重症学精要

Xinbian zhongxiyi wei zhongzhengxue jingyao

主　　编　景凤英　张莲莲　杨建茹　等
出 版 人　李　梁
责任编辑　许晶刚　陆海燕
封面设计　长春创意广告图文制作有限责任公司
制　　版　长春创意广告图文制作有限责任公司
开　　本　787mm×1092mm　1/16
字　　数　820千字
印　　张　33
版　　次　2016年8月第1版
印　　次　2017年6月第1版第2次印刷

出　　版　吉林科学技术出版社
发　　行　吉林科学技术出版社
地　　址　长春市人民大街4646号
邮　　编　130021
发行部电话/传真　0431-85635177　85651759　85651628
　　　　　　　　　　85652585　85635176
储运部电话　0431-86059116
编辑部电话　0431-86037565
网　　址　www.jlstp.net
印　　刷　虎彩印艺股份有限公司

书　　号　ISBN 978-7-5578-0989-8
定　　价　130.00元

# 《新编中西医危重症学精要》编委会

**主　编**　景凤英　张莲莲　杨建茹
　　　　　周继业　谷凌云　冯鑫涛

**副主编**　余　强　朱　冰　陈尚君　孙莹莹
　　　　　陈新瑜　张　雪　李　娜　张　艳

**编　者**（以姓氏笔画为序）

冯鑫涛　甘肃省庆阳市西峰区北街社区卫生服务中心
朱　冰　重庆医科大学附属第二医院
孙莹莹　中国中医科学院 西苑医院
杨建茹　河北省邯郸市传染病医院
李　娜　中国人民解放军总医院第一附属医院
余　强　中国人民解放军第 302 医院
谷凌云　陆军总医院
张　艳　贵州医科大学附属医院
张莲莲　吉林市北华大学附属医院
张　雪　首都医科大学附属北京朝阳医院西区
陈尚君　佳木斯大学附属第一医院
陈新瑜　重庆市中医院
周继业　常州市第四人民医院
景凤英　陕西省结核病防治院
　　　　陕西省第五人民医院

吉林科学技术出版社

# 序

随着社会的发展,人民生活水平的不断提高,生活节奏的加快,疾病谱已发生了重大的变化,临床中危重症发病率居高不下,已经引起医学界的高度关注。鉴于此,我们从临床实际应用出发,编写了《新编中西医危重症学精要》一书。

全书分为四篇,分别介绍了常见急症西医治疗、常见急症中西医结合治疗、肝癌的介入治疗、相关检验内容。

临床危重症病情复杂多变,既可单一脏器受损,也可多个器官、多个系统同时出现功能障碍,或者出现序贯性多器官功能损害。面对这样的危重症患者,能否迅速作出正确诊断和有效救治并监护生命体征变化,直接关系到患者的生命安危。医务人员只有具备扎实的医学理论基础、丰富的临床经验、熟练的救治技能,才能满足救治这类患者的需求。

本书应用中西医结合方法,系统地阐述临床常见疾病的诊治。针对每个疾病,列出简明标准的西医病因发病机制、诊断要点及最新诊断标准和中医的证候、病因病机、辨证分型及治疗,使读者对疾病的诊治有一个明确的标准,对常见疾病的新的发展与认识有一个更深的了解。其中,在中医治疗方面,结合多年临床实际及中医治疗上的新发展,实行辨证治疗。希望本书不但可使西医了解中西医结合与传统医学在医学研究中的进展,而且使中医工作者不断及时地吸取掌握西医的新知识、新方法、新思想,以更好地服务于临床。

近年来,临床危重症的诊断和治疗以及急救方面的知识都取得了长足的进展。本书在编写过程中力图把目前最新的进展介绍给读者,为临床工作更好地服务。本书简明扼要,重点突出,治疗措施具体实用,尤其适合一线临床医师参考使用。

由于编者分头执笔,写作经验和水平有限,编写时间仓促,加之危重症医学与急救的发展非常迅猛,书中难免有不足和欠妥之处。恳请专家、同行提出宝贵意见。

《新编中西医危重症学精要》编委会

2016.06

# 目　录

# 第一篇　常见急症西医治疗

## 第一章　心血管疾病

### 第一节　心源性休克

心源性休克是指心脏功能极度减退,不能维持最低限度的心输出量,导致血压下降,重要脏器和组织供血严重不足,引起全身性微循环功能障碍,从而出现一系列缺血、缺氧、代谢障碍及重要脏器损害为主的临床综合征。

一、病因

心源性休克的病因有不同的分类方法,根据产生休克的血流动力学特点和产生休克的原因不同,大致可分为以下五大类:

1.心肌收缩力极度降低①包括大面积心肌梗死、急性心肌炎(病毒性、白喉性及风湿性);②原发性心肌病(扩张性、限制性及肥厚性心肌病晚期);③继发性心脏病,常见的有感染性、甲状腺毒症、甲状腺功能减退、白塞病、淀粉样变、结缔组织病、肌营养不良、遗传性共济失调;④药物性和毒性、过敏性反应致心肌严重损害,常见的有放射性、酒精、奎尼丁、阿霉素、锑剂等;⑤心肌抑制因素,常见于严重缺氧、酸中毒、药物、感染毒素、心瓣膜病晚期;⑥各种心脏病的终末期表现及严重心律失常,如心室颤动与扑动。

2.心室射血障碍常见于广泛性心肌梗死、大块或多发性大面积肺梗死、严重心肌炎、急性心肌病变、急性心肌创伤、急性心力衰竭、极度心室率过缓或过快、急性心瓣膜穿孔、腱索或乳头肌断裂。

3.心室充盈障碍常见于急性心脏压塞(炎症性或血性)、张力性气胸、持续正压人工呼吸、持续性心室率过快或过缓、严重二尖瓣狭窄、三尖瓣狭窄、粘液性心房肿瘤。

4.混合型即同一患者可同时存在两种或两种以上的原因致病,如急性心肌梗死伴腱索断裂。此时的休克症状更加严重,不易纠正,死亡率高。

5.心脏直视手术后低心排血量综合征多数患者是由于手术后心脏不能适应心脏前、后负荷增加所致。主要原因包括:①术前心功能状态差;②手术创伤对心功能的影响;③心肌缺血、缺氧;④手术造成的某些解剖学改变;⑤体外循环期间和术后早期内环境的失调及麻醉药物的影响。

二、病理生理

各类休克共同的病理生理基础是有效循环血量锐减及组织灌流不足,所涉及的内容包括微循环改变、代谢改变、炎症介质产生和内脏器官的继发性损伤。

1.循环改变微循环是组织摄氧和排出代谢产物的场所,其变化在休克发生发展过程中起重要作用。在休克早期由于总循环血量低和动脉血压降低,有效循环血量随之减少。机体通过一系列代偿机制,能保证心、脑等重要器官的有效血液灌流,但大部分组织处于低灌流缺氧状态。在休克中期,组织灌流更为不足,引起细胞严重缺氧、酸性代谢产物蓄积、毛细血管广泛扩张、血浆外渗、回心血量和心排出量减少等改变,最终导致心、脑等器官灌流不足,休克加重。在休克后期,病情继续加重且呈不可逆性,微循环内淤滞的血液呈高凝状态,并在血管内形成微血栓,甚至引起弥散性血管内凝血(DIC)。组织细胞因严重缺氧而发生坏死,造成器官功能严重受损。

2.代谢改变休克时代谢改变非常明显。由于组织缺氧,使能量代谢异常,ATP合成显著减少,同时由于酸性代谢产物不断聚积.引起代谢性酸中毒。创伤和感染使机体处于应激状态,交感神经兴奋使机体儿茶酚胺和肾上腺皮质激素明显升高,从而抑制蛋白合成,促进蛋白分解,以便为机体提供能量。同时,内分泌激素的升高还可促进糖异生,抑制糖降解。

3.炎症介质释放和缺血再灌注损伤严重创伤、感染、休克可刺激机体释放过量炎症介质形成"泽布样"连锁放大反应。炎症介质包括白介素、肿瘤坏死因子、集落刺激因子、干扰素和血管扩张剂一氧化氮(NO)等。活性氧代谢产物可引起脂质过氧化和细胞膜破裂。

代谢性酸中毒和能量不足还影响细胞各种膜的屏障功能。表现为细胞内外离子及体液分布异常,导致血钠降低、血钾升高,细胞外液随钠离子进入细胞内,引起细胞外液减少和细胞肿胀、死亡。溶酶体膜破裂后除释放出许多引起细胞自溶和组织损伤的水解酶外,还可产生心肌抑制因子(MDF),缓激肽等毒性因子。线粒体膜发生损伤后,引起膜脂降解产生血栓素、白三烯等毒性产物。

4.内脏器官继发改变休克时,由于有效循环血量减少,组织血液灌流不足,常引起机体重要器官如肺、肾、心、脑、肝和胃肠道结构和功能的改变,从而产生一系列的临床表现。

三、临床表现

根据病情发展的过程可分为:心源性休克的早期、中期和晚期。

1.早期由于机体对各种引起休克的始动因素产生应激反应,全身毛细血管收缩痉挛、减少血管容量,以起到"自身输液"的作用,保证全身重要脏器的供血。主要表现为自主神经紊乱的征象,尤以交感神经兴奋为主。与大量儿茶酚胺释放有关,体内产生的血管紧张素、血栓素也有促进血管收缩的作用。患者表现为烦躁不安、紧张、痛苦、恐惧,但神志清楚,对周围环境不感兴趣。眼球下陷、瞳孔扩大,有时诉口渴,面色和皮肤苍白或轻度紫绀,畏寒,肢端湿冷,大汗,脉快,脉压差减小(<30mmHg),尿少。

2.中期由于休克的始动因素强度达到一定程度,并持续一段时间,全身毛细血管的"自身输液"作用消失,不能参与全身重要脏器的血流调整,血液大量涌入毛细血管网。主要与长时间微血管收缩、缺血、缺氧及多种体液因素产生有关。患者表现为表情淡漠,反应迟钝,意识欠清,皮肤苍白,肢体发凉加重,血压进行性下降,甚至测不出,脉压差<20mmHg,静脉萎陷,尿量更少或无尿。

3.晚期当休克持续较长时间后,进入难治期或不可逆期时全身毛细血管的反应性显著下降,并出现毛细血管的无反流现象,出现某些脏器的微循环淤滞和障碍更加严重。患者会出现神志不清或昏迷、呼吸浅而规则、四肢厥冷、发绀、皮肤有花斑、脉快而细弱或摸不到、收缩压<40mmHg甚至测不出,无尿,可有皮下粘膜及内脏的广泛出血,肾、肝、肺、脑等重要脏器的功能衰竭。

由于心源性休克的病因不同,其临床表现亦不尽相同。除休克的基本征象外,还有其相应的病史、体征和临床表现。

#### 四、实验室检查

心源性休克的病因不同,其实验室检查结果亦不尽相同。针对引起心源性休克原因,及时进行相关实验室检查。

1.血常规　红细胞、血红蛋白和血细胞压积增高,白细胞及中性粒细胞亦可有升高,提示血液浓缩。

2.尿常规　尿量是观察毛细血管灌注的简单有效的指标。休克时,尿量一般在 20ml/小时以下。尿比重增加。尿中可出现蛋白,红、白细胞和管型。尿钠在 20 mmol/ L 以下,尿肌酐/血浆肌酐＞ 20。如已发生急性肾功能衰竭,则尿比重固定在 1.010 左右,尿钠在 20mmol/L 以上。

3.血液生化检查　血清钠、钾变化高低不一。在心肌损害的情况下,心肌酶谱的各项指标(CK、AST、LDH、CK－MB)均升高,随病情呈进行性加重。肾功能的指标(BUN、肝酐)也会增高,血尿素氮先出现变化,病情未纠正时二者均呈渐进性加重。休克晚期时,心肌酶谱及肾功能的损害进一步加重,肝功能的指标(ALT、AST)也明显增高。同时,还会出现凝血酶原时间、纤维蛋白原定量、血小板计数、部分凝血活酶时间、凝血酶时间等指标的异常变化以及纤维蛋白原降解产物的增加,在播散性血管内凝血时会出现动态变化。

动脉血乳酸测定对估计休克的严重程度和预后甚为重要。其正常值为 0.6－1.8mmol/L。血乳酸浓度越高,提示病情预后越差。血气分析对判断病情、缺氧程度及酸碱平衡状态很有帮助。休克时氧分压降低、pH 值降低,并随病情变化而加重。

4.心电图　急性心肌梗死、各种心律失常以及急性心包炎均有其特征性的心电图变化;电解质平衡紊乱及心肌损害时的心电图亦有所提示。

5.特殊检查

(1)超声心动图检查:能直观地观察到心脏的病变及血液流动情况。

(2)X 线检查:休克时,X 线检查可发现有无肺充血、肺水肿、心脏和大血管的外形和搏动有无异常以及评价心功能状态。对鉴别诊断有一定的帮助。

(3)微循环灌注情况的检查:①皮肤与肛门的温差:休克时皮肤血管收缩,故皮肤温度常较低;由于皮肤血管收缩不能散热,故肛温常增高。如二者温差在 1℃－ 3℃之间,则表示休克严重(正常温差在 0.5℃),温差越大提示休克越严重。②甲皱检查:在指甲上加压后放松时,可见毛细血管内血液充盈的时间过长。由于血管泮数目减少.排列紊乱,血流缓慢,有微血栓形成,血细胞成小颗粒状甚成絮状。③红细胞压积:当周围末梢血的红细胞压积比中心静脉血红细胞压积高出 0.03,提示血红细胞在微循环中聚积,表示有显著的周围血管收缩,这种差别变化的幅度常表示微循环灌注恶化或好转的程度。

(4)血流动力学监测:心源性休克的血流动力学监测包括:心率与心律、血压、肺毛细血管楔压、中心静脉压和心排血量。其临床意义有助于早期诊断、早期治疗;指导临床分型,判断休克情况,确定合理治疗;评价治疗疗效。①血压:动脉血压是血流动力学的重要指标之一。血压是心排血址和外周血管阻力综合反映的客观指标。血压的测量方法有无创性血压监测和创伤性血压监测两种。无创性血压监测通常用袖带法,但此法有时不够准确,不如创伤性直接测压敏感。动脉穿刺插管直接测压法能准确反映血液循环功能的状况。②中心静脉压:中心静脉压(CVP)主要反映回心血量和右心房、右心室将血泵出的能力,测定中心静脉压对了解循环有效血容量和右心功能有十分重要的临床意义,有助于鉴别心功能不全或血容量不足引起的休克,中心静脉压的正常值为0.49－1.18kPa(5－12cmH$_2$O)。心源性休克时,心输出量降低,中心静脉压明显升高。③肺毛细血管楔压:肺毛细血管楔压(PCWP)能确切反映左心房的压力,从而反映左心室的充盈性(左心室舒张期终末压),对判断心泵功能十分重要。为心源性休克补液及应用增强心肌收缩药、血管收缩药和血管扩张药等心血管药物治疗提供依据,同时还可以判断治疗效果和病情预后。④心排血量测定:心排血量(CO)是心血管功能监测的创伤性方法之一。心排血量由心率、前负荷、后负荷及心肌收缩性等因素决定。测量心排血量及计算心血管各项参数,如心脏指数(CI)、每搏量(SV)等,可以了解心泵功能,判断心脏功能与前负荷、后负荷的关系,以便正确地进行心血管治疗,有助于心源性休克的诊断、处理和评价预后。

五、诊断

心源性休克的诊断标准为:①有引起心源性休克的病因(如心肌梗死、心肌炎等)及其特殊的临床表现;②低血压,动脉收缩压降至10.6kPa(80mmHg)以下或原有高血压者较基础血压水平降低10.6kPa(80mmHg)以上;③周围循环灌注不足的证据:如精神迟钝、烦躁或昏迷,皮肤苍白、发绀,四肢厥冷,出冷汗,尿量显著减少(20ml/h)或无尿;④当肺毛细血管楔压(PCWP)＞1.47kPa(15cmH$_2$O)时,心脏指数(CI)＜2.2L/(min·m$^2$),中心静脉压＞1.18kPa(12cmH$_2$O)。⑤纠正引起组织灌注不足和心肌功能障碍的非心脏因素(如低血容量、低氧血症和酸中毒)后,休克仍持续存在;除外其他原因所致血压下降。

六、治疗

心源性休克病死率极高,需要积极迅速治疗。首要的问题是尽快改善和支持心肺功能,恢复和维持心排出量、血容量、血压和生命器官血流;同时治疗其原发病。由于心源性休克的血流动力学状况通常极为复杂,应尽可能在血流动力学监测下治疗。

(一)一般紧急处理

1.体位将患者置于光线充足、气温适宜的房间,除气喘或不能平卧者,应使患者处于平卧位,有利于脑部供血。或头、躯干稍抬高以利于呼吸,下肢抬高150,有利于血回流。

2.氧气吸入鼻导管给氧或面罩给氧,以改善低氧血症和组织缺氧。

3.维持血压应尽早进行静脉输液和给药,如周围静脉萎陷穿刺有困难时,可考虑做深静脉置管,亦可做周围静脉切开插管;如血压迅速下降而静脉输液通路尚未建立,可先选用苯肾上腺素(新福林)5－10mg、间羟胺(阿拉明)5－10mg、甲氧胺10mg或麻黄素30mg肌内注射,暂时维持血压,争取时间做进一步处理。

(二)休克的处理

1.镇静休克时,患者往往会出现烦躁、恐惧及焦虑状态,尤其是心肌梗死、心绞痛或其他原因引起的疼痛。此时,镇静、镇痛显得非常重要。一般可采用吗啡5－10mg或度冷丁50－100mg肌内注射或缓慢静脉注射,必要时5～15min可重复。

2.纠正低氧血症立刻进行动脉血气分析,并开始氧疗,可低流量鼻塞导管给氧,或酌情采用面罩给氧,务必使PaO$_2$至少达到9.3kPa(70mmHg),有利于缩小心肌梗死范围,改善心肌功能,减少心律失常;并改善其他器官的缺氧,从而纠正代谢性酸中毒,改善微循环和保护重要脏器的功能。同时须湿化气道,并及时清除气道内分泌物,保持气道通畅,必要时可行气管插管及辅助呼吸。

3.严密监护抢救过程中,必须严密监护病情的变化,发生情况随时做出准确判断,并及时予以适当处理。监护包括:①心脏监护:包括心电图监护、血压、颈静脉充盈情况、中心静脉压,必要时作漂浮导管监测;②呼吸监护:包括呼吸的次数、节律、深度、肺底啰音、血气分析,必要时行床旁X线胸片;③肾脏监护:记录尿量,反复查尿常规及尿比重,必要时可定期复查肾功能;④注意观察神志的变化;⑤注意皮肤的改变:此为判断微循环情况的简易指标,包括温度、湿度、颜色、有无紫绀、出血点等。在胸骨处指压皮肤大于2s而颜色不恢复正常者,多表示已有微循环功能障碍。

(三)病因治疗由于心源性休克的原因多种多样.因此在休克的处理中抓住主要矛盾迅速做好对因处理是极其重要的。病因治疗是心源性休克能否逆转的关键措施之一。如急性心肌梗死给予溶栓治疗,施行紧急经皮冠状动脉内成形术(PTCA)和冠状动脉搭桥术,以达到最大限度地减少心肌梗死范围、挽救频死和严重缺血心肌的目的。

对急性心脏压塞所致心源性休克应立即施行心包穿刺放液。持续性严重心律失常所致心源性休克若属室性心律失常药物治疗无效,应立即同步直流电击复律;极度心动过缓所致者,药物治疗无效,宜安置人工心脏起搏器。至于各种心脏病所致心源性休克应作相应处理,如室壁瘤切除术、瓣膜置换术、心脏破裂修补术等。

(陈尚君)

# 第二节　心绞痛

心绞痛(Angina Pectoris)是冠状动脉供血不足,心肌急剧的、暂时缺血与缺氧所引起的以发作性胸痛或胸部不适为主要表现的临床综合症。其特点为阵发性的前胸压榨性疼痛感觉,可伴有其他症状,疼痛主要位于胸骨后部,可放射至心前区与左上肢,常发生于劳动或情绪激动时,每次发作3~5min,可数日一次,也可一日数次,休息或用硝酸酯制剂后消失。本病多见于男性,多数病人在40岁以上,劳累、情绪激动、饱食、受寒、阴雨天气、急性循环衰竭等为常见的诱因。

【病理】

对心脏予以机械性刺激并不引起疼痛,但心肌缺血与缺氧则引起疼痛。当冠状动脉的供血与心肌的需血之间发生矛盾,冠状动脉血流量不能满足心肌的代谢的需要,引起心肌急剧的、暂时的缺血与缺氧时,即产生心绞痛。

心肌氧耗的多少由心肌张力、心肌收缩强度和心率所决定,故常用"心率×收缩压"(即二重乘积)作为估计心肌氧耗的指标。心肌能量的产生要求大量的氧供。心肌细胞摄取血液氧含量的65%~75%,而身体其他组织则仅摄取10%~25%。因此心肌平时对血液中氧的吸收已接近于最大量,氧供再需增加时已难从血液中更多地摄取氧,只能依靠增加冠状动脉的血流量来提供。在正常情况下,冠状循环有很大的储备力量,其血流量可随身体的生理情况而有显著的变化;在剧烈体力活动时,冠状动脉适当地扩张,血流量可增加到休息时的6~7倍。缺氧时,冠状动脉也扩张,也使血流量增加4~5倍。动脉粥样硬化而致冠状动脉狭窄或部分分支闭塞时,其扩张性减弱,血流量减少,且对心肌的供血量相对地比较固定。心肌的血液供给如减低到尚能应付心脏平时的需要,则休息时可无症状。一旦心脏负荷突然增加,如劳累、激动、左心衰竭等,使心肌张力增加(心腔容积增加、心室舒张末期压力增高)、心肌收缩力增加(收缩压增高、心室压力曲线最大压力随时间变化率增加)和心率增快等而致心肌氧耗量增加时,心肌对血液的需求增加;或当冠状动脉发生痉挛(如吸烟过度或神经体液调节障碍)时,冠状动脉血流量进一步减少;或在突然发生循环血流量减少的情况下(如休克、极度心动过速等);心肌血液供求之间的矛盾加深,心肌血液供给不足,遂引起心绞痛。严重贫血的病人,在心肌供血量虽未减少的情况下,可由于红细胞减少血液携氧量不足而引起心绞痛。

在多数情况下,劳累诱发的心绞痛常在同一"心率×收缩压"值的水平上发生。

产生疼痛的直接因素,可能是在缺血缺氧的情况下,心肌内积聚过多的代谢产物,如乳酸、丙酮酸、磷酸等酸性物质;或类似激肽的多肽类物质,刺激心脏内植物神经的传入纤维末梢,经1~5胸交感神经节和相应的脊髓段,传至大脑,产生疼痛感觉。这种痛觉反映在与植物神经进入水平相同脊髓段的脊神经所分布的皮肤区域,即胸骨后及两臂的前两侧与小指,尤其是在左侧,而多不在心脏解剖位置处。有人认为,在缺血区内富有神经供应的冠状血管的异常牵拉或收缩,可以直接产生疼痛冲动。

【病因】

心绞痛的直接发病原因是心肌供血不足。而心肌供血不足主要缘于冠心病。有时候,其他类型的心脏病或者失控的高血压也能够引起心绞痛。

如果血管中脂肪不断沉积,就会形成斑块。这种斑块如果发生在冠状动脉,就会导致冠状动脉缩窄,进一步减少其对心脏肌肉的供血,也就形成了所谓的冠心病。而其中冠状动脉内脂肪不断沉积逐渐形成斑块的过程又称为冠状动脉硬化。一些斑块比较坚硬而稳定,这样就会导致冠状动脉本身的缩窄和硬化。另外一些斑块比较柔软,也就更容易碎裂形成血液凝块。冠状动脉内壁这种板块的积累会以以下两种方式引起心绞痛:

冠状动脉的固定位置管腔缩窄,进而导致经过的血流大大减少;

形成的血液凝块部分或者全部阻塞冠状动脉;

心绞痛分类

目前心绞痛的分类主要有两种方法,一种是 Braunwald 分类法,一种是 WHO 分类法。两种分类法更有所长,无分孰优孰劣,对临床都有较大帮助。

【Braunwald 分类】

稳定性心绞痛:

稳定性心绞痛中,导致胸部疼痛或者不适最直接的原因就是体力活动。严重阻塞的冠状动脉在心脏需氧量较低时(比如静坐或者静躺)或许可以为心肌提供充分的供血。而一旦开始进行体力的活动(譬如爬山或者爬楼梯),心脏负荷就会加重,从而需要更多的氧气供应。其它导致这种心绞痛病情发作的原因是:情绪压力、处于极热或者极冷的环境中、油腻的食物、抽烟。如无意外,稳定性心绞痛较少进展为心肌梗死,因为它的冠脉斑块较为稳定,不容易脱落、出血、血栓形成等。

不稳定性心绞痛:

不稳定性心绞痛的发病原因是血液凝块部分或者全部阻塞了冠状动脉。如果动脉中的斑块破裂,就可能会形成医学血液凝块。这些凝块会造成很严重的循环阻塞。有时候一些较大的血液凝块甚至完全可能阻塞冠状动脉,从而引起心脏病发作(心脏猝发)。血液凝块可能会重新形成、部分溶解,再形成⋯⋯一直循环下去。每一次血液凝块阻塞冠状动脉时,都会导致胸部疼痛发作。不稳定性心绞痛最大的特点就是斑块不稳定,容易脱落、形成血栓等,但又没有造成完全梗死,所以算不上是心肌梗死。或许可以说可能会进展为心肌梗死。但现在还不是心肌梗死。

变异性心绞痛:

变异性心绞痛的发病原因是由于冠状动脉的痉挛而引起的。这种痉挛可能会导致冠状动脉的收缩。这样会使动脉血管内腔缩窄,引起心脏供血减缓甚至停止。变异性心绞痛和患者是否有冠心病无关。其它导致为心脏供血的冠状动脉痉挛的原因可能有以下几个方面:受凉;情绪压力;服用收缩血管作用用的药物、抽烟、吸食可卡因。

【WHO分类法】

劳累性心绞痛:

劳累性心绞痛(anginapectorisofeffort)是由运动或其他增加心肌需氧量的情况所诱发的心绞痛。包括3种类型:

1.稳定型劳累性心绞痛简称稳定型心绞痛(stableaninapectoris),亦称普通型心绞痛,是最常见的心绞痛。指由心肌缺血缺氧引起的典型心绞痛发作,其性质在1～3个月内并无改变。即每日和每周疼痛发作次数大致相同,诱发疼痛的劳累和情绪激动程度相同,每次发作疼痛的性质和疼痛部位无改变,疼痛时限相仿(3～5分钟),无长达10～20分钟或以上者,用硝酸甘油后也在相同时间内发生疗效。

本型心绞痛发作时,病人表情焦虑,皮肤苍白、冷或出汗。血压可略增高或降低,心尖区可有收缩期杂音(二尖瓣乳头肌功能失调所致)。第二心音可有逆分裂,还可有交替脉或心前区抬举性搏动等体征。

病人休息心电图50％以上属正常,异常心电图包括ST段和T波改变、房室传导阻滞、束支传导阻滞、左束支前分支或后分支阻滞、左心室肥大或心律失常等,偶有阵旧性心肌梗塞表现。疼痛发作时心电图可呈典型的缺血性ST段压低的改变。

2.初发型劳累性心绞痛　简称初发型心绞痛(initial onset angina pectoris)。指病人过去未发生过心绞痛或心肌梗塞,而现在发生由心肌缺血缺氧引起的心绞痛,时间尚在1～2个月内。有过稳定型心绞痛但已数月不发生心绞痛的病人再发生心绞痛时,有人也归入本型。

本型心绞痛的性质、可能出现的体征、心电图和X线发现等,与稳定型心绞痛相同,但心绞痛发作尚在1～2个月内。以后多数病人显示为稳定型心绞痛,但也可能发展为恶化型心绞痛,甚至心肌梗塞。

3.恶化型劳累性心绞痛简称恶化型心绞痛,亦称进行型心绞痛(progressive angina pectoris)。指原有稳定型心绞痛的病人,在3个月内疼痛的频率、程度、诱发因素经常变动,进行性恶化,病人的痛阈逐步下降,于是较轻的体力活动或情绪激动即能引起发作,故发作次数增加,疼痛程度较剧,发作的时限延长,可超过10分钟,用硝酸甘油后不能使疼痛立即或完全消除。发作时心电图示ST段明显压低与T波倒置,但发作后又恢复,且不出现心肌梗塞的变化。

本型心绞痛反映冠状动脉病变有所发展,预后较差。可发展为急性透壁性心肌梗塞,部分病人实际上可能已发生较小的心肌梗塞(未透壁)或散在性心内膜下心肌梗塞灶,只是在心电图中未能得到反映而已。也可发生猝死。但也有一部分患稳定型心绞痛多年的病人，可在一个阶段中呈现心绞痛的进行性增剧，然后又逐渐恢复稳定。

自发性心绞痛：

自发性心绞痛（angina pectoris at rest）　心绞痛发作与心肌需氧量无明显关系，与劳累性心绞痛相比，疼痛持续时间一般较长，程度较重，且不易为硝酸甘油所缓解。包括四种类型：

1. 卧位型心绞痛（anginadecubitus）　亦称休息时心绞痛。指在休息时或熟睡时发生的心绞痛，其发作时间较长，症状也较重，发作与体力活动或情绪激动无明显关系，常发生在半夜，偶尔在午睡或休息时发作。疼痛常剧烈难忍，病人烦躁不安，起床走动。体征和心电图变化均较稳定型心绞痛明显，硝酸甘油的疗效不明显，或仅能暂时缓解。

本型心绞痛可由稳定型心绞痛、初发型心绞痛或恶化型心绞痛发展而来，病情加重，预后甚差，可发展为急性心肌梗塞或发生严重心律失常而死亡。其发生机理尚有争论，可能与夜梦、夜间血压降低或发生未被察觉的左心室衰竭，以致狭窄的冠状动脉远端心肌灌注不足；或平卧时静脉回流增加，心脏工作量增加，需氧增加等有关。

2. 变异型心绞痛（Prinzmetal's variant angina pectoris）　本型病人心绞痛的性质与卧位型心绞痛相似，也常在夜间发作，但发作时心电图表现不同，显示有关导联的 ST 段抬高，而之相对应的导联中则 ST 段压低（其它类型心绞痛则除 aVR 及 V1 外各导联 ST 段普遍压低）。目前已有充分资料证明，本型心绞痛是由于在冠状动脉狭窄的基础上，该支血管发生痉挛，引起一片心肌缺血所致。但冠状动脉造影正常的病人，也可由于该动脉痉挛而引起本型心绞痛，冠状动脉的痉挛可能与 α 肾上腺素能受体受到刺激有关，病人迟早会发生心肌梗塞。

3. 中间综合征（intermediate syndrome）亦称冠状动脉功能不全（coronary insufficiency）。指心肌缺血引起的心绞痛发作历时较长，达 30min 到 1 小时以上，发作常在休息时或睡眠中发生，但心电图、放射性核素和血清学检查无心肌坏死的表现。本型疼痛其性质是介于心绞痛与心肌梗塞之间，常是心肌梗塞的前奏。

4. 梗塞后心绞痛（postinfartionangina）在急性心肌梗塞后不久或数周后发生的心绞痛。由于供血的冠状动脉阻塞，发生心肌梗塞，但心肌尚未完全坏死，一部分未坏死的心肌处于严重缺血状态下又发生疼痛，随时有再发生梗塞的可能。

混合性心绞痛：

混合性心绞痛（mixed type angina pectoris）劳累性和自发性心绞痛混合出现，由冠状动脉的病变使冠状动脉血流贮备固定地减少，同时又发生短暂的再减损所致，兼有劳累性和自发性心绞痛的临床表现。有人认为这种心绞痛在临床上实甚常见。

近年临床上较为广泛地应用不稳定型心绞痛（unstable angina pectoris）一词，指介于稳定型心绞痛与急性心肌梗塞和猝死之间的临床状态，包括了初发型、恶化型劳累性心绞痛，和各型自发性心绞痛在内。其病理基础是在原有病变上发生冠状动脉内膜下出血、粥样硬化斑块破裂、血小板或纤维蛋白凝集、冠状动脉痉挛等。

按劳累时发生心绞痛的情况，又可将心绞痛的严重程度分为四级：①Ⅰ级：日常活动时无症状。较日常活动重的体力活动，如平地小跑步、快速或持重物上三楼、上陡坡等时引起心绞痛。②Ⅱ级：日常活动稍受限制。一般体力活动，如常速步行 1.5～2 公里、上三楼、上坡等即引起心绞痛。③Ⅲ级：日常活动明显受损。较日常活动轻的体力活动，如常速步行 0.5～1 公里、上二楼、上小坡等即引起心绞痛。④Ⅳ级：轻微体力活动（如在室内缓行）即引起心绞痛，严重者休息时亦发生心绞痛。

【诊断】

据典型的发作特点和体征，含用硝酸甘油后缓解，结合年龄和存在冠心病易患因素，除外其它原因所致的心绞痛，一般即可建立诊断。发作时心电图检查可见以 R 波为主的导联中，ST 段压低，T 波平坦或倒置（变异型心绞痛者则有关导联 ST 段抬高），发作过后数分钟内逐渐恢复。心电图无改变的病人可考虑作负荷试验。发作不典型者，诊断要依靠观察硝酸甘油的疗效和发作时心电图的改变；如仍不能确诊，可多次复查心电图、心电图负荷试验或 24 小时动态心电图连续监测，如心电图出现阳性变化或负荷试验诱致心绞痛发作时亦可确诊。诊断有困难者可作放射性核素检查或考虑行选择性冠状动脉造影。考虑施行外科手术治疗者则必需行选择性冠状动脉造影。冠状动脉内超声检查可显示管壁的病变，对诊断可能更有帮助。冠状动脉血管镜检查也可考虑。

在我国，病人心绞痛发作时的表现常不典型，因此在判断胸部不适感或疼痛是否心绞痛时，需谨慎从事。近年国外学者也强调心绞痛是一词不完全代表痛，病人对心肌缺血缺氧的感觉可能是痛以外的另一些感觉，因而可能否认感觉疼痛。下列几方面有助于临床上判别心绞痛。

（一）性质 心绞痛应是压榨紧缩、压迫窒息、沉重闷胀性疼痛，而非刀割样尖锐痛或抓痛、短促的针刺样或触电样痛、或昼夜不停的胸闷感觉。其实也并非"绞痛"。在少数病人可为烧灼感、紧张感或呼吸短促伴有咽喉或气管上方紧榨感。疼痛或不适感开始时较轻，逐渐增剧，然后逐渐消失，很少为体位改变或深呼吸所影响。

（二）部位 疼痛或不适外常位于胸骨或其邻近，也可发生在上腹至咽部之间的任何水平处，但极少在咽部以上。有时可位于左肩或左臂，偶尔也可伴于右臂、下颌、下颈椎、上胸椎、左肩胛骨间或肩胛骨上区，然而位于左腋下或左胸下者很少。对于疼痛或不适感分布的范围，病人常需用整个手掌或拳头来批示仅用一手指的指端来指示者极少。

（三）时限 1～15 分钟，多数 3～5 分钟，偶有达 30 分钟的（中间综合征除外），疼痛持续仅数秒钟或不适感（多为闷感）持续整天或数天者均不似心绞痛。

（四）诱发因素 以体力劳累为主，其次为情绪激动。登楼、平地快步走、饱餐后步行、逆风行走，甚至用力大便或将臂举过头部的轻微动作，暴露于寒冷环境、进冷饮、身体其他部位的疼痛，以及恐怖、紧张、发怒、烦恼等情绪变化，都可诱发。晨间痛阈低，轻微劳力如刷牙、剃须、步行即可引起发作；上午及下午痛阈提高，则较重的劳力亦可不诱发。在体力活动后而不是在体力活动的当时发生的不适感，不似心绞痛。体力活动再加情绪活动，则更易诱发。自发性心绞痛可在无任何明显诱因下发生。

（五）硝酸甘油的效应

舌下含有硝酸甘油片如有效，心绞痛应于 1～2 分钟内缓解（也有需 5 分钟的，要考虑到病人可能对时间的估计不够准确）。对卧位型心绞痛，硝酸甘油可能无效。在评定硝酸甘油的效应时，还要注意病人所用的药物是否已经失效或接近失效。

【鉴别诊断】

（一）心脏神经官能症 本病病人常诉胸痛，但为短暂（几秒钟）的刺痛或较持久（几小时）

的隐痛,病人常喜欢不时地深吸一大口气或作叹息性呼吸。胸痛部位多在左胸乳房下心尖部附近,或经常变动。症状多在疲劳之后出现,而不在疲劳的当时,作轻度活动反觉舒适,有时可耐受较重的体力活动而不发生胸痛或胸闷。含用硝酸甘油无效或在 10 多分钟后才"见效",常伴有心悸、疲乏及其他神经衰竭的症状。

(二)急性心肌梗塞 本病疼痛部位与心绞痛相仿,但性质更剧烈,持续时间可达数小时,常伴有休克、心律失常及心力衰竭,并有发热,含用硝酸甘油多不能使之缓解。心电图中面向梗塞部位的导联 ST 段抬高,并有异常 Q 波。实验室检查示白细胞计数及血清学检查示肌酸磷酸激酶、门冬氨酸转氨酶、乳酸脱氢酶、肌红蛋白、肌凝蛋白轻链等增高,红细胞沉降率增快。

(三)X 综合征(syndrome X) 本病为小冠状动脉舒缩功能障碍所致,以反复发作劳累性心绞痛为主要表现,疼痛亦可在休息时发生。发作时或负荷后心电图可示心肌缺血、核素心肌灌注可示缺损、超声心动图可示节段性室壁运动异常。但本病多见于女性,冠心病的易患因素不明显,疼痛症状不甚典型,冠状动脉造影阴性,左心室无肥厚表现,麦角新碱试验阴性,治疗反应不稳定而预后良好,则与冠心病心绞痛不同。

(四)其他疾病引起的心绞痛 包括严重的主动脉瓣狭窄或关闭不全、风湿热或其它原因引起的冠状动脉炎、梅毒性主动脉炎引起冠状动脉口狭窄或闭塞、肥厚型心肌病、先天性冠状动脉畸形等均引起心绞痛,要根据其它临床表现来进行鉴别。

(五)肋间神经痛 本病疼痛常累及 1~2 个肋间,但并不一定局限在前胸,为刺痛或灼痛,多为持续性而非发作性,咳嗽、用力呼吸和身体转动可使疼痛加剧,沿神经行径处有压痛,手臂上举活动时局部有牵拉疼痛,故与心绞痛不同。

此外,不典型的心绞痛还需与食管病变、膈疝、溃疡病、肠道疾病、颈椎病等所引起的胸、腹疼痛相鉴别。

【并发症】

心律失常:

变异型心绞痛易引起心律失常的原因是冠状动脉痉挛,血管突然闭塞,心肌缺血及血流再灌注后形成复极不一致的折返和心肌电不稳定。缺血时间越长,ST 段抬高越明显,越易发生心律失常。诱发冠状动脉痉挛的原因有大量吸烟,酗酒及感染等。因冠脉痉挛多发生于冠状动脉病变的基础上,所以应积极预防危险因素,如:戒烟、降脂、降血压、降血糖等。冠脉痉挛不仅能诱发严重心律失常,而且可发生心肌梗死导致猝死,临床上应该引起高度重视。普通心电图有时很难捕捉到心律失常,动态心电图及心电监护多能提供心律失常的证据。因此对变异型心绞痛的患者初期要严密监测心电情况,早期发现恶性心律失常,及早处理,防止猝死的发生。

心肌梗死:

由于冠状动脉急性闭塞,血流中断,引起严重而持久的缺血性心肌坏死。临床表现呈突发性,剧烈而持久的胸骨后疼痛,特征性心电图动态衍变及血清酶的增高,可发生心律失常、心力衰竭、休克等合并症,常可危及生命。约半数以上的急性心肌梗死病人,在起病前 1~2 天或 1~2 周有前驱症状,最常见的是原有的稳定型心绞痛变为不稳定型,或继往无心绞痛,突然出现长时间心绞痛。疼痛典型的心肌梗死症状包括突然发作剧烈持久的胸骨后压榨性疼痛、休息和含硝酸甘油不能缓解,常伴烦躁不安、出汗、恐惧或濒死感;少数病人无疼痛,一开始即表现为休克或急性心力衰竭;部分病人疼痛位于上腹部,被误认为胃穿孔、急性胰腺炎等急腹症,脑卒中样发作可见于年龄大的患者。全身症状:发热、白细胞增高,血沉增快;胃肠道症状:多见于下壁梗死病人;心律失常:见于75%～95%病人,发生在起病的1～2周内,而以24小时内多见,前壁心肌梗死易发生室性心律失常,下壁心肌梗死易发生房室传导阻滞;心力衰竭:主要是急性左心衰竭,在起病的最初几小时内发生,发生率为32%～48%,表现为呼吸困难、咳嗽、紫绀、烦躁等症状。

心力衰竭:

也称充血性心力衰竭或心功能不全。心脏因疾病、过劳、排血功能减弱,以至排血量不能满足器官及组织代谢的需要。主要症状是呼吸困难、喘息、水肿等。心力衰竭分为左心衰竭和右心衰竭。左心衰竭主要表现为疲倦乏力,呼吸困难,初起为劳力性呼吸困难,终而演变为休息时呼吸困难,只能端坐呼吸。阵发性呼吸困难是左心衰竭的典型表现,多于熟睡之中发作,有胸闷、气急、咳嗽、哮鸣,特别严重的可演变为急性肺水肿而表现剧烈的气喘、端坐呼吸、极度焦虑和咳吐含泡沫的粘液痰(典型为粉红色泡沫样痰)、紫绀等肺部郁血症状。右心衰竭主要表现为下肢水肿,颈静脉怒张,食欲不振,恶心呕吐,尿少,夜尿,饮水排尿分离现象等。主要体征是肺底湿性罗音或全肺湿性罗音,肺动脉瓣第二音亢进,奔马律与交替脉,肝肿大,肝颈回流阳性,X线检查以左心室或左心房增大为主。

【治疗】

现场急救:

1.立即让病人停止一切活动,坐下或卧床休息。含服硝酸甘油片,1～2分钟即能止痛,且持续作用半小时;或含服消心痛1～2片,5分钟奏效,持续作用2小时,也可将亚硝酸异戊酯放在手帕内压碎嗅之,10～15秒即可奏效。但有头胀、头痛、面红、发热的副作用,高血压性心脏病患者忌用。

2.若当时无解救药,也可指掐内关穴(前臂掌侧横纹上2寸,两条筋之间)或压迫手臂酸痛部位,也可起到急救作用。

3.休息片刻,待疼痛缓解后再送医院检查。

发作时的治疗:

1.休息　发作时立刻休息,一般病人在停止活动后症状即可消除。

2.药物治疗　较重的发作,可使用作用快的硝酸酯制剂。这类药物除扩张冠状动脉,降低其阻力,增加其血流量外,还通过对周围血管的扩张作用,减少静脉回心血量,降低心室容量、心腔内压、心排血量和血压,减低心脏前后负荷和心肌的需氧,从而缓解心绞痛。

(1)硝酸甘油(nitroglycerin):可用0.3～0.6mg片剂,置于舌下含化,使迅速为唾液所溶解而吸收,1～2分钟即开始起作用,约半小时后作用消失。对约92%的病人有效,其中76%在3分钟内见效。延迟见效或完全无效时提示病人并非患冠心病或患严重的冠心病,也可能所含的药物已失效或未溶解,如属后者可嘱病人轻轻嚼碎之继续含化。长期反复应用可由于产生耐药性而效力减低,停用10天以上,可恢复有效。近年还有喷雾剂和胶囊制剂可用。不良作用有头昏、头胀痛、头部跳动感、面红、心悸等,偶有血压下降,因此第一次用药时,病人宜取平卧位,必要时吸氧。

(2)二硝酸异山梨醇(isosorbidedinitrate,消心痛):可用 5～10mg,舌下含化,2～5 分钟见效,作用维持 2～3 小时。或用喷雾剂喷入口腔,每次 mg,1 分钟见效。

(3)亚硝酸异戊酯(anylnitrite):为极易气化的液体,盛于小安瓿内,每安瓿 0.2ml,用时以手帕包裹敲碎,立即盖于鼻部吸入。作用快而短,约 10～15 秒内开始,几分钟即消失。本药作用与硝酸甘油相同,其降低血压的作用更明显,宜慎用。同类制剂还有亚硝酸辛酯(octylnitrite)。

在应用上述药物的同时,可考虑用镇静药。

【缓解期的治疗】

宜尽量避免各种确知足以诱致发作的因素。调节饮食,特别是一次进食不应过饱;禁绝烟酒。调整日常生活与工作量;减轻精神负担;保持适当的体力活动,但以不致发生疼痛症状为度;一般不需卧床休息。在初次发作(初发型)或发作加多、加重(恶化型),或卧位型、变异型、中间综合征、梗塞后心绞痛等,疑为心肌梗塞前奏的病人,应予休息一段时间。

【抗心绞痛和抗心肌缺血】

(一)硝酸酯制剂

(1)硝酸异山梨醇:口服二硝酸异山利醇 3 次/d,每次～10mg;服后半小时起作用,持续 3～5 小时。单硝酸异山梨醇(isosorbidemononitrate)20mg,2 次/d。

(2)四硝酸戊四醇酯(pentaerythritoltetranitrate):口服 3～4 次/d,每次～30mg;服后 1～1? 小时起作用,持续 4～5 小时。

(3)长效硝酸甘油制剂:服用长效片剂使硝酸甘油持续而缓慢释放,口服后半小时起作用,持续可达 8～12 小时,可每 8 小时服 1 次,每次 mg。用 2%硝酸甘油软膏或膜片制剂(含 5～10mg)涂或贴在胸前或上壁皮肤,作用可能维持 12～24h。

(二)β受体阻滞剂(β阻滞剂)

具有阻断拟交感胺类对心率和心收缩力受体的刺激作用,减慢心率,降低血压,减低心肌收缩力和氧耗量,从而缓解心绞痛的发作。此外,还减低运动时血流动力的反应,使在同一运动量水平上心肌氧耗量减少;使不缺血的心肌区小动脉(阻力血管)缩小,从而使更多的血液通过极度扩张的侧支循环(输送血管)流入缺血区。用量要大。不良作用有心室喷血时间延长和心脏容积增加,这是可能使心肌缺血加重或引起心力衰竭,但其使心肌氧耗量减少的作用远超过其不良作用。常用制剂有:①普萘洛尔(propranolol)3～4 次/d,每次 mg,逐步增加剂量,用到 100～200mg/d。②氧烯洛尔(oxprenolol)3 次/d,每次～40mg。③阿普洛尔(alprenolol)3 次/d,每次～50mg。④吲哚洛尔(pindolol)3 次/d,每次 mg,逐步增至 60mg/d。⑤索他洛尔(sotalol)3 次/d,每次 mg,逐步增至每日 mg。⑥美托洛尔(metoprolol)50～100mg2 次/d。⑦阿替洛尔(atenolol),25～75mg2 次/d。⑧醋丁洛尔(acebutolol)200～400mg/d。⑨纳多洛尔(nadolol)40～80mg1 次/d 等。

β阻滞剂可与硝酸酯合用,但要注意:①β阻滞剂与硝酸酯有协同作用,因而剂量应偏小,开始剂量尤其要注意减小,以免引起体位性血压等不良反应;②停用β阻滞剂时应逐步减量,如突然停用诱发心肌梗塞的可能;③心功能不全,支气管哮喘以及心动过缓者不宜用。其减慢心律的副作用,限制了剂量的加大。

(三)钙通道阻滞剂

本类药物抑制钙离子进入细胞内,也抑制心肌细胞兴奋—收缩耦联中钙离子的利用。因而抑制心肌收缩,减少心肌氧耗;扩张冠状动脉,解除冠状动脉痉挛,改善心内膜下心肌的血供;扩张周围血管,降低动脉压,减轻心脏负荷;还降低血液粘度,抗血小板聚集,改善心肌的微循环。常用制剂有:①维拉帕米(verapamil)80~120mg3 次/d,缓释剂 240~480mg1 次/d 不良作用有头晕、恶心、呕吐、便秘、心动过缓、PR 间期延长、血压下降等。②硝苯地平(nifedipine)10~20mg3 次/d,亦可舌下含用;缓释剂 30~80mg1 次/d 不良作用有头痛、头晕、乏力、血压下降、心率增快等。③地尔硫卓(diltiazem)30~90mg3 次/d,缓释剂 90~360mg1 次/d。不良作用有头痛、头晕、失眠等。新的制剂有尼卡地平(nicardipine)10~20mg3 次/d,尼索地平(nisoldipine)20mg2 次/d,氨氯地平(amlodipine)5~10mg1 次/d,非洛地平(felodipine)5~20mg1 次/d,苄普地尔(bepridil)200~400mg1 次/d 等。

治疗变异型心绞痛以钙通道阻滞剂的疗效最好。本类药可与硝酸酯同服,其中硝苯地平尚可与 β 阻滞剂同服,但维拉帕米和地尔硫卓与 β 阻滞剂合用时则有过度抑制心脏的危险。停用本类药时也宜逐渐减量然后停服,以免发生冠状动脉痉挛。

【预防心肌梗死的药物治疗】

(一)抗血小板治疗:稳定型心绞痛患者至少需要服用一种抗血小板药物。常用药物:阿司匹林、氯吡格雷、替罗非班等。不稳定性心绞痛更加应该强调抗血小板治疗和抗凝治疗的重要性,急性期常用阿司匹林、氯吡格雷双联抗血小板治疗。具体药物、疗程等详见相关词条。

(二)降脂治疗:降脂药物在治疗冠心病中有非常重要的作用,因为胆固醇的降低与冠心病死亡率降低有明显关系。常用他汀类药物。慢性稳定性心绞痛也建议他汀类降脂治疗。不稳定性心绞痛更应该强调降脂治疗的重要性。总的来说,不稳定性心绞痛更有进展为心肌梗死的可能性,所以在治疗上更应该采取积极措施。

(三)抗凝治疗:稳定型心绞痛一般无须过分强调抗凝治疗,而不稳定性心绞痛的急性期,强调抗凝治疗的重要性。抗凝药物主要有普通肝素、低分子肝素等。详见相关词条。

此外尚有经皮冠脉介入术(PCI)、冠状动脉旁路移植术(CABG)等非药物方法,并非每个病人都需要做。应根据病情、心绞痛的类型、病情严重分层程度等来决定。

【其他治疗】

低分子右旋糖酐或羟乙基淀粉注射液,250~500ml/d,静脉滴注 14~30 天为一疗程,作用为改善微循环的灌流,可用于心绞痛的频繁发作。抗凝剂如肝素、溶血栓药和抗血小板药可用于治疗不稳定型心绞痛。高压氧治疗增加全身的氧供应,可使顽固的心绞痛得到改善,但疗效不易巩固。体外反搏治疗可能增加冠状动脉的血供,也可考虑应用。兼有早期心力衰竭者,治疗心绞痛的同时宜用快速作用的洋地黄类制剂。

【外科手术治疗】

主要是在体外循环下施行主动脉—冠状动脉旁路移植手术,取患者自身的大隐静脉作为旁路移植的材料,一端吻合在主动脉,另一端吻合在有病变的冠状动脉段的远端;或游离内乳动脉与病变冠状动脉远端吻合,引主动脉的血流以改善病变冠状动脉所供血心肌的血流供应。

本手术主要适应于:①左冠状动脉主干病变狭窄＞50%;②左前降支和回旋支近端狭窄≥70%;③冠状动脉 3 支病变伴左心室射血分数＜50%;④稳定型心绞痛对内科药物治疗反

应不佳,影响工作和生活;⑤不稳定型心绞痛或非 Q 波性心肌梗死内科治疗效果不佳;⑥有严重室性心律失常伴左主干或 3 支病变;⑦介入治疗失败仍有心绞痛或血流动力异常。

在治疗的过程中,还必须注意以下几点:

1、戒烟据医学调查表明,吸烟者心肌梗死和猝死的危险比不吸烟者高 2 倍。可见,吸烟对于患有心脏病的病人来说,其危害无疑是大的,因此,烟当戒除是勿容置疑的。

2、注意饮食不要天天都吃肉,应少吃富含脂肪、胆固醇的食物,尽量控制糖的摄入,多食水果蔬菜,多吃鱼,可喝牛奶。

3、坚持适当的体育锻炼锻炼对心脏疾病的益处远远大于害处。但必须指出,要根据自身的具体病情,进行力所能及的、适量的运动。

4、心胸开阔凡事泰然处之。切不要为一点小事,而大动肝火,要保持良好的心情和心态。

5、注意休息平时注意劳逸结合,保证充足的睡眠。

6、节制房事尤其在发作期间更当注意,以免因过度兴奋引起不测,甚至危及生命。

【预后】

大多数病人,尤其是稳定型心绞痛病人,经治疗后症状可缓解或消失,充分的侧支循环建立后可长时间不发作疼痛。初发型心绞痛、恶化型心绞痛、卧位型心绞痛、变异型心绞痛和中间综合征中的一部分,可能发生心肌梗塞,故又有人称之为"梗塞前心绞痛"。

关于心绞痛发病原理至今尚无定论,对其争议可追溯到本世纪初。COLBECK 于 80 多年前提出心肌缺血的疼痛是由于心室壁的牵张所致(即机械假说),20 年后,LEWIS 则认为疼痛与心肌局部释放的某些物质有关(即化学假说)。这两派学说争论了数十年,现在看来机械假说已不太可能解释心绞痛,相反,化学假说却得到了实验的证实。实验证明,心肌缺血缺氧所产生的致痛物质有腺苷、乳酸、钾离子、氢离子和血浆激肽类等。心脏的感受器主要是交感神经末梢,这些神经末梢在内脏器官上的分布数量远不如躯体感受器,主要分布在小冠状动脉的近端。当心肌发生缺血缺氧时,局部产生的代谢致癌物质刺激这些感受器,引发痛觉的神经冲动,通过第 1—4 胸交感神经节传导到相应的脊髓节段,经传入神经传至大脑皮层而产生疼痛。因内脏产生的痛觉常反映在脊髓相应节段的脊神经所分布的皮肤区域,所以在心绞痛时反映出来的常是胸前区疼痛,主要位于胸骨后或心前区,并向左肩及左前臂放射,以此类推,可以解释心绞痛的众多不同类型。

【心绞痛的饮食要注意】

1、控制盐的摄入量

少吃盐,盐的主要成分是氯化钠,长期大量的食用氯化钠,会使血压升高血管内皮受损。心绞痛的患者每天的盐摄入量控制的 6 克以下。

2、控制脂肪的摄入

少吃脂肪、减少热量的摄取。高脂饮食会增加血液的粘稠度,使血脂增高。高脂血症是心绞痛的重要诱发原因之一。

3、减少食用植物油的摄入

应当尽量减少食用油的量,油类也是形成脂肪的重要物质。但可以选择含不饱和脂肪酸的植物油代替动物油,每日的总用油量应限制在 5—8 茶匙。

4、避免食用动物内脏

因为动物内脏含有丰富的脂肪醇,例如肝、心、肾等。

5、戒烟戒酒

烟酒对人体的害处,众所周知,它不仅是心绞痛的诱因之一,也是诱发急性心肌梗死的重要原因。

6、多吃富含维生素和膳食纤维的食物。如新鲜蔬菜、水果、粗粮等;

7、多吃海鱼和大豆有益于冠心病的防治;

8、平时可多吃食用有利于降血糖和改善冠心病症状的食物,如大蒜、洋葱、山楂、黑木耳、大枣、豆芽、鲤鱼等食物;

9、尽量避免吃刺激性食物和胀气食物,如浓茶、咖啡、辣椒、咖喱等;

10、注意少食多餐,切忌暴饮暴食,晚餐也不易吃的过饱,以免诱发急性心肌梗死。

(陈尚君)

# 第三节　急性心肌梗死

心肌梗死(myocardial infarction)是指在冠状动脉病变的基础上发生冠状动脉血供急剧减少或中断,使相应心肌发生持久而严重缺血,造成部分心肌缺血性坏死。主要临床表现为持久剧烈的胸骨后疼痛、特征性的心电图动态演变及血清心肌酶谱动态改变。可有心律失常、心力衰竭、休克等。

急性心肌梗死(acute myocardial infarction,AMI)是指起病 8 周以内的心肌梗死。

陈旧性心肌梗死(old myocardial infarction,OMI)是指起病 8 周以后的心肌梗死。

**【病因】**

心肌梗死的基本病因是冠状动脉粥样硬化。当部分心肌的血液供应在冠状动脉严重狭窄的基础上完全中断,即发生心肌坏死。引起冠状动脉完全闭塞的原因主要为血栓形成,约占 90%;其次是冠状动脉粥样斑块破裂、斑块内或斑块下出血形成局部血肿或斑块碎裂脱落堵塞冠状动脉;持久剧烈的冠状动脉痉挛也可使血管闭塞。

心肌梗死的偶见原因为冠状动脉先天性畸形(包括冠状动脉起源异常、冠状动脉心腔瘘、心肌桥等)、冠状动脉栓塞、冠状动脉炎、外伤等。

**【病理】**

一、冠状动脉病变

在心肌梗死病人的尸检中,大多数病例有一支以上的冠状动脉重度狭窄。单支冠状动脉完全闭塞不一定会导致心肌梗死,而少数心肌梗死病例冠状动脉正常,其原因可能因心肌梗死后血栓被溶解或因心肌梗死为冠状动脉持久严重痉挛所致。

冠状动脉闭塞最常累及左冠状动脉前降支,引起左室前壁、心室间隔前 2/3 部和心尖区梗死,也可引起下侧壁及二尖瓣前乳头肌梗死。左冠状动脉回旋支闭塞则产生左室侧壁、下后壁、左心房梗死。左冠状动脉主干闭塞较少见,若闭塞则引起左心室广泛梗死。右冠状动脉闭塞则产生左室下壁、正后壁、室间隔后部、后内乳突肌和部分右室梗死。

二、心肌病变

急性心肌梗死的病理改变可有以下几种类型:①心内膜下心肌梗死(subendocardial MI)。病变主要累及心室壁内层约 1/3 的心肌,并波及肉柱和乳头肌。②心外膜下心肌梗死

（subepicardial MI）。梗死超过室壁厚度的 1/3，但未贯穿全层。③穿壁性心肌梗死（trans-mural MI）。心肌梗死从心室壁的心内膜下和中层开始，发展到外层心肌，梗死累及心室壁全层或大部，此型最为常见，约占心肌梗死的 95％0④混合性心肌梗死。在非穿壁性心肌梗死的基础上有局灶穿壁梗死。

心肌梗死发生后 6 小时光学显微镜才能发现结构改变，而电镜于 30 分钟以内即可发现有诊断意义的变化。心肌坏死通常于发病 4～6 小时完成。心肌间质水肿、充血，伴中性粒细胞浸润，绝大部分心肌凝固性坏死。约 1～2 周，坏死的心肌细胞被溶解吸收伴有肉芽组织形成，最后，肉芽组织成纤维细胞逐渐成熟而形成瘢痕，即为陈旧性心肌梗死。瘢痕组织中可有散在的、残存的心肌纤维。此过程约需 5～8 周。

【病理生理】

大片心肌坏死，心肌收缩力减弱、室壁顺应性差，局部矛盾性膨出，可致泵衰竭；右心衰竭者，心排血量极度下降，出现低血压和休克；左心衰竭者，出现肺瘀血和肺水肿；急性心肌缺血致使心电不稳而发生严重心律失常，甚至室颤而猝死；若供应窦房结的动脉血流受阻，则产生窦性心动过缓、窦房阻滞、窦性停搏，供应房室结的动脉血流受阻时，可引起各种程度的房室传导阻滞；大片心肌坏死还可波及心外膜致心包炎性反应；心内膜被波及时，反应性炎症可诱发腔内附壁血栓形成，成为栓塞并发症的原因。

【临床表现】

一、症状

1.前驱症状

约 20％～80％的 AMI 患者在发病前数日至数周内出现前驱症状，表现为：①原来稳定型或初发型心绞痛患者运动耐量突然下降；②心绞痛发作的频率、持续时间、严重程度增加，诱因不明显。原来有效的硝酸甘油剂量变为无效；③心绞痛发作时，伴有恶心、呕吐、大汗、明显心动过缓、低血压、心力衰竭等；④心电图出现新的变化如 ST 段一过性上升或明显下降，T 波倒置或高耸，或出现心律失常。凡遇上述情况均应警惕近期内可能会发生 AMI，并应密切观察，积极治疗。

在出现梗死前驱症状或发生 AMI 前，半数以上病人有明显诱因。主要有：情绪激动、精神紧张、劳累、过饱、饮酒、高脂肪饮食、吸烟、环境改变如寒冷刺激或某些疾病的影响如感冒、腹泻、出血等。

2.疼痛

疼痛是 AMI 最早、最突出的症状。大多数病人很严重，常常不能耐受。疼痛的性质多为压榨性、紧缩性、束缚性、烧灼性、刀割样；疼痛持续时间长，一般在 30 分钟以上，甚至长达数小时；亦可无明显诱因而在安静状态下发作；经休息或含服硝酸甘油不能缓解，需用强镇痛药；疼痛常位于胸骨后，可放射至左上肢尺侧以及下颌、牙、颈、背等处。部分病例疼痛不典型，表现为疼痛较轻微，或仅诉头颈部痛、下颌痛、牙痛、肩背痛、上腹痛。约 1/5AMI 患者不出现疼痛，称为无痛性心肌梗死，老年人或并有糖尿病者多见，可能因梗死范围小、患者对疼痛的敏感性低下或疼痛被其他严重表现如心衰、休克、晕厥、脑卒中等所掩盖。

3.胃肠道症状

胃肠道症状很常见，尤其多见于下壁心肌梗死。

在 AMI 早期,特别是疼痛剧烈时,可出现恶心、呕吐、腹胀等消化道症状,可能与迷走神经受坏死心肌刺激和心排血量减少组织灌注不足有关。下壁心肌梗死因刺激横膈,可出现顽固性呃逆。

二、体征

AMI 的体征,表现很不一致,轻者可没有异常表现,而有些阳性体征又没有特异性,仅作为诊断及判断预后的参考。

1.一般情况

AMI 病人可出现面色苍白、出汗、肢体凉、低血压。伴休克时表现为低血压、皮肤湿冷、意识障碍、尿少等。少数病例可表现为血压升高。发热往往在 AMI 后 24～48 小时出现,一般为中低度发热,体温很少超过 39℃,持续约 1 周左右。如发热超过 39℃ 或持续 1 周以上,应寻找引起发热的其他原因。AMI 伴心力衰竭者,可出现呼吸困难。

2.心脏体征

约半数以上病人体检可发现心脏增大,这往往说明患者既往有慢性心脏病,其中大部分与既往高血压病有关。在前壁心肌梗死早期,可在心尖处与胸骨左缘之间触及收缩期膨出,多为暂时性。持久的收缩期膨出提示可能发生了左室壁瘤。

心脏听诊可能发现以下改变:①心音改变。约有一半病人的心音减弱,反映心肌收缩力减弱,随着病情恢复,心音亦将增强;左束支传导阻滞可使 S₁ 减弱,S2 逆分裂,右束支传导阻滞可致 S1 减弱和 S2 宽分裂。由于左室顺应性降低,常出现 S4 奔马律,左室衰竭或室壁瘤形成时可出现 S3 奔马律,S3 常为预后不良的表现。②心律失常。心动过缓、心动过速或过早搏动等。③心包摩擦音。在 AMI 后 2～3 天,10%～20% 的病人可出现心包摩擦音,持续时间通常较短暂,若心包摩擦音延迟出现或持久存在,应考虑心肌梗死后综合征。④杂音。伴乳头肌功能不全时,可出现二尖瓣关闭不全的杂音,一般在 AMI 后头 5 日出现,易变,强度不超过 3/6 级。AMI 后 48～72 小时,如忽然在胸骨左缘出现响亮粗糙的收缩期杂音伴有临床情况恶化,提示有室间隔破裂或乳头肌、腱索断裂。AMI 时,新的舒张期杂音较少见。

3.肺罗音

AMI 并发泵衰竭时,可于肺底闻及水泡音,并发急性肺水肿时,则于整个肺野闻及粗糙的水泡音及哮鸣音。

【辅助检查】

一、心电图

1.心电图诊断 AMI 的条件

心电图检查是确诊 AMI 最具价值的检查方法之一,并可定时、定位、确定梗死范围。AMI 完整的心电图诊断需具备下述三项条件:①坏死性 Q 波、损伤性 ST 段抬高和缺血性 T 波改变;②上述改变符合 AMI 病理演变过程;③通过一定导联上的上述改变反映心肌梗死的部位。

2.心电图的特征性改变

典型透壁性 AMI 具有下述特征性改变:①病理性 Q 波,出现在面向心肌坏死区的导联;②ST 段弓背向上抬高,出现在面向坏死区周围的心肌损伤区导联;③T 波倒置,出现在面向损伤区周围心肌缺血区的导联上。

背向心肌梗死区的导联可出现相反的变化,即 R 波增高、ST 段压低、T 波直立。

3．AMI 心电图演变及分期

根据 AMI 后心电图的演变过程,可将心肌梗死分为超急性期、充分发展期、慢性稳定期。

(1)超急性期。是 AMI 最早期的心电图改变,一般仅持续数小时。此期的心电图改变包括:①急性损伤阻滞。损伤区 R 波的上升肢缓慢,室壁激动时间≥0.045 秒,QRS 波时间延长,可达 0.12 秒,QRS 波振幅增加。当病理性 Q 波出现或 T 波倒置时,急性损伤阻滞即消失。②ST 段上斜形升高伴对应导联 ST 段下降。③T 波改变。T 波幅度增大、高耸,可发生在 ST 段升高之前。认识超急性期心电图极为重要,因为原发性室颤多发生于此期,此外,如在超急性期即进行冠脉再灌注治疗,则可挽救更多的濒危心肌,有效缩小梗死面积,保护心脏功能。

(2)充分发展期。充分发展期的心电图表现是 AMI 中常见而容易辨认的图形。AMI 数小时后,出现 ST 段弓背向上的抬高,与直立的 T 波连接形成单向曲线。1～2 日内出现病理性 Q 波,R 波振幅减小。ST 段抬高持续数日至两周以后逐渐回到基线水平,T 波变为平坦或倒置。

(3)慢性稳定期(陈旧期)。经数周至数月后,心电图上仅残留病理性 Q 波,Q 波多持续性存在。ST 段已回复到等电位线,T 波可能变为直立,亦可呈慢性缺血性改变。

4.定位诊断

(1)即膈面。右心室梗死不易从心电图得到诊断,但 V4R 导联 ST 段抬高,可作为下壁心肌梗死发展到右心室的参考指标。

(2)在 V5、V6、V7 高 1～2 肋处有正面改变。

(3)在 V1、V2、V3 导联 R 波高,同理,前侧壁梗死时,V1、V2 导联 R 波也增高。

注:"＋"为正面改变,表示典型 Q 波,ST 段上抬及 T 波变化;"－"为反面改变,表示 QRS 波主波向上,ST 段下降及与"＋"部位的 T 波相反的 T 波;"±"为可能有正面改变。

5.合并束支传导阻滞时 AMI 的心电图诊断

(一)合并右束支传导阻滞(right bundle branch block,RBBB):心肌梗死合并 RBBB 时,各自所特有的异常变化不会相互掩盖,可分别显示出而不影响两者的诊断,初始向量表现出心肌梗死的特征,终末向量表现出 RBBB 的特征。ST 段、T 波的变化也符合 AMI 的诊断。

(2)合并左束支传导阻滞(left bundle branch block,LBBB):绝大多数 LBBB 在 AMI 以前就已存在。当出现心肌梗死时,梗死图形常被掩盖,造成 AMI 诊断困难,需进行综合分析。如能找到发病前的心电图进行对比,则对诊断极有帮助。LBBB 时出现下述变化,应考虑合并了 AMI。①LBBB 合并前间壁 AMI:V1～3 导联出现弓背向上型 ST 段上抬,对称性 T 波箭头状倒置;I、aVL、V5 或 V6 导联出现 q 波,时间＞0.02 秒。如 V1、V2 原为娜波,可出现明显的初始 r 波,原为 rS 者 r 波的电压增高。②LBBB 合并前侧壁 AMI:I、aVL、V5 和 V6 导联上出现 ST－T 的损伤缺血型改变,R 波电压明显降低。③LBBB 合并广泛前壁 AMI:V1～V6 导联出现损伤—缺血型 ST－T 改变;V1、V2 导联呈 rS 型,V3～V6 导联呈 QS 型或 rS 型。LBBB 的特征常被掩盖。CU BBB 合并下壁 AMI:下壁导联出现损伤—缺血型 ST－T 改变;下壁导联 QRS 主波向上而有初始小 q 波;下壁导联 R 波切迹变深。出现一相对较深的 S 波,表现为 RSR'型。

(3)合并左前分支阻滞(left anterior hemiblock，LAH)：LAH 也可掩盖 AMI 的心电图图形。下壁梗死合并 LAH 心电图可出现以下变化：①Ⅱ、Ⅲ、aVF 均呈 rS 型，如起始 r 波细小<1mm，r 波 Ⅲ > aVF> Ⅱ，或 Ⅱ 导联呈 QS 型；②Ⅱ、Ⅲ、aVF 呈 rS 型，r 波有切迹、粗钝，呈 qrs、rsr′s′型；③ aVR 有终末正向波。

### 6. 心电图 QRS 记分法

心电图 QRS 记分(QRS scoring，QRSs)是评价 AMI 梗死面积、心泵功能的一种简单实用的方法，该法取常规心导联中 10 个导联(Ⅰ、Ⅱ、aVL、aVF、V1～V6)，测量各导联 Q 波和 R 波时限，R/Q/R/S 的幅度比值，按设定的标准记分。前壁梗死每分代表 3.5％梗死面积、下壁梗死每分代表 2.5％梗死面积。但该法男女 95％以上特异性需分别>2 和>1 分。本法主要以病理性 Q 波记分，不适宜于无 Q 波心肌梗死及心电图有左右心室肥厚、左、右束支传导阻滞和左前、左后分支阻滞的病人。

记分要求：①R/S 比值只在胸导联测量，R/Q 比值仅在 Q 波时限达到记分标准的导联测量；②每种项目只记其最高分；③各导联记分之总和即为该例 QRS 积分。

## 二、血清酶测定

### 1. 血清肌酸激酶活性(creatine kinase，CK)

典型 AMI 患者，CK 在发病后 4～6 小时内升高，峰值于发病后 18～24 小时出现，于 3～4 天降至正常。CK 特异性和敏感性均较高，诊断符合率高。但 CK 除主要分布于心肌组织外，还分布于骨骼肌、血管平滑肌、脑、肾皮质、肺、肝、红细胞等组织，故在骨骼肌受损、酒精中毒、外伤、肌肉注射、肌营养不良、肺栓塞患者，CK 也会升高。

### 2. CK－MB 同功酶

CK 同功酶由 CK－MM、CK－BB、CK－MB 组成。

CK－MB 几乎为心肌所特有，因此，CK－MB 活性增高对诊断 AMI 具有极高的敏感性和特异性。但 CK－MB 也不是绝对特异的，在肌营养不良、多发性肌炎、肌红蛋白尿、休克、外伤等情况下，在浓度极高的 CK 总酶中，也可测得少量 CK－MB。

### 3. 谷草转氨酶(glutamic o);lacetic transferase，GOT)

AMI 后 8～12 小时，G07 开始升高，24～48 小时达高峰，3～6 天降至正常。若 AMI 发病 7 天后 GOT 仍持续不降或继续升高，提示梗死面积可能还在扩大，如 GOT 恢复正常后再度升高，常提示有新的梗死。

GOT 广泛分布于全身各组织中。主要见于肝脏和心肌，其次为骨骼肌、肾脏，其他如肺、胰腺、脾脏、红细胞等含量也较多。因此，GOT 活性增高除见于 AMI 外，还见于心肌炎、肝炎、胰腺炎、外伤等，需予鉴别。

### 4. 血清乳酸脱氢酶(lactic dehydrogenase，IDH)及其同功酶

LDH 一般在 AMI 24～48 小时开始升高，3～4 天达高峰，8～14 天降至正常。该酶在人体中分布极广，几乎所有组织细胞都存在。除 AMI 外，LDH 增高还见于肝病、骨骼肌损伤、心力衰竭、肺梗死、溶血等。红细胞内 LDH 含量比血浆高 150～1000 倍，故采血时应避免溶血。

人体 LDH 同功酶有五种：LDH1，LDH2. LDH3，LDH4，LDH5。心肌主要含 LDH1，心肌损伤后，LDH;升高最明显。

5. 心肌肌凝蛋白轻链(cardiac myosin light chain,CMLC)

CMLC 由 CMLC₁和 CMLC2 组成。AMI 后 4~6 小时 CMLC 即显著升高,并可持续 1 周以上。故测定 CMLC 不仅可用于早期诊断 AMI,也可作为晚期诊断 AMI 的指标,同时 CMLC 也可用于早期再灌注治疗中估算梗死面积。

三、其他

1. 白细胞计数

AMI 后白细胞计数增高,常与体温升高平行发展。是对组织坏死的非特异性反应。计数在$(10~20)×10^9/L$之间,嗜中性粒细胞数增多,嗜酸性粒细胞数减少。

2. 血沉

AMI 后血沉轻到中度增快。在 AMI 后 24~48 小时出现,第 4~5 天达最高,可持续 2~3 周。血沉增高峰值与梗死大小或预后无关。

3. 血糖

AMI 后可出现血糖增高,糖耐量异常。这不仅见于糖尿病患者,也可见于少数非糖尿病患者,糖耐量异常需数周才能恢复正常。

4. 血脂

AMI 后血脂水平常较病人基础水平低,在 AMI 后头 24~48 小时,总胆固醇和高密度脂蛋白胆固醇尚可保持在接近基础值,但以后普遍地很快下降,且后者比前者下降得更加明显。因此,除非在 AMI 后很早期检查,否则测定血脂水平至少应延迟到梗死后 8 周。

【诊断和鉴别诊断】

一、诊断

AMI 的诊断,可参考 1979 年国际心脏病学会和协会及世界卫生组织临床命名标准化联合专题报告关于心肌梗死的诊断标准:

1. 急性心肌梗死

AMI 的临床诊断常根据病史、心电图和血清酶的变化而作出。

病史:典型的病史是出现严重而持久的胸痛。有时,病史不典型,疼痛可以轻微甚或没有,可以主要表现为其他症状。

心电图:心电图的肯定性改变是出现异常、持久的 Q 波或 QS 波以及持续 1 天以上的演进性损伤电流。当心电图出现这些肯定性变化时,仅凭心电图即可作出诊断。另一些病例,心电图只有不肯定性改变,包括:①静止的损伤电流;②T 波对称性倒置;③单次心电图记录中有一病理性 Q 波;④传导障碍。

血清酶:①肯定性改变包括血清酶浓度的序列变化,或开始升高和继后降低。这种变化必须与特定的酶以及症状发作和采取血样的时间间隔相联系。心脏特异性同功酶的升高亦认为是肯定性变化。②不肯定改变为开始时浓度升高,但不伴有随后的降低,不能取得酶谱活性的曲线。

肯定的 AMI:如果出现肯定性心电图改变和(或)肯定性酶变化,即可诊断明确的 AMI,病史可典型或不典型。

可能的 AMI:当序列、不肯定性心电图改变持续 24 小时以上,伴有或不伴有酶的不肯定性变化,均可诊断为可能的 AMI,病史可典型或不典型。

在 AMI 恢复期,某些患者可呈现自发性胸痛,有时可伴有心电图改变,但无新的酶变化,其中某些可诊断为 Dressler 氏梗死后综合征,某些为自发性心绞痛患者,另一些则为 AMI 复发或可能有扩展。其他的诊断措施可能有助于建立确切的诊断。

2.陈旧性心肌梗死

陈旧性心肌梗死常根据肯定性心电图改变、没有 AMI 病史和酶变化而作出诊断。如果没有遗留心电图改变,可根据早先的典型心电图改变或根据以往肯定性血清酶改变而诊断。

二、鉴别诊断

AMI 的诊断主要依靠典型表现、特征性的心电图改变及血清酶检查,但有部分病人表现可不典型。故对中老年人发生原因不明的胸闷伴恶心、呕吐、出汗,或出现心力衰竭和严重心律失常,或原有高血压而突然血压下降,或手术后出现难以解释的休克、低血压,或突然出现上腹部、颈部、咽部、下颌或牙痛而无相应的局部病症者,或原有心绞痛加重、改变者,均应考虑有 AMI 可能,并先按 AMI 来处理,同时在短期内进行心电图和血清酶测定,密切动态观察以确定诊断。作出 AMI 诊断前,需与下述疾病进行鉴别。

1.心绞痛

发作常有明显的诱因,胸痛很少超过 15 分钟,不伴恶心、呕吐、心力衰竭、休克、严重心律失常,无血清酶变化及心电图演变。

2.主动脉夹层分离

主动脉夹层分离可出现与 AMI 相似的胸痛;但本病起病急骤,疼痛高峰出现更早,胸痛更剧烈,呈撕裂样,且疼痛广泛放射至头颈、上肢、背、腰、腹及下肢,虽症状严重但血压较高,可出现四肢血压不对称及单或双侧颈动脉搏动减弱。超声心动图,CF,MRI 和主动脉造影等检查对诊断主动脉夹层分离极有价值。

3.急性心包炎

胸痛与发热同时出现,深呼吸及咳嗽时胸痛加重,早期可出现心包摩擦音,心电图除 aVR 导联外,其余导联常有 ST 段弓背向下的抬高,无病理性 Q 波,血清心肌酶无动态变化,超声心动图能明确诊断。

4.肺栓塞

突发胸痛、呼吸困难、咯血,常伴休克及右心室急剧扩大,出现肺动脉瓣区搏动增强,第二心音亢进,三尖瓣区收缩期杂音。心电图出现 I 导联 S 波深,III 导联 Q 波明显和 T 倒置。血清 LDH2、LDH3 增高。肺部 X 线可出现三角形浸润阴影。放射性核素肺血流灌注扫描可助确诊。

5.急腹症

如消化性溃疡穿孔、急性胰腺炎、胆道疾病等,患者多有相应的病史及客观体征,缺乏 AMI 的特征性心电图及心肌酶改变。

6.类似心肌梗死心电图改变的鉴别诊断

常见的有:①左束支阻滞和左心室肥大。V1、V2 导联上可出现 QS 波,但其左侧胸导联,立即出现左束支阻滞或左心室肥大所特有的较宽而高的 R 波,而无异常 Q 波。②高度顺钟向转位,右心室肥大时,不仅 V1、V2 导联上可出现 Q 波,有时过渡区也呈 QS 型,但其左胸导联上无明显的 Q 波。③预激综合征有时在 II、III、aVF、V1、V2 导联上产生深 Q 部或 QS 波,但 PR 间期缩短和 QRS 起始部的预激波有助于鉴别。④肥厚型梗阻性心肌病由于不对称性心室间隔肥厚,在胸前左心室导联或任何肢体导联出现异常深的 Q 波,并可有 ST 改变及深而倒置的 T 波,但心电图缺乏动态演变,且 Q 波多不宽。

【治疗】

AMI 的治疗原则是缩小梗死面积,防止梗死面积扩大,挽救濒死和缺血心肌,防治各种并发症,尽量保护和维持心脏的正常功能。

一、住院前处理

AMI 早期死亡大多由原发性室颤所致,其中 1/2 原发性室颤发生于 AMI 头 1 小时内,而此时心电图可无特征性变化,或仅有 ST-T 波异常,血清心肌酶学检查常无阳性结果,如此时等待心电图或酶学结果确诊 AMI,势必延误病情,造成不良后果。因此,一旦发生 AMI 先兆或疑似 AMI 时,不必等待心电图或其他化验检查确诊,应立即进行以下处理:①休息,保持安静。②吸氧,氧流量 4L/min。③只要收缩压不低于 100mmHg(13.3kPa),可舌下含服硝酸甘油 0.3~0.5mg,每隔 5 分钟重复一次,连续 3 次。④如无禁忌证,可肌注吗啡 5~10mg 或哌替啶 50~100mg 止痛。⑤如心率>70 次/分,血压≥90/60mmHg(12/8kPa),有室早或短阵室速,立即给予利多卡因 5010(hng 稀释后静注,然后以 1~4mg/min 静滴维持。⑥心率<50 次/分,可给予阿托品 0.4~0.6mg 肌肉或静脉注射,必要时可重复给药,争取将心率提高到 50 次/分以上。⑦心跳骤停时,应立即就地实施心肺复苏。⑧病情稳定后,尽早将病人护送入院,转送病人过程中,应采取预防病人意外的措施。

二、AMI 住院后常规处理

1. 监护及一般处理

不论是拟诊或确诊的 AMI 患者,凡来院就诊,均应收入冠心病监护室(coronarycare units, CCU)进行心电、血压、呼吸、体温监测。无并发症的 AMI,监护 3 日即可转出 CCU,如病情较重,或有并发症,则需延长监护时间,有心衰或休克者,应作血流动力学监测。

2. 休息

AMI 后第 1 周原则上绝对卧床休息,定期由护理人员辅助翻身,病人大小便也应在床上进行;如无并发症,第 2 周开始在床上作四肢活动,自己翻身;第 3 周起可下床在床边大小便,室内缓步走动;如无并发症和不适,第 3 周末即可出院。

但是由于长期卧床休息增加了血栓和栓塞发生率,且对病人心理和体力康复不利,故目前不少学者主张,对于无并发症者,可适当缩短绝对卧床时间,第 3、4 日即可在床上活动,第二周可下床活动,先在床边站立,逐渐过渡到在室内缓步行走,并在医生指导下,早期进行康复治疗。

严格限制家属探视,保持病区安静,解除患者精神上的过度紧张与恐惧,保证病人充分睡眠和休息,可适量给安定等镇静催眠药物。

3. 饮食

应进食易消化、半流质饮食,低盐、低脂、清淡、富含维生素,少吃多餐,不宜过饱,可适当吃些水果。禁饮浓茶、咖啡,禁吸烟。

4. 保持大小便通畅

AMI 后因病人卧床或使用吗啡,易引起便秘,排便用力可致急性左心衰竭、梗死延展、心脏破裂等严重并发症。若患者 2 天未解大便,可给予缓泻剂如潘泻叶泡水口服和(或)开塞露塞肛,如仍无效,可用低压盐水灌肠。尿潴留时可留置导尿管数天。

5. 吸氧

AMI 患者往往因肺通气和灌注比例失调、肺间质水肿而引起动脉氧分压降低;动物实验证实,吸氧可减少缺血区面积,因此,AMI 后应常规给氧,虽然理论上给氧有不良反应,使血管阻力增加和心输出量稍下降,但是,权衡利弊,以用为宜。一般采用鼻导管或面罩给氧,氧流量 3～5L/min。如并发肺水肿或心原性休克,可采用面罩吸入纯氧。

6. 止痛

AMI 常常有严重的疼痛,剧烈疼痛可增加心肌耗氧量,扩大梗死面积,诱发心律失常与休克,必须迅速解除。吗啡是治疗心肌梗死疼痛非常有效的止痛剂,常规用法:2～5mg 静注,每 5～30 分钟可重复一次,直至疼痛缓解。因皮下注射吸收量不能预测,故应尽量避免皮下大剂量给药。吗啡可使静脉容云扩张引起低血压,可通过抬高下肢或输入盐水来纠正。吗啡也有兴奋迷走神经的作用,引起心动过缓或心脏阻滞,特别是下壁心肌梗死的病人,可通过阿托品对抗。对于高龄、患有慢性肺疾患(尤其有呼吸功能不全者)、脑溢血、心动过缓者,应慎用或禁用吗啡。也可选择哌替啶 50～100mg 肌注或罂粟碱 30～60mg 肌注。

吸氧及应用硝酸甘油和 β 受体阻滞剂也有助于缓解 AMI 的疼痛。

7. 输液

AMI 后头 72 小时内必须持续开放静脉通道,以保证必要时可由静脉注入急救药物。每日输液总量 1500～2000ml 左右,并使尿量保持在 800ml 以上。血容量不足者可酌情增加输液量,而高龄、心力衰竭者须控制入水量,以免加重心脏负荷。

(1)极化液(GIK 液):即 10% 葡萄糖液 500ml,加 10% 氯化钾 10～15ml,普通胰岛素 6～10U。理论上该液能重建缺血心肌的无氧代谢,促进钾离子进入细胞内,恢复细胞的极化状态,从而改善心肌代谢,防止心律失常的发生,并促使心电图上抬高的 ST 段回到等电位线。一般每日输注 500ml。糖尿病、高血钾、房室传导阻滞者禁用。

关于镁剂应用问题,由于 ISIS-4(第四次国际心肌梗死存活研究)报告未发现输注镁剂的益处,甚至使危险性增加,从而引起较大争议,以往用镁剂治疗 AMI 的小型对照研究均显示病死率显著下降,且降低 AMI 心律失常的发生率。以镁剂治疗 AMI,之所以有不同的结果,分析主要与镁剂开始治疗的时间及持续时间、第一个 24 小时镁剂的总用量不同有关。一般认为,在 AMI 症状发生后和其他治疗前及时应用镁剂,可最大限度地发挥镁剂的保护作用,如排除窦房结和房室传导阻滞,选用镁剂的最适剂量(24 小时最适用量 50～65mmol),可降低死亡率及并发症的发生。用法为头 24 小时滴注 7.5g,第 2、3 日各给 5g。

(2)低分子右旋糖酐:对于合并低血容量者,可给予低分子右旋糖酐,每日 250～500 ml 静滴。本液不仅具有扩容作用,且能降低血液粘度、减少血小板聚集、改善心肌血供。心力衰竭者慎用。

(3)其他:除上述液体外,余下输液量可用 5%～10% 葡萄糖补充,低钠者可适量补充生理盐水。病情危重者,须保持两条静脉通道,以便用药。

8. 硝酸甘油

硝酸甘油是治疗 AMI 的重要药物,能扩张梗死相关冠状动脉及侧支血管而增加缺血区心肌血供,扩张周围小动脉和小静脉,减轻心脏负荷,降低心肌耗氧量,从而起到缓解胸痛、缩小梗死面积的作用。有资料显示,静滴硝酸甘油,特别是在胸痛发作后 4 小时内静脉应用硝酸甘油,能有效缓解胸痛,使心电图缺血减轻,梗死范围减小,心力衰竭、心原性休克、室颤的发生率降低,病死率下降。对合并充血性心衰及肺水肿的病人,静滴硝酸甘油能有效控制病情。早期静脉应用硝酸甘油还能防止心肌梗死后早期左室重构。

静滴硝酸甘油的剂量从 $5\sim10\mu g/min$ 开始,每 $5\sim10$ 分钟可增加 $5\sim10\mu g/min$,直至疼痛解除或平均动脉压降低 10%(高血压者平均动脉压降低 30%)或心率增加大于 10 次/分。硝酸甘油常见副作用有:①头痛,头痛较重时可减少硝酸甘油剂量或给予少量镇痛剂;②低血压,由于低血压可使心肌缺血加重,故一旦发生,应立即停药,并抬高下肢,迅速输液;③心动过速。应该注意到发生硝酸甘油制剂特异质反应的可能性,表现为突然明显低血压和心动过缓。这种情况在下壁梗死时更常见,可通过迅速用阿托品而好转。为避免硝酸甘油耐药,不应连续静滴,每日应有 $8\sim12$ 小时无硝酸甘油间隔。对于收缩压降低的病人($< 100mmHg$),应避免使用硝酸盐类制剂。

9. β受体阻滞剂

β受体阻滞剂通过减慢心率,减轻心肌收缩力,从而降低心肌耗氧量,同时,心室率减慢,心室舒张期延长,可增加冠状动脉血供。此外,β受体阻滞剂能对心肌血流分布产生有益影响,使缺血区心肌得到更多的血流供应。近年临床研究显示,AMI 后早期应用 β 受体阻滞剂,能缩小梗死面积,防止梗死延展,降低严重心律失常发生率,减少总死亡率及猝死。

无合并症的早期 AMI 患者(包括溶栓成功者)伴高动力循环反应者(血压增高、心率增快),以及快速房颤、持续或反复胸痛、梗死延展者,如无禁忌证,均可使用 β 受体阻滞剂。一般用美多心安(Medoprolol)5mg 每 $5\sim15$ 分钟静注一次,总量 15mg(两次用药间如有并发症出现则停用),继以 $25\sim50mg$,每日两次口服,维持至少两年。剂量应根据病情酌情增减。也可选用阿替洛尔。

使用 β 受体阻滞剂的禁忌证包括充血性心衰、房室传导阻滞、心动过缓(HR $<50$ 次/分)、低血压(收缩压$<100mmHg$)、支气管哮喘。对于严重周围血管疾病及难以控制的胰岛素依赖型糖尿病患者应慎用。

10. 血管紧张素转换酶抑制剂(ACEI)

近年来,国内外资料均证实,AMI 后早期应用 ACEI 能扩张心外膜冠状动脉,改善侧支循环,增加缺血区心肌血供;降低动脉压和左室充盈压,且无反射性心率增快,降低心肌耗氧量;防止 AMI 后早期左室重构,减轻早期再灌注治疗时再灌注心肌损伤和再灌注心律失常,预防心力衰竭的发生。可给予卡托普利或依那普利,一般从小剂量开始,如卡托普利,首剂给予 6.25mg 口服,观察血压变化,如无低血压发生,则加量至 $12.5\sim25mg$,每日二次口服;依那普利,首先用 2.5mg,每日一次口服,逐渐增至 $10\sim20mg$,每日一次口服。

11. 抗凝剂及抗血小板药物

AMI 时应用抗凝剂有以下作用:①防止深静脉血栓形成及肺栓塞;②防止左室附壁血栓形成及周围动脉栓塞;③预防 AMI 后早期再梗死,降低病死率。应用抗凝剂治疗 AMI 国外较多,国内已不再作为常规治疗,仅在下述情况下慎用:再发大面积心梗;有梗死先兆又有高凝状态者;有心脏扩大,心衰不能缓解者;既往有血栓栓塞病史者或长期卧床并发下肢静脉血栓形成者。一般先以肝素 50～75mg(1mg＝125U)静滴,每 6 小时 1 次,连用两日,同时开始用口服抗凝剂如华法令维持。

AMI 后早期应用阿司匹林,除能达到上述目的外,尚能降低住院病死率,一般剂量 75～100mg/d,长期口服。

三、急性心肌梗死的溶栓治疗

治疗急性心肌梗死最重要的进展之一就是认识到缺血心肌早期再灌注可以在它成为不可逆损伤前尽可能地得到挽救。多数 AMI 由冠状动脉内血栓形成所致,因此,溶栓治疗已成为 AMI 治疗中最重要的方法之一。国内外资料均显示,AMI 早期溶栓治疗能有效地缩小梗死面积,防止左室早期重构,改善左室功能,降低近期及远期死亡率。

1.适应证

(1)持续性胸痛超过半小时,含服硝酸甘油不能缓解。

(2)相邻两个或更多导联 ST 段抬高＞0.1mV。

(3)发病 6 小时以内者。若刚超过 6 小时,患者仍有严重胸痛,并且 ST 段抬高导联有 R 波者,也可考虑溶栓治疗。

(4)年龄＜76 岁。

(5)再发心肌梗死如符合上述条件,也可进行溶栓治疗。

关于溶栓治疗的时间:在心肌急性缺血后,只能在心肌发生不可逆损伤前进行再灌注,这些濒危心肌才能得以挽救。动物实验证实,持续阻断冠状动脉 20～40 分钟,梗死仅限于心内膜下,随着时间延长,梗死逐渐向外层进展,3 小时后达心室壁全层 2/3,若持续阻断 6 小时,则发生透壁性心肌梗死。早期再灌注治疗能中止这一过程。故为争取最大效果,AMI 发生后,应争分夺秒,尽早进行溶栓治疗,时间越早越好,且刚形成的新鲜血栓内水分丰富,纤溶酶原含量高,溶栓药物易于渗入血栓内发挥作用,使血栓溶解。一般主张在症状开始后 6 小时内开始溶栓。因此,如条件允许,一旦诊断明确,在急诊室即可进行溶栓治疗。但大多数患者往往在症状出现数小时后才到达医院,已失去再灌注治疗的最佳时机,对于这类病人是否进行溶栓治疗,取决于溶栓对病人利弊的权衡。GISS－2 试验显示在发病后 13～14 小时病人接受溶栓治疗,与对照组相比,病死率下降 18％ 。LATE 研究报告发病后 12 小时以内接受溶栓治疗,5 周病死率明显低于安慰剂组,同时,延迟溶栓治疗对改善心肌电稳定性以及防治左室重构方面起重要作用。因此,对于起病 6～24 小时,仍有持续胸痛和 ST 段抬高而无溶栓禁忌证者进行溶栓治疗仍然可能有利。但也有文献报道晚期溶栓治疗虽然提高了存活率,但增加了心肌破裂的危险,因此,对于该类病人,需减少溶栓药物剂量。

溶栓治疗的选择,尚需注意以下因素:①急性前壁心肌梗死不论其血流动力学是否稳定,均为溶栓治疗的指征;②第一次发病的下壁 AMI,溶栓指征较不明确,因下壁梗死的范围较小,且右冠状动脉阻塞后较易建立侧支循环,但当伴血流动力学障碍,或下壁合并正后壁梗死时,则有明确的指征;③继发于透壁性 AMI 的心原性休克,是溶栓治疗的明确指征;④心内膜下心肌梗死患者,除非冠状动脉造影证实有血栓阻塞,否则不进行溶栓治疗。

2.禁忌证

(1)年龄＞ 76 岁。

(2)血压仍然高者(180/105mmHg)。

（3）近期有脑血管意外或短暂脑缺血发作史。

（4）长时间心肺复苏后。

（5）出血素质。

（6）妊娠妇女。

（7）对溶栓剂过敏者。

3. 常用溶栓药物

（1）链激酶（streptokinase，SK）：由 C 组 R 溶血性链球菌中获得的一种非酶类蛋白质，可间接作用于血浆纤维蛋白溶解酶原使之转化为纤维蛋白溶解酶，从而溶解新鲜血栓中的纤维蛋白。其具有弱抗原性和致热原性，常引起过敏反应和发热，易致出血并发症。

（2）尿激酶（urokinase，UK）：由人体肾小管细胞产生，能从尿中分离出，也可从培养的人肾细胞中制备。能直接激活纤维蛋白溶解酶原，使其转化为纤维蛋白溶酶。无抗原性，无致热原性，出血并发症较 SK 少，是目前国内应用最多的溶栓剂。

（3）组织型纤维蛋白酶原激活剂（tissue－type 讨 asminogen activator，tPA）：是一种选择性溶解血栓的纤维蛋白激活剂。对循环中纤维蛋白溶解酶原的亲合性较低，而能选择性地溶解血栓内的纤维蛋白，不易产生全身性溶解状态，故出血副作用小，溶栓效力强。无抗原性与致热原性，是最有前途的溶栓药物。tPA 早期由黑色素瘤细胞培养液中获得，方法繁杂，产量不高，目前由基因遗传工程重组技术生产（即 rtPA），作用与 tPA 完全一样。

（4）乙酰化纤维蛋白溶解酶原－链激酶激活剂复合剂（anisoylated－plasiminogenstreptokinase activator complex，APSAC）：APSAC 是链激酶与人体乙酰纤维蛋白溶解酶原的复合物。因纤维蛋白溶解酶原选择性地结合纤维蛋白而不是纤维蛋白原，故能使这种复合物找到并选择性地与血栓结合，从而溶解血栓。具有再通率高，再闭塞率低、释放快、在血中停留时间长，应用方便，全身性出血并发症少等优点，主要用于静脉溶栓。

（5）重组尿激酶原（recombinant－pro－urokinase，R－Rio－UK）：是具有高度血凝块选择性的单链尿激酶的前体，对 AMI 患者有血栓选择性溶栓作用。

4. 用药方法

溶栓前检查血常规、血小板计数、出凝血时间及血型，配血备用。

（1）冠状动脉内给药法。先行左心室及冠状动脉造影，判明梗死相关动脉完全或次全闭塞，向冠状动脉内注入硝酸甘油 0.2mg 后，重复造影以排除血管痉挛，然后冠状动脉内注入尿激酶 4 万 U，继之以 0.6 万～2.4 万 U/min 的速度输入，输注期间每 15 分钟重复造影一次，以判明血管是否再通。血管再通后以 2000U/min 的速度继续输入 30～60 分钟，总剂量 50 万 U 左右。

（2）静脉内给药法。国产尿激酶以 1 万～2 万 U/kg 的剂量稀释后于 30～60 分钟内全剂量输入（日本绿十字药厂产尿激酶％万 U 稀释后半小时内输入）。如用链激酶，为防止过敏反应，应先静脉给予地塞米松 5mg，再以 150 万 U 稀释后 1 小时内静脉滴入。rtPA 可先用 15mg 冲击量在 2 分钟内静注，然后第 1 小时内静滴 50mg，第 2、3 小时各静滴 20mg，3 小时总剂量为 100mg。APSAC 的用法为 10mg 一次静注。尿激酶原一般给予 40～70mg 于 60 分钟内静滴。

溶栓剂用完后，为预防梗死相关动脉再闭塞，溶栓治疗的同时应给予肝素和阿司匹林。

①肝素的用法:一次静注 5000U 后,继以 600～800U/h 的速率静滴,保持凝血时间达对照的 1.5～2 倍,持续 3 天。但如是用链激酶溶栓,因链激酶能使凝血时间明显延长达数小时,故不宜立即使用肝素,应待凝血时间恢复至 20～30 分钟时再用肝素。②阿司匹林的用法:溶栓即刻口服阿司匹林 300mg,以后每日 300mg,3 天后改为 100～150mg,每日口服。

两种给药方式的比较:冠状动脉内溶栓的优点是再通率高,在 80% 以上。再通所需的时间较短,约半小时左右。由于用药剂量较小,因而出血并发症较少。但其准备过程长,费用昂贵,导管室条件及操作技术要求高,需要有技术熟练的专门队伍,在临床应用上受到一定的限制。静脉内溶栓由于给药方便,操作简单,不需要特殊条件,在条件符合的病例,一经诊断即可立即治疗,因而可以赢得更多时间,有助于挽救较多的心肌,缺点是静脉内溶栓冠状动脉再通率较低,再通所需时间较长,而且因全身用药剂量较大,出血并发症较多。尽管如此,静脉内溶栓总的疗效并不比冠脉内溶栓低,国外大规模的临床试验证实,静脉内溶栓是标准的溶栓治疗方法。目前临床上更多使用静脉内溶栓。

5. 监测项目

(1)症状及体征:经常询问病人胸痛有无减轻以及减轻的程度,仔细观察皮肤、粘膜、痰、呕吐物、尿有无出血征象。

(2)心电图:溶栓前记录 18 导联心电图,溶栓开始后 2 小时内每半小时复查一次 12 导联心电图(正后壁、右室梗死仍作 18 导联心电图)。以后定期复查,导联位置应严格固定。

(3)检测心肌酶及血凝和纤溶指标:每 2 小时测 CK,CK－MB 至发病后 24 小时,血凝和纤溶指标如凝血酶原时间、优球蛋白溶解时间、纤维蛋白/纤维蛋白降解产物等,可根据本单位条件和科研需要检测。

6. 冠状动脉再通指标

(1)冠状动脉造影指标。按照心肌梗死溶栓治疗试验(thrombolysis in myocardialinfarction,TIMI)分级标准:梗死冠状动脉无前向分流为 0 级,血流仅能通过闭塞处为 I 级,梗死远端血管床部分显影为 II 级,显影正常为 III 级。溶栓治疗后,冠状动脉造影 TIMI 分级达到 II～III 级者,视为溶栓治疗成功。

(2)临床指标:①胸痛及其因疼痛伴随的症状于输注溶栓剂后 2 小时内缓解。②心电图上抬高的 ST 段迅速下降,在输注溶栓剂后 2 小时内回落≥50%。③血 CK 和 CK－MB 峰时(发病至 CK 最高值的时间)提前至 12～16 小时。这是由于再灌注后梗死部位 CK 突然大量释放被快速冲洗至周围血液的结果。④输注溶栓剂 2 小时内,出现再灌注性心律失常。常见的有室性加速性自主心律、舒张晚期室早、一过性窦性心动过缓、房室传导阻滞,以室性加速性自主心律最为常见,不需特殊处理,可自行消失。少数情况下可出现室速或室颤等严重心律失常,应积极处理。

同时具备上述二项或二项以上条件者,可判断为冠状动脉再通,但①、④项组合不能判断为再通。

7. 血管再闭塞

AMI 溶栓成功的病例,梗死冠状动脉通畅后可再度闭塞,再闭塞率约 10%～20%;表现为:①再度发生胸痛,持续半小时以上,含服硝酸甘油不能缓解;②心电图 ST 段再度升高,持续半小时以上;③CK 或 CK－MB 再度升高。三项中具备二项可诊断为血管再闭塞,可再次进行溶栓治疗。早期再闭塞（溶栓治疗后 24 小时以内）UK 或 rtPA（或其他溶栓药物）用半量，晚期再闭塞则重复全萦。也可行紧急经皮冠状动脉腔内成形术。

冠状动脉再闭塞的主要原因为溶栓不完全，冠状动脉腔内有残余血栓。实验证实在冠状动脉腔直径最小处血小板沉积最多，而在残余血栓上更多。再闭塞的预防已在用药方法中提及。

8.常见并发症及处理

(1)出血。出血是溶栓治疗的主要并发症，可能出现三种类型的出血：①原先已形成的止血性血栓溶解后出血；②与纤维蛋白原耗竭有关的出血；③与随后的抗凝治疗有关的出血。出血所致的危险性与出血部位密切相关。脑出血最为危险，约占出血并发症的 0.5%，一旦出现脑出血应立即停止溶栓治疗及抗凝治疗，同时给予降低颅内压药物，对威胁生命的脑出血可考虑外科手术去除血肿。腹膜后出血、消化道大出血或大咯血可引起出血性低血压或休克，需要输血。轻度出血（如皮肤、粘膜出血、血尿、少量咳血等）不需特殊处理。有报道在溶栓治疗后出现心肌内出血（出血性梗死），但因为诊断只有在病人死后才能证实，故其真正的发生率不明，但似乎在延迟溶栓治疗者中更常见。肝素引起的出血，可用硫酸鱼精蛋白对抗。

(2)再灌注损伤。实验研究发现，心肌缺血一定时间后（往往是几个小时）再恢复灌注，受损心肌不一定都能恢复正常结构和功能，相反，可造成心肌结构和功能紊乱进一步恶化，称为缺血再灌注损伤。表现为细胞结构改变、再灌注无血流现象（norellow）、心肌内出血、心肌顿抑、心律失常等。①再灌注心律失常：再灌注心律失常的出现，既提示缺血处可逆损伤的心肌得到了挽救，同时又是再灌注治疗的一个并发症，暗示缺血心肌受到进一步的损害。绝大多数再灌注心律失常发生于血管再通的当时或数分钟内。可出现室性加速性自主心律、室早、室速、室颤，也可出现各种缓慢性心律失常。其中以室性加速性自主心律最为常见，也最具特异性，不需特殊处理。频发、多源室早可应用利多卡因治疗，持续性室速和室颤必须立即电复律。缓慢性心律失常必要时可给予阿托品治疗。再灌注损伤的机理主要与氧自由基大量产生以及细胞内钙超负荷和低镁低钾状态等有关。因此，钙拮抗剂维拉帕米和地尔硫卓对再灌注所致的室颤有预防作用。②心肌顿抑（myocardial stunning）：缺血心肌再灌注后，即使缺血心肌血流得到恢复，心肌的损伤可逆，但该心肌的舒缩功能却可长时间不能恢复，表现为心肌收缩功能低下，这种缺血再灌注后心脏功能低下现象称为心肌顿抑。这种心脏功能异常约持续 6~48 小时。多巴胺及多巴酚丁胺等正性肌力药物治疗有效。

(3)其他。SK 及 APSAC 可引起发热及过敏反应，轻度发热和过敏反应不需终止溶栓治疗，如发生严重过敏反应，甚至过敏性休克，需停止溶栓治疗，并作相应处理。

9.临床疗效评价

(1)心肌梗死范围。心电图出现下列变化，说明梗死范围缩小：①ST 段抬高的导联未全出现异常 Q 波；②有异常 Q 波的导联，有的 Q 波消失；③早期抬高的 ST 段导联上的 R 波未消失，提示心肌受到保护而存活。随着病程进展，如出现异常 Q 波的导联数增加，则说明梗死范围扩大。

(2)并发症。出现下列并发症，提示心功能恶化：①急性肺水肿；②心原性休克；③严重心律失常如室速、室颤、束支传导阻滞或三度房室传导阻滞；④室间隔穿孔、乳头肌断裂、心室游离壁破裂、室壁瘤形成等。

（3）心功能状态。以下检查有助于了解溶栓治疗后的心脏功能状态：①X 线比较心脏大小、肺淤血及心胸比值的改变；②超声心动图测定左室射血分数、左室节段运动异常、左室大小，以及有无室壁瘤形成等；③放射性核素显像观察上述指标。这些检查常在治疗 4～6 周后才能观察出其变化。

（4）住院病死率。有资料显示，溶栓治疗可使住院病死率降低，而有无心肌梗死史或入院时 Killip Ⅲ 级还是 Ⅳ 级对死亡率无影响。

【AMI 的二级预防】

对无冠心病临床表现，但有冠心病危险因素的个体，采取一系列的治疗措施（包括药物和非药物）预防冠心病的发生称为一级预防。对已患冠心病的患者，采取措施预防心肌梗死或再梗死的发生并降低心脏性死亡的发生率，称为冠心病的二级预防。急性心肌梗死后的二级预防，可采取以下措施：

一、抗血小板制剂或口服抗凝剂

阿司匹林是主要的抗血小板制剂，可有效地抑制环氧化酶，减少血栓素 A2 的生存，从而抑制血小板聚集。著名的 ISIS－2 是最大的抗血小板试验，观察了阿司匹林（160mg/d）对 AMI 5 周病死率的影响，结果：阿司匹林组病死率较对照组下降 23％，非致命性再梗死率下降 44％。至少有 25 个抗血小板二级预防试验，提示 AMI 后持续口服阿司匹林（160～325mg/d），使再梗死率降低 32％，心血管死亡率降低 15％，全部心血管事件降低 25％。

对于广泛前壁心肌梗死，特别是梗死累及心尖部的病人，可于 AMI 后最初几日给予肝素，以后改为口服抗凝剂治疗 3 个月，可防止周围动脉栓塞，预防再梗死的发生，对于左室明显扩大，室壁收缩力减退或有附壁血栓的病人，可考虑长期应用口服抗凝剂。虽然抗凝剂治疗能降低 AMI 后再梗死发生率以及预防周围动脉栓塞，但由于其有引起出血的危险，故在使用抗凝剂的过程中，应经常检查凝血时间，使其维持在正常的两倍左右，一旦发生出血征象，应立即停药。

二、β 受体阻滞剂

β 受体阻滞剂能减慢心率，降低心肌耗氧量，减少梗死面积，并降低室壁张力，减少心脏破裂及室颤的危险。研究显示，β 受体阻滞剂可使 AMI 第一周病死率、非致命性再梗死率及非致命性心脏停跳明显下降，AMI 后长期服用 β 受体阻滞剂减少死亡危险（主要是猝死）22％，降低再梗死 27％。

β 受体阻滞剂对大多数心肌梗死病人可以应用，除非有特殊禁忌证（如心衰、心脏传导阻滞、低血压、支气管哮喘）。对于心室功能正常，没有复杂室性心律失常、无心绞痛、运动试验阴性的这一类估计预后较好的病人，使用 β 受体阻滞剂的潜在好处则明显减少，故对这类病人如在用药过程中出现副作用，可考虑停用。

三、ACEI

已知 AMI 后有心力衰竭、心律失常等并发症者 PRA、AII 水平高于无并发症者。ACEI 可抑制血液中和组织局部的 AII 生成（AII 与左室重构有关），扩张血管，减轻心脏负荷，防止左室重构，改善左心功能，减少恶性心律失常的发生。国内外研究均表明：AMI 后早期给予 ACEI，能防止左室重构，预防心力衰竭和恶性心律失常的发生，明显降低 AMI 病死率。但 AMI 伴有低血压者禁用，下壁 AMI 应慎用。

### 四、硝酸酯制剂

AMI 后静滴硝酸甘油能缩小梗死面积，减少 AMI 病死率。对于 AMI 后仍有残余心肌缺血的病人，可长期口服硝酸酯制剂。

### 五、钙拮抗剂

迄今已有 20 多个随机试验观察了钙拮抗剂对 AMI 病人的二级预防作用。结果证实：硝苯地平对 AMI 无益甚至有增加 AMI 早期病死率的危险，因此，AMI 时如无特殊需要应尽量避免使用硝苯地平。维拉帕米对 AMI 后无明显心衰及心动过缓的病人，长期口服能降低 AMI 总死亡率及再梗死率，但病人如有心力衰竭，应用维拉帕米则有害无益。地尔硫卓对无肺淤血的 NQMI 或 Q 波型的下壁 MI，可能降低心脏事件的发生率，但若左室 EF<0.40，地尔硫卓则增加心脏事件的发生率。

鉴于钙拮抗剂试验结果的矛盾性，故在 AMI 中应慎用钙拮抗剂，不提倡作常规应用。

### 六、调脂药物

北欧辛伐他丁生存研究(4S)经过 5 年的观察，证实长期口服辛伐他丁能显著降低 AMI 后病人再梗死率及病死率，用药剂量是 20mg，每晚一次口服。

### 七、PTCA 或 CABG

AMI 后如存在以下情况，认为是更易发生再梗死及心脏性死亡的高危人群：高龄、女性、过去有梗死病史、合并高血压或糖尿病、前壁心肌梗死、CK 及 CK－MB 明显升高，并发梗死后心绞痛、心力衰竭、心原性休克、恶性心律失常等并发症者，以及梗死后运动试验阳性、左室 EF 低下等。对于高危病人，如无禁忌证，可考虑行 PTCA 或 CABG，以改善心肌供血，预防再梗死及恶性心律失常的发生，降低病死率。

（陈尚君）

## 第四节　心脏骤停与心肺脑复苏

心脏骤停(Cardiac arrent)又称循环骤停，是指各种原因所致的心脏搏动意外地突然停止，有效泵血功能消失，导致全身循环中断，呼吸停止，意识丧失，是心脏急症中最严重的一种情况。心脏骤停的病人是"临床死亡"，经积极抢救后有可能复苏成功；而心脏停搏则是指慢性疾病患者的死亡，心脏发生停搏为必然结果，此种心脏停搏为"生物死亡"，是无法抢救的。

心肺脑复苏(cardiac pulmonary cerebral resuscitation，CPCR)是指心搏呼吸骤停和意识丧失的意外情况发生时所采取的一系列及时、准确、有效地恢复生命体征措施的概括。

【心脏骤停的病因】

引起心脏骤停的原因很多，一般分为心脏及非心脏因素。

一、心脏本身病变：

以冠心病最为多见，其他为瓣膜病，心肌病，心肌炎，恶性心律失常，先天性心脏病等。

二、非心脏因素：

药物过敏，各种中毒，严宜水、电解质和酸碱平衡失调，手术及麻醉意外等。

【心脏骤停的临床表现及诊断】

一、心脏骤停以神经和循环系统症状最为明显

1. 心音和脉搏消失，血压测不出。

2.意识丧失或伴有抽搐。

3.呼吸断续、叹息样至停止。

4.瞳孔散大。

二、心脏骤停的诊断应准确及时

1.神志丧失。

2.大动脉搏动消失。

3.瞳孔散大(心脏停搏45秒以后出现),固定(心脏停搏1～2分钟后出现)。

4.心电图示心室鼓动(图1-1-1),心室静止(图1-1-2)及电机械分离(图1-1-3),

值得提醒的是:一旦出现三无(无心音、无血压、无大动脉搏动),应立即抢救。忌反复听诊或等待心电图诊断。

心搏停止5～10秒患者,由于脑部缺血、缺暇可导致昏厥。

心搏停止大于15秒,患者可发生抽搐。

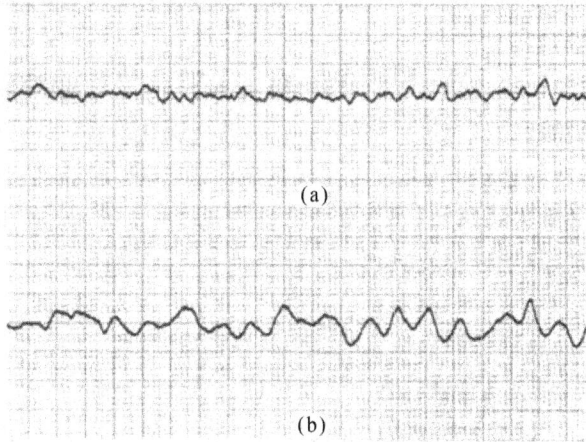

(a)

(b)

图1-1-1　心室颤动

(a)心室颤动波(细颤)　　(b)心室颤动波(粗颤)

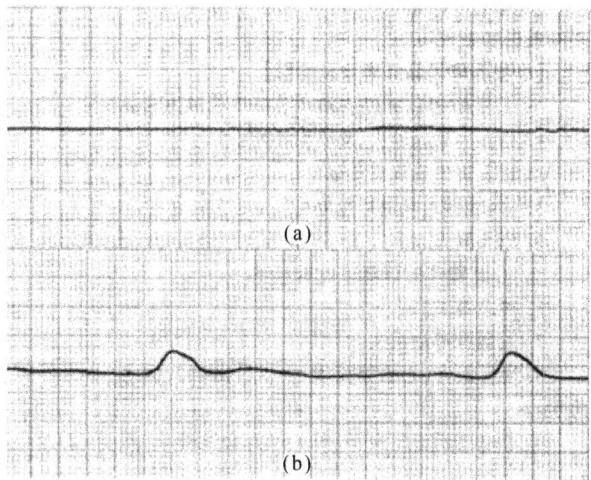

(a)

(b)

图1-1-2　心室静止

(a)心室电活动完全停止　　(b)偏见心房波

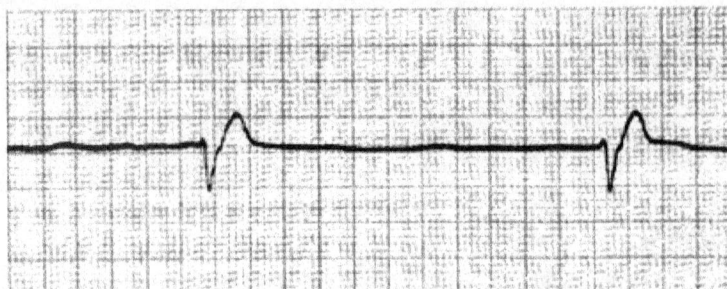

图1-1-3 电机械分离
心电图示缓慢的心室自主心律

心搏停止大于4~6分钟,因中枢神经系统(CNS)块饭过久可造成不可逆损害。

【心脏骤停后的病理生理改变】

心脏骤停后,有效循环立即中断,全身组织缺血缺氧,由此造成机体代谢障碍,体内酸碱度和电解质失衡,能量减少和耗竭,心、脑、肾等重要器官不同程度地受损,甚至危及生命。

一、代谢性酸中毒

心脏骤停后,氧来深中断,细胞代谢系在无级条件下进行,由此威胁细胞的生存。无氧糖酵解时产生的大量丙酮酸,并不能进入三羧酸循环进行饭化分解,而仍有还原型尼克酰胺腺嘌呤核苷酸(NADH2)将氢递给丙酮酸,于是机体内迅速积聚大量的乳酸,从而导致代谢性酸中毒。当血液内乳酸含量达到80mg或更高时,即可引起严重的后果。根据这一原理,在治疗心脏骤停后的胶中毒时,不主张用乳酸钠。

二、呼吸性酸中毒

由于机体缺氧,体内离子交换发生紊乱,过多的氢离子($H^+$)向细胞内弥散,势必造成细胞内外 $H^+$ 浓度升高,其结果为细胞内外均有酸中毒。机体为维持酸碱平衡,动员血浆中级冲固定酸的重要成分 $NaHCO_3$(又称碱储)进行缓冲。结果使得体内 $NaHCO_3$ 急剧减少,$CO_2$ 张力升高,引起呼吸性酸中毒。综上所述,心脏骤停后短期内出现的酸中毒为很合性酸中称,即既有呼吸性酸中毒又有代谢性故中毒,因而提示临床医生在应用碱剂纠正代谢性酸中毒时,必须保持呼吸道通畅的情况下进行过度换气,从而使血液中 $CO_2$ 迅速由肺部排出体外。

三、能量减少和耗竭

正常情况下,糖代谢以有气气化为其主要途径,经过一系列生化反应,产生大量的高能磷酸键(ATP),为机体提供能量。心脏骤停后,机体处于缺权状态,糖代谢由有氧氧化转化为无氧酵解,因此,能量产生锐减。然而,无氧酵解维持时间必定有限,当其超过4~6分钟后,无氧酵解停止,能量来源告绝。由此,必将导致能量的耗竭,从而影响机体的复苏。

四、细胞的变化

缺氧后,细胞内渗透压升高,细胞发生水肿,其中脑细胞水肿在临床上意义较大。它直接关系到复苏的成功或失败以及复苏后的恢复。因此,对心脏骤停的患者,在进行心肺复苏的同时,应注意是否有脑水肿的发生;及时脱水治疗是的复苏的,要措施之一。

此外,细胞缺氧后酸中毒最终引起细胞内线粒体和溶酶体破裂,分解大量的水解酶,如核酸酶、磷酸酶、蛋白酶等,导致细胞的自溶和死亡。此时,给予激素治疗,可起到稳定线粒体和溶酶体的作用,以减少细胞的损害。

正常情况下,细胞内钾离子(K+)高于细胞外加 20～25 倍,而心肌细胞内 K+高于细胞外 40 倍。因细胞膜通透性发生改变,细胞内 K+向细胞外弥散,细胞外呈现高钾状态,是三度房室传导阻滞和室颤的主要原因。

五、心脏的变化

心服脏骤停后,心肌细胞在缺氧状态下进行无氧代谢,方面使心肌缺乏能量;另一方面产生高碳酸血症,导致心肌细胞阈值下降,心肌收缩力受到严重抑制。由于细胞膜通进性发生改变,心肌细胞内外电解质发生转移,降低室颤阈值,其结果可诱发恶性心律失常,而且使心脏复苏陷入极度困难之中。

六、脑组织损害

人体各系统组织对缺氧缺血的耐受性不同,而最敏感的部位是 CNS。大脑对缺氧缺血的耐受时限为 4～5 分钟,小脑为 10～15 分钟,廷髓为 20～30 分钟,脊髓为 45 分钟,交感神经节为 60 分钟;由此提示,心肺脑复苏强调一个"抢"字。若脑细胞缺氧时间超过时限范围,其受损害结果有两种主要类型:肺水肿与再灌流损害。

1. 由于脑缺血缺氧,一方面造成能量代谢终止,钠泵功能衰竭,钠离子(Na+)不能从细胞内转移到膜外,致使细胞内 Na+堆积,此时氯离子(Cl−)由细胞外进入膜内,使细胞内渗透压增加。另一方面,$CO_2$ 的蓄积和局部酸中毒,使毛细血管的通透性增加,加之静水压的增高,导致血管内液体及蛋白质进入细胞外间隙而形成脑水肿,最终导致颅内压增高,脑静脉回流受阻,使脑缺血缺氧进一步加欲。

2. 脑缺血映氧一段时间后,继之而来的第二次损害为肺循环障碍,微血管阻辉。即使是全身血液循环重断建立时,肺微循环仍不能迅速恢复,无血流通过,此种现象称为"无再灌流现象"( no− reFlowphenrcreran )。由此,在治疗脑缺血缺氧时,不仅要考虑到用脱水疗法治疗肺水肿;同时,为促进脑功能早日恢复,早期应用降低脑代谢、改善脑微循环、恢复脑血流灌注等措施将是十分必要的。

七、对肾脏的影响

心脏停搏后,肾脏的血供也立即中断,导致肾脏严,缺血。当缺血超过一定时间,肾小球滤过率降低,肾小管发生功能障碍造成肾小管急性坏死,引起急性肾功能衰竭。这种缺血引起的肾小血管的收缩,即使自主心跳已经恢复,其至经过各种治疗使有效循环已恢复的情况下,肾血流量的减少仍可持续一段时间。因此,部分患者的急性肾功能衰揭可发生在自主心跳恢复的 24～72 小时内。同时,肾小球毛细血管内凝血也是造成急性肾功能衰竭的一项因素。

急性肾功能衰竭一旦发生,易造成水和电解质紊乱及触中毒加重、氮质血症的形成、出血倾向的发生等。它既造成治疗上的矛盾和棘手,又对复苏的成功带来新的困难。因此,肾功能的正常与否也是决定抢救成败的关健之一。

【心脏骤停后的心肺脑复苏程序】

一、第一阶段:初期复苏处理或基础生命支持(Basic We Support,BLS)

1. 保持呼吸道畅通(Airway)

首先利用轻叩、摇动或减叫患者的方式,确定患者有无反应(是否存在意识),若在 10～15 秒内确定病人意识丧失,除立即呼叫周围人前来协助抢救外,应迅速开始徒手心肺复苏。

确保气道通畅,是取得复苏成功的关键。只有解除气道阻塞,保持气道通畅,人工呼吸才能有效进行,呼吸功能才可能得以恢复。

疏道气道方法有三种:仰头举颏法,仰头抬颈法,双手举颌法。其中仰头举颏法是最常用也是最佳的疏通气道的方法。术者一只手且于前倾固定,同时用手掌的后压力使头部后仰,另一只手的中指和食指于颌骨近下或下颌角处,抬起下颌,以解除会厌、舌下坠所致的呼吸道梗阻。

2. 人工呼吸(Breathing)

通过人工呼吸法,使气体有节律地进入和排出肺部,提供足够的氧气,排出 $CO_2$,维持正常的通气功能。人工呼吸方法有三种:①口对口呼吸法;②口对鼻呼吸法(多用于婴幼儿);③口对异呼吸法。

(1)方法:①首先应在保持呼吸道通畅的位置下进行。②用手掌部按于患者前额,将拇指和食指捏住病人的鼻翼下端,轻轻向下向后使头后仰,避免气体外逸。③术者深吸一口气,对着患者的口(将口唇严密包盖住病人口部),深而快用力吹气,至病人胸廓向上抬起为止,每次吹气时间为 1~1.5 秒。④每次吹气完毕后,立即与病人口部脱离,稍稍抬起头面向病人胸部,吸入新鲜空气,以便作下一次人工呼吸。同时放开捏住病人的手,以便病人从鼻孔通气。此时应注意病人胸廓向下回复情况,观察气流有无从口内排出。

(2)吹气频率:每分种 12~20 次,并与心脏按压成比例。单人操作。胸部按压 15 次,人工呼吸 2 次(15:2),双人操作,即一人行胸部按压一人行人工呼吸(5:1)。在进行人工呼吸时,应停止胸部按压。

据报道,正常人吸入的空气中含 21% 的氧,0.04% 的二氧化碳,而肺脏仅吸收 20% 的氧,80% 的氧按原样呼出,所以,每次大约 800ml 的呼出气进入肺内提供的氧是足够用的,不可超过 1200ml,以避免因咽部气体压力超过食道开放压,引起急性胃扩张以及气量过大引起肺泡破裂。

(3)人工呼吸的有效指征:①可听到或感觉到患者呼气时的气流声;②胸部可见明显的起伏运动,即胸廓有抬举动作。

3. 人工循环(Cinulation)

(1)心前区叩击术(图 1-1-4)

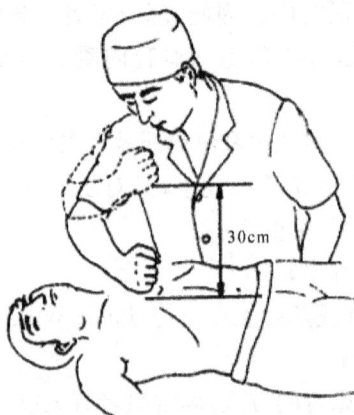

图 1-1-4  心前区叩击术

此法于 1981 年由美国心脏学会加以推荐。尽管目前对心脏骤停病人行心前区叩击术的及时效果存在异议，但大多数学者认为：①心脏停搏在 1 分钟内，此时心脏尚无明显缺氧，心脏的应急性和传导性增强，即侧的外来刺激，可使心脏复苏；②由于拳击可产生 5J 的电能，可起到触发心脏电兴奋而引起心脏收缩，使停搏的心脏再度复跳；③心前区即击有消除室颤和室速的作用。此法又称拳击复律。

方法：病人取头高脚低位，术者右手握拳，高举 20～35cm，以尺侧基部坚实快速地给病人胸骨中下 1/3 交界处叩击 1～2 次。

适应症：①现场目击下发生的心脏异停一般在 1 分伸内施行此法有较大的临味价值；监护下的病人突然发生心脏骤停；③已知有完全性房室传导阻滞的病人。

（2）闭式胸部按压

在心肺脑复苏过程中，重建血液循环最有效的措施之一是心脏按压。1960 年由 Kouwenhoven 提出的心脏泵机理（图 1－1－5）认为，按压胸部可以推动血液循环，是因为宜接压迫胸骨和脊柱间的心脏，迫使心内的血液排出。

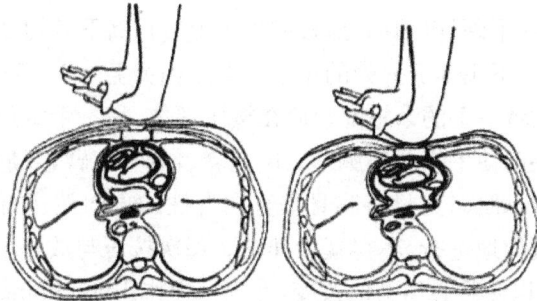

图 1－1－5　心脏泵机理

1980 年 Rudikof 提出胸泵机理（图 1－1－6），认为心脏骤停后，此时心脏已失去泵的作用，当胸部按压时，推动血液循环应是胸腔内外压力梯度。

当胸部按压时，胸内压力增加，静脉被压陷，动脉内压力增加，动静脉间产生压力差（压力梯度），从而推动血液向前流动。

按压放松时，胸内压力下降，静脉管腔开放使血液回流至右心；而动脉血因主动脉瓣关闭，阻止血流反流心脏，使得血液流入开口主动脉根部的冠状动脉，有一定的冠脉流量，供给心脏血液，如此周而复始。

操作方法：（与人工呼吸同时进行，见图 1－1－7）

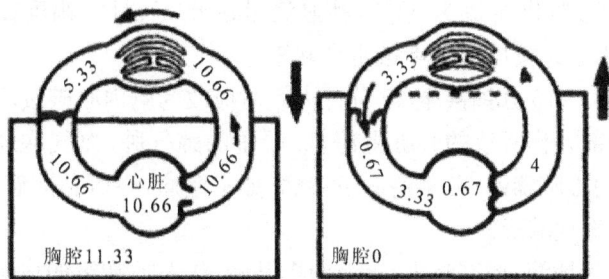

图 1－1－6　胸泵机理

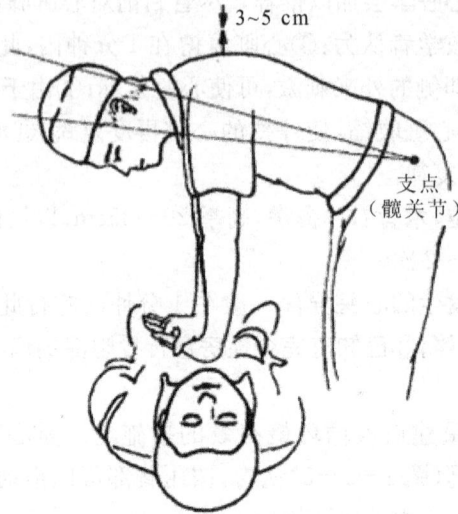

图1-1-7 心脏按压术

①使患者仰面平躺在平硬处（地面、地板或木板上），抬高下肢约30m,以增加静脉回流。

②按压部位:胸骨中、下1/3交界处的正中线上或剑突上2.5～5cm处。

③按压方法:a.抢救者一手的掌根部紧放在按压部位,另一手掌放在此手背上,两手平行重叠且手指交叉互握抬起,使手折脱离胸壁。b.抢救者绷直双臂,双肩中点垂直于按压部位。利用上身的重量及肩、臀部肌肉力量将胸骨垂直向脊柱的方向按压,使胸骨下陷3.5～5cm,c.按压时,要有节奏和规律地进行,不得猛力冲击。每次按压与放松的时间相等,各占每一周期的1/2。放松要突然,以便胸腔压力的改变,产生抽吸作用(pumping . ctiwi),以利血液回流至心脏。当按压放松时,定位的手攀根部不要离开胸骨定位点。

④按压频率:传统观念认为80～100次/分按压接近正常的生理频率。然而大于80次/分的频率,会影响心脏充盈,不能有效地将心腔血液排出,心输出量反而下降,因此,目前国际上常用的倾率为60～70次/分。

⑤心脏按压的有效指标:二按压时能触及大动脉搏动,收缩压≥8kPa(60mmHg);b.扩大的瞳孔再度缩小,对光反射恢复,睫毛反射出现;c.患者面色、口唇、指甲及皮肤等色泽再度转红;d.神志逐渐恢复,出现自主呼吸,有眼球活动,肌张力增高,甚至手脚抽动。

（3）胸内心脏按压

根据研究表明,有效胸部按压时,心脏供血量为30%～40%,肺供血量为10%～30%。而胸内心脏按压时,心脏供血量为50%,肺血流量达60%,且大幅度提高了复苏的成功率。因而,近几年来,胸内心跳按压又重新被重视起来。

常规胸外按压10～15分钟甚至20分钟无效时应改为胸内心脏按压。

①适应症:a.胸部外伤所致的心脏骤停;b.严重的肺气肿、血气胸及胸部按压伤;c.发生于手术或妊振后期的心脏骤停;d.某些心脏疾病,如室壁瘤、心房黏液瘤、心肌撕裂或破裂、心脏压塞等;e.胸廓或脊柱畸形。

②开胸方法:气管插管,控制呼吸,迅速消毒开胸,作左前胸第四成第五肋间切口,进胸切开心包;立即按压:a.单指按压:拇指在前(右室),其余四指在后(左室),或用一手将心脏压向

前方的胸骨或压向后面的许住；b.双手按压：用左右手拇指在前，两手其余四指在后。

③注意事项：二不能用手指尖，避免指尖穿透心室壁；b.按压期间尽量将手放松，使心脏充盈频率为每分钟 80 次；c.按压时如心肌色泽和张力改善不明显，可静推肾上腺素；d.有效指征为心肌张力增加，细颤转为粗颤；e.除颤：电击位于左右心室壁，电极板外畏于盐水纱布（以利导电和减少心肌损伤），能量选用 10J，必要时，可选用 20～40J。

开胸按压需一定的设备及训练有素的医生，否则难以达到预期效果。

二、第二阶段：心脏复苏后处理或二期复苏处理（Advanced Cardiac Life SuPpon,ACLS）

1.药物应用（drugs）

（1）用药目的：①增加心肌、肺血流量，提高灌注压；②减轻酸血症，使各种心血管药物能发挥作用；③提高室颤阈值，为除颤创造条件。

（2）用药途径：①迅速建立静脉通道，必要时静脉切开；②通过气管插管或吸鼻管将药物稀释后直接注入气管。

值得注意的是，目前认为心内注射不宜提倡，理由为：①穿刺时必须停止心脏按压一次注射成功率仅 30%～40%；②能准确穿入左心室机会并不多，仅 1/3；③有穿破冠状动脉、心肌、心包腔的危险而影响复苏。

（3）复苏第一线药物

①肾上腺素（Adrenaline）。自 1903 年 Crile 首次报道肾上旅索用于狗的心肺复苏后，1% 的肾上腺素作为心肺肺复苏的主要药物至今已有近百年历史，尽管传统观念认为．α 和 β 肾上腺素能激动作用在心肺肺复苏中占同等重要地位，而临床实践证明：心肺脑复苏期间使用肾上腺素，主要与其 α 受体兴奋作用有关。尤其近年来的研究表明：大剂量肾上腺素对心脏复跳能产生有益的效果。肾上腺素可使周围血管收缩，增加主动脉舒张压，提高冠状动脉血液灌注压，增加左室及脑血流；可使细颤转为粗颤，以利电除颤，促使心脏复跳及自主循环的恢复。标准剂量：0.5～1.0mg 静注，每 3～5 分钟重复一次。递增剂量：1～3～5mg 或 2～4～6mg，每 3～5 分钟静注。大剂量：0.2mg/kg 一次静脉注射，可获得较满意的复苏效果。

②阿托品（Auopine）。为 M—胆碱能受体阻洛刘，通过解除迷走神经张力，加快宾房率和改善房室传导功能。并能抑制腺体分泌，级解支气管痉挛。对保持呼吸通通畅和肺通气有利。用法：1mg 静注或经气管内滴入，5 分仲后重复。心搏恢复、心率较快时不宜应用。合并心肌梗死时禁用。

③溴苄胺（Bretylan）。属 III 类动作电位延长剂，其有明显提高室颤阈值，对低温引起室颤的复律和使室颤消失都属首选，并能防止复发。用法：5～10mg/kg，注射后立即电除颤。15～30 分钟可重复 10mg/kg，总量不超过 30mg/kg。

美国心脏病学会将其列为首选。

④利多卡因。为 Ia 类膜稳定剂，具有抗心律失常的作用，是治疗室性心律失常的主要药物，也是处理室颤的一线药物，也可作电除颤前用药。用法：1～2mg/kg 以 20～50mg/min 速度静注，或以 2～4mg/min 速度静滴，也可气管内给药。

（4）复苏初步成功用药

①碳酸氢钠（NaHCO$_3$）。20 世纪 70 年代，心肺复苏中普遍受"与其偏酸，宁愿偏碱"的观点影响，致使复苏中滥用碱性药物，导致医源性碱中毒、钾浓度明显降低（其致死浓度可达

1mmol/L)、心率血压不能保持德定,降低心肺复苏成功率。

反复大量应用碳酸氢钠不利的理由是:a. 加重组织缺氧:增加血红蛋白对氧的亲和力,使氧解离曲线左移,不利于组织细施对氧的摄取;剂量大于 180ml 时,可造成严重的高钠血症,高渗状态,血液黏稠度增加,促发血栓形成,加重组织缺氧坏死;由于二级化碳浓度的增加,使细胞内酸中毒及红细胞内 2,3一二磷甘油酸含量降低,导致组织氧供减少。b. 降低心肌收缩力:碳酸氢钠进入人体离解为二权化碳和水,二氧化破迅速弥欣至心肌细胞内,使心肌细胞内的 PH 值降低,细胞内酸中毒加重,抑制心肌收缩力。心肌细胞缺血缺氧,能量代谢阵碍,ATP 产生锐减,心肌细胞兴奋一机械收缩偶联不能进行。血液高渗易使冠脉血流粘稠产生血栓,加重心肌缺血。大量输注碳酸氢钠,使血液 pH 值升高(细胞外碱中毒),血钾浓度降低,使心肌应急性增高,诱发严重心律失常。c. 抑制脑细胞功能:由于大脑缺血缺氧,造成能量减少,钠泵失灵致助细胞内钠离子增多,加量肺水肿。大量应用碳映氮钠可加重脑意识阻抑。血液高渗使脑血管阻力上升,脑血流量下降。代谢性碱中毒使脑缺长加重。因此,临床上使用碳酸氢钠应遵循"宁稍偏酸,不宜过碱;宁少勿多,合理使用"的原则。

适应症:二心脏骤停时间超过 STS 分钟,pH 值< 7.20,同时给予充分通气,以免加贡心肺功能损害;b. 心脏骤停前已有代谢性酸中毒成高钾血症者;c. 三环抗抑郁药或苯巴比妥过量者。

用法:1mmol/kg(8.4% NaHCO₃ 1mmol=1ml;5% NaIICO₃ 0.6mmul=1ml)。宜在血气分析监测下决定是否追加剂量。

②多巴胺。又名三羟酯胺,是去甲基肾上腺素的前体,具有 α 和 β 受体效应。能增加心脏心肌收缩力,提高心输出量,血管收缩,外周限力增加,血压上升,同时还扩张行血管,增加肾血流量,是抗休克的主要药物之一。用法:40~80g 加入 500ml 液体中静脉滴注,视病情调整滴速。

③多巴酚丁胺。为人工合成的肾上腺素能药,选择性激动 β1 受体,小剂量多巴酚丁胺(2.5~10mg/(kg·min))能增加心肌收缩力和心输出量,对心率影响较小;大剂量多巴酚丁胺(10~15mg/(kg·min))则使心率明显增快。所以,应选择合适剂量,以减少变时性效应的出现,发挥变力性效应。用法:20~40mg 加入液体中静滴,根据病情阅整滴速。

④间羟胺。又名阿拉明,为合成拟交感胺,主要作用于 α 受体。具有较强的血管收缩作用和中等度增加心肌收缩力作用,使休克病人的心输出量增加。用法:2~5mg 静脉注射,10~15 分钟可,复成 20~100mg 加入 500mg 液体中静滴。

(5)电击除颤(Electric Defibrillation)。亦称心脏电复律(Caniiocersion),利用除颤器释放的高压电流,短时间内经胸壁(胸外)成立接经过心脏(胸内),使心脏细胞在瞬间同时除极,使得快速心律失常折返环路或异位兴奋灶消除,再次使窦房结控制心脏搏动,达到重建窦性心律的方法。

非同步电复律—(电除颤)电脉冲与 R 波无关。

①盲目电除颤:在现场无心电图监护条件下,不明心律失常的类型而争取复苏时间采取的应急措施。心室颤动:1 分钟内行电除颤可完全恢复。2 分钟内恢复 60%。3 分钟内恢复 45%。国内多数学者主张盲目电除颤。

②心脏电击除颤:a. 胸内心脏除颤;b. 胸外心脏除颤(琼前法,胸前、后法)。

③胸前法胸外心脏除颤:患者平卧在木板床上,两电极板涂上导电糊或包上盐水沙布,将电极板分别锐于胸骨右缘第二肋间,心尖部,相距为 10cm,以防短路触电。选择非同步开关位置,电击能量首次为 200J,根据示波显示结果,需要时加大充电能量至 360～400J,间隔 1～3 分钟重复。如心室颤动为细颤,应静注 0.1％肾上腺素使其变为粗颤,然后再电击。

(6)人工起搏

如有条件可行经静脉(股静脉或锁骨下静脉)放置临时起颤器、超速起搏除颤或行体外起搏。

三、第三阶段:后期复苏处理

脑复苏是后期复苏处理的关键。意识丧失能否恢复是判断脑复苏的重要指标。因脑对缺氧十分敏感,仅 4～6 分钟鈧可发生不可逆的病理损害。应采取下列措施:

1. 保持有效的脑灌注压

肺血流灌注主要依按于体循环血压水平,血压过低,则肺循环不能再灌流,因此,迅速升高动脉压以改善各脏器(尤其是脑组织)血流灌注是脑复苏最主要的一环,可用肾上腺素、快速抽液(包括血浆代用品)和血管活性药物等方法,迅速恢复血压,使之维持在一定的较高水平,使平均动脉压达 16.0～18.7kPa;至少控创在 12.0kPa。

2. 低温疗法

尽管国外较多学者对低温疗法持不同意见,有人认为长时间低温对缺血脑无保护作用,甚至对脑复苏有害;Strong 认为,降温治疗可推迟脑损害出现的时间。但国内学者仍主张低温疗法,并提倡以头部为主的及早降温(心脏复跳,血压稳定时开始头部带冰帽,在 6 不时内达到预期水平),足够降温(视病情维持在 30℃～32℃),持续降温(待四肢动作协调,听力恢复,方可中止,切忌反跳)。

体温下降 1℃脑代谢率下降 6.7％,颅内压下降 5.5％,心肌耗氧量下降 20％,心排量下降 25％。

体温降至 30℃:脑代谢率下降 50％,颅内压下降 27％,心肌耗氧量和心排,无改变。

3. 脱水疗法

脑水肿后,导致脑容积增加,颅内压增高,肺细胞功能受损,积极脱水疗法应为首选。

(1) 20％甘露醇(Mannitohnn)。通过高渗作用,使正常肺细胞内水分回流血管,减轻脑水肿。用法:20％甘礴阵 250nJ 加地寒米松 5～10mg 静脉滴注,6～8 小时一次。

(2)速尿(Lasix)。为强利尿剂,注入后 5～10 分钟起效,维持 4 小时左右。用法:0.5～lmg/kg,可达 1～3g,静脉滴注或推注。安全有效。

4. 肾上腺皮质激素。通过以下方面发挥治疗脑水肿作用:①改兽血脑屏障和脑血管通透性;②稳定溶酶体膜,防止细胞自溶和死亡;③防止膜磷脂的自由基反应;④减少脑积液的生成;⑤促进肺循环自动调节功能恢复。

地塞米松(Dexametha oman):0.5～1mg/kg,抢救时宜静脉注射,一般不超过 3～5 天。

5. 钙拮抗剂和铁螯合药

(1)心脏骤停后,由于细胞内的钙离子($Ca^{2+}$)超载和再灌注时钙离子破坏细胞的危害性,有人提出使用钙拮抗剂抑例细胞内钙的积聚,对心脏复苏,特别在脑复苏中有一定好处。

目前认为二氢吡啶类效果较好。

尼莫地平(Nimodipine 尼莫通):10mg 加入 250ml 液体中静脉滴注。

(2)在临床实践中,使用钙拮抗剂后 1～2 天病情虽有好转,但以后又有恶化趋势(抽搐,角弓反张)。White 认为,除肺细胞内钙离子增高的有害作用外,铁离子增高是引起迟发性神经细胞受损的原因。又提出综合应用铁螯合药,以阻止游离铁玻坏细胞作用。

去铁胺(Destrmwnine):首日剂量为 15～50mg/kg,6～12 小时滴完;次日减量。但临床资料尚有限。

6.清除氧自由基

常用的药物有:超氧化歧化曲(SOD)、维生素 E、维生素 C。

日本学者主张联合使用甘露醇、维生素 E 及地塞米松(仙台合剂)。

7.改善脑微循环药物

(1)低分子右旋糖苷。可提高血浆胶体渗透压,增加血液流动性,改善微循环,降低血液黏稠度,防止血小板聚集。用法:250～500ml 每日一次,静脉滴注,7～10 天为一疗程,24 小时不能超过 1000ml。

(2)罂粟碱(Papab. enne)。直接作用于血管平滑肌,扩张血管,降低阻力,尤其在助血管扩张后,血流量增加,改善脑代谢。用法:30～60mg 每日 2 次或 60～90mg 加入液体中静滴。

8.改善脑细胞代谢药

(1)胞二磷胆碱。促进磷脂合成,改善脑脂质代谢,保护脑细胞。用法:0.5～0.75g 加入液体中静滴。

(2)脑活素。通过血脑屏障,进入神经细施,促进蛋白质合成,改善脑内神经递质和酶的活性,改善肺功能。用法:10～30mg 加入液体内静滴。

(3)纳洛酮(Nalwane)。最近发现,该药也有保护脑细胞的作用。纳洛酮为吗啡受体拮抗剂,心脏骤停后伴有 β—内啡肽的释放增加,该药能对抗这些物质,故可能有保护脑组织的作用。用法:0.4～0.8mg 静脉注射。

四、复苏有效指标

1.扩大的瞳孔再度缩小,对光反射恢复好。

2.大动脉搏动正常,收缩压>8.0kPa。

3.自主呼吸恢复,吞咽动作出现。

4.神志逐渐恢复,甚至手脚抽动,肌张力增高。

5.心电监护出现交界性、房性成窦性心律。

6.紫绀消退,皮肤、指甲、口唇色泽再度转红。

五、复苏失败原因

1.未及时进行心肺脑复苏,特别是初期复苏处理。

2.医疗技术错误,按压方式方法不正确。

3.未能保持呼吸道通畅。

4.气胸或心包腔内大量积液。

5.胸廓畸形。

6.胸壁开放性损伤及肋骨骨折。

六、复苏中止指标

1.脑死亡

深度昏迷.对疼痛例激无任何反应,无自主活动;自主呼吸持续停止盆双侧瞳孔持续散大固定;脑干反射消失;肺电图平波。

2.心跳及大动脉搏动消失(心电图证实)

报据以上的判断加之持续30分钟以上的心肺脑复苏,考虑病人真正死亡,中止复苏。

近年来提出存活链(lain of Sunive)的概念,包括早期诊断,早期心肺复苏,早期电击除口,早期进一步治疗。而早期电击除颤能明显提高心脏骤停抢救成活率。

(李娜)

## 第五节　急性心力衰竭

急性心力衰竭是指由于器质性心脏病发展到心肌收缩力减退使心脏不能将回心血量全部排出,心搏出量减少,引起肺静脉郁血动脉系统严重供血不足,常见于急性心肌炎、心肌梗塞严重心瓣膜狭窄,急性的心脏容量负荷过重,快速异位心律临床上以极度烦躁、极度气促、咯白色泡沫或粉红色泡沫痰双肺干湿性啰音为特点。

急性心力衰竭,最常见的是急性左心衰竭所引起的急性肺水肿。病人常突然感到极度呼吸困难,迫坐呼吸,恐惧表情,烦躁不安、频频咳嗽,咯大量白色或血性泡沫状痰液,严重时可有大量泡沫样液体由鼻涌出,面色苍白,口唇青紫,大汗淋漓,四肢湿冷,两肺满布湿啰音,心脏听诊可有舒张期奔马律,脉搏增快,可呈交替脉。血压下降,严重者可出现心原性休克。

急性肺水肿是内科急症,必须及时诊断,迅速抢救。

1、镇静。

2、吸氧。

3、减少静脉回流。

4、利尿。

5、血管扩张剂。

6、强心。

7、氨茶碱应慎用。

8、皮质激素有助肺水肿的控制。

9、原有疾病和诱发因素治疗。

【疾病病因】

一、广泛的急性心肌梗塞,急性心肌炎或急进型高血压时,左心室排血量急剧下降,肺循环压力升高。

二、二尖瓣狭窄,尤其伴有心动过速时,心室舒张期缩短,左心房的血液不能充分地流入左心室,左心房瘀血扩张,因而引起肺静脉压升高。

三、严重的心律失常,如发作较久的快速性心律失常或重度的心动过缓。

四、输液过快或过多,心脏的负荷突然增加,在原有左心衰竭病人可引起急性肺静脉高压。

由于上述诸病因引起的肺静脉和肺毛细血管压力突然明显增高,当肺毛细血管渗透压超过4.8kpa(36mmHg)时,则有大量浆液由毛细血管渗出至肺间质和肺泡内,发生急性肺水肿严重者左心室排血量急剧下降,同时出现心原性休克。

【病理生理】

主要的病理生理基础为心脏收缩力突然严重减弱,心排血量急剧减少,或左室瓣膜性急性反流,LVEDP迅速升高,肺静脉回流不畅。由于肺静脉压快速升高,肺毛细血管压随之升高使血管内液体渗入到肺间质和肺泡内形成急性肺水肿。

【临床表现】

病人常突然感到极度呼吸困难,迫坐呼吸,恐惧表情,烦躁不安、频频咳嗽,咯大量白色或血性泡沫状痰液,严重时可有大量泡沫样液体由鼻涌出,面色苍白、口唇青紫,大汗淋漓,四肢湿冷,两肺满布湿啰音,心脏听诊可有舒张期奔马律,脉搏增快,可呈交替脉。血压下降,严重者可出现心原性休克。突发严重呼吸困难,呼吸频率常达30—40分钟,强迫坐位、面色灰白、发绀、大汗、烦躁,同时频繁咳嗽,咳粉红色泡沫状痰。极重可因脑缺氧而致神志模糊。肺水肿如不能及时纠正,则终致心源性休克。听诊使两肺慢布湿性罗音和哮鸣音,心尖部第一心音减弱,频率快,同时有舒张早期第三心音而构成奔马律,肺动脉瓣第二心音亢进。

【诊断检查】

根据典型症状与体征,一般不难作出诊断。故临床上对本病的诊断较少使用辅助检查,但X线检查心肺对诊断也有帮助,必要时可行血液动力学监测以明确诊断。

【鉴别诊断】

一、心性哮喘与支气管哮喘的鉴别前者多见于中年以上,有心脏病史及心脏增大等体征,常在夜间发作,肺部可闻干、湿啰音,对强心剂有效;而后者多见于青少年,无心脏病史及心脏体征,常在春秋季发作,有过敏史,肺内满布哮鸣音,对麻黄素,肾上腺皮质激素和氨茶碱等有效。

二、右心衰竭与心包积液、缩窄性心包炎等的鉴别三者均可出现肝脏肿大,腹水、但右心衰竭多伴有心脏杂音或肺气肿,心包积液时扩大的心浊音界可随体位而变动,心音遥远,无杂音,有奇脉;缩窄性心包炎心界不大或稍大,无杂音,有奇脉。

三、临床上还需对左心衰竭、右心衰竭和全心衰竭作一个鉴别诊断,心力衰竭的临床表现与何侧心室或心房受累有密切关系。左心衰竭的临床特点主要是由于左心房和(或)右心室衰竭引起肺瘀血、肺水肿;而右心衰竭的临床特点是由于右心房和(或)右心室衰竭引起体循环静脉瘀血和水钠潴留。

1、左心衰竭 (1)呼吸困难:是左心衰竭的最早和最常见的症状。主要由于急性或慢性肺瘀血和肺活量减低所引起。阵发性夜间呼吸困难是左心衰竭的一种表现,病人常在熟睡中憋醒,有窒息感,被迫坐起,咳嗽频繁,出现严重的呼吸困难。(2)咳嗽和咯血:是左心衰竭的常见症状。(3)其它:可有疲乏无力、失眠、心悸等。

2、右心衰竭。(1)上腹部胀满:是右心衰竭较早的症状。常伴有食欲不振、恶心、呕吐及上腹部胀痛。(2)颈静脉怒张:是右心衰竭的一个较明显征象。(3)水肿:心衰性水肿多先见于下肢,呈凹陷性水肿,重症者可波及全身,下肢水肿多于傍晚出现或加重,休息一夜后可减轻或消失。(4)紫绀:右心衰竭者多有不同程度的紫绀。(5)神经系统症状:可有神经过敏,失眠,嗜睡等症状。(6)心脏体征:主要为原有心脏病表现。

3、全心衰竭:可同时存在左、右心衰竭的临床表现,也可以左或右心衰竭的临床表现为主。

【治疗方案】

急性左心衰竭时的缺氧和高度呼吸困难是致命的威胁,必须尽快使之缓解。

1、患者取坐位,双腿下垂,以减少静脉回流。

2、吸氧　立即高流量血管给氧,对病情特别严重者应给予面罩用麻醉机加压给氧,使肺泡内压在吸气时增加,一方面可以使气体交换加强,另一方面可以对抗组织液向肺泡内渗透。

在吸氧的同时使用抗泡沫剂使肺泡内的泡沫消失,增加气体交换面积,一般可用50％酒精置于氧气的滤瓶中,随氧气吸入。如病人不能耐受可降低酒精浓度或间断给予。

3、吗啡　5—10mg为静脉缓注不仅可以使患者镇静,减少躁动所带来的额外的心负担,同时也具有小血管舒张的功能而减轻心脏的负荷。必要时每间隔15分钟重复一次,共2—3次。老年患者可酌减剂量或改为肌肉注射。

4、快速利尿　呋塞米20～40mg静注,于2分钟内推完,10分钟内起效,可持续3—4小时,4小时候可重复一次。除利尿作用外,本药还有静脉扩张作用,有利于肺水肿缓解。

5、血管扩张剂　以硝普钠、硝酸甘油或酚妥拉明(利其丁)静脉滴注。

(1)硝普钠:为动、静脉血管扩张剂,静注后2—5分钟起效,一般剂量为$12.5～25\mu g/min$,根据血压调整用量,维持收缩压在100mmHg左右;对原有高血压者血压降低幅度(绝对值)以不超过80mmHg为度,维持量为$50～100\mu g/min$。硝普钠含有氰化物,用药时间不宜连续超过24小时。

(2)硝酸甘油:扩张小静脉,降低回心血量,使LVEDP及肺血管压降低。患者对本药的耐受量个体差异很大,可先用$10\mu g/min$开始,然后每10分钟调整一次,每次增加$5—10\mu g$为,以血压达到上述水平为度。

(3)酚妥拉明:为$\alpha$受体阻滞剂,以扩张小动脉为主。静脉用药0.1mg/min开始,每5—10分钟调整一次,最大可增至1.5—2.0mg/min,监测血压同前。

6、洋地黄类药物　可考虑用毛花甙丙静脉给药,最适合用于有心房颤动伴有快速心室率并已知有心室扩大伴左心室收缩功能不全者。首剂可给0.4～0.8mg,2小时后可酌情在给0.2—0.4mg。对急性心肌梗死,在急性期24小时内不宜用洋地黄类药物,二尖瓣狭窄所致肺水肿洋地黄类药物也无效。后两种情况如伴有心房颤动快速心室率则可应用洋地黄类药物减慢心室率,有利于缓解肺水肿。

7、氨茶碱　可解除支气管痉挛,并有一定的正性肌力及扩血管利尿作用,可起辅助作用。

8、其他　应用四肢轮流三肢结扎法减少静脉回心血量,在情况紧迫,其他治疗措施尚未奏效时,也能对缓解病情有一定的作用。

待急性症状缓解后,应着手对诱因及基本病因进行治疗。

【急救措施】

(1)体位:协助患者采取坐位或倚靠坐位,双腿下垂(急性心肌梗死、休克患者除外),以减少回心血量,增加肺活量以利呼吸,使痰较易咯出。

(2)吸氧:积极纠正缺氧是治疗的首要环节。

①鼻导管给氧。可用单侧或双侧鼻导管持续高流量给氧(5～6L/分)。

②面罩吸氧。普通面罩给氧气时,吸入氧的浓度与鼻导管法相似。

③加压给氧。

④除泡剂的应用

(3)镇静。

(4)利尿。

(5)强心药。

（李娜）

## 第六节　急性心包炎

急性心包炎(acute pericanditis)：是指由各种原因所致的急性心包壁层心脏层炎症综合征,以胸痛和心包积液为主要表现。

【病因】

一、感染性心包炎

1. 病毒性心包炎(viral pericarditis)：

是最常见的感染性心包炎,即以前所说的特发性心包炎(idiopathic pericarditis),见于大部分的门诊病人。致病因子有柯萨奇病毒、埃可病毒、腺病毒、流感病毒、水痘一带状疱疹病毒、E－B病毒等。从心包液体中分离病毒及原位杂交技术可用于鉴别。

2. 细菌性心包炎(bacterial pericarditis)：

较常见的致病因子有链球菌、葡萄球菌和革兰氏阴性杆菌;流感嗜血杆菌是儿童心包炎的重要病因。当存在全身感染时,心包感染常被忽视。儿童和使用免疫抑制剂的各年龄段患者皆易受累。急性心包炎的特征性改变常常不出现,病程呈暴发性,很快发展为心脏压塞;粘连性和限制性心包炎是尚存病人中常见的后遗症且很早出现。近来研究认为,化脓性心包炎(purulent pericarditis)多数发生在成年人,大部分患者没有典型的急性心包炎表现,诊断多通过尸检或在进展为心脏压塞之后,其主要感染途径为：①胸腔手术后早期感染的扩散;②败血症或菌血症的血行播散;③膈下化脓性病变的扩展;④与感染性心内膜炎有关。

3. 支原体感染性心包炎：

最近才被认识。Kenny 等研究显示,5 例支原体性心包炎患者中有 4 例是由于免疫力低下或最近作过心脏手术而诱发。

4. 军团菌感染：

约占获得性肺炎的 10% 左右,且与心包炎有关,多发生于年轻且平素身体健康的患者。

5. 结核性心包炎：

在发展中国家是主要的病因,它来源于原发性肺结核的血行播散或纵隔淋巴结结核扩散。因此,患者并没有典型的肺结核体征。结核杆菌很难从心包液体培养中获得,仅有 1/3 的病例可从中得出诊断。急性期未发生心脏压塞者预后较好。

6. 真菌性心包炎(fungal pericarditis)：

组织胞浆菌病性心包炎(histoplas－mosis pericarditis)可由感染的肺门淋巴结直接扩散或肺的原发灶通过血行播散而发生,临床表现类似于结核性心包炎,但与后者不同的是很少导致心包钙化和缩窄。具有下列几点可考虑本病：①到过流行区;②补体结合滴度升高;③组织胞浆菌皮肤试验阳性;④在脾和肺有特征性粟粒状钙化灶。与组织胞浆菌病心包炎相比,其他真菌感染(酵母菌病、球孢子菌病、曲菌病、念珠菌病)性心包炎多没有胸痛,常导致心包缩窄。

7.寄生虫性心包炎(parasite pericarditis):

极为少见,肠溶组织阿米巴可通过血行播散或肝脓肿破入心包而引起心包炎。

二、非感染性心包炎

1.肿瘤性心包炎(tumor pericarditis):

主要病因为转移性肿瘤。常见有肺或胸部恶性肿瘤、淋巴瘤和急性白血病,许多病例没有症状,仅于体检时偶然发现。心包原发性肿瘤(间皮瘤)也可引起心包炎,该病是一种极少见的高死亡率的疾病,症状和体征不具有特异性。

2.高敏性或自体免疫性心包炎:

心包炎可伴随于任何结缔组织疾病。风湿性关节炎患者约 1/3 可发生心包炎,但大多数病例为亚临床型,只有 2%～6% 的病例可确诊。尸检发现 50% 的全身进行性硬皮病累及心包,但临床能诊断心包炎的仅 10% 硬皮病累及心包常伴有心肌浸润,可引起限制型心肌病。

3.药物性心包炎:

能引起全身红斑狼疮的药物均可引起心包炎;有作者报道,与用普鲁卡因酰胺有关的心包炎为服药者的 25%;其他能引起心包炎的药物还有利血平、甲基多巴、异烟肼和苯妥英钠等。药物性心包炎在停用有关药物后常可好转,用肾上腺皮质激素可加速恢复,极少发展为慢性缩窄性心包炎。

4.急性心肌梗死后心包炎:

心肌梗死后头几天心包炎常见,可见于 28%～40% 的严重心肌梗死,但临床上症状明显的仅占 7%。如果以心包摩擦音作为心包炎的诊断依据,那么心肌梗死后心包炎的发生率低于实际水平。心电图上非典型 T 波改变(持续存在或短暂而新近出现)是更敏感更客观的手段用于诊断心肌梗死后心包炎。Madias 对 174 例急性心肌梗死的前瞻性调查显示,心包炎(由心包摩擦音诊断)发生率为 24%,而且多与前壁心肌梗死、肝素治疗及心包渗液相联系。心脏压塞仅见于接受系统抗凝治疗或有心脏破裂的梗死患者。

心包炎发生于急性心肌梗死 7～10 日后,称为 Dressler's 综合征。心包为非特异性炎症伴纤维沉积,与急性心肌梗死后心包炎的不同点是心包炎症是弥漫性的。其临床特点为典型的心包炎症性心前区痛、心包摩擦音和心包积液,常合并胸膜受累,同时伴发热等全身症状,血沉增快,抗心肌抗体阳性,很少合并心脏压塞。

5.代谢性心包炎:

肾功能不全的晚期,尿毒症性心包炎(uremic penCaniltis)的发生率为 40%～50%。透析病人的心包炎多不伴有胸痛也听不到心包摩擦音,心脏压塞可发生,但心包缩窄很少见。尿毒症性心包炎的病因尚不清楚,可能与不能透析的"中分子"及免疫异常等有关。渗出性心包炎可见于 1/3 的粘液性水肿患者,当甲状腺机能转为正常时症状可变得不典型,渗液亦可被吸收。

6.创伤性心包炎:

钝器伤及穿透伤也是急性心包炎的病因之一,尤其对于青年男性,常被认为与心包腔的细菌感染有关。亦可在胸部钝性损伤后数周至数月出现症状,其临床特点、治疗和预后与心肌梗死后心肌炎相似。

7.医源性心包炎：

可发生于预料中的并发症及无法预料的诊断和治疗时。辐射超过4000rad,可致心包的放射性损伤。对纵隔部位进行强化治疗的一年内,心包炎可反复发生。急性放射性心包炎可在放射治疗过程中或放射治疗后数周、数月发生,慢性放射性心包炎可在放射治疗数年,平均7～10年,最长者达20年之后发生;诊断性心导管检查、人工起搏器植人、食管静脉曲张内窥镜硬化治疗、自动除颤电极的放置等均可导致医源性心包炎。

8.心包切开术后综合征：

发病率为10%～40%,多发生于术后第二周、数周至数月。患者多可检测到高滴度的抗心肌和抗病毒抗体,并可能发生心脏压塞。

【临床表现】

一、症状

1.胸骨后、心前区疼痛：

典型急性心包炎有剧烈胸骨后疼痛,可放射至颈部和肩部(尤其是左侧),卧位时疼痛加剧,坐起、取前倾位时减轻。疼痛常随深吸气而加重,有时很难与胸膜炎鉴别。急性心包炎患者也可以没有胸痛,尤其是心肌梗死或心脏手术后早期心包炎及尿毒症性心包炎等。

2.咳嗽、呼吸困难：

患者常有干咳,随着心包积液增多,感呼吸困难,呼吸浅快,被迫坐起并取前倾位。

3.全身症状：

多数病人在胸痛发生前或与胸痛同时出现发热、全身不适、多汗、肌痛等症状。

4.其他症状：

吞咽困难、呃逆、食欲不振、声音嘶哑等。

二、体征

1.心包摩擦音：

心包摩擦音是急性心包炎的特异性体征。它可出现于心室收缩期,更常见的心包摩擦音有两个成分,出现在收缩期和舒张期,是粗糙的两层心包在收缩和舒张时发生摩擦的结果。心房收缩的参与构成心包摩擦音的第三个成分,听诊部位多在胸骨下段外缘与心尖之间,被检者可取卧位或坐位。因心包摩擦音具有易变性,需经常检查。虽然心包渗液时听不到心包摩擦音,但听到心包摩擦音不能排除大量心包积液。

2.心包积液的体征：

当心包积液量多于250ml时,可有以下体征：①心浊音界向两侧扩大,呈绝对浊音。②心尖搏动微弱,位于心浊音界左缘内侧或不能扪及。③心音低而遥远。④Ewart征：背部左肩胛角下呈浊音,语颤增加或支气管呼吸音。这与心包积液压迫左支气管有关。⑤Rotch征：胸骨右缘第3～6肋间出现浊音。这与心包积液压迫右下肺支气管有关。⑥肝脏肿大,下肢水肿,腹水。

3.心律失常：

约1/5的急性心包炎患者可合并房颤、房扑及其他心律失常。病毒性心包炎心律失常少见。

【实验室检查】

一、胸部 X 线：

急性病毒性心包炎胸片多正常。但中到大量心包积液时可见心影增大，心腰平直或消失。心包积液增加、减少变化较快，心影的大小变化也较快，肺野清晰，借此可与心力衰竭相鉴别。胸片还有助于发现结核菌、霉菌感染、肺炎及肿瘤等引起心包炎的原发疾病。

二、心电图：

主要为 ST 段抬高与 T 波改变。可分为四个阶段：第一阶段为 ST 段抬高，与缺血性盯段抬高所不同的是呈凹面向上的抬高，高度很少超过 5cm，多数于胸痛后数小时出现，持续数小时到数天，此期还可见 P－R 段压低。第二阶段 ST 段回到基线，T 波变低平。第三阶段多导联发生 T 波倒置，可持续 2～3 个月。第四阶段心电图恢复正常。典型的急性心包炎上述心电图改变历时约 2 周，但仅有一半的急性心包炎表现出所有四期的心电图改变。房性心律失常可见于 5％～10％的急性心包炎患者。

三、超声心动图检查：

是目前诊断心包炎、心包积液的常用可靠方法，并可估计心包的厚度和心包积液的量及判断心脏压塞。值得注意的是，单纯纤维蛋白性急性心包炎患者，心脏超声多正常。

四、核素心血管造影和心导管检查：

现少用，已被二维超声心动图所取代。

五、心包液检查：

可进一步确定诊断。

六、其他：

血沉及白细胞计数增加。急性心包炎累及心外膜下心肌时，可有血清酶学改变，如谷草转氨酶、乳酸脱氢酶及肌酸磷酸激酶升高。但这些酶的升高不如心肌梗死时明显，且常无心肌梗死的典型酶谱。

【诊断和鉴别诊断】

一、诊断

1.特征性心前区痛及全身症状提示急性心包炎症。

2.肯定性心包摩擦音可诊断心包炎，但心包摩擦音多变且持续时间短，故需仔细和经常听诊才能发现。

3.心脏相对浊音界或心影增大时应疑及心包积液，超声检查可帮助诊断。

4.若确定积液存在，心包穿刺心包液检查有助于确定病因。

5.病因诊断：可通过结核菌素试验、心包液体检查、血培养、真菌血清学检查、冷凝集试验、血清病毒中和抗体滴度等帮助查找引起心包炎的病因。

二、鉴别诊断

1.急性心肌梗死：异常 Q 波、ST 段弓背向上抬高和显著升高的心肌酶支持心肌梗死的诊断。

2.此外，还应与心力衰竭、肺栓塞、主动脉夹层分离、纵隔气肿和急腹症等鉴别。

【治疗】

一、病因治疗：

及时发现急性心包炎的病因并给予治疗。如结核性心包炎应予抗结核治疗。目前主张给予三联抗结核药物治疗，即异烟肼 5mg/(kg·d)，乙胺丁醇 25mg/(kg·d)，利福平 10mg/(kg·d)，疗程 9~18 个月。化脓性心包炎给予大剂量有效抗生素治疗。

二、一般治疗及对症治疗：

有发热及胸痛者应卧床休息，胸痛严重时可用麻醉药；若病情较重，胸痛持续不缓解，可用肾上腺皮质激素治疗，但在用药前应排除细菌性心包炎。

三、药物治疗：

口服甾体类抗炎药有效。如阿司匹林 650mg，每 3~4 小时一次，布洛芬 200~400mg，每 6 小时一次。

【临床过程及预后】

急性心包炎经过数周后可以少量粘连而痊愈，但也可转变为慢性心包炎，心包积液可持续数年，部分病例发展为心包缩窄或渗出缩窄性心包炎。

预后因病因而异，主要取决于基础疾病。病毒性心包炎预后良好，最常见并发症为复发及少量心包积液。合并恶性肿瘤者预后不佳。结核性、尿毒症性、化脓性心包炎由于治疗药物和技术的进步，预后已有明显改善。

（李娜）

## 第七节　心脏压塞

心脏压塞(cardiac tamponade)：正常心包腔内含有少量液体，压力低于心房压和心室舒张压。当心包积液量迅速增加、积液量超过一定水平时，心包腔内压力即升高。当压力达到心房压和心室舒张压时，即出现心室舒张充盈受限，心排血量降低，产生体循环淤血，静脉压增高等心脏受压症状；若心包积液量增加迅速，而心包不能迅速伸展，心包腔内压力急剧上升，产生静脉压升高，血压下降或休克等症状，称为心脏压塞。

奇脉：其特点是脉搏细小，吸气时减弱甚至消失，若测定血压可发现吸气时血压下降 10~20mmHg(1.33~2.66kPa)，而正常人吸气时亦有血压下降，但小于 1.33kPa。实验证明：随着心包腔压力增加，正常脉搏逐渐减弱，出现奇脉。可能是由于吸气时胸腔的血液贮积大于静脉回流，故进入左室血液减少，血压下降，脉搏减弱。

Kussmaul 征：特点是吸气时颈静脉更为充盈，扩张的颈静脉在舒张期突然塌陷也是一个特征。心包积液心包腔内压力升高，静脉压力增高，颈静脉充盈。吸气时，胸腔内压下降，静脉回流增加，但由于右室压高及右室舒张充盈受限，仅有少量血液回到右室，因而颈静脉更加充盈。在舒张期三尖瓣开放时，血液流入扩张受限的右心室时，右房压下降，静脉压力突然下降，颈静脉突然塌陷。但右心室很快被充盈，右房压及静脉压升高，颈静脉充盈。

【病因】

引起心脏压塞的病因有以下几种：

一、急性心包炎：如急性病毒性心包炎、结核性心包炎、放射性心包炎及尿毒症性心包炎等。

二、心脏外伤：包括非贯穿性心脏损伤及贯穿性心脏外伤。非贯穿性心脏损伤大多因胸前壁受剧烈撞击或胸壁受挤压所致。可由于一定强度的单向性力量直接作用于心前区；亦可因胸腹部突然遭受剧烈挤压，使大量血液骤然涌入心脏，心腔内压力剧增，引起心脏损伤；亦可由于心脏被胸肋骨和脊椎挤压所致损伤。非贯穿性心脏损伤可致心包挫伤、撕裂和破裂，同时合并心脏挫伤，甚至心脏破裂，导致心包积血及心脏压塞。贯穿性心脏损伤大多是由枪弹、弹片、尖刀等锐器刺伤心脏；少数因外伤性胸肋骨骨折的断端猛烈向内移位所致；亦可由于心导管检查、心肌活检、心脏瓣膜球囊扩张术以及射频消融术时造成心脏损伤。心脏贯穿性损伤可同时伴有心包损伤，导致心包积血及心脏压塞。

三、急性心肌梗死时心室游离壁破裂

急性心肌梗死时，心室游离壁破裂见于约 2% 病人，绝大多数发生于发病 1 周内，大多发生于前 3 日。与心室游离壁破裂有关的因素为：①初发的前壁透壁性心肌梗死，面积较大，侧支循环未能建立；②多发生于老年人，50 岁以下少见，女性患者为男性的 3 倍；③有高血压病史，发生于心肌梗死后血压持续或间断升高，左心室压力亦相应增高；④发病后未能很好休息，有些病人未能及时诊治；⑤咳嗽、用力大便使心室内压迅速增高；⑥使用大量抗凝剂。

四、其他：主动脉夹层破裂；因主动脉缩窄引起的升主动脉破裂；梅毒性动脉瘤、细菌性动脉瘤破裂；出血性疾病等均可造成心包积血，引起心脏压塞。

【病理生理】

心包由壁层和脏层组成，它包绕在心脏和大血管的根部。正常人心包腔内约含 50ml 液体，起润滑保护作用。正常人心包腔内压力低于大气压，亦低于心房压和心室舒张压。心包容量较心脏容量大 10%~20%，它能够适应生理性心脏容量的变化。当心包积液在 100~150ml 时，对血液循环可无明显影响。然而心包积液对血液循环的影响不单纯取决于心包积液量，而主要取决于积液速度。因迅速增加的心包积液超过心包被压伸展的能力，心包内压迅速增加。故快速的心包积液，即使积液量相对少（100~250ml）时，也可引起心脏压塞。若积液增加速度较慢，有时积液量超过 2000ml 才能出现心脏压塞症状，这是因为心包积液缓慢形成时，心包有足够的时间适应积液量增加和逐渐扩张。因此，引起心脏压塞的主要因素有：①液体的蓄积速度；②液体的绝对量；③心包的物理性质。其中主要取决于液体的蓄积速度。

一般认为，心脏压塞对血流动力学的影响是由于心室受压限制了心室舒张期充盈所致。Fowler 等（1985 年）在实验猪中分别造成了单独左心室或右心室的填塞及右心室或左心室与两心房的填塞来观察比较对血流动力学的影响，结果发现，右心室与两心房的填塞较右心室受压产生更大的体循环压力和心排血量下降，以及更大的右心房和左心房压力增加；填塞左室及两心房产生相同的变化。故他们认为，心脏压塞对血流动力学的影响不是由于单独左心室或右心室受压，而是两心房和肺静脉、腔静脉受压的结果；导致两心房压力增加，体循环和肺循环静脉压升高，致使心室舒张期充盈障碍，舒张终末期容量减少；而心室收缩终末期容量不变，故每搏量减少，心输出量减少，血压下降。一方面通过 Bainbridge 反射，使心率增快；另一方面，血压下降，末梢血管收缩，心脏后负荷增加。由于动脉压降低和心脏表面冠状动脉受压，冠脉血流量减少，心肌供血不足，心功能受损，导致心输出量进一步降低，形成恶性循环。只有解除心脏压塞，才能打破这一恶性循环。

【临床表现】

心脏压塞有三大特征：①静脉压升高，颈静脉显著怒张；②血压突然下降或休克；③心音低弱、遥远等。称为 Beck 三联征。

一、症状

患者可出现心悸、呼吸困难。随着心包积液量增加，呼吸困难加重，患者因不能平卧被迫坐起，或坐于床边，两下肢垂于床下，呈典型端坐呼吸，呼吸表浅，急速，口唇青紫，大汗淋漓，神情不安，精神恍惚，且有压迫气道及食道症状，干咳，声音嘶哑，吞咽困难等。

二、体征

1.脉搏快速而细弱，呈丝脉，心音低弱、遥远，可触及奇脉。

2.收缩压降低，脉压小，或休克，可测到奇脉。

3.颈静脉显著怒张，呈现 Kussmaul 征象。

【实验室检查】

一、X 线检查

心脏压塞时心影大小可正常或扩大，呈"烧瓶心"，并随体位而变化。

二、心电图：

急性心肌梗死时心室游离壁破裂，心电图可显示新的 ST 段抬高，可出现高尖 T 波，或原来倒置 T 波变为直立，可突然出现窦性心动过缓，交界性心律或室性自主心律。此时心音消失，呈电—机械分离现象，最后 QRS 波消失，病人死亡。急性心包炎或心脏损伤所致心脏压塞，除 aVR 外，各导联 ST 段抬高，非特异性 T 波改变，有时可出现心电交替现象，尤其是 P—QRS—T 全心电交替现象，可看作是心脏压塞的一个特征。

三、超声心动图：

20 世纪 50 年代，Edler 首先报道了心包积液的超声诊断。当代超声技术已广泛用于评价心包积液的存在，已列为首选方法。100ml 以下积液时，液体暗区通常局限于房室沟及较低的部位；100～500ml 中等积液时，液体可分布在左室后壁及心尖部；500ml 以上大量积液时，液性暗区包绕整个心脏，且随体位发生改变。超声可确定穿刺部位，指导心包穿刺。在急性心肌梗死及心脏外伤时，超声可评价心脏结构的完整性，及时提供准确诊断。

四、放射性核素检查：

$^{99m}$Tc 静脉注射后进行心脏血池扫描，可显示心脏周围有空白区，即心包积液，同时能发现心脏结构的损伤。

五、心导管检查：

①可见心内压力曲线变化，右房压升高，右室舒张期压力升高，肺毛细血管楔嵌压升高；②提供心脏压塞的确切依据；③判断血流动力学受累情况。

【诊断】

一、具有心脏压塞的三大特征。

二、急性心肌梗死并心脏游离壁破裂时，有急性心肌梗死的症状及体征，并在胸骨左缘可闻及响亮收缩期杂音伴震颤。心脏外伤有胸部外伤史和体征；心脏破裂时，在胸骨左缘可闻及全收缩期杂音；在瓣膜损伤时，新出现的音乐样心脏杂音是心脏瓣膜及瓣下结构损伤的特征；舒张期吹风样杂音伴脉压增宽，则提示主动脉瓣破裂。二尖瓣叶破裂，心尖部可闻及一个很粗糙的全收缩期杂音，且向心尖部传导，往往伴有心前区疼痛。主动脉夹层破裂有典型症状及体征。

三、超声心动图：

可提示心脏压塞征,并发现心脏及瓣膜损伤情况。

四、心导管及放射核素检查:

可提示心脏压塞的确切诊断,判断血流动力学受累情况,发现心脏及瓣膜损伤。

【治疗】

急性心包炎并心脏压塞时,应立即行心包穿刺放液,有时抽出 200～300ml 积液即可解除心脏压塞。如不能立即心包穿刺时,可用儿茶酚胺类药物维持血压,随后进行心包穿刺术。Nakano 等报告儿茶酚胺类药物可使心包内压降低,动脉压升高。

急性心肌梗死伴心脏破裂时,多数病人在半小时内死亡。有极少数心脏破裂后壁层心包粘连于破裂处,形成假性室壁瘤。假性室壁瘤可再破裂致病人死亡,或在检查中发现而有机会手术治疗。

大出血和心脏压塞是心脏外伤最为严重和紧急的问题,许多病人未抵医院而已死亡。因此,迅速转运,及时诊断,果断有效的治疗对挽救病人生命,提高治愈率都极为重要。对一些复合性胸外伤和胸腹联合伤,尤其是当其他器官如胸廓、肺有明显损伤时,一定要高度警觉严重心脏和大血管外伤的存在。一般来说,非贯穿心脏外伤,如果诊断明确、处理及时,其抢救存活率较贯穿性心脏外伤为高。但有两个因素容易延误病情:①由于胸廓伤情不重而对整个伤势认识不足,放松了对心脏的监护和心脏外伤的治疗。②在严重胸腹外伤时,只注意胸肋骨骨折或中枢神经损伤的处理,而疏忽了危及生命的心脏损伤的抢救。对任何心脏危险区的胸腹部外伤,应考虑心脏外伤的可能性。突然出现心脏压塞,应立即进行心包穿刺术,必要时可重复穿刺,以作为术前准备,并毫不犹豫地进行开胸手术探查。

贯穿性心脏外伤死亡率较高。战场上,许多心脏外伤的战士当即死亡。能存活者,一般为较小的弹片伤。

心导管检查,心脏瓣膜球囊扩张术后,若出现心脏压塞,应考虑到心脏破裂,并及时进行心包穿刺术,并严密观察,必要时手术治疗。

心包穿刺术:

一、适应证

1.大量心包积液出现心脏压塞症状时,穿刺抽液以减轻症状。

2.抽出的积液可进行细胞分类、蛋白定量及定性、涂片检查、细菌培养、找肿瘤细胞等,以确定病因。

3.可在心包腔内注入抗生素或化疗药物等。

二、穿刺部位

在穿刺前,应利用超声心动图检查来协助选择最妥当的穿刺部位,并用龙胆紫标出穿刺点;或在超声显像指导下进行穿刺。常用穿刺部位为:①左第 5 肋间心浊音界左界内侧 1～2cm 处。如心尖搏动仍可见到,则应以之为标志,穿刺部位应在它的外侧 1～2cm 处。穿刺针应向内,向后推进,指向脊柱。该部位穿刺,较少撕裂冠状动脉,且针尖多指向较厚的左心室,即使穿入左心室,撕裂它的可能性也较小。②剑突下在剑突与左肋弓缘夹角处。穿刺针尖由此刺入,针尖向上,略向后,紧沿胸骨后面推进。穿刺时患者取半坐位,背部可垫一枕头,使剑突稍为隆起。疑有化脓性积液时,在此处穿刺尤为妥当,因为此处肺脏不遮盖心脏,故不致在穿刺心包时受到感染。左肺或胸膜有病变或胸膜壁甚厚时,也以此处穿刺为宜。这个部位穿刺的缺点是针尖必须通过致密的组织,当针尖穿过该组织时,会感到突然一松,假如当时用力较猛,便易撕裂相当薄的右室或右房,而且此处冠状动脉较心尖部为大,如损伤之危害较大。③右第四肋间浊音界内侧 1cm 处,穿刺针应向内,向后推进,指向脊柱。仅在疑为右侧包裹性心包积液时采用这个位置。

三、方法

1. 患者取坐位或半卧位,心包穿刺必须在无菌条件下进行,术者及助手均需戴无菌手套,常规消毒局部皮肤、铺洞巾,于经超声定位的穿刺部位,自皮肤至心包壁层以 1‰～2‰普鲁卡因作局部麻醉。

2. 术者持针穿刺,助手以血管钳夹持与其连接的导液橡皮管;针锋抵抗感突然消失时,示针已穿过心包壁层,如感觉到心脏搏动的振动,则表示已触到心脏,此时应稍退针,以免划伤心脏。助手立即用血管钳夹住针体固定深度,术者将注射器接于橡皮管上,尔后,放松橡皮管上止血钳,缓慢抽吸,记录抽出液的性质和量并留标本送检。如需注药,抽液后将已稀释的药液注入。

3. 术毕拔针后,盖上消毒纱布,胶布固定。

四、注意事项

1. 严格掌握适应证,严守无菌操作规程,因本操作有一定危险性,应由有经验的医师操作或指导,在心电图监护下进行穿刺较为安全。

2. 术前对患者做好解释工作,消除顾虑;嘱患者在穿刺过程中切勿咳嗽或深呼吸;术前半小时可给患者服用安定 10mg 与可待因 0.03g。

3. 抽液量第一次不宜超过 200ml,以后再抽可增到 500ml,抽液速度要慢;抽液中,如患者出现面色苍白、气促加重、心慌、头晕等症状,应立即终止抽液。

4. 如抽出鲜血,应即退针,并严密观察有无心脏压塞出现。

5. 麻醉要完善,术中、术后应密切观察病情。

(李娜)

# 第二章　胸外疾病

## 第一节　胸导管损伤

【病因和发病机制】

锐性伤或钝性伤均可造成胸导管损伤,如子弹、弹片或刀具等颈部穿入伤,交通事故钝性撞击伤、挤压伤。外伤导致的胸导管损伤少见,大多数胸导管损伤因手术引起,如纵隔肿瘤、肺癌、食管癌、心脏大血管手术等。胸导管损伤后,大量乳糜液渗漏到胸膜腔形成乳糜胸。大量乳糜液积聚于胸膜腔,造成该侧肺组织萎陷,纵隔移向健侧,呼吸功能受损。大量乳糜液的丢失,引起水、电解质紊乱,营养缺乏,体重下降。淋巴细胞和抗体成分丢失可致机体免疫力减低。

【诊断】

1. 外伤后或胸部手术后出现胸腔大量积液的症状和体征,辅助检查显示低蛋白血症和水、电解质紊乱,应高度警惕胸导管损伤。

2.乳糜胸的诊断主要是穿刺抽取胸液发现为乳白色混浊液体。胸液苏丹Ⅲ染色试验阳性,此外另一种试验是将乙醚放入乳糜液中,混浊的乳糜液立即变澄清。

3.手术所致的乳糜胸,术后胸膜腔引流量不但不减少,反而日渐增加,每日达700－800ml,甚至更多。

4.禁食情况下,乳糜中脂肪含量较少,胸膜腔的引流液多为淡粉红或淡黄色,类似胸腔积液,其苏丹Ⅲ染色试验可能为阴性。

5.若给予含脂肪食物或经胃管注入牛奶,2－3小时后胸腔引流变为乳白色。再次苏丹Ⅲ染色则为阳性。

6.核素淋巴系统显像和淋巴系统造影检查可确定有无淋巴外漏,并可以提示瘘口位置,淋巴系有无狭窄、梗阻和畸形,有助于乳糜胸的病因诊断。

【治疗】

1.胸导管损伤的治疗原则为尽早闭合瘘口,清除胸腔内积液,促使肺复张,同时禁食,静脉营养支持。行胸腔穿刺或闭式引流,观察每日引流的乳糜量,若乳糜逐渐减少,可以继续保守治疗。

2.若乳糜量持续不减或增多,应当考虑手术处理。否则继续保守等待,病人每日丢失大量蛋白,全身情况逐渐恶化,将无法耐受手术。

3.手术治疗主要是胸导管结扎术,术前3小时口服含奶油的液体200ml有助于术中发现胸导管破损处。

4.手术经右胸后外侧切口经第6肋间进胸,在胸主动脉和奇静脉之间辨识胸导管,可发现乳白色液体自破口流出,在靠近膈肌平面处缝扎胸导管,之后缝合纵隔胸膜以加固。

【预防术中损伤胸导管的方法】

施行胸导管附近手术时,为避免发生术后乳糜胸,关胸之前应仔细检查纵隔,如发现纵隔面上持续存有白色液体,擦干后仍见液体流出,应高度警惕胸导管损伤。可行术中预防性结扎胸导管,避免术后发生乳糜胸。

(朱冰)

## 第二节　肺挫裂伤

一、肺挫伤

【诊断依据】

1.胸部挤压伤、爆炸伤、火器伤等常合并肺挫伤,挫伤的程度取决于暴力大小。

2.临床表现　为胸痛、咳嗽、痰中带血。

3.胸部X线片　可见局限性条索状单个或多个散在结节状或片状阴影。

【治疗原则】

1.病人保持安静,止痛药可用度冷丁。

2.辅助咳痰,雾化、湿化吸入,氧气吸入,支气管内吸痰,保持呼吸道通畅。

3.应用止血药。

4.对双侧肺均有挫伤,下呼吸道血液及分泌物潴留,严重呼吸困难者,应尽早行气管切开,清理呼吸道,辅助呼吸。给予碱性药物,纠正呼吸性酸中毒。

5.心力衰竭者,给予西地兰或狄高辛等强心药物。

6.轻症病人不需要特别处理,应适当休息和给予止痛剂,给抗生素预防感染,鼓励病人咳嗽、咳痰,待病灶自行吸收。大多2—3天内胸痛减轻,咯血停止。

二、肺裂伤

【诊断依据】

1.肺裂伤病人常有严重胸痛、咯血、呼吸困难。合并血气胸或张力性气胸者,出现严重呼吸困难、烦躁、紫绀、休克等。

2.胸部X线片　显示肺的一叶、一侧或两侧有广泛片状或块状阴影,同时可伴有气胸或液气胸。

【治疗原则】

1.小的肺血肿或创伤性肺囊肿,常在伤后10天左右被吸收。病变较大者也在伤后3个月内自行吸收,肺功能不受影响。在抗生素治疗下,一般很少感染。

2.合并血气胸患者,经闭式胸腔引流也能很快恢复。

3.肺裂伤所致肺出血和肺囊肿,特别是爆炸伤或弹片伤所致者,若出现长期持续咯血、感染及其他并发症,应考虑开胸探查,清理病灶或行肺叶切除术。

(朱冰)

## 第三节　血胸

【疾病概述】

胸膜腔积聚血液称血胸,由胸部锐器伤、枪弹伤等穿透性损伤或挤压、肋骨骨折等钝性胸部伤所引起的血胸叫创伤性血胸。继发于胸部或全身性疾病或医源性凝血功能紊乱或原因不明的血胸称(原)自发性血胸,又称非创伤性血胸。血胸常常与气胸同时发生称血气胸。在胸部创伤病员中血胸很常见。出血可来自肋间血管、胸廓内血管、肺裂伤或心脏和胸内大血管创伤。血胸的数量取决于血管破口的大小,血压高低和出血持续的时间,肺组织出血大多数由于肋骨骨折断端刺破胸膜和肺所引致。

【病理改变】

胸膜腔积血,首先同侧肺受压而萎陷,大量血胸尚可将纵隔推向健侧,对侧肺也受萎陷。大量失血和纵隔、肺受压迫,可产生呼吸困难和循环功能紊乱,严重者呈现休克症状。血、气胸对肺和纵隔的压迫更加严重。血液积留在胸膜腔内,由于肺、膈肌和心脏不停断的运动起去除纤维蛋白的作用,一般能延迟血液凝固的时间,但有时出血后不久血液即凝固。肺和胸壁组织创伤范围广泛,以及伴有肝、脾和膈肌破裂的血胸,更常早期出现血凝固。未并发感染的血胸,血液凝固后,附在胸膜上的纤维素和血凝块逐渐机化,形成纤维组织,覆盖束缚肺和胸壁,限制胸壁活动幅度,压迫肺组织,损害气体交换功能,胸膜纤维组织板的厚度可达数毫米,这种情况称纤维胸。

血液是细菌繁殖的良好培养基,血胸未经及时处理,从胸壁或胸内器官创口进入的细菌,易引致胸膜腔感染形成脓胸。

【临床表现】

血胸的临床表现随出血量、出血速度、胸内器官创伤情况和伤员体质而差异。肋骨骨折并发少量血胸，一般失血量较少，临床上不呈现明显症状。出血量多，超过1000ml，且出血速度快者，则呈现面色苍白、脉搏快而弱、呼吸急促、血压下降等低血容量休克症状，以及胸膜腔大量积血压迫肺和纵隔引致呼吸困难和缺氧等。少量血胸常无异常体征。大量血胸则可呈现气管、心脏向健侧移位，伤侧肋间隙饱满，叩诊呈实音。血、气胸病例则上胸部呈鼓音，下胸部实音。呼吸音减弱或消失。由于肺撕裂而引起的血胸伤员常有咯血。积留在肋膈窦的少量血胸，胸部X线检查可能不易被发现，或见到肋膈角消失。血胸量较多者，则显现伤侧胸部密度增大。在侧卧位胸片上显示比较清楚。大量血胸则显示大片浓密的积液阴影和纵隔移位征象。血、气胸病例则显示液平面。胸膜腔穿刺抽得血液则可确定诊断。血胸病人经穿刺抽血，胸膜腔积液减少后，可又增多。胸膜腔内血液凝固，穿刺未能抽出血液或仅能抽出少量血液，但休克症状加重或X线检查胸膜腔积液量增多；胸膜腔引流后每小时引流量超过200ml并持续3小时以上者，都提示有进行性出血，需及时处理。

【诊断检查】

积留在肋膈窦的少量血胸，胸部X线检查可能不易被发现，或见到肋膈角消失。血胸量较多者，则显现伤侧胸部密度增大。在侧卧位胸片上显示比较清楚。大量血胸则显示大片浓密的积液阴影和纵隔移位征象。少量血胸（500毫升以下）可无明显症状。中等量血胸（500～1000毫升）和大量血胸（1000毫升以上）血、气胸病例则显示液平面。胸膜腔穿刺抽得血液则可确定诊断。血胸病人经穿刺抽血，胸膜腔积液减少后，可又增多。胸膜腔内血液凝固，穿刺未能抽出血液或仅能抽出少量血液，但休克症状加重或X线检查胸膜腔积液量增多；胸膜腔引流后每小时引流量超过200ml并持续2小时以上者，都提示有进行性出血，需及时处理。

胸膜腔积血可引起低热，但如出现寒战高热、白细胞计数增多等化脓性感染征象，则应穿刺抽液送做细菌涂片和培养检查。

血胸演变形成纤维胸，如范围较大者可出现病侧胸廓塌陷，呼吸运动减弱，气管、纵隔向病侧移位，肺通气量减少。X线检查显示纤维板造成的浓密阴影。

【治疗原则】

非进行性血胸可根据积血量多少，采用胸腔穿刺或闭式胸腔引流术治疗。原则上应及时排出积血，促使肺复张，改善呼吸功能，并使用抗生素预防感染。由于血胸持续存在会增加发生凝固性或感染性血胸的可能性，因此闭式胸腔引流术的指征应放宽。进行性血胸应及时行开胸探查手术。凝固性血胸应待伤员情况稳定后尽早手术，清除血块，并剥除胸膜表面血凝块机化而形成的包膜。感染性血胸应及时改善胸腔引流，排尽感染性积血积脓；若无明显效果或肺复张不良，应尽早手术清除感染性积血，剥离脓性纤维膜。近年电视胸腔镜已用于凝固性血胸、感染性血胸的处理，具有手术创伤小、疗效确切、术后病人恢复快等优点。

【治疗措施】

血胸数量很少，例如常见的肋骨骨折并发的血胸能迅速被吸收而不残留后遗症，无需特殊处理。中等量以上血胸（1000ml以下），如出血已自行停止，病情稳定者，可作胸膜腔穿刺术，尽可能抽净积血，或作肋间引流，促使肺扩张，改善呼吸功能，并可预防并发脓胸。每次穿刺抽血后可于胸膜腔注入抗生素，必要时适量输血或补液，纠正低血容量。当胸腔内积血少于200ml时，应早期进行胸腔穿刺，尽量抽净积血，促使肺膨胀，改善呼吸功能。对于500ml

的血胸,应早期安置胸腔闭式引流,可以尽快排出积血和积气,使肺及时复张,也是预防胸内感染的有力措施,同时有监测漏气及活动出血的作用,使病人处于安全境地。尚可考虑自体血回输。

胸膜腔进行性出血治疗:血胸已在胸膜腔内凝成血块不能抽除,胸壁开放性损伤或胸内器官破裂等情况,则应在输血补液等抗休克治疗开始后,施行剖胸探查术,清除血块和积血,寻找出血来源。肋间血管或胸廓内血管出血者,分别在血管破口的近远端缝扎止血。肺裂伤出血绝大多数可缝合止血,但如 为广泛裂伤,组织损伤严重,则需作肺部分切除术。胸内器官创伤者,一般病情严重,需紧急救治。对凝固性血胸亦可于胸膜腔注入链激酶(10 万 U)或链球菌脱氧核糖核酸酶(2.5 万 u)等纤维蛋白溶解酶,但药物副反应大,价格昂贵,疗效欠满意,现已较少应用。

血胸并发胸膜腔感染者,按脓胸进行治疗。

机化血胸或纤维胸宜在创伤后 2～3 周,胸膜纤维层形成后施行剖胸术,剥除胸壁和肺表面胸膜上纤维组织板,使胸壁活动度增大,肺组织扩张,呼吸功能改善。过早施行手术则纤维层尚未形成,难于整片剥除。手术过晚则纤维层与肺组织之间可能有已产生紧密粘连,剥除时出血多,肺组织亦可多处损破。术后需引流胸膜腔。

活性动血胸的治疗:在进行输血、输液及抗休克治疗的同时,及时进行胸腔镜探查,没有进行胸腔镜手术条件的地方可以采取开胸探查。根据术中所见对肋间血管或胸廓内血管破裂予以缝扎止血;对肺破裂出血做缝合止血,肺组织损伤严重时可行部分切除或肺叶切除术;对破裂的心脏、大血管进行修复。同时清除胸腔积血,防止感染和纤维板形成对肺组织的压迫。对暂时不能确定是否有活动性出血时,尽快安置胸腔闭式引流,以利进一步观察和判断,且可防止血液在胸腔内积聚。

【并发症】

血胸若不及时处理,随着它的发展会导致出现呼吸困难、休克、胸腔感染、凝固性血胸等并发症。休克时常常表现为脉搏快弱、血压下降、呼吸短促等。当并发感染时,则出现高热、寒战、疲乏、出汗等症状。

(朱冰)

# 第四节　外伤性食管破裂

【诊断依据】

1.外伤性食管破裂多伴随于颈胸部其他脏器的损伤,而且这些脏器损伤的症状往往比食管损伤的症状更明显,故食管损伤容易被忽视。颈部及胸部有外伤时,尤其是贯通伤的通道穿过食管走行或跨越中线时,应考虑到食管损伤的可能性。颈段食管外伤在清创时易被发现,而钝性伤引起的胸内食管破裂易被漏诊。

2.颈段食管损伤可表现为颈根部疼痛及压痛,肿胀伴有皮下气肿,扪及捻发感,并有呼吸、吞咽困难,咯血、呛咳。胸腹段食管损伤,表现为胸骨后剧烈疼痛,有时向背部、心窝部或上腹部放射,胸闷、气促,一侧液气胸、纵隔炎及气肿。纵隔内的气体可上升至颈部,出现皮下气肿。听诊时纵隔有"嘎吱"声(Hamman's 征)。胸腔穿刺可抽出酸性混有食物残渣的胸腔积液。

3. X线检查可发现颈部或纵隔内气体,有的病例可伴有一侧液气胸。食管造影见造影剂经破口流入纵隔或胸腔内,即明确诊断。

【治疗原则】

1. 一般认为 16 小时以内的颈段食管损伤应予一期缝合。

2. 时间较长或污染严重并有食管壁缺损者,应将近端食管外置于颈部,积极准备,有条件时再行食管重建术。

3. 应用足量有效的抗生素控制感染。

(朱冰)

## 第五节　损伤性气胸

胸部损伤约 60% 发生气胸,而且常伴有血胸。气胸分为 3 类:①闭合性气胸。②开放性气胸。③张力性气胸。

一、闭合性气胸

临床常见的是因肋骨骨折断端刺破肺,气体自肺裂口进入胸膜腔引起。如肺裂口较小,当肺萎陷后可自行封闭,胸腔内气体可逐渐吸收,肺可复张。

【临床表现】

患者症状随气胸程度而不同,小量气胸可无处状或仅有胸痛及胸部紧迫感。听诊可有呼吸音减弱、X 线胸片可见外上气带。如肺萎陷 1/3 以上可有明显气短,听诊呼吸音明显减弱或消失、叩呈鼓音、常伴有皮下气肿。如胸片显示纵隔气肿常提示气管、支气管或食管损伤。

【治疗】

症状不明显者一般不需特殊处理,如肺萎陷 1/3 以上,有明显气短者可行胸穿术抽气。穿刺时注意能否抽成负压,如抽出大量气体仍不能成负压或老年既往有慢性呼吸道疾患如肺气肿者应行闭式引流。同时应给子抗炎、止咳化痰药物预防胸腔感染。

二、开放性气胸

胸壁有伤口,胸膜腔通过伤口与外界相通,空气随呼吸运动经伤口自由出入,称为“开放性气胸”。

【诊断依据】

1. 胸部外伤后,伤员有极度的呼吸困难、紫绀,呈休克状态。

2. 体格检查见胸壁有开放伤口,随病人呼吸可听到空气出入伤口的“嘶嘶”声。伤侧叩鼓音,呼吸音听不到,气管、心脏向健侧移位。

【治疗原则】

1. 急救处理

处理原则是迅速封闭胸壁伤口,使开放性气胸变成闭合性气胸,然后再按闭合性气胸处理。

2. 手术处理

开放性胸伤的伤口处理愈早愈好。早期处理,可以大大减少并发症。手术主要是对伤口进行早期彻底清创,闭合胸壁伤口或修补缺损。除非有胸内持续性出血、重要脏器损伤或明显异物存留,一般不进行胸腔内手术。

【术后处理】

1. 应用抗生素控制感染。

2. 输血、维持营养及抗休克治疗。

3. 肌肉注射破伤风抗毒素 1500 单位。

4. 充分供氧,适量给予止痛剂。

5. 保持胸腔引流通畅。

三、张力性气胸

【病因及病理】

张力性气胸是一种危及生命的胸外伤,气体来源于较大较深的肺裂伤或气管、支气管、食管、胸壁开放性伤口。与胸腔相通的裂口形成活瓣样,吸气时空气可进入胸腔,呼气时活瓣闭合,气体个能排出,胸腔内气体逐渐积聚,压力不断升高,形成张力性气胸。肺完全被压缩,纵隔被推向健侧,腔静脉因失去胸腔负压作用及移位扭曲,回心血流受阻。这一系列生理变化如不及时处理,常在短时间内引起呼吸循环衰竭。

【临床表现及诊断】

伤后短时间内即发生严重的呼吸困难、发绀、休克,患者多有烦躁甚至昏迷。常有广泛的皮下气肿、伤侧胸廓饱满、呼吸动度减弱或消失,气管纵隔偏向健侧,叩诊呈过清音,心界移向健侧,听诊呼吸音消失。胸穿时,穿刺针一进入胸腔针栓即被顶出,胸内气体不能抽净。X 线胸片可见胸腔内大量气体,肺完全萎缩。纵隔移位明显,有的可伴血胸。

【治疗】

治疗原则是迅速排出胸腔气体,降低胸腔压力、解除肺和纵隔的压迫。

①现场急救:用 9 号针头于胸前第二肋间刺入胸腔排气,尾端加一橡皮指套,顶端剪一裂口,呼气时裂口开放气体外逸、吸气时裂口闭合空气不能进入,使胸腔内气体逐渐排出。或针尾接胶管连水封瓶。然后抓紧时间转送或作进一步处理。

②胸腔闭式引流术:一般常规在前胸第二肋间锁骨中线安放闭式引流管接水封瓶。肺裂伤或胸壁开放性,伤口清创缝合后一般经 3~7 天肺可复张。如闭式引流后气体或新鲜血液持续不减,则可能为支气管断裂或肺广泛裂伤,应进一步检查确诊,必要时开胸探查修补。

对张力性气胸排气和引流时应注意不能过快过猛地排出气体,因突然放出大量气体使胸腔压力骤然下降,纵隔发生复位性摆动而刺激迷走神经、可引起心搏骤停,萎缩时间较长的肺脏突然膨胀也有发生复张性肺水肿的危险。

对伴有胸壁伤口的开放性气胸,在闭式引流术同时封闭胸壁伤口,变开放为闭合,再按上述原则处理。

(朱冰)

# 第六节　急性呼吸窘迫综合征

急性呼吸窘迫综合征(acute respiratory distress syndrome,ARDS),是急性肺损伤(acute lung injury, ALI)的最严重阶段,是继发于多种疾病的,以广泛肺微血管和肺泡急性损伤为病理特征,以进行性呼吸困难呼吸窘迫和严重顽固性缺氧为特点的急性呼吸衰竭,是肺水肿的一种临床类型。晚期多诱发或合并多脏器功能障碍综合征(multiple organ dysfunction syndrome，MODS)，甚至发生多脏器功能衰竭(multiple organ failure，MOF)，其病死率很高，是临床常见的急、重症之一。

【命名】

急性呼吸窘迫综合征(ARDS)的病因繁多且复杂多样，发病机制亦错综复杂，病死率高。引起 ARDS 的原发病多达百种，涉及内、外、传染、儿、妇产等科，有些原发病与呼吸系统无关，却出现呼吸窘迫，因而导致命名上的混乱.曾被冠以"白肺"、"急性肺泡衰竭"、"创伤肺"、"休克肺"、"氧中毒肺"、"呼吸机肺"、"体外循环肺"、"湿肺"、"充血性肺不张"、"进行性肺实变"、"透明膜肺"、"肺微栓塞"等 40 余种名称，但都不能准确地描述 ARDS 的发展过程。直至 1967 年 Aschbaugh 在成年人中观察到 12 例急性呼吸衰竭患者，其中 5 例继发于休克，7 例发生于输血过量，经氧疗和机械通气改善。鉴于过去已有婴儿呼吸窘迫综合征(IRDS)的名称，本组病例临床表现、胸片、病理生理及病理特征均与 IRDS 类似，故提出了"在成人中发生的急性呼吸窘迫"(acute respiratory distress in adult)的术语，4 年后，Aschbaugh 和 Patty 正式提出 T 成人呼吸窘迫综合征(adult respiratorydistress syndrome，ARDS)的命名。

1992 年美国胸科学会(ATS)和欧美危重病学会在迈阿密和巴塞罗纳召开的联席会提出了 ARDS 的新概念和诊断标准：

ARDS 的"A"代表 Adult(成人)，但临床诸多病例证实，呼吸窘迫综合征在成人和儿童均可发生，因此"A"的含义由"Adult"改为"Acute"(急性的)。QARDS 和急性肺损伤(ALI)：ARDS 实质上是一种以进行性呼吸困难和顽固性低氧血症为特征的急性呼吸衰竭，它是一系列病理改变的连续变化过程，其病理特点是 ALI，属重度 ALI，它由多种病因引起，以广泛肺泡损伤和血气改变为病理生理特征，表现为蛋白性肺泡水肿和低氧血症。二者主要差别是 ALI 时 $PaO_2/FiO_2 \leqslant 40kPa$，而 ARDS 时 $PaO_2/FiO_2 \leqslant 26.7kPa$，ARDS 是一个综合征，病程进展快，常易误认原发病的病情加重，早期诊断困难。美国每年有 15 万 ARDS 患者，其病死率达 40%～70%，如伴脓毒血症可高达 90%。我国 1982 年统计病死率为 39%～68%，第三军医大学新桥医院呼吸科分析 159 例 ARDS，由原发病开始 72 小时内确诊为 ARDS 者 120 例(75～47%)，其中轻、中和重度组的病死率分别为 36%，53% 和 84%，可见早期诊断的重要性。

【病因】

ARDS 不是一种原发疾病，而是继发于多种疾病的一组症候群，引起 ARDS 的原发病和(或)基础疾病或始动因素计有 100 种以上，涉及诸多学科的疾病，主要包括：

1.各种原因引起的休克，如感染性、出血性、心源性和过敏性休克等，特别是革兰氏阴性杆菌败血症所致的感染性休克最为常见且严重。

2.创伤,肺挫伤、胸部以外的创伤，包括颅脑损伤、骨折、广泛软组织创伤、脂肪栓塞、烧伤、电击伤等。

3.感染,全身感染，特别是革兰氏阴性杆菌败血症、严重肺部感染，包括重症细菌性肺炎、病毒性肺炎、真菌性肺炎、卡氏肺囊虫肺炎、急性血行播散性粟粒型肺结核等。

4.液体的误吸,溺水(淡水、海水误吸)，胃反流物(大量胃液)及盐水、糖水或饮料、羊水吸入等。

5.吸入有毒(害)气体，如高浓度氧、氨气、氟、光气、臭氧、氯气、氮氧化物、硫氧化物、浓烟、强酸强碱气体等。

6.药物或麻醉品过量和中毒，如海洛因、吗啡、美散痛、丙氧芬、乙氯戊炔醇、荧光素、噻嗪类、秋水仙碱、水杨酸盐、巴比妥类、葡聚糖40等及有机磷农药、除草剂中毒。

7.医源性因素，大量输库存血、输液、错误血型输血、长时间使用呼吸机或体外循环。

8.其他，DIC、尿毒症、免疫反应如药物特异反应、心脏转复术后、癌性淋巴管炎、急性出血坏死性胰腺炎、放射性肺炎、急性腹膜炎、严重烧伤、高颅压、疟疾、动脉栓塞、子痫或先兆子痫、羊水栓塞等。

根据在肺损伤中的作用，导致 ARDS 的原发病或高危因素可分为两类：①直接作用于肺的病因，如胸部创伤、误吸，弥漫性肺感染（细菌、病毒等），其他部位的严重感染、淹溺，吸入有毒害气体如氯气、光气、二氧化硫和烟雾等，以及各种原因所致的肺栓塞等。②间接病因或间接作用，如败血症、休克、肺以外的创伤、药物中毒、输血、急性出血坏死性胰腺炎、各种病因的DIC等。

尽管引起 ARDS 的病因很多，而创伤、感染、休克是发生 ARDS 的三大病因，约占70%～95%。上述因素直接或间接诱发急性肺损伤(ALI)，部分病例可发展为 ARDS，其发生机率与诱因数相关，单个因素为25%，2个因素为42%，3个以上因素高达85%。

【发病机制】

ARDS 发病过程及演变错综复杂，其机制迄今仍未完全阐明。ARDS 是由于各种病因引起的肺泡毛细血管膜对液体和溶质的通透性增加，肺血管内与间质间隙之间液体交换障碍，使液体聚集于肺泡和间质间隙，引起肺顺应性降低，功能残气减少，无效腔增加，通气/血流比例失调，肺内大量分流和严重低氧血症为特征的急性呼吸衰竭。近年来研究表明，全身炎症反应综合征(systemic inflamantory response syndrome，SIRS)及急性肺损伤(ALI)的发生发展与 ARDS 密切相关，并强调炎症反应在 ARDS 形成中起关键作用。SIRS 是一种感染性与非感染性的炎症反应，如多发创伤、出血性休克、胰腺炎组织坏死和再灌注损伤，可引起全身过度炎症反应(exaggerated inflammatory responeses)。这种炎症反应过程分为始动、放大和损伤三个阶段。炎症反应过程中作用并激活中性粒细胞(PMN)、单核—巨噬细胞、血管内皮细胞和血小板等效应细胞，释放大量细胞因子和炎症介质，从而引起全身炎症反应综合征(SIRS)。在 SIRS 早期，炎症反应使大量的 PMN、单核—巨噬细胞和血小板向炎症区趋化、定向游走和聚集，故肺脏不仅是受炎症反应损伤的首位靶细胞，又因为 SIRS 过程中激活肺内的效应细胞损伤肺组织，所以肺脏又是炎症反应损伤的重要靶器官，而 ALI 就是 SIRS 在肺内的突出表现。SIRS 常继发于各种严重、多发性创伤、感染、组织坏死、休克、组织缺血再灌注损伤，引起高代谢、高动力循环和外周血管扩张状态。以过度炎症反应表现为高氧耗量、高通气量、高血糖、蛋白代谢增加、负氮平衡及高乳酸血症为特点。

美国胸科医师学会和危重病医学会(ACCP/SCCM)提出 SIRS 诊断标准为：

凡具有下列情况中的两点或两点以上表现者，即可确定为 SIRS：

①体温$>38℃$或$<36℃$。

②心率$>90$次/分。

③呼吸急促（呼吸频率$>20$次/分或 $PaCO_2<4.27kPa$）。

④外周血白细胞计数$>12.0×10^9/L$或$<4.0×10^9/L$，或未成熟中性白细胞（带状核白

细胞)>10%。

关于ALI的形成：ALI是炎症反应过程中的肺部表现，其特点是渗出性肺水肿(又称蛋白渗出性肺水肿)。ALI是指严重感染、创伤、休克等因素作用下，肺内发生广泛的肺泡毛细血管内皮细胞损伤为基础改变，从而导致肺微血管通透性增高，引起蛋白渗出性肺水肿和微肺不张为病理特征，又称为渗透性肺水肿。

多种效应细胞和炎症介质两个主要因素参与了肺损伤，对ARDS的发病机制起关键性的作用，现介绍如下.

1. 中性粒细胞(PMN)：

近10年来的研究，明确了PMN在ARDS发病机制中起重要作用，是大多数ARDS重要的损伤效应细胞之一。与其有关介质有：

(1)补体成分：

补体活化后，使中性粒细胞趋化，并使之与肺血管内皮细胞(VEC)黏附，导致肺损伤。活化补体成分$C_{5a}$及其裂解产物$C_{5a}$desarg等与ARDS的发病密切相关，目前研究强调补体活化剂(如内毒素)与补体片断的结合，以及终末补体复合物($C_{5b-9}$)在ARDS发病中的作用。

(2)氧自由基(OR)：

OR是重要的炎症介质之一，炎症时，中性粒细胞和肺巨噬细胞被激活后，其细胞膜上的还原型辅酶Ⅱ(NADPH)氧化酶活性增加，发生"呼吸爆发"，释放大量OR. OR包括超氧阴离子($O_2-$)，羟自由基($\cdot OH$)和单线态氧($^1O_2$)。过氧化氢($H_2O_2$)不是OR，但也是一种毒性氧。$H_2O_2$在髓过氧化酶(MPO)的作用下，转化为次氯酸(hydroch/orousaciid, HOCL)等有害物质，使其损伤扩大。PMN介导的肺损伤主要是通过释放OR来完成的。长期吸入高浓度氧可直接刺激PMN和肺巨噬细胞(AM)产生大量的OR，还可使黄嘌呤脱氢酶(xanthine deuydrogenase)(D型酶)，转变为黄嘌呤氧化酶(xanthine oxidase)(XO, O型酶)来完成，即XO在氧化次黄嘌呤时提供了氧，生成了大量黄嘌呤和OR。OR对机体的损伤：①对膜脂质的氧化生成脂质过氧化物(LPO)，使生物膜系统失去正常的结构和功能，细胞内的酶被灭活。细胞线粒体(mitochondria)膜受损伤后，失去正常的氧化磷酸化过程，导致二羧酸循环障碍和细胞内呼吸功能失常。②氧化含巯基的酶或蛋白质，使其失去正常的生物活性，如α1—抗胰蛋白酶失活后，蛋白水解酶对组织的破坏失去控制。③使核酸分子发生交联，结构受破坏。④通过OR引发的脂过氧反应产生其代谢产物丙二醛(MDA)和次氯酸(HOCL)，对肺组织产生更严重的损伤。⑤OR可损伤PC—Ⅱ，导致PS合成减少，使肺泡毛细血管渗透性增加，发生肺水肿。

(3)蛋白水解酶(PE)：

存在于白细胞的颗粒中，包括中性粒细胞弹性蛋白酶( neutrophil elastase, NE)、胶原酶(collagenase)和组织蛋白酶(cathepasins)等。人肺20%以上为弹性蛋白(elastin, EL)，上述酶中只有NE具有特异的水解EL的作用，表明NE的破坏作用最强，约占总活力的80%。PE主要损伤肺血管基底膜、内皮细胞、EL，胶原蛋白(collagen)和纤维连接蛋白等结构蛋白。组织蛋白酶和PE可转变激肽原(kininogens)为激肽(kinins)，引起血管扩张和毛细血管渗透性增加，PE可活化补体和Hageman因子，导致缓激肽产量增加，并作用于凝血系统，引起纤维蛋白形成和纤溶。

2.单核－巨噬细胞：

在 ARDS 发病中的作用，近年来很受重视。现已发现 ARDS 发病 6～24 小时，肺巨噬细胞数量即迅速增加，且持续时间长。

肺巨噬细胞(pulmonary macrophage)主要来自骨髓内单核细胞，包括：

①肺泡巨噬细胞(alueolar macrophage，AM)，主要在肺泡腔内，是匍行在肺泡表面的游离细胞，也是常驻肺泡内的吞噬细胞，占 80%。

②肺间质内巨噬细胞。

③肺血管内巨噬细胞(pulmonary intravascular macrophage，PIM)，是近几年发现在人及猪、羊等肺内单核－巨噬细胞的组成部分。有人估计，人类的 PIM 在数量上可能超过 AM，因而在肺的防御、免疫以及 ARDS 的发病中的作用更引人注意。ARDS 时，肺巨噬细胞释放下列几种重要介质，参与肺损伤。

(1)白介素(IL－s)和肿瘤坏死因子(TNFα)：

内毒素等刺激因子作用机体，首先激活巨噬细胞，释放一系列前炎症细胞因子(proinflammatory cytokines)，包括 TNFα，IL－1、IL－6、IL－8 和血小板激活因子(PAF)等，发生肺损伤。实验证明，IL－1、IL－8 和 TNFα 都是 PMN 的强烈趋化物，可导致大量的 PMN 在肺内聚集。注射 IL－1 1 小时内，PMN 计数增加约 8 倍，出现 PCMC 破坏，基质崩解，微血栓形成和 ACM 渗透性增加，导致肺泡和间质水肿。IL－1 属于急性相反应的主要调节物质，即为免疫反应的始动因子和组织因子样促凝血作用。细菌内毒素是单核－巨噬细胞分泌 IL－1 的主要刺激物质，与 ARDS 相关的严重创伤、败血症和中毒性休克时，血中 IL－1 水平提高，提示 IL－1 与 ARDS 的关系密切。IL－8 是 PMN 的激活和趋化因子。$C_{5a}$ 虽能趋化和激活 PMN，但 $C_{5a}$ 可被血清迅速灭活，而 IL－8 不能被血清灭活，在病灶区积蓄，发挥持续性炎症反应效应。

TNFα 的生物学活性广泛，是感染性休克的重要炎症介质。TNFα 可使 PMN 在肺内聚集，与内皮细胞黏附，损伤 PCEC；当激活的 PMN 释放多种炎症介质，就会刺激 PCEC 合成前凝血介质和纤溶酶原抑制物，刺激血小板产生 PAF，导致凝血－抗凝血平衡失调，促使微血栓形成，增加肺毛细血管通透性肺水肿。TNFα 并能抑制 PCEC 增生，加重血管的渗透性。TNFα 是导致 ARDS 的顺应性降低的重要介质，是肺损伤的启动因子之一。

(2)花生四烯酸代谢产物(AAM)：

AAM 存在于所有的细胞膜磷脂中，经磷酯酶 A2 (PLA2)催化而释放花生四烯酸(AA)。AA 经两个途径代谢为氧化产物，一是经脂氧酶催化生成白三烯(LT) B4、C4 和 D4 等；二是经环氧合酶(COX)作用生成前列腺素类产物(PGs)，如 PGF2a、PGE2、PGD2 以及血栓素(TX)和前列环素(PGI)等。LTB4 是由 AM 所产生的 PMN 趋化物质，具有很强的趋化 PMN 活性。AM 的趋化活性几乎全部来自 LTB4。LTC4、LID4 能收缩支气管和毛细血管，增加血管通渗性，直接引起肺水肿。TX 具有很强的血管收缩作用，并可促进血小板聚集。PGI 有对抗 TX 的作用，能有效地抑制血小板聚集，使血管扩张。TX 与 PGI 两者产生和释放失调，是引起肺损伤的重要因素之一。两者是对立统一的一对矛盾体。

3.血小板：

ARDS 发病早期，可见血小板在肺血管内滞留、聚集并释放 AAM，5－羟色胺(5－HT)

和血小板活化因子(PAF)等一系列介质,引起血管收缩,导致肺动脉高压,通气/血流比例失调和肺水肿加重。PAF 是典型的炎症介质,是很强的趋化因子,可促使 PMN 在肺内聚集,释放 OR、溶酶体酶,损伤 PCEC 和基底膜。PAF 作用于 PCEC 膜受体,通过第二信使磷酸肌酐的介导,使内皮细胞中 $Ca^{2+}$ 浓度升高,细胞骨架蛋白排列紊乱,内皮细胞连接部位出现裂隙,对大分子的通透性增加。在 ARDS 晚期,血小板可释放表皮生长因子(EGF)、转化生长因子(TGF)等血小板衍生的生长因子(platelet derived growth factor, PDGF),刺激纤维母细胞、血管平滑肌细胞和内皮细胞增生,促进血管修复。由于纤维母细胞有丝分裂反应的不平衡,可能是重度 ARDS 患者晚期弥漫性肺纤维化的重要原因。

4. 血管内皮细胞(VEC):

当内毒素等有害物质进入血循环后,首先损伤 PCEC,使内皮细胞单层(monolayer)渗透性增加,收缩死亡。在 ARDS 的发生、发展中 VEC 发挥积极、主动的作用,可选择性地代谢循环中一些生物活性物质,如 5-HT、去甲肾上腺素、缓激肽、血管紧张素 I 等;可释放 OR、AAM、前炎症因子和生长因子,也可表达某些黏附分子。内皮素(endothetin, ET)和一氧化氮(NO)对调节血管张力有重要作用,ET 是 VEC 产生的,是作用最强、持续时间长的血管收缩肽,分为 ET-1、ET-2,ET-3,以 ET-1 生物活性最强,肺血管对 ET-1 反应最敏感。ARDS 时不仅 VEC 产生大量 ET-1,而且肺灭活 ET-1 能力下降,血浆 ET-1 水平显著升高,NO 是近年来研究热点,肺 VEC 可产生大量的 NO,使肺血管处于低压充盈状态,还能抑制血小板和白细胞在内皮表面聚集、黏附,还参与支气管平滑肌舒张、神经传导、杀伤细菌和肿瘤细胞等生理活动。病理状态下,VEC 经诱导型 NO 合成酶(iNOS)生成大量 NO,一其本身具有自由基性质,过量的 NO 与 $O_2$ 反应,生成毒性更强的过氧化亚硝酸离子(ONOO-),后者又迅速分解为 OH 和 $NO_2/NO_3$,损伤细胞、组织。

VEC 影响凝血和纤溶系统。肺血栓形成是 ARDS 病理特征之一,常见为纤维蛋白血栓,表明凝血和纤溶功能紊乱与 ARDS 的发病有密切关系。在 VEC 受损或内毒素、IL-1、TNF。等的刺激下,VEC 合成凝血激酶(thromboplastin)是强有力的促凝剂,同时 VEC 合成和结合凝血因子 V 的能力增强,其他凝血因子如 IXa 和 Xa 与 VEC 结合后活性增强。正常 VEC 可合成抗凝血酶 III,其细胞表面尚有血栓调节蛋白(thrombomodulin, TM),TM 与凝血酶结合,可发挥抗凝作用。VEC 合成纤溶酶原激活剂(PA)和纤溶酶原激活抑制剂(PAI),参与纤溶过程,纤维蛋白及其纤维蛋白降解产物(fibrin degradation products, FDP)直接导致肺损伤,损伤 VEC,使血管通透性增加;激活 PMN 和 AM,释放大量炎症介质引起肺损伤;干扰肺表面活性物质(pulmonarysurfactant, PS)功能,形成广泛的肺不张。

5. 肺表面活性物质(PS):

为肺泡 II 型上皮细胞(PC-I)板层体(lamellar bcdies)内合成,它与载体蛋白结合成脂蛋白后,分泌到肺泡腔内面,形成薄层,构成气液界面(air-fluid interface)。

主要功能:

①降低气液界面的表面张力,防止肺泡萎陷。

②保持适当的肺顺应性,减少呼吸功。

③防止肺微血管内液渗入肺泡,减少肺水肿的发生。

④增强肺防御能力。

⑤抑制 AM 氧化爆发(oxidative burst),防止大量 OR 产生。ARDS 患者因 PC－Ⅱ损伤,PS 合成减少、消耗过多、活性降低、灭活快等发生质变,使 PS 失去正常功能。患者 BALF 中卵磷脂、二棕榈酰卵磷脂(DPPC)的含量明显减少,而鞘磷脂的含量增加,卵磷脂/鞘磷脂比值≤2 时,导致 PS 的活性降低。ARDS 发生时,肺内有大量炎症细胞浸润,被激活的 PMN 释放 NE 和 PLA2,对单分子模式排列的磷脂有很大破坏性,并可水解 PS 中的卵磷脂,形成溶血卵磷脂,它不仅可抑制 PS 的活性,还具有细胞毒性,促进肺泡和间质水肿。由于 BALF 中糖脂含量明显增高,可降低 PS 活性,甚至肺泡陷闭,大量血浆渗入肺泡内,出现肺泡水肿和透明膜形成。近年来,表面活性物质相关蛋白(SP)异常与 ARDS 发病的关系,日益受到重视,正常 SP 的功能是促进 PS 吸附于气液界面,并扩展成单分子膜,从而有助于 PS 发挥生理功能。

【临床表现】

1.潜伏期:

ARDS 的症状大多数在各种原发病过程中逐渐出现,所以起病隐匿,误被认为是原发病的加重。而绝大多数(＞80%)的 ARDS 患者往往由于严重创伤、休克、严重感染、误吸、有毒气体吸入和急性胰腺炎等原发病并发所致,可突然出现症状,呈急性起病,潜伏期平均 23.6(4～264)小时,症状大多在原发病病程的 24～48 小时出现;患者既往多无肺部疾患,即使原有肺部疾病,在遭受突然打击(如创伤、败血症等)后发生的急性呼吸衰竭,应考虑为 ARDS 的可能性大。所以,由于原发病的症状轻重程度不同,故 ARDS 发病既急骤而又隐匿,容易被忽视,常失去早期诊断的时机。

2.症状:

(1)呼吸频率增快,呼吸窘迫,呼吸频率＞20 次/分,可呈进行性加快,最快达 50～60 次/分。由于妇女、小儿、年老体弱者的呼吸窘迫可不明显,故呼吸频率超过 25 次时,应警惕 ARDS。如呼吸频率加快,呼吸困难逐渐明显,而所有的辅助呼吸肌均参加呼吸运动,患者仍表现极度呼吸困难,应视为呼吸窘迫。

(2)咳嗽、咯痰:可出现不同程度的咳嗽,少量咯痰及咯血。咯出血水样痰是 ARDS 典型症状之一。

(3)烦躁、神志恍惚或淡漠:有报道,51～57% 的 ARDS 患者可出现烦躁、神志恍惚或淡漠。并发休克者 42.77%,

3.体征:

(1)发绀:

因严重缺氧,紫绀是重要体征,口唇、甲床发绀明显可见,且通过吸氧甚至吸入纯氧或间歇正压给氧很难改善缺氧,为顽固性低血氧症,是 ARDS 特征之一。

(2)肺部体征:

早期除呼吸增快时,可无明显体征。随着病情发展,出现呼吸困难及吸气"三凹征"。早期肺部无异常体征,晚期肺部可闻及支气管呼吸音、干性哕音、捻发音及水泡音,有的合并胸腔积液及相应体征。

(3)心率:

心率增快超过 100 次/分以上。

4. 实验室检查：

(1) 血常规：

ARDS 早期，白细胞可一过性下降，最低 $<1\times10^9/L$，杆状核粒细胞 $>10\%$，随病情发展白细胞很快回升至正常，感染时可显著高于正常。作为全身炎症反应综合征（SIRS）的一部分，诊断标准之一是白细胞计数 $>12\times10^9/L$ 或 $<4\times10^9/L$，或杆状核 $>10\%$。

(2) 血气分析：

在 ARDS 的诊断上，血气分析是一项重要的检测手段。对易引发 ARDS 的高危人群，采用血气分析做动态观察，是早期诊断的一种有效方法。

1）$PaO_2$ 降低：

低氧血症是突出表现。ARDS 早期 $PaO_2$ 便明显低于正常，已出现低氧血症，即使吸入高浓度氧，如吸入氧分数 $FiO_2>0.5$，$PaO_2$ 仍低于 6.6kPa，是重要诊断指标。

2）氧合指数（$PaO_2/FiO_2$）：

正常值 53.33~66.67kPa，ARDS 时，氧合指数小于 40kPa，有助于诊断。

3）肺内分流量（VS/QT）增大：

肺内分流量正常值 $<3\%$，ARDS 时可高达 30% 以上，即使吸入高浓度氧，亦难纠正缺氧现象。

4）$PaCO_2$ 改变：

ARDS 早期因呼吸频速或过度通气，$PaCO_2$ 常低于正常，在 4kPa 或更低。如疑为 ARDS，而又出现 $PaO_2$ 和 $PaCO_2$ 同时降低，是早期 ARDS 诊断依据。$PaCO_2$ 升高表明 ARDS 病情严重，预后不良。

5）pH 值：

ARDS 早期，pH 升高，显示呼吸性碱中毒；到晚期，因代谢性酸中毒合并呼吸性酸中毒，pH 往往降低。

6）酸碱失衡：

早期为单纯性呼吸性碱中毒，病情进展，常合并代谢性酸中毒；晚期出现呼吸性酸中毒，严重者出现三重酸碱失衡（TABD），此时预后极差。

(3) X 线胸片检查：

ARDS 的发病机制仍不十分清楚，但基础病理改变较明确。X 线胸片表现及其演变过程也比较有规律性。ARDS 的 X 线胸片表现取决于损伤的类型、严重程度、治疗措施及有无并发症的发生等。

1）早期：

发病在 24 小时以内，患者突然发生呼吸困难、迫促，常有轻度发绀，但第一次 X 线胸片检查多显示无异常表现，或仅见肺血管纹理呈网状增多，边缘模糊，提示有一定的间质性肺水肿改变，重者可见有小片状模糊阴影。

2）中期：

发病的 1~5 日，临床表现为急性呼吸衰竭症状，持续性缺氧。X 线胸片显示以肺实变为主要特征，两肺散在大小不等、边缘模糊、浓密的斑片状阴影，常融合成大片，呈现均匀致密磨玻璃样影，有时可见支气管充气相，心脏边缘清楚。

3)晚期：

发病多在 5 天以上,临床症状进一步加重,呼吸窘迫、不安、神志恍惚、昏迷。X 线胸片表现:两肺野或大部分呈均匀的密度增加,磨玻璃样改变,支气管充气相明显,心影边缘不清或消失,呈"白肺"(white lung)样改变.当病情好转时,病变吸收,首先从肺泡病变开始,其次为间质,以至完全吸收,少数可残留不同程度纤维化。中、晚期常合并肺部感染,X 线胸片显示肺纹理呈网状改变或多发性肺脓肿、空洞形成。应用机械通气时,气道压力较高时,应警惕气压伤的发生,注意是否合并气胸,尤其是纵隔气肿。

有条件者,可进行胸部计算机断层扫描(CT)或正电子发射断层扫描(positron emissio tomographic scans)检查,对了解肺水肿的分布、程度及与心源性肺水肿鉴别和生存者肺纤维化情况,都有一定帮助。

(4)呼吸系统总顺应性测定：

呼吸系统总顺应性(totalrespiratory compliance,TRC)的测定,可在机械通气的潮气量吸气末关闭呼气环路,直接读出压力表数值而求得 TRC,即 TRC＝潮气量(ml)/表中压力。若使用呼气末正压(positive endexpiratory pressmre,PEEP)通气,则需减去 PEEP,即 TRC＝潮气量(ml)/表中压力－PEEP。正常值为 90～110ml0. $098kPa^{-1}$,ARDS 患者可低于 30ml · 0. $098kPa^{-1}$。

5.临床分期：

(1)第一期又称急性损伤期(acute injury)：

原发病如创伤、败血症、休克、误吸等高危因素引起机体急性损伤时,出现呼吸增加,但无呼吸窘迫。如原发病引起 ARDS 的症状隐匿,急性损伤期易被误诊。少数人因过度通气而出现低碳酸血症和呼吸性碱中毒,$PaO_2$ 正常,胸部听诊和 X 线胸片检查无异常。

(2)第二期又称稳定期(latent periad)：

在原发病引起急性损伤后 6～48 小时内,呼吸逐渐迫促、发绀,可无胸部体征或少数细湿啰音。胸片因间质性肺水肿而呈细网状浸润影。动态观察可发现 $PaO_2$、肺血管阻力及血 pH 等有异常。

(3)第三期又称急性呼吸衰竭期(acute respiratory failure)

患者突然呼吸窘迫,发绀,疲劳不堪,顽固性低氧血症。两肺野出现支气管呼吸音、明显湿性啰音。X 线胸片显示两肺弥漫性浸润影而呈面纱征(hazy appearance)。

(4)第四期又称终末期(termina /stoge )：

严一重生理功能异常,如明显缺氧、高碳酸血症、肺纤维化改变,X 线胸片呈广泛磨玻璃样融合浸润。低氧血症和高碳酸血症对通气治疗毫无反应,最后导致患者神智恍惚或昏迷,出现致命的代谢障碍,属临床终末阶段。

原发病病因不同,所引起 ARDS 的临床表现亦不同。内科疾病的原发病引起者,较创伤等外伤原因引起者较缓慢。但有的病情发展迅速,可很快由第二期一并进入第三、第四期,所以要掌握分期的特点,提高警惕,及早识别并处理 ARDS,使之不向晚期转化。

【诊断与鉴别诊断】

ARDS 的原发病多达百余种,发病机制错综复杂,目前临床诊断主要依据病史、呼吸系统临床表现及动脉血气分析等进行综合判断,各国尚无统一的诊断标准。由于 ARDS 的临床经过隐匿,其病死率高达 50% 以上,故早期诊断问题十分突出,成为当今 ARDS 研究的热点。

1. 主要诊断依据:

根据我国 1988 年(广州)ARDS 专题讨论会修订的标准,临床诊断 ARDS 的主要依据是:

①具有可引起 ARDS 的原发病,包括直接引起肺损伤的各种重症肺部感染、胃内容物等的误吸、高浓度氧($>70\%$)的吸入、海洛因等药物中毒和放射性肺炎、脂肪栓塞等;以及间接引起肺损伤的各种疾患,如脓毒血症、休克、非胸部创伤、大量输库血、烧伤、胰腺炎及体外循环等。

②呼吸频数$>28$次/分或窘迫。

③低氧血症:海平面呼吸空气时,$PaO_2<8kPa$,或氧合指数($PaO_2/FiO_2$)$<40kPa$。

④X 线胸片示肺纹理增多、模糊,或呈斑片状、大片状阴影。

⑤除外慢性肺疾病和左心功能衰竭。在上述 5 条中,胸部 X 线表现缺乏特征性,仅作为诊断的参考条件,余 4 条则为诊断必备条件。

国外的 ARDS 诊断标准,大都强调生理学指标的监测,如肺毛细血管楔压(PCWP)和呼吸系统总顺应性(TRC)等。

1989 年美国西南内科会诊推荐的 ARDS 诊断标准是:

①有高危因素的患者突发呼吸窘迫。

②X 线胸片显示两肺弥漫性浸润。

③呼入氧浓度($FiO_2$)$>60\%$时 $PaO_2<6.67kPa$。

④$TRC<50ml \cdot 0.098kPa^{-1}$。⑤左房压正常,即 $PCWP\leqslant1.60kPa$。高危病例和可疑病例:具备可引起 ARDS 的原发疾病(特别是脓毒血症、近期吸入胃内容物、肺挫伤、急性大量输血多发性大骨骨折、淹溺、胰腺炎及持续性低血压等),呼吸频率有增加趋势者($>20$次/分),应列为高危病例,进行严密观察;对呼吸频率进行性增加($>20$次/分,$<28$次/分)和(或)$PaO_2$($PaO_2/FiO_2$)进行性下降者(虽 $PaO_2$ 仍$>8kPa$)应列为可疑病例。近年来,认为全身炎症反应综合征(SIRS)是严重感染、多发性创伤、休克、急性胰腺炎等疾病诱发的、以全身过度炎症反应为主要特征的综合征,MODS 是 SIRS 发展产生的严重并发症,急性肺损伤(ALI)是 MODS 发展过程中以肺部损伤为主要表现的重要器官病变,ARDS 是 ALI 的重度表现。为此,1992 年美国胸腔学会和欧美危重病学会联席会议提出 ALI 和 ARDS 的新的诊断标准。

ALI:

①急性起病。

②动脉血气 $PaO_2/FiO_2<40kPa$,不论是否使用呼气末正压呼吸机械通气(PEEP)。

③X 线胸片显示两肺浸润阴影。

④肺动脉楔压(PCWP)$\leqslant2.4kPa$ 或无左心房压升高的临床证据。

ARDS:除满足 ALI①、③、④3 项条件外,$PaO_2/FiO_2\leqslant26.7kPa$,不管 PEEP 水平。

这样使非 ARDS 误诊为 ARDS 的可能性降到最低,并排除了 PEEP 作为诊断依据;同时也不强调 PCWP 的测定。1995 年 Moss 等认为对于有明确 ARDS 高危因素的患者,该标准的特异性($96\%$)、敏感性($100\%$)、诊断准确率($97\%$)均优于其他标准。我国 1995 年全国呼吸衰竭学术研讨会(重庆)和 1996 年全国危重病医学会议(北京)均认为美欧联席会议提出的

ALI 及 ARDS4 项标准简单易操作,诊断准确率高,建议在国内推广应用。

2. 早期诊断问题:

自 1967 年 Ashbaugh 等报道 ARDS 临床病例以来,虽经大量的实验及临床研究,ARDS 的病死率仍高于 50%。主要原因,就是缺乏早期诊断指标,难以进行有效的早期预防和治疗。由于 ARDS 常常起病隐匿,往往在原发病基础上,突然发生呼吸加快、迫促,易被误认为原发病加重;待临床表现典型,动脉血气分析和胸部 X 线改变明显时,做出诊断虽无困难,但病情已发展至中、晚期。因此,必须在出现典型的临床症状之前,警惕并预报 ARDS 的发生。应严密监测具有高危因素的患者,由于大多数(>80%)ARDS 发生在原发病之后的 24～48 小时以内,故原发病之后的 1～2 天内应特别警惕 ARDS 的发生,多主张收入 ICU 重点监护。而动态监测动脉血气的改变,计算氧合指数,仍是较早发现 ARDS 的有效方法。近年来,发现了一些新的实验室指标:细菌脂多糖(lipapolysaccharide, LPS)和肿瘤坏死因子(tumor necrosis faotor, TNF)、终末补体复合物 $C_{5b-9}$、肺泡－毛细血管膜(alvedar capillary membrane, ACM)通透性测定、呼气乙烷等 LPO 代谢产物、嗜酸细胞阳离子蛋白(eosinophil cationprotein, ECP)和乳铁蛋白(lactoferrin, LE)、VIII 因子相关抗原和乳酸脱氢酶(lactic dehdrogenese, LDH)等,均能反映 ARDS 病程中某一方面的指标,虽非确诊 ARDS 的特异标志物,但联合检测这些指标,对早期发现 ARDS,有一定临床应用价值。

3. 鉴别诊断:

ARDS 的突出临床征象为肺水肿和呼吸困难,所以,临床必须以此为主症进行鉴别诊断。

(1)心源性肺水肿:

见于各种原因引起的急性左心功能不全,如瓣膜性心脏病、高血压性心脏病和冠状动脉粥样硬化性心脏病、心肌炎和心肌病等。均具有心脏病史和相关证据,如发病急剧,不能平卧;咯大量粉红色泡沫样血痰;有心脏扩大、心律失常、瓣膜杂音、两肺底多数湿性啰音,超声心动图有异常表现,X 线胸片常显示双肺门蝶翼状阴影,心脏扩大等表现;PCWP>2.4kPa;心源性肺水肿渗透压低,含蛋白少,水肿液/血浆胶渗压<0.06,而 ARDS 肺水肿液蛋白含量高、渗透压高,肺水肿液/血浆胶渗压>0.75;血气改变多为轻度低氧血症,吸氧后改善明显;强心、利尿、血管扩张剂反应好。

值得提出的是,以往 ARDS 的诊断,常以排除心功能异常为前提,而忽视了 ARDS 本身亦可伴发心血管功能异常. 据报道,ARDS 急性患者,20%出现心脏疾患。因此,心源性肺水肿常规强心、利尿和扩血管后,如加大呼氧浓度仍不能纠正低氧血症,应考虑 ARDS 的可能。

(2)非心源性肺水肿:

如输液过量、血浆胶渗压降低—肝硬化、肾病综合征;由于胸腔抽液、抽气过多、过快—肺复张后肺水肿,少见有纵隔肿瘤、肺静脉纤维化等—压力性肺水肿。特点为有明确的病史、肺水肿的症状、体征及 X 线征象出现较快,治疗后消失也快。低氧血症吸氧较易纠正。

(3)急性肺栓塞:

多见手术后或长期卧床者。起病突然,呼吸困难、胸痛、烦躁不安、咯血、发绀,血气分析 $PaO_2$、$PaCO_2$ 均降低等表现与 ARDS 不易鉴别。但其多有下肢或盆腔探静脉炎、肿瘤、羊水栓塞等病史,多有较剧烈的胸痛、发热,查体有心动过速、肺部湿啰音、胸膜摩擦音、胸腔积液体征、肺动脉第二音亢进伴分裂、黄疸等;血乳酸脱氢酶(LDH)上升;心电图出现 SI、QII、TII

及肺性 P 波的改变;胸部 X 线可有典型楔形或类三角形阴影;肺通气和灌注扫描及肺动脉造影有重要诊断意义。

(4)特发性肺间质纤维化:

原因不明的肺间质性疾病,起病隐袭,部分患者呈急性或亚急性发展;临床突出表现为干咳,进行性呼吸困难活动后加重;胸部听诊爆裂性细湿啰音(Velcro 啰音)、杵状指是本病的特征;因与免疫功能有关,免疫指标检查如 IgG、IgM 等有异常;X 线胸片呈网状、结节状阴影或伴有蜂窝状改变,病理上以广泛的间质性肺炎和肺间质纤维化为特点;肺功能为限制性通气障碍和弥散功能降低等以资鉴别。

【治疗】

ARDS 的治疗目前尚无特效疗法。积极治疗原发病,特别是控制感染,改善通气和组织氧供,防止进一步的肺损伤和肺水肿,是当今治疗的主要原则。

1. 控制感染:

严重感染是 ARDS 的首位高危因素,而且是其高病死率的主要原因。故控制感染是一项至关重要的关键性措施。ARDS 常并发院内感染,比较隐匿;加上原发病和 ARDS 病情影响,明确诊断较之困难。因此,应细致查找感染灶,严格无菌操作,减少留置导管,防止褥疮;呼吸机与吸痰管定期消毒. 发现临床感染征象,早期、足量、足疗程选用有效抗菌药物,并联合、静脉用药。对于病原菌未明确的感染,宜选用强效广谱抗生素或多种抗生素联合静脉应用,其抗菌谱应能覆盖多数 G－和 G＋致病菌。在应用中还应注意可能发生的真菌感染,并及时有效治疗。

2. 机械通气治疗:

(1)机械通气到目前仍是治疗 ARDS 最重要的、不可替代的手段。能否抓住适当时机,合理、有效地应用机械通气技术,直接决定患者的预后。机械通气是纠正缺氧的主要措施,鼻塞(导管)和面罩吸氧很难奏效。

适应证:

①$FiO_2$ 达 50%,$PaO_2 < 8kPa$。

②动脉血氧饱和度 $SaO_2 < 90\%$。

③$PaO_2 > 8kPa$, $PaCO_2 > 6kPa$, $pH < 7.30$。

④虽然 $PaO_2 > 8kPa$,无明显 $CO_2$ 沸留和酸中毒,但在氧疗中 $PaO_2$ 呈进行性下降者,均为机械通气的指征。PEEP(呼吸末正压通气)是常用模式。PEEP 是治疗 ARDS 的有效手段之一,它能扩张萎陷的肺泡,纠正 V/Q 比值失调,增加功能残气量和肺顺应性,有利于氧通过呼吸膜弥散,因而能有效提高 $PaO_2$,改善动脉氧合,降低 $FiO_2$。

近年来提出"可允许性高碳酸血症"通气(PHCV),是由于高气道压的危害,采取低于常规潮气量(8~12ml/kg)的小潮气量(4~7ml/kg)通气,允许一定的 $CO_2$ 潴留($PaCO_2$ 8.0~10.7kPa)和呼吸性酸中毒(pH7.25~7.30),可防止气压伤,避免肺损伤加重. 目前临床以稍低的潮气量应用。

(2)液体通气(liquid ventilation,LV):

利用全氟化碳液(perflaorocarbon,PFC,3ml/kg)滴入气管,完全或部分代替空气进行呼吸。PFC 有较高携 $CO_2$ 能力,是肺内气体交换媒介。将全氟化碳填充至 FRC(功能残气量)的水平,再以常规机械通气,临床实验表明,可改善气体交换,改善 V/Q 比值,降低肺表面张力,增加肺顺应性,增加存活率。

(3)其他通气模式:

1)反比通气(inverse ratic ventilation,IRV):

延长吸气时间,使吸、呼时间比>1,称反比通气。其结果是以气峰压下降,平均气道压升高,并用较低 PEEP 可达到良好氧合作用。反比通气应用于定压模式较多。意识清醒患者对此耐受性差,常需用镇静剂或肌松剂,因而只有在一定水平 PEEP 无效时,才考虑用反比通气。

2)气道压释放通气(APRV):

这是在交替出现的,大于 2 个 PEEP 水平上的持续气道正压通气,一般认为可应用于轻症或早期 ARDS 患者。

3)压力调节容积控制通气(PRVC):

采用连续监测、反馈调节及特殊的减速波型,使维持一定通气容积所耗压力有所减少,能减少气压损伤的发生,有一定优越性。

4)体外膜氧合器(exttracorporeal membrane oxygenation,ECMO):

包括 ECMO、体外 $CO_2$ 清除器(ECCOER)和血管内气体交换(IVOX)。一般认为单纯 ECMO 与常规机械通气相比,病死率并不降低,但是,ECM 统合低频正压通气用于 ARDS 治疗,可减少肺损伤,提高生存率。

5)气管内吹气技术(TGI):

在机械通气基础上,经导管将一定流量的新鲜气体直接吹入肺内,增加氧合,促进 $CO_2$ 排除,适用于高碳酸血症患者。

6)高频通气(HFV)和高额射流通气(HFJV):

HFV 可降低峰气道压,减少肺损伤和气压伤,但氧合随平均气道压的下降而减少,HFJV 可明显增加氧合,但却增加平均气道压,减少静脉回流和心输出量。因其对 ARDS 的治疗并不比常规机械通气优越,总监护时其存活率无显著增加,故而不主张 ARDS 的应用。

7)静脉内气体交换:

以静脉内机械性气体交换装置(intravenous mechanical blood gas exchange device,IVOX)来实施.IVOX 亦可与低频 IRV 合用,以减少正压通气导致气压伤。目前国外已应用到临床。

3.药物治疗:

(1)糖皮质激素:

肾上腺糖皮质激素在 ARDS 中的应用,目前仍有很大争论.但认为它有以下积极作用:

①保护肺毛细血管内皮细胞,防止白细胞、血小板黏附管壁,形成微栓塞。

②维护肺泡 III 型细胞分泌表面物质功能,保持肺泡稳定性。

③抗炎和促使肺水肿吸收。

④缓解支气管痉挛,减轻呼吸劳累症状。

⑤抑制病程后期肺纤维化,减少后遗症,维护肺功能。临床糖皮质激素的应用以尽早、大量、短程为原则。地塞米松 30～40mg/d,或氢化考的松 300～400mg/d,或甲基强的松龙 40～

80mg/d,连用 3～4 日。目前的争论多不主张常规应用,但对多发性长骨、骨盆骨折、脂肪栓塞等并发 ARDS 或晚期防治肺纤维化,可早期应用甲基强的松龙。

(2)非皮质醇类抗炎药物(nonsteroidal anti inflammatory—drug, NSAI):

主要包括前列腺素(PG)代谢的脂氧合酶和环氧合酶通路抑制剂,如布洛芬(ibuprafen)、消炎痛和甲氯灭酸(rneclof enamate)等。主要作用是对抗血栓素(TX)和白三烯(LT)的肺血管收缩作用,从而降低肺动脉压和血管外肺水含量,恢复生理性 V/Q 比值,改善心功能。NSAI 还可抑制 PMN 的游走和黏附功能,布洛芬可减少氧自由基的产生。PG 代谢产物与 ARDS 始动环节有关,因此,NSAI 必须早期给药,方可有效。注意因其抑制 PG 代谢,可造成肾功能损害。

(3)氧自由基清除剂和抗氧化剂:

1)蛋白性氧自由基清除剂:

主要是一些特异的氧化酶,如超氧化物岐化酶(SOD)、过氧化氢酶(CAT)和谷胱甘肽过氧化酶等。在早产儿呼吸窘迫综合征和内毒素诱导的急性肺损伤等,应用 SOD 和 CAT 均有效。

2)水溶性低分子氧自由基清除剂:

黄嘌呤氧化酶(XO)能催化次黄嘌呤转变为黄嘌呤,同时产生 $O_2-$,故有人用 XO 抑制剂别嘌呤醇治疗 ARDS。谷胱甘肽及其类似物 N−2−硫基−丙酸基甘氨酸和 N−乙酰半胱甘酸可减轻自由基损伤。二甲硫脲可清除经自由基(·OH),甘露醇可作为氧自由基清除剂. 最新报道,尿酸是最强有力的内源性氧自由基清除剂,其参与了人体肺组织的抗氧化反应。

3)低分子疏水性氧自由基清除剂:

去铁胺(deferoxamine)、氨苯砜(dapsone),辅酶 Q10、21−氨基固醇类(21−aminosteroidas,21−AS);抗氧化剂如维生素 E、二甲亚砜(dimethyl sulfoxide,DMSO)、儿茶酚胺和铜蓝蛋白(ceruloplasmin)等。

(4)免疫疗法:

研究较多的有抗内毒素单抗、IL−1 受体拮抗剂(IL−Ira)、TNFα 拮抗剂(抗 TNTα 抗体、抗 TNTα 受体抗体、重组可溶性 TNTα 受体抗体等)、多克隆抗 C5a 抗体等,动物试验证明有一定防治作用,并开始进行临床研究。

(5)血管扩张剂:

1)山莨菪碱:

山莨菪碱治疗 ARDS 时,10～20mg,每 6 小时静脉滴注 1 次,疗效较好,可解除小血管痉挛,改善 V/Q 比值,保护溶酶体膜,减少其酶对组织的损伤等作用。宜早期应用,病情改善后即应减量或停用,以免进一步扩张血管,加重 V/Q 比值失调。

2)吸入 NO 治疗:

NO 是血管内皮细胞产生的内皮衍生舒张因子(EDRF),具有强大的扩血管作用。吸入 NO 对通气较好部位的肺血管具有选择性扩张作用,可改善 V/Q 比值。研究报告,70% ARDS 患者呼入 NO 后动脉氧合改变和肺动脉压下降。除此之外,尚有局部抗炎、抑制血小板聚集和白细胞黏附作用,这些均对 ARDS 有益。一般低浓度的 NO(体积分数为 $5 \times 10^{-5}$ ～$20 \times 10^{5}$ 的 NO)吸入即可产生明显的治疗效应,这一浓度 NO 的短期应用是安全的,但长期应用则有待观察。

（6）抗凝疗法：

ARDS 肺泡血管内皮损伤常伴有血管内广泛微血栓形成，或有全身高凝状态，甚至形成 DIC 的倾向，故常用肝素抗凝，一般用量为 $100\sim150\text{mg/d}$，最好静脉持续均速泵入，使凝血时间控制在正常值的 1.5 倍（用试管法或检测凝血活酶时间）。

（7）肺表面活性物质替代治疗：

肺表面活性物质（(pulmonarysurfactant，PS)替代疗法，是近年来 ARDS 研究热点之一，现有 4 种治疗用表面活性物质制剂：

①天然提取物：用支气管肺泡灌洗液（BALF）或羊水经密度梯度离心所得，含全部脱辅基蛋白。

②改良天然制剂：BALF 或肺匀浆经有机萃取所得，常有细胞膜磷脂污染，仅含低分子脱辅基蛋白。

③人工制剂：用天然或人工表面活性剂成分合成，无脱辅基蛋白。

④重组表面活性剂：用天然磷脂和中性脂肪成分与一种以上的脱辅基蛋白重组而得，是一种较新制剂。临床实验结果表明，外源性表面活性物质治疗，对选择性 ARDS 病例是有益的，但临床广泛应用的表面活性剂，尚需在提高效能、减少过敏反应、给药方法和制剂来源等方面，进一步深入研究。

4. 液体合理应用：

液体的合理应用是治疗 ARDS 的重要环节。防止或减轻肺水肿，应控制补液量，特别是胶体液量，以免肺循环流体静压增加，或大量血浆蛋白通过渗透性增加的肺泡毛细血管膜，在肺泡和间质积聚，加重肺水肿。但肺循环灌注压过低，又会影响心输出量，不利于组织氧合。较理想的补液量应使肺毛细血管楔嵌压（PCWP）维持在 $1.87\sim2.13\text{kPa}$ 之间。近来有人提出应以末梢器官灌注的好坏为指标（如尿掀、动脉血 pH 和精神状态），来评估补液量。在血流动力学状态稳定的情况下，为减轻肺水肿，可酌用利尿剂。

5. 营养支持疗法：

ARDS 患者机体均处于高代谢状态，加之病情重而摄入不足，易发生营养不良，并由此导致免疫功能低下，导致继发感染，不利于疾病恢复。应尽早给予营养支持，选用胃肠要素饮食、静脉高营养、脂肪乳等，总热量 $83.7\sim167.4\text{kJ/kg}$，其中蛋白质应 $\geqslant1\sim3\text{g/kg}$，余者由葡萄糖和脂肪补充。脂肪在摄入的营养中应占 $20\%\sim30\%$。尽可能保持胃肠饮食，这对保护胃肠黏膜完整性、防止肠道菌群移位和细菌毒性产物吸收具有重要意义。因此，对阻止 ALI 和 ARDS 的发展，促进恢复有很益处。

（朱冰）

# 第七节　肋骨骨折

【疾病概述】

肋骨骨折在胸部伤中约占 $61\%\sim90\%$。不同的外界暴力作用方式所造成的肋骨骨折病变可具有不同的特点：作用于胸部局限部位的直接暴力所引起的肋骨骨折，断端向内移位，可刺破肋间血管、胸膜和肺，产生血胸或(和)气胸。间接暴力如胸部受到前后挤压时，骨折多在肋骨中段,断端向外移位,刺伤胸壁软组织,产生胸壁血肿。枪弹伤或弹片伤所致肋骨骨折常为粉碎性骨折。在儿童,肋骨富有弹性,不易折断,而在成人,尤其是老年人,肋骨弹性减弱,容易骨折。

肋骨骨折在胸部伤中约占61%～90%。不同的外界暴力作用方式所造成的肋骨骨折病变可具有不同的特点:作用于胸部局限部位的直接暴力所引起的肋骨骨折,断端向内移位,可刺破肋间血管、胸膜和肺,产生血胸或(和)气胸。间接暴力如胸部受到前后挤压时,骨折多在肋骨中段,断端向外移位,刺伤胸壁软组织,产生胸壁血肿。枪弹伤或弹片伤所致肋骨骨折常为粉碎性骨折。在儿童,肋骨富有弹性,不易折断,而在成人,尤其是老年人,肋骨弹性减弱,容易骨折。

【诊断】

肋骨骨折的诊断主要依据受伤史、临床表现和X线胸片检查。按压胸骨或肋骨的非骨折部位(胸廓挤压试验)而出现骨折处疼痛(间接压痛),或直接按压肋骨骨折处出现直接压痛阳性或可同时听到骨擦音、手感觉到骨摩擦感和肋骨异常动度,很有诊断价值。X线胸片上大都能够显示肋骨骨折,但是,对于肋软骨骨折、"柳枝骨折"、骨折无错位、或肋骨中段骨折在胸片上因两侧的肋骨相互重叠处,均不易发现,应结合临床表现来判断以免漏诊。无合并损伤的肋骨骨折称为单纯性肋骨骨折。除了合并胸膜和肺损伤及其所引起的血胸或(和)气胸之外,还常合并其他胸部损伤或胸部以外部位的损伤,诊断中尤应注意。第1或第2肋骨骨折常合并锁骨或肩胛骨骨折,并可能合并胸内脏器及大血管损伤、支气管或气管断裂、或心脏挫伤,还常合并颅脑伤;下胸部肋骨骨折可能合并腹内脏器损伤,特别是肝、脾和肾破裂,还应注意合并脊柱和骨盆骨折。但是,当第7肋以下的肋骨骨折时,由于骨折处肋间神经受刺激,产生传导性腹痛,应注意与腹腔脏器损伤所引起的示位性腹痛相鉴别。

【治疗措施】

单纯性肋骨骨折的治疗原则是止痛、固定和预防肺部感染。可口服或必要时肌注止痛剂。肋间神经阻滞或痛点封闭有较好的止痛效果,且能改善呼吸和有效咳嗽机能。肋间神经阻滞可用0.5%或1%普鲁卡因5毫升注射于脊柱旁5厘米处的骨折肋骨下缘,注射范围包括骨折肋骨上、下各一根肋骨。痛点封闭是将普鲁卡因直接注射于肋骨骨折处,每处10毫升。必要时阻滞或封闭,可12～24小时重复一次,也可改用长效止痛剂。注意穿刺不可过深,以免刺破胸膜。半环式胶布固定具有稳定骨折和缓解疼痛的功效,方法是用5～7厘米宽的胶布数条,在呼气状态下自后而前、自下而上作叠瓦式粘贴胸壁,相互重叠2～3厘米,两端需超过前后正中线3厘米,范围包括骨折肋骨上、下各一根肋骨。但是,因其止痛效果并不理想、限制呼吸且有皮肤过敏等并发症,故而除在转送伤员才考虑应用外,一般不应用,或应用弹力束胸带,效果更好。预防肺部并发症主要在于鼓励病人咳嗽、经常坐起和辅助排痰,必要时行气管内吸痰术。适量给予抗生素和祛痰剂。

连枷胸的处理

对于连枷胸的处理,除了上述原则以外,尤其注意尽快消除反常呼吸运动、保持呼吸道通畅和充分供氧、纠正呼吸与循环功能紊乱和防治休克。当胸壁软化范围小或位于背部时,反常呼吸运动可不明显或不严重,可采用局部夹垫加压包扎。但是,当浮动幅度达3厘米以上时可引起严重的呼吸与循环功能紊乱,当超过5厘米或为双侧连枷胸(软胸综合征)时,可迅速导致死亡,必须进行紧急处理。首先暂时予以夹垫加压包扎,然后进行肋骨牵引固定。以往多用巾钳重力牵引,方法是在浮动胸壁的中央选择1~2根能持力的肋骨,局麻后分别在其上、下缘用尖刀刺一小口,用布钳将肋骨钳住,注意勿损伤肋间血管和胸膜,用牵引绳系于钳尾部,通过滑车用2~3公斤重量牵引约2周左右。目前,已根据类似原理设计出多种牵引器,是用特制的钩代替巾钳,用胸壁外固定牵引架代替滑车重力牵引,方法简便,病人能够起床活动且便于转送。在需行开胸手术的病人,可同时对肋骨骨折进行不锈钢丝捆扎和缝扎固定或用克氏针作骨髓内固定。目前已不主张对连枷胸病人一律应用控制性机械通气来消除反常呼吸运动(呼吸内固定法),但对于伴有严重肺挫伤且并发急性呼吸衰竭的病人,及时进行气管内插管或气管切开后应用呼吸器治疗,仍有其重要地位。

### 自愈

肋骨骨折多可在2~4周内自行愈合,治疗中也不像对四肢骨折那样强调对合断端。单纯性肋骨骨折本身并不致命。治疗的重点在于对连枷胸的处理,对各种合并伤的处理以及防治并发症,尤其是呼吸衰竭和休克。

### 影像学表现

肋骨骨折形态多为横断形,亦有斜行,可单发或多发。大多为一侧性。第1与第2肋骨位在锁骨之后,第11与12肋骨为游离短肋,发生骨折机会较少。

【相关检查】

(1)CR片由于增加了窗技术在显示肋骨骨折上较传统X线胶片有了明显提高可以发现大多数的肋骨骨折但由于重叠结构遮盖等原因膈下肋骨及肋弓前肋处骨折CR片仍不易显示对于一些断端无明显错位的骨折和裂隙性骨折常有漏诊发生尤其对裂隙性骨折更易漏诊对于一些骨痂不明显的陈旧性骨折诊断CR片也存在缺陷诊断不能明确。

(2)X线片为诊断肋骨骨折的首选检查主要由于其检查方便在骨折定位上较方便费用较低。

(3)结合CT横断位及重建图像能更准确地观察到骨折线的位置对于显示CR片易漏诊的膈下骨折;肋弓骨折前肋骨折及没有错位的骨折裂隙骨折优势明显被认为目前诊断肋骨骨折最准确的方法裂隙骨折CR片只能提示可疑骨折而且容易过诊,螺旋CT的薄层扫描及重建可疑解决诊断问题对于肋软骨损伤螺旋CT通过后重建图像能展示肋软骨的形态及内部结构改变可以给出较为准确诊断对于CR片未能显示骨折 而临床高度怀疑骨折者尤其疑为膈下的不完全性骨折建议行螺旋CT检查可以避免漏诊有纠纷需要明确诊断患者无论CR片有无发现骨折螺旋CT检查都是应该要考虑的。

(4)螺旋CT及重建图像对显示肋骨骨折较CR片敏感且准确性高二者有统计学差异与一些文献报道相符螺旋CT可以快速连续扫描及容积性数据采集能多角度多平面进行后处理图像重组,能清晰直观地显示病变对于病人的配合要求低于CR摄片在显示胸部损伤并发症比CR片更清楚更全面。

【临床表现】

偶尔由于剧烈的咳嗽或喷嚏等,胸部肌肉突然强力收缩而引起肋骨骨折,称为自发性肋骨骨折,多发生在腋窝部的第6~9肋。当肋骨本身有病变时,如原发性肿瘤或转移瘤等,在很轻的外力或没有外力作用下亦可发生肋骨骨折,称为病理性肋骨骨折。

肋骨骨折多发生在第4～7肋;第1～3肋有锁骨、肩胛骨及肩带肌群的保护而不易伤折;第8～10肋渐次变短且连接于软骨肋弓上,有弹性缓冲,骨折机会减少;第11和12肋为浮肋,活动度较大,甚少骨折。但是,当暴力强大时,这些肋骨都有可能发生骨折。

仅有1根肋骨骨折称为单根肋骨骨折。2根或2根以上肋骨骨折称为多发性肋骨骨折。肋骨骨折可以同时发生在双侧胸部。每肋仅一处折断者称为单处骨折,有两处以上折断者称为双处或多处骨折。序列性多根多处肋骨骨折或多根肋骨骨折合并多根肋软骨骨骺脱离或双侧多根肋软骨骨折或骨骺脱离,则造成胸壁软化,称为胸壁浮动伤,又称为连枷胸。

局部疼痛是肋骨骨折最明显的症状,且随咳嗽、深呼吸或身体转动等运动而加重,有时病人可同时自己听到或感觉到肋骨骨折处有"咯噔咯噔"的骨摩擦感。疼痛以及胸廓稳定性受破坏,可使呼吸动度受限、呼吸浅快和肺泡通气减少,病人不敢咳嗽,痰潴留,从而引起下呼吸道分泌物梗阻、肺湿变或肺不张。这在老弱病人或原有肺部疾患的病人尤应予以重视。在连枷胸,当吸气时,胸腔负压增加,软化部分胸壁向内凹陷;呼气时,胸腔压力增高,损伤的胸壁浮动凸出,这与其他胸壁的运动相反,称为"反常呼吸运动"。反常呼吸运动可使两侧胸腔压力不平衡,纵隔随呼吸而向左右来回移动,称为"纵隔摆动",影响血液回流,造成循环功能紊乱,是导致和加重休克的重要因素之一。连枷胸时胸痛和胸廓稳定性破坏更为严重,反常呼吸运动更使呼吸运动受限,咳嗽无力,肺活量及功能残气量(FRC)减少,肺顺应性和潮气量降低,常伴有严重的呼吸困难及低氧血症。过去曾认为,连枷胸时有部分气体随着吸气和呼气而在健侧和伤侧肺内之间来回流动,不能与大气交换,称为残气对流或摆动气,是造成呼吸功能障碍的主要原因。而目前认为摆动气并不存在,而连枷胸所常伴的肺挫伤可使肺泡和间质出血、水肿、肺泡破裂和不张,是引起呼吸功能障碍的重要原因。

【并发症】

第1或第2肋骨骨折常合并锁骨或肩胛骨骨折,并可能合并胸内脏器及大血管损伤、支气管或气管断裂、或心脏挫伤,还常合并颅脑伤;下胸部肋骨骨折可能合并腹内脏器损伤,特别是肝、脾和肾破裂,还应注意合并脊柱和骨盆骨折。

肋骨骨折若是闭合性单处骨折,可采取以下的紧急护理:采用宽胶布固定胸壁,目的是起到固定和止痛作用,从而促进骨折愈合。固定方法:先清洁胸壁皮肤,准备宽约7～8厘米、长为病人胸围2/3的胶布带。让病人取坐位或侧卧位,在病人深呼气末、胸围为最小时,将胶布条自后向前,自下向上依次贴于胸壁,上下胶布应重叠1/3宽度(约2～3厘米)。固定时间为2～3周。

鼓励病人咳嗽、排痰和下床活动,以减少呼吸道的并发症。口服或注射镇痛类药物,或用普鲁卡因封闭骨折处,以起到止痛作用。

肋骨骨折若是闭合性多肋多处骨折,则应采取以下紧急护理: 及时清除口腔、喉头和呼吸道的分泌物,鼓励病人咳嗽、排痰,以保证呼吸道通畅。将厚棉垫覆盖于胸壁的骨折处,并加压包扎固定,以缓解呼吸困难。情况严重者应立即去医院急诊。

【预防】

1.饮食禁忌

(1)忌多吃肉骨头:若骨折后大量摄入肉骨头,会促使骨质内无机质成分增高,导致骨质内有机质的比例失调,会对骨折的早期愈合产生阻碍作用。

（2）忌偏食：骨折患者常伴有局部水肿、充血、出血、肌肉组织损伤等情况，机体本身对这些有抵抗修复能力，而机体修复组织化淤消肿主要是靠各种营养素。

（3）忌食不易消化的食物：骨折患者因固定石膏或夹板而活动受限制，加上伤处肿痛，精神忧虑，往往食欲缺乏。所以，食物既要营养丰富，又要容易消化，宜多吃水果、蔬菜。

（4）忌少喝水：卧床的骨折患者行动十分不便，因此喝水少，以减少小便次数，这样患者活动少，肠蠕动减弱，容易引起大便秘结。所以，卧床骨折患者想喝水就喝。

（5）忌过多食用白糖：大量摄取白糖后，将引起葡萄糖的急剧代谢，碱性的钙、镁、钠等离子便参加中和作用，以防止血液出现酸性。如此钙的大量消耗，将不利于骨折患者的康复。

2. 宜多吃蔬菜、蛋白质和富有维生素的饮食，可防止骨质疏松的发生和发展。骨折早期饮食宜清淡，以利于祛淤消肿；后期应偏味重，选择合适的饮食调补肝肾，有利于骨折的愈合和功能的恢复；

3. 此病常发生于中、老年人，很少见于儿童；

4. 救治时，应该让病人呈半卧位，休息，口服止痛片。骨折处贴伤湿止痛膏、活血风寒膏等。病情严重者，应到医院治疗。如并发气胸、血胸则采取相应治疗措施。

【骨折的 8 个征象】

1. 碎骨声骨折时伤员偶可听到碎骨互相摩擦发出的声音。

2. 疼痛由于骨膜破裂，骨的断端对软组织的刺激和局部肌肉痉挛所致。这种疼痛一般剧烈，活动时加剧，严重时可发生休克。

3. 肿胀及皮下淤血骨折时，由于附近软组织损伤和血管破裂，可出现肿胀及皮下淤血。

4. 功能丧失骨完全折断后，失去了杠杆和支持作用，加上疼痛，功能因而丧失。

5. 畸形由于外力及肌肉痉挛，使断端发生重叠、移位或旋转，造成角畸形和肢体变短现象。

6. 压痛和震痛骨折处有明显压痛。有时在远离骨折处轻轻震动或捶击，骨折处也出现疼痛。

7. 假关节活动及骨摩擦音完全骨折时局部可出现类似关节的活动，移动时可产生骨摩擦音。这是骨折特有的征象。

8. X 线检查必要时做 X 线检查，可确定是否骨折及骨折的性质

（朱冰）

## 第八节　胸骨骨折

胸骨骨折虽少见，但常造成严重的胸廓反常运动和呼吸功能不全。因此，胸骨骨折是胸外伤中一个不可忽视的问题。

【病因及病理】

胸骨骨折多发生于直接暴力伤，可单独发生，亦常与多根多处肋骨骨折同时发生。

胸骨骨折多发生于胸骨的上 1/3，尤以胸骨柄、体分离多见。常见错位，且常是上断端向后下移位。纵隔内大血管和气管可因骨折移位受压而导致呼吸困难。病变局部可见畸形或触到骨擦感。侧位 X 线片可助诊断。也可并发纵隔气肿或血肿，并有肋骨骨折时可有血气胸。

【治疗】

可取仰卧位,脊柱过伸使轻度移位的骨折复位.但不易固定,故常用手术复位。

(一)牵引复位

用巾钳夹住骨折上段,让患者后仰,脊柱过伸。术者用力向上拉出下陷的胸骨,然后将巾钳悬吊于床边滑动牵引架上,胸背部垫枕仰卧。

(二)切开内固定术

局麻下于胸骨骨折部位作一横切口、显露骨折断端,用骨膜起子复位,然后纵行切开骨膜,在上、下骨折断端各钻两孔,用钢丝穿过,拧紧固定。如并发多根多段肋骨骨折,常有连枷胸、纵隔气肿或血气胸等,应妥善处理。

(朱冰)

## 第九节　创伤性窒息伤

造成胸部骨折的暴力多数对胸腔产生挤压或撞击。当胸部受到突然挤压时可使上胸部、颈、面部出现蓝紫色淤斑及眼结膜出血、水肿等体征,病人表现高度呼吸困难,称为创伤性窒息。

【病理生理】

胸腔遭受较强烈并持续较久的挤压,使胸膜内压上升,右心及无静脉瓣的腔静脉、奇静脉系统内压也相应上升,此高压传递到头、面、颈和上胸部毛细血管,使血管内血液淤滞、毛细血管扩张破裂,产生皮肤、黏膜的出血性淤斑,呈现青脸红眼等特殊表现。近年我国学者俞少华通过动物试验证明此种高压也可通过颈部血管传递到颅脑,使脑压及脑脊液压增高,引起脑组织广泛的毛细血管扩张、出血,造成继发性脑损伤。临床上常见外伤窒息患者,伤后有长短不一的意识障碍,有的表现躁动不安,有的表现近事遗忘、兴奋、多话等。他还指出,这种继发性脑损伤是胸外伤死亡率较高的重要原因。

【治疗】

创伤性窒息如处理得当。一般预后较好。经卧床休息、吸氧、协助咳痰或吸痰、适当给镇痛剂治疗后可很快恢复。有严重呼吸困难者,行气管切开或机械通气,有意识障碍者给予脱水剂以缓解脑组织的出血、水肿。

(朱冰)

# 第三章　神经系统疾病

## 第一节　垂体腺瘤

一、总论

垂体腺瘤是起源于腺垂体细胞的良性肿瘤。垂体腺瘤是常见的颅内肿瘤,人群发生率1～7/10万,尸检发现率可高达26%;是颅内仅次于胶质细胞瘤和脑膜瘤的第三位常见肿瘤。本病以青壮年多见,儿童仅占10%

目前国际上将垂体腺瘤分为激素分泌性和无功能型两类。激素分泌性垂体腺瘤中主要类型又有：①垂体泌乳素（PRL）腺瘤；②垂体生长激素（GH）腺瘤；③垂体促肾上腺皮质激素（ACTH）腺瘤；④垂体促甲状腺激素（TSH）腺瘤；⑤促性腺激素腺瘤。

根据肿瘤的大小，将垂体腺瘤分为3类：微腺瘤≤1cm，大腺瘤1-3cm，巨大腺瘤≥3cm，有作者认为大于4cm为巨大腺瘤。

【病史采集】

1.头痛的性质、部位。

2.视力减退、视野缺损。

3.内分泌功能失调，如：肥胖、性欲减退，女性月经失调、闭经和尿崩症等。

4.生育史。

【病理】

大体标本：垂体瘤常为灰红色或紫红色，质软，有的呈烂泥状。

镜下检查：根据肿瘤细胞染色分类：①嫌色细胞腺瘤；②嗜酸性腺瘤；③嗜碱性腺瘤。

根据免疫组化检查结合临床可进一步明确垂体腺瘤病理类型。

垂体腺瘤有边界但无包膜，部分垂体腺瘤向邻近的正常垂体组织浸润生长。一般来说，垂体腺瘤细胞与正常垂体细胞有区别，腺瘤细胞形态较一致，呈卵圆形，细胞核圆形，有明显的核仁，染色质丰富，细胞丧失正常的短索排列，细胞的基膜发生变化。

【临床表现】

激素分泌性垂体腺瘤表现相应激素分泌过度，各类垂体腺瘤还可出现以下症状：①头痛；②视力视野障碍；③其他神经和脑损害，如下丘脑功能障碍，但由于垂体腺瘤导致的尿崩症罕见；④肿瘤累及第三脑室、室间孔、导水管可导致梗阻性脑积水；⑤肿瘤向侧方侵袭海绵窦可发生第Ⅲ、Ⅳ、Ⅴ、Ⅵ脑神经损害表现，突入中颅窝可引起颞叶癫痫。

【体格检查】

1.注意有无肢端肥大，肥胖，皮肤萎黄、细腻，胡须、腋毛、阴毛减少，生殖器缩小等。

2.注意血压、脉搏情况。

3.查视力、视野及眼底是否有血管变细，视盘苍白等。

【辅助检查】

1.影像学检查

（1）头颅X线拍片：垂体微腺瘤蝶鞍大小正常，而大腺瘤多呈球形扩大，鞍底下陷，鞍底骨质变薄，鞍底倾斜呈双鞍底，后床突、鞍背骨质吸收、竖起后移或破坏。

（2）蝶鞍多轨迹断层像：避免了颅底骨质厚薄不均、形态不整所致重叠影像，可发现鞍底局部骨质吸收、变薄、鞍底倾斜、骨质破坏等微小改变，对早期诊断有帮助。

（3）鞍区CT：作鞍区冠状位扫描和矢状重建可提高垂体微腺瘤的发现率。

垂体微腺瘤征象：①直接征象为鞍内低密度区>3mm，少数为高密度；而表现为等密度的微腺瘤则需结合间接征象进行诊断；②间接征象为垂体高度>7mm，鞍隔饱满或膨隆，不对称；垂体柄偏离中线>2mm意义更大。

垂体大腺瘤多为高密度信号占据鞍内并可向鞍上发展；肿瘤内部可有低密度信号，为肿瘤软化坏死、囊性变所致。垂体卒中可见出血灶。如肿瘤向鞍上发展影响室间孔、第三脑室，可出现梗阻性脑积水征象。增强CT扫描示肿瘤呈均一或周边强化，边界更清楚。

2.垂体微腺瘤的 MRI 表现 $T_1$ 加权像显示多数垂体微腺瘤为低信号,少数为等或高信号,并可见垂体柄偏移、鞍底下陷等间接征象。$T_2$ 加权像以高或等信号较多见。伴有出血时,$T_1$ 和 $T_2$ 加权像均为高信号。增强后显示垂体组织与腺瘤强化不同步,一般垂体组织强化峰早于垂体微腺瘤,故正常垂体明显增强,而微腺瘤增强不明显,从而显示出微腺瘤的大小和位置。应用动态增强扫描诊断效果更好。

垂体大腺瘤 MRI 表现:$T_1$ 加权像呈等或低信号,$T_2$ 加权像呈等、高混合信号。增强后肿瘤有不同程度强化,边界清楚,多数强化不均。可有肿瘤内囊性变、坏死、出血信号。

垂体卒中 MRI 表现:$T_1$、$T_2$ 加权像呈高信号,提示肿瘤出血,若 $T_1$ 加权像为低信号,$T_2$ 加权像为高信号,提示肿瘤内梗死伴水肿。

3.脑血管造影脑 血管造影对早期垂体微腺瘤多无异常发现,如肿瘤向鞍上、鞍旁发展,可见大脑前动脉 A1 段弧形上抬,颈内动脉向外移,虹吸部张开。DSA 有助于明确或排除鞍内动脉瘤。对于垂体 ACTH 微腺瘤可采用经股静脉插管岩下窦取血测 ACTH 水平以协助垂体 ACHT 微腺瘤的诊断。

【诊断】

1.病史:有头痛史,以前额头痛为主。瘤体较大者出现视力减退甚至失明,视野缺损多表现为双颞侧偏盲。

2.不同类型垂体腺瘤内分泌表现:

(1)生长激素(GH)腺瘤 在小孩引起巨人症,成人引起肢端肥大症。

(2)催乳素(PRL)腺瘤 女性主要表现为闭经、溢乳,男性常有阳萎、毛发稀少及身倦、无力等。

(3)促肾上腺皮质激素(ACTH)腺瘤 主要表现为柯兴氏综合征,如:向心性肥胖、血压增高,可伴有糖尿病。

(4)促甲状腺激素(TSH)腺瘤 表现有甲状腺功能亢进症状。

(5)无功能性腺瘤 主要表现为垂体前叶多种激素分泌不足,女性表现为月经失调或闭经,男性表现为阳萎、性欲减退,肿瘤生长缓慢且常巨大。

3.神经眼科检查:可见视力减退,视野缺损,眼底改变多为原发性视神经萎缩。

4.颅骨平片:可见蝶鞍球形扩大,鞍底骨质破坏。

5.头部 CT、MRI 扫描:提示鞍内、鞍上池占位病变征象。

【鉴别诊断】

应与颅咽管瘤、脑膜瘤、异位松果体瘤、脊索瘤、视神经或视交叉胶质瘤、胆脂瘤等发生于鞍区的肿瘤相鉴别。同时又要与空泡蝶鞍、垂体脓肿、Rathke 囊肿、垂体炎、颅内动脉瘤、交通性脑积水等非肿瘤性疾病鉴别,另外也需与由于内分泌靶腺功能障碍负反馈作用于垂体,导致垂体增生的疾病如原发性甲低相鉴别。

【治疗】

1.药物治疗:最常用的药物为溴隐亭,常可使催乳素性腺瘤缩小,缺点是停药后常出现肿瘤复发。此外,激素治疗具有相当重要意义,可改善患者的分泌不足症状,一般术前、术后常规应用强的松或地塞米松。

2.手术治疗:分经额开颅和经蝶窦入路肿瘤摘除术,前者适于大型或向鞍旁发展的肿瘤,后者适于小型局限垂体窝的肿瘤。

(1)经颅垂体腺瘤切除术:经额叶、经颞叶、经翼点入路。经颅入路手术适用于向鞍上、鞍旁、额下和斜坡等生长的肿瘤。

(2)经蝶垂体腺瘤切除术:大多数采用经蝶垂体腺瘤切除术已占 90％以上。经蝶手术适应证有:各种类型的垂体微腺瘤;各种类型的垂体大腺瘤或垂体巨大腺瘤主要向鞍上或鞍后上伸展,轻度向鞍上前方及轻度向鞍上两侧者。对于晚期巨大肿瘤侵入海绵窦甚至累及海绵窦侵入中颅窝者亦可行一期经蝶部分或大部切除,以改善视力,为二期开颅手术作准备;肿瘤向蝶窦生长、向后生长侵入鞍背、斜坡者;伴发脑脊液鼻漏者。

3.放射治疗:对手术切除不彻底,特别是侵袭性垂体腺瘤,术后应辅以放疗;注意对术前有明显视功能障碍者,提倡术后观察 3—6 个月,行增强 MRI,了解术后鞍区情况及视力视野恢复情况后,综合判断是否需要放疗。放疗总剂量 45Gy,每次剂量为 1.8Gy;如总剂量大于 50Gy,及每次剂量大于 2Gy,既不增强疗效,还会增加放疗的并发症。γ 刀和 X 刀治疗垂体腺瘤取得了一定疗效,一般适用于术后肿瘤复发或残留肿瘤再生长又不适宜再次手术的病例。

【疗效标准】

1.治愈:肿瘤全切或次全切,病人临床症状改善或消失。

2.好转:肿瘤大部分切除,病人临床症状减轻。

3.未愈:肿瘤未切或仅小部切除,病人临床症状无改善或加重。

二、各论

(一)垂体泌乳素腺瘤

垂体泌乳素腺瘤是激素分泌性垂体腺瘤中最常见的一种,约占分泌性垂体腺瘤的 40％—60％。

【诊断依据】

1.临床表现

(1)女性患者出现泌乳素增高,雌激素减少所致的闭经、泌乳、不育(又称 Forbis－Albright 综合征)。女性高泌乳素血症中 PRL 腺瘤占 35.7％,而不孕患者中约 1/3 为高泌乳素血症所致。

(2)男性患者出现性欲减低、阳痿、男性乳房发育、溢乳、胡须稀少、生殖器萎缩、精子减少、活力低下、男性不育。

(3)泌乳素大腺瘤或侵袭性腺瘤压迫周围组织产生相应症状,见垂体腺瘤总论。

2.内分泌学检查 如泌乳素大于 100ng/ml 则可能为垂体腺瘤所致;如大于 200ng/ml 则诊断泌乳素瘤较肯定。对于无功能腺瘤,GH 腺瘤、ACTH 腺瘤、TSH 腺瘤,血清 PRL30－100ng/ml 不能轻易诊断为泌乳素腺瘤或混合性腺瘤。溴隐亭泌乳素抑制试验可用来判断肿瘤是否对溴隐亭敏感。

3.影像学检查 见垂体腺瘤总论。

【治疗】

1.药物治疗 所有垂体泌乳素腺瘤都可首选多巴胺激动剂药物治疗。溴隐亭泌乳素抑制试验提示对溴隐亭敏感者,可首选溴隐亭治疗。部分对溴隐亭不敏感的患者也可选用卡麦角林等其他多巴胺激动剂治疗。约 10％病例对溴隐亭不敏感或者难以耐受药物的副作用。

2. 手术治疗 以下泌乳腺瘤患者可首选手术治疗：垂体 PRL 微腺瘤、囊性 PRL 腺瘤、局限于鞍内的 PRL 腺瘤和肿瘤形态规则的非侵袭型 PRL 大腺瘤。对多巴胺激动剂不敏感或者因为药物副作用大、难以坚持药物治疗者，也可选择手术治疗。手术治疗方法首选经蝶手术。

3. 放射治疗（包括伽马刀）原则上不作为垂体泌乳素腺瘤的一级治疗方法，详见垂体腺瘤总论。

（二）垂体生长激素腺瘤

垂体生长激素腺瘤是激素分泌性垂体腺瘤中常见的一种，约占激素分泌性垂体腺瘤的 20%－30%。在男性和女性的发病率相似，多见于 40－50 岁患者。

【诊断依据】

1. 临床表现

（1）肢端肥大：临床上表现为骨骼和软组织的过度生长，面部皮肤粗糙，嘴唇变厚，鼻唇肥大，鼻部肉质肥厚，头皮高度起皱，形成沟槽。额部隆起，下颌前突，腮骨变宽，牙齿咬合不正。

（2）代谢改变：主要表现在 GH 过多对糖代谢的影响和对胰岛素的拮抗作用，导致糖耐量异常、糖尿病；高甘油三酯血症，骨质增生、骨密度高、血钙、血磷增多，尿钙增高。

（3）呼吸道改变：出现呼吸睡眠暂停综合征、气道狭窄等。

（4）心血管改变：左心室肥大，心脏扩大，高血压等。

（5）垂体功能低下表现：疾病晚期出现垂体功能低下表现，其中以性腺功能受损明显。

（6）垂体腺瘤增大导致压迫症状：见垂体腺瘤总论。

2. 辅助检查

（1）内分泌学检查：应检测 GH 基础值和葡萄糖抑制试验。GH 基础水平正常值 2－4ng/ml，GH 葡萄糖抑制试验 GH 应被抑制到 1ng/ml 以下；约 90% GH 腺瘤患者 GH 基础值高于 10ng/ml，葡萄糖抑制试验提示 GH 分泌不被抑制。血浆胰岛素样生长因子（IGF－1）浓度测定可反映 24 小时 GH 的分泌情况和 GH 腺瘤的活动性。

（2）影像学检查：见垂体腺瘤总论。

【鉴别诊断】

血 GH 升高者中 99% 以上来源于垂体生长激素腺瘤，由分泌性下丘脑肿瘤（分泌 GH-RH）和异位 GH 分泌的肿瘤所致者不足 1%，前者如神经节细胞瘤，后者如支气管类癌、小细胞肺癌、胃肠道肿瘤、肾上腺肿瘤等。

【治疗】

1. 手术治疗 对多数出现肢端肥大症的患者来说，首选手术切除。手术方式主要是经蝶窦手术。手术的有效性取决于下列因素：肿瘤大小，侵袭程度，术前患者的生长激素水平。蝶鞍内非侵袭性微腺瘤，若基础生长激素水平小于 50ng/mL，单纯手术可以治愈。在其他的情况下，例如某些侵袭性大腺瘤和术前生长激素水平超过 50ng/mL 的垂体生长激素腺瘤，仍把手术完整切除作为目标，必要时需要进行其他辅助治疗。在最复杂的情况是肿瘤的体积非常大，侵袭明显，手术切除的主要目的是减小肿瘤的占位效应，同时减少瘤负荷，可增加辅助性药物治疗及放射治疗的效果。

2. 放射治疗 放疗仅作为术后复发或术后效果不佳的辅助治疗。生长激素腺瘤的放疗疗效较为稳定。在等待放疗起效时，可使用生长抑素类似物和多巴胺激动剂，间断控制生长激素分泌过多。在多数病例中,放疗可有效阻断肿瘤的进展。手术后 3－6 个月的 GH 仍大于 10ng/ml,症状不缓解者应行放疗。放射治疗剂量 40－50Gy/4－5 周。

3.药物治疗 两类可用来降低肢端肥大症的生长激素水平:生长抑素类似物和多巴胺激动剂。生长抑素类似物有兰瑞坦、奥曲肽等。若手术治疗效果不佳,奥曲肽是辅助治疗的首选。多巴胺激动剂也已经被用作肢端肥大症的首选和辅助治疗,但是最佳的治疗效果也只是中度的。只有很少患者用药后生长激素水平正常,肿瘤体积缩小的则更少。有人报道澳隐亭治疗肢端肥大症,只有 20％的患者的生长激素＜5ng/mL,只有 10％患者 IGF－1 正常。对单药反应不佳的患者而言,联合应用生长抑素类似物和多巴胺激动剂可能效果更好。

(三)垂体促肾上腺皮质激素(ACT 日)腺瘤

库欣病是垂体 ACTH 腺瘤或 ACTH 细胞增生所致,分泌过多 ACTH 及有关的多肽,引起肾上腺皮质增生,而导致血皮质醇含量增多,造成体内多种物质代谢紊乱而表现出来的一组综合征。

【诊断依据】

1.临床表现

(1)女性多于男性,青壮年起病较多。

(2)脂肪代谢紊乱、蛋白质代谢紊乱、糖代谢紊乱、水代谢紊乱,表现为向心性肥胖、多血质、满月脸、水牛背、锁骨上脂肪垫、痤疮、紫纹、多毛、皮肤变黑、多饮多尿、类固醇性糖尿病、糖耐量降低等。

(3)骨质疏松,常合并骨折,低钙引起抽搐。

(4)内分泌紊乱症状:性欲下降、月经紊乱、闭经、泌乳、不孕、阳痿,女性长胡须及喉结。

(5)邻近结构受压表现:少见,包括视力下降、视野缺损、视神经萎缩、海绵窦神经麻痹症状。

(6)电解质紊乱:可表现为低血钾、低氯、高血钠、低钙等。

(7)糖尿病、高血压、精神障碍。

(8)高血压。

(9)精神症状:失眠、情绪不稳、记忆力减退。

(10)抵抗力下降。

2.辅助检查

(1)内分泌检查:血皮质醇,24 小时尿游离皮质醇(UFC)及血 ACTH 水平增高;地塞米松抑制试验测血或 UFC,小剂量不能抑制,大剂量能抑制;血浆皮质醇昼夜节律消失。

(2)血清学检查:肝肾功能、血钙、血糖等。

(3)头颅 X 线片:蝶鞍大小多数正常,少数增大。

(4)鞍区 MRI:微腺瘤占多数,少数为大腺瘤或巨大腺瘤,应作鞍区平扫和增强,必要时行动态增强扫描。

(5)岩下窦静脉取血测 ACTH,需经过导管取血,为有创检查,技术难度大,仅在库欣综合征患者定位诊断困难时采用。

(6)PET:有助于发现影像学不典型的或异位的 ACTH 腺瘤,但不作为必须检查。

【鉴别诊断】

本病需与引起库欣综合征的其他病变如异位 ACTFI 腺瘤、肾上腺腺瘤鉴别。

【治疗】

1.手术治疗　经蝶窦垂体腺瘤切除是首选治疗,治愈率可达90%左右。

2.放射治疗　因不能完全避免放射性损伤和垂体功能破坏,一般作为辅助治疗,可采用普通放疗、X 刀、γ 刀等。

3.药物治疗　效果不理想,多作为辅助治疗,可选用的药物包括丙戊酸钠、赛庚啶、溴隐亭、氨鲁米特、生长抑素等。

4.肾上腺切除术　适用于术后复发.放疗后临床和内分泌学检查皮质醇增多症状仍未能缓解的病例。

(四)Nelson 综合征

Nelson 综合征是垂体依赖性库欣综合征(库欣病)行双侧肾上腺切除后,由于缺乏皮质醇对下丘脑 CRF(ACTH 释放激素)的负反馈作用,导致 CRF 分泌过多,长期刺激原来存在的垂体 ACTH 腺瘤所致的综合征。

【诊断依据】

1.临床表现

(1)有垂体依赖性库欣综合征经双侧肾上腺切除或一侧肾上腺全切、一侧大部切除的病史。

(2)肾上腺皮质功能低下症状,包括消化系统症状(食欲减退、体重减轻、恶心、呕吐等)、神经系统症状(乏力、淡摸、嗜睡、精神失常等)、代谢障碍(稀释性低钠血症、空腹低血糖等)。

(3)皮肤黏膜色素加深,主要表现为黏膜、齿龈、皮肤掌纹和关节皱褶处色素沉着。

(4)大腺瘤或巨大腺瘤可出现肿瘤占位症状:视力下降、视野缺损、海绵窦神经受累症状等。

2.辅助检查

(1)蝶鞍平片、CT 或 MRI 既可有垂体肿瘤征象,亦可正常。

(2)血 ACTH 水平绝大多数显著升高,少数亦可正常。

【鉴别诊断】参见垂体腺瘤的鉴别诊断。

【治疗】参见库欣病的治疗。

(五)垂体无功能腺瘤

垂体无功能腺瘤约占垂体腺瘤的30%。由于这类肿瘤没有激素过多导致的临床表现,加之病程隐匿,因此常常是肿瘤长大引起神经损害症状,尤其是视力障碍时,才会引起患者注意。无功能垂体腺瘤包括裸细胞腺瘤,嗜酸细胞腺瘤,静止促皮质激素细胞腺瘤亚型1、2、3 和罕见的静止促生长激素细胞腺瘤。习惯上为方便起见将促性腺激素细胞腺瘤也归为此类。尽管后者实际上是激素分泌性病变,可以使促性腺激素分泌增高,但是这种分泌与临床明确的高分泌状态无关。多数裸细胞腺瘤患者在中年或以后发病;男性似乎更易发病。

【诊断依据】

1.临床表现　无明显内分泌相关症状,常继发于肿瘤实质压迫邻近组织,表现为视力障碍、头痛和垂体功能低下。由于没有内分泌功能,垂体无功能腺瘤的早期症状常不明显。因此多数垂体无功能腺瘤被诊断时体积已经较大,常超出蝶鞍以外,按其生长方向不同,可以分别压迫到垂体周围正常垂体组织、视交叉、视束、下丘脑、第三脑室，一些肿瘤还可以浸润性生长，侵犯颅内、筛窦、蝶窦和海绵窦，从而导致相临床症状。视力、视野障碍最常见。垂体功能低下的相关症状也较常见，并可由内分泌检查证实。垂体柄受压导致的中度高泌乳素血症也可出现。

2.内分泌学及影像学检查 见垂体腺瘤总论。

【鉴别诊断】

需要与①与激素分泌性垂体腺瘤相鉴别；②与颅咽管瘤、鞍区脑膜瘤、Rathke 囊肿、皮样囊肿、上皮样囊肿、畸胎瘤、蛛网膜囊肿、异位松果体瘤、胶质瘤、转移瘤、脊索瘤等鞍区非垂体病变相鉴别；③与少见病如垂体脓肿、结核球、淋巴细胞垂体炎、真菌性炎症相鉴别。

【治疗】

1.手术治疗 无功能垂体腺瘤的首选治疗。手术目标包括降低占位效应，重获神经和视力功能，及保留或重获垂体功能。

(1)显微外科手术：治疗垂体腺瘤的主要手段，主要为经蝶窦入路手术。除了可以彻底切除肿瘤外，还具有明显降低了术中对脑组织、脑神经和血管的损伤，耗时短、不影响外貌，患者容易接受以及并发症少，死亡率低等优点。

(2)经颅入路手术：常用的是经额下入路和经翼点入路。优点是肿瘤及周围结构显露清楚，缺点是完全切除肿瘤困难，而且手术并发症及死亡率相对较高，患者难以接受。对于那些肿瘤质地坚硬、血运丰富或呈哑铃状生长的肿瘤以及鞍外扩展明显的巨大肿瘤常需要经颅入路手术治疗。

2.放射治疗 无功能垂体腺瘤由于发现较晚，常侵袭周围组织，手术很难全切除，术后易复发。放疗可以抑制肿瘤细胞生长，同时减少分泌性肿瘤激素的分泌。

(1)常规放射治疗：用线性加速器产生的光子外照射实现。垂体腺瘤实施分次放射治疗，每日一次，一周五次，45Gy 分割 25－30 次。更高剂量的辐射在控制肿瘤以及提高生存率方面没有更多效果，相反带来更多的副作用。

(2)立体定向放射外科治疗：应用立体定向三维定位方法，把高能射线准确地汇聚在颅内靶灶上，可以在较短时间和有限范围内使辐射线达最大剂量，一次性或分次毁损靶灶组织，而对靶灶周围正常组织影响很小。常用的方法是 γ－刀和 X－刀。由于 X－刀是直线加速器作放射源，其准确性和疗效较 γ－刀差。放疗一般起效慢，治疗后至少 1－2 年才能达到满意效果，对那些需要迅速解除对邻近组织结构压迫方面效果不满意。副作用有：急性脑水肿、脑组织放射性坏死、肿瘤出血、脱发和垂体功能减退等。尽管曾普遍对所有不能完全切除的肿瘤患者施行术前放疗，现在这一做法作为常规策略已被废除。目前放疗适应证的选择严格得多，通常用于明确存在肿瘤快速进展的患者。对于较为缓和，生长较慢的病变，症状复发可能发生在数年以后，再次手术通常比放疗更可取。对于更为恶性，看起来注定要快速再生长的肿瘤类型，推荐应用辅助放疗。在这种情况下立体定向放射线手术可能有效。

3.药物治疗 无功能垂体腺瘤细胞膜上有和生长激素腺瘤和泌乳素腺瘤相似的生长抑素受体和多巴胺受体。生长抑素和多巴胺激动剂有治疗无功能垂体腺瘤的作用，能够使患者改善视野缺损和肿瘤体积缩小。生长抑素主要有奥曲肽等。多巴胺激动剂有溴隐亭、培高利特、卡麦角林等。此外，生长抑素类似物治疗、促性腺激素释放激素(GnRH)类似物、GnRH

第一篇　常见急症西医治疗

拮抗剂可能有一定的效果。

（六）垂体促甲状腺激素（TSH）腺瘤

垂体 TSH 腺瘤是由于垂体肿瘤分泌过多 TSH 所致的中枢性甲亢。

【诊断依据】

1.临床表现

（1）不同程度的甲状腺增大和甲亢症状，如怕热、多汗、心悸、手抖、多食、消瘦、脾气急躁、大便次数增加或腹泻等。

（2）视功能障碍症状，表现为视力下降、视野缺损、眼外肌麻痹等。

（3）其他症状包括性欲下降、头痛、低钾血症、精神症状等。

2.内分泌学检查　有血浆游离 $T_3$、游离 $T_4$、总 $T_3$、总 $T_4$ 增高，多数 TSH 增高，但也可在正常范围。甲状腺球蛋白抗体和甲状腺受体抗体正常。

3.影像学检查　多为垂体大腺瘤或巨大腺瘤，侵袭性腺瘤比例较高。甲状腺彩超显示甲状腺弥漫性肿大。

【治疗】

治疗目的是切除肿瘤，抑制 TSH 分泌，建立正常的甲状腺功能。

1.手术　为首选治疗，根据肿瘤大小、位置选择经蝶入路或经额开颅手术。由于 TSH 腺瘤多为大腺瘤，易复发，故多提倡综合治疗。放疗可作为手术的辅助治疗，当手术未能完全切除肿瘤，或术后影像学未见肿瘤残留，但是甲亢仍存在时，应尽早放疗。

2.药物治疗　由于患者存在甲亢，术前常短期使用抗甲状腺药物使基础代谢率正常。抗甲状腺药物治疗易使肿瘤呈侵袭性生长，因此，长期使用抗甲状腺药物，以及甲状腺手术或同位素治疗是有害的。奥曲肽（Octreotide）为生长抑素类似物，可抑制垂体 TSH 和 a－TSH 水平，长期治疗可降低甲状腺素水平。其副作用为腹部不适、腹泻，长期治疗可产生胆囊结石。奥曲肽非常昂贵，且需长期使用，尚难广泛采用，它可被作为术前准备以及手术和放疗后甲状腺功能仍不正常患者的首选药物治疗。

（七）垂体卒中

1.定义　垂体卒中（pituitary apoplexy）即垂体腺瘤卒中，是指垂体腺瘤生长过程中突发瘤内出血或坏死致瘤体突然膨大引起的并发症，多急性起病。垂体卒中典型的临床表现主要为突发性鞍旁压迫综合征和（或）脑膜刺激征。轻者于数日后自行缓解，重者可迅速出现严重的神经系统症状，昏迷、甚至死亡。

2.发病机理

垂体卒中的确切原因尚不清楚，目前认为可能与以下因素有关。

（1）缺血因素

1）当垂体腺瘤的生长速度超过血液供应能力时，瘤组织内出现缺血坏死区，继而发生出血。

2）垂体有独特的血管供应。当垂体腺瘤向鞍上生长时，可以嵌入鞍隔切迹和垂体柄的中间狭窄部位，阻断了肿瘤的营养血管，导致肿瘤缺血、坏死和出血；垂体腺瘤向侧方生长压迫海绵窦，外因使海绵窦压力增加，引起肿瘤内静脉压增高，使肿瘤供应动脉受损而梗死。

（2）血管因素垂体腺瘤内血管丰富，形成不规则血窦，血窦壁菲薄，肿瘤体积增大引起局

・ 85 ・

部压力增高导致血管破裂出血。

(3)肿瘤类型 文献报道认为泌乳素腺瘤多见。以往认为垂体卒中多见于体积较大的腺瘤,但目前认为小腺瘤亦可发生.许多微小腺瘤卒中后,临床症状不显著,称为亚临床垂体卒中。

(4)诱发因素

1)外伤:在患垂体腺瘤时,若头部受到外力作用,由于头颅与脑运动速度不一致,肿瘤与脑颅在运动的瞬间发生挤压或牵拉,导致或促进供瘤血管出血,尤其是肿瘤病理血管。

2)放疗:垂体腺瘤放射治疗可以使得瘤体内血管增加,增加出血的机会。

3)雌激素:有实验表明,雌激素能导致垂体充血,易出现垂体卒中。

4)上呼吸道感染、喷嚏使海绵窦内压力增高,如腺瘤长入海绵窦内,则瘤内静脉回流压力剧增,引起瘤内血供不足或动脉栓塞。

5)其他:如溴隐亭、氯丙嗪、抗凝治疗、酗酒、血管造影、垂体功能动态检查、外科手术后以及蝶窦炎、动脉粥样硬化栓塞、血小板减少等也能诱发垂体卒中。

3.临床表现 根据垂体腺瘤卒中出血量的不同,患者的临床表现亦不同。垂体卒中主要表现为严重的出血所致的脑膜刺激症状,及对周围组织的压迫症状。患者可能的症状为:突然头痛,恶心,呕吐,复视,视力下降甚至失明、视野缺损,查体发现单个或多个海绵状窦内脑神经功能障碍,可为单侧或双侧。

根据肿瘤卒中后对周围结构的影响和病情缓急及严重程度,将垂体卒中分为四种类型。

1)暴发性垂体卒中(Ⅰ型):指出血迅猛,出血量大,直接影响下丘脑,此时患者均伴有脑水肿及明显颅内压增高,出血后3小时内即出现明显视力视野障碍,意识障碍进行性加重,直至昏迷甚至死亡。

2)急性垂体卒中(Ⅱ型):指出血比较迅猛,出血量较大,已累及周围结构,但未影响下丘脑,也无明显脑水肿及颅内压增高,临床表现为头痛,视力视野障碍,眼肌麻痹或意识障碍,在出血后24小时达到高峰,在观察治疗期间症状和体征无继续加重倾向,但占位效应明确。

3)亚急性垂体卒中(Ⅲ型):出血较缓慢,患者出现视力障碍或眼肌麻痹,原有垂体腺瘤症状轻度加重,无脑膜刺激征及意识障碍,常被患者忽略。

4)慢性垂体卒中(Ⅳ型):出血量少,无周围组织结构受压表现,临床上除原有垂体腺瘤的表现外,无其他任何症状,往往是CT、MRI或手术时才发现。

4.诊断依据及鉴别诊断对于垂体卒中前即存在垂体腺瘤症状的患者较易诊断,对于以前无症状的患者易被误诊为动脉瘤、脑膜炎或球后视神经炎。

诊断标准:

(1)突然头痛并伴有呕吐和脑膜刺激征。

(2)有鞍内肿瘤证据,伴有或不伴有鞍上侵犯。

(3)突然视力下降、视野障碍。

(4)眼肌麻痹。

如果仅符合前两点,出血来源不明确时,应行血管造影排除颅内动脉瘤。

鉴别诊断包括脑动脉瘤破裂、脑膜炎、中脑梗死和/或出血等、其他鞍区肿瘤的出血等。

5.辅助检查

1）X 线检查　蝶鞍扩大，前床突消失，鞍底骨质破坏。

2）CT　蝶鞍区呈圆形，边界清楚的高密度病变，有时为低密度影，增强扫描强化不明显。

3）MRI　能较好显示鞍区周围的结构，分辨出垂体腺瘤、梗死灶和出血灶。

4）脑血管造影或磁共振脑血管重建　不是必需的检查，可用以鉴别鞍上动脉瘤；血管造影可观察鞍区病变对海绵窦段血管的影响，可为术者判断手术风险提供重要的信息。

5）腰穿检查　一般可根据影像学检查确诊，若需鉴别严重脑膜炎可行腰穿，垂体卒中患者脑脊液可为清亮或血性，早期可发现颅压及脑脊液蛋白增高。

6.治疗

1）不同类型患者的处理原则：Ⅰ型患者在确诊后应立即给予脱水药物及激素治疗，并尽早手术以减轻对下丘脑及视神经、视交叉的压迫；Ⅱ型患者可首先采用保守治疗措施，等患者一般状况好转后，限期手术治疗；对Ⅲ、Ⅳ型患者，如已有视力视野障碍，观察治疗一段时间无好转，应手术治疗。如无视力视野障碍，可以在严密观察、定期随访的基础上采取保守疗法，适当补充激素。在此期间如果占位效应明确，应考虑手术治疗。手术治疗方式可为经鼻—蝶显微手术或神经内镜手术，若肿瘤明显侵犯鞍上，可行根据肿瘤部位行开颅手术治疗。

2）激素替代治疗：垂体卒中患者一经确诊可及时行激素替代治疗，以增强应激能力和减轻视神经、视丘下部的急性水肿，使临床症状趋于稳定，降低手术病死率；所有患者均应监测卒中急性期和恢复的垂体前叶功能检查，若出现垂体前叶功能低减，应根据检查结果进行相应的激素替代，并规律随访。

3）严密监测患者出入量及血电解质，维持水电解质平衡。

4）其他药物治疗：少数症状轻微的泌乳素腺瘤患者可不采用手术治疗，而应用溴隐亭或卡麦角林药物治疗。

（周继业）

## 第二节　脑梗死

脑梗死（cerebral infarction,CI）是各种原因导致脑动脉血流中断，局部脑组织发生缺氧、缺血性坏死，而出现相应神经功能缺损。临床上，有时根据起病方式和病情进展情况将缺血性脑卒中分为：①可逆性缺血性神经功能缺损（reversible ischemic neurologic deficit,RIND）：脑缺血所致的神经症状和体征在 3 周内完全恢复；②进展型缺血性脑卒中（progressive ische-mic stroke）：脑缺血所致的神经症状在起病 6 小时至 2 周仍逐渐加重；③完全型缺血性脑卒中（completed ischemic stroke）：起病 6 小时内症状即达高峰。

脑动脉血流受阻后，脑组织细胞是否发生坏死及坏死程度与范围取决于：①机体当时所处的功能状态；②血流受阻的速度和程度；③被阻塞动脉管腔的大小；④受阻动脉远端的侧支循环是否丰富；⑤受阻动脉远端的侧支循环开放的速度；⑥提供侧支循环通路的动脉有无病变，如是否有动脉硬化、动脉痉挛等；⑦脑缺血或梗死后，病灶组织化学变化的程度；⑧Willis环的发育状况。

脑缺血和脑梗死是缺血性脑血管病发展过程中，在不同的时相和病变的严重程度方面的区别。从病理角度，广义上，脑缺血包括脑组织缺血性变性和缺血性坏死即脑梗死，前者可以是后者的早期表现。狭义上，脑缺血可专指某条动脉阻塞或体循环障碍引起的局部或广泛性脑组织细胞变性.脑梗死则指某条动脉阻塞引起的局部性脑组织细胞坏死。

导致脑梗死的主要原因如下：①动脉壁外受压。动脉周围的占位性病变如肿瘤、炎症等压迫动脉,使动脉管腔狭窄甚至闭塞,导致远端脑组织坏死。②动脉管壁病变。最常见于因高血压、糖尿病、高脂血症和高龄引起的脑动脉粥样硬化和小动脉纤维玻璃样变。这些动脉的局部病变进一步发展为血栓形成,引起脑梗死。这也是脑梗死的最主要原因。脑动脉管壁病变是动脉血栓形成的最主要基础。③血液成分改变。血液中的血小板、脂质、胆固醇、纤维蛋白、红细胞、血糖等的数量过多或功能异常可引起血液钻稠度增加,血液凝滞性增强,导致动脉血栓形成。④血液流变学变化。在脑动脉管腔狭窄的情况下,当平均动脉压低于 70mm Hg 或高于 180mm Hg 时,动脉自动调节功能障碍,动脉末端的分水岭区域脑组织出现坏死。

脑梗死在病理形态方面又分为白色脑梗死和红色脑梗死。后者又称为出血性脑梗死,它是由于梗死区域被阻塞的动脉再通或侧支循环开放,病变的小动脉或毛细血管因管壁的破裂或渗透性增高,血液外渗所致。

一般来讲,脑梗死是因为动脉被局部的血栓形成或外来的栓子栓塞所致。在临床工作中,有时不能区别这两种原因时,经常按影像学上的所见,使用脑梗死这一名词给予诊断。

一、脑血栓形成

脑血栓形成是指在脑动脉粥样硬化等动脉壁病变的基础上形成管腔内血栓,造成该动脉供血区血流中断,局部脑组织发生缺血、缺氧、坏死,而出现相应的临床症状,是脑卒中的常见类型,约占各类脑卒中的 30%。

【病因】

最主要的病因是脑动脉粥样硬化,高血压、糖尿病和高脂血症可加速动脉粥样硬化的发展。较少见的病因:钩端螺旋体、结核、梅毒等感染所致脑动脉炎、结缔组织疾病、先天性血管畸形、真性红细胞增多症、血高凝状态、血小板增多症等。当有上述病因存在时,各种原因引起的血流缓慢、体循环血压降低均可成为脑动脉血栓形成的诱因。

【发病机制】

动脉血栓性脑梗死的发病机制极为复杂,主要包括血栓形成和神经细胞缺血损伤两方面。

1.血栓形成机制:在造成动脉粥样硬化的多种致病因素的作用下,动脉的内皮细胞吞噬大量脂质并增生,形成大量的泡沫细胞,此后有的内皮细胞发生坏死,在此基础上形成粥样硬化斑块。动脉粥样硬化、各种动脉内膜炎等引起的血管内皮损伤后,内皮下组织暴露,血小板通过其膜上黏附受体与内皮下微纤维表面的黏附因子结合,使血小板黏附于内皮下,血小板黏附到胶原上就被激活,释放血栓素 $A_2$($TXA_2$)、5-羟色胺(5-HT)、血小板活化因子(PAF)等,使更多的血小板黏附、聚集,形成一个不很牢固的白色血栓,成为后来血小板和纤维蛋白黏附的核心。白色血栓由血小板和白细胞组成,破裂脱落后可成为栓子,栓塞远端的血管。血小板激活后,在损伤血管的组织因子及血小板因子作用下,启动凝血"瀑布",最后使纤维蛋白原变成纤维蛋白,与红细胞一起形成牢固的血栓,使血管腔进一步狭窄甚至闭塞,导致血流减慢及停滞,形成更长的红色血栓,即血栓形成。血栓最后可被软化、溶解或吸收,有的发生机化或钙化。

2.脑梗死灶形成机制:脑血流障碍是梗死灶形成的前提,最后诱发了一系列复杂的机制导致神经细胞死亡。

(1)脑血流障碍:当脑血流量降至 20ml/(100g 脑组织·min)时,脑细胞电活动停止,该血流量称为电衰竭阈值。当脑血流量降至 10ml/(100g 脑组织·min)时,神经细胞膜功能完全衰竭,该血流量称为膜衰竭阈值。血流一旦完全阻断,6 秒内神经元代谢即受影响,2 分钟脑电活动停止,5 分钟能量代谢和离子平衡被破坏。ATP 耗尽,膜离子泵功能障碍,$K^+$ 流出,$Na^+$、$Cl^-$ 和水大量进入细胞内,持续 5—10 分钟神经元就发生不可逆损害。

一般情况下,梗死灶中心区血流处于膜衰竭阈值以下,神经细胞已发生不可逆损害,但周围存在一个缺血边缘区,血流量处于"临界"水平,神经细胞功能降低,但仍能维持离子平衡而存活,这个区域被称为缺血半暗带。如血流立即恢复,半暗带神经细胞功能可恢复正常。缺血时间过长或血流继续降至膜衰竭阈值以下,可造成神经毒性介质释放(如 L—谷氨酸),氧自由基和过氧脂质形成,神经元释放有神经毒性的血小板活化因子,使细胞功能进一步受损,梗死灶的范围扩大。

在一定时间内使缺血脑组织恢复血流灌注,可能挽救缺血的神经细胞,但也可加重脑损害,导致再灌注损伤(reperfusion damage)。这是由于闭塞远端的血管壁缺血,血管通透性增加,血脑屏障破坏,重新供血致使血液成分从缺血的血管壁渗出,加重脑水肿或引起出血性梗死。同时恢复供氧可导致自由基损伤。

(2)神经细胞缺血性损害:血流中断后,神经细胞缺血性死亡的机制非常复杂,至今尚未阐明,已证明与下列几方面有关:①能量代谢障碍和酸中毒;②兴奋性氨基酸毒性和钙超载;③磷脂膜降解和脂类介质的毒性作用;④自由基损伤;⑤缺血性脑水肿;⑥一氧化氮毒性;⑦神经营养因子和热休克蛋白等基因表达改变;⑧细胞因子等.细胞凋亡(aptosis)是缺血后迟发性神经细胞死亡的重要方面。

【病理】

可见动脉壁本身病变,如粥样硬化、动脉炎等。闭塞动脉内有时可见血栓,但有的可能已溶解。相应供血区脑组织在闭塞 24 小时内仅轻度肿胀,24 小时后变软,灰白质交界不清,光镜下可见小血管充血、微血栓形成、星形胶质细胞肿胀、神经细胞核固缩、核膜不清。48 小时后,梗死区明显变软,光镜下神经细胞大片消失,可见吞噬大量脂质后胞浆呈网状的格子细胞,病灶边缘水肿明显,并有点状出血。7—14 天,梗死区液化。3—4 周后,小梗死灶被胶质瘢痕所替代,大病灶形成中风囊,内有液体。少数梗死区有继发性出血,病理上为出血性梗死。梗死灶水肿压迫周围微循环,使血流淤积,微血栓形成,加重缺血,再灌流可加重脑水肿。大片脑水肿导致颅内压升高,又使静脉回流受阻及动脉灌流阻力增大,形成缺血、水肿、颅高压恶性循环,可引起脑病,危及生命。临床观察提示缺血性脑水肿在脑梗死发病后数小时出现,2—4 天达高峰,持续 1—2 周。脑梗死的预后与脑水肿的程度、梗死灶的大小等有密切关系。

【临床表现】

动脉血栓性脑梗死的主要临床特点:①多见于有高血压、糖尿病或心脏病史的中老年人;②常在安静或睡眠中起病;③多无头痛、呕吐、昏迷等全脑症状。起病即有昏迷的多为脑干梗死。大片半球梗死多在局灶症状出现后意识障碍逐渐加深;④定位症状和体征,并在数小时至 3 天内逐渐加重。

1. 颈内动脉系统(前循环)脑梗死：

(1)颈内动脉：血栓在颈内动脉形成的部位以虹吸部最多。颈内动脉血栓形成后是否发病有较大的差别，这是因为该动脉入颅后直接与椎动脉形成了脑底动脉环。脑底动脉环发育良好者，颈内动脉血栓形成即使造成完全阻塞，也不一定出现症状和体征，尤其是颈内动脉血栓形成发展较慢时。颈内动脉血栓形成的典型表现为同侧眼睛失明、对侧偏瘫、上下肢瘫痪的程度相同。对侧偏盲，发生在优势半球者还出现失语、失读、失算、失写等言语障碍，少数患者伴有病变侧头痛。有的病人在发病后 3—5 天因大片脑梗死而出现高颅压，重者发生脑疝死亡。

颈内动脉血栓根据病情和病程分为以下类型：①突然起病型：病人突然出现偏瘫、失语、感觉障碍，甚至昏迷。发病后在短时间内达高峰。有时不易与大脑中动脉急性闭塞区别。②进展卒中型：以短暂性脑缺血发作为先驱症状，经过反复发作后症状和体征不再恢复。③缓慢进展型：症状和体征达高峰的时间可长达数小时，个别长达数天。④无症状型：大多因头痛、头晕来诊而行影像学检查时发现颈内动脉闭塞及脑部有梗死灶，可查出较轻的体征，但无明显的定位症状。

(2)大脑中动脉：大脑中动脉及其分支是血栓形成的好发动脉，症状和体征取决于血栓形成于该动脉的哪一段。①大脑中动脉主干血栓形成：此动脉位于 Willis 环远侧，一旦发生阻塞，从对侧前循环经前交通支来的和从后循环经后交通支来的侧支血流均被阻断，所以获得侧支循环的机会仅限于脑表面从同侧大脑前、后动脉皮质分支来的吻合血流。因此，几乎一定引起神经系统功能缺损。出现对侧偏瘫，上下肢瘫痪程度相同，对侧半身感觉障碍，对侧偏盲。在优势半球者还出现失语、失读、失算、失写等言语障碍。由于该动脉所供应的范围较大，故脑梗死面积较大，在发病后 3—5 天时由于脑水肿致颅内压增高，甚至脑病而死亡。②大脑中动脉深支血栓形成：由一支至数支大脑中动脉中央支闭塞引起，出现对侧偏瘫，上下肢瘫痪程度相同，可无感觉障碍、偏盲及言语障碍。③大脑中动脉皮质支血栓形成：上部皮质支闭塞可出现中枢性面瘫及舌瘫，上肢重于下肢的偏瘫，优势半球可有运动性失语。下部皮质支闭塞可有感觉性失语，头和双眼转向病灶侧(或称向对侧注视麻痹)，对侧同向偏盲或上象限盲，或空间忽视。当大脑中动脉发出中央支后的主干闭塞时，就可同时出现上、下皮质支闭塞的症状。

(3)大脑前动脉血栓形成：单侧大脑前动脉近端闭塞，由于前交通动脉侧支循环代偿良好，临床表现常不完全或无症状。分出前交通动脉后的远端闭塞，可引起对侧偏瘫和偏身感觉障碍，下肢重于上肢，一般无面瘫，因旁中央小叶受损，可有大小便失禁。因额叶及胼胝体受损而出现精神障碍，如反应迟钝、表情淡漠、情绪不易控制、欣快、夸大等，还有强握反射及摸索动作等原始反射。在优势半球者可有运动性失语。偶有双侧大脑前动脉由一条主干发出，当其近端闭塞时，可引起双侧大脑半球内侧面梗死，表现为精神症状、双下肢瘫、尿失禁及原始反射。

(4)脉络膜前动脉：闭塞常引起三偏症候群，特点是偏身感觉障碍重于偏瘫，而对侧同向偏盲又重于偏身感觉障碍，有的尚有感觉过度、患肢水肿等。

2. 椎—基底动脉系统(后循环)脑梗死：该病是脑血栓形成中病情最重和表现较复杂的一种，病死率高。

（1）椎—基底动脉血栓形成：可导致脑干、小脑、丘脑、枕叶及颞顶枕交界处不同部位的梗死灶。

①椎动脉闭塞：双侧椎动脉闭塞，梗死灶分布于供血区的不同部位，可表现为基底动脉主干闭塞的症状或各种综合征。一侧椎动脉闭塞，如对侧有足够代偿供血时，可以完全无症状。由于双侧椎动脉粗细差异很大，当基底动脉主要由较粗的椎动脉供血时，该侧椎动脉闭塞的表现与双侧椎动脉闭塞相同。

②基底动脉主干闭塞：基底动脉主干闭塞常引起广泛的脑桥梗死，可突发眩晕、呕吐、共济失调，迅速出现昏迷、面部与四肢瘫痪、去脑强直、眼球固定、瞳孔缩小、高热，伴急性肺水肿、心肌缺血、胃应激性溃疡及出血等。甚至呼吸及循环衰竭而死亡。

③椎—基底动脉不同部位的旁中央支和长旋支闭塞：可导致脑干或小脑不同部位的梗死，表现为各种临床综合征。体征的共同特点为下列之一：交叉性瘫痪或感觉障碍；双侧运动或感觉功能缺失；小脑功能障碍，眼球协同运动障碍；偏盲或皮质盲，另外还可出现 Horner征，眼球震颤、构音障碍、听觉障碍等。较常见的综合征有：

闭锁综合征（Locked in syndrome）：大部分由于基底动脉双侧脑桥旁中央支闭塞引起。表现为四肢及面部的瘫痪，双眼外展麻痹，不能张口说话及吞咽，但没有视力、听力、意识、感觉及眼球垂直运动的障碍。所以患者意识清楚，可以通过视觉、听觉及痛觉感受外界信息后，用眼球上下活动及睁闭眼来表示意识和交流.

脑桥腹外侧综合征（Millard—Glabler 综合征）：单侧脑桥旁中央支闭塞所致。表现为病侧眼球外展神经麻痹和面神经周围性麻痹，对侧肢体偏瘫。

中脑腹侧综合征（大脑脚综合征，Webe 综合征）：多为供应中脑的基底动脉穿通支闭塞引起，表现为同侧动眼神经麻痹，对侧肢体偏瘫，有的还伴有意识障碍，这是因为损及网状结构。

延髓背外侧综合征（Wallenberg 综合征）：以前认为是小脑后下动脉闭塞的结果，又称小脑后下动脉综合征，现在证实由小脑后下动脉引起的只占 10%，约 75% 由一侧椎动脉闭塞引起，其余患者由基底动脉闭塞所致。其典型临床表现为：突发眩晕、恶心、呕吐、眼震（前庭外侧核及内侧纵束受损）；同侧面部痛温觉丧失（三叉神经脊髓束及核受累）；吞咽困难、声嘶、软腭提升不能和咽反射消失（舌咽、迷走神经受损）；同侧共济失调（绳状体损害）；对侧躯体痛温觉丧失（脊髓丘脑束受累）；同侧 Horner 征（交感神经纤维受损）。

基底动脉尖综合征：由基底动脉顶端包括左、右大脑后动脉，左、右小脑上动脉及后交通动脉闭塞引起。临床表现为视觉障碍、不同程度的动眼神经损害、意识障碍、行为异常、意向性震颤、小脑性共济失调、偏侧投掷及异常运动、肢体不同程度的瘫痪或锥体束征等。

（2）大脑后动脉血栓形成：皮质支闭塞时引起枕叶视皮质梗死，表现为对侧偏盲，但中心视野保存（黄斑回避）。也可无视野缺损，但有其他视觉障碍，如识别物体、图片、颜色或图形符号的能力丧失。中央支闭塞可导致丘脑梗死，表现为丘脑综合征：对侧偏身感觉减退、感觉异常、丘脑性疼痛和锥体外系症状。

（3）小脑梗死：由小脑上动脉、下前或下后动脉闭塞引起。由于这些动脉常有分支至脑干，故可伴脑干损害。小脑梗死的表现为：偏侧肢体共济失调、肌张力降低，平衡障碍和站立不稳，眼球震颤、眩晕、呕吐，但在最初数小时内一般无头痛和意识障碍，随后因脑水肿、颅内高压,出现头痛及意识障碍。

【辅助检查】

脑血栓形成的辅助检查主要是进行脑 CT 扫描,目的是除外脑出血,并尽可能查找出引起脑血栓形成的病因。

1.CT 扫描:脑血栓形成后的 24 小时内,脑 CT 扫描大多数仍为正常。在 24 小时后,可逐渐显示出来。发病 72 小时后,大脑半球的梗死灶绝大多数能显示出来,呈低密度影,边界不清。如梗死面积大,还可伴有明显的占位效应,如同侧脑室受压和中线移位.这种改变可持续 1—2 周,在第 2—4 周时,由于梗死的脑组织再灌注渗血而显示出病灶为等密度影。第 5 周以后,较大的梗死灶呈永久性的低密度影,边界清楚,无占位效应。CT 扫描检查不仅可发现梗死灶,还可明确病灶部位、大小及水肿情况。CT 扫描对脑梗死的检出率达 70%。30% 的阴性率是因为病灶过小,病灶位于小脑或脑干以及发病后 24 小时以内病灶未能显示。

2.MRI:一般发病 6—12 小时后可显示 $T_1$ 低信号、$T_2$ 高信号的梗死灶,并能发现脑干、小脑或 CT 不能显示的小病灶。MRI 弥散加权成像(DWI)和灌注加权成像(PWI)可发现更早期(20—30 分钟)的缺血病灶。

3.血管造影:磁共振血管成像(MRA),CT 血管造影或数字减影血管造影(DSA)可发现病变动脉狭窄、闭塞和硬化情况。还可发现非动脉硬化性的血管病变,如血管畸形、Moy-amoya 病等。

4.腰椎穿刺检查:颅内压和脑脊液的常规、生化大多数正常。但大面积脑梗死者颅内压可增高,伴出血性梗死时,脑脊液中有红细胞。

5.血液检查:血液检查可发现红细胞、血小板增多等血液病变,以及血糖和血脂异常。

【诊断与鉴别诊断】

1.脑血栓形成的诊断要点:①多发生于中老年人;②静态下发病;③病后数小时或数天内达高峰;④面、舌及肢体瘫痪、共济失调、感觉障碍等定位症状和体征;⑤脑 CT 提示症状相应的部位有低密度影或脑 MRI 显示长 $T_1$ 和长 $T_2$ 异常信号;⑥腰穿检查颅内压、脑脊液正常;⑦有高血压、糖尿病、高血脂、心脏病及脑卒中史;⑧病前有过短暂脑缺血发作史。

2.脑血栓形成应与下列疾病鉴别:①脑出血。有 10%—20% 脑出血患者由于出血量小,在发病时意识清楚、无头痛,不易与脑血栓形成区别,必须行脑 CT 扫描才能鉴别。②脑肿瘤。脑肿瘤患者腰椎穿刺发现颅内压升高,脑脊液蛋白增高。脑 CT 或 MRI 显示脑肿瘤周围水肿显著,严重者有明显占位效应。但有时在做了脑 CT 和 MRI 后仍无法鉴别,此时应按脑血栓进行治疗,定期复查 CT 或 MRI 以便确诊。③颅内硬膜下血肿。颅内硬膜下血肿可表现为进行性肢体偏瘫、感觉障碍、失语等,而没有明确的外伤史.脑 CT 扫描可见颅骨旁有月牙状的高、低或等密度影,伴占位效应,如脑室受压和中线移位。增强扫描后可见硬脑膜强化影。④脑栓塞。脑栓塞临床表现与脑血栓形成相似,但脑栓塞在动态下突然发病,有明确的栓子来源。⑤高血压脑病。高血压脑病可表现为突然头痛、眩晕、恶心、呕吐,严重者有意识障碍。与椎—基底动脉系统血栓形成表现类似。如两者的舒张压均在 120mmHg 以上,脑 CT 扫描呈阴性则不易区别。鉴别方法是先进行降血压治疗,如血压下降后病情迅速好转,为高血压脑病;如无明显改善,则为椎—基底动脉血栓形成。

【治疗】

脑血栓形成的治疗原则是尽量消除血栓及增加侧支循环,改善缺血梗死区的血液循环,积极消除脑水肿,减轻脑组织损伤,尽早进行神经功能锻炼,促进康复,防止复发。

1.一般治疗:监测和控制体温、血压、血气和血糖对减轻缺血性脑损害有重要作用。

①维持呼吸功能:尽量减轻脑缺氧,定期监测 $PaO_2$ 和 $PaCO_2$,一般患者经鼻导管吸氧即可。脑梗死可直接损伤脑桥和延髓的呼吸中枢和(或)继发肺部疾病而导致呼吸衰竭,出现呼吸节律、频率和通气量的改变而发生缺氧伴二氧化碳潴留,从而加重脑损害。因此,根据病史、临床表现和血气分析结果,早期诊断脑梗死的呼吸衰竭,适时、合理应用呼吸兴奋剂或呼吸机治疗,对提高急性脑血管病的抢救成功率、降低病死率,有着极为重要的作用。使用呼吸兴奋剂应注意:自主呼吸<10 次/min,潮气量>300ml 时,可使用呼吸兴奋剂;宜单一用药或两种联合;用药应保持连续性。

②调整血压:正常情况下,脑有相当好的血流自动调节功能,通过阻力血管口径的收缩和舒张,改变血管阻力,以适应不同的灌注压。正常脑血流自动调节的下限为平均动脉压60mm Hg,上限为平均动脉压 140mm Hg,在这个范围内血压变化,脑血流量相对恒定,随血压变化而改变。若血压快速下降超过平均动脉压 60mm Hg 的下限,脑血流量随血压下降而快速降低,产生脑供血不足;反之,若血压快速上升超过平均动脉压 140mm Hg 上限,脑血管被强制扩张,脑血流最随血压升高而急剧增加,可导致脑水肿等改变。急性期血压升高是对颅压升高的一种代偿反应,也可因烦躁、膀胱充盈等因素引起。不管有无高血压史及诱因,脑梗死发生的最初数小时内,循环系统常通过系统调控使血压升高以代偿缺血区的低灌流。因此,首先要去除血压升高的诱因,并予以脱水降颅压治疗。如充分降颅压治疗后血压仍高于200/120mm Hg 或可能损害心脏功能时,应采用容易控制药量的降压方法,使血压维持在185/105mm Hg 左右为宜。尽员不用舌下含服硝苯吡啶或肌注利血平等药物降压,以免降压过快加重脑缺血。

③控制血糖:脑梗死后血糖升高,主要原因为糖尿病,或因脑梗死后脑组织水肿引起的占位效应使中线结构移位,刺激下丘脑—垂体—靶腺轴,引起交感—肾上腺系统功能亢进,导致与血糖相关的激素水平异常。此外脑梗死时,尤其是危重患者,处于一种应激状态,应激也可诱导使血糖升高的一些激素分泌增加。高血糖加重局灶缺血性脑损害,可使梗死灶扩大,脑水肿加重,神经功能障碍加重,预后变差口因此,急性脑梗死患者出现高血糖应积极处理。将血糖控制在一个合理的水平,一般认为糖尿病患者的空腹血糖控制在 6.7mmol/L,餐后血糖在 10mmol/L 以下较为合适,非糖尿病患者的血糖水平则宜控制在正常范围内。

④预防并发症:有昏迷或肢体瘫痪时,应按时翻身,鼓励患者早期在床上活动肢体以预防肺栓塞、下肢深静脉血栓形成、褥疮、肌肉痉挛及关节强直等,并及时进行康复训练。注意口腔护理,保持大小便通畅。

⑤营养支持:病后神志清楚、胃肠功能正常者应尽早进食。昏迷或其他原因不能进食者,可行胃管鼻饲。频繁呕吐或有上消化道出血者,可行静脉营养。但液体入量一般每日不超过2500ml,避免使用 10%以上的葡萄糖液体。必要时给脂肪乳、白蛋白、氨基酸或能量合剂等。

2.溶栓治疗:溶栓药并非直接溶解血栓,而是通过激活纤溶酶原(plasminogen,PLG)形成纤溶酶(plasmin,PL)。PL 再降解血栓中纤维蛋白,形成可溶性的纤维蛋白降解产物,从而使血栓溶解。超早期溶栓治疗是恢复梗死区血流的主要方法,可挽救半暗带区尚未死亡的神经细胞。目前公认的溶栓时间窗是起病 3 小时内,3—6 小时可慎重选择病例,6 小时后疗效不佳,并有较大的出血危险性。溶栓治疗目前无统一的适应证,一般掌握:①年龄在 75 岁以下;②明确为较大的动脉闭塞;③脑 CT 扫描呈阴性,无出血的证据,允许有小范围的轻度脑沟回改变,但无明显的大片低密度梗死灶;④血管造影证实有与症状和体征相一致的动脉闭塞改变,⑤收缩压在 180mm Hg 以下,舒张压在 110mm Hg 以下。如患者有出血倾向,CT 检查可见脑部大片低密度灶,有深昏迷,严重心、肝、肾疾病时禁用溶栓治疗。所有的溶栓药物在应用中均有可能引起颅内或身体其他部位的出血,甚至导致死亡。因此,必须在有条件的医院,经专业医生慎重选择合适病例,并征得患者家属同意后,方可使用。溶栓治疗常采用静脉滴注的方法。也可经脑动脉给药,可减少剂量,减少出血并发症。

溶栓常用的药物及剂量为:①尿激酶(urokinase,UK),静脉溶栓有一次大量冲击法:尿激酶 100 万—150 万 U/次,加入 100ml 生理盐水或 5％葡萄糖中静滴,30 分钟滴完,视结果可再加用 30 万—50 万 U。小量多日连用法:尿激酶 20 万—50 万 U 溶于生理盐水 500ml 中,静脉滴注,每天 1 次,可连用 3.5 次。动脉内注射的剂量为 10 万—30 万 U。②链激酶(streptokinase,SK),静脉注射剂量为:50 万 U 溶于 100ml 的生理盐水或 5％葡萄糖液中,静脉滴注,30 分钟内滴完。之后再用 50 万 U 溶于 250—500ml 的 5％葡萄糖溶液中,静脉滴注 6 小时,可连用 3 天。为防止过敏可加用地塞米松 10mg,动脉内注射的剂最为 10 万—20 万 U。③组织型纤维蛋白溶酶原激活剂(tissue type plasminogen activator,t—PA):每次静脉注射的量为 10—100mg,动脉内注射为 20—100mg。

3. 降纤治疗:降纤药的制剂为蛇毒类凝血酶,有抗凝血和抗血栓形成作用。主要用于预防血栓形成和增大,对已形成的血栓内的不溶性纤维蛋白无直接溶解作用。但蛇毒类凝血酶在降纤过程中,可激活纤溶系统,使 t—PA 产生增多,有间接溶栓作用。故主要用于合并高纤维蛋白原血症患者,也可用于早期溶栓治疗。常用药物为降纤酶、巴曲酶等,一般用首剂 10U,隔日 5U,静脉注射,3 次为 1 疗程。使用过程中要注意出血并发症。

4. 抗凝、抗血小板聚集治疗:高凝状态是缺血性脑血管病发生和发展的重要环节,主要与凝血因子,尤其是第切因子和纤维蛋白原增多及其活性增高有关。所以抗凝治疗是通过抗凝血,阻止血栓发展和防止血栓形成,达到治疗或防止脑血栓形成的目的。一般来讲,进展性脑血栓形成,尤其是椎一基底动脉系统血栓形成者,在脑 CT 扫描还未发现低密度的梗死灶之前,应积极进行抗凝治疗。抗血小板聚集药物,对治疗动脉血栓性脑梗死有效,并能预防血栓形成,可尽早使用。抗凝和抗血小板聚集的治疗方法请参照短暂性脑缺血发作的治疗。

5. 血液稀释疗法:通过增加血容量,降低血液黏稠度,阻止红细胞和血小板聚集,以达到改善脑循环作用。①低分子右旋糖酐:10％低分子右旋糖酐 500ml,静脉滴注,每日 1 次,10 天为 1 疗程。可在间隔 10—20 天后,再重复使用 1 疗程。有过敏体质者,应做过敏皮试,阴性方可使用。心功能不全者应使用半量,并慢滴。有糖尿病者,应同时加用相应胰岛素。②706 代血浆(6％羟乙基淀粉):作用和用法与低分子右旋糖酐相同,只是不需做过敏试验。

6. 脱水降颅压:脑血栓一旦形成,很快出现缺血性脑水肿,包括细胞毒性水肿和血管源性水肿。脑水肿进一步加剧神经细胞的坏死。大面积梗死者,还可引起颅内压增高,发生脑疝致死。所以缺血性脑水肿不仅加重脑梗死的病理生理过程,影响神经功能障碍的恢复,还可导致死亡。因此,脑血栓形成后,应积极治疗脑水肿。选用脱水剂的一般原则:根据颅内高压的发病情况不同而选择适宜的药物。大多数需要脱水治疗的脑卒中因起病急、发展迅速，宜用甘露醇、速尿这些作用强、起效快的药物，而一些缓慢进展型脑卒中可用甘油等作用相对平缓而安全的药物；根据颅内高压的严重程度来用药。颅内高压不严重者，可用轻度脱水剂，颅内压力升高明显的需用强脱水剂，甚至用甘露醇与速尿交替静脉注射；根据患者的全身功能状况来选药，如肾功能不全者忌用甘露醇，低钾、低钠和高氯性酸中毒者，禁用醋氮酰胺。伴低蛋白血症者，可先用白蛋白或血浆，然后再考虑应用其他脱水药；为防止颅内高压"反跳"现象，可交替用药或间断反复用药。

（1）高渗性脱水治疗：这类药物静脉输入后能提高血浆的渗透压，造成血液与脑之间的渗透压梯度加大，脑组织中的水分逆着渗透压梯度移向血浆，使脑组织脱水而缩小；同时因血浆渗透压增高及通过血管的反射作用，抑制脉络丛的滤过和分泌功能而使脑脊液生成减少，从而使脑水肿减轻，颅内压下降。脱水效应有赖于血脑屏障的完整性，血浆内高渗药物透过血脑屏障越少，则越易在血—脑组织间形成渗透压差。但是，即使血脑屏障完整，葡萄糖等一些物质仍可透过屏障，在血脑屏障已遭破坏的病变区域，甘露醇、甘油这些本来不易透过屏障的药物也能透过。进入脑组织的高渗药物可使脑组织的体液渗透压增高。当停止静脉输入高渗药物一段时间后，血浆渗透压就可能暂时低于脑组织的体液渗透压，此时水分的流向出现逆转。水分由血浆流向脑组织，使脑组织的含水量再度增加，脑水肿又加重，颅内压回升，这就是"反跳"现象。由于高渗药物通过血脑屏障的速度不同和被组织代谢的程度不同，所以各种药物作用的持续时间和出现"反跳"的时间存在差异。此外，脑组织可通过渗透压适应机制来适应血浆的高渗透压，而使药物的脱水效果下降甚至消失，所以不宜长期使用。

①甘露醇：为最好、最强的脱水剂，也是临床上最常用的脱水剂。快速注入静脉后，不易从毛细血管外渗入组织而迅速提高血浆渗透压，使组织间液水分向血管内转移，而产生脱水作用。在体内不参与代谢，对血糖无明显影响，也无明显毒性。口服能水解，故必需静脉输入。静注甘露醇后，仅很少一部分在肝脏转变为糖原，绝大部分以原来结构迅速从肾小球滤过，不被肾小管重吸收。同时甘露醇能扩张肾小动脉，增加肾血流量，使滤尿作用加强。1g甘露醇能带出12.5ml的水分。甘露醇的最低有效剂量每次为0.3—0.5g/kg，而最佳有效剂量为每次1.0g/kg。临床上常用剂量为每次0.5—1.0g/kg，快速静脉滴注（30分钟内滴完），每4—8小时重复1次。对颅内高压较轻或控制较好者，用药剂量宜减少，用药间隔时间应延长。一般情况下，甘露醇用半量（125ml）已可获得较好的脱水效果，又可大大减少不良作用。但是，在严重颅内高压，甚至脑病抢救时，须快速静脉注射甘露醇250ml甚至500ml，才能取得疗效。甘露醇静脉用药后10—20分钟开始起作用，2—3小时达高峰，可维持作用4—6小时。甘露醇很少或不进入细胞内，所以无或只有轻度"反跳"作用。一次剂量过大可致惊厥，注射太快可出现暂时头痛、眩晕、畏寒及视力模糊，长期大量使用可发生低钠、低钾血症，"岁以上患者易引起肾功能不全。因静脉用药后短时间内会增加血容量，加重心脏负担，故心功能不全者慎用。

②甘油：无毒、安全的脱水剂。主要通过提高血浆渗透压而起脱水作用。甘油进入体内后，大部分在肝脏转变为葡萄糖、糖原和其他碳水化合物，小部分构成其他酯类。代谢过程不需要胰岛素，故可用于糖尿病患者。大剂量使用时，不能被机体全部代谢，一部分由尿中排出。由于它与水有高度亲和力，致使其脱水作用加强，甘油的利尿量仅为甘露醇的1/3—1/2，

故很少出现水和电解质紊乱。甘油的脱水作用比甘露醇缓和,其最大优点在于可通过口服达到脱水效果,不影响心肾功能。临床上常用静脉滴注 10%甘油盐水或 10%甘油果糖,每日剂量为 0.8—1.0g/kg,滴速一般控制在每分钟 2ml(甘油盐水)或 4ml(甘油果糖)。滴速过快或浓度过高可致溶血、血红蛋白尿,甚至出现急性肾功能衰竭。口服 50%甘油盐水 30—50ml,每日 3—4 次。口服可有恶心、呕吐、腹泻、腹胀、头痛、头晕、口渴等不适症状。

③人血白蛋白或浓缩血浆:不同于甘露醇、甘油这些晶体类脱水剂,人血白蛋白或浓缩血浆属胶体类脱水剂,它通过提高血浆胶体渗透压而起脱水降颅压作用,并可较长时间保持血液良好的流动性及氧的运输。而且扩张血容量后,使抗利尿激素分泌减少而利尿。尚可补充蛋白质,参与氨基酸代谢,产生能量。对血容量不足、低蛋白血症的脑水肿尤其适用。一般用 20%—25%人血白蛋白 50ml 或浓缩血浆 100—200ml,每日静脉滴注 1—2 次。因其增加心脏负荷,心功能不全者慎用。由于脱水作用较弱且价格昂贵,不作为常规脱水剂应用。

(2)利尿剂:主要通过增加肾小球滤过,减少肾小管再吸收和抑制肾小管分泌,达到增加尿量造成整个机体脱水,间接使脑组织水分减少,颅内压降低。同时还可控制钠离子进入脑组织、减轻脑水肿。控制钠离子进入脑脊液,以降低脑脊液生成率的 50%左右,使脑脊液循环压力下降,有利于水肿液的消散。

①速尿:是作用快、时间短和最强的利尿药。静脉注射后 5 分钟起效,1 小时达高峰,并维持达 3 小时。对合并有高血压、心功能不全者更佳。用法为 20—40mg/次,静脉注射或肌肉注射,每天 2—3 次。大剂量速尿静脉应用可引起血容量骤减,尤其是与降压药合并使用时,可致血压骤降、脑灌注压急剧下降且加重脑水肿。故应慎重。由于强烈利尿作用,速尿可致低钾、低钠、低氯血症,甚至低血容量性休克,还可出现急性听力减退(可逆性)、恶心、呕吐、血糖增高、血尿素氮增高(可逆性)等,偶有白细胞和血小板减少、直立性低血压、多形性红斑等。

②醋氮酰胺:通过抑制肾小管的碳酸酐酶,使 $H_2CO_3$ 形成减少,肾小管中 $H^+$ 和 $Na^+$ 的交换率降低。大量水分随 $Na^+$ 排出而起利尿作用,同时也抑制脑室脉络丛的碳酸酐酶,使脑脊液分泌减少,从而降低颅内压。一般用量为 0.25—0.5g 口服,每日 2—3 次。口服后 30 分钟起作用,2 小时作用达高峰,一次给药可持续作用 12 小时。长期使用可致低血钾和高氯血症性酸中毒。常见副作用为困倦和手足麻木。肾功能不全、肾上腺皮质功能严重减退及肝昏迷者禁用。

(3)肾上腺糖皮质激素:主要通过以下作用防治脑水肿:①稳定细胞膜,达到保护血脑屏障的内皮细胞、防止毛细血管通透性增高、稳定细胞的亚器官(如溶酶体)、防止神经细胞和胶质细胞受破坏和水肿发生;②调节细胞内、外水电解质平衡③减少脑脊液的生成;④具有非特异性抗氧化作用,防止细胞膜磷脂被自由基损害,从而避免细胞因受损发生的水肿;⑤主动调节和恢复受损脑组织血液循环,以减轻脑水肿。另外,应用激素后还可加强机体对突发事件的应激能力。用法:甲基强的松龙 500—1000mg 加入 5%葡萄糖 500ml 中,静脉滴注,每日1 次,连用 3—10 天。激素可降低机体的免疫能力,诱发或加重感染。因此,易发生感染者应加用抗生素。激素可致血糖增高,糖尿病患者应慎用。激素还有导致上消化道出血的可能,故应常规加用抗酸剂。

由于以上各种药物存在不同的缺点与副作用,所以在脱水治疗时多主张药物的联合应用,以获得协同作用,减少剂量和避免副作用发生。另外,应用脱水剂要注意与补液的关系,脱水过度或补液过少,可致血容量不足,脑灌注减少,补液过多则达不到脱水的目的。对存在明显脑水肿,颅内高压的患者,在开始脱水治疗的 1-2 天,应适当控制补液量。一般要求 24 小时的入量应比液体总排出量少 500-1000ml,处于轻度脱水状态。第 3-4 天后,若颅内高压基本缓解,应尽可能使 24 小时液体总出入量维持平衡状态。对仅需轻度脱水患者,开始即可保持出入量的平衡。粗略的计算方法为:每日总入量=前一天总尿量+500ml。

7.脑保护治疗:复流与脑保护相结合是脑梗死最有效的治疗方法,至今有不少这类药物在临床上或实验报告有一定的营养神经细胞和促进神经细胞活化的作用,但还没有公认可行的实施方案。

(1)钙通道拮抗剂:尼莫地平具有较高的脂溶性,极易透过血脑屏障,选择性与 L 型钙离子通道结合,通过以下途径起到对神经细胞的保护作用:①直接作用于神经细胞,选择性抑制神经细胞去极化时所产生的钙离子过量内流,并与钙离子藕联兴奋性氨基酸—谷氨酸(NMDA)受体结合,抑制兴奋性氨基酸(EAA)的毒性作用;②对神经细胞异常代谢的许多酶类可产生抑制作用,可清除有毒代谢产物;③对神经介质如多巴胺、5-羟色胺和神经调节物如神经节 P 物质的合成与释放都有抑制作用;④作用于血管平滑肌,抑制脑缺血细胞去极化时的钾离子外流,解除钙离子内流所致的平滑肌细胞收缩和血管痉挛,从而改善脑循环。用法:尼莫地平 20-40mg,3 次/d。

(2)胞二磷胆碱:能降低参与自由基形成的游离脂肪酸水平,具有抗氧化、稳定细胞膜和促进神经细胞恢复的作用。能够促进记忆障碍的恢复,还具有兴奋作用,能促使患者清醒。可用 0.5-1.0g 加入生理盐水或 5％葡萄糖液 250-500ml 中静脉滴注,每日 1 次,10-14 天为 1 疗程。

(3)其他脑保护剂:如谷氨酸拮抗剂、一氧化氮相关毒性调节剂、钠通道拮抗剂、γ-氨基丁酸增强剂等等,正进入临床试验,迄今为止尚未证明确实有效并予以推荐使用。

8.中医中药治疗:缺血性脑血管病常用活血化淤方法。可用丹参、川芎、红花、三七等。有昏迷者,可用开窍醒脑药物,如安宫牛黄制剂。

9.外科治疗:大面积脑梗死导致颅内高压、脑疝,危及生命时,可行开颅去骨瓣减压术,以挽救生命。

10.康复治疗:生命体征稳定后,宜早期进行系统、规范及个体化的康复治疗,有助于神经功能恢复,降低致残率,也可减少并发症和后遗症,如肩周炎、肢体挛缩、废用性肌萎缩、痴呆等。

【预后】

本病病死率约 10％,致残率达 50％以上. 存活患者中 40 写以上有可能复发,且复发次数越多,致残率越高。因此,除长期应用脑血管病药物外,应积极治疗导致脑血栓的内科疾病。

二、脑栓塞

脑栓塞(cerebral embolism)是指脑动脉被异常的栓子阻塞,使其远端脑组织发生缺血性坏死,出现相应的神经功能障碍。栓子以血栓栓子为主,占所有栓子的 90％。其次还有脂肪、空气、癌栓、医源物体等。脑栓塞发生率占脑卒中的 20％。

【病因与发病机制】

脑栓塞的栓子来源可分为心源性、非心源性和不明原因 3 种。

1.心源性脑栓塞:栓子在心内膜和瓣膜产生,并脱落造成脑栓塞。虽然脑血流仅占心脏排血显的 20%,但心源性栓子 50% 进入脑动脉内。心源性脑栓塞占所有脑栓塞的 70%。

①风湿性心脏病:慢性风湿性心脏病引起的脑动脉栓塞占整个脑栓塞病人的 50% 以上。风湿性心脏病合并二尖瓣狭窄时,血液在心房内流动缓慢易促使心房及瓣膜发生血栓形成。无规律性的血流使血拴容易脱落成栓子。合并心房颤动时,可导致心腔内血流淤滞,心脏更易发生血栓形成,并增加脑栓塞的发生率。

②心肌梗死:心脏发生心肌缺血性坏死后,由于心内膜变性,致血小板黏附在心内膜上,继而引发血栓形成。如心肌梗死的面积较大或合并慢性心功能衰竭,血液循环淤滞,更易发生附壁血栓形成。心肌梗死合并脑栓塞大多数发生在心肌梗死后 3 周以内。

③亚急性细菌性心内膜炎:在风湿性心脏病或先天性心脏病的基础上,易发生心内膜的细菌感染。细菌附着在心内膜上繁殖,并易导致血小板、纤维蛋白和红细胞聚集,形成含有细菌的血栓。因此,本病导致的脑栓塞常合并脑脓肿。

④非细菌性血栓性心内膜炎:主要见于慢性消耗性疾病,如癌症、慢性肾炎、肝硬化、肺结核等。其中癌症病人占大多数,达 80%。在上述疾病条件下,心内膜发生病变,使胶原组织与血小板、红细胞及纤维蛋白形成血栓。

⑤心脏钻液瘤:肿瘤表面不规则,易合并血栓,且瘤体较脆,所以表面的血栓和肿瘤块易脱落成栓子。

⑥其他心脏病:心脏手术后,心功能衰竭、二尖瓣脱垂等,可使心内膜或瓣膜发生血栓。

2.非心源性脑栓塞:指心脏以外血管来源的栓子造成的脑栓塞。①动脉粥样硬化斑块性栓塞:在主动脉或颈动脉发生的粥样硬化斑块及血栓块脱落成栓子,沿颈内动脉或椎动脉流入,发生脑动脉栓塞。②脂肪栓塞:主要见于长骨骨折或手术、脂肪挤压伤等。③空气栓塞:主要见于大静脉穿刺、肺叶手术、潜水减压、人工气胸、人工流产、剧烈咳嗽等。④癌栓塞:某些浸润性生长的恶性肿瘤,破坏血管壁后,癌细胞进入脑动脉发生栓塞。⑤医源性栓塞:血管内介入性诊断和治疗中,因质量或技术问题,导管脱落进入脑动脉,造成栓塞。

3.不明原因性脑栓塞:少数病例的栓子来源不明。

以上各种原因形成的栓子进入脑动脉后,向远端移动至比栓子直径小的动脉时,发生阻塞,使该动脉远端的供血急性中断。该动脉供血区的脑组织发生缺血性变性、坏死及水肿。受栓子的刺激,该段动脉和周围小动脉反射性痉挛,造成周边区域脑缺血损害,使脑缺血范围扩大。动脉栓塞后,沿动脉向近心端发生继发性血栓形成,扩大脑梗死的范围。

【病理】

脑栓塞多发生于颈内动脉系统,尤其是大脑中动脉多见,所致的病理改变与动脉血栓性脑梗死基本相同,但由于病因不同,病理改变也有其特点:①由于栓子突然阻塞动脉,常引起脑血管痉挛,使脑缺血性损害更为广泛且严重;②脑栓塞的栓子与动脉壁不粘连,而脑血栓是在动脉壁上形成的,所以栓子与动脉壁粘连不易分开;③脑栓塞所致的梗死灶,有 60% 以上合并出血性梗死,而脑血栓形成合并出血性梗死较少;④脑栓塞的栓子可以向远端移行,而脑血栓的栓子则不能;⑤脑栓塞往往为多发病灶,栓子来源未消除时,可反复发作,同时身体其他部位也可发生栓塞,而脑血栓形成则为一个病灶。脑栓塞发生时首先出现该动脉供血区的脑组织发生白色梗死,除神经细胞和胶质细胞外,血管也发生坏死。当栓子自身萎缩、破碎、崩解或闭塞远端的血管麻痹扩张,栓子被血流冲击后,向远端移动,阻塞更细小的动脉分支,这样使得部分血管再通、恢复血流,使脑缺血区血流重灌注。这时梗死区周围的小血管已坏死而导致血液外渗,造成梗死区继发性出血,即形成出血性梗死。此时,梗死面积加大、水肿加重,严重时出现高颅压,甚至发生脑疝。在后期,梗死由软化发展至液化,大面积者形成中风囊,小面积者形成疤痕。炎性栓子除了造成缺血性脑梗死外,因含有细菌,可引起局灶性脑炎和(或)脓肿。

【临床表现】

典型的脑栓塞有以下临床特点:①发病年龄较年轻;②多有心脏病史或可确定的心脏栓子来源;③急骤起病,通常数秒或数分钟内出现偏瘫、偏身感觉障碍等相应的局灶体征;④发病常伴癫痫发作或意识改变,但一般持续时间短暂。

栓塞可发生于安静时或体力活动时,约1/3在夜间睡眠中发病,2/3在动态下突然发病。大多数在无前驱症状下突然发病,常在数秒或数十秒内症状达高峰。少部分病人在几天内呈阶梯式进展恶化,这是由于反复栓塞所致。80%的栓塞发生在颈内动脉系统,临床表现为失语、眼球凝视麻痹、面瘫、肢体瘫痪、感觉障碍等。少数发生在椎一墓底动脉系统,表现为复视、口舌麻木、眩晕、共济失调、交叉性瘫痪、意识障碍等。严重者因较大动脉被栓塞致大块脑梗死,或多发栓塞者,发病后3—5天左右病情加重,甚至因高颅压引起脑疝而死亡。

大多数病人可查出原发疾病的病史和临床表现。以风湿性心脏病、冠心病和动脉粥样硬化为多。另外有心脏手术后、长骨骨折、大血管穿刺术后等。如果合并其他部位栓塞者,还表现为相应症状,如胸痛、咯血、呼吸困难、腹痛等。

【辅助检查】

有利于确定栓子来源和鉴别诊断。

1. 头颅 CT 及 MRI 检查:CT 扫描可发现低密度影。MRI 示病灶区呈长 $T_1$、长 $T_2$ 信号。

2. 心电图及超声心动图:心电图可发现心律失常,心肌损害等。超声心动图可证实心源性栓子的存在。

3. 腰穿检查:脑脊液检查大多数正常,如果为大片梗死或出血性梗死,颅内压增高,脑脊液可有红细胞。炎性栓子时,脑脊液的白细胞增加。

【诊断与鉴别诊断】

在无前驱症状下,急骤出现脑动脉闭塞的表现并迅速达高峰,如有栓子来源的证据,结合CT、MRI 特征可诊断脑栓塞。如合并其他器官栓塞,则更支持脑栓塞的诊断。脑栓塞应注意与其他的急性脑血管病区别,尤其是出血性脑血管病,主要靠脑 CT 和 MRI 检查加以区别。

【治疗】

积极改善侧支循环,减轻脑水肿,防止出血和治疗原发病。

1. 脑栓塞治疗:其治疗原则与脑血栓形成相同。但应注意:①由于容易合并出血性梗死或出现大片缺血性水肿。所以,在急性期不主张应用较强的抗凝和溶栓药物如肝素、双香豆素类药、降纤酶等。②由心源性所致者,有些伴有心功能不全,在应用脱水治疗时应酌情减量,甘露醇与速尿交替使用。③如空气栓塞者,可用高压氧治疗。脂肪栓塞者,加用5%碳酸氢钠250ml,静脉滴注,每日2次;也可用小剂量肝素10—50mg,每6小时1次;或10%酒精溶液500ml,静脉滴注。④出现大片脑梗死、明显脑水肿、高颅压甚至脑痛者,应积极做颅下减压,以挽救生命。

2.原发病治疗:控制心律失常,手术治疗先天性心脏病和风湿性心瓣膜病。积极对感染性心内膜炎行抗感染治疗,可根除栓子来源,预防栓塞复发。

【预后】

急性期约15%死于脑病、心功能不全或肺部感染。心源性栓子来源未去除者,易反复栓塞。起病2周内复发率10%—20%,1年内复发60%以上。复发者恢复慢、病死率高。

三、腔隙性脑梗死

腔隙性脑梗死(lacunar infarction)是脑梗死的一种常见类型,指发生在大脑半球深部或脑干的小灶性梗死,占急性缺血性脑卒中的25%。腔隙(lacunar)原是病理名称,指脑单一深穿动脉闭塞所导致的局限性坏死。系因豆纹动脉、丘脑穿通动脉和基底动脉的旁正中支闭塞所致。这些动脉是由较粗大的脑动脉直接发出的较细的深穿支,又是无分支的终末动脉,没有吻合侧支。因此一旦发生闭塞,则易出现该动脉所供应范围的脑组织缺血性坏死。由于这些动脉的直径一般在100—200$\mu$m之间,所以,梗死灶直径一般在0.2—15mm之间,最大直径不超过20mm。

【临床表现】

腔隙性脑梗死的主要临床特点:①多见于有高血压病史的中老年人;②急性或逐渐起病,无头痛、意识障碍等全脑症状;③可表现为腔隙综合征(LACS);④症状多可完全恢复,预后良好;⑤反复发作可表现为假性球麻痹综合征和腔隙状态。假性球麻痹包括强哭强笑、原始反射、构音不良、吞咽困难、饮水呛咳。腔隙状态除表现为假性球麻痹外,还伴随有特征性小碎步、全身运动不能(缺乏运动)、面部表情呆板及双侧锥体束征。有时尿失禁,可伴从轻微到明显的血管性痴呆。

最常见的腔隙综合征有下列几种。

1.纯运动性轻偏瘫:纯运动性轻偏瘫占腔隙性脑梗死的60%。病灶主要位于大脑半球的放射冠、内囊膝部和脑桥基底部等。表现为对侧面、舌和肢体瘫痪。也可为单纯的面舌瘫痪或单肢瘫痪。但没有智力障碍、视野缺损、言语障碍、感觉障碍等。病灶位于脑桥时,表现为上肢为主的偏瘫而无明显面瘫。数周后可完全恢复,个别可遗留肢体轻瘫。

2.纯感觉性卒中:纯感觉性卒中发生率仅次于纯运动性梗死。病灶主要位于丘脑腹后核,也可在放射冠后方、内囊后肢、脑干背侧部分等。患者偏侧躯体出现一过性或持续性感觉异常。主观感觉重、客观体征轻。典型的表现为半侧身体的感觉异常,是以头皮、鼻、舌、颈、躯干、阴部、肛门等按正中轴严格分为两半,这是丘脑性感觉障碍的特征,与大脑半球病变的表现完全不同。这种感觉障碍表现为麻木、冷或热感、酸胀感、肿胀感、疼痛、触电样感、牵扯、烧灼、针刺、肢体变大或小等。没有肢体无力、眩晕、复视、失语及视野缺损等其他症状。

3.感觉运动性卒中:感觉运动性卒中由大脑后动脉的丘脑穿通支或脉络膜后动脉病变所致。病灶位于丘脑腹后外侧核及内囊后肢。表现为对侧头面部、躯干及上下肢感觉障碍,面、舌、上下肢体轻偏瘫。但无意识障碍、记忆障碍、失语、失认和失用。

4.偏侧舞蹈综合征:病灶位于壳核和纹状体等。表现为突然出现的对侧肢体舞蹈样不自主运动,绝大多数在持续2—4周后自行缓解。

5.共济失调性轻偏瘫:病灶位于脑干。表现为对侧肢体无力,下肢特别是踝和脚趾更重,同侧肢体共济失调。

6.构音障碍－手笨拙综合征：病灶位于脑桥基底部上 1/3 和 2/3 交界处或内囊膝部上方。

表现为较严重的构音障碍，同侧上肢尤其是手无力及精细运动障碍等共济失调，可有同侧锥体束征，但无感觉障碍。

7.中脑丘脑综合征：由大脑后动脉的穿通支即丘脑底、丘脑旁正中前动脉和后动脉、中脑旁正中上动脉和下动脉等四支动脉中的一条或多条病变所致。典型的病灶在影像上表现为梗死灶呈蝶形，累及两侧中脑旁正中区、丘脑底部和丘脑。表现为一侧或双侧动眼神经麻痹、Psrinand 综合征，或向下凝视麻痹伴意识障碍、意志缺失和记忆障碍。

8.无症状性腔隙梗死：病灶位于大脑半球白质的任何部位。可以没有任何症状和体征。

【辅助检查】

头颅 CT 可发现大脑半球的腔隙性脑梗死呈小的低密度影，其阳性率为 60%－95%，但对于微小病灶或脑干病变不易发现。MRI 阳性率高，可发现大脑及脑干的病灶。对于年轻人反复发作的腔隙性脑梗死者，应进行脑血管造影检查，以明确是否有因脑血管畸形、烟雾病、动脉炎等原因造成的梗死。

【诊断与鉴别诊断】

中老年人突然出现定位体征、症状，既往有高血压病、糖尿病、高血脂症等病史，影像学检查提示脑内有相应区域腔隙灶者，可作出临床诊断。原则上如果影像学检查未发现病灶者，不能诊断本病。有时在影像学上出现多个大小不等的梗死灶，尤其有的梗死灶较大，此时可诊断为多发性脑梗死。腔隙性脑梗死在没有进行影像学检查之前，应与以下疾病相鉴别。

1.小灶脑出血：小灶脑出血可以出现与腔隙性脑梗死相同的临床表现，鉴别主要依靠头颅 CT。小灶脑出血在 CT 上表现为小灶的高密度影。

2.胶质瘤：小的胶质瘤脑 CT 扫描可表现为局部的低密度影，也可出现与腔隙性脑梗死相似的症状和体征，有时不易鉴别。但是 CT 增强扫描可出现明显的异常高密度影，而梗死灶没有增强的表现。

3.脱鞘病：本病在 CT 和 MRI 检查上，也可有明显的小灶低密度影或异常信号，但是脱鞘病患者年龄较轻，可有多次反复发作病史，可有增强扫描的表现。

【治疗】

与动脉血栓性脑梗死治疗基本相同，多数病情较轻，一般治疗后恢复良好。①对于新发的腔隙性脑梗死，按脑梗死治疗。②偶然发现的腔隙性脑梗死，进行预防性治疗。如治疗高血压病、糖尿病、高血脂症、心脏病等。同时可长期服用阿司匹林、复方丹参片、尼莫地平片等。③应避免溶栓、过度脱水、降压过猛等不适当治疗，以免诱发脑出血或加重脑缺血。

四、大面积脑梗死

尚无明确定义，有称梗死面积直径＞4.0cm，或梗死面波及两个脑叶以上者；也有称梗死范围大于同侧大脑半球 1/2 或 2/3 的面积。其他还有 MCA 加 ACA，MCA 加 PCA 等。

【病因及发病机制】

脑动脉硬化、高血压、冠心病、高脂血症、糖尿病、房颤等是其主要危险因素。以脑栓塞更常见，栓子的来源以心源性居多，尤其是房颤患者。伴有颈内动脉、主动脉弓动脉粥样硬化的患者,动脉附着血栓脱落导致栓塞也是常见病因。大面积脑梗死后最重要的病理机制是不同程度的脑水肿,大面积半球梗死性脑水肿常导致神经病理过程的恶化。颅内压增高和脑组织移位是导致神经症状恶化的两个重要的病理机制。意识障碍是脑水肿最早出现的临床改变,颅内压升高由于引起全脑灌注减少和缺血性脑病而降低意识水平,但当颅内压升高尚不足以引起脑灌注减少时,脑组织移位似乎是神经病理过程恶化的主要原因。

【临床表现】

大面积脑梗死系主干闭塞后导致该动脉供血区脑组织严重缺血缺氧,显著脑水肿导致颅内压增高,故病情一般都较重,死亡率高。患者多为 50 岁以上的老年人,多在活动状态下急性发病,可能与急性血流动力学改变及心脏或大动脉附着血栓脱落后栓塞有关。主要临床表现为颅高压症状明显,头痛、恶心、呕吐,不同程度的意识障碍,言语及肢体运动障碍,双眼同向凝视,伴发多种并发症如癫痫、消化道出血等。病情可进行性加重,生命体征不稳,最终可发展为脑疝而死亡。

【诊断及鉴别诊断】

根据临床表现及影像学检查,不难作出诊断。头颅 CT 或 MRI 检查能早期明确诊断。CT 扫描可提供大面积梗死的早期征象-脑实质密度减低、脑回消失、脑沟模糊、脑室受压。MRI 较 CT 优越,常规 MRI 最早可在发病后 5-6 小时显示异常改变,弥散加权 MRI 在起病后 1-2 小时即可显示出缺血病灶。因其病情严重,易误诊为脑出血,必要时应复查头颅 CT 或 MRI。

【治疗】

1. 积极控制脑水肿、降低颅内压:大面积脑梗死后最重要的病理机制是不同程度的脑水肿,早期死亡的原因主要是继发于脑水肿的脑病形成。发病 24-72 小时将发生严重半球水肿,最早在发病后 20 小时即可出现脑病。故大面积脑梗死时应积极控制脑水肿,降低颅内压。除常规药物脱水降颅压以外,应早期考虑外科手术减压,尤其对身体健康的年轻患者。早期的减压手术对控制梗死灶的扩大、防止继发性脑痛以及争取较好的预后至关重要。老年患者由于存在脑萎缩,增加了对脑梗死后脑水肿的代偿。临床上脑疝症状不明显或中线移位不明显者,可先给予药物降颅压。

2. 溶栓与抗凝:CT 扫描呈现大面积脑梗死的早期征象时不宜进行溶栓治疗。有报道认为尼莫地平和肝素联合治疗大面积脑梗死具有良好的协同作用,较单用尼莫地平有更加显著的临床效果。

3. 防治并发症:大面积脑梗死急性期并发症多,对神经功能缺损和预后将产生不利影响。因此,早期发现和处理并发症是急性期处理的重要环节。包括:①癫痫:大面积脑梗死后易发生癫痫,发作类型以单纯部分性发作居多。其次为全身强直-阵挛发作、强直性发作、癫痫持续状态等。对此类患者应尽早控制癫痫发作,频繁抽搐或抽搐时间较长者应按癫痫长期用药。②心脏并发症:可以引起心肌缺血、心律失常、心力衰竭等。心律失常有房颤、心动过速或过缓、Q-T 间期延长等,常为一过性。随着颅内病变的好转和经过抗心律失常治疗后可在短期内消失。③肺部感染:是常见的并发症之一,大面积脑梗死后由于昏迷、卧床、误吸、全身抵抗力低下等综合原因,易并发肺部感染。如发生感染,宜早期、联合、大剂量应用抗生素,根据痰培养调整抗生素种类。④上消化道出血:是卒中严重并发症之一。呕血、黑便是上消化道出血的重要征象,应尽早检查大便隐血或抽取胃液做隐血试验以早期诊断和处理。急性期可给予预防用药,一旦发生出血应积极予以 $H_2$ 受体拮抗剂、止血药、输血等治疗。

4.大面积脑梗死后继发出血:多见。尤其是心源性栓塞者,出血多发生于脑梗死后 1—2 周内,常使临床症状加重,病情恶化时应及时复查脑 CT。治疗上按脑出血处理。

【预后】

一般病情较重,预后较差。急性期死亡率可高达 60% 以上,绝大多数因脑病死亡。年轻患者、侧支循环开放、无并发症、开颅减压手术者预后相对较好,但本病致残率高。

五、出血性脑梗死

出血性脑梗死是指脑梗死发生后,由于缺血区血管重新恢复血流灌注,导致梗死区内出现继发性出血,这种现象称之为出血性梗死或梗死后出血。出血性脑梗死是脑梗死的一个特殊类型,近年来由于抗凝与溶栓治疗的广泛应用,出血性脑梗死引起了临床上的重视。

【病因及发病机制】

1.心源性脑栓塞:各种原因所致的脑栓塞以心源性脑栓塞最常见,约占半数以上。当栓子引起血管闭塞后,由于正常纤溶机制影响,加之脑缺血后造成的代偿性血管扩张,使栓子向闭塞血管的远端移动,在原缺血区受缺血损伤的毛细血管渗漏。当再灌注时受强大动脉灌注压的影响,造成梗死区的继发性出血。

2.大面积脑梗死:大面积脑梗死时常伴有明显的脑水肿,使周围血管受压、血流淤滞。当水肿消退后,受水肿压迫损伤的血管重新灌注,因长时间缺血缺氧,血管通透性增强,容易发生渗血。此外脑梗死后几日至数周内,皮质毛细血管增生活跃,并与软肺膜血管的侧支循环发生沟通。尚未成熟的皮质血管会出现血液外渗,造成出血性脑梗死。

3.抗凝和溶栓治疗:抗凝即被动地使机体增加肝素或类肝素含量,以加强抗凝过程,阻止凝血或血栓。溶栓主要是指溶解血栓内纤维蛋白。促进这一过程的纤溶酶激活剂可作为溶栓药物,常用的有尿激酶、链激酶、蛇毒类等药物。上述药物治疗干扰了正常的凝血机制而导致出血。

总之,出血性脑梗死的发病机制非常复杂,其发生的基本条件不外乎缺血后血管壁的损伤,软化坏死的脑组织水肿程度的增减,血流动力学的改变,病灶区血流的再通及灌注压增高或梗死边缘侧支循环开放,继发性纤溶及凝血障碍等.而最关键的是血流的再灌注。

【临床表现】

1.按出血性脑梗死的发生时间分为:①早发型:缺血性中风后 3 天内发生。缺血性中风后早期发生出血性脑梗死常与栓子迁移有关。早发型常有临床症状突然加重而持续不缓解,甚至出现意识障碍,瞳孔改变。多为重型。CT 以血肿型多、预后差,死亡率高。②晚发型:多在缺血性中风 8 天后发生,此型发病常与梗死区侧支循环的建立有关。晚发型的临床症状加重不明显,甚至好转。多为轻、中型,预后好。CT 多为非血肿型,在临床上易被忽视漏诊。

2.有学者根据临床症状演变将出血性脑梗死分三型:①轻型:发病时间晚,多在中风 1 周后发生。甚至在神经症状好转时发生,发病后原有症状、体征不加重,预后好。②中型:发病时间多在中风 4—7 天,发病后原有的神经症状、体征不缓解或加重,表现为头痛、肢瘫加重,但无瞳孔改变及意识障碍,预后较好。③重型:发病多在中风 3 天内,表现为原有神经症状,体征突然加重,有瞳孔改变及意识障碍,预后差。

　　脑梗死的患者在病情稳定后或好转中,突然出现新的症状和体征,要考虑到有出血性脑梗死的可能。出血性脑梗死有诊断价值的临床表现有头痛、呕吐、意识障碍、脑膜刺激征、偏瘫、失语、瞳孔改变、眼底视乳头水肿等。有条件者尽快做 CT 扫描以确诊。

【辅助检查】

1.腰穿及脑脊液检查:脑脊液压力常增高,镜检可查到红细胞,蛋白含量也升高。

2.脑血管造影检查:可发现原闭塞血管重新开通及造影剂外渗现象。

3.头颅 CT 扫描:平扫可见在原有低密度梗死灶内出现点状、片状、环状、条索状混杂密度影或团块状的高密度影。出血量大时,在低密度区内有高密度血肿图像,常有占位效应,病灶周围呈明显水肿。此时若无出血前的 CT 对比,有时很难与原发性脑出血鉴别。出血性脑梗死的急性期及亚急性期 CT 呈高密度影,慢性期则呈等密度或低密度影。增强 CT 扫描在低密度区内有脑回状或斑片状或团块状强化影。有人统计 86% 的继发性出血有强化现象。

4.MRI 检查:①急性期:$T_1$ 加权像为高信号与正常相间;$T_2$ 加权像为轻微低信号改变。②亚急性期:$T_1$ 及 $T_2$ 加权像均为高信号改变。③慢性期:$T_2$ 加权像为低信号改变。

【诊断依据】

1.具有典型的临床特点:①有脑梗死,特别是心源性、大面积脑梗死的可靠依据。②神经功能障碍一般较重,或呈进行性加重;或在病情稳定、好转后突然恶化。③在应用抗凝剂、溶栓药或进行扩容、扩血管剂治疗期间,出现症状严重恶化及神经功能障碍加重。

2.腰穿及脑脊液检测:有颅内压升高,脑脊液出现红细胞。

3.影像学被查提示为典型的出血性梗死图像。

4.其他:排除了原发性脑出血、脑瘤性出血及其他颅内出血性疾病。

【鉴别诊断】

1.原发性脑出血:CT 检查高密度影外形规则、边界清楚,周围低密度带宽而规则,有占位效应,常伴有相应的症状。

2.脑瘤性出血:脑瘤性出血常发生于脑瘤囊性变或坏死区内,密度高,常见血液平面。有时可见到不均匀高密度影。增强扫描时肿瘤组织有强化反应。

【治疗】

　　出血性脑梗死多见于脑栓塞与大、中面积脑梗死后的自然过程。对小灶性出血性脑梗死无需特殊治疗,以调节、控制血压为主。对大灶性出血并大面积梗死应按脑出血治疗,积极脱水、降低颅内压、消除脑水肿、防止脑疝。对脑内巨大血肿尤以破入脑室系统者,应尽早行血肿引流或清除及减压术。凡疑有或确诊为出血性梗死者,应立即停用一切能诱发出血的药物,如各种抗凝剂、溶栓药、扩容剂、扩血管药、抗血小板聚集剂等。

六、脑分水岭梗死

　　脑分水岭梗死是指发生于脑的较大动脉供血交界区的缺血性改变。主要位于大的皮层动脉供血区之间、基底节区小动脉供血区之间的边缘带脑组织。此种梗死约占全部脑梗死的10%,60 岁以上老年人多见。

【病因及发病机理】

　　脑分水岭梗死的病因众说纷纭,如:发作性低血压、颈动脉狭窄或闭塞、血管微栓塞、低氧血症、镰状细胞病、红细胞增多症、血小板功能异常等,但目前认为前三项是主要因素。

1.低血压:脑血液循环是体循环的一部分,而分水岭区距心脏最远,最易受体循环血压或有效循环血量的影响。当循环血压下降或循环血量减少,达一定程度、持续一定时间即可出现脑组织缺血性坏死。已有解剖证实供应脑皮质的主要动脉末端在软膜内彼此吻合成网,而供应脑深部的动脉末端一般无吻合血管。故当血压下降时,深部脑组织的末端血管供血区最易出现缺血。

2.颈动脉狭窄或闭塞:颈动脉狭窄或闭塞的主要原因是动脉粥样硬化,多数发生在颈内动脉起始部。当狭窄达正常管腔的50%以上时,发生体循环低血压易导致该病发生。

3.血管微栓塞:这些栓子来源于心脏附壁血栓、大动脉粥样硬化、血小板栓子、胆固醇结晶、脂肪拴子以及癌瘤栓子等。这些栓子可选择性地进入脑表面分水岭区终末血管,但难以进入锐角分支的深穿动脉。因此,不是脑分水岭梗死的主要原因。

【临床表现】

分水岭梗死临床表现较复杂,因其梗死部位不同而各异,最终确诊需影像学证实。根据临床表现和CT表现,分型如下:

1.皮质前型:该病变主要位于大脑前、中动脉交界处,相当于额中回前部。主要表现为肢体瘫痪,舌面瘫少见,半数伴有感觉异常。病变在优势半球者伴皮质运动性失语。

2.皮质后型:病变位于大脑中、后动脉交界处,即顶枕颞交界区。此部位梗死常表现为偏盲,伴黄斑回避现象。此外常见皮质性感觉障碍,偏瘫较轻或无,优势半球受累表现为皮质型感觉性失语,偶见失用症,近半数可有情绪淡漠。

3.皮质下型:病变位于大脑中动脉皮质支与穿通支的分水岭区。梗死位于侧脑室旁及基底节区的白质。基底节区的纤维走行较集中,此处梗死常出现偏瘫和偏身感觉障碍。除前型有对侧轻瘫,可有类帕金森综合征外,其余各型在临床症状及体征上无明显特征性,诊断需依靠影像学检查。

【辅助检查】

1.CT扫描:脑分水岭梗死的CT征象与一般脑梗死相同,位于大脑主要动脉的边缘交界区,呈楔形,宽边向外,尖角向内的低密度灶。

2.MRI表现:对病灶显示较CT扫描清晰,病灶区呈长$T_1$与长$R_1$信号。

【治疗】

1.病因治疗:对可能引起脑分水岭梗死的病因进行处理,积极治疗颈动脉疾病和心脏病,纠正低血压,注意水电解质紊乱的调整等。

2.其他:脑分水岭梗死与一般脑梗死的治疗相同,可应用扩血管、改善脑微循环、抗血小板凝聚及应用钙拮抗剂。

七、无症状脑梗死

无症状脑梗死是脑梗死的一种特殊类型。一般认为高龄患者既往无脑卒中病史,临床上无自觉症状,无神经系统局灶体征,通过CT、MRI检查发现了梗死灶,称无症状脑梗死。

【病因及发病机理】

无症状脑梗死大部分都可找到中风的危险因素如高血压、糖尿病、高脂血症、房颤、TIA、颈动脉狭窄、吸烟等。无症状脑梗死的发病机理同动脉硬化性脑梗死,之所以无症状,是因为梗死灶位于脑的静区或非优势半球,梗死造成的损伤发展缓慢,而侧支循环产生了代偿。

【CT、MRI影像学检查】

CT发现率10%—38%,MRI发现率可高达47%。主要病变部位在皮质下且在基底节附近,一般范围较小,(0.5—1.5cm),大多数无症状脑梗死是单个病灶(80%)。

【鉴别诊断】

1. 血管周围腔隙与无症状脑梗死在 MRI 上的鉴别：①大小：血管周围腔隙一般直径在 1mm 左右，不超过 3mm。无症状脑梗死常＞3mm；②形态：血管周围腔隙为圆形或者线形。无症状脑梗死多为条状、片状或不规则形；③小灶性脑梗死在 $T_1$ 加权为低信号，$T_2$ 加权为高信号。而血管周围腔隙在 $T_1$ 加权常无变化，$T_2$ 加权为高信号；④部位：血管周围腔隙多分布于大脑凸面及侧脑室后角周围，小灶梗死位于基底节、丘脑、半卵圆中心等。

2. 多发性硬化：多发性硬化多发生于青壮年，病程中缓解与复发交替进行。CT 扫描在脑的白质、视神经、脑干、小脑及脑室周围可见多处低密度斑，除急性期外，增强时无强化。而无症状梗死多见于老年人，有高血压病史，CT 发现脑血管的深穿支分布区的小梗死，增强时有强化反应。

【防治】

无症状脑梗死是有症状卒中的先兆，需要引起重视，治疗的重点是预防。

1. 针对危险因素进行干预：积极控制血压，常规进行心脏方面的检查并予以纠正。治疗糖尿病，忌烟酒等。

2. 药物预防：阿司匹林 50mg 每晚服用，如合并溃疡病，则可服用噻氯吡啶每日 250mg。

八、青年脑梗死

青年卒中一般指 40 岁以下脑卒中患者。在卒中人群中所占比例不高，脑梗死的发生率远高于脑出血。青年脑梗死病因多种多样，各家报道不一。其中，动脉病变 11%—17%，心源性拴塞 11%—35%，其他病因相对较少，如饮酒、吸毒、AIDS 等。在发展中国家还见于其他感染疾病。

【病因及发病机制】

可分成动脉硬化和非动脉硬化两大类。

1. 动脉硬化：呈年龄相关性，特别在＞30 岁患者中多见。7%—30%的中青年脑梗死是由于动脉硬化引起。其危险因素与一般中风人群相同，包括高血压、高脂血症、吸烟、饮酒、缺血性心脏病。50%以上的患者存在 2 种或 2 种以上危险因素。最常见的是高血压加上高脂血症，主要是高甘油三酯血症，甘油三酯较胆固醇对这部分患者作用更大。

2. 非动脉硬化：35%患者为非动脉硬化因素所致，在＜35 岁患者中比例达到 51%。

(1)壁间动脉瘤：可能是最常见的非动脉硬化性动脉病。常累及颈动脉颅外段，颈动脉颅内段及椎动脉则很少累及，最常见的原因是外伤。有动脉瘤患者的年龄是 25—40 岁。最好的诊断方法是血管造影。对于颈内动脉颅外段的动脉瘤，颈动脉超声也能检出。

(2)肌肉纤维层发育不良：是动脉发育不良中最常见的，多见于白种人和青年女性。多位于第 2 颈椎处椎动脉、颈动脉的远段部分。诊断依靠血管造影。

(3)颈动脉扭曲、扩张、发育不良：颈动脉扭曲可能是先天性的，本身很少引起症状或阻塞性疾病，但在持久性头位转动时可能引起 TIA 或卒中。

(4)高胱氨酸尿症导致中等大小动脉变性、硬化：这类患者在 20 岁以前就有这种变化，并可导致血栓形成。

(5)Moyamoya 病：1957 年首先由日本人报道，亚洲人发病率高，尤其日本人。儿童多见，在 6 岁时达高峰。临床表现多样化，表现为：反复发作 TIA、梗死较出血多、部分性或全身性癫痫发作。病因不明。诊断主要依靠 DSA，MRA，MRI。

(6)遗传性皮质下梗死及白质脑病：常染色体显性遗传病。主要累及中小动脉，导致动脉硬化。以反复发作的皮质下梗死为特点，多为腔隙性梗死，可发展为皮质下痴呆或假性球麻痹。

(7)动脉炎：感染性和非感染性动脉炎，均可造成中青年局灶性脑缺血，如结节性多动脉炎、系统性红斑狼疮动脉炎、肉芽肿性动脉炎、风湿性动脉炎以及非特异性脑动脉炎等。

(8)心脏疾病：青年人脑梗死，1/2 以上病人有风湿性心脏病，发病机制与栓塞有关。其他造成脑梗死的心脏疾病包括：心房纤颤、感染性心内膜炎、心肌梗死、二尖瓣脱垂、左心房黏液瘤、原发性心肌病等。

(9)血液异常：多种血液病如红细胞增多症、镰状细胞贫血、DIC、血小板增多症和血液凝固异常均可导致脑梗死。此外，家族性 C 蛋白缺乏、纤维蛋白溶解酶的缺少及第 8 因子增多等均有可能促使青年人发生脑梗死。

⑩抗磷脂综合征：抗磷脂抗体引起脑梗死的机制为：内皮细胞受损，抗磷脂抗体与血管内皮细胞膜磷脂结合而破坏内皮细胞的功能。一方面降低 C 蛋白和 S 蛋白的作用，激活凝血机制、诱发血栓形成；另一方面使 PGI 生成减少，引起血管痉挛和血小板聚集，促进血栓形成；血小板损害，抗磷抗体与血小板膜磷脂结合，激活血小板，使血小板聚集性和黏附性增加，从而激活凝血机制诱发血栓形成。

⑪酒精中毒：可使红细胞比积和黏度增加、血流滞缓，也可激发血管痉挛、血小板聚集，从而促使血栓形成。

⑫服用避孕药：口服甾体避孕药可使青年妇女血栓性脑血管病的危险性增加。

【治疗及预后】

由于青年人脑梗死病因复杂，故在治疗上首先是针对病因，进行积极有效的治疗。一般性药物治疗与老年人无大差异，主要选用扩张血管、活血通络的中药和西药，抗血小板聚集药，钙拮抗剂等。青年人患脑梗死比老年人康复快、预后好。原因是年轻人病前脑功能状态好，病变轻、修复力强。而且年轻人卒中时心血管病等并发症少。

九、外伤性脑梗死

外伤性脑梗死是指由于不同原因的颅脑外伤引起局部脑组织缺血缺氧导致的脑梗死。好发于基底节区，其次为颞枕区。

【病因及发病机制】

1.解剖因素：①基底节本身血供差、侧支循环少，且供血的脉络膜动脉的深穿支从主干动脉分支时多呈直角，外伤尤其扭转力作用头部时易使这些血管扭曲、移位、痉挛或血栓形成；②大脑后动脉从基底动脉发出后绕过大脑脚至小脑幕切迹上，故小脑幕切迹疝形成时，较容易压迫大脑后动脉，使之狭窄、痉挛。以上两点说明外伤后脑梗死较易发生在基底节区和颞枕部。

2.外伤后的病理因素：①颅脑损伤导致脑水肿；②外伤后蛛网膜下腔出血导致脑血管痉挛；③老年人往往伴有脑动脉粥样硬化，头颈部外伤后粥样斑块的脱落；④外伤直接所致，如损伤颅内动脉，使之痉挛引起脑梗死；⑤脑外伤伴发长骨骨折可致脑血管脂肪栓塞；⑥颈部钝击伤使颈动脉内膜分离或假性动脉瘤形成从而导致血栓形成。

【临床表现】

根据其临床和 CT 表现分为两型。

1.Ⅰ型：外伤轻微，CT 表现为基底节区腔隙性梗死灶，症状较轻。其诊断标准为：①有较轻的外伤史；②亚急性起病，症状体征多在 3—5 天达高峰；③一般不伴有严重意识障碍；④多为纯运动性功能障碍，轻偏瘫、单瘫、较少有感觉障碍；⑤CT 排除了颅内小血肿、脑挫伤，而在基底节区可见孤立的<15mm 大小的低密度灶，且无占位效应。

2.Ⅱ型：有严重的颅脑损伤，CT 表现为基底节区和（或）脑叶梗死及颅脑损伤的征象，如脑内水肿、挫伤和颅内血肿等。症状较重、意识障碍深且持续时间长、颅内高压明显、甚至出现脑疝等。

【治疗】

治疗上除常规使用脱水剂、激素外，对不同原因、不同部位、不同面积的外伤性脑梗死进行有区别的治疗，以提高治疗效果。灶状梗死患者给予内科综合治疗，重症颅脑损伤合并大血管区梗死者，行手术清除血肿、颞肌下减压及内科药物治疗。蛛网膜下腔出血者行解痉治疗。

（周继业）

## 第三节 急性脑衰竭

急性脑功能衰竭（acute brain failure，ABF）系指颅内外多种疾病引起脑组织功能严重损害、临床上以意识障碍和生命体征紊乱为主要表现的综合征。它是临床各科中常见的、病死率最高的脏器功能衰竭之一。

【病因与发病机制】

脑功能衰竭常为许多全身疾病和颅内疾患的严重后果，其病因很多，常见的有以下几个方面：

| 颅内疾病 | 全身性疾病 |
|---|---|
| 1.感染性疾病 | 1.感染性疾病 |
| 乙型脑炎 | (1)病毒感染 |
| 散发性病毒性脑炎 | 病毒性肝炎 |
| 流行性脑脊髓膜膜炎 | 流行性出血热 |
| 结核性脑膜炎 | 传染后脑炎 |
| 化脓性脑膜炎 | (2)立克次体感染 |
| 脑膜炎型脊髓灰质炎 | (3)细菌性感染 |
| 脑型疟疾 | (4)螺旋体感染 |
| 淋巴细胞脉络丝脑膜炎 | (5)寄生虫感染 |
| 森林脑炎 | (6)感染中毒性脑病 |
| 2.脑血管病 | 2.内分泌与代谢性疾病 |
| 脑出血 | 尿毒症性脑病 |
| 蛛网膜下腔出血 | 肝性脑病 |
| 脑梗死 | 垂体危象 |
| 其他脑血管病 | 甲状腺危象 |
| 3.颅内占位性病变 | 粘液水肿性昏迷 |
| 脑肿瘤 | 糖尿病危象 |
| 脑寄生虫病 | 血糖危象 |
| 脑内肉芽肿 | 肾上腺危象 |
| 4.颅脑损伤 | 肺性脑病 |
| 脑挫伤 | 3.水、电解质平衡紊乱 |
| 外伤性颅内血肿 | 4.外因性中毒 |
| 硬膜外血肿 | 农药类中毒 |
| 硬膜下血肿 | 药物类中毒 |
| 脑内血肿 | 植物类中毒 |
| 5.颅内压增高综合征 | 动物类中毒 |
| 6.癫痫 | 5.物理性与缺氧性损害 |

临床上可依病因作用机制的不同分为直接损害和间接损害，前者指致病因素直接作用于脑组织（如锐器伤、火器伤及急性中枢性中毒等）立即引起脑功能衰竭者；后者指某种致病因

素首先引起脑水肿及颅内压增高,再由颅内高压引起脑功能衰竭者。

导致脑细胞损害的机制有以下学说:

1.细胞内游离钙超载　钙是最具生物活性的离子,神经细胞的许多生理活动:如神经递质释放、膜内外信息传递、膜兴奋的控制以及酶活性的调节等均有赖于钙的参与。游离的钙离子己被公认是细胞内的第二信使。细胞内游离 $Ca^{2+}$ 的升降对调节细胞活动起决定性作用。为此,必须精确调控 $Ca^{2+}$ 使之维持在一个相当恒定的水平上,以便对各种引起细胞内 $Ca^{2+}$ 上升的刺激作出敏感反应。正常情况下,膜内外存在极大的钙离子电化学梯度,细胞的调控机制使 $Ca^{2+}$ 维待在 $0.1\sim1\mu mol$,而细胞外钙离子浓度则高上万倍,约 $1.5mmol$。各种疾病造成细胞内钙超载、钙离子内环境失稳是导致细胞死亡的"最后共同途径"。CBF 降至正常的 20% 以下时,细胞产能过程破坏而致细胞膜离子泵停止运转。细胞外钾离子浓度增高触发钙离子内流,同时胞内钙库释放封存的钙离子,导致细胞内游离钙超载,将对细胞代谢产生多方面的不利影响,加速细胞死亡。具体表现在:

(1)使线粒体功能发生障碍　线粒体是细胞能量代谢场所。糖酵解三羧酸循环均在线粒体基质内进行。生理条件下,线粒体在氧化磷酸化,ATP 产生过程中通过呼吸链排出质子,使线粒体内膜保持负电位,$Ca^{2+}$ 以电泳机制进入线粒体,并通过对丙酮酸脱氢酶 $\alpha$ 亚单位的磷酸化负反馈调节进入线粒体的 $Ca^{2+}$ 量。当脑缺血时,$Ca^{2+}$ 大量增加,线粒体 $Ca^{2+}$ 超载,使氧化磷酸化电子传递脱偶联,ATP 产生大量减少并在原位消耗,ATP 依赖的膜离子运转机制不能发挥正常效能,最后导致跨膜离子流的消失.膜电位消失。

(2)膜磷脂加速降解　胞内游离 $Ca^{2+}$ 增加,激活 $Ca^{2+}$ 依赖性磷脂酶 $A_2$ 和磷酯酶 C,使膜磷脂大量降解;游离脂肪酸(FFA),特别是廿碳多不饱和脂肪酸(PUFA)的代表花生四烯酸(AA)大量释放,在组织内环氧合酶和脂氧合酶作用下,分别产生各类前列腺素(PGs)、血栓烷 $A_2$ 和过过氧羟花生四烯酸,后者可进一步转化成白三烯(LTs)。这些生物活性物质对细胞膜和组织内微循环均可产生有害作用,加速细胞死亡。PUFA 还可以和氧自由基反应,形成过氧化脂质,使膜的流动性、通透性均发生变化,加重膜结构功能损伤,促进细胞死亡。

(3)蛋白溶解　细胞内游离 $Ca^{2+}$ 的升高能造成钙离子激活的中性蛋白酶 CANP 活性的病理性增加。CANP 在神经系内主要与细胞骨架蛋白的更新有关。在正常细胞内 $Ca^{2+}$ 浓度下不具活性。缺血后胞浆内游离钙增加时能激活 CANP,使神经细胞骨架(cytoskeleton)破坏,神经细丝分解,神经微管解聚,严重影响轴浆正常运输,致使细胞死亡。

2.自由基的生成与毒性反应　自由基是游离存在的、带有不成对电子的分子、原子或离子。其化学性质活泼,易与其他分子发生反应。脑缺血时生物氧化呼吸链传递过程发生自动氧化,使氧还原成超氧阴离子自由基。缺血时 ATP 的降解过程在黄嘌呤氧化酶的作用下,在次黄嘌呤氧化过程也生成超氧阴离子。脑缺血后自由基的另一来源与前列腺素合成有关。缺血损伤后磷脂酶被激活,引起膜磷脂的降解,产生大量花生四烯酸,在环氧合酶的作用下合成前列腺素的过程中,有超氧阴离子等自由基生成。此外脑缺血后脑内清除自由基能力下降,进一步加重了自由基的损伤作用。自由基对细胞的损害,主要是由于细胞膜中不饱和脂肪酸的双键易与自由基反应,生成有细胞毒性作用的脂质自由基和脂质过氧化物,它们又可以分解形成更多的自由基,形成链锁反应,加速细胞膜的破坏,促使细胞崩溃、死亡。脂质过氧化反应的产物可以自破坏的细胞膜逸出而经血循环至其他器官造成更多损害。

自由基损伤往往在缺血后再灌注时更为突出。血流再通时,氧的供给很快得到恢复,但体内三羧酸循环恢复较慢,不能提供足够的电子将氧还原为水,而形成超氧阴离子。缺血时 ATP 分解生成大量次黄嘌呤,再灌注时氧可以加速黄嘌呤氧化酶催化反应,使次黄嘌呤转变为黄嘌呤,同时生成较多的超氧阴离子自由基。

3.兴奋性氨基酸(EAA)的神经毒性作用   谷氨酸(Glu)和天冬氨酸(Asp)是中枢神经系统的兴奋性递质,又称兴奋性氨基酸(EAA)。正常情况下,神经末梢释放的 Glu,Asp 绝大部分经神经末梢再摄取,此过程耗费能量。当脑组织能量代谢受缺血缺氧等损害后,EAA 的再摄取下降;神经细胞内钙超载又促使 EAA 的过量释放。EAA 对兴奋性氨基酸受体的持久性刺激可引起神经元的损害和死亡。大量 EAA 作用于 EAA 受体—主要是 NMDA(N—甲基—D 天冬氨酸)受体,打开了 $Ca^{2+}$ 和 $Na^+$ 通道,促使 $Ca^{2+}$ 和 $Na^+$ 内流,$K^+$ 外流,造成神经细胞内外离子平衡紊乱,导致细胞内 $Ca^{2+}$ 超载,细胞内水肿,神经细胞肿胀、坏死。

4.膜磷脂代谢障碍   $Ca^{2+}$ 剧增和自由基引起的过氧化反应均激活细胞质膜的磷酸脂而产生大量 FFA。花生四烯酸(AA)本身破坏血脑屏障(BBB),具强力的致脑水肿作用。AA 在环氧合酶作用下产生的 $TXA_2$ 和在脂氧合酶作用下产生的白三烯 LT)具有血管收缩的作用,促进脑血管痉挛、血小板凝聚及微血栓形成、微循环障碍,使周围脑组织血供恶化,脑水肿加重,且 LT 可使 BBB 破坏,加重脑水肿。脑缺血时,脑组织内的 $TXA_2$ 和 LT 增高并随缺血时间延长而增加。因此,缺血时间愈长,脑损害愈重。

5.乳酸性酸中毒   正常情况下,脑细胞通过葡萄糖的有氧氧化代谢而获得能量。脑血流的突然中断使氧化磷酸化反应立即停止。内源储存的葡萄糖和糖原还足以使无氧糖酵解维持一段时间,结果使细胞内乳酸大量积聚而发生乳酸性酸中毒。细胞外 $Na^+$ 与细胞内 $H^+$ 交换而进入细胞内产生脑水肿。此时给严重缺血、缺氧的脑组织继续提供葡萄糖只能加重酸中毒的程度和脑损害。

6.其他机制   包括激肽释放酶—激肽原—激肽系统的致脑水肿作用、溶酶体膜破坏和内源性阿片样物质(β—内啡肽、强啡肽)的有害作用等。

上述各种脑细胞损害的机制,均可引起脑水肿。脑水肿是脑组织对各种致病因素的一种反应,主要变化为脑实质内液体成分的增加,引起脑体积的增大。一般把脑水肿分为以下三种类型:

1.细胞毒性脑水肿   多见于脑缺血块氧早期以及脑膜炎等疾病。主要表现是脑细胞(神经元、胶质细胞)因细胞内液增多而肿胀,即细胞水肿。无血管损伤,血脑屏障相对完整,血管通透性无损害。引起水肿的机制可能是因缺血、缺氧或在某些毒性物质的作用下,细胞 $Na^+$ 泵功能受损,致细胞内 $Na^+$ 潴留,细胞内水亦增多。此型脑水肿意识障碍较常见,轻者嗜睡,重者昏迷。脑电图检查多为弥漫性高波幅慢波。

2.血管源性脑水肿   多见于脑缺血缺氧严重时,以及脑肿瘤、脑外伤等疾病时。主要表现是灰质胶质细胞肿胀、水肿,而白质中除胶质细胞水肿外,细胞外间隙有液体积聚。其水肿液含较多蛋白质。其机制是由于毛细血管通透性增高,血脑屏障破坏,引起血浆中水与其他分子外渗的结果。此型脑水肿严重时常有明显的颅内压增高,并出现意识障碍。

3.间质性脑水肿   见于肿瘤以及炎症性疾病。其主要表现是脑室周围间质中出现水肿,因炎症等可使脑脊液生成增加,或是因肿瘤等压迫、阻塞脑脊液循环通路,故可影响脑脊液正常循环而出现脑室扩张,形成脑积水。脑积水时,脑脊液压力增高,同时还可因炎症等的影响,室管膜的通透性增高,故脑脊液可渗入脑室周围的白质细胞间隙中。呈间质性水肿。此型脑水肿大脑功能改变较缓慢,一般无意识障碍。脑电图常为正常。

脑水肿的病理形态,可分为局灶性脑水肿和弥漫性脑水肿两类。如脑水肿较局限或程度较轻时,临床上可不出现,或仅出现轻微的脑功能异常,亦可不出现意识障碍;只有局灶性大脑占位病变引起严重脑水肿发生脑疝时,才可出现意识障碍。另一种弥漫性脑水肿,常为严重颅脑外伤、颅内感染、中毒及缺氧等病因引起,常见有局限性神经功能障碍及颅内压增高征,重者脑疝形成,多见有意识障碍。

引起脑功能衰竭的各种病因,直接致颅内容物体积增加,或是致脑脊液循环障碍,或是引起脑水肿,导致颅内压增高及意识障碍;而脑水肿则是致颅内压增高的主要原因。从临床病理生理学角度,可将颅内压增高的发生发展分为代偿期、早期、高峰期和晚期等四个不同阶段。当颅内压升高到颅内无法缓冲时,某些脑组织受挤压,并向临近阻力最小的空间疝出(脑疝形成)。不仅疝出的脑组织发生瘀血、水肿和软化,受癌组织挤压的四邻结构也将发生一系列神经功能障碍;同时癌组织阻塞脑脊液循环通路,导致颅内压更为增高。周而复始和恶性循环,最后致急性脑功能衰竭和一系列危急临床症状。

【诊断】

急性脑功能衰竭常是许多颅内疾病和全身性疾病的严重后果,如何在各种疾病的发生发展中确定已发生脑功能衰竭,是一个十分紧迫的问题。因其对早期防治脑功能衰竭,改善预后有重要意义。在脑功能衰竭的诊断上,必须包括临床诊断、脑损害部位和病因诊断以及脑死亡的确定。

一、临床诊断

脑功能衰竭时,脑内发生一系列生理生化改变,临床上出现许多症状和体征,而实验室检查所见则是非特异性的,主要是与原发病有关的变化。因此,脑功能衰竭的诊断主要是依据脑部受损的临床征象。不论病因如何,临床诊断主要包括意识障碍和颅内压增高的分析和判断。

(一)意识障碍

意识障碍是急性脑功能衰竭的主要临床表现之一。意识正常即意识清醒,表现为对自身与周围环境有正确理解,对内外环境的刺激有正确反应,对问话的注意力、理解程度以及定向力和计算能力都是正常的。意识障碍通常可分为觉醒障碍和意识内容障碍依据检查时刺激的强度和患者的反应,可将觉醒障碍区分为嗜睡、吞睡、浅昏迷和深昏迷;意识内容障碍常见的有意识混浊、精神错乱、谵妄状态。

(二)脑水肿、脑病

脑功能衰竭的重要病理改变是脑水肿、颅内压增高。典型表现为头痛、恶心呕吐与视神经乳头水肿,常伴有血压增高、脉搏缓慢、呼吸慢而深、瞳孔缩小、烦躁不安或意识障碍、抽搐等生命体征的变化。随着颅内压增高,终致脑疝形成。急性发作者常表现为突然和急剧进展的意识障碍,瞳孔变化。呼吸与循环功能异常,肌张力障碍等,如未及时解除可在短时间内致死。脑疝的出现是急性脑功能衰竭发生发展的严重后果,早期识别与防治它的形成与发展有极其重要的意义。临床上常见而危害大的脑疝有小脑幕裂孔下疝,枕骨大孔疝和小脑幕裂孔上疝,它们可单独存在或合并发生。

1 小脑幕裂孔下疝　为部分颞叶和(或)脑中线结构经小脑幕裂孔往下疝出的种脑疝(脑疝形成后使脑池闭塞,颅内压史增高,脑干被迫下移,位于中脑大脑脚与小脑幕切迹缘间的动眼神经,常因早期受压麻痹而出现同侧上睑下垂、瞳孔散大与眼球外展。继而大脑脚受压,对侧肢体瘫痪;随着移位的增加对侧大脑脚被压于小脑幕的游离缘上引起病侧肢体瘫痪,对侧的动眼神经亦可受牵拉或压迫而形成双侧瞳孔散大,目散大较病变侧明敏、眼球运动麻痹。因此。临床上如怀疑有外伤性急性颅内血肿存在,而按瞳孔散大侧施行颅钻孔探查时,如为阴性,尚需作对侧钻孔探查,以免遗漏血肿。当中脑网状结构上行激活系统受损时,可出现不同程度的意识障碍或昏迷,并逐渐加深。

脑疝的继续发展,使脑干受旅损害逐渐加重。出现四肢肌张力增高、瘫痪,并有强直样发作,称为去大脑强直。生命指征的改变随脑疝的发生发展而变化:①脑疝前期:脑疝时引起脑干缺氧.而脑干对缺氧耐受性较强;早期缺氧对脑干生命中枢起兴奋作用。从而出现呼吸深快,脉搏加快,血压升高;当颅内压继续升高时脉搏变慢。②脑疝代偿期:当脑干受压、脑缺氧与脑水肿更为严重时,生命中枢还可以暂时通过生理调节来维持生命活动,于是呼吸、循环中枢兴奋加强,克服缺氧。因而血压更趋升高。脉搏缓慢 50 次/min 以下),呼吸深而节律不整。③脑疝晚期:呼吸与循环中枢处于衰竭状态.出现呼吸变浅而不规则,甚至呼吸停止、血压下降、心律失常、心跳停止。

2 枕骨大孔疝　枕骨大孔为颅后凹与椎管间交通孔道,孔之前半部有延髓,后半部有小脑延髓池(又称枕大池),小脑扁桃体居小脑一丰球后下部,紧邻枕骨大孔上缘。当颅内压增高时,小脑受挤促使小脑扁桃体向下移位和嵌入上颈段椎管内(称枕骨大孔疝或小脑扁桃体疝),使小脑延髓池闭塞,脑脊液循环受阻,颅内压进一步增高,小脑扁桃体进几步下移和紧紧地嵌入枕骨大孔和颈椎椎管上端,损及延髓及其邻近的第 9—12 对脑神经和第 1—2 对脊神经根、小脑后下动脉等重要结构,颅内压更加增高,如此恶性循环,最后象小脑幕裂孔下疝一样的结局都可发生。不同的是,枕骨大孔的呼吸、循环中枢功能障碍出现较早,瞳孔和意识障碍出现较晚,而小脑幕裂孔下疝恰好相反。

枕骨大孔疝多见于颅后凹占位性病变,亦见于引起严重脑水肿的颅内弥漫性病变。幕上占位性病变光形成小脑幕裂孔下疝。最后常合并有不同程度的枕骨大孔疝。可分为急性和慢性两型。后者常由慢性颅内压增高或颅后凹占位病变引起,临床上除有枕后部疼痛(因颈神经根受激惹)、颈项强直与压痛,第 9—12 对脑神经受损(如轻度吞咽困难、饮食呛咳与听力减退)外,偶有四肢强直,角弓反张甚或呼吸抑制,但意识常清楚,可能与机体已具有一定代偿功能有关,然晚期仍无例外地出现意识障碍。急性型多系突然发生,或在慢性型的基础上,因剧烈呕吐、咳嗽、挣扎、排便用力、腰穿或作压颈试验等促使颅内压增高的因素突使加剧,常可突然发生呼吸停止、昏迷而死亡。

3. 小脑幕裂孔上疝　是由于幕下颅内压增高使脑组织经小脑幕裂孔向上疝出所致。疝内容物主要是小脑上蚓部与小脑前叶,故又称小脑蚓部疝。多为颅后凹病变引起,常与枕骨大孔病合并发生。颅后凹占位性病变病例作侧脑室快速引流时可诱发或加重此疝。当上述疝组织疝入四叠体池和压迫中脑后部的四叠体及被盖部时,可早期出现上睑下垂、双眼上视困难、瞳孔散大、对光反射消失和听力障碍等四叠体受损症状,以及被盖部内网状结构上行激活系统受损所致的意识障碍；晚期有去大脑强直与呼吸骤停。

二、脑功能障碍解剖部位判断

急性脑功能衰竭时。脑内发生一系列的病理过程，可损害不同部位的结构及功能，呈现各种临床征象。临床上分析脑受损的部位及其功能障碍水平是非常重要的，对指导治疗、判断预后有较大价值。通常可根据意识状态、颅内压增高征、脑损害的症状和体征。结合必要的辅助检查，来推断脑部损害的范围及功能障碍水平。一般分为以下三种情况：

(一)幕上局限性病变

大多先有大脑半球损害的征象，常有定位表现，如癫痫、轻偏瘫、偏盲、失语等，迟早可出现颅内压增高的征象。当病变位于"静区"，如额叶或硬脑膜下间隙，可无局灶征，仅呈弥散性脑功能障碍和颅内高压症。随着病程进展，当病变累及间脑中央部，则发生意识障碍，继而进一步发展为小脑幕裂孔下疝，出现自上而下的脑于受损征象。因此，幕上病变的病程规律，一般是大脑半球损害的对测定位征和颅内压增高征，其后依次出现意识障碍和脑干受损的表现。

(二)幕下局限性病变

主要特点是脑干功能障碍，一般在发生意识障碍的同时，常已伴随同水平脑干受损征象。因此，患者在昏迷前无大脑半球的偏测定位体征，而常有枕区疼痛、恶心、呕吐、眩晕发作、复视、眼球震颤、共济失调、一侧脑干局限体征(如交叉性瘫痪)、后组颅神经麻痹等。若尚未影响脑脊液循环，则无颅内压增高的征象或较晚出现，但颅后凹占位性病变可较早发生颅内高压征，且较易引起枕骨大孔疝，通常不发生幕上病变那种自大脑皮质、间脑至脑干的病程规律。

(三)弥散性脑损害

急性的大脑弥散性损害，由于大脑皮质及皮质下结构受损，临床上常先有精神症状，意识内容减少，一般呈现对外界的注意力降低，计算与判断力辨别差，记忆障碍和定向力障碍，错觉、幻觉、谵语。很快出现较明显的觉醒障碍，呈现嗜睡或昏睡，直至昏迷，其程度常同病变的范围和严重程度相应。也常发生去大脑皮质状态。大多缺乏明确的脑局灶性定位征，而呈弥散性或多灶性损害的体征，常伴颅内高压征和脑膜刺激征；晚期可呈现继发性脑干功能障碍的征象。

三、病因诊断

脑功能衰竭的病因诊断极为重要。通常必须依据病史、体格和神经系统检查，以及有关的实验室资料，经过综合分析，能查出导致脑功能障碍的原发病因。由于脑功能衰竭的病因众多。而且某些病例的病程进展甚快，病情危重或因条件所限，无法进行详细或特殊的实验室检查，使病因诊断受到影响。从临床实际需要出发，区分原发病变位于颅内或颅外，具有较大价值。

(一)颅内疾病

原发病变在颅内，随着病程进展，最终导致脑功能衰竭。临床上通常先有大脑或脑干受损的定位症状和体征，较早出现意识障碍和精神症状，大多伴明显的颅内压增高，有关颅内病变的实验室检查多有阳性发现。常见的有急性脑血管病、颅内占位性病变(肿瘤、脓肿)、颅脑损伤、颅内感染以及癫痫持续状态等。

（二）全身性疾病

全身性（包括许多内脏器官）疾病可影响脑代谢而引起弥散性损害，又称继发性代谢性脑病。同原发性颅内病变相比，其临床特点是：先有颅外器官原发病的症状和体征，以及相应的实验室检查的阳性发现，后才出现脑部受损的征象。由于脑部损害为非特异性或仅是弥散性功能抑制，临床上一般无持久和明显的局限性神经体征及脑膜刺激征，主要是多灶性神经功能缺失的症状和体征，且大都较对称。通常先有精神异常、意识内容减少。一般是注意力减退、记忆和定向障碍，计算和判断力降低，尚有错觉、幻觉，随病程进展。意识障碍加深。此后有的可出现不同层次结构损害的神经体征，如昏迷较深和代谢性抑制很严重。而眼球运动和瞳孔受累却相对较轻。常见病因有外源性中毒、内分泌与代谢性疾病、感染性疾病、物理性与缺氧性损害等。

四、脑功能监测

脑功能监测是为了解中枢神经功能损害的程度及抢救治疗的效果。

（一）必要的神经系统检查

1.角膜反射　是衡量意识障碍程度的重要标志。长时间的角膜反射消失。常提示顶后不良。

2.其他反射　瞳孔对光反射、咳嗽、吞咽反射、脊髓反射等的存在或消失，提示脑干功能恢复或消失。

3.瞳孔大小的变化。

（二）电生理监测

1.脑电图　须连续监测，对脑功能状态、病变部位、治疗及预后判断都有一定价值。脑电图正常、预后良好，可以完全恢复脑功能；脑电图极度异常，提示中枢神经功能严重受损。

2.脑干诱发电位　为测定脑干功能状态的客观方法。常用的为脑干听觉诱发电位。因其一般不受麻醉药物的影响。

3.颅内压监测　采用各种小型颅内压计，埋藏在颅内，连续记录颅内压，能较好的反映脑水肿的情况。

五、脑死亡的确定

脑功能衰竭的最严重后果是脑功能的永远不能恢复，称为脑死亡或过度昏迷或不可逆性昏迷、脑死亡是颅内结构的最严重损伤，一旦发生。即意味着生命的终止。许多国家制定出脑死亡的诊断标准，归纳起来如下：①自主呼吸停止；②深度昏迷；病人的意识完全丧失，对一切刺激全无知觉，也不引起运动反应；③脑干反射消失即头眼反射、眼前庭反射、瞳孔对光反射、角膜和吞咽反射、瞬目和呕吐动作等均消失；④脑生物电活动消失。脑电图呈电静止，诱发电位的各波消失。如有脑生物电活动可否定脑死亡诊断。但中毒性等疾患时脑电图可成直线而不一定是脑死亡。上述条件经 6～12 小时观察和重复检查仍无变化，即可确立诊断。

【治疗】

急性脑功能衰竭是多种病因和不同性质病变所致的一种临床病理状态，并常引起许多严重并发症。因此必须根据不同的病因与病理阶段，采取最佳的综合治疗方案，以控制或逆转脑功能衰竭的发展。解除或最大限度地减轻脑损害，争取恢复正常的功能。

一、一般处理

原则上应将患者安置在有抢救设备的重症监护室内,以便于严密观察,抢救治疗。给氧、加强护理。一般常取侧卧位或仰卧位(头偏向一侧),利于口鼻分泌物的引流。保持床褥平整、清洁,一般每2~4小时翻身1次,骨突易受压处加用气圈或海绵垫,并适当按摩。防止舌后坠,定期吸痰,保持呼吸道通畅,注意口腔清洁。留置尿管者,定期冲洗膀胱及更换尿管。急性期有昏迷者先短时禁食,靠静脉补液,在生命体征稳定后,依病情给予易消化、高蛋白、富维生素、有一定热量的流质(可行鼻饲)。

二、病因治疗

针对病因采取及时果断措施是抢救脑功能衰竭的关键。对病因已明确者,则迅速给予有效的病因处理如颅脑外伤与颅内占位性病变,应尽可能早期手术处理;出血性脑血管病有指征时尽早行手术清除血肿,或行脑室穿刺引流术;急性中毒者应及时争取有效清除毒物和特殊解毒措施的应用;各种病原体引起全身性感染和(或)颅内感染.应选用足量敏感的抗生素等药物。

三、对症处理

1.控制脑水肿,降低颅内压除采取保持呼吸道通畅、合理的维持血压、适量的补液及防止高碳酸血症等措施外,尚需用脱水剂。如20％甘露醇或25％山梨醇液250mol静脉快速滴注(15~30分钟内),依病情每4~12小时1次;呋塞米(速尿)20~40mg或依他尼酸(利尿酸钠)50~100mg静注,50％葡萄糖液40~100ml静注,每4~12小时1次;地塞米松10~40mg/d静滴:常用上述药物联合或交替使用。

2.维持水、电解质和酸碱平衡　一般每日静脉补液量1500~2000ml,其中5％葡萄糖盐水500ml左右;同时应注意纠正电解质紊乱如低钾或高钾血症,以及酸碱平衡失调。

3.镇静止痉　对有抽搐、兴奋躁动等表现者,可选用地西泮(安定)、笨巴比妥、苯妥英钠等镇静、抗惊厥药物,亦可用东莨菪碱0.3~0.6mg,肌注,或异丙嗪(非那根)25~50mg肌注,对高热伴抽搐者可用人工冬眠疗法。

4.控制感染　有感染者,应根据细菌培养与药敏结果选择有效的抗生素。

5.防治脏器功能衰竭　包括防治心、呼吸和肾功能衰竭,以及消化道出血等并发症。

四、脑保护剂的应用

某些药物能减少或抑制自由基的过氧化作用,降低脑代谢从而阻止细胞发生不可逆性改变,形成对脑组织的保护作用,称为脑保护剂。如巴比妥类、苯妥英钠、甘露醇、肾上腺皮质激素。依托咪酯(甲苄咪唑,etomidate)、纳洛酮、富马酸尼唑笨酮等。近年来神经节苷脂、腺苷及其类似物、兴奋性氨基酸受体拮抗剂、钙拮抗剂、缓激肽受体拮抗剂、热休克蛋白、镁离子等对脑损伤的治疗保护作用亦受到临床重视

1.巴比妥类药物　可能系通过以下几方面对脑起保护作用:①降低脑氧代谢率;②清除自由基、膜稳定作用;③改善脑血流分布;④降低颅内压和减轻脑水肿;⑤改善缺血后脑能量状态,预防和控制抽搐。一般选用超短时间作用的巴比妥类药物,如硫喷妥钠、硫戊巴比妥钠、戊巴比妥钠等。剂量一般每公斤体重:硫喷妥钠30mg、硫戊巴比妥钠20mg,戊巴比妥钠1rng、速可眠10rng(前二者配成0.4％-2％浓度),以总量的1/3静注或快速静滴,余下2/3则根据血压及脑电图等变化调节静滴速度。疗程一般为3~5天。有的仅用一个剂量,或长至8天;当高渗脱水剂减至24~48小时少于2个剂量时,可于8~24小时逐渐减量后停用。

对心脏骤停者,应在恢复有效脑灌注压后的早期(30分钟)内便用为好。在治疗前先行气管插管,行控制呼吸。保持 $PaCO_2$ 在 $3.33\sim4.0kPa(25\sim30mm\ Hg)$,$PaO_2>6.7kPa(50mm\ Hg)$(最好超过 $10.7kPa$);用药时监测脑电图、体温(宜在 37℃左右)、神经反射、血压 SBP 大于等于 $10.7kPa$)和血气等。由于常用剂量的巴比妥类并不能减少脑静止状态时的耗氧量,不能防止及延缓脑贮存能量的耗竭。故降低脑代谢的作用有限。同时,大剂量应用常对循环功能有严重抑制作用,有降低机体的免疫功能、增加感染机会等不良反应,使临床运用受限。

2.苯妥英钠 本品作为脑保护剂的机制为:①可降低脑耗氧量。减少乳酸产生,增加脑内葡萄糖、糖原和磷酸肌酸水平,提高对脑缺血、缺氧的耐受性;②能稳定细胞膜,改善离子通透性,增加钾离子的摄入,防止细胞内钠离子增高,促进 $Na^+-K^+-ATP$ 酶活性,减轻脑缺氧性损害的生化或形态方面的变化;③有扩张脑血管、增加脑血流之作用。本品在促进脑的循环和功能恢复方面可能优于巴比妥类药物。常用 $0.5\sim0.75$(或 $15mg/kg$)加入 $10\%$ 葡萄糖液 $500mL$ 中静滴。

3.甘露醇 除具有脱水降颅压作用外,尚有清除自由基的作用。已成为一种常用的脑细胞保护剂。

4.纳洛酮 是吗啡受体拮抗剂,能有效地拮抗件内啡肽对机体产生的不利影响;还具有抗氧化的作用,并能阻止钙内流、增加脑血液量。常用剂量为每次 $0.4\sim0.8mg$ 静注或肌注,无反应可隔 5—10 分钟重复用药。直达预期效果。亦可用大剂量纳洛酮(如 $3\sim4mg$)加入 $5\%$ 葡萄糖液中缓慢静滴。

5.肾上腺皮质激素 近来研究较多的是甲泼尼龙和 21—氨基类固醇。

(1)甲泼尼龙(甲基强的松龙)本品是一种较早合成的糖皮质激素,除具有抗炎作用外,近年来研究发现其有较强的抗脂质过氧化作用,对中枢神经损伤具有明显的保护作用。Hall 等的研究发现,糖皮质激素对脑损伤的保护效能与它们抑制脂质过氧化反应呈平行关系,甲泼尼龙的抗脂质过氧化反应的效能比琥珀酸盐泼尼松龙(强的松龙,prednisolane)强 1 倍,而氢化可的松则无任何抗脂质过氧化作用。研究表明静脉注射大剂量甲泼尼龙($30mg/kg$),能明显提高重度颅脑损伤患者生存率,改善伤后神经功能预后;而小剂量则无效。但有关大剂量糖皮质激素治疗重度脑损伤患者的临床疗效目前存在较大争议。

(2)21—氨基类固醇鉴于甲拨尼龙的脑保护作用并非糖皮质激素受体介导,而是通过抑制氧自由基介导的脂质过氧化反应发挥其效能;故有学者试图合成某种药物既其有类似甲基强的松龙的抗氧自由基的效能,又不作用于糖皮质激素受体,这样可以防止或减轻药物介导糖皮质激素受体后所产生的副作用,如糖尿病、免疫功能抑制、消化道溃疡、负氮平衡以及延迟伤口愈合等。研究发现 21—氨基类固醇 U—7400 6F 其有很强的抑制氧自由基脂质过氧化反应,且不作用于糖皮质激素受体。21—氨基类固醇抑制氧自由基介导的脂质过氧化反应的主要依据包括:①具有与维生素 E 相同的清除过氧化自由基、阻断脂质过氧化反应过程;②具有清除羟氧自由基功能;③稳定细胞膜结构,抑制各种氧自由基循环反应。此外,最近还发现 21—氨基类固醇 U7400 6F 还有保护血脑屏障功能、改善脑能微代谢、降低脑组织乳酸含量、减轻脑酸中毒等作用。

6.神经节苷脂 神经节苷脂类物质是含亲水性和疏水性两种不同特性阴离子的涎酸,位于脊椎动物细胞膜的外脂层。它和磷酸胆碱鞘脂类似物—鞘磷脂是构成神经细胞膜双脂层的最主要脂质成分。所有神经节苷脂分子均有疏水性酰基鞘氨醇部分和亲水性涎基低聚糖类基团所组成,各种不同类型神经节苷脂具有不同类型的低聚糖核心基团和涎酸部分,且涎酸数量和位置也不相同。神经节苷脂类物质根据低聚糖的特性可分为神经节系列神经节苷脂、球系列神经节苷脂和乳系列神经节苷脂等,其中神经节系列神经节苷脂又可分为单涎神经节苷脂、双涎神经节苷脂、三涎神经节苷脂和四涎神经节苷脂。目前研究结果表明神经节苷脂类物质具有调节细胞膜内蛋白质的功能。给予外源性神经节苷脂对脑细胞有明显的治疗保护作用。其作用机制有:

(1)神经节苷脂能阻断兴奋性氨基酸对神经元的毒性作用 理想的兴奋性氨基酸受体拮抗剂应该是仅仅阻断兴奋性氨基酸对神经组织细胞的病理损害作用,而不影响它的正常生理信号传递功能;而神经节苷脂GM1阻断兴奋性氨基酸相关的毒性效应并不影响神经细胞膜上兴奋性氨基酸相关离子通道的正常离子转运过程。

(2)神经节苷脂对缺血性脑损伤有保护作用 全身给予神经节苷脂GM1,可显著减轻脑组织缺血后病理形态损害。其主要保护作用包括:①有效地减轻脑水肿;②防止脑组织钙浓度升高;③维持神经细胞膜和神经胶质细胞膜$Na^+-K^+-ATP$酶的活性;④减少神经细胞膜脂肪酸的丢失,提高神经元对氧自由基损害的抵抗能力;⑤. 著减少大脑中动脉结扎后大脑半球的缺血梗死灶。神经节苷脂GM1能有效地减轻缺血性脑损伤后运动神经功能障碍和记忆功能障碍。

(3)神经节苷脂能促进神经轴索的生长,激活神经营养因子(如神经生长因子)。促进受损神经元的结构和功能恢复等。

7. 腺苷、腺苷类似物或增强剂 中枢神经系统至少存在两种腺苷受体$A_1$和$A_2$腺苷受体$A_1$和凡分别能降低和升高神经细胞内cAMP含量。腺苷作用于神经元细胞膜上腺苷受体后,通过细胞膜上G蛋白传递信息,特别是腺苷受体$A_1$可通过多种途经传递信息,包括调节cAMP含量和钾、钠、氯细胞内外交换以及磷脂代谢等。其中,突触前腺苷受体主要影响突触前膜钙离子通道,调节钙内流;而突触后腺苷受体主要影响突触后膜钾离子通道,调节钾外流。脑损伤后脑组织腺苷被激活可能会引起一系列病理效应,其主要作用可概括为两方面:①增加脑组织血流量和营养供应;②阻断脑损伤所造成的神经元兴奋性毒性,减轻继发性脑组织神经元损害。

腺苷受体$A_1$的主要作用包括:①调节突触前神经递质的释放,特别是抑制兴奋性氨基酸释放;②抑制突触后神经元膜长时程去极化;③使星形细胞处于超极化状态,减少星形细胞谷氨酸和钾离子过度内流。

腺苷受体$A_2$主要作用于脑血管系统,其效应主要有:①松弛血管平滑肌,增强脑血流量和脑组织营养供应;②抑制血小板聚集,防止血栓形成;③抑制中性拉细胞炎性反应,防止其在血管内皮细胞附着以及栓子形成。表明其是一种内源性脑保护因子。

由于外周给予腺苷及其类似物(如环己基腺苷、氯化腺苷、苯基异丙基腺苷等)会导致严重并发症如低血压、心动过缓等,故不宜应用于治疗临床脑损伤。而腺苷增强剂通过两种途径使内源性腺苷含量升高。一种途径是通过抑制腺苷脱氨酶或腺苷激酶活性,使腺苷降解速度减慢;另一种途径是阻断或减少神经元突触对腺苷的摄取;结果均致脑组织内腺苷含量增加,从而发挥脑保护作用。目前最常用的腺苷增强剂是腺苷脱氨酶类药物。

8.镁剂 脑细胞内 $Mg^{2+}$ 参与细胞多种重要的代谢活动。$Mg^{2+}$ 含量异常会干扰神经细胞的正常功能。神经细胞内线粒体或胞浆游离镁离子浓度下降会导致葡萄糖利用障碍、能繁代谢障碍、蛋白合成障碍、细胞氧化磷酸化受抑制。$Mg^{2+}$ 还参与中枢神经系统神经元离子代谢过程,如维持神经细胞内正常钠、钾浓度梯度;同时还参与调节神经元钙离子转动和储存等功能。镁离子还对中枢神经系统神经细胞膜上兴奋性氨基酸 NMDA 受体钙离子通道具有闸门调节作用。脑细胞内 $Mg^{2+}$ 含量下降会降低或丧失 $Mg^{2+}$ 抑制兴奋性氨基酸毒性作用,继而导致 $Na^+/Ca^{2+}$ 通道异常开放,大量钙内流,导致脑细胞损害。给予外源性 $Mg^{2+}$,能明显减轻脑细胞的损伤,促进神经功能的恢复。目前认为 $Mg^{2+}$ 是一种十分安全有效的脑保护剂。此外,许多对脑损害有显著保护作用的药物均具有维持脑损害后脑组织细胞 $Mg^{2+}$ 平衡的功能,可能是这些药物治疗脑损害的机制之一。目前临床常用的镁剂有硫酸镁、天门冬氨酸钾镁等,可依病情酌情选用。

9.其他脑保护剂 目前正在实验研究的脑保护剂尚有缓激肽受体拮抗剂、兴奋性氨基酸受体拮抗剂(如 MK-801),热休克蛋白等。

五、脑代谢活化剂的应用

不论是全身性疾病或是颅内病变都可引起脑代谢障碍,并有相应的病理生理和生化的改变,在脑功能衰竭中起重要作用。故只有积极改善脑代谢紊乱,才能促进脑功能的恢复,防止或减少脑损害的后遗症。临床上主要用促进脑细胞代谢、改善脑功能的药物,即脑代谢活化剂。较常用的有:

1.脑活素 本品是无蛋白质的标准化器官特异性氨基酸混合物的水溶液。是动物脑蛋白质经人工控制的酶降解而产生的器官特异性氨基酸、肽复合物。由于其 85% 为氨基酸。且其氨基酸彼此间比例与正常脑中者相似,故仍保持其器官特异的"氨基酸"型。15% 为肽,由不具抗原性的小分子肽组成。因此,1ml 脑活素相当于 1g 脑蛋白中含氮物质。脑活素可通过血脑屏障,被脑细胞吸收。可参与并改善脑细胞的代谢,促进蛋白质合成及脑细胞功能的恢复。用法:每次 10～30ml,溶于葡萄糖液或生理盐水 250ml 中静滴,每日 1 次,10～20 天为 1 疗程。

2.胞磷胆碱 为核苷衍生物,是卵磷脂合成的主要辅酶。具有增加卵磷脂合成和抗磷脂酶 A2 作用,减少游离脂肪酸,尤其是阻止花生四烯酸释放。通过促进卵磷脂的合成而改善脑功能;又有增强上行网状结构激活系统的功能,促使苏醒;可降低脑血管阻力,增加脑血流量,改善脑血液循环,促进大脑物质代谢。但对颅内出血急性期慎用。本品较难通过血脑屏障,进入脑内的药物很少,仅占 0.1%,但药物在脑内停留时间很长,注射后 3 小时脑内药物浓度达峰值,并能在 24 小时内保持不变;而且损伤脑比正常脑、受损半球比未受损半球的药物的含量明显增高。用法:每日 0.5～1.0g 加入 5%～10% 葡萄糖液 500ml 中静滴,10～14 天为 1 疗程。因 AIP 参与胞磷胆碱的代谢,并提供进入细胞的能量来源,合用可提高疗效。

3.细胞色素 为细胞呼吸激活剂,对细胞.氧化还原过程具有迅速的酶促作用,可增加脑血流和脑氧代谢率。从而改善脑代谢。用法:一般用 15～30mg 加入 25%～50% 葡萄糖液 20～40ml 中缓慢静注(5～10 分钟),或溶入 10% 葡萄糖液 500ml 中静滴,每日 1～2 次。用药时间依病情而定。用药前须作皮试。

4.三磷酸腺苷(ATP) 参与体内脂肪、蛋白质、糖、核酸及核苷酸的代谢,是机体能量的主要来源,可通过血脑屏障,为脑细胞的主要能源;可增加脑循环(尤其是病灶周围的侧枝循环),且能直接作用于脑组织,激活脑组织代谢,适用于各种原因引起的脑功能衰竭,但脑出血急性期慎用。用法:20mg 肌注,或 20～40mg 加入 5％～10％葡萄糖液 500ml 中静滴,2～3周为 1 疗程。

5. 辅酶 A　为体内乙酰化反应的辅酶,是线粒体膜上丙酮酸脱氢酶系的辅酶之一,糖、脂肪、蛋白质的代谢起着重要作用,可促进受损细胞恢复功能。适用于各种原因的脑功能竭。用法:50～100u 加入 5％～10％葡萄糖液 500ml 中静滴,每 1 次,连用 2～3 周。

6. 氨乙异硫脲　能在体内释放出具有活性的巯基基,而巯基为酶分子结构的必要基团。参与脑细胞氧化还原过程,故对脑代谢有促进作用,能使破坏了的代谢过程加速恢复。可促进意识的苏醒,并帮助偏瘫、头语的恢复。常用 1g 先用 5～10ml 等渗溶液溶解,然后加入 5％～10％葡萄糖液 500ml 中缓慢静滴,7～10 天为 1 疗程。可出现皮疹、静脉炎,甚至过敏性休克。孕产妇及严重冠心病者忌用。

7. 甲氯芬酯　能促进脑细胞的氧化还原过程,增加对碳水化合物的利用,并调节新陈代谢,兴奋大脑皮质和下丘脑,是中枢神经系统苏醒剂。常用 0.25g 肌肉注射或稀释于 5％～10％葡萄糖液 250ml 中静滴,每日 1～2 次;作用较慢,常须反复用才显效。高血压及明过感染者禁用。

六、改善微循环、增加脑灌注量

对无出血倾向,由于脑缺氧或缺血性脑血管病引起的脑功能衰竭。可用降低血液粘稠度和扩张脑血管的药物,以改善微循环和增加脑灌注量,帮助脑功能的恢复。这类药物有低分子右旋糖酐、维脑路通、复方丹参、脉络宁等。

七、高压氧疗法

高压氧治疗在脑功能衰竭的复苏中其有重要意义,它能提高血液、脑组织、脑脊液的氧含幼和储氧狱;增加血氧弥散量和有效弥散距离;改善血脑屏障、减轻脑水肿,降低颅内压;促进脑电活动、脑干生命功能和觉醒状态,促使昏迷者苏醒;减轻无氧代谢和低氧代谢,促进高能磷酸键(ATP)的形成,调节生物合成和解毒反应,纠正酸中毒,维持有效循环,改善其他重要脏器的功能。通过上述高压氧的综合作用,可打断脑缺氧、脑水肿的恶性循环,促进脑功能恢复和复苏。因此,有条件有适应证者应尽早使用。

(周继业)

## 第四节　脑出血

脑出血系指脑实质内的血管破裂引起大块性出血所言,约 80％发生于大脑半球,以底节区为主,其余 20％发生于脑干和小脑。

【病因及发病机理】

高血压和动脉硬化是脑出血的主要因素,还可由先天性脑动脉瘤、脑血管畸形、脑瘤、血液病(如再生障碍性贫血、白血病、血小板减少性紫癜及血友病等)、感染、药物(如抗凝及溶栓剂等)、外伤及中毒等所致。

其发病机理可能与下列因素有关:

①脑内小动脉的病变,表现脑内小动脉分叉处或其附近中层退变、平滑肌细胞不规则性

萎缩以至消失，或分节段、呈虫蚀样，这些中层变性与长期高血压有直接关系。由于高血压的机械作用产生血管内膜水肿以及血管痉挛使动脉壁发生营养障碍、使血管渗透性增高，血浆渗过内膜，可有大量纤维蛋白溶解酶进入血管壁中致组织被溶解，即类纤维性坏死（内膜玻璃样变）。脑出血患者，脑内小动脉及微动脉如豆纹动脉的中段及远段其病变比其他脏器（如肾脏等）的相应的血管更为严重和弥散，且易于被脂肪浸润，形成脂肪玻璃变性。

②微小动脉瘤：绝大多数微小动脉瘤位于大动脉的第一分支上，呈囊状或棱形，好发于大脑半球深部（如壳核、丘脑、尾状核）其次为脑皮质及皮质下白质，中、桥脑及小脑皮制裁下白质中亦可见到。

当具备上述病理改变的患者，一旦在情绪激动、体力过度等诱因下，出现血压急剧升高超过其血管壁所能承受的压力时，血管就会破裂出血，形成脑内大小不同的出血灶。

【病理】

脑出血一般单发，也可多发或复发，出血灶大小不等。较大新鲜出血灶，其中心是血液或血凝块（坏死层），周围是坏死脑组织，并含有点、片状出血（出血层），再外周为明显水肿、郁血的脑组织（海绵层）并形成占位效应。如血肿较大而又发生大脑半球深部，可使整个半球严重肿胀，对侧半球严重受挤，整个小脑幕上的脑血流量明显下降，此种继发性脑缺血又加重了脑水肿。脑室系统亦同时受挤、变形及向对侧移位，又加上部分血肿破入脑室系统，使已经移位变小的脑室内灌入了血液并形成血凝块，乃造成脑室系统的脑脊液循环严重梗阻，这些继发的梗阻性单、双侧脑积水或积血，又加重了脑水肿的过程。血肿亦可以向附近皮质表面、外侧裂或小脑给裂处穿破，于是血液进入蛛网膜下深造成脑沟、脑池及上矢状窦蛛网膜颗粒阻塞，构成了继发性脑脊液回吸障碍，间接地又增加了脑水肿，减少了脑血循环量，严重的幕上脑出血多伴发患侧半球的大脑镰下扣带回疝以及钩回疝（小脑幕切迹疝），它们又继发造成了脑干扭曲、水肿及出血等。

当脑出血进入恢复期后，血肿和被破坏的脑组织逐渐被吸收，小者形成胶质疤痕，大者形成一中间含有黄色液体的囊腔。

【临床表现】

本病多见于高血压病史和50岁以上的中老年人。多在情绪激动、劳动或活动以及暴冷时发病，少数可在休息或睡眠中发生。寒冷季节多发。

（一）全脑症状

1.意识障碍：

轻者躁动不安、意识模糊不清，严重者多在半小时内进入昏迷状态，眼球固定于正中位，面色潮红或苍白，鼾直播大作，大汗尿失禁或尿潴留等。

2.头痛与呕吐：

神志清或轻度意识障碍者可述头痛，以病灶侧为重；朦胧或浅昏迷者可见病人用健侧手触摸病灶侧头部，病灶侧颞部有明显叩击痛，亦可见向病灶侧强迫性头位。呕吐多见，多为喷射性，呕吐物为胃内容物，多数为咖啡色，呃逆也相当多见。

3.去大脑性强直与抽搐：

如出血量大，破入脑室和影响脑干上部功能时，可出现阵发性去皮质性强直发作（两上肢屈曲，两下肢伸直性，持续几秒钟或几分钟不等）或去脑强直性发作（四肢伸直性强直）。少数病人可出现全身性或部分性痉挛性癫痫发作。

4. 呼吸与血压：

病人一般呼吸较快，病情重者呼吸深而慢，病情恶化时转为快而不规则，或呈潮式呼吸，叹息样呼吸，双吸气等。出血早期血压多突然升高，可达 26.7/16kpa 以上。血压高低不稳和逐渐下降是循环中枢功能衰竭征象。

5. 体温：

出血后即刻出现高热，乃系丘脑下部体温调节中枢受到出血损害征象；若早期体温正常，而后体温逐渐升高并呈现弛张型者，多系合并感染之故（以肺部为主）。始终低热者为出血后的吸收热。桥脑出血和脑室出血均可引起高热。

6. 瞳孔与眼底：

早期双侧瞳孔可时大时小，若病灶侧瞳也散大，对光反应迟钝或消失，是小脑幕切迹疝形成的征象；若双侧瞳孔均逐渐散大，对光反应消失，是双侧小脑幕切迹全疝或深昏迷的征象；若两侧瞳孔缩小或呈针尖样，提示桥脑出血。

眼底多数可见动脉硬化征象和视网膜斑片出血，静脉血管扩张。若早期无视乳头水肿，而后才逐渐出现者，应考虑脑内局灶性血肿形成或瘤卒中的可能。

7. 脑膜刺激征：

见于脑出血已破入脑室或脑蛛网膜下腔时。倘有颈项僵直或强迫头位而 Kernig 征不明显时，应考虑颅内高压引起枕骨大孔疝可能。

（二）局限性神经症状

与出血的部位、出血量和出血灶的多少有关。

1. 大脑基底区出血：

病灶对侧出现不同程度的偏瘫。偏身感觉障碍和偏盲，病理反射阳性。双眼球常偏向病灶侧。主侧大脑半球出血者尚可有失语、失用等症状。

2. 脑叶性出血：

大脑半球皮质下白质内出血。多为病灶对侧单瘫或轻偏瘫，或为局部肢体抽搐和感觉障碍。

3. 脑室出血：

多数昏迷较深，常伴强直性抽搐，可分为继发性和原发性两类。前者多见于脑出血破入脑室系统所致；后者少见，为脑室壁内血管自身破裂出血引起。脑室出血本身无局限性神经症状，仅三脑室出血影响丘脑时，可见双眼球向下方凝视，临床诊断较为困难，多依靠头颅 CT 检查确诊。

4. 桥脑出血：

视出血部位和波及范围而出现相应症状。常见出血侧周围性面瘫和对侧肢体瘫痪（Millard—Gubler 综合征）。若出血波及两侧时出现双侧周围性面瘫和四肢瘫，少数可呈去大脑性强直。两侧瞳孔可呈针尖样，两眼球向病灶对侧偏视。体温升高。

5. 小脑出血：

一侧或两侧后部疼痛，眩晕，视物不清，恶心呕吐，行走不稳，如无昏迷者可检出眼球震颤共济失调，呐吃、周围性面瘫，锥体束征以及颈项强直等。如脑干受压可伴有去大脑强直发作。

（三）并发症

1.消化道出血：

轻症或早期病人可出现呃逆，随后呕吐胃内容物；重者可大量呕吐咖啡样液体及柏油样便。多为丘脑下部植物神经中枢受损，引起胃部血管舒缩机能紊乱，血管扩张，血液缓慢及淤滞而导致消化道粘膜糜烂坏死所致。

2.脑—心综合征。

发生急性心肌梗塞或心肌缺血，冠状动脉供血不足，心律失常等。多与额叶眶面、丘脑下部、中脑网状结构损害，交感神经机能增高及血中儿茶酚胺增多有关。

3.呼吸道不畅与肺炎：

病人因昏迷，口腔及呼吸道分泌物不能排出，易发生呼吸道通气不畅、缺氧、甚至窒息，也易并发肺炎等。少数病人亦可发生神经性肺水肿。

（四）辅助检查

1.脑脊液检查：

颅内压力多数增高，并呈血性，但约25％的局限性脑出血脑脊液外观也可正常。腰穿易导致脑疝形成或使病情加重，故须慎重考虑。

2.头颅 CT 检查：

可显示出血部位、血肿大小和形状、脑室有无移位受压和和积血，以及出血性周围脑组织水肿等。

3.脑血管造影：

可见大脑前动脉向对侧移位，大脑中动脉和侧裂点向外移位，豆纹动脉向下移位。

4.脑部 B 超检查：

大脑半球出血多量者有中线结构向对侧移位，可用以床边监护血肿发展情况。

5.脑电图：

颅内压增高者可出现弥散性慢波，如为大脑半脑出血，出血侧还可有局灶性慢波灶等变化。

此外，重症脑出血白血球和中性粒细胞增高，部分病人可出现暂时性尿糖和蛋白尿。

【诊断与鉴别诊断】

脑出血的诊断要点：

①大多数发生在 50 岁以上高血压病患者。

②常在情绪激动或体力活动时突然发病。

③病情进展迅速，具有典型的全脑症状或和局限性神经体征。

④脑脊液压力增高，多数为血性。

⑤头颅 CT 扫描可确诊。

表1-3-1 各类脑血管病的鉴别诊断

| 鉴别要点 | 脑出血 | 脑蛛网膜下腔出血 | 脑血栓形成 | 脑栓塞 | 短暂性脑缺血发作 |
|---|---|---|---|---|---|
| 年龄 | 中年以上 | 青壮年 | 中老年 | 青壮年 | 中老年 |
| 常见病因 | 高血压动脉硬化 | 动脉瘤,动静脉畸形 | 动脉硬化 | 心脏病 | 动脉硬化,颈椎病,低血压等 |
| 发病形式 | 急骤,多在用力或情绪激动时发生 | 同左 | 缓慢,多在安静中发生 | 急骤,随时发生 | 同左 |
| 意识状态 | 昏迷深,持续时间长 | 多无或仅有短暂昏迷 | 多清醒 | 昏迷轻,为时较短 | 可无或仅有短暂昏迷 |
| 脑膜刺激征 | 多有,但较轻 | 明显 | 无 | 无 | 无 |
| 常见神经体征 | 三偏,失语 | 无或轻微 | 同脑出血较轻 | 同脑出血 | 体征常在几小时内恢复 |
| 头颅CT | 高密度病灶,占位效应,破入脑室等 | 颅底或脑表面有血 | 低密度病灶 | 同左 | 正常或有较小低密度病灶 |
| 脑脊液 | 压力高,多呈血性 | 同左 | 正常 | 压力高 | 正常 |

病程及预后:因素有:

①血肿较大,严重脑组织破坏,且引起持续颅内增高者,预后不良。血肿破入脑室者其预后更严重。

②意识障碍明显者。

③并发上消化道出血者。

④瞳孔一侧散大者(脑疝形成者)。

⑤高烧。

⑥七十岁以上高龄者。

⑦并发呼吸道感染者。

⑧复发出血。

⑨血压过高或过低。

⑩心功能不全。

出血量较少且部位较浅者,一般一周后血肿开始自然溶解,血块逐渐被吸收,脑水肿和颅内压增高现象逐渐减轻,病人意识也逐渐清醒,最终少数病人康复较好,多数病人则遗留不同程度偏瘫和失语等。

【治疗】

(一)急性期

1.一般治疗:

①安静卧床,床头抬高,保持呼吸道通畅,定时翻身,折背,防止肺炎、褥疮。

②对烦躁不安者或癫痫者,应用镇静、止痉和止痛药。

③头部降温,用冰帽或冰水以降低脑部温度,降低颅内新陈代谢,有利于减轻脑水肿及颅内高压。

2.调整血压:

血压升高者,可肌注利血平1mg,必要时可重复应用,如清醒或鼻饲者可口服复方降压片1-2片,2-3次/d,血压维持在20.0—21.3/12.0—13.3kpa左右为宜。如血压过低(10.97/

7.98kpa 以下时），应及时找出原因，如酸中毒、失水、消化道出血、心源性或感染性休克等，及时加以纠正，并选用多巴胺、阿拉明等升压药物及时升高血压。必要时可输新鲜血，但不宜在短时间内把血压降得过快、过多，以免影响脑血循环。

3. 降低颅内压：

脑出血后且有脑水肿，其中约有 2/3 发生颅内压增高，使脑静脉回流受阻，脑动脉阻力增加，脑血流量减少，使脑组织缺血、缺氧继续恶化而导致脑疝形成或脑干功能严重受损。因此，积极降低颅内压，阻断上述病理过程极为重要。

可选用下列药物：

①脱水剂：20％甘露醇或 25％山梨醇 250ml 于 30 分钟内静滴完毕，依照病情每 6－8 小时 1 次，7－15 天为一疗程。

②利尿剂：速尿 40－60mg 溶于 50％葡萄糖液 20－40ml 静注；也可用利尿酸钠 25mg 静注；每 6－8 小时一次，最好与脱水剂在同一天内定时交错使用，以防止脱水剂停用后的"反跳"现象，使颅内压又有增高。

③也可用 10％甘油溶液 250－500ml 静滴，1－2 次/日，5－10 天为一疗程。

④激素应权衡利弊，酌情应用，且以急性期内短期应用为宜。地塞米松为首选药，其特点是钠、水贮留作用甚微，脱水作用温和而持久，一般没有"反跳"现象。每日可用 20－60mg，分 2－4 次静注。

4. 注意热量补充和水、电解质及酸碱平衡。

昏迷病人，消化道出血或严重呕吐病人可先禁食 1－3 天，并从静脉内补充营养和水分，每日总输液量以 1500－2500ml 为宜，每日补充钾盐 3－4g，应经常检查电解质及血气分析，以便采取针对性治疗。如无消化道出血或呕吐者可酌情早期开始鼻饲疗法，同时减少输液。必要时可输全血或血浆及白蛋白等胶体液。

5. 防治并发症：

保持呼吸道通畅，防止吸入性肺炎或窒息，必要时给氧并吸痰，注意定时翻身，拍背，如呼吸道分泌物过多影响呼吸时应行气管切开。如有呼吸道感染时，及时使用抗生素。防止褥疮和尿路感染。尿潴留者可导尿或留置导尿管，并用 1:5000 呋喃西林液 500ml 冲洗膀胱，每日 2 次。呃逆者可一次肌注灭吐灵 2mg 或用筷子或压舌板直接压迫咽后壁 30－50 秒可以见产。如有消化道出血时，可早期下胃管引流胃内容物，灌入止血药物，亦可用冰盐水 500ml 加入去甲肾上腺素 8－16mg，注入胃内，也可使用甲氰咪哌 0.4－0.6g 静脉滴注，每日一次，或选用其它抗纤溶止血剂等应用。

(二)恢复期

治疗的主要目的为促进瘫痪肢体和语言障碍的功能恢复，改善脑功能，减少后遗症以及预防复发。

1. 防止血压过高和情绪激动，避免再次出血。生活要规律，饮食要适度，大便不宜干结。

2. 功能锻炼：

轻度脑出血或重症者病情好转后，应及时进行瘫痪肢体的被动活动和按摩，每日 2－3 次，每次 15 分钟左右，活动量应由小到大，由卧床活动，逐步坐起、站立及扶持行走。对语言障碍，要练习发音及讲话。当肌力恢复到一定程度时，可进行生活功能及职业功能的练习，以逐步恢复生活能力及劳动能力。

3.药物治疗:

可选用促进神经代谢药物,如脑复康、胞二磷胆碱、脑活素、r—氨酪酸、辅酶 Q10、维生素 B 类、维生素 E 及扩张血管药物等,也可选用活血化瘀、益气通络,滋补肝肾、化痰开窍等中药方剂。

4.理疗、体疗及针灸等。

(张艳)

## 第五节　脑室出血

脑室出血是指非外伤引起的血管破裂,血液进入脑室系统,通常又称自发性脑室出血。自发性脑室出血分为原发性和继发性两大类,原发性脑室出血是脑室内、脑室壁及脑室旁的血管发生出血,继发性脑室出血是脑实质血肿破入或蛛网膜下腔出血逆流入脑室。

【病因】

1.原发性脑室出血

较少见,占脑室出血的 7.4%—18.9%。通常认为最常见的病因是脉络丛的动脉瘤及动静脉畸形。其他常见的原因有高血压、颈动脉闭塞、烟雾病。少见或罕见的有脑室内脉络丛乳头状瘤或错构瘤、囊肿,脑室旁肿瘤,静脉曲张破裂,室管膜下腔隙梗死性出血,白血病,垂体卒中及术后(脑室穿刺、引流术、分流术)等。病因不明者,须注意影像或大体病理未能发现的"隐匿性血管瘤"。

2.继发性脑室出血

其中自发性脑出血引致的占大多数,可高达 93%。其常见的病因有高血压、动脉瘤、动静脉畸形、烟雾病。其他少见或罕见的有颅内肿瘤、凝血功能异常、脑梗死后出血、酒精中毒、脑室分流术及引流术等。脑实质内血肿可沿着阻力最少的方向扩展,因而穿破脑室壁进入脑室系统,其穿通部位依次为侧脑室体部或三角区、侧脑室前角、第三脑室、侧脑室后角、胼胝体等。蛛网膜下腔出血多经第四脑室的侧孔及正中孔逆流入内,也可直接穿破或形成血肿再穿破脑室壁进入脑室系统。

脑室内积血的占位效应可引起颅内压增高,压迫脑室周围组织,影响脑脊液循环,从而形成脑功能损害的重要病理生理基础。严重的可出现持续脑室扩大和颅内高压,易导致死亡。

【临床表现】

绝大多数为急性起病,少部分可呈亚急性或慢性起病。多数有明显诱因,最常见的是情绪激动。其次为用力活动、洗澡、饮酒、分娩等。最常见的首发症状是头痛、头晕、恶心、呕吐,其次为意识障碍、偏瘫、失语、发热、大小便障碍、抽搐等。主要体征有血压升高、四肢肌张力增高或减低、感觉障碍、一侧或双侧病理反射阳性、颈抵抗、Kernig 征阳性、瞳孔异常、眼底水肿或出血、上视困难等。临床表现轻重不一,主要同出血量、部位、病因等有关。

轻者仅表现为脑膜刺激征,无脑局灶损害的定位体征,有的可在完全无意识障碍情况下,表现为认知功能的减退。严重者则有意识障碍、抽搐、偏瘫、失语、肌张力高、双侧病理征阳性、瞳孔异常、高热等。继续发展可出现去脑强直、脑疝。晚期可有呼吸循环衰竭、自主神经功能紊乱。部分患者可并发上消化道出血、急性肾功能衰竭、坠积性肺炎等。

继发性脑室出血,由于先有脑实质血肿或蛛网膜下腔出血,临床症状较多,体征较明显,病情较重,进展也较迅速。相比之下,原发性脑室出血的意识障碍相对较轻甚至缺如,定位体征不明显。如运动障碍轻或无、脑神经受累和瞳孔异常也较少,而认知功能(记忆力、注意力、定向力)障碍及精神症状则较常见。若无急性梗阻性脑积水,整个临床过程较缓慢。

【实验室检查】

1.一般检查

大多数病例的血白细胞增多,主要是中性粒细胞。除了极少凝血功能异常,伴肝病、妊高症等之外,绝大多数的出凝血时间及凝血酶原时间均正常。部分患者可出现糖尿及蛋白尿,凝血功能异常者可发生血尿。几乎所有病例均出现血性脑脊液,压力增高、细胞增多,以红细胞及中性粒细胞为主。出血3—5天后可见含铁黄素的吞噬细胞,其后则为含胆红质的巨噬细胞。在继发性脑室出血的病例,头颅X片有的可见松果体或脉络丛钙化的移位、颅骨血管沟异常、颅内异常钙化斑或慢性颅内高压影像。脑室穿刺可发现压力升高及血性脑脊液。造影可显示脑室扩大、变形、移位、充盈缺损等。脑动脉造影主要显示动脉瘤、动静脉畸形、脑内血肿或肿瘤;侧位片可见大脑前动脉膝部呈球形、脐周动脉弧度增大、静脉角变大、室管膜下静脉拉直等脑室扩大征;正位可提示血肿侧脑内静脉明显移向对侧,与大脑前动脉呈"移位分离"现象。

2.CT检查

CT扫描最安全可靠、迅速,便于复查,又可动态观察。典型表现为脑室内高密度影。不但显示脑室形态、大小、积血程度、中线结构移位、脑积水的阻塞部位及其程度,还可帮助了解脑部原发血肿的部位及大小、穿破脑室的部位、脑水肿程度等。依据CT值可区分血性脑脊液(+20—+40亨氏单位)及血凝块(+40—+80亨氏单位)。通常出血至少1小时才显示高密度影,1—2周内达到100%,3—4周降至50%,4周以后血液吸收则与脑脊液相同。血肿形态可呈点线状、液平状及铸形状。依血液是否充填室间孔、导水管、第三及四脑室而分为闭塞型和非闭塞型。前者易梗阻脑脊液循环通路而引起急性脑积水。其程度可由侧脑室前角后部(尾状核头部之间)的宽度与同一水平颅骨内板间的距离之比(脑室—颅比率,正常为小或等于0.15)来判断,脑室/颅比率0.15—0.23为轻度脑积水,大于0.23属重度积水。一般认为血液充满整个脑室而没有二点缝隙,称为脑室铸形。其分布可呈侧脑室铸形(一侧或双侧)、第三脑室铸形、第四脑室铸形及全脑室铸形。由于血肿不规则、形态各异,难以精确计算血肿量。多数依据血液占据脑室面积的多少来推断,占1/3以下为少量,2/3属中量,2/3以上为大量。

由于扫描体位,常见枕角高密度或液平面,多不能显示出血或穿破脑室的部位。脑实质血肿越大、离脑室越近,破入脑的时间越短。可短至脑卒中后1小时内,大多数在1—2天,故不能满足于1次CT扫描未发现而否定脑室出血。

CT的动态及随访观察可发现脑室内高密度随病程进展而降低,通常平均12天降至正常。小量出血可在1周内消退,而铸形者吸收较慢,可达3个月。此外,迟发性交通性脑积水在1周左右出现,一般约1个月逐渐消退。

【诊断】

脑室出血的临床表现轻重不一,变动范围大。在CT应用之前,大多依靠手术或尸解来明确诊断。通常,患者突然发病,出现意识障碍、急性颅内高压、脑局部定位体征、脑膜刺激征等,应考虑脑室出血的可能。有些轻型病人,仅有头痛、头晕、恶心、呕吐等症状,无意识障碍或脑局部定位体征,容易漏诊。因此,临床上应积极争取 CT 扫描,并及时进行其他辅助检查。为较好指导治疗和判断预后,近 20 多年来努力探讨脑室出血的分类、分型。

1. 分型

Ⅰ型:大量出血,通常充满整个脑室系统或脑桥出血破入第三、第四脑室,表现为突然发病、深昏迷、脑干受损,多于 24 小时内死亡。

Ⅱ型:脑实质大血肿破入脑室、积血范围较Ⅰ型小,呈现起病突然,意识障碍及脑局部定位体征较Ⅰ型轻。

Ⅲ型:脑实质水肿、积血较局限,临床为急性起病,有脑局部定位体征或仅突然头痛、昏睡。

2. 分级

1982 年 Graeb 及 1987 年 Veritlla 根据 CT 的脑室内血液量及脑室大小进行分级评分。Graeb 评分:1-4 分为轻度;5-8 分为中度;9-12 分为重度。Vertlla 评分:少于 3 分为轻度;4-10 分为中度至重度。1980 年 Fenichd 按 CT 及病理解剖所见,将脑室出血分为 4 级。Ⅰ级:单纯室管膜下出血;Ⅱ级:单纯脑室出血;Ⅲ级:脑室出血伴脑室扩张;Ⅳ级:脑室出血伴脑室扩张及脑实质出血。

【治疗】

依据临床情况,基本上分为急性期、恢复期及后遗症的治疗。急性期:控制出血、稳定病情、减轻脑损害。通常分为内科治疗和外科治疗。

内科治疗在临床上的具体指征:

①患者入院时意识清醒、嗜睡或昏睡;

②临床定位体征轻度;

③血压不高于 200/120mmHg;

④无急性梗阻性脑积水;

⑤中线结构移位<10mm;

⑥非闭塞型血肿;

⑦高龄伴多个内脏功能衰竭,脑疝晚期不能手术者。治疗原则基本上同脑出血及蛛网膜下腔出血,常规的措施包括:镇静、调控血压、抗脑水肿、降低颅内压、防治并发症、改善脑营养代谢,有适应证者还需用止血剂、亚低温疗法等。对颅内压不高的原发性脑室出血,可慎重腰穿缓慢放脑脊液,甚至适量的脑脊液置换,有利于缓解症状,减少高热反应及迟发性脑积水。当内科治疗未能控制病情进展,而颅内高压症严重,甚至出现急性梗阻性脑积水及存在脑疝危险时,应争取及时的外科治疗。主要有脑室穿刺脑脊液引流术和立体定向脑内血肿穿刺引流术。经过急性期处理存活下来的患者,进入恢复期多有不同程度的脑功能障碍,如偏瘫、失语、精神症状、延髓麻痹、尿便失禁等。其中有的可能成为后遗症,须根据患者的不同情况,选择相应的治疗措施,主要为康复治疗。

(张艳)

# 第六节　癫痫

癫痫是发作性脑波失律伴脑功能障碍,可伴以或不伴以下列常见的临床表现:意识障碍(失神、昏迷),运动障碍(痉挛和搐搦),感觉障碍(麻木、疼痛),植物神经障碍(面色苍白、潮红、心悸、胃肠蠕动增强、两便失禁),精神障碍(梦境、记忆模糊、醉态、兴奋、狂怒、幻觉、错觉)等。

癫痫的发病率在普通人群中为 5‰,在神经精神科病人中为 29.6‰。癫痫持续状态若处理不当,则可危及病人生命。

癫痫是可由多种原因引起的一种综合征。迄今 90%难以查清病因,仅 10%能查到明确的病因,包括先天性发育障碍、家族遗传性脑病、产伤、后天性颅脑外伤、脑炎、脑膜炎、脑寄生虫病、脑血管病、脑瘤等。

【分类】

1.全身性发作(大脑中心性发作)

(1)大发作 包括强直—阵挛发作、强直性发作和阵挛性发作。

(2)小发作 包括失神型、失动型和无强力型。

(3)肌阵挛 婴儿痉挛、儿童期肌阵挛、Lennox—Gastaut 综合征、青春期肌阵挛。

(4)癫痫持续状态 大发作型、小发作型、精神运动型、肌阵挛型等。

2.部分性(皮层性、局灶性)发作。

(1)简单部分性发作 运动性(局灶性)、体感性(特殊感觉性、眩晕)、植物神经性、精神性(梦境、时间观念失常、语言障碍、思维梗塞、幻觉、错觉、暴怒、恐惧、自动症)发作。

(2)复杂部分性发作

①简单部分性发作继以意识障碍或自动症;

②意识障碍:仅有意识障碍或伴自动症。

(3)部分性发作转为全身性发作

①简单部分性发作转为全身性发作;

②复杂部分性发作转为全身性发作。

3.一侧性或主要为一侧性发作

4.不能分类的发作

按 1980 年冯应琨教授 2810 例分析,各型发作频率如下:大发作 58.5%,精神运动性发作 18.6%,肌阵挛 17.5%,婴儿痉挛 14.2%,局灶性发作 8.7%,混合型发作 6.0%,小发作 4.3%(其中失神发作占 68.3%),植物神经性发作 3.6%。

【病因及影响因素】

(一)病因

引起癫痫的原因繁多,可分为原发性和继发性两类:

1.原发性癫痫:

又称真性或特发性或隐原性癫痫。其真正的原因不明。虽经现代各种诊查手段检查仍不能明确。

2.继发性癫痫:

又称症状性癫痫。指能找到病因的癫痫。指能找到病因的癫痫,常见的原因有:

(1)脑部疾病:

①先天性疾病:

结节性硬化、Sturge—Weber综合症、脑穿通畸形、小头畸形等。

②颅脑肿瘤:

原发性或转移性肿瘤。

③颅脑外伤:

产伤、颅内血肿、脑挫裂伤及各种颅脑复合伤等。

④颅内感染:

各种细菌性、病毒性、真菌性及寄生虫性感染所引起的颅内炎症,如各种脑炎、脑膜炎、脑膜脑炎、脑脓肿、蛛网膜炎、脑囊虫病、脑弓形体病、脑爱滋病等。

⑤脑血管病:

脑出血、脑蛛网膜下腔出血,脑梗塞、脑动脉瘤、脑动静脉畸形及脑动脉粥样硬化等。

⑥变性疾病:

多发性硬化、早老性痴呆(Alzheimer病)、皮克(Pick)病等。

(2)全身或系统性疾病:

①缺氧:窒息、缺氧及一氧化碳中毒等。

②代谢疾病:低血糖、低血钙、苯丙酮酸尿症、尿毒症、碱中毒、水潴留等。

③内分泌疾病:甲状旁腺功能减退,糖尿病、胰岛素瘤等。

④心血管疾病:阿—斯综合征、二尖瓣脱垂、高血压脑病等。

⑤中毒性疾病:有机磷、酰肼类药物、中枢兴奋剂及某些重金属中毒等。

⑥其他:如血液系统疾病、风湿性疾病、儿童佝偻病、子痫等。

(二)影响因素:

1.遗传:

经谱系、双生子及脑电图研究和流行病学调查等,充分证明原发性癫痫有遗传性,有的是单基因遗传,有的是多基因遗传,但不一定都有临床发作。晚近认为外伤、感染、中毒后引发的癫痫可能也有遗传因素参与。

2.年龄:

年龄对癫痫的发病率、发作类型、病因和预后均有影响。癫痫的初发年龄60%—80%在20岁以前。新生儿中常呈移动性部分性发作,6个月到5岁热性惊厥多见。儿童良性中央—颞棘波灶癫痫多在4—10岁开始,青春期后自愈。成年期多为部分性发作或继发性全身性发作。病因方面,婴儿期首次发作者多为脑器质性特别是围产前期疾病,其后至20岁以前开始发作者常为原发性者,青年至成年则颅脑外伤是一重要原因,中年期后颅脑肿瘤为多,老年者以脑血管病占首位。

3.觉醒与睡眠周期:

有些全身强直—阵挛性发作患者多在晨醒后及傍晚时发作,称觉醒癫痫;有的则多在睡入后和觉醒前发作,称睡眠癫痫;觉醒及睡眠时均有发作者称不定期癫痫。后者多为症状性癫痫。婴儿痉亦常在入睡前和睡醒后发作,失神发作多为觉醒期发作。

4.内分泌改变：

性腺功能改变对癫痫有一定影响。全身强直－阵发挛性发作及部分性发作常在月经初潮期发病，有的在经前或经期发作加频或加剧。少数仅在经前期或经期中发作者称经期性癫痫。妊娠可使癫痫发作次数增加，症状加重，或仅在妊娠期发作。后者称妊娠癫痫。

5.诱发因素：

(1)发热、过量饮水、过度换气、饮酒、缺眠、过劳和饥饿等均可诱发癫痫发作。某些药物如美解眠、丙咪嗪、戊四氮或突然撤除抗痫药物，亦可导致癫痫发作。

(2)感觉因素：

某些患者对某些特定的感觉如视、听、嗅、味、前庭、躯体觉等较为敏感，当受刺激时可引起不同类型的癫痫发作，称反射性癫痫。

(3)精神因素：

某些患者在强烈情感活动、精神激动、受惊、计算、奕棋、玩牌等时可促癫痫发作，称精神反射性癫痫。

【病理】

原发性癫痫无特征性病理改变，甚至有多年癫痫发作史者，仍无重大的病理变化，常见者仅为继发的缺氧、缺血性改变。继发性癫痫的病理改变因病因不同而异。

【发病机制】

癫痫发作的发生机制十分复杂，迄今尚未完全阐明。许多研究结果表明它的电生理本质是神经元过度同步放电的结果，与神经生化、神经生理、神经生物学、免疫学等均密切相关。

1.神经元痫性放电的发生：

正常情况下，每一种神经元都有节律性的自发放电活动，但频率较低，一般为 $10-20Hz$。在癫痫病灶的周围部分，其神经元的膜电位与正常神经元有不同，在每次动作电位发生之后出现称为"阵发性去极化偏移"(PDS)的持续性去极化状态，并产生高幅高频(可达 $500Hz$)的棘波放电。在历时数十至数百毫秒之后转入超极化状态。

2.癫痫性放电的传播：

当异常放电仅局限于大脑皮质的某一区域时，表现为部分性发作。若在此局部的反馈回路中长期传导，则导致部分性发作持续状态。通过电场效应及传播通路，也可扩及同侧其它区域甚至一侧半球，表现为杰克逊发作。当异常放电不仅扩及同侧半球而且扩及对侧大脑半球时，引起继发性全身性发作。当异常电位的起始部分在中央脑(丘脑和上部脑干)而不在大脑皮质并仅扩及脑干网状结构上行激活系统时，则表现为失神发作；而广泛投射至两侧大脑皮质和网状脊髓束受到抑制时则表现为全身强直－阵挛性发作。

3.癫痫性放电的终止：

其机制未明，可能脑内存在主动的抑制机制。即在癫痫发作时，癫痫灶内巨大突触后电位，通过负反馈的作用而激活抑制机制，使细胞膜长时间处于过度去极化状态，抑制放电过程的扩散，并减少癫痫灶的传入性冲动，促使发作放电的终止。此外在此过程中，抑制发作的代谢产物的积聚，神经胶质细胞对钾及已经释放的神经介质的摄取也起重要作用。

4.影响癫痫性放电的因素：

癫痫性放电的发作、传播和终止，与遗传、生化、电解质、免疫和微量元素等多种因素有关。具有癫痫遗传素质者其膜电位稳定性差,在后天因素及促发因素作用下容易引起癫痫性放电及临床发作。癫痫性放电与神经介质关系极为密切,正常情况下兴奋性与抑制性神经介质保持平衡状态,神经元膜稳定。当兴奋性神经介质过多或抑制性介质过少,都能使兴奋与抑制间失稀,使膜不稳定并产生癫痫性放电。细胞内外钠、钾的分布也影响膜的稳定性。血清钙、镁离子减少,可使神经元兴奋性增强;微量元素铁、锌、铜、锰、锂等在癫痫发作中也起一定的作用。晚近对癫痫发作与免疫因素的关系也作过许多研究,认为在致癫痫病因作用下,血脑屏障破坏,脑组织抗原进入血液循环可产生抗脑抗体,后者作用于突触,封闭抑制性受体,减少抑制性冲动,亦可促成癫痫性放电。

一、癫痫大发作

全身性强直—阵挛发作(GTCS)在特发性癫痫中也称大发作,以意识丧失和全身抽搐为特征,发作可分为三期。

(一)强直期

突然神志昏迷,全身肌肉强直,尖叫一声倒地,四肢强直,牙关紧闭,头后仰,两眼上翻,呼吸停止,面色红紫,可有大小便失禁,瞳孔散大。此期历时 0.5－1 分钟。

(二)阵挛期

四肢出现剧烈抽动,下颌抽动咬舌,口吐白沫,头亦阵阵抽动,此期历时 4－5 分钟。

(三)惊厥后期

呼吸首先恢复,肌张力松弛,意识逐渐苏醒。自发作开始至意识恢复约 5－10 分钟,醒后感到头痛,全身肌肉酸痛和疲乏,对抽搐全无记忆。不少患者意识障碍减轻后进入昏睡。

全身性强直—阵挛发作(GTCS)若在短期内频繁发生,以致发作间歇期内意识持续昏迷者,称为癫痫持续状态。常伴有高热、脱水、血白细胞增多和酸中毒。

【诊断】

首先明确是否癫痫,在大多数情况下,要依据详细的病史,但对大发作病人,本人很难表达,因此,要向目击者了解整个发作过程,发作时有无意识丧失。间接依据是咬舌、尿失禁,可能发生的跌伤和醒后的头痛、肌痛。脑电图是诊断癫痫最有效的项目,结合多种激发方法,如过度换气等,至少可在 80% 的患者中发现异常。若有脑电监护装置,则诊断率还可提高。

在强直期,脑电图表现为振幅逐渐增高的弥漫性 10 周/秒波。阵挛期表现为逐渐变慢的弥漫性慢波,随后有间歇发生的成群棘波。惊厥后期呈低平记录。

【鉴别诊断】

(一)癔症

癔症发作前常有明显的精神因素,四肢抽动无强直、阵挛之分,发作常达几十分钟到几小时,无尿失禁及咬舌情况。常紧闭双眼,瞳孔光反射正常,无病理反射,屡次发作而无损伤。

(二)晕厥

晕厥是一种暂时性脑缺血,原因很多,一般以血管运动失调最为多见,发作时有头晕、眼花、恶心、呕吐、出汗、苍白、脉率加快等症状,血压短暂下降,平卧后即改善,意识可清醒或短暂丧失,无抽搐。

【治疗】

(一)发作时治疗

1.迅速解开衣口,使患者平卧,头偏向一侧,防止呕吐物吸入气管。

2.将毛巾、手帕或外裹纱布的压舌板塞人上下白齿之间,以防舌头咬伤。

3.保持呼吸道通畅,必要时吸氧。

4.注意防护,避免自伤和伤人。

5.如发作时间较长,可给予苯巴比妥钠 0.1—0.2g 肌注,或安定(地西泮)10—20mg 肌注或静注。

(二)药物选择

特发性大发作,或与失神发作合并时,首选丙戊酸钠,其次为苯妥英钠或苯巴比妥,药量均自低限开始,如不能控制发作,再逐渐增加。在完全控制 2—5 年后,可考虑终止治疗,必需缓慢减量,再停药,整个过程不少于 3 个月,若有复发,重给药如前。

近年来已有不少新型抗癫痫药上市,如托吡酯、拉莫三嗪、加巴喷丁、非尔氨酯等,主要用于难治性癫痫。

(三)手术治疗

主要适用于药物治疗无效或效果不佳,频繁发作影响患者日常生活的难治性癫痫,手术方法不外三大类。

1.致痫灶切除术,如脑回切除术,脑叶切除术,大脑半球切除术等。

2.阻断或毁损癫痫放电灶的扩散径路,如大脑拼服体切开术,杏仁核毁损术。

3.立体定向手术。

二、癫痫持续状态

由于癫痫频繁,反复或相继连续发作所致的一种固定而持续的状态称癫痫持续状态。

【分类】

临床和脑电图相结合的分类较为实用。

(一)全身性抽搐持续状态

1.强直—阵挛持续状态

这一类病人的抽搐 70%～80% 由身体某局部开始。一般表现为,历时约 20s 的 15～25HZ 高波幅、多棘波爆发,全身强直;继以约 40s 的 4～5HZ 慢波,全身阵挛;后为 60s 的平坦脑电图,衰竭状态,最后昏睡。发作间期意识不清。

2.阵挛—强直—阵挛持续状态

与强直—阵挛持续状态相仿,唯在强直之前有阵挛。发作间期意识不清。

3.肌阵挛持续状态

在 4～7HZ 背景活动上有 1～2HZ 多棘波—慢波综合爆发,棘—慢或尖—慢波综合,有全身性、反覆发作性短暂肌肉收缩。有时可发展为阵挛—强直—阵挛或全身性阵挛发作。

4.强直性癫痫持续状态

表现为发作性强直,远较强直—阵挛性持续状态少见。

5.一侧性癫痫持续状态

以一侧半球为主的两侧同步而不对称的异常放电,偏侧或两侧交替发生的阵挛状态。常见于年轻人。

(二)简单性部分型癫痫连续状态

一侧局灶性棘波或慢波爆发,由大脑皮质特殊区域病变所致的持续性部分型躯体感觉、运动、特殊感觉、认知、精神、情感或植物神经障碍,但意识清楚。

（三）小发作连续状态

包括婴儿痉挛持续状态、运动不能性发作持续状态和经典的失神发作持续状态,故小发作持续状态和失神发作持续状态并非同义词。只有当两侧对称、弥漫、同步棘—慢波综合伴持续的朦胧状态时,两者才可通用,为持续性或间歇性两侧对称、同步、3Hz的多棘或棘—慢波综合,大脑前部较著,可呈高度意识障碍、朦胧状态,或伴自动症。

（四）复杂部分型癫痫持续状态

即一般所说精神运动型癫痫持续状态。颞区、尤为蝶骨电极可见 4～7Hz 的 Q 活动。先是少动、少语、完全无反应、凝视,继而自动症、刻板动作、健忘,反覆连续出现。若处理不及时或不当,可致严重记忆障碍。

小发作持续状态可有嘴和四肢小的刻板运动、自动症、发作时意识不清。但有时可间以短暂的意识朦胧,当时尚能遵医嘱执行简单动作,外观似乎行为离奇,若稍不注意,就易与复杂性部分型癫痫持续状态相混淆。

但下列两点有助于鉴别:

①小发作持续状态呈典型两侧对称、弥漫、同步的 3Hz 棘（或尖）—慢波综合。复杂性部分型癫痫持续状态于颞区可见 4～7Hz 波。

②相对来说,小发作持续状态的内容较简单、历时稍短;而复杂性部分型癫痫持续状态的内容较为复杂,多为系列成套动作可伴内脏症状,历时较长,甚至可长达 7 天。

【发作控制】

抽搐性癫痫持续状态的持续时间与其预后密切相关。发作持续时间越长,控制越难,合并症越多,病死率越高。发作持续平均13h者,一般多死亡。SE 持续 20min,大脑皮质氧分压降低,细胞包素 $\alpha$、$\delta$、$\varepsilon$ 还原酶减少,局部供氧不足,于是加重神经细胞损伤。故有人把此20min 称之为"癫痫持续状态的移行期"。SE 持续 1h 以上,脑细胞就会出现不可逆转的器质性损害,故应尽快控制其发作。

临床病理和动物实验资料显示,抽搐持续 60min 后,于海马、杏仁核、小脑、丘脑和大脑皮质发生器质性损害。尽管在用气管插管人工通气以保证供氧,用其他措施以保证供给能量及纠正其代谢障碍的情况下,实验动物于 SE 后仍发生上述部位（除小脑和杏仁核外）器质性损害。故 SE 时,由于神经元持续放电、代谢要求提高致神经元损伤和死亡。

电子显微镜和光学显微镜揭示此种损害为三个连续的阶段:

①星形细胞及其突起的肿胀,粗糙内质网扩大而有微空泡形成;

②缺血性神经元改变;

③细胞溶解和消失。上述易受损部位,在持续数次抽搐后,由于脂肪酸环氧酶和脂氧合酶的氧化反应爆发而致局部前列腺素、白三烯和廿碳四烯酸过量积贮,神经元钙离子浓度增高而致局部脑水肿,脑细胞损伤乃至死亡。其他如血浆催乳素、生长激素、促肾上腺皮质激素、皮质醇、胰岛素、高血糖素、肾上腺和去甲肾上腺素浓度增高也使其损伤加重。

【治疗与药物选择】

治疗 SE 的理想药物,应能立即制止 SE,于脑内停留时间较长而可防复发,对意识、呼吸和血压很少有、最好没有抑制作用。但迄今尚未发现如此理想的药物。机体方面影响药效的因素是癫痫的病理生理过程，而非癫痫的慢性过程和严重度。由抗癫痫药物过量所致的无抽搐昏迷，比用量小的浅昏迷或木僵偶伴抽搐更危险。故了解抗癫痫药物极为重要。

静脉注射安定，除强直性癫痫持续状态外，对其他各型癫痫持续状态均有效，对强直阵挛状态、阵挛一强直一阵挛状态、肌阵挛持续状态和一侧性癫痫持续状诚的疗效更好。强直性癫痫持续状态，静脉注射安定可能反而加重。应静脉注射苯妥英钠或苯巴比妥。简单部份性癫痫持续状态，静脉注射安定、苯妥英钠和苯巴比妥均有效。

（一）安定

是治疗 SE 的首选药物。约 90％SE 病人有效，33％和 80％病人分别于静脉注射后 3 和 5min 内抽搐停止。血浓度于静脉注射 1～2min 后达高峰，20min 后减半，静脉注射速度为 1～5mg/min。首次剂量，儿童为 0.2～0.4mg/kg，成人不超过 20mg/次。由于此药很快分布于身体各器官和组织而血浓度迅速下降，故一般于 10～20min 后抽搐复现，必要时 15～20min 后可重复一剂；也可把 200mg 安定稀释于 5％葡萄糖水 500ml 中静脉滴入，以维持有效血浓度（0.2～0.8μg/ml）。肌内注射吸收慢，血浓度于 1h 后才达高峰，且较静注者低，故肌注不适用于 SE。有青光眼者忌用。由于安定易被塑料制品吸收，故不宜用塑料注射装置。

氯基安定需缓慢静脉注射，1min 内起作用。剂量，成人每次 1～8mg，多数每次用 0.25～5mg，可获满意疗效。

（二）苯妥英钠

约 30％病人在静滴 10min（相当于约 400mg/h）抽搐停止，在 20～30min（足量时）达最大抗癫痫效果。静滴速度一般不超过 25～50mg/min。首次剂量，儿童为 15～20mg/kg，成人为 500～750mg（10～15mg/kg），给药速度不超过 1mg/（kg・min）。6h 后改为维持量，6mg/kg 体重，分 2～3 次给，次要时可按 10～15mg/kg 体重分 4 次给。因静滴需 1h 才能达最高血浓度和脑脊液浓度，故需与快速起效的安定合用。

苯妥英钠与葡萄糖相混易沉淀，故应先用注射用水稀释成 5％～10％溶液后静注，或再用葡萄糖盐水稀释后静滴。主要副作用为低血压、心脏传导阻滞、心力衰竭，这些于老年人或静脉注射过速时更易发生。故应监测血压和心电图。

（三）巴比妥类

当用苯妥英钠 20min 后，其抽搐发作仍不能制止时，可选用巴比妥类药物。溶液应新鲜配制。对有心、肝、肾、呼吸功能障碍，和合并重症肌无力和粘液水肿者应慎用，尤如已用过安定治疗的病人，应警惕发生呼吸抑制。

1．阿米妥钠

对治疗 SE 来说，要比苯巴比妥钠好。剂量为成人 0.5～0.8g，把 1g 阿米妥钠溶解于 20ml 生理盐水或注射用水中，用 23 号细针缓慢静脉注射，并密切观察病人呼吸，当出现下列任一情况时，应立即中止注射：

①病人由兴奋、躁动或抽搐而转为安静入睡；

②注射总量已达 0.5g；

③出现呼吸抑制，应立即停止注射，并行人工呼吸，一般片刻即可恢复自动呼吸。必要时 6～8h 后，可再重复一剂维持量。

2.苯巴比妥钠

静脉注射,儿童 10mg/kg,成人 0.2～0.3g/次,速度不应超过 60mg/min。若仍有发作,20min 后可再静注 0.1～0.2g。必要时,以后可肌注 0.1～0.2g,每 2h 一次,直到总量 0.8～1.0g/24h。发作控制后 12～24h,可用 4mg/kg 体重维持。

当用安定、苯妥英钠和巴比妥类药物仍不能控制其发作时,在抗抽搐药物中应考虑用副醛和利多卡因。

(四)副醛

脂溶性,可直接通过血脑屏障而入脑脊液。用 2%～10% 制剂静脉注射有效,速度为 20mg/(kg·h),首剂 200mg 缓慢静脉注射(2min 以上)。静脉注射 2min 内,当血浓度达 12～33mg% 时致麻醉,但静脉注射过速可致心脏抑制、低血压、血栓性静脉炎、呼吸抑制、呼吸暂停、咳嗽、肺水肿、大块肺出血、紫绀等。因肌内注射有时可致无菌性脓肿和坐骨神经损伤,故应于臀部作深部肌内注射。剂量为成人 5～10ml,儿童:6 岁以上,3～4ml,婴儿 1ml(0.15～0.3ml/kg),不超过 5ml,每一注射部位不超过 2.5ml。肌注 20～30min 后,血药浓度达高峰。因直肠粘膜吸收很慢,故不宜用灌肠来治疗癫痫持续状态,因该药不够稳定,应新鲜配制。鉴于此药可溶于一些塑料制品中,故应避免用塑料注射装置。

(五)利多卡因

静脉注射可用 2～4mg/(kg·次),其速度不应超过 25～50mg/min,其作用仅能维持 20～30min,故应以 3～10mg/(kg·h)连续静滴 1～3 天后渐减量。治疗期间应监测血压和心电图。

癫痫发作是神经系统神经元同步或几乎同步的过度放电,当神经元水肿时就利于放电和癫痫发作。抽搐发作时常伴脑缺氧,继而血管扩张致脑水肿,后者又加重抽搐,于是形成恶性循环。故经用上述治疗无效的顽固癫痫持续状态病人,应用脱水剂有利于其 SE 的控制。

(六)糖皮质类固醇

1.作用机理

①非特异性的细胞膜稳定剂;

②有助于重建细胞内、外液 Na+、K+ 的正常分布;

③具有稳定(保护和修复)血脑屏障的功用,对血管源性水肿更为重要,它既可直接影响细胞膜,也可间接通过其抗 5-羟色胺作用而稳定毛细血管的紧密连接部,从而防止毛细血管通透性增高;

④减少脑脊液的形成。

2.制剂与剂量

以地塞米松的抗脑水肿作用最强。常用量为 16～24mg,分次肌注,因其半减期短(140～370min),故以 6h 投药 1 次为宜。重症者可用超大量(96mg)。

(七)高渗脱水剂

1.作用机理

通过静脉输入高渗溶液,使血浆渗透压高于脑组织的渗透压,又这些渗压物质只能缓慢通过血脑屏障,使血浆与脑之间的渗压差可以维持相当长的时间。这种脱水仅见于血脑屏障完整脑组织。因为在血脑屏障已受破坏的病灶及其周围,由于渗压活性物质的不断流入,不可能形成渗压梯度。故对血管源性水肿来说,高渗脱水剂并不能使病变组织脱水。

2.副作用

①"反跳":在高渗溶液输入期间,脑组织的渗透压必将逐步提高,而一旦停止输入,血浆渗透压就会暂时低于脑组织,故水分子将逆转由血浆流向脑内,颅内压回升,出现所谓"反跳"现象。渗压性物质通过血脑屏障的速度是"反跳"现象的关键因素。

②增加心、肺负担:快速静脉输入高渗溶液,使血容量急速增加,血粘稠度降低,脑血流量也随之增加。故老年、循环功能不全者慎用,以免发生肺水肿等合并症。颅内活动性出血者也宜慎用。

3.药物选择、用量及用法 尿素和甘露醇均可通过血脑屏障,但其平衡时间不同,尿素约6~12h,甘露醇超过24h,故应用同一分子剂量的尿素和甘露醇,后者的作用持续时间要长些。但另一方面,尿素分子量为60,甘露醇为182,故30%尿素溶液的渗透压为同等容量20%甘露醇的4.5倍。故尿素的初期效果较快较强而甘露醇的"反跳"现象较轻,故于抢救时,尿素更有效些。又尿素能迅速通过细胞膜,而甘露醇却几乎完全存在于细胞外,且于体内不被代谢,于是增加血容量的作用更强,故甘露醇就力求用小剂量。

①尿素:30%尿素150ml,静脉点滴,速度为60~150滴/min,10~15min起效,30min作用达高峰,持续3~10h。反跳发生于用药后12~18h,持续约24h。肾功能衰竭时禁用,每日应测血尿素氮。

②甘露醇:20%甘露醇250ml,静脉点滴,30min内滴完,每6h一次。20~30min始起效,持续维持5~8h。一过性血容量增加,重者可引起下肾单位肾病,严重肾功能衰竭及充血性心力衰竭者禁用。

(八)加强护理,昏迷者给口咽通气管,注意吸痰、吸氧,必要时气管切开。并要及时纠正水电解质平衡紊乱、预防肺部感染。

抽搐停止后,可给苯巴比妥0.2g肌注,8小时1次或12小时1次维持,清醒后改用口服抗癫痫药物,并进一步查明病因。

【治疗总则】

(一)准确的诊断和分型,选用相应的抗癫痫药物 抽搐型癫痫持续状态宜用对意识、呼吸和循环抑制较小的苯妥英钠静脉点滴作为基础,临时加用其他作用时间短的抗癫痫药物。

(二)抗癫痫药物首剂应当用足量 若有条件应测抗癫痫药物血浓度,以供其后用药之参考。

(三)合并其他治疗方法 当用一、二剂抗癫痫药物无效时,应加用脱水剂,并注意去除癫痫持续状态的诱因。

(四)尽快控制SE 持续抽搐不应超过20min,若超过30min应全身麻醉,若有条件则应转入加强病房(ICU)行加强医疗。

(五)病因和诱因治疗

①在癫痫病人中,由药物中毒所致的癫痫和癫痫持续状态分别占1.8%和0.25%。癫痫持续状态的常见诱因为骤然停药或换药过快,感染、戒毒或戒酒、和药物中毒。

②应维持正常的心肺功能,把血糖、水电解质、酸碱度及体温应尽可能调节到正常水平,感染用抗生素,肿瘤用化疗或手术等。

【诊疗程序】

（一）常规检查

若病人由外院转来，并已用过抗癫痫药物，且无发作，则不急于用抗癫痫药物。"发作时之护理"详见前述。急诊取耳血查血常规，取静脉血查血糖、非蛋白氮、肌酐、电解质、抗癫痫药物浓度，取股动脉血作血气分析。静脉输液维持静脉通道，以备抢救时急用。

（二）控制发作

若为抽搐性癫痫持续状态，应静脉注射安定并同时静脉点滴苯妥英钠。若仍抽搐，则用苯巴比妥类药物或安定，加脱水剂，同时气管插管。

（三）消除诱因、试行麻醉

了解有关化验结果，若不正常，应予纠正。若仍无效，应请麻醉科医生用 2 溴－2 氯－1，1，1－三氟乙烷和肌肉松弛剂作全身麻醉，硫苯妥钠 0.3～0.6g 肌内或静脉注射。在等麻醉科医生期间可试用静脉注射利多卡因。配合人工冬眠（慎用或忌用氯丙嗪，因据报道它可诱发癫痫）降低脑细胞代谢，给予能量合剂（辅酶 A、三磷酸腺苷和细胞色素 C）提高脑细胞对缺氧的耐受力，注意人工通气、供氧，以减少脑损伤。

（四）给予维持量

于发作被控制直至清醒前，一般由鼻饲给维持量抗癫痫药，因有时病人烦躁很难鉴别是病人将醒还是又要发作，常用鲁米那 0.03g 和苯妥英钠 0.1g 各每日 3 次。若鼻饲有禁忌，则可每 6～8h 肌注苯巴比妥钠 0.1g，直至病人完全清醒能口服为止。

（五）检查原因

当发作控制后，尤为无家族史、成年起病、有先兆、发作后有 Todd 麻痹者，应详查病因。

以上诊疗程序需因人而异，如头部外伤等病人，意识观察颇为重要，应尽可能单用苯妥英钠。复杂性部分型癫痫持续状态也可用上述程度处理，小发作持续状态最好是静注安定，继以口服乙琥胺，或丙戊酸，或两者同用；也可静注苯妥英钠，静注或口服三甲双酮，因过度换气可诱发癫痫，故应吸入含 10%～20%二氧化碳的混合氧气。

（张艳）

# 第四章　消化系统疾病

## 第一节　急性肝衰竭

急性肝功能衰竭是指原来无肝病患者突然发生大量肝细胞坏死或出现严重的肝功能损害，并在起病 8 周内出现肝昏迷的一种临床综合征。其特点是黄疸迅速加深，进行性神志改变甚至昏迷，并有出血倾向、肾功能衰竭、血清转氨酶升高、凝血酶原时间显著延长等，特别严重的患者神志变化可出现在黄疸前，并很快进入昏迷。血氨可以升高或正常，多无明显诱因。慢性肝病伴急性活动而发生急性肝衰竭不属于此范畴。本病预后较慢性肝衰竭差，但也有完全恢复者。

【病因】

1.急性病毒性肝炎

为引起急性肝功能衰竭的主要病因,在我国约占病因的 88%～90%。它可由甲型、乙型、丙型及丁型肝炎病毒单独或双重感染引起,但以乙型或丙型肝炎病毒所致者最为多见。也可由疱疹病毒、巨细胞病毒、EB 病毒等引起。

2.急性药物性肝炎

由氟烷、利福平、异烟肼、对乙酰氨基酚(扑热息痛)等所致。

3.急性中毒性肝炎

由四氟化碳、毒蕈、生鱼胆等所致。

4.急性弥漫性脂肪肝

妊娠期急性脂肪肝、Reye 综合征、四环素脂肪肝。

5.缺血和缺氧

如肝血管闭塞、败血症伴休克。

6.恶性肿瘤

非何杰金淋巴病、转移性肝癌等。

【临床表现】

本病的起病、临床症状和经过因病因不同而异。起病有急有缓,有或无前驱症状,有以腹胀、厌食、恶心、呕吐等消化系统症状开始,随后突发肝衰竭,患者出现黄疸、肝臭、进行性肝缩小、昏迷和出血等表现;也有以意识模糊、嗜睡作为临床主要表现。

1.黄疸

大多数患者有黄疸,黄疸一旦出现呈进行性加深,但亦有轻度黄疸,甚至完全缺如。只有较深黄疸而无其他严重肝功能障碍,提示为肝内胆汁郁积。黄疸由于体内胆红素代谢发生障碍所致。

2.腹水

仅少数患者有腹水,且常量少。腹水提示有低蛋白血症及门静脉高压。白蛋白的半衰期平均约 21 天,通常在 2～3 周后才出现低蛋白血症。门静脉高压可能是由于大块肝坏死所继发肝内门静脉阻塞所引起。

3.神经精神障碍

最早多出现性格方面的改变,如情绪激动、精神错乱、躁狂、嗜睡等,以后可有扑翼样震颤、阵发性抽搐等,逐渐进入昏迷。晚期各种反射迟钝或消失,肌张力降低,如脑干功能受到抑制,可表现为呼吸和血管运动中枢衰竭。

【并发症】

1.脑水肿

急性肝功能衰竭时半数死亡患者的病理解剖有脑水肿,约 20%～30%伴脑疝。临床表现为头痛、呕吐、嗜睡、视物模糊、血压升高、球结膜水肿,严重者两侧瞳孔大小不等,呼吸改变甚至骤停,视乳头水肿和肝昏迷。有锥体束症状时已有不同程度的脑水肿,其发生机制为肝衰竭后,毒性物质对脑细胞的损伤及微循环障碍,使脑细胞缺血、缺氧、代谢障碍而引起脑水肿。

2.感染

常见的感染有菌血症、上呼吸道感染、肺炎、腹膜炎、脑膜炎、膈下脓肿等。致病菌多为革兰阴性的大肠杆菌属及革兰阳性球菌如金葡菌及链球菌。近年来也有报道厌氧菌、一些条件致病菌及霉菌可以致病,后者与滥用抗生素与皮质激素有关。感染的原因主要是由于:①多核白细胞的单磷酸己糖通路受到抑制;②免疫功能障碍;③血清补体水平低;④补体缺乏引起调理纤维结合蛋白缺陷。

3.肾功能衰竭

急性肝功能障碍时肾衰竭占43%,半数为功能性肾衰竭,由肾血管收缩肾血流量降低、肾皮质到髓质的分流、肾小球滤过率减少所致。临床表现为氮质血症、少尿或无尿、低血钠、低尿钠、低渗尿,而肾组织结构正常,尿镜检无异常发现。急性肾小管坏死时尿有大量颗粒管型和细胞管型,这与严重肝细胞坏死、kupffer细胞不能清除内毒素有关。少数患者可能由于肾前性尿毒症、利尿剂不适当使用、脱水或上消化道出血导致有效微循环血容量的减低、低血压等因素所致。因肝细胞鸟氨酸循环障碍尿素氮在肝脏合成降低,血尿素氮低于20mg/L,因此惟有血清肌酐才能准确地反映肾衰竭的严重程度。

4.低血压

血压低于l0.7kPa(80mmHg)常见于Ⅳ期肝性脑病,部分患者与出血、菌血症、心肺功能异常有关。低血压和脉率减慢两者并存,提示血管运动中枢受抑制,可由内毒素血症或脑水肿所致,也可由于外周血管阻力降低、毛细血管通透性增加、循环血容量减少所致。低血压可进一步减低脑血流量、脑耗氧量而加重颅内压增高。

5.低血糖

肝内糖原合成和分解作用发生障碍,同时调节糖代谢的激素如胰岛素、胰高血糖素及生长激素在低血糖发生机制中均有作用,特别是胰岛素灭活障碍使血浆内浓度增高。低血糖可进一步加重肝昏迷及脑损伤。

6.通气障碍,低氧血症

低氧血症的存在不一定伴有明显的肺部并发症,它可以危害脑功能及产生混合性脑损伤。低血压加重低氧血症,长时间缺氧可抑制呼吸中枢,影响通气功能。肺炎、肺水肿会进一步加重低氧血症及对脑干的抑制。Ⅳ期肝昏迷患者常有肺内动-静脉分流而引起低氧血症,典型表现为低碳酸血症伴有通气过度。吸入二氧化碳仍有通气障碍,且呼吸中枢抑制,可发生呼吸骤停。肺水肿多见于脑水肿患者,可为中枢性;或由于肺内血管扩张,使血浆外渗所致;还可由于内毒素血症及不适当输液和含钠液过多所致,特别在肾功能失常者可加重肺水肿。

7.心律紊乱

患者可出现室性心动过速、室性心动过缓、异位节律、传导阻滞、ST-T等心电图改变,这些可以发生于低氧血症、酸中毒、高血钾、脑水肿、脑疝患者。

【诊断】

急性肝功能衰竭的诊断依据:

①起病8周内有肝性脑病、神经精神系统障碍的临床表现。

②无慢性肝病体征。

③常规生化及血液学检查有肝细胞功能减退,早期尤其有谷丙转氨酶极度增高及凝血酶原时间延长(超过对照组3s以上),而维生素K注射不能改善。

④有病毒性肝炎患者接触史,或药物、毒物所致肝损史。

⑤肝活检有大块或亚大块肝坏死。

【治疗】

急性肝功能衰竭的治疗应采取抓住重点、兼顾全面的综合治疗原则,包括加强一般支持疗法及做好护理及监护,去除病因、调节免疫治疗、防治并发症、抑制肝细胞坏死和促进肝细胞再生等。对高血氨、高假性神经递质、高芳香氨基酸、低血糖、低血钾、低白蛋白血症、脑水肿、肺水肿等情况,采取相应的有效措施进行治疗。

1.一般支持疗法

应绝对卧床休息,饮食保证每天足够的热量,成人每天 5.0～6.7KJ(1200～1600kCal),以防血氨增加引起肝性脑病,一般每日蛋白质摄入量应低于 0.59g/kg。不能进食者可输入10%～25%葡萄糖液,并加适量胰岛素,以利于糖的利用,糖总输入量不宜过多,一般成人每日以 500～1 000ml 为宜。同时补充足量维生素和能量,如维生素 B、C、K 和辅酶 A 等。注意水、电解质及酸碱平衡。每日或隔日输入新鲜血、血浆及白蛋白,促进肝细胞再生,提高免疫功能,防止继发感染的发生。

2.去除病因

首先应寻找急性肝功能衰竭的病因,并及时处理。药物引起者应及时停药。但国内则多由肝炎病毒引起,目前已有应用干扰素治疗重型肝炎的报道,剂量为 100 万～300 万 U,每日或隔日 1 次,肌内或皮下注射,疗程为 7～10d 或更长。应早期治疗,对抑制 HBV 复制及阻止病情发展、减少病死率有一定的疗效,但亦有人认为干扰素治疗重型肝炎的疗效尚不肯定,且干扰素能增强免疫杀伤细胞的活性,加重肝细胞的免疫损伤,从而使病情恶化。

(陈新瑜)

## 第二节 肝硬化

肝硬化(liver cirrhosis)是一种常见的慢性肝病,可由一种或多种原因引起肝脏损害,肝脏呈进行性、弥漫性、纤维性病变。具体表现为肝细胞弥漫性变性坏死,继而出现纤维组织增生和肝细胞结节状再生,这三种改变反复交错进行,结果肝小叶结构和血液循环途径逐渐被改建,使肝变形、变硬而导致肝硬化。该病早期无明显症状,后期则出现一系列不同程度的门静脉高压和肝功能障碍,直至出现上消化道出血、肝性脑病等并发症死亡。

【病因分类】

引起肝硬化的病因很多,不同地区的主要病因也不相同。欧美以酒精性肝硬化为主,我国以病毒性肝炎性肝硬化多见,其次为血吸虫病肝纤维化,酒精性肝硬化亦逐年增加。研究证实,2 种病因先后或同时作用于肝脏,更易产生肝硬化。如血吸虫病或长期大量饮酒者合并乙型病毒性肝炎等。

1.肝炎后肝硬化

肝炎后肝硬化(posthepatitic cirrhosis) 指病毒性肝炎发展至后期形成肝硬化。现已知肝炎病毒有甲、乙、丙、丁、戊等类型。近年研究认为甲型肝炎及戊型肝炎无慢性者,除急性重症外,不形成肝硬化。乙、丙型肝炎容易转成慢性即慢性活动性肝炎和肝硬化。

1974 年 Shikatu 报道用免疫荧光方法可以显示 HBsAg(乙型肝炎表面抗原)。在显微镜下含有 HBsAg 的细胞浆呈毛玻璃状,用地衣红(Orecein)染色法可将含 HBsAg 的肝细胞浆染成光亮的橘红色。经过多年保存的肝硬化标本,用此法也可显示出来含 HBsAg 的肝细胞,使乙型炎病毒引起的肝硬化有了可靠的依据。乙肝病人 10%～20% 呈慢性经过,长期 HBsAg 阳性,肝功能间歇或持续异常。乙肝病毒在肝内持续复制可使淋巴细胞在肝内浸润,释放大量细胞因子及炎性介质,在清除病毒的同时使肝细胞变性、坏死,病变如反复持续发展,可在肝小叶内形成纤维隔、再生结节而形成肝硬化。68% 的丙型肝炎呈慢性过程,30% 的慢性丙型肝炎发展为肝硬化。丁型肝炎可以和乙型肝炎同时感染或重叠感染,可以减慢乙型肝炎病毒的复制,但常加剧病变的活动及加速肝硬化的发生。

病毒性肝炎的急性重症型,肝细胞大块坏死融合,从小叶中心向汇管区扩展,引起网状支架塌陷、靠拢、形成纤维隔。并产生小叶中心至汇管区的架桥现象,而形成大结节性肝硬化。慢性活动性肝炎形成的肝硬化,在汇管区有明显的炎症和纤维化,形成宽的不规则的"主动性"纤维隔,向小叶内和小叶间伸展,使邻接的各小叶被纤维隔分隔、破坏。这时虽然肝脏结构被改建,但还不是肝硬化,而是肝纤维化阶段。当炎症从肝小叶边缘向中心部扩展,引起点片状坏死和结缔组织包绕的再生结节,则成为肝硬化。至病变的末期,炎症和肝细胞坏死可以完全消失,只是在纤维隔中有多数大小不等的结节,结节为多小叶性,形成大结节性肝硬化。如肝炎病变较轻,病程进行较慢,也可以形成小结节性肝硬化、混合性肝硬化或再生结节不明显性肝硬化(不完全分隔性肝硬化)。

从病毒性肝炎发展为肝硬化,据研究表明与感染抗原量无关。而与病毒毒力及人体免疫状态有显著关系。遗传因素与慢性化倾向有关,与人类白细胞抗原 HL－A1、HL－A8 缺乏似有关系,但尚待进一步研究。

2. 酒精性肝硬化

酒精性肝硬化(alcoholic cirrhosis) 西方国家酒精性肝硬化发病率高,由酗酒引起。近年我国酒的消耗量增加,脂肪肝及酒精性肝硬化的发生率也有所增高。据统计肝硬化的发生与饮酒量和时间长短成正比。每天饮含酒精 80g 的酒即可引起血清谷丙转氨酶升高,持续大量饮酒数周至数月多数可发生脂肪肝或酒精性肝炎。若持续大量饮酒达 15 年以上,75% 可发生肝硬化。

酒精进入肝细胞后,在乙醇脱氢酶和微粒体乙醇氧化酶作用下,转变为乙醛,乙醛再转变为乙酸,乙酸使辅酶Ⅰ(NAD)过多的转变为还原型辅酶Ⅰ(NADH)因而 NAD 减少,NADH 增加,则两者比值下降,线粒体内三羧酸循环受到抑制,脂肪酸的酯化增加,三酰甘油增加,肝内的三酰甘油释放减少,另外肝内 NADH 过多,又促进了脂肪酸的合成,使体脂肪形成脂肪酸的动力加强造成肝内三酰甘油过多,超过肝脏的处理能力,而发生脂肪肝。长期大量饮酒,可使肝细胞进一步发生变性、坏死和继发炎症,在脂肪肝的基础上发生酒精性肝炎,显微镜下可见肝细胞广泛变性和含有酒精性透明蛋白(Mallorys alcoholic hyalin)汇管区有多形核白细胞及单核细胞浸润和胆小管增生,纤维组织增生,最后形成小结节性肝硬化。酒精性肝硬化小叶中心静脉可以发生急性硬化性透明样坏死引起纤维化和管腔闭塞,加剧门静脉高压。中心部纤维化向周缘部位扩展,也可与汇管区形成"架桥"现象。

3. 寄生虫性肝硬化

寄生虫性肝硬化(parasitic cirrhosis) 如血吸虫或肝吸虫等虫体在门脉系统寄居,虫卵随门脉血流沉积于肝内,引起门静脉小分支栓塞。虫卵大于肝小叶门静脉输入分支的直径,故栓塞在汇管区引起炎症、肉芽肿和纤维组织增生,使汇管区扩大,破坏肝小叶界板,累及小叶边缘的肝细胞。肝细胞再生结节不明显,可能与虫卵堵塞门静脉小分支,肝细胞营养不足有关。因门静脉受阻,门脉高压症明显,有显著的食管静脉曲张和脾大。成虫引起细胞免疫反应和分泌毒素,是肝内肉芽肿形成的原因。虫卵引起体液免疫反应,产生抗原—抗体复合物,可能是肝内门脉分支及其周围发生炎症和纤维化的原因。寄生虫性肝硬化在形态学上属再生结节不显著性肝硬化。

4. 中毒性肝硬化

中毒性肝硬化(toxic cirrhosis) 化学物质对肝脏的损害可分两类:一类是对肝脏的直接毒物,如四氯化碳、甲氨蝶呤等;另一类是肝脏的间接毒物,此类毒物与药量无关,对特异素质的病人先引起过敏反应,然后引起肝脏损害。少数病人可引起肝硬化,如异烟酰、异丙肼(iproniazid)、氟烷。其病变与肝炎后肝硬化相似。四氯化碳为肝脏的直接毒物,对肝脏的损害与药量的大小成正比关系,引起肝脏弥漫性的脂肪浸润和小叶中心坏死。四氯化碳本身不是毒性物质,经过药物代谢酶的作用,如 P—450 微粒体酶系统,将四氯化碳去掉一个氯原子,而形成三氯甲烷,即氯仿,则成为肝细胞内质网和微粒体的药物代谢酶系统的剧毒(产生三氯甲基自由基和氯自由基),引起肝细胞生物膜的脂质过氧化及肝细胞损害。由于对肝细胞内微细结构的破坏、药物代谢酶减少又降低了对四氯化碳的代谢,从而减弱了对肝脏的继续损害。病人在恢复之后,肝功能多能恢复正常。仅在反复或长期暴露在四氯化碳中才偶有发生大结节性肝硬化。

动物试验反复给大鼠四氯化碳,使药物蓄积可引起肝硬化。

氨甲喋呤是抗叶酸药物,临床常用以治疗白血病、淋巴瘤、牛皮癣(银屑病)等。据报道可引起小结节性肝硬化。

5. 胆汁性肝硬化

胆汁性肝硬化(biliary cirrhosis) 原发性胆汁性肝硬化(primary biliary cirrhosis)的原因和发病机制尚不清楚,可能与自身免疫有关。继发性胆汁性肝硬化是各种原因的胆管梗阻引起,包括结石、肿瘤、良性狭窄及各种原因的外压和先天、后天的胆管闭塞。多为良性疾病引起。因为恶性肿瘤多在病人发生肝硬化之前死亡。

各种原因引起的完全性胆管梗阻,病程在 3～12 个月能形成肝硬化。发生率约占这类病人的 10% 以下。

胆管梗阻的早期,胆汁颜色变暗,但很快可变为白色。因胆汁淤积和胆管扩张,胆管内压力增高,抑制胆汁分泌,胆汁可以由绿色变为白色,形成所谓"白胆汁"。显微镜下可见汇管区小胆管高度扩张,甚至胆管破裂,胆汁溢出使汇管区和肝小叶周缘区发生坏死及炎症,坏死灶被胆管溢出的胆汁所充满,形成"胆池"。这是机械性胆管梗阻的一个特征表现。病变继续进展,周缘区的坏死和炎症刺激使汇管区的纤维组织增生,并向小叶间伸延形成纤维隔。各汇管区的纤维隔互相连接,将肝小叶分割,呈不完全分隔性肝硬化。与肝炎后肝硬化、酒精性肝硬化的中心至汇管区纤维隔不同。但病变如继续发展,到晚期也可出现汇管区至小叶中心区的纤维隔及肝细胞再生结节,而失去其特征性的表现,以致在病理形态上和临床表现上与其他肝硬化不易区别。也可以出现门静脉高压及腹水。

胆管梗阻形成肝硬化的原理可能是由于肝内血管受到扩大胆管的压迫及胆汁外渗,肝细胞发生缺血坏死。纤维组织向胆管伸展包围小叶,并散布于肝细胞间,最后形成肝硬化。不完全性胆管梗阻很少发展为胆汁性肝硬化。

已知胆管感染不是形成肝硬化的必需条件。据报道,无感染的完全性胆管梗阻发展为胆汁性肝硬化者更为多见。

6. 淤血性肝硬化

由于各种心脏病引起的慢性充血性心力衰竭、缩窄性心包炎等使肝脏长期处于淤血和缺氧状态,最终形成肝硬化。Budd－chiari 综合征是由于肝静脉慢性梗阻造成长期肝淤血,也发生与心源性完全相同的肝硬化。

心功能不全时,由于心脏搏血量减少,肝内血液灌注下降,肝小叶边缘部位血含氧量较高,流向肝小叶中心时,氧含量进行性减低。心功能不全同时又存在中心静脉压增高,中心静脉及其周围肝窦扩张、淤血、压迫肝细胞,肝细胞变性、萎缩、甚至出血坏死。缺氧及坏死均可刺激胶原增生、发生纤维化,甚至发生中心静脉硬化纤维化,逐渐由中心向周围扩展,相邻小叶的纤维素彼此联结,即中心至中心的纤维隔。而汇管区相对受侵犯较少。这是循环障碍性肝硬化的特点。后期由于门脉纤维化继续进展,肝实质坏死后不断再生以及胆管再生则最后失去淤血性肝硬化特点。此型肝硬化在病理形态上呈小结节性或不完全分隔性肝硬化。

7. 营养不良性肝硬化

营养不良性肝硬化(malnutritional cirrhosis)　长期以来认为营养不良可以引起肝硬化。但一直缺乏直接证据。动物实验予缺少蛋白质、胆碱和维生素的饮食可以造成肝硬化的改变,但病变是可逆的,且缺少肝硬化病人常有的血管方面的继发性变化。有的作者观察了恶性营养不良 (Kwashiorkor)病人,发现他们的肝损害是脂肪肝,并不发生肝硬化。仅儿童偶尔肝脏有弥漫性纤维增生,像似肝硬化,当给以富有蛋白质的饮食后,病变可以逆转而肝脏恢复正常,只在某些病例可有轻度纤维增生。所以至今营养不良能否直接引起肝硬化还不能肯定。多数认为营养失调降低了肝脏对其他致病因素的抵抗力,如慢性特异性或非特异性肠炎除引起消化、吸收和营养不良外,病原体在肠内产生的毒素经门静脉入肝,肝脏不能将其清除,而导致肝细胞变性坏死形成肝硬化。故此认为营养不良是产生肝硬化的间接原因。又如小肠旁路手术后引起的肝硬化,有人认为是由于营养不良,缺乏基本的氨基酸或维生素 E,饮食中糖类和蛋白质不平衡和从食物中吸收多量有毒的肽以及对肝有毒的石胆酸引起。

此外还有遗传和代谢性疾病所导致肝硬化,中国常见为肝豆状核变性(Wilson 病)。

【发病机制】

肝硬化的主要发病机制是进行性纤维化。正常肝组织间质的胶原(Ⅰ和Ⅲ型)主要分布在门管区和中央静脉周围。肝硬化时Ⅰ型和Ⅲ型胶原蛋白明显增多并沉着于小叶各处。随着窦状隙内胶原蛋白的不断沉积,内皮细胞窗孔明显减少,使肝窦逐渐演变为毛细血管,导致血液与肝细胞间物质交换障碍。肝硬化的大量胶原来自位于窦状隙(Disse 腔)的贮脂细胞(Ito 细胞),该细胞增生活跃,可转化成纤维母细胞样细胞。初期增生的纤维组织虽形成小的条索但尚未互相连接形成间隔而改建肝小叶结构时,称为肝纤维化。如果继续发展,小叶中央区和门管区等处的纤维间隔将互相连接,使肝小叶结构和血液循环改建而形成肝硬化。

【临床表现】

代偿性肝硬化:

肝硬化的早期症状并不明显,在发生轻微病变的时候,大部分健康的组织尚能够应付日常代谢活动的需要,所以不容易发生不适的症状。很多肝病患者正是忽视了肝病的早期表现,所以肝硬化病情加重。最新的医疗权威统计显示,50%肝硬化患者发现都是在晚期肝硬化或者肝癌,所以这也是肝硬化死亡率高的原因之一。

1.全身症状:

主要有乏力、易疲倦、体力减退。少数病人可出现脸部色素沉着。

2.慢性消化不良症状:

食纳减退、腹胀或伴便秘、腹泻或肝区隐痛,劳累后明显。

3.脸消瘦、面黝黑,1/3以上患慢性肝炎或肝硬化的患者,其面部、眼眶周围皮肤较病前晦暗黝黑,这是由于肝功能减退,导致黑色素生成增多所致。

4.肝硬化的早期症状

还可能出现乳房胀、睾丸缩,肝脏对人体血液中性激素的平衡起着重要的作用。由于肝硬化的早期症状时雌激素增加,雄激素减少,男性可见乳房增大、胀痛,睾丸萎缩。对女性来说,肝硬化时性激素紊乱,肝硬化的早期症状也会引起月经紊乱、乳房缩小、阴毛稀少等。

5.少数肝硬化的早期症状

可见蜘蛛痣,肝脏轻度到中度肿大,多见于酒精性肝硬化患者,一般无压痛。脾脏可正常或轻度肿大。

了解了肝硬化的早期症状对于肝硬化的早发现早治疗起到积极的作用,乙肝脂肪肝等肝病患者要注意自身身体的变化,专家提醒大家不要机械的套用,当感觉身体不适时应当即时就医检查。

失代偿性肝硬化:

1.全身症状:

疲倦乏力是肝硬化晚期症状之一,肝硬化晚期症状多半有皮肤干枯粗糙,面色灰暗黝黑。

2.消化道症状:

食欲减退是最常见肝硬化晚期症状,有时伴有恶心,呕吐。一般表现为营养状况较差,食欲明显减退,进食后即感到上腹不适和饱胀、恶心、甚至呕吐,肝硬化晚期对脂肪和蛋白质耐受性差,进油腻食物,易引起腹泻。肝硬化患者因腹水和胃肠积气而感腹胀难忍,晚期可出现中毒性鼓肠。

3.门静脉高压:

表现为食道静脉曲张,脾大和腹水,尤以食道静脉曲张最危险。由于曲张静脉的血管壁薄,很易破裂导致消化道大出血。

4.肝硬化腹水形成:

肝硬化晚期腹水出现前常有腹胀,大量水使腹部膨隆,腹壁绷紧发高亮,状如蛙腹,患者行走困难,有时膈显著抬高,出现呼吸和脐疝。

5.出血倾向及贫血:

肝硬化晚期常有鼻衄,齿龈出血,皮肤淤斑,胃肠粘膜糜烂出血,鼻腔出血,呕血与黑粪,女性常有月经过多等症状。

6.内分泌失调:

肝硬化晚期时,肝脏的功能衰退更加明显,直接导致雌性激素的灭活减少,雌激素分泌量上升,血液中含有大量的雌激素,同时伴有雄性激素受到抑制等现象。

【并发症】

肝硬化往往因引起并发症而死亡,上消化道出血为肝硬化最常见的并发症,而肝性脑病是肝硬化最常见的死亡原因。因此肝硬化的原则是:合理饮食营养、改善肝功能、抗肝纤维化治疗、积极防治并发症。

(1)肝性脑病

是最常见的死亡原因。除上述人体循环性脑病所述原因外,在肝脏严重受损时,加存在以下诱因,也易导致肝性脑病。

①上消化道出血是最常见的诱因。

②摄入过多的含氮物质,如饮食中蛋白质过多,口服胺盐、蛋氨酸等。

③水、电解质紊乱及酸碱平衡失调。

④缺氧与感染。

⑤低血糖。

⑥便秘。

⑦催眠、镇静剂及手术。

(2)上消化道大量出血

上消化道出血为最常见的共发症,多突然发生,一般出血量较大,多在1000ml以上,很难自行止血。除呕鲜血及血块外,常伴有柏油便。其中门脉高压性因素有六种,以食管胃底曲张静脉破裂出血多见,其他出血原因如急性出血性糜烂性胃炎、贲门粘膜撕裂综合征等。

(3)感染

肝炎肝硬化患者常有免疫缺陷,可有发热、恶心、呕吐与腹泻,严重者有休克。患者腹水迅速增长,腹部可有不同程度的压痛和腹膜刺激征,腹水多为渗出液,但因渗出的腹水常被原有的漏出性腹水所稀释,其性质可介于漏出与渗出液之间。肝硬化易并发各种感染如支气管炎、肺炎、结核性腹膜炎、胆道感染、肠道感染、自发性腹膜炎及革兰氏阴性杆菌败血症等。

(4)原发性肝癌

肝硬化和肝癌关系令人瞩目,推测其机理可能是乙型肝炎病毒引起肝细胞损害继而发生增生或不典型增生,从而对致癌物质(如黄曲霉素)敏感,在小剂量刺激下导致癌变。据资料分析,肝癌和肝硬化合并率为84.6%,显示肝癌与肝硬化关系密切。

(5)肝肾综合征

肝硬化患者由于有效循环血容量不足等因素,可出现功能性肾衰,又称肝肾综合征。其特点为自发性少尿或无尿、稀释性低钠血症、低尿钠和氮质血症。肝硬化合并顽固性腹水且未获恰当治疗时可出现肝肾综合征。其特征为少尿或无尿、氮质血症、低血钠或低尿钠、肾脏无器质性病变,故亦称功能性肾功能衰竭。此并发症预后极差。

(6)门静脉血栓形成

血栓形成与门静脉梗阻时门静脉内血流缓慢,门静脉硬化,门静脉内膜炎等因素有关。如血栓缓慢形成,局限于肝外门静脉,且有机化,或侧支循环丰富,则可无明显临床症状,如突然产生完全梗阻,可出现剧烈腹痛、腹胀、便血、呕血、休克等。

(7)呼吸系统损伤

近年来,一些学者把肝脏疾病所引起的各种肺部变化统称为肝肺综合征,其实质是肝病时发生肺脏血管扩张和动脉氧合作用异常,可引起低氧血症。

(8)腹水

正常人腹腔中有少量液体,大约50ml,当液体量大于200ml时称为腹水。腹水为失代偿期肝硬化的常见的并发症。其发生机制有经典学说、泛溢学说以及外周血管扩张学说。

【辅助检查】

一般病情稳定的慢性肝病患者,每3—6个月至少要进行一次肝脏的全面检查。如为乙肝患者,则包括肝功能、乙肝病原学检查、甲胎蛋白定量和肝脏B超,可疑的病人还要进行肝脏增强CT扫描。如果发现有异常表现,需要到正规的医疗部门进行诊疗,如果听信虚假医疗广告,容易误入歧途。肝埂变是肝脏病变的后期表现,且与肝癌关系密切,故患者应定期检查以下项目:

(1)肝功能检查:

谷丙转氨酶、谷草转氨酶、Y—谷氨酰转肽酶、碱性磷酸酶、凝血酶原时间及活动度、胆红质、甲胎蛋白、白细胞分类、血小板计数、尿素氮。一般认为,肝功能化验中的血清转氨酶的高低可反映肝脏的炎症程度。如果病人血清转氨酶很高,甚至伴有黄疸,这常常表示肝脏炎症比较明显,需要进一步的治疗。

(2)病原学检查:

由于肝硬化有可能是由病毒性肝炎所导致,所以病原学检查非常必要。包括乙肝抗原抗体两对半和HBV—DNA。HbsAg阳性是乙肝携带者的标志,如HbsAg阴性而HbsAb阳性,则具有抵抗乙肝感染的能力。其中HBeAg和HBV—DNA阳性是病毒复制活跃的指标,此时患者的传染性较强,应引起足够的重视,予以正规的抗病毒治疗,如拉米夫定等核苷类似物。

(3)影像检查:

肝、胆、脾B超探查,心肺透视、食管钡餐。肝脏B超是评估肝硬化程度的参考,与甲胎蛋白的升高程度结合考虑,亦是早期发现肝脏恶性肿瘤的工具。

(4)其它:

胆、肝、脾CT扫描,同位素肝扫描等。如果B超发现问题,可以加做肝脏增强CT扫描,可以大大提高诊断早期肝癌的有效率。乙肝和肝硬化是产生肝癌的基础,患者重视常规体检,通常能够早期发现、早期诊断、早期治疗,为获得良好的预后争取有利的时机。血常规可以检测白细胞、血色素、血小板的水平,评估脾功能亢进的严重程度。甲胎蛋白可以用来筛选早期的肝癌。

对病情稳定,临床无症状者,1—1年半检查1次,有肝区不适、乏力等症状者,半年至1年检查1次。怀疑肝硬变癌变者1个月检查1次。

具体的检查项目,复查时间,应由临床医生根据具体情况决定,以便全面了解病情,指导治疗。肝硬化患者如出现全身乏力、厌食油腻、尿色黄赤、皮肤眼睛发黄、尿量减少、腹部加速膨胀、右上腹胀痛、甚至性格改变胡言乱语等表现时,请勿偏信游医郎中,一定请即前往正规医院就医。

【鉴别诊断】

肝硬化是一种常见的慢性肝病,是由一种或多种病因长期或反复作用,引起肝脏弥漫性损害。临床上早期由于肝脏功能代偿较强,可无明显症状;后期则有多系统受累,以肝功能损害和门脉高压为主要表现,并常出现消化道出血、肝性脑病、继发感染、癌变等严重并发症。

(1)肝肿大时需与慢性肝炎、原发性肝癌、肝包虫病、华枝睾吸虫病、慢性白血病、肝豆状核变性等鉴别。

(2)腹水时需与心功能不全、肾脏病、结核性腹膜炎、缩窄性心包炎等鉴别。

(3)脾大应与疟疾、慢性白血病、血吸虫病相鉴别。

(4)急性上消化道出血应和消化性溃疡、糜烂出血性胃炎、胃癌并发出血相鉴别。

【治疗】

肝硬化往往因并发症而死亡,上消化道出血为肝硬化最常见的并发症,而肝性脑病是肝硬化最常见的死亡原因。因此,肝硬化的治疗和预防原则是:合理膳食、平衡营养、改善肝功能、抗肝纤维化治疗、积极预防并发症。

一、一般治疗:

(1)休息:肝功能代偿者,宜适当减少活动,失代偿期患者应以卧床休息为主;

(2)饮食:一般以高热量、高蛋白质、维生素丰富而可口的食物为宜。

(3)支持疗法

二、药物治疗:目前无特效药,不宜滥用药物,否则,将加重肝脏负担而适得其反。

(1)补充各种维生素

(2)保护肝细胞的药物　如木苏丸、肝泰乐维丙肝、肝宁、益肝灵(水飞蓟素片)、肌苷等,10%葡萄糖液内加入维生素 CB6 氯化钾、可溶性胰岛素。

三、抗病毒治疗:

若为病毒性肝炎所致肝硬化,则根据情况决定是否抗病毒治疗。乙肝肝硬化的抗病毒治疗包括两大部分:

1.代偿期乙型肝炎肝硬化:

HBeAg 阳性者的治疗指征为 HBV DNA ≥10 拷贝/ml,HBeAg 阴性者为 HBV DNA ≥10 拷贝/ml,ALT 正常或升高。治疗目标是延缓和降低肝功能失代偿和 HCC 的发生。因需要较长期治疗,最好选用耐药发生率低的核苷(酸)类似物治疗。可选择:拉米夫定 100 mg,每日 1 次口服;阿德福韦酯 10 mg,每日 1 次口服;恩替卡韦 0.5mg(对拉米夫定耐药患者为 1mg),每日 1 次口服;替比夫定 600 mg,每日 1 次口服。干扰素因其有导致肝功能失代偿等并发症的可能,应十分慎重。如认为有必要,宜从小剂量开始,根据患者的耐受情况逐渐增加到预定的治疗剂量。

2.失代偿期乙型肝炎肝硬化:

对于失代偿期肝硬化患者,只要能检出 HBV DNA,不论 ALT 或 AST 是否升高,建议在其知情同意的基础上,及时开始核苷(酸)类似物抗病毒治疗,以改善肝功能并延缓或减少肝移植的需求。因需要长期治疗,最好选用耐药发生率低的核苷(酸)类似物治疗,不能随意停药,一旦发生耐药变异,应及时加用其他已批准的能治疗耐药变异的核苷(酸)类似物。干扰素治疗可导致肝衰竭,因此,对失代偿期肝硬化若为丙型病毒性肝炎导致肝硬化,一般选用聚乙二醇干扰素联合利巴韦林治疗方案。

四、肝移植：

人类第一例正规肝移植是 1963 年完成的。据国外统计自 1980 年以来，肝移植的 3 年存活率依病种的多少为序是：晚期非酒精性肝硬化 41％ 左右；酒精性肝硬化 20％；胆道闭锁 60％；肝细胞癌 20％；胆管癌＜10％。鉴于对晚期肝病患者大多别无满意疗法，而肝移植后的生存率将继续提高，预计今后会有越来越多的各种慢性肝病患者接受肝移植。影响肝移植的因素主要是供肝问题。

五、并发症的治疗，详见各相关词条。

1. 上消化道出血：

为本病最常见的并发症。禁食，输血，补充维生素 K，应用垂体后叶素，每次 IU/kg，溶于 25ml 生理盐水中，10 分钟内静注，20 分钟后再予相同剂量 1 小时内静滴，也可减少剂量与硝酸甘油合用，以免发生副作用。出血不能控制时，用三腔管压迫止血，并用去甲肾上腺素加入冰冻生理盐水局部止血。必要时行脾切除术和门腔静脉吻合术。

2. 肝性脑病：

是肝硬化最常见的死亡原因。

3. 腹水治疗，限制水钠摄入，适当补钾，利尿剂可用双氢克尿噻、安体舒通或速尿等；必要时输全血、血浆或无钠白蛋白；尽量少放腹水；肝昏迷时忌用利尿剂。

4. 肝肾综合症：

肝硬化腹水引起肾灌注减少，患者肾功能衰竭。

5. 肝癌：

肝硬化是肝癌产生的土壤。

（陈新瑜）

## 第三节　胆道蛔虫症

【概述】

胆道蛔虫症是蛔虫从小肠逆行进入胆道，引起胆管和 oddi 括约肌痉挛，使病人突感剧烈上腹疼痛的急症疾病。常发生在青少年，农村常见。随着卫生条件的改善，胆道蛔虫症的发病率正逐渐减少。

【病因及发病机理】

1. 病因

蛔虫寄居在人的小肠中下段，当其环境发生变化如饥饿、发热、胃酸降低、驱虫不当、妊娠时等，引起人体胃肠功能紊乱时，蛔虫可逆行到十二指肠，钻入胆道。

2. 发病机理

（1）蛔虫进入胆道后，在胆道内可造成胆管不完全或完全性阻塞或损伤，使胆汁排出受阻。

（2）蛔虫带入病菌，主要为大肠杆菌，在胆道内引起细菌性化脓性胆管炎、胆管周围炎及肝实质炎性坏死，形成肝脓肿。

（3）蛔虫进入胆道致使胆道和 oddi 括约肌痉挛，造成胆管缺血；蛔虫进入胆管引起炎症可并发胆囊炎,胆囊穿孔并发胆汁性腹膜炎、胆道出血、败血症等。

【临床表现】

1.症状

(1)上腹部疼痛:

主要表现为剑突下阵发性钻顶样剧烈的绞痛,疼痛可向右肩部放射,其特点是突然发作,突然停止。疼痛时呈强迫体位,病人常弯背曲膝,辗转不安,大汗淋漓。间歇期病人如平常。

(2)恶心呕吐:

几乎所有的病人在疼痛发作时伴恶心、呕吐,吐出食物残渣、液体、胆汁,部分病人吐出蛔虫。

(3)冷身症状:

有寒战、高热和不同程度的黄疸。

2.体征

在剑突下偏右侧深部有局限性压痛及反跳痛,一般无肌紧张。当并发胆道、肝脏、胰腺感染时,可表现不同程度的畏寒、发热、黄疸,上腹部可有肌紧张,压痛及反跳痛,有时可触及肿大的胆囊。

【辅助检查】

(1)血常规:

白血球及嗜酸性细胞增多,合并感染时白血球及中性粒细胞增多。

(2)粪常规:

可有蛔虫卵。

(3)纤维内镜检查:

可见胃或十二指肠内有蛔虫,或见蛔虫钻入十二指肠乳头内,此时可用异物钳将蛔虫取出。

(4)B型超声波检查:

可以显示胆总管扩张及胆囊肿大,并可判断蛔虫在胆总管或胆囊或肝胆管的位置、数量、蠕动或死亡情况,并可提供有无合并结石、炎症、肝脓肿等并发症。

(5)十二指肠引流:

在引流的胆汁中可查到蛔虫卵。

(6)钡餐造影检查:

可见十二指肠内有蛔虫影。

(7)逆行胰胆管造影(ERCP):

可发现胆道内有蛔虫影。

【诊断及鉴别诊断】

1.诊断

有典型的阵发性上腹部钻顶样疼痛史,缓解期如常人,症状与体征不相符,可诊断胆道蛔虫症。结合胃镜,B超,钡餐造影检查有特异性改变,可明确诊断。

2.鉴别诊断

(1)胃溃疡穿孔:

持续性上腹痛突然加重,并很快累及全腹,有典型急腹症体征,腹肌紧张呈板状腹,X线检查隔下有游离气体。

(2)胆石症:

右上腹疼痛无钻顶样特征,有腹肌紧张,压痛明显,如胆石症合并感染时,表现畏寒,发热及黄疸。白血球明显增多。B超检查可见结石光团反射及声影。

(3)急性胰腺炎:

上腹部持续性疼痛并放射至腰背部,平卧时加重,伴有恶心呕吐,血及尿淀粉酶增高。

【治疗】

1. 解痉、止痛、利胆

解除胆道痉挛,不仅可以止痛,还可以防止胆管缺血、坏死,并能改善胆汁淤积,减轻感染,使 oddi 括约肌得以松弛,有利于蛔虫退出。

(1)抗胆碱能药:

阿托品 0.5 mg 皮下或肌肉注射,半小时后疼痛不缓解,可重复注射,或用 654-2 10 mg,每日 3~4 次注射。必要时可用杜冷丁 50mg 肌肉注射。

(2)硫酸镁:

口服后可刺激十二指肠黏膜通过反射机能使总胆管括约肌松弛缓解痉挛,改善胆囊排泄功能,有利胆汁排出,间接起到冲排胆道内蛔虫的作用。常用 33% 硫酸镁 30ml,口服,每日 3~4 次。

(3)维生素 K:

可用维生素 K120mg 肌注或维生素 $K_3$8mg 加 50% 葡萄糖 40ml 静脉缓慢注射,注射后 15 分钟左右可出现镇痛作用。

2. 驱虫排虫治疗

(1)驱蛔灵:

其驱虫作用较好,服药 5 小时后,虫体渐被麻痹,随粪便排出体外,口服用量 4~5g,分 3 次饭前 1 小时服用,或睡前顿服。24 小时后可重复 1 次。服药期间清淡饮食,除便秘者外,一般不口服泻药。

(2)左旋咪唑:

虫体与本品接触时,其神经肌肉去极化,肌肉持续收缩而致麻痹,随肠蠕动而被排出。成人每天 1.5~2.5g 晨空腹或临睡前顿服,儿童按 1.5 mg/kg 口服。

(3)甲苯咪唑:

可抑制寄生虫对葡萄糖的摄取,导致虫体内贮存的糖原耗尽,从而影响其生存和繁殖,对宿主血内葡萄糖并不影响。采用 200mg,一次顿服。

3. 并发感染治疗

胆道感染的病原菌,最常见者为大肠杆菌,弯形杆菌。首选卡那毒素,其次选用链霉素加四环素、庆大霉素、头孢霉素。氨苄青霉素和四环素能分泌到胆汁中,并有较高浓度。

4. 中药治疗

(1)乌梅丸或乌梅汤加减:可使胆汁趋向酸性,麻痹蛔虫,抑制其活动,及增加胆汁分泌和解除胆道痉挛,松弛 oddi 括约肌。有较轻的镇痛止吐作用,驱虫作用弱。

（2）复方苦辣皮煎剂。

5.针刺治疗

针刺肝俞、肾俞、足三里有促进胆囊收缩,增加胆汁排出量、增强胆管内压作用;内关、合谷、足三里可缓解胆管痉挛,降低胆道内压力,起解痉止痛作用及促进胆道蛔虫退出的作用。一般进针深,旋转手法强,留针 20～30 分钟。

6.维持水电解质平衡

及时合理补充能量、液体和电解质,防治酸中毒。

7.手术治疗

适应证:

①胆道蛔虫并发严重胆道感染,如急性化脓性胆管炎,化脓性胆囊炎。

②胆道蛔虫并发胆管或胆囊穿破,或急性出血性坏死性胰腺炎。

（陈新瑜）

## 第四节　肝脏创伤

肝脏是人体最重要的脏器之一,质地脆弱,血液循环丰富,具有复杂和重要的生理功能。在上腹部和下胸部的一些损伤中常被波及。肝损伤在开放性腹部损伤中的发生率为 30% 左右,仅次于小肠伤和结肠伤而居第三位;在闭合性腹部损伤中占 20% 左右,仅次于脾损伤而位居第二。

【病因】

暴力和交通事故是引起肝脏创伤的两大主要原因。

肝脏钝性损伤占所有肝损伤的 2/3 左右,钝性肝损伤主要有以下 3 种类型:

①右下胸或右上腹受直接暴力打击,使质地脆弱的肝脏产生爆展性损伤;

②右下胸或右上腹受到撞击和挤压,使肝脏受挤压于肋骨和脊柱之间,引起碾压性损伤;

③当从高处坠地时,突然减速,使肝脏与其血管附着部产生剪力,使肝脏和其血管附着部撕裂引起损伤。开放性肝损伤主要由刺伤和枪弹伤引起,后者常合并有多脏器损伤。

【临床表现】

开放性损伤的伤口部位和伤道常提示肝脏是否损伤,诊断较为容易。钝性腹部创伤时,尤其是右上腹、右下胸、右腰及肋部受伤时,局部皮肤可有不同程度的损伤痕迹,应考虑肝脏损伤的可能。在创伤严重、多处多发伤及神志不清的患者,有时诊断较为困难。加速性损伤如交通事故、高空坠落等常引起肝脏 5、6、7、8 段的损伤;上腹部的直接暴力常引起肝脏中央部(4、5、8 段)的损伤;下胸和脊柱的挤压伤常引起肝尾状叶(第 I 段)的出血性损伤。肝损伤也常合并有多脏器损伤。肝脏损伤早期死亡原因为失血性休克,晚期多死于胆汁性腹膜炎、继发性出血和腹腔感染等并发症。肝脏损伤轻者可仅有肝包膜撕裂,重者可有肝实质破裂、肝脏撕脱,也可伴有肝动脉、肝静脉、门静脉和肝内胆管损伤。

1.腹痛

患者伤后自诉有右上腹痛,肝创伤患者的腹部症状可能不及胃肠道破裂消化液溢出刺激腹膜引起的症状严重,但当肝周围积血和胆汁刺激膈肌时可出现右上腹痛、右上胸痛和右肩痛。严重肝外伤腹腔大量出血时,引起腹胀、直肠刺激症状等。

**2.腹腔内出血、休克**

是肝外伤后的主要症状之一。当肝脏损伤较严重,尤其是肝后腔静脉撕裂时可在短时间内发生出血性休克,表现为面色苍白、出冷汗、脉搏细速、血压下降、腹部膨胀、神志不清和呼吸困难等一系列腹腔内出血的症状。但如果为肝包膜下破裂或包膜下血肿,则患者可在伤后一段时间内无明显症状,或仅有上腹部疼痛;当包膜下血肿进行性增大破裂时,则引起腹腔内出血,而出现上述的一系列症状。

**3.体格检查**

上腹、下胸或右季肋部有软组织挫伤或有骨折;腹部有不同程度的肌紧张、压痛和反跳痛腹膜刺激症状;肝区叩击痛明显;腹腔有大量积血时移动性浊音呈阳性;如为肝包膜下、中央部位血肿或肝周有大量凝血块时,则肝浊音界扩大;听诊肠鸣音减弱。

**【辅助检查】**

**1.诊断性腹腔穿刺和腹腔灌洗**

当肝脏损伤后腹腔内有一定出血量时,腹腔穿刺多数能获得阳性的结果,反复穿刺和移动患者的体位可提高腹腔穿刺的阳性率。腹穿阳性固然有助于诊断,但阴性结果并不能完全排除肝脏有损伤。如腹穿阴性,而临床又高度怀疑肝脏损伤时可作腹腔灌洗,阳性提示腹腔内出血的准确率很高。

**2.X线检查**

腹部平片可显示肝脏阴影增大或不规则,膈肌抬高、活动受限,并可观察有无骨折,对诊断肝脏损伤有帮助。

**3.CT检查**

能清楚显示肝脏损伤的部位和程度,显示腹腔和腹膜后血肿,还可显示腹腔其他实质性脏器有无损伤,是目前应用最广、效果最好的诊断方法之一。

**4.B超检查**

对诊断肝外伤有较高的诊断率和实用性。可显示肝破裂的部位,发现血腹、肝脏包膜下血肿和肝中央型血肿。B超是诊断肝外伤最常用的诊断手段之一。闭合性腹部损伤进行B超检查诊断的准确性为88%,特异性为95%。

**【治疗】**

**1.非手术治疗**

非手术治疗适用于血流动力学稳定的肝损伤患者,包括:

①肝包膜下血肿;

②肝实质内血肿;

③腹腔积血小于250～500ml;

④腹腔内无其他脏器损伤需要手术的患者。治疗方法主要包括卧床休息,限制活动;禁食,胃肠减压;使用广谱抗生素、止痛药物、止血剂;定期监测肝功能,复查腹部CT等。

**2.手术治疗**

尽管目前肝外伤采用非手术治疗有增加的趋势,但是绝大部分患者仍需要急诊手术治疗,血流动力学不稳定的肝外伤患者应采用手术治疗。

手术治疗的原则为:

①控制出血；

②切除失活的肝组织，建立有效的引流；

③处理损伤肝面的胆管，防止胆漏；

④腹部其他合并伤的处理。肝外伤后出血是最主要的死亡原因，因此控制出血是肝外伤治疗的首要任务，常用的手术方法有以下几种。

（1）肝脏缝合术：

这是治疗肝外伤最古老的方法，用大圆弯针距创缘 1cm 左右作间断褥式缝合并用大网膜加强，缝合时缝针应穿过创口底部，以免在创面深部遗留无效腔，继发感染、出血等并发症。并在肝周置烟卷和皮管引流。

（2）肝实质切开直视下缝合结扎术：

这是一种对肝实质严重损伤采用的治疗技术。适用于肝实质深部撕裂出血；肝脏火器伤弹道出血；肝脏刺伤伤道出血等。阻断肝门，切开肝实质，用手指折断技术即拇指、食指挤压法，用超声解剖的方法显露出血来源，结扎或钳夹肝内血管、胆管，直视下结扎或修补损伤血管和胆管。此项技术具有并发症少，死亡率低的优点。

（3）肝清创切除术：

适用于肝边缘组织血运障碍，肝组织碎裂、脱落、坏死，肝脏撕裂和贯通患者。与规则性肝段或肝叶切除相比，此手术能够保留尽量多的正常肝组织，并且手术时间短，因此是一种较有效的治疗肝外伤的方法。肝清创切除术的关键在于紧靠肝损伤的外周应用手指折断技术或超声解剖技术清除失活肝组织，结扎肝中血管和胆管。

（4）规则性肝段或肝叶切除术：

现在使用较少，仅适用于一个肝段或肝叶完全性碎裂；致命性大出血肝叶切除是唯一的止血方法；以及某些肝外伤处理失败再出血的患者。

（5）选择性肝动脉结扎术：

目前已很少运用，因为其他的止血方法足以控制出血。目前对于复杂的肝裂伤、贯通伤、中央部破裂、大的肝包膜下血肿等经清创处理后，仍有大的活动性出血或不可控制的出血，在运用其他方法不能止血时，可采用结扎肝总动脉或肝固有动脉、肝左或肝右动脉而达到止血的目的。

（陈新瑜）

## 第五节　肝脓肿

肝受感染后，因未及时处理或正确处理而形成脓肿。常见的肝脓肿（liver abscess）有细菌性和阿米巴性两种。在临床上都有发热、肝区疼痛和肝大，但二者在病因、病程、临床表现及治疗上均各有特点。

【病因病理】

细菌可以下列途径进入肝脏：

①胆道：胆道蛔虫症，胆管结石等并发化脓性胆管炎时，细菌沿着胆管上行，是引起细菌性肝脓肿的主要原因；

②肝动脉：体内任何部位的化脓性病变，如骨髓炎，中耳炎、痈等，特别在发生脓毒血症

时,细菌可经肝动脉进入肝脏;

③门静脉:已较少见,如痔核感染、坏疽性阑尾炎、菌痢等,引起门静脉属支的血栓性静脉炎;脓毒栓子脱落进入肝内,即可引起脓肿。

④肝外伤:特别是肝的贯通伤或闭合伤后肝内血肿的感染而形成脓肿。

细菌性肝脓肿的致病菌多为大肠杆菌,金黄色葡萄球菌等,单发性肝脓肿脓腔有时可以很大,多发性肝脓肿的直径则可在数毫米至数厘米之间,数个脓肿也可融合成一个大脓肿。

【临床表现】

细菌性肝脓肿多为继发病变,其临床表现受原发疾病的影响,多系在原发病病程中骤起寒战、高热、大汗,肝区或右上腹痛并伴有厌食、乏力和体重减轻等症状,多发性肝脓肿症状最重,单发性者症状较为隐匿。查体有时可见右季肋区呈饱满状态,有时甚至可见局限性隆起,右下胸及肝区叩击痛,肋间有压痛及皮肤可出现凹陷性水肿;肝脏常肿大,有明显触痛,严重时,由于肝脏的广泛性损害可出现黄疸和腹水。化验检查白细胞计数及中性粒细胞增多,有时出现贫血。肝功能试验可出现不同程度的损害,X线胸部透视:右叶脓肿可见右膈肌升高,运动受限;肝影增大或局限性隆起;有时伴有反应性胸膜腔积液。左叶脓肿,X线钡餐检查常有胃小弯受压,推移征象。超声波检查在肝内可显示液平段。肝扫描,CT及选择性肝动脉造影对诊断肝脓肿的存在和定位有一定价值。

细菌性肝脓肿的严重并发症是向膈下,腹腔、胸腔穿破以及胆源性肝脓肿引起胆道大出血。

【诊断及鉴别诊断】

(一)诊断方法:

根据病史,临床上的寒战高热,肝区疼痛、肝大。X线检查可见病侧膈肌抬高和固定,常有胸腔积液。肝左叶的脓肿可见胃被推移的征象。放射性同位素肝扫描对直径大于2公分的脓肿可以检出。超声肝扫描能显示肝内占位性损害的位置。大小和数目。选择性肝动脉造影可在脓肿部位显示一无血管区。诊断性肝穿刺抽脓,是确诊的重要手段,应在超声波探查引导下进行。阳性的穿刺结果,为治疗提供了依据。

(二)鉴别诊断:

1.阿米巴性肝脓肿,见表1-4-1。

表1-4-1 细菌性肝脓肿与阿米巴性肝脓肿的鉴别

|  | 细菌性肝脓肿 | 阿米巴性肝脓肿 |
|---|---|---|
| 病史 | 继发于胆道感染或其他化脓性疾病 | 继发于阿米巴痢疾后 |
| 病程 | 病情急骤严重,全身脓毒血症状明显 | 起病较缓慢,病程较长,症状较轻 |
| 血液化验 | 白细胞计数增加,中性粒细胞可高达90%。有时血液细菌培养阳性 | 白细胞计数可增加,血液细菌培养阴性 |
| 粪便检查 | 无特殊发现 | 部分病人可找到阿米巴滋养体 |
| 脓肿穿刺 | 多为黄白色脓液,涂片和培养可发现细菌 | 大多为棕褐色脓液,镜检有时可找到阿米巴滋养体。若无混合感染,涂片和培养无细菌 |
| 诊断性治疗 | 抗阿米巴药物治疗无效 | 抗阿米巴药物治疗有好转 |

2.右膈下脓肿

多继发于化脓性腹膜炎或上腹部大手术后。全身反应如寒战,发热等和局部体征常不如肝脓肿严重但右肩部牵涉性痛较著,深吸气时尤重。X 线检查右膈下常有气液面出现,右侧横膈升高,膈肌运动受限。

3.肝癌:

与脓肿相比,病程较慢,无急性感染表现。肝呈进行肿大坚硬、表面高低不平而无显示压痛。血清甲胎蛋白测定常呈阳性,超声波检查等有助于鉴别。但当肝癌并发高热或癌块坏死合并感染时,可导致误诊。

【治疗】

细菌性肝脓肿是一种严重的疾病,必须早期诊断,早期治疗。

(一)全身支持疗法:

给予充分营养,纠正水和电解质及酸碱平衡失调,必要时多次小量输血和血浆以增强机体抵抗力。

(二)抗生素治疗:

应使用较大剂量。由于肝脓肿的致病菌以大肠杆菌和金黄色葡萄球菌最为常见,在未确定病原菌之前,可首选对此两种细菌有效的抗生素,然后根据细菌培养和抗生素敏感试验结果选用有效的抗生素。

(三)手术治疗:

对于较大的单个脓肿,应施行切开引流,病程长的慢性局限性厚壁脓肿,也可行肝叶切除或部分肝切除术。多发性小脓肿不宜行手术治疗,但对其中较大的脓肿,也可行切开引流,常用的手术途径为:

1.经腹腔切开引流:

适用于多数病人,但术中应注意避免脓液污染腹腔,保证引流通畅。

2.经腹膜外切开引流:

主要用于右肝叶后侧脓肿,可经右侧第十一肋骨床或切除其小段肋骨,在腹膜外用手指钝性分离至脓肿,行切开引流,但应注意勿损伤胸膜。

手术治疗中应注意:

①脓肿已破入胸腔者,应同时引流胸腔;

②胆道感染引起的肝脓肿,应同时妥善处理胆道病变和行胆道引流。

③血源性肝脓肿,应积极治疗原发感染灶。

(四)中医中药治疗:

多与抗生素和手术治疗配合应用,以清热解毒为主,可根据病情选用五味消毒饮或柴胡解毒汤(柴胡、黄芩、金银花、连翘、紫花地丁、赤芍、丹皮、白芍、甘草)等方剂加减。

(陈新瑜)

# 第五章　整形外科

## 第一节　游离皮片移植

**【正常皮肤的组织学结构】**

皮肤覆盖全身表面，成人总面积约 1.2～2.0m²。皮肤的重量约占人体体重的 16%，它不单纯属上皮组织，而是一个多功能的重要器官。

皮肤由表皮、真皮一与皮下组织三层组成，附有毛发、皮脂腺、汗腺、指（趾）甲等，是从表皮衍生来的附属器，其中毛发和指（趾）甲是表皮角化的特殊形式，皮脂腺和汗腺则是分布在真皮内的腺体。皮下组织为脂肪组织、疏松结缔组织，使皮肤与深部组织相连。皮下的浅筋膜、深筋膜、腱膜或纤维索等。又将皮肤与肌肉、骨膜联结起来使皮肤具有一定的松动性或稳定性，以适应皮肤在身体不同部位的功能要求。

由于人体结构的差异，身体不同部位皮肤的厚薄不同。背部较腹部厚，四肢的伸侧较屈侧厚。全身的皮肤以眼睑为最薄而头皮则最厚。表皮厚度一般为 0.2～1.4mm，而手掌、足底的厚度可达 1.5mm，眼睑的表皮厚度则小于 0.1mm。一般真皮的厚度为 0.4～2.4mm 不等，背部的真皮则有表皮的 30～40 倍厚。另外，同一部位的皮肤厚度，也随不同年龄、性别、职业、工种的不同而有差别、小儿较成人薄，女性较男性薄。老年人皮肤又比其在壮年、中年时变薄。

皮肤颜色的深浅取决于皮肤内黑色素和胡萝卜素含量的多少，也与真皮内血液供应情况、表皮的厚薄以及生活环境中接触紫外线的多少有关。黑色素在表皮和真皮细胞中呈现为黑色或棕色颗粒。胡萝卜素存在于真皮和皮下组织中，是皮肤呈现为黄色的因素。真皮血管床内所含的氧合血红蛋白赋予皮肤以红色，在不同人种，不同的个体和部位以及不同的生理状态和生活环境中，使皮肤呈现不同的颜色。

皮肤的质地、颜色、与皮片移植供皮区的选择和远期效果有密切关系。供区与受区的距离愈近则术后颜色愈匹配。

一、表皮、真皮、皮下组织

1. 表皮　成人的表皮主要由角质形成细胞组成.并有黑色素细胞、朗格罕细胞和麦克尔细胞等参与，基底层：是表皮细胞中分裂增殖能力最强的一层细胞，又叫生发层。它呈柱状或方形，排列于深面的基底膜上。

棘层：同样有分裂增殖能力，但仅限于接近基底层的细胞。

颗粒层：细胞内含有许多透明角质颗粒，它介于有活力的表皮细胞和死亡的角化细胞之间。

角质层：在最外面与外界环境接触，由规则排列的角质细胞构成。起保护机体的作用。

在身体的任何部位，皮肤基底层和角质层都是存在的。表皮呈不断更新、由生发层不断向表面生长，最终变成角质层，角化而脱落。据计算，棘层细胞的更新时间约 19 天。因此每个表皮细胞大约平均 19 天的生存期就从皮肤表面脱落了。

黑色素细胞出现在表皮基底细胞之间及其上层。它实际上是一种树状突细胞,在表皮层内伸展出较长的距离,并与一批角质形成细胞联接,组成表皮内黑色素一位,它持续不断合成黑色素颗粒,并经全身的树状突转移到联结的角质形成细胞内储藏。较暗黑色的皮肤,其所合成的黑色素微粒较多。微粒的大小是它被散布在角质形成细胞内对皮肤颜色起决定因素之一。肤色褐暗者,系较大一些的黑色素微粒分布于角质细胞的胞浆内。浅色皮肤则为小一些的微粒,被细胞膜包裹成复合体,慢性曝晒于阳光下,会诱发黑色素细胞合成大一些的黑色素微粒,并出现将微粒转移到角质形成细胞的过程。

朗格罕细胞是表皮中第二种树状突细胞,它来源于骨髓而留驻于棘层。一种意见一认为它主要调节表皮细胞的增殖和分化,另一种意见认为它参与皮肤的免疫反应,具有巨噬细胞样的功能特点,是一种免疫活性细胞.为表皮细胞中唯一具有 Fe-IgG 受体、C3 受体和受基因控制的 Ia 抗原的细胞。在激发启动皮肤移植的排异过程中起重要作用。有的研究认为破坏朗格罕细胞可以延长异体皮的存活时间:

麦克尔细胞又名触觉细胞,呈卵圆形或圆形,位于基底细胞层附近,它与神经终末结合成为触觉小体,是一种慢适应的机械感受器。

表皮下以基底膜与真皮联结。基底膜是多孔的半透性滤过器,容许一些细胞和体液的进出。在结构上对表皮起支架作用。把表皮与真皮连接在一起,属于真皮的起点。

2.真皮　自基底膜以下为真皮。真皮由结缔组织组成,其主要成分为胶原,一种纤维性蛋白,占干燥皮肤重量的70%。真皮可分为较浅层的乳突层和较深的网状层。它含有毛发、毛囊、皮脂腺、汗腺等结构。

1)乳突层:乳突层的结缔组织向表皮隆起形成乳突,扩大了真皮与表皮的接触面,有利于二者的紧密结合和表皮的营养与代谢,乳突中有丰富的毛细血管和感受器。来自毛细血管的组织液通过基膜与表皮内的组织液相交通。毛细血管的扩张和收缩有助于体温调节;感受器受纳皮肤的外界刺激,在乳突层以下为乳突下层,有血管网丛。其结缔组织纤维与网状层者联结。

2)网状层:属致密的结缔组织。包括胶原纤维、网织纤维和弹力纤维。胶原纤维在其浅层集成粗壮的束,束有分支交织成网,束的走向大致平行于皮肤表面。相邻的纤维相交织成角度以适应各方向的拉力。网状纤维和弹力纤维分布较深。在毛囊和腺体周围,弹力纤维比较致密。弹力纤维也使皮肤保持一定的张力弹性,使皮肤能够推动。老年人的皮肤弹力纤维退变,致面部皮肤松弛,出现皱纹、眼袋,皮肤呈下垂状。

真皮内的纤维之间散在分布着成纤维细胞。还有肥大细胞、巨噬细胞、浆细胞、淋巴细胞等。

成纤维细胞合成原胶原蛋白分子.是一种呈螺旋状排列的特殊的多肽链,由成纤维细胞逐渐合成与分泌,并组成胶原纤维。它不断被多种胶原分解酶所破坏,而又被新合成的纤维所代替。成纤维细胞可合成网织纤维、弹力纤维等基质。瘢痕增生、瘢痕疙瘩和硬皮病等均为胶原合成和分解速度的异常。

3.皮下组织　皮下组织主要为疏松结缔组织和脂肪组织。真皮和皮下脂肪组织的联结是不规则的,脂肪柱向上伸展至真皮下方,而真皮纤维束又分散于各个脂肪柱之间,故在真皮与皮下脂肪联结处作一与皮肤表面平行的横切面,可见真皮与脂肪点相间。

皮下组织的厚薄取决于所含皮下脂肪组织的多少。它由许多脂肪组织小叶组成,被血管、神经、胶原纤维和网织纤维构成的薄膜所分隔。足底、手掌等处的皮下脂肪被纤维束分隔并固定于深部形成脂肪垫。皮下脂肪组织的消长,一般依性别、年龄、营养状态和内分泌情况而定。

皮下组织的纤维同深在的筋膜、腱膜或骨膜相连续。真皮网状层的支持带和少部分的平滑肌、骨骼肌,向下穿过皮下组织,固着在深部结构上,加强了皮肤与深部结构的联系。皮下组织疏松而有弹性,允许皮肤在所附着的基底上作有限度的往返滑动,以适应人体各部位的姿势活动。

二、皮肤附件

1.毛囊　毛发为哺乳动物所特有,是表皮的上皮组织向真皮作斜棒形生长与被毛囊所包围的角化结构。毛发的生长有周期性,从长出到脱落为一周期。每一周期又分为生长期、衰退期和终末期。该过程表现为毛发的更新。头发的生长期长,持续达6年,衰退期为数周到数月,终末期约数月。正常人头发80%处于生长期中。

毛囊可分为三部分:由皮肤表面到皮脂腺管口叫上段,由管口到立毛肌处叫峡部;再往深部包括毛根、毛球部称为下段。毛囊的发育通常总是以三个为一组。主毛囊旁有两个副毛囊围绕。毛发一皮脂腺单位,随年龄增长而减少。这是由于副毛囊发育衰退的缘故。毛发生长的速度取决于毛球下端拱形顶部细胞的分裂增殖。毛球部细胞合成黑素微粒,转移到拱形顶的细胞内。再变为毛干细胞,决定着毛发的基本颜色。毛发横切面的形状,又与毛球细胞的排列有关。

许多毛囊和立毛肌位于脂肪柱的顶部,2～3个脂肪柱间的真皮内。男性长胡子的部位,毛囊位于皮下脂肪而深于脂肪和真皮的衔接线,故面部深烧伤后创面虽皮肤全层业已烧毁仍可出现一些由毛囊长出的皮岛。

人体表面除手掌、足底、指(趾)侧面,足踝以下的脚侧面,眼睑、口唇、龟头、包皮、阴蒂、小阴唇、大阴唇内面等处无毛外,其余部位皮肤皆有毛。

2.皮脂腺　皮脂腺由胚胎期毛囊上段向外突出生长演变而来,也同毛发一样,为哺乳动物所特有。它呈分叶的泡状腺,各分叶的周围由数层细胞构成,胞浆内富于脂肪颗粒,可分泌腺液至腺体内即为皮脂。

3.汗腺　汗腺是单管状腺,分泌部呈管状,直接延续为导管,不分支。

汗腺的分布密度随身体部位不同而异,足底、手掌、腋部、额颞及鼻部分布最多。汗腺能排泌大量的汗液,其主要成分为水、钾、钠、氯、尿素、尿酸和乳酸等。排汗既排泄了代谢产物,又能调节体温。当汗液从体表蒸发时,夺取身体上一部分热量而使体温下降。汗液的排出量及成份可随体内代谢和环境温度而变化。

三、皮肤的血管和淋巴管

表皮没有血管,所以很浅的刮削不会出血,伤及真皮乳突的毛细血管时才致出血。皮肤的血液供给是以形成皮肤动脉网为特征的。动脉由深丛进入皮肤,首先在皮下脂肪和真皮交界处形成真皮下血管网。由此血管网向真皮发出分支形成真皮内血管网,到皮肤附件,并由上行小动脉延伸至乳突下,形成乳突下血管网。再发出许多小动脉终末支到乳突,构成毛细血管弓。

静脉回流自真皮乳突层开始,再联结数个相邻的真皮内静脉网,到真皮与皮下脂肪交界处的另一组静脉网汇流。

流经乳突下血管网的血流量,可通过动静脉短路进行控制。皮肤的血管结构除供给本身的营养外,对体温的调节是更为重要的功用。面部皮肤的血管网很丰富而且很细密,尤以耳廓、唇部、鼻下端皮肤为甚。另外,真皮内血管网被认为是皮片移植血运重建的支持者。

真皮乳突层下有毛细淋巴管网,收集乳突中的淋巴管液和组织间隙中的淋巴液。在真皮和皮下组织之间,又汇集成淋巴管网,然后形成较大的淋巴管,与静脉伴行离开皮肤,

四、皮肤的神经分布与作用

皮肤中有极丰富的神经纤维和神经末梢。从皮下组织来的神经纤维束在真皮中向水平方向扩展,分支形成网丛,包括来自脑、脊神经大多数属于有髓鞘纤维和交感神经的无髓鞘纤维。网丛的每一根神经纤维最后都单独行走,供给一小区皮肤。一根纤维的许多终末支部分的重叠分布,以致皮肤的任何一处都有网丛的数根纤维供给,大多数神经末梢止于真皮,有些穿过基膜,进入表皮深部。颜面和四肢皮肤有许多神经末梢,背部则较少。

感觉神经末梢主要有两类,一是为游离神经末梢,司痛觉,见于真反淡层及其上的表皮。毛囊被游离神经末梢所围绕,且有膨大的末端,另一类为神经小体,司触觉、冷觉、热觉、和压力传感受体,神经末梢随年龄而有显著变化,皮肤的运动神经末梢亦有两类。有属脑脊神经的,分布到表情肌;有属植物神经的,都是交感神经,分布到汗腺、血管的一平滑肌和立毛肌。皮肤没有副交感神经。

五、皮肤的生理特点

(一)屏障作用

人体的皮肤与外界环境接触,保护机体起屏障作用,其中最重要的是角质层。

1.防止水份、电解质和血浆蛋白的丢失 水份经常由深层的组织扩散,从含水较少的活表皮,通过角化层的转移是被动的蒸发。电解质和血浆蛋白能自由地通过真皮,但几乎没有电解质和血浆蛋白通过正常皮肤渗出。

2.抗御细菌侵入 一般说细菌皆不能穿透角质层。但细菌可以侵入毛囊、皮脂腺管,偶尔发生小的毛囊炎或脓肿。细菌可以在稍潮湿的腋窝、会阴等处生存和繁殖。若角化层破坏,细菌则可经过皮肤侵入。

3.防止毒物进入 角质层可以阻滞多种有毒物质进入皮肤的速度。同样,没有角化层时,则可能有更多的有毒物质进入人体。

4.防止机械性损伤 角质层及真皮内的胶原纤维束具有一定的伸展性,可防止钝器的摩擦损伤,对机体损伤有一定的保护作用。

(二)体温调节作用

在冷的环境中,热从皮肤的散失包括对流、辐射、传导。控制热能从表面皮肤丧失的速率,是皮肤调节体温的功能。如寒冷时皮肤血管收缩、毛孔闭锁以减少热的损失。皮肤血流速度增快时,可使皮肤温度恢复或增高。由于皮下脂肪组织是一个很好的保温层,热不易从深部组织传导至皮肤表面。在热的环境下,出汗使水份蒸发,协助身体散热,以保持体内温度恒定。

(三)皮肤的再生和愈合

表皮细胞经常受到环境影响而不断地损伤与脱落，又不断地由基底细胞层增生繁殖而补充。基底细胞的有丝分裂是有昼夜周期的，其最大活动自半夜至凌晨4时间。

营养表皮的物质直接来源于真皮，所以真皮能够影响表皮的再生过程，也对其上方所载表皮的类型起决定性作用。

六、皮肤缺损对人体的影响

皮肤有以上多种对人体的保护作用，皮肤对生命的重要性是不言而喻的。任何创伤、烧伤及皮肤化脓性感染等均可造成不同程度的皮肤缺损，影响人体健康。小的皮肤缺损，主要表现有局部创面的渗出，电解质、血浆蛋白的丢失、感染、愈合困难，迁延时日，或愈合后遗留瘢痕及功能障碍，影响社交及容貌。较大面积的皮肤损伤。早期则有大量体液、血浆蛋白等的丢失，造成患者消耗、贫血、低蛋白血症、营养不良、衰竭以及全身抵抗力下降。皮肤损伤的创面是细菌生长、繁殖的良好环境，致局部伤口感染甚至败血症而危及生命。

【游离皮片移植术的定义、分类及适应证】

一、定义

游离皮片移植就是通过手术方法，切取皮肤的部分厚度或全层厚，完全与身体分离，移植到另一处，重新建立血液循环，并继续保持活力，以达到整形修复的目的。这种手术称为皮片移植术，供皮的部位叫供皮区，需要修复的部位叫受皮区。

二、适应证

1.凡超过皮肤全厚，但无深部组织结构（如主要的知名动脉、神经干、肌腱或骨关节等）裸露的体表皮肤软组织缺损，不沦其为无菌、污染创面，或有感染的肉芽创面，面积较大，不能直接缝合，而且有一定的血运条件者，都可应用皮片移植修复。

2.通向体表的管道或腔穴内壁粘膜面积较大的缺损，因粘膜的取材受限，多用皮片代替粘膜移植进行修复。

三、分类及应用范围

（一）按皮片的厚度分类

可分为刃厚皮片（即薄层皮片）、中厚皮片、全厚皮片与含真皮下血管网皮片。

1.刃厚皮片（即薄层皮片）移植——平均厚度0.3mm（0.2~0.25mm）左右，组织学上包含皮肤的表皮层及少许真皮乳突层。皮片极薄。容易生长，它的适应范围如下：

1）感染的肉芽创面，如烧伤后感染或其他感染造成的创面、慢性溃疡。

2）大面积皮肤缺损，如皮肤撕脱伤或表浅肿瘤切除后所遗留的大创面，非重要功能部位。

3）口、鼻腔或眼窝粘膜缺损时。可选用刃厚皮片修补。咬除骨皮质以后的新鲜骨髓创面可用刃厚皮片移植。

刃厚植皮的优点：1）易存活，对受皮区所要求的条件不甚严格。2）切除操作简便，供皮区自愈快速，不遗留瘢痕，可供再次切取，缺点：因缺少柔韧的真皮组织的垫护，以及皮脂腺、汗腺等分泌物的润泽，故存活后皮面干燥。质脆硬、缺乏弹性，不耐磨压易破损，后期色泽深暗，皱缩程度大。难以恢复功能和改善外形。

2.中厚植皮　平均厚度0.3~0.6mm，含表皮及真皮的一部分。又可分为薄中厚植皮和厚中厚植皮，前者约包括真皮1/3厚度，后者可达真皮层厚度的3/4，这种皮片含有较多的弹性组织而且有一全层皮的特点，收缩少、柔软、耐磨等，供皮区仍能藉毛囊、皮脂腺、汗腺上

皮的生长而白行愈合.应用范围如下:

1)修复面部或关节处的皮肤缺损,切除疲痕或肿瘤后所遗留的创面。

2)修复功能部位的新鲜创面。如新鲜创伤或整形手术所造成的继发创面。但如有肌腱或骨面外露时,应先用有血供的软组织覆盖后再行植皮。

3)健康的肉芽创面,功能与外观要求较高的部位。

优点:①供皮区可自行愈合,不需要特殊的处理。②可取较大面积整张的皮片。③有弹性、柔软、后期挛缩少。缺点:①如取皮过深或供皮区轻度感染后,可遗留增生性瘢痕。②较薄的中厚皮片移植仍有挛缩、色素沉着等缺点。

3.全厚植皮 表皮加上真皮全层,依身休的不同部位而厚度不同。全厚皮片富有真皮层内所包含的弹力纤维、腺体、毛细血管等结构组织、存活后柔韧、松动而富于弹性,能耐受摩压,后期皱缩少,肤色变化不大,色泽质地都较好,功能和外观效果均较满意。但供皮区无自愈能力,如所取皮片面积较大。超出可直接缝合的限度时,还需另移植非全厚皮片以闭合之。全厚皮片因供皮区皮肤的确切厚度。术前无法测定。故不能用一切皮机取皮,只能靠手工切取,操作较费时间。

4.带真皮下血管网植皮 带真皮下血管网植皮为日木辉田贞夫所创用。传统观念认为皮片越厚,建立血运越慢,越难生长。而家田贞大认为真皮下有一层血管网,移植时保留此血管网及其间少许脂肪组织,移植后通过此层血管网、皮肤组织可以存活或较易存活。1980年国内已开始报道,认为效果较好。国内许多单位也在试用此种植皮方法,并进行了血管重建的实验研究和临床观察,感到其成活率不够稳定,易出现表层真皮坏死而出现花斑,愈合后不够满意。当然。植皮成活良好的病例,其外形、色泽、质地与功能则较全厚植皮为优,如皮瓣的效果,它适用范围仅限于新鲜血运良好的创基,而不适合于肉芽创面等血运差的创面。优点是如成活良好,则外形、色泽、质地与功能则优于全厚皮,似皮瓣的效果。缺点是如成活不好则愈合有花斑出现。

(二)按皮片的形状分类

可分为点状植皮、邮票状、筛状、网状植皮等。

1.点状植皮又叫鳞状皮片,有 Reverdin 和 Davis 皮片两种,均为直径 5mm 左右的小回形皮片。Reverdin 皮片相当于表层皮片的厚度,Davis 皮片,其中央部最厚,约等于全厚皮片,向边缘逐渐减薄,略呈圆锥状。点状皮片植皮存活后,在创面上形成一上皮岛,由此逐渐生发新生上皮向四周扩展,直至各皮岛相互融合。因供、受皮区最后均形成斑驳凸凹不平,质地脆弱,故这样的小皮片,仅用于大面积深度烧伤消灭创面行同种或异种网状皮片或大张皮片打洞移植嵌植自体支片时偶用之。

2.邮票状植皮 又称斑状皮片,将切取的大张皮片分割成如邮票大小贴合创面上使用而得名。所分割的皮片如形状较不规则时,则其周缘的总长度较大,存活后,向四周扩展,各皮片间互相融合的速度就较快,再如各植皮片间保持较小的间距。也有利于缩短创面的愈合时日。邮票状皮片的厚度,视受皮创面的情况而定。此种皮片的移植,多用于肉芽创面,或大面积深度烧伤行同种或异种植皮时自体皮的间植。如果条件较差,分泌物较多的肉芽创面,一般多取表层或薄的中厚皮片,并保持较大的间距,以利于引流及皮片的存活。邮票状皮片如均制成 5cm × 5cm 大小的方块,各皮片间距保持 1cm 左右,有规律排列,则有棋盘状植皮之称。

3.网状植皮　Tanner 于 1964 年将所取大张皮片以制网机加工,作出无数长度一致而呈有规律排列的小刀口,切口彼此平行,但其两端不在同一水平而相互错开。在与切口相垂直的方向牵拉皮片,随着皮片的伸展,即可见到各小切口张开成菱形小空格,形如鱼网,故名。亦似可以开合的铁栅栏门,制网后,皮片覆盖面积扩大,最多可达 10 倍。因此网状皮片具有可以弥补供皮区不足,保持通畅的引流等特点,可用于大面积深度烧伤的早期自体、同种或异种植皮,同种或异种植皮嵌植自体皮时尤为适用,还可用于肉芽创面。

(三)按皮片来源分类

可分为自体植皮、同种异体植皮、异种植皮等。自体植皮系指皮片由病人自身的供皮区切取后,移植到另一处而言、为整形外科中最常用的手术方法之一,移植后即成为永久性覆盖。同种异体植皮指取自别人的皮肤,可取自亲属,但目前绝大多数是取自尸体皮肤,只要没有全身或局部的感染,非恶性肿瘤,无传染病,死后 6 小时(温度低时可延长至 12～24 小时)以内,即可选用。来源多为死婴、创伤死亡或其它献皮者。随着异体植皮的应用,促进了烧伤科学的发展和治愈率的提高、成为抢救大面积严重烧伤的重要措施之一。唯目前异体皮移植后,往往只存活 2～3 周,即出现排异反应。仅起暂时覆盖创面的作用。使用免疫抑制剂,可以延长其存活时间。永久存活问题尚待解决。异种植皮即取自动物皮肤,如猪、羊、小牛、鸡等,其中以猪皮较为常用,其皮肤结构与人类比较接近,常用于烧伤创面的暂时性覆盖,其排异时间为 9～12 大,较异体皮片早些,后两种植皮(同种或异种)很少在整形外科应用。

【游离皮片移植术的实施步骤】

游离植皮术又称游离皮肤移植术,简称为皮肤移值术,它包括全身准备,供皮区的选择,取皮,供皮区的处置、受皮创面的准备,皮片的移植和固定以及术后处理等步骤。

一、全身准备

游离植皮术前要求受术者全身健康状况良好,无手术禁忌。一般血红蛋白不低于 8g/dl,血浆蛋白不能低于 5g/dl。成人施行瘢痕或肿瘤等病灶切除,需植皮 200cm² 以上,应看作创伤较大的手术,需准备输血。头面部出血较多、尤应注意。至于烧伤或创伤后引起贫血、低蛋白血症、水、电解质平衡紊乱等,术前应予纠正。如因较大的肉芽创面及残余坏死组织导致的感染、发热等不是手术的禁忌。相反。需要加紧全身营养支持和创面准备,创造条件及早植皮覆盖创面,才能从根木上扭转病情,扰豫不决。拖延植皮时口,不会有好的结果,反而使患者消耗增多,加重病情。此外,还要向患者解释有关术后制动、配合治疗及预期效果等问题,做好准备。

二、供皮区的选择

应按受皮部位对皮肤色泽、质地、厚度的要求,及其面积的大小等选择。此外,还须注意供皮区霞毛的分布,手术切取的难易,以及取皮后的创痕是否隐蔽等因素。多部位需分期进行皮片移植术治疗时,并应对各次手术的供皮区作全面安排,综合考虑。供皮区与受皮区越相邻近,则皮肤的色泽、质地、厚度等越相近似,但此原则在具体运用中还须受其它条件制约而不能顾此失彼。大腿内侧皮面宽阔平坦,龚毛不显著,操作方便,部位亦较隐蔽,故为一般首选供皮部位,适于身体各部大、小面积植皮之需。但术后不便早期离床活动,且有切皮面积较大或位置过低时,妇女穿着短裙仍难免外露,是其不足。胸、背、腹壁、臀等部位。亦均可供切取大面积皮片。胸部皮片,色泽较好,适用于面部的大面积植皮。背、腹壁、臀等部位皮肤,色泽虽较深暗,但真皮层较厚,用于四肢、躯干,特别是以恢复功能为主要目的时。可以获得较稳定的疗效。上述各部位都可以使用切皮机操作,也都较隐蔽。耳后或锁骨上凹部的全厚皮片肤色与颜面近似,外观较好。内踝前下方足踝非持重区的全厚皮片,质地与组织结构与足重负重区和手掌相近,移植后较耐磨压,功能效果好。但这些部位可以切取的面积有限。头皮皮肤最厚,且血运丰富,创面愈合快,同一部位可供反复多次切取,大面积深度烧伤供皮区受限时常用之。

三、取皮

是游离皮片移植术技术操作的重要步骤之一与手术能否顺利进行和最终治疗效果密切相关。取皮有手工切取和机械切取两类方法。

手工切取皮片的方法,亦称徒手取皮法,主要用于点状、全厚皮片,也可用于表层、中厚皮片等的切取。点状皮片的切取法是用直针针尖刺入并挑起皮肤成小丘状,然后乘势用薄刃刀片由其基底部削下,针桃起高低及刀片切削部位距离针尖的远近决定所取皮片的厚薄和面积。

全厚皮片的切取法.因切取的全厚皮片的大小和形状须与受皮创面基木一致,以保待移植后原来的皮肤张力不变,始易于成活,故取皮前,应先用布片或薄塑料膜剪制受皮创面的模样,然后依样切取。有两种切取方法,第一种是顺真皮与皮下脂肪间的自然解剖层次直接切剥取下,如见创面基底呈现白色纤维结构的网格状,格中皮下脂肪组织隐约可见时,即为切取的层次恰当。此法切取出血少。第二种方法是先连带皮下脂肪"起切下,再用剪刀将脂肪逐渐剔除,此法较费时,对皮片的创伤亦较大。

表层及中厚皮片的切取法,为术者与助手各持本板一块,按压于皮面并向相反方向牵开或用手掌将皮面牵压平坦,形成一较实韧平坦而稳定的皮面。用长刀薄而锋利刀片就皮面作往复拉锯样行进动作就可取得皮片。刀面与取皮面所成角度的大小决定所取皮片的厚度。如取皮面积较小,可用剃须刀片一切取。

手工所取的皮片,上下边缘多不整齐而呈锯齿状,宽度也常不足,厚度也难掌握,影响植皮效果,这种取皮方法还受解剖部位的限制,如在松软而滑动的腹壁操作即感困难。此种取皮法由于所取皮片较窄,边缘不齐,故不能充分利用供皮区所提供的面积。

机械切取皮片的方法,是借助切皮的专用器械,按标定的厚度数值切取大面积整张表层或中厚皮片的方法。皮片的厚度以 0.01mm 为计算一单位。皮片全层的厚度,因年龄、性别、部位不同而不同,故各种皮片厚度的数值也不固定,一般成人的参考数值是:表层皮片为0.2～0.25mm,薄的中厚皮片为 0.3～0.5mm,厚的中厚皮片为 0.55～0.65mm。切皮器械中,有构造较简单的滚轴式切皮刀和较复杂的各式切皮机。

滚轴式切皮刀,又称 Humby 氏切皮刀,是具有滑动的滚轴和附有调节切皮厚度装置的较简易的切皮器械。调节制定厚度的旋钮、每格代表 0.25mm 的切取厚度。切皮的操作,与使用一般手工切取时的切皮刀相仿,但较易掌握,可按预定数值取得厚薄均匀的皮片,但此法仍有切取皮片上下边缘不齐,宽度往往不足。受解剖部位限制,以及不能充分利用供皮区的有效使用面积等缺点。

切皮机,首先由 Padgett 和 Hood 于 1939 年共同研制成功,即鼓式切皮机,也称 Padgett-

Hood 切皮机。这一创造性的设计,较好地克服了手工切皮法的缺点,开拓了切皮机械化的途径,其后类型的切皮机相继出现,如吸引式、电动式、风动式切皮机等,但直到目前国内仍以鼓式切皮机的应用最为普遍。

鼓式切皮机的构造,由机座和机身两个主要部件组成,机座为载负机身的支架,并可固定机身鼓面,机身由鼓面、手柄、横轴、刀架、刻度盘等组成。切皮机有大小两型,大鼓面长20cm、宽 10cm,小型鼓面长 10cm、宽 8cm。使用时,将刀片固定在刀架上,借涂布在鼓面和供皮区皮面上的胶液将皮肤粘起,乘势落刀即可开始切割。切下的皮片,由刀刃与鼓面间可以调节的缝隙中穿出,真皮面朝外粘着于鼓面上。缝隙的宽度即所取皮片的厚度,可经由刻度盘控制。刻度盘上的每格代表 0.01mm,但实际厚度还受切取者的手法、刀片的利钝,切皮机的灵敏度等因素的影响而有所出入,不完全取决刻度盘的标定数值,故切皮开始后,尚须观察所取皮片的实际厚度而随时调整。切皮的操作,大致可分为备鼓、涂胶、粘皮、起刀、切皮、割断等步骤。如能掌握要领操作熟练,可以取得与鼓面面积相同,厚度均匀,边缘整齐规则的大张皮片,为简化涂胶步骤,可用专供取皮用的两面胶胶膜。粘在鼓面上,供皮区即不用再涂胶液,所切下的皮片即裱被在胶膜上,可连同胶膜一起取下,既易于操作,也可保持皮片的张力和形状不变。鼓式切皮机尚可连续切取,取得超出鼓面长度或宽度的皮片,如 L 形或 T 形等皮片。还可自离体的包含皮下组织的皮肤上削取皮片,或将较厚的皮片再劈分为表层皮片衬真皮片两层等多种用途,无论是手工或机械切取的皮片,如暂时未及时使用,应以生理盐水纱布包裹,并放入专用容器内,以防干燥,但不应浸入生理盐水内。

四、供皮区的处理

供皮区的处理与受皮区的植皮同样重要,因为供皮区愈合不好同样会出现创面,将影响患者痊愈时间,甚至于供皮区再植皮,具体的处理方法因所取皮片的厚度、种类,以及气候、地区等的差异而有所不同,如全厚皮片切除面积较大,其供皮区创面超出可以直接缝合的限度时,须另取较薄皮片移植闭合。非全厚皮片、点状皮片、筛状皮片等的供皮创面,通常采用单纯或含有抗菌药物的细密油纱布 3～4 层覆盖,以保护源于残留腺体及其导管和毛囊等的较脆弱的新生上皮,其外方再施以较松软的厚敷料加压包扎。夏季气候过于炎热和过于潮湿易发霉的地区,可于术后 2～3 天将外层敷料除去,只保留紧贴创面的油纱布。并促其干燥,这称为半开放法。但仍以包扎法最为可靠和常用。

五、受皮创面的准备

良好的受皮创面是保证移植皮片顺利成活的重要环节。如何妥善准备和选择适当的手术时机,则视其为无菌或感染创面而定。

新鲜无菌受皮创面的准备要点,在于仔细认真的止血,因术后继发出血形成血肿常常是植皮失败的最常见原因。毛细血管的渗血应以压迫法止血为主。断裂的血管应以细白丝线结扎为主,线结所留的线头须尽量剪短,以减少异物反应。也可采用微型电凝法止血,肾上腺素稀释液压敷宜慎用。创面内如有不超过 1cm×1cm 面积大小的无血区,如失去肚旁组织的肌腱,无骨膜或软骨膜被覆的骨或软骨面,该部皮片仍可由"跨越现象"而成活。如大于此面积时,则须设法利用邻近软组织的有蒂移植转移覆盖后,再行植皮。如裸露面积过大,即非属皮片移植的适应证。新鲜污染创面的准备,除需清创外,其它与无菌创面要求相同。

陈旧感染创面的准备要点,在于培育较好的肉芽创面。为此,须从清除坏死组织,保持引流通畅、勤于更换敷料、控制细菌感染、适当加压包扎、抬高肢体消除组织水肿等措施入手。至肉芽色泽红润，组织致密平坦，易出血无水肿，分泌物不多，四周创缘无炎症现象并见有新生上皮出现时，施行皮片移植的条件即告成熟。植皮时、可将肉芽组织刮除，如肉芽组织平坦亦可保留，外露的骨、肌腱等上的肉芽组织则必须保留。

六、皮片的移植和固定

皮片的移植和固定是皮片移植术的最后步骤，也是保证皮片成活的另一重要环节。受皮创面经过细心充分的准备后，移植的皮片又得到稳定可靠的制动，才能使皮片与创面间及时建立血运而成活。移植和固定的方法，因受皮创面的性质和解剖部位等的不同而异。一般以大张皮片移植缝线包扎法（打包包扎法）应用较广，加压包扎法次之。此外，还有不常用的内嵌、外嵌、开放、重叠、种子、延期等植皮方法。四肢关节等部位的植皮，还常需外用石膏绷带制作的托板辅助制动，以使固定更为稳妥。

缝线包压法，又叫打包法、包堆法、缝扎法、缝合压力敷料法。普遍用于无菌或污染创面的大片整张植皮，感染创面经过精心准备，培育出良好的肉芽组织后，如行大张皮片移植时也可采用其法。为将皮片与受皮创缘相缝合时，每隔数针留长线一条备用。移植全厚皮片，需注意按样型所示形状方位与受皮创面准确对合，移植非全厚皮片，注意随创面形状和创缘走向适当剪裁，以保持皮片松紧适度接近其原来的张力，和与受皮创面自然地密切贴合。如创面凹凸不平，为避免凹处皮片漂浮，应加用贯穿皮片并缝合基底创面组织，在皮片上垫小团纱布的缝合打结。打包缝合还用于需要加强制动或减少包压敷料时。缝合毕，细心排除皮片下的积血或气泡，必要时尚可在皮片上戳多数小孔以利引流。然后用油纱布或用生理盐水浸过的网眼纱布蓬松均匀地堆置于皮片上，并注意妥贴填实，最后将缝合创缘时所留长线互相对应结扎，缝线包扎法可以保持皮片与受皮创面间稳定而密切的接触，其外方再覆以多层纱布或棉垫加压缠扎。

加压包扎法，多用于肉芽创面行小块皮片如点状、邮票状皮片移植时用之，不用缝线固定。小块较厚皮片易朝真皮面卷曲、回缩，移至创面上务须注意展平。移植毕，用单层大网眼纱覆盖，并超出创缘部分。然后用生理盐水湿纱布松散堆置其上，加压包扎。初次更换敷料时，用生理盐水将内面几层纱布充分湿透后，缓缓小心揭除，以免皮片挫动，影响成活。此外，加压包扎法也可用于某些部位无菌创面的植皮，例如手、足、四肢、包扎后不易移动，此法与缝线包压法相比，可以缩短手术时间。

【游离皮肤移植的成活】

游离皮肤移植、在适当条件下，可耐受一定期限的缺氧而不丧失活力，如移植后能及时与受皮区重建血液循环即可成活，否则皮片坏死移植失败。

一、血管再生与血运重建

第一阶段为血清汲取阶段。皮片移植后，首先由皮片的真皮面和从创面渗出的纤维蛋白将其粘结于受皮创面上，在其尚未与受皮创面间重建血管和淋巴通路前，先通过从受皮创面吸取不含纤维蛋白原的体液即血清以维持营养，这一短暂的过程，称为血清汲取阶段。动物实验证明，由于真皮组织疏松结构似海绵，使皮片可以从受皮区吸取营养液体，移植后数小时内，即见有此种液体充满皮片的毛细血管和内皮间隙内，皮片逐渐肿胀，48 小时后向第二阶段过渡。

第二阶段为血管再形成阶段。皮片移植后,经过初期的血清汲取阶段,皮片与受皮创面间通过血管再形成,逐渐建立直接的血管连系,以最终恢复血液循环供应。血管再形成有两种形式,即皮片与受皮创面间血管断端间的自然巧遇直接吻合,和受皮创面的毛细血管芽向皮片内长入。一般皮片移植后 48 小时,也因血管间的巧遇而发生初步原始的血液循环,此时皮片由苍白转为粉红色,成为成活的早期表现。皮片移植后不久,受皮创面的小动静脉开始长出毛细血管芽,在 12 小时后,可见血管芽向皮片方向垂直伸展,24 小时后,长入皮片;48 小时后,可以达到皮片的真皮与表皮接合部位,初步形成新生的血管,并日趋增长成熟。在血清吸取阶段被皮片汲进的,呈静止状态滞留的液体逐渐被新形成的血循环所清除,皮片肿胀即渐消散。术后 8 天左右,皮片已有充分稳定的血液供应。10 天后,皮片与受皮创面间的纤维细胞形成一层结缔组织,皮片愈着更为紧密而牢固,同时皮片周缘与受皮区创缘间也亦互相愈合,至此,皮片成活。

二、植皮创面的愈合过程

1.皮片的生长与表皮细胞的扩展 皮片成活后真皮成为永久性植皮,表皮层则出现许多变化。术后 3 天,中厚植皮的表皮细胞有许多有丝分裂。全厚植皮者因早期的血循环不够充分,许多表皮细胞内有空泡形成,结构松散,没有有丝分裂。甚至表皮自基底细胞层分离,变成干痂。4~8 天,表皮层增殖增厚,出现明显脱屑。全厚植皮 7 天后表皮可能脱落。全厚及厚中厚植皮表皮细胞的增殖可持续至术后 6 周。

受皮区边缘表皮的变化。皮片与受区边缘正常皮肤缝合良好者,皮片的表皮向正常皮肤边缘的表皮下扩大生长,迫使正常表皮出现 1~3mm 的边缘坏死,肉芽创面小片植皮时,皮片向周围扩展。呈银灰色薄片,直至与邻近的皮岛或创缘的上皮联结。最远侧缘的上皮细胞呈钝圆形,其深面的组织有轻度的炎症反应。有时表皮向肉芽组织内潜行扩展,在创面下出现新表皮,老的肉芽创面,表皮生长比新鲜肉芽创面慢。

2.创面的愈合过程 皮片移植后,受皮区创面有纤维蛋白渗出,使皮片黏附。植皮后 5~24 小时。中厚皮片与肉芽创面间的粘附力约 $14g/cm^2$,有中性白细胞浸润,此后则被巨噬细胞、单核细胞和淋巴细胞所代替。随着毛细血管芽从植皮区创面伸向皮片,成纤维细胞则紧靠毛细血管芽开始迅速生长。植皮后 4~5 天成纤维细胞开始发育为纤维细胞,此时皮片仍可撕下。10 天纤维性愈合已较牢固、皮片生长于创面,植皮成功。

(张雪)

## 第二节 皮瓣移植术

【皮瓣移植的概述】

一、皮瓣的定义

皮瓣是具有自带血运的一块皮肤和皮下组织,在形成与转移的过程中,有一部分组织与本体相连,此相连的部分称为蒂,被转移的部分称为瓣故称皮瓣。皮瓣的血运与营养在早期完全依赖蒂部,此蒂部又有多种形式,如皮肤皮下蒂,肌肉血管蒂、单纯血管蒂(包括吻接的血管蒂)等,皮瓣转移到受区。待与受区创面建立新的血运后,始完成皮瓣移植的全过程。

二、皮瓣使用的适应证

在软组织的修复再造中,皮瓣具有广泛的使用价值,由于其有自身血供,具有一定的厚度,在很多方面有胜过皮片游离移植的优点。

(一)有骨、关节、肌腱、神经、主要血管等外露的创面,无法利用周围皮肤直接缝合时,应考虑选用皮瓣转移手术进行创面的修复。

(二)对于外霉部位的修复重建,为获得皮肤色泽、质地等方面的满意效果,可利用局部或郁近部位皮瓣移植的方法。

(三)对于主要的功能活动部位(如关节、颈部等),为获得修复后良好的功能效果,可选用皮瓣转移术。

(四)不稳定的贴骨性瘢痕或合并有溃疡形成,为加强局部软组织的厚度或为后期进行肌腱、神经、骨、关节的修复亦可选用皮瓣移植术。

(五)对于慢性溃疡、褥疮等局部营养贫乏很难愈合的伤口,可通过皮瓣输送血液、改善局部营养状态。

(六)洞穿性缺损的修复:如面颊、鼻、上腭等部洞穿性缺损,除制作衬里外亦常需要有丰富血运的皮瓣覆盖。

(七)器官再造,如鼻、唇、眼睑、耳、乳房、阴茎、眉毛、手指等的再造均以皮辫为基础。

三、皮瓣的血管解剖

与皮瓣设计有关的重要供应皮肤血循环的血管有下述两种类型,一种是来自位于肌肉深面的大血管,这些血管发出肌肉皮肤穿通血管至皮肤皮下血管丛。另一种是经由来自主要血管的直接皮肤动脉,这些动脉位于肌肉间隙或肌肉的浅面而供应皮肤皮下血管丛。

皮肤的血液供应可以认为系来自深筋膜浅面以上的血管,较大的动脉穿过深筋膜以后在浅筋膜的深层中行走不等的距离。自这些动脉又发出分支穿过筋膜的浅面而参加皮下动脉丛。此皮下动脉丛即构成皮肤血液供应的主要来源。皮下动脉丛分支供应皮肤附件并终于皮肤乳突层浅层的血管丛中,在这些乳突层浅层里的血管丛中有毛细血管攀于皮肤乳突之内,由于毛细血管棒呈网状交织,任何区域的皮肤血液循环都不是单独依赖在其近中端上升的动脉所供应的。

四、皮瓣的分类

(一)按形态可分为扁平皮瓣与管形皮瓣(即皮管)

(二)按皮瓣转移部位的远近可分为局部皮瓣、邻位皮瓣及远位皮瓣。

(三)按皮瓣的血供类型可分为任意皮瓣与轴型皮瓣。

1. 任意皮瓣

多数皮瓣属于这类型。这种皮瓣不包含有明确名称的轴性动脉,可设计于身体的任何部位,并可置于任何方向,其血液供应来自其基部附近的皮下血管丛。因此在形成皮瓣时,要注意保护其主要的皮下血管丛。由于供应皮瓣血循环的皮肤—皮下血管丛所在的位置靠近真皮,因此在形成皮瓣时可以允许适当修薄,但必须留下少量的皮下脂肪层以保护皮肤—皮下血管丛。

一般认为典型的任意皮瓣由于缺少明确的轴型血管系统供应,存活面积的大小受一般皮瓣的规律所限制,因此设计此类皮瓣要遵循长宽比例的规则。为了增加皮瓣存活的长度,可以采用下述两种方法。①利用延迟的方法来改变皮瓣中的血管类型,即通过延迟的方法使皮瓣中的不规则的非轴型血管改变其排列及大小为轴型血管来供应皮瓣的血液循环,通过延迟术后皮瓣的存活长度可增加 50～100％。②改变皮瓣之设计使之包含有另一类型的血液循环供应，即利用结合一直接皮肤动脉以改变任意皮瓣成为轴型皮瓣。

影响皮瓣成活还有其它一些因素包括是否作过手术或放疗，皮瓣所在的身体部位（如头面部皮瓣的存活长度要较其它部位长），皮瓣的方向，有无全身性疾患（如糖尿病）、末梢血管疾患等。

2.轴型皮瓣

该种皮瓣内含有与其纵行长轴方向一致的知名血管。其血液循环就是由这条血管所供应的，因此皮瓣的血液供应良好，其设计原则与任意皮瓣不同，存活长度比任意皮瓣要长得多，这种皮瓣的边界系由供应这种皮瓣血液循环的血管所分布的解剖区域所决定，但也与血液的灌注压力有关。

该种皮瓣由于包含有轴型动脉供应其血液循环，因此设计时可不受一般皮瓣长宽比例原则的限制，其设计和使用有一定的特殊性，其长度与包括在皮瓣中的轴型动脉的长度有关，增加皮瓣的宽度并不能增加其存活的长度，它有一定的最大存活长度。此外这种皮瓣的远心端还可辅加一部分由皮肤—皮下血管丛所供应的远心小部分皮肤组织，因此实际上其长度可包括有由动脉蒂供应的近心大部分及由皮肤—皮下血管丛供应的远心小部分皮肤，所以这种皮瓣的长度远较一般的任意型皮瓣为长。

五、皮瓣的设计原则

（一）缺损的判断：首先搞清缺损区的情况，包括部位、形状、大小、有无严重挛缩情况，周围皮肤条件，创基条件等，如颈部或关节部位若有挛缩，瘢痕松解后的缺损区将可能增加数倍，必须充分估计，此时可用健侧或健康人相同部位的大小作预测，以减少设计上的误差。

（二）供皮瓣区与皮瓣类型的选择，原则上大致有以下几点：

1.以局部、邻近皮瓣这类安全简便的方案为首选。

2.尽可能避免不必要的"延迟"及间接转移。

3.皮瓣设计的面积大小应比实际的创面还要大 10％左右，因皮瓣切取后会有一定程度回缩。

（三）长度比例的要求：任意型皮瓣的设计要遵循长宽比例适当的原则一般在头面部长宽比例可适当大一些，3～4:1，在肢体不应超过 2:1，如超过该比例的范围，皮瓣的远端即有发生血循环障碍以致坏死的可能性，在下肢或不是顺血运的部位，则应减少至1～1.5:1才安全。

（四）注意血管的方向性：皮瓣设计应尽可能与血供方向一致。

（五）逆行设计：逆行设计也叫"试样"，是皮瓣设计必不可少的步骤，其大致过程如下：

1.先在供皮瓣区绘出缺损区所需皮瓣的大小、形状及蒂的长度。

2.用纸（或布）按上述图形剪成模拟的皮瓣。

3.再将蒂部固定于供皮瓣区，将纸型（或布型）掀起，试行转移一次，视其是否能比较松驰地将缺损区覆盖。

进行逆行设计可以防止脱离实际情况。在术前讨论时不可忽视和省略，因为只有通过这种逆行设计才能检验所设计之皮瓣的大小，位置，形状能否与缺损区准确吻合，病人对这种体位能否耐受等。

六、操作步骤

（一）消毒铺巾

消毒范围应足够大,皮瓣转移术常涉及两个或两个以上的术野,且位置常有更换,肢体也可能需要移动。所以铺巾要求较灵活,但需可靠,不致因体位变动而暴露出未消毒的部位。

（二）皮瓣的形成

1.切开:按所设计皮瓣的切口线切开皮肤全层至皮下所需的层次。

2.皮瓣的剥离:不同皮瓣的剥离厚度是不一样的,较小的皮瓣形成时由于真皮内及真皮下均有较丰富的血管网,故保留较薄一层的脂肪亦足以维持其血液供应。大型皮瓣因其滋养皮瓣的主要血管在皮瓣的深层,因此形成时须在深层(深筋膜的表面)进行分离,以保护皮下脂肪组织深层的血管网。

剥离应从一侧开始,牵引时应用锐钩或缝线作牵引,不可用镊子钳夹皮肤、严格掌握剥离平面,不可忽深忽浅,以锐性剥离为主。

皮瓣的血液供应主要依赖于皮瓣的蒂部,只有蒂部有足够的动脉血供及静脉回流才能保证皮瓣成活,因此剥离至蒂部时不应太薄,以防损伤血管致血运障碍。

（三）供皮瓣区的处理

皮瓣切取后造成供皮瓣区的皮肤软组织缺损,形成继发创面,其处理方法主要有以下几种。

1.对缺损范围不大者可直接拉拢缝合或通过周围的潜行游离减张后拉拢缝合。

2.如缺损范围较大不能直接缝合时。可通过游离植皮的方法消灭创面,全厚皮片或中厚皮片均可视创面条件选用。

3.于供皮瓣区的邻近部位再形成一较小的皮瓣与;第一个皮瓣形成所谓双叶皮瓣,用该较小的皮瓣转移至第一个皮瓣的供瓣区消灭其创面,而第2个皮瓣的供瓣区直接拉拢缝合。

（四）蒂部的处理

如皮瓣要进行远位转移,其蒂部如不进行一些特殊处理,常造成创面外露,增加感染机会,处理方法有以下几种:

1.在受皮瓣区与皮瓣蒂部相对应的一侧做成一翻转皮瓣硬盖于皮瓣的蒂部,形成"绞链"。

2.游离植皮:即切取全厚或中厚皮片覆盖于蒂部创面,皮片的一侧与受区的创缘缝合。

3.将蒂部缝合成管状,如蒂部的皮下组织较厚,应将其边缘部分的脂肪进行适当修剪,使缝合的皮管部分没有任何张力,以免影响血运。如蒂部组织较厚或较窄不能缝合成管状或缝合后张力过大,应采取植皮的方法。

（五）皮瓣的转移

皮瓣形成后移植到受区部位的整个过程称为转移,依具体情况皮瓣的转移大致可分为以下几种:

1.即时转移:皮瓣形成后立即转移,形成与转移两个步骤在同一次手术内完成,在长宽比例不超过规定限度内的任意型皮瓣或邻近部位的转移可采取即时转移的方式。

2.延迟转移:即形成与转移两个步骤不能在同一次手术内完成,甚至在皮瓣形成过程中就需要经二次或多次手术才能完成者均属延迟转移,延迟转移一般是由于皮瓣的长宽比例超过规定的限度或皮瓣形成后血循环不良,为防止其血运障碍造成坏死,将形成皮瓣暂时缝回原位。延迟的效果主要表现在皮瓣内血管通路和血流方向的改变,使皮瓣的蒂部及顺皮瓣长轴的血管扩张,足以有效地保证在转移后皮瓣能获得可靠的血液供应,延迟术后 10～14 天即可行第二次手术。

3.直接转移:即皮瓣从供区直接转移至需要修复部位的转移方式,此种方式手术次数少,相应减少辗转移植中皮肤组织的损耗。一般皮瓣转移术大都采取该种方式。

4.间接转移:指皮瓣在转移至受区时需要经过一次以上的移植手术步骤,或以腕为中间媒介携带,一般称为中间站,始能从供区到达需要修复的受区的转移方式,在皮管转移时常用此法。

皮瓣转移后与缺损区的创面应严密对合,中间不应留死腔,皮肤可间断缝合,但不应过密,缝合时应保证皮瓣不承受明显的张力,同时还应注意皮瓣的蒂部无明显的扭转,折叠、也不应有张力,以免影响皮瓣的血供,皮瓣转移后常规放置引流 48～72 小时。

(六)包扎固定

皮瓣转移后其表面宜用敷料稍加压包扎以促进静脉回流,包扎后尚须有良好的制动固定以保证皮瓣的正确位置,防止皮瓣蒂部扭曲或牵拉所致皮瓣血运障碍或不慎撕脱等,以保证达到一期愈合,除一般包扎外尚需考虑更确实有效的措施。特别在下肢与下肢之间。上肢与躯干之间应以石膏固定为可靠。

七、操作时应注意的事项

1.避免损伤:皮瓣为一暂时缺血的组织,不能耐受粗暴操作的损伤,因此操作要十分仔细,器械要求锐利,止血时用蚊式钳准确钳夹血管组织,牵引时应用锐钩,操作不可压迫皮瓣特别是皮瓣的蒂部。

2.注意观察皮瓣的血运:在操作中严格掌握剥离平面,观察皮瓣的颜色变化,如皮瓣血循环不良,则转移后皮瓣常变凉,呈苍白或暗紫色,或稍加压力即变苍白且不易恢复,遇此情况或对皮瓣血液循环有怀疑时,应将皮瓣缝回原处,不应强行转移,以免失败。

3.彻底止血,防止血肿发生。除局部皮瓣外,邻位及远位皮瓣需在转移后一定时间内将蒂部切断,并切除剩余组织或缝回原位,最后完成皮瓣移植的全过程。此手术称为皮瓣断蒂术或断蒂修整术。

(一)断蒂的时间

皮瓣转移后如无感染、继发性出血或血运障碍等并发症时一般可在 3 周左右断蒂,但亦需视皮瓣与受区之间接触面积的大小和受区血循环情况等因素综合考虑决定,接触面积大,皮瓣与受区嵌合好、血运丰富的部位可以较早断蒂,如提前断蒂则须对皮瓣的血运重建情况进行训练和测试。

(二)断蒂的准备

为使皮瓣在断蒂后不致因血运供应骤然减少而产生不良的影响,宜在断蒂前作一般时间的皮瓣血运训练,以策安全。可采用肠钳夹持或橡皮筋阻断蒂部的方法进行训练。阻断血运的部位应尽量靠近蒂的根部,第一天可阻断 5 分钟,如皮瓣无颜色改变以后可逐天延长阻断时间,直至阻断 1 小时以上仍无肤色变化或水肿时表明皮瓣已从受区获得足够的血液供应,即可进行断蒂手术。

(三)断蒂的方法

1.麻醉的选择:在皮瓣转移期间,如肢体长时间制动,在断蒂时宜考虑应用臂丛阻滞或硬膜外麻醉,以便在麻醉条件下活动肢体各关节,亦可使用局部阻滞或浸润麻醉。术后再活动关节。

2.断蒂切口的确定:一般按预先设计施行,但宁可偏向供区一侧,以免皮瓣面积不足,断蒂时应先切断一半,稍等片刻,观察皮瓣有无血运不良现象,若皮瓣血运良好,即可完全切断,如有可疑.则暂时中止,数日后再将其余部分切断。

3.缝合时尽址不要作过多的剥离和修整,因为新建立的循环还比较脆弱,特别是皮瓣与受区已愈着的部分更不要去剥离。

八、术后处理

皮瓣转移术后的处理颇为重要,尤其是术后需行特殊体位固定者,更应随时观察,因不论采取何种制动措施,均难以达到绝对可靠的程度,在搬送病人或变换体位时,常难免移位,致蒂部发生扭曲或受压而影响血流通畅,术后5～6天内,每日应多次查看制动的体位,发现问题及时调整。

九、术后并发症及处理

(一)血运障碍:血运障碍是皮瓣转移术后最常见的并发症,严重者可大块组织坏死或导致手术完全失败,其临床表现为:

1.动脉血供不足:皮肤表面呈苍白色,局部温度下降,此种情况比较少见,常为暂时性反应性血管痉挛所致,若术中发现,给以热敷或小量血管扩张剂大都能恢复,若发生在术后给予补足血容量、保温、止痛等措施后不久即可恢复,但有时由于手术不慎,误伤主要供血的动脉时,如附近血管代偿不足,可造成干性坏死。

2.静脉回流障碍:表现为皮瓣肿胀紫绀。轻者皮色为淡紫红色或青紫斑点,重者可出现小泡或呈紫黑色,多发生在皮瓣的远端部分,有一条比较明显的界线。该种情况一般多发生在术后2～3天内,逐渐加重且范围扩大,5天后即趋于稳定,轻者5天以后逐渐好转,表皮脱落,对治疗不造成大的影响,重者出现皮瓣部分或大部分坏死,造成不同程度的手术失败。

3.血运障碍的原因:①皮瓣设计不当,长宽比例过大或供区有较多的疤痕,移植皮瓣中血运本身条件不足。②手术操作粗暴,损伤主要血管,或缝合张力太大,皮瓣扭转,挤压等,造成血运回流障碍。③止血不完善,使皮瓣下出现血肿,致局部张力增大,而影响血运。④由于无菌操作不严,局部感染,亦可造成或加重皮瓣血运障碍。⑤包扎不当或术后固定欠妥,皮瓣蒂部牵拉,受压,致供血不足或回流受阻。

4.血运障碍的处理:出现皮瓣血运障碍时,首先应检查是什么原因引起的,如为长宽比例不当或术中损伤了主要血管,应停止手术。若缝回原位皮瓣仍呈严重苍白,可考虑将皮瓣修剪成全厚或中厚皮片缝回原处,或将皮瓣修剪成含真皮下血管网的薄皮瓣缝回原处亦能成活。若皮瓣转移后出现血运障碍,动脉痉挛可通过保温、镇静、止痛、补充血容量,应用扩容及疏通微循环、扩张血管的药物,有条件时可行高压氧治疗。静脉回流障碍目前尚缺乏比较有效的措施,可用敷料适当加压包扎,抬高肢体或皮瓣远端,采取引流体位,用手指轻轻由皮瓣远端向蒂端按摩等方法,还可拆除部分缝线,应用肝素—利多卡因生理盐水溶液浸湿创缘,或剪开已结扎的创周边缘的小静脉,使积血能流出,不断用肝素—利多卡因生理盐水湿敷防止干涸,3～5天后待循环重新建立,静脉回流改善,皮瓣有可能成活。应用显微外科技术进行小静脉吻合或静脉移植也是一种挽救的措施。

(二)血肿:皮瓣下出现明显的血肿时应立即拆除部分缝线。予以清理,必要时可用生理盐水冲洗,如有活跃的出血点应设法予以结扎,然后放置橡皮片、半管或负压引流。

(三)皮瓣撕脱:在皮瓣转移过程中,妥善固定与制动是防止肢体活动造成撕脱的必要措施,因而在术前必须与病人做好思想工作,取得病人的充分合作。即使在拆除固定,准备下次手术过程中,也应注意防止发生撕脱。

(四)感染:一般来说皮瓣在转移过程中很少发生严重感染,轻度感染多发生在皮瓣断蒂术后,尤其是蒂部下方有创面时,断蒂手术后局部血供条件较差,有张力时更易招致感染且不易愈合。严重外伤时。一方面可能由于污染较严重。另一方面早期清创时难免对失活组织辨别不准而坏死组织残留则更易液化感染,甚至整个皮瓣无法附着,导致手术失败,应注意抗感染治疗,增强全身抵抗力,手术中彻底清创,局部外用抗生素,放置负压引流,术后如发现有感染征象,应及早拆除缝线,充分引流,以防感染扩散。

十、皮瓣的晚期修整术(去脂术)

皮瓣愈合后往往尚存在着臃肿和不够平整的问题,一般在未进行深部组织修复前,暂不考虑皮瓣本身的去脂修整等,均待深部组织修复后再施行。深部组织修复若需切开及掀起皮瓣宜在皮瓣转移术后2~3个月进行,如只作切口,不作广泛剥离者,可酌情提前。

去脂术:皮瓣转移至缺损区后,虽经初步修整,但仍嫌皮瓣过于臃肿,故须将其过多的皮下脂肪切除,使能合乎要求,否则功能与外形均达不到理想的目的,大型皮瓣去脂术常须分几次进行。每次只能切除一部分。

操作方法:在拟进行去脂术之皮瓣一侧与正常组织交界处用美兰在疤痕两侧画线,并在皮瓣上绘出拟去脂肪的范围,经局部麻醉后,先在靠近皮瓣侧之美兰线上作切口,然后依水平方向作锐性剥离,所留皮下脂肪的厚薄依具体情况而定。一般在皮下保留一薄层均匀的脂肪组织即可,剥离到预先拟定的范围为止,再在切口外侧之美兰线上作另一切口,必须将疤痕组织完全包括在内。用钩针钩起疤痕组织,然后在疤痕下依原来剥离的方向行锐性剥离,范围与前者相同,使拟除去的脂肪成为一层薄片,然后将此片附有疤痕之脂肪组织切下,彻底止血后,将创口之皮瓣边缘作适当的修整,间断缝合皮下与皮肤,必要时放置引流,并适当加压包扎。

【常见的任意皮瓣及其应用】

一、局部皮瓣

局部皮瓣又称邻接皮瓣或邻近皮瓣,是利用缺损区周围皮肤及软组织的弹性和松动性,在一定条件下重新安排局部皮肤的位置,以达到修复组织缺损的目的,局部皮瓣具有色泽、质地与受区相似的优点,而且手术操作不复杂,可即时直接转移一次完成,不需断蒂,因而是较为常用的一类皮瓣,

1. 推进皮瓣:又称滑行皮瓣,是利用缺损区附近皮肤松动性和可移动性,在其一侧或两侧设计皮瓣,经切开游离后,向缺损区滑行推进,封闭创面。

(1)矩形推进皮瓣:在缺损创面的一侧做两条平行切口,皮下剥离后形成一形状为矩形的单蒂皮瓣,将该皮瓣向创面滑行推进覆盖缺损,皮瓣推进后在蒂部两侧常出现皮肤皱折(即猫耳朵),可切除一块三角形的皮肤,清除该皮肤皱折。

如鼻背部的组织缺损可利用鼻根和额正中部皮肤软组织形成一矩形皮瓣向下滑行推进修复组织缺损。手指末节的缺损可在掌侧形成一滑行推进皮瓣进行修复,皮瓣形成时将指神经血管束包含在内,以保证皮瓣的血运及感觉的存在。

(2)三角形推进皮瓣:即临床常用的 V—Y 成形术或 Y—V 成形术。V—Y 成形术即手术时设计 V 形切口,然后将 V 形皮瓣向其蒂部方向推进。使组织在纵轴方向得以延长,Y—V 成形术即设计 Y 形切口,将其所形成的三角形皮瓣游离后向皮瓣长轴的另一切口端推进。此皮瓣适用于错位组织的复位,组织长度的延长,用横轴加长纵轴或纵轴加长横轴均可,以达到组织复位,畸形松解,小缺损覆盖,外形及功能改善或恢复的目的,可应用于鼻部、唇部及眼睑部某些畸形的矫正。

(3)双蒂推进皮瓣:在创缘的一侧或两侧的正常组织作松弛性切口,使蒂部尽量接近缺损的两端。沿切口切开皮肤皮下或深筋膜,其下方与创缘间作潜行剥离,与深部组织分离,形成双蒂皮瓣,以减少组织的张力推进至缺损处覆盖创面。供瓣区继发创面如不能缝合,可进行游离植皮术。

(4)皮下组织皮瓣:该种皮瓣的蒂部为不含皮肤组织的皮下部分,不包含知名血管,其优点是不再切除缺损区附近的正常组织,减少张力,皮肤质地近似,可即时转移,愈合平整。

手术时在缺损的一侧设计一个三角形皮瓣,皮下蒂位于其一侧或两侧,向缺损区推进闭合。亦可在缺损的相对两侧各作一个三角形皮下组织蒂皮瓣,共同向缺损处推进闭合,供区可直接缝合,如 V—Y 术相似。

面部及身体其它部位黑痣或其它肿物切除和所形成的小缺损可利用该种皮下组织蒂皮瓣进行修复。

外伤时某些部位的缺损也常利用该种皮瓣进行修复。

2.交错皮瓣:亦称易位皮瓣或"Z"成形术、较为常用,多用于线形挛缩或蹼状疤痕畸形之修整,这种方法一方面可以改变疤痕的方向,使其与皮纹相符合,另一方面可以增加局部的长度。

"Z"成形的原理是利用两侧皮肤的松动性向中线转移。来延长中线的长轴。

(1)"Z"形皮瓣角度与所增加长度的关系:"Z"成形术时预期增加的长度与转移皮瓣的角度成正比。在皮瓣的角度为 30 度时增长为原长度的 25%,45 度则可增长 50%,如为 60 度其增长为 75%。这仅是理论上的计算,实际上皮肤有一定的收缩,增长的百分率有所减少 60 度角仅能延长 28～36%,在手术设计时应有所考虑。

一般的"Z"形皮瓣以不超过的度为宜,虽然长轴长度可因角度增大而增加,但因周围组织松动性的限制,转移更大角度的皮瓣会造成过大的周围组织张力,常不能转入理想的位置,有时即使周围有足够的皮肤可供转移,在皮瓣角度过大转移后可能造成较大的猫耳朵,外观不佳。

(2)操作要点:首先检查条索或蹼状疤痕挛缩的特点,周围有无健康皮肤,松动性如何,拟形成的两个三角形皮瓣蒂部有无瘢痕,会不会引起血运障碍。

以条索状挛缩的疤痕为轴线切开(也可将疤痕部分或全部切除),在此轴线的两侧设计两个三角形皮瓣,其角度依挛缩的严重程度及需要延长的长度而定,依所设计的切口线将两个三角形皮瓣切开剥离,其层次可在筋膜浅层,也可携带筋膜一并掀起,具体需依皮瓣的大小和循环情况而定,应保持剥离平而一致,至蒂部时用小剪刀仔细地作适当的潜行分离,使两个三角形皮瓣能较松弛地转位。相互交错后使原线挛缩消失,并使疤痕两端的距离有所增长。

应用此种方法必须注意:加交错皮瓣不可有深部疤痕,最好是完全没有疤痕,因皮瓣上有疤痕即表示其血液供应有缺陷,严重时可能影响皮瓣的活力。母过大的挛缩畸形不能完全依靠此种方法修整,常须配合植皮。有时疤痕线较长,一对大型的"Z"形皮瓣张力较大且集中,缝合可能有困难,可改用多个"Z"形皮瓣,以分散其张力,可获得更好的效果。

采用"Z"成形术修整疤痕挛缩,常易发生皮瓣的尖端坏死,故在手术中应注意皮瓣的设计应有较宽的基部,并将尖端切成钝圆形,皮瓣的基部或中央不应有疤痕横过,缝合张力不可过大。

"Z"成形术是局部皮瓣中较多用的一种,应用的范围较广,即可用于面、颈、躯干、四肢等部位的条索状或蹼状疤痕挛缩的松解,也用来改变切口线的方向使其顺皮纹或用来防止直线切口的挛缩。该种皮瓣的应用亦较灵活多变,应用得当常能起到良好的效果。

交错皮瓣除了对等的两个三角皮瓣易位外,还有多种灵活的应用方法。如不等"Z"成形与单个三角瓣插入,多个连续的"Z"形皮瓣交错,"W"形皮瓣成形,五瓣成形,矩形瓣与三角瓣的联合应用等。

不等"Z"成形与单个三角皮瓣插入术:即所形成的两个三角形皮瓣的角度不等,如畸形的一侧为挛缩的疤痕组织,另一侧为松软的正常皮肤,手术将疤痕横行切开松解后,在邻近正常部皮肤形成一三角形皮瓣插入,能达到松解疤痕。延长长度的目的。

该种方法在治疗头面部、腋部,腘窝及会阴部的挛缩畸形,是一种较简便松解挛缩。延长长度的治疗方法。对于畸形严重者,如完全依靠单个三角皮瓣插入难以达到治疗效果时,尚可与游离植皮结合进行。

多个连续"Z"成形术,当挛缩的索条状疤痕较长时可采用连续"Z"成形术,以疤痕的长轴为中轴线,形成数对三角形的皮瓣相互交错移位后,使得挛缩的疤痕得以松解,缝合后的切口为锯齿形,打断了直线性疤痕。对于面部不顺皮纹的直线形疤痕,也可通过多个"Z"成形术来改变疤痕的方向使其顺皮纹方向。

W形或 M 形皮瓣形成术:该类皮瓣实际上是由两组三角形皮瓣分别转移而形成的,常用于指蹼挛缩畸形的开大、会阴部或肛门、阴囊间挛缩畸形的松解,以及眼内眦蹼状畸形的矫正。

矩形皮瓣与两个三角形皮瓣的联合应用:对于萎缩性的片状瘢痕,完全切除有些可惜,可以将此部分形成一个矩形皮瓣切开让其松解,再从两侧健康的较松弛的皮肤上设计两个三角皮瓣,以消灭矩形皮瓣切开松解后所形成的继发创面,进行此种手术时须以两个三角形皮瓣转移后继发创面可拉拢缝合为条件。

3.旋转皮瓣:旋转皮瓣是在缺损处创缘的外周形成的局部皮瓣,按顺时针或逆时针方向旋转一定角度后转移至缺损部位进行修复的皮瓣,对于缺损较大,周围组织松动性较小,不能用推进皮瓣修复的病例可选用旋转皮瓣,该种皮瓣适用于三角形或圆形缺损,如有继发创面可通过游离植皮覆盖。

设计皮瓣时所做的切口长度应明显大于缺损缘的长度,所设计的皮瓣也要大于原缺损区,若遇到转移后张力过大的情况,可在最大张力线上作一"逆切"切口,即与此线相垂直仅深及真皮下的短小切口,这样可使皮瓣最大张力线得以松解,以预防皮瓣因张力过大而坏死。

二、邻位皮瓣

邻位皮瓣是在缺损部位的邻近作皮瓣,但与局部皮瓣不同。这种皮瓣与受区不直接相连,常与受区有一定的组织间隔,这种皮瓣第Ⅰ期手术行皮瓣转移术,待皮瓣转移后与受区创面建立新的血运后再行第Ⅱ期断蒂修整术。常用的唇组织交叉转移瓣(Abble氏瓣)即为该种皮瓣。

三、远位皮瓣

远位皮瓣是当缺损部位附近无适当的组织可利用,或局部组织被利用后,外形破坏较多,整个功能及外形改善不理想时,可考虑用远离受区且较为隐蔽的部位作为皮瓣的供区。如利用前臂或上臂皮肤组织转移至鼻部进行鼻再造,手部组织缺损时可利用腹部皮瓣进行修复,面部瘢痕或组织缺损可利用肩胸皮瓣修复。

与邻位皮瓣转移术一样,远位皮瓣的应用一般也分为两个步骤:Ⅰ期手术行皮瓣转移术,Ⅱ期行断蒂术。

四、皮管(又称管形皮瓣)

皮管的优点:①身体上很多部位的皮肤及皮下脂肪可用皮管的方法转移到需要的部位。②皮管在转移过程中无创面暴露,感染的机会少。③皮管的使用都是延迟转移,血运较为丰富。用于修复时。如不需较厚的脂肪层,可以削薄而不致影响血运。①转移方式灵活。适于为供区远隔的修复部位提供丰富的皮肤和皮下脂肪。一⑤皮管提供的组织多较充裕。一旦发生术后并发症,如部分成活不良也较易于补偿。

皮管的缺点:①不能即时转移,所需手术次数多,疗程长,②在转移过程中常需制动固定。

皮管的制作方法:在选定的供区,按预定的长宽比例作两条等长的平行切口,深达深筋膜的表面,由一侧切口紧贴深筋膜表层向对侧切口剥离。直至两皮下隧道相互连通,形成一双蒂皮瓣,将该皮瓣的两侧创缘朝里面卷合,缝合后即成为皮管,供区的两创缘行皮下分离后直接拉拢缝合,张力过大不能缝合者可行游离植皮术。术毕在皮管的两旁各并置粗于皮管的纱布卷一条,再行包扎,以防止直接压迫皮管妨碍血运。

如皮管在形成时长宽之比大于2.5~3:1时,不可一次制成,可在平行切口的一侧留一处或两处皮肤不切断,使其血液循环不仅从两端供应,而且可以从皮肤未切断处(即皮管的桥部)供应。经过2~3周,在确定阻断桥部血流而不影响皮管血运的情况下,即可将桥部切断,形成一较长的皮管。

皮管的转移:皮管在形成3周后,经过血运阻断训练,如无循环障碍,即可切断一端,并在所需要的长度处剖开,切除皮管中心的纤维束,舒平皮管,然后移植到缺损处,分层缝合,使缺损的创面完全覆盖。但如果皮管一次不能够移植到所拟修复的缺损处.可以先移植到某一中间站,等到新移植的一端与中间站建立足够的血循环之后(约3周),经阻断试验,即可切断其另一端,使其完全与供区脱离,按原定的计划转移到所需的部位。

(张雪)

# 第二篇　常见急症中西医结合治疗

## 第一章　急腹症

### 第一节　概论

急腹症(acute abdominal disease)是以急性腹痛为主要表现的一大类疾病的总称包括起因各异、性质不同的,涉及到内、外、妇、儿各科的众多疾病。其一般特点是起病急、变化快、病情重。有的必须立即手术,而有的却禁忌手术。因此,诊断不能确立或不能早期确立,极易导致治疗错误或治疗不及时,以致危及病人生命。

外科急腹症常见的有急性阑尾炎、急性肠梗阻、溃疡病急性穿孔、急性胆道感染与胆石症、胆道蛔虫病和急性胰腺炎等多数急腹症属于祖国医学腹痛、肠痈、肠结、疝、结胸、蛔厥等范畴。病理特点为六腑病变,雍塞不通。临床特点以痛、吐、胀、闭、炎为主。

中西医结合治疗急腹症,广泛地吸取了中西医两法之长,在诊断上,把现代医学诊断方法和中医的辨证结合起来,形成了一套包括辨病、辨证及辨型相结合的三辨诊断方法,丰富了急腹症诊断内容;在治疗上,充分吸取了中西医治疗的基本原则与方法,采取了传统中医的扶正祛邪、以通为用、同病异治、异病同治以及标本先后等治疗原则。初步建立了包括选择手术与非手术疗法,运用中医的理法方药等中西医结合治疗急腹症的新疗法。

一、病因病机

(一)内因

1.解剖特点与改变

小肠系膜固定于腹后壁,小肠长度长,系膜附着面短,形成了旋转活动度大的特点而容易发生扭;阑尾是开口于盲肠的一个内腔狭细的言管,且阑尾系膜较短,易呈扭曲状,粪石梗塞后不易排出,易发生急性阑尾炎;由于胰管和胆道的"共同通道",使胰腺易受胆汁逆流的损害;肠道的先天畸形或因腹部外伤、手术、感染引起粘连等也可以是发生肠梗阻的原因。

2.生理机能失调

如肠管的收缩一与舒张、消化液的分泌与吸收、血液的供应与回流等机能一旦失调,均可导致肠道通过受阻而产生肠梗阻;胆道收缩与胆总管括约肌的舒缩功能发生紊乱,可以产生胆绞痛,也可能成为胆道结石形成和胆道感染的原因之一;胰腺的分泌与排泄功能紊乱常是胰腺炎发生的内因;中医认为,因疾病引起的机体内环境改变,如"脏寒"、"胃热"、"寒热错杂"等导致"蛔上入膈",是产生蛔厥的内因。

3.代谢功能紊乱

体内物质代谢如发生紊乱,可引发急腹症。如胆液成分发生改变,可以形成胆石引起胆石病;尿液成分或理化特性改变可形成尿石,发生尿路结石病;含酶的消化液在某种特异情况下,可以使酶活化,引起胰腺的自身消化。

4.免疫抗病机能的强弱

炎症性急腹症的发生及发展与机体免疫机能的强弱有密切关系,当微生物入侵时一首先会受到消化道粘膜屏障机能的抵抗,若粘膜的抵抗力低下,通透性增高,细菌就会突破第一道防线而侵入黏膜下层或进入血液,此时机体将动员血液、体液、淋巴系统的吞噬细胞以吞噬、消化入侵的细菌。如果这些防御机能足以消灭致病微生物,则炎症可以早期中止。反之,病情加重。这正说明了中医正邪相争的发病学原理。

5. 精神状态和体质类型

祖国医学历来重视情志变化诱发急腹症,临床上有些溃疡病急性穿孔、急性胆囊炎、急性胰腺炎可有明显精神刺激与情绪波动因素。

(二)外因

1. 微生物与寄生虫

常见的病原菌有大肠杆菌、副大肠杆菌、厌氧菌、肠球菌、变形杆菌等,可引起阑尾炎、胆囊炎、腹膜炎等炎症性急腹症,寄生虫感染可致一些急腹症,如蛔虫侵入胆道引起胆道蛔虫病,在肠胆结聚成团可引起蛔虫性肠梗阻,蛔虫的残体或虫卵在胆囊、胆道又可成为结石的核心。

2. 物理因素

①寒温不适,往往是指气候的骤变,有时包括过食生冷,有的病人可因寒冷而诱发胆绞痛、胃肠痉挛等;胃、十二肠溃疡病更易在寒冷季节复发。

②机械创伤:某些机械刺激(如洗胃、钡餐检查)可导致胃、十二指肠溃疡出血、穿孔;强烈的外力作用可造成腹内脏器破裂或出血;

③异物、结石、粪石可造成肠梗阻;稗粒、小粪石落入阑尾腔可引起阑尾炎等。

3. 化学因素

酸性药物(如 APC)能诱发溃疡病急性穿孔;酗酒可诱发急性胰腺炎;油腻饮食可诱发胆绞痛。

4. 饮食不节

饮食不节诱发的急腹症比较常见。如饱餐可以诱发胃、十二指肠溃疡穿孔;饱餐后弯腰强力劳作可引起肠扭转;幼儿在改变饮食结构时容易发生肠套叠;酗酒或过食油腻可诱发急性胰腺炎和胆石病;过食生冷或不洁饮食可引起消化道机能紊乱,从而为阑尾炎和肠梗阻的发病提供了条件等。饮食不节之所以能诱发急腹症,其发病机理有物理性损害、化学刺激、机械作用,或伴有微生物感染,情况较复杂,有时多因素同时作用。

(三)内、外因在急腹症发病学中的辨证关系

外因是变化的条件,内因是变化的根据,外因通过内因而起作用。外界致病因素的作用,并不一定发生急腹症,急腹症的发生,最终还是要取决于内因。若抗病能力强,急腹症就不易发生,即所谓"正气存内,邪不可干"。反之,外界致病因子作用于机体后,当机体内在的调节功能及抗病机能发生障碍时,才可产生其致病作用,也就是"邪之所凑,其气必虚"。当然不能过分忽视外因,强烈的外因,在急腹症的发生中,有时起到决定性作用,如创伤性急腹症。总之,急腹症的发生常常是内外多种原因综合作用的结果。

(四)中医学对急腹症的认识

急腹症多为六腑之疾,六腑者,泻而不藏,实而不满,动而不静,降而不升,以通为用,以气

血流畅为其正常。凡气滞、血瘀、寒凝、热蕴、湿阻、食滞、食积、虫聚等,影响其通降下行,均可导致急腹症的发生,其病机演变的一般规律是郁—结—瘀—厥,或郁—热—瘀—厥。前者多见于梗阻性为主的急腹症,后者多见于炎症性为主的急腹症。郁者,气机郁滞;结者,实邪结滞,实热或湿热内盛;瘀者,血行淤滞;厥者,气血逆乱、亡阴亡阳、阴阳不相顺接。

急腹症可见初、中、后三期,反映了正邪斗争的消长过程。它们之间既可逐期演变,又可越期发展;既可暂时稳定在某一阶段,又可互相转化,每一期有长有短,转化有快有慢。

1. 初期

正盛邪轻,是指致病因素所造成的病理损伤较轻、机体的机能没有受到明显损伤,见于某些机能障碍、炎症性急腹症的早期或无并发症的单纯性肠梗阻等。中医病理多属气滞血窘或兼有实(湿)热之象。

2. 中期

正盛邪实。病理损害较初期加重,人体也充分调动抗病机制与病邪抗争,其势剧烈,因而局部病变和全身反应都很明显。如炎症类急腹症可表现为炎性反应加剧,梗阻、穿孔及出血类急腹症,其病势已达高峰,甚至伴有继发感染等。中医病理多属实热或湿热。

3. 后期

邪却正复、正虚邪恋、正虚邪陷。后期急腹症的归转:一是经治疗,正复邪退,疾病趋向好转,根据病情的长短,病人正气盛衰的状况可以表现为邪去正衰,留下一派病后虚弱的征象。二是有的病人残留病变未能完全恢复,正虚邪恋而转为慢性病,多有气血双虚或阴阳失调。三为未治或未经有效治疗的病例,正虚出现各种危症者,如严重感染,所致毒血症、败血症。绞窄性肠梗阻继发坏死、穿孔,以致发生中毒性休克、大失血或水、电解质与酸碱平衡失调等,多属毒热炽盛,热入营血,甚至导致亡阴、亡阳而危及生命。

(五)急腹症的基本病理变化

1. 机能障碍

由于神经—体液调节失常而脏腑功能紊乱,临床上常见的有不同程度的腹痛,但往往查不出形态学上的改变。正常生理情况下,消化道平滑肌的收缩与舒张,括约肌的关闭与开放,消化液的分泌与吸收都受植物神经和体液因子的调节。因精神刺激、寒温不适或饮食不节等而致胃肠功能紊乱,可出现呕吐、腹痛;或致胆道功能不调而出现胆绞痛或消化不良等症状。表现为气滞(气郁),其临床特点是满、胀、瘕(时消时聚的包块)、痛(时痛时止或隐痛、窜痛),与植物神经机能失调所出现的症状相类似。

2. 梗阻

是指空腔脏器及管道系统的通过障碍。急腹症中以梗阻为主要病理变化的疾病有肠梗阻、阑尾梗阻、胆道梗阻和胰管梗阻等之

造成管腔和梗阻的原因:

①神经—体液调节紊乱。管道某处强烈痉挛或过度弛缓,造成动力性梗阻;

②管腔壁因炎症、水肿、增生和肿瘤而增厚;

③管腔外受淋巴结、炎性肿块、肿瘤、粘连带等的压迫或牵拉;

④管腔内因结石、异物、粪块、寄生虫和血块等堵塞。

梗阻发生以后,梗阻上端管腔组织的收缩加强,梗阻下端舒张,这种增加的蠕动反复推

进,是机体抗梗阻的表现。当梗阻不能克服,则管腔内容物发生积滞,管内压力增高,出现上逆现象。如肠梗阻在时梗阻以上肠拌充气、积液,出现腹胀呕吐;胆道梗阻时梗阻以上胆管扩张,胆压增高,胆汁成分可逆流入血液而出现黄氨。管内压力增高,管壁受压而致血运障碍,影响组织代谢,发生管壁变薄、通透性增加,渗出增多,乃至腔壁坏死,穿孔;如梗阻为慢性持续发展,则梗阻以上管腔代偿性扩大、管壁增生肥厚。实质器官因长期受压,细胞变性坏死。结缔组织增生,发生硬化或萎缩。

3.炎症

是机体对损伤的一种以防御保护为主的生物学反应,存在于各种急腹症发病的全过程。不同脏器,不同阶段则反应程度不一,其致病菌来源于血行感染、淋巴感染及直接感染。

炎症的反应程度可分为:

①单纯性炎症:又称粘液性炎症,病变局限于黏膜某处,局部有粘膜充血、水肿、炎性细胞浸润、粘膜分泌增加。全身反应较轻,多属气滞血瘀型。

②化脓性炎症:炎症区大量嗜中性白细胞径润,病损处组织变性、坏死明显,坏死组织、细菌崩解产物与中性白细胞汇聚成脓液。肠道的化脓性炎症因组织较疏松,炎症易扩散而呈蜂窝组织样外观,称为蜂窝织炎。其全身中毒反应重,热象较盛,根据罹患脏器不同,可出现不同炎症感染症状或并发症。是为瘀久化热,可有实热或湿热的表现。

③坏疽性炎症:局部血运发生障碍,组织因缺血缺氧严重发生坏死。此类病变容易造成组织穿破、炎症扩散形成弥漫性腹膜炎,或因炎症局部已有纤维素粘连或网膜包裹,形成局限性腹膜炎或腹腔脓肿。一般全身中毒反应较重,甚至可出现中毒性休克;属中医的毒热(或脓毒)型。

4.穿孔

通常是空腔脏器原有疾病恶化进展的结果,急腹症中常有胃、十二指肠溃疡穿孔、阑尾穿孔、胆道穿孔、肠穿孔等。可因受到外界致病因子的刺激而诱发,或因强烈外力作用而发生。穿孔发生后,机体有抗御穿孔和修复的内在功能、创面有肉芽组织生长、网膜覆盖、纤维素粘附或周围组织粘连,针刺可以促进这一防御机能。穿孔对机体的影响除取决于机体本身抗毒能力的强弱外,往往与原发病的性质、穿孔大小,流出内容物的量及其化学性质和病原微生物的毒力等有关。

5.出血

血溢经外谓之出血。急腹症中出血性疾病有消化性溃疡出血、胆道出血、食道静脉曲张破裂出血、创伤性急腹症的内脏器官破裂出血、泌尿系结石移动引起的尿血、以及异位妊娠破裂出血等,均系血管破裂所致;尚有毛细血管破损的渗血,如绞窄性肠梗阻、出血性胰腺炎等。出血时虽有全身和局部代偿及保护机制,但后果取决于出血的数借和速度。中医认为出血原因有:血热妄行,急腹症里、实、热证多见;肝不藏血,则为胆、胰、胃及十二指肠疾患有肝气横逆、肝胃不和,胸胁疼痛等见证者;瘀血内积,则为内有瘀血结块,其色紫暗伴刺痛者,异位妊娠破裂是其典型表现;外伤出血则因伤而致。

6.瘀血

中医学的瘀血含义广泛,包括西医病理学中的循环障碍,如局部缺血、瘀血、出血、血栓形成和水肿等,还包括结缔组织增生、变性等内容。瘀血是急腹症的基本病理变化之一,存在于急腹症的各个阶段。有时,甚至是决定疾病归转的主要环节。

上述急腹症的基本病理变化,可于一种疾病中含有几种基本病理变化,同时各类病变又会相互影响,相互转化。机能性障碍可以导致形态学改变,形态学改变也必然伴有功能障碍;炎症可以促进梗阻,梗阻又可加重炎症、出血,而炎症、出血又会加重瘀血,瘀血又使炎症、出血更进一步发展;穿孔可以伴有出血及炎症,反之炎症、瘀血又会使病发展而导致穿孔。故临证中应以辨证的观点进行分析。

二、诊断要点

由于急腹症发病急、变化快,又受时间及其他因素的限制,不可能象平时那样有较多的考虑时间和进行较从容的检查,无论是辨病或辨证,必须抓住重点,分清主次,对急腹症的中西医诊断一般分三个步骤:第一,接诊后应在最短的时间内,通过病史、体检、常规化验及 X 线检查等,作出急腹症的类别诊断,即炎症、梗阻、血运障碍、出血及功能障碍等,同时争取能对受票脏器作出判断。第二,在此基础上,根据病情需要选用一些特殊检查,如 B 超、生化检查、CT 及其他特殊检查等,进一步判明受累脏器部位、病变的严重程度及发展趋势,并进行辨证分型或分期,决定治疗原则及方法。第三,亦即治疗过程中动态观察阶段,治疗过程中要严密观察,判定病人对治疗的反应及病情变化,适时补充、变更治疗。

(一)辨病

根据病史、局部和全身临床表现、辅助检查作出诊断,是决定治疗方法的首要依据。

1. 病史

了解病史力求全面、详细、可靠和重点突出,又要联系整体。尤其是腹痛的时间变化规律与特征。

(1)年龄、性别:

有些急腹症常发于一定年龄和性别。婴幼儿见于先天性消化道畸形,如肠闭锁、狭窄、回转失常、无肛症、肠套叠、绞窄性病等;或饮食不当、受凉致胃肠功能紊乱。学龄前儿童以嵌顿性病、蛔虫性肠梗阻常见。学龄期儿意则以急性阑尾炎、胆道蛔虫病居多。青壮年以急性阑尾炎、消化性溃疡穿孔、急性胆囊炎、胆石症多见。老年人可见胃肠道肿瘤穿孔或梗阻。育龄期妇女可见异位妊娠出血。成年妇女则卵集囊肿蒂扭转常见。性别差异,消化性溃疡急性穿孔以男性多见,急性胰腺炎、胆石症以女性略多。

(2)过去病史:

不少急腹症是慢性病的急性发作,了解疾病的过去,有助于对现病作出正确判断。如疑为溃疡病急性穿孔,应询问有无有溃疡病史、病程的长短和病情的轻重;胆道疾病、尿石症、阑尾炎等也常有过去发作史;疑为肠梗阻者,应注意了解有无腹部手术、外伤史、有无腹腔感染史;对女性病人应询问月经史、生育史等;接触铅的病人要考虑到腹痛由于铅中毒的可能,对急腹症的诊断与鉴别诊断每能提供重要线索。

(3)起病诱因:

一些急腹症的发生、发作常有较明显的诱因,有些甚至既往就有反复诱发史。暴饮暴食可诱发消化性溃疡急性穿孔、急性胰腺炎;过食油腻会诱发胆囊炎发作;摒气用力会引发嵌顿性病;剧烈体位改变可致肠扭转;严重损伤或大手术后可引起急性胃粘膜病变、穿孔;不得当驱虫可诱发胆道蛔虫病;使用激素可诱发急性胃粘膜病变,促成溃疡穿孔。

(4)病势缓急:

发病急、进展快多见于空腔脏器梗阻、实质器官破裂;发作时间记忆不清楚、如有急性穿孔或腹内出血,腹痛很快波及全腹;腹痛逐渐加重,多为感染性疾病,记忆不清,腹痛多局限于病变周围,逐渐扩展。

2. 腹痛的性质和部位

持续性腹痛多表现为钝痛或隐痛,一般是炎症刺激所致,疼痛的程度可因病变轻重而不同,炎症较重者则疼痛难忍,炎症好转疼痛减轻或消失;阵发性疼痛。发病急剧,多为空腔脏器平滑肌痉挛所致,发作于空腔脏器梗阻性病变;持续性疼痛伴阵发性加剧,多为空腔脏器炎症和梗阻并存。腹痛的程度每因患者个体差异而对疼痛的敏感程度有所不同。此外,下同病因引起的疼痛程度也有差别. 通常有隐痛、胀痛、钝痛、刺痛、绞痛和"钻顶"痛等。急性阑尾炎呈不同程度的隐痛或钝痛;实质性脏器发炎可有持续性胀痛;溃疡病急性穿孔,常突发剧烈的刀割样疼痛;阵发性"钻顶"痛常是胆道蛔虫病的特征。腹痛逐渐减轻,可能为病情好转,若突然减轻而其他症状无改善,则可能为组织坏死穿孔减压所致。

全腹剧痛,多见于急性弥漫性腹膜炎,局限性疼痛多与病变器官位置相一致,但也有例外,如急性阑尾炎开始表现为上腹和脐周疼痛。过一些时间后才移至右下腹固定疼痛;横结肠病变疼痛在下腹部;胆囊炎与胆石症,疼痛发作时可放射至右肩胛下;尿路结石、子宫附件病变疼痛可向下腹部、会阴放射。

3. 消化道症状

(1)恶心呕吐:

早期呕吐多为反应性,可叶出胃液及胆汁,量不多;如呕吐频繁,可能为高位小肠梗阻的逆流性呕吐;呕吐发生较晚,叶出粪汁样物,为低位小肠梗阻;梗阻性呕吐为发作性,常在肠蠕动(绞痛后)后发作:麻痹性肠梗阻常为溢出性呕吐;晚期呕吐可能为中枢性,是毒素吸收影响延髓呕吐中枢,常为不由自主的喷射性呕吐;吐咖啡样物可能为上消道出血;吐蛔伴间歇性上腹钻顶样疼痛为胆道蛔虫病。

(2)排便情况:

腹痛后停止排便排气,可能是机械性肠梗阻;腹肠、便秘常提示,腹腔内有急性炎症性病变抑制肠蠕动,反之,排便次数增多和里急后重,常提示肠道内、外炎症导致肠腔渗出液增多或蠕动加快;婴幼儿果酱样血便伴腹痛、腹块要考虑肠套叠;若粪便带脓血或粘液,大便习惯改变应注意结、直肠癌肿。

(3)腹胀:

急腹症发展至一定阶段时常可出现腹胀,乃由于肠腔积气、积液所致。当脏器穿孔之内容物外漏及炎症渗出,或实质性脏器出血等也可导致并加重腹胀。此外,原有腹水、肿瘤等合并急腹症者,也应细辨。

4. 其他伴随症状

(1)发热:

先发热后腹痛,常为内科腹痛;先腹痛后发热多是外科腹痛;腹腔内有炎症性病变时一般均出现不同程度的发热,严重感染者可伴寒战、高热及中毒症状。

(2)泌尿系统症状:

腰部绞痛向下腹放射伴血尿者应考虑泌尿系结石、肾绞痛；下腹痛伴尿频、尿急、尿痛等尿路刺激症状者应考虑尿路感染。

(3)女性生殖系统症状：

包括月经、生育情况、有无阴道异常流血。询问育龄期妇女月经情况尤为重要。如月经中期出现下腹疼痛常为卵巢滤泡破裂；月经延期或停经伴下腹痛和阴道异常流血提示异位妊娠。

(4)其他：

尚需了解有无心血管、呼吸系统症状。以便在作出诊断时排除心脏、肺、胸膜等病变。

(5)腹痛伴休克：

该为急腹症的危重状态。腹痛突然、剧烈，早期出现休克，多为突然腹膜神经受到剧烈刺激引起的，如急性肠扭转、溃疡病急性穿孔、暴发性胰腺炎等，腹痛晚期出现休克，多数为失血、水与电解质平衡失调、血容量减少、或严重感染大量毒素吸收所致，如宫外孕破裂、肠梗阻晚期、弥漫性腹膜炎等。

(二)体格检查

应对急腹症病人作全面、仔细的体格检查，对其全身情况有一个全面了解，然后对腹部代重点检查；

1.一般检查

要注意病人的表情、姿势体位、皮肤巩膜、神志等如急性腹膜炎时，患者为减轻腹肌张力缓解疼痛，常呈屈髋蜷曲卧位不敢动弹、拒按；胆石症、肠梗阻、胆道蛔虫病等绞痛发作时，辗转不安、呻吟不止，间歇期如常人；浮位妊娠、肝脾破裂内出血者常呈面色苍白、表情淡漠、严重者冷汗淋漓、脉搏细数、血压下降；严重感染者可见神志模糊、谵妄、高热，如为胆道感染可有皮肤巩膜黄疸。

2.腹部检查

范围包括腹股沟区和会阴全腹部，必要时反复，多次对比检查，以判断病势趋向。

(1)望诊：

腹壁有无手术疤痕或创伤瘀斑；腹股沟区或阴囊有无痛块脱出；如脐周及左腰背部瘀斑在急性出血坏死性胰腺炎时可见；腹式呼吸运动减弱或消失则示腹膜炎存注；肠型或蠕动波说明有肠梗阳；舟状腹常为溃疡病急性穿孔的早期体征；全腹膨胀提示有肠梗阻或肠麻痹的可能；局部不对称的膨隆可能是闭拌性肠梗阻，局限性脓肿或肿瘤等。

(2)触诊：

腹部压痛表示腹腔脏器炎症，压痛明显的部位系病变所在；肌紧张、反跳痛则表示炎症已波及腹膜，限于一个向限内为局限性腹膜炎，超出此范围乃至全腹为弥漫性腹膜炎，各类型腹膜炎的腹膜刺激强弱是不同的，穿孔躁期的化学性腹膜炎最强烈，以板样强直；细菌性腹膜炎反应也相当强烈，但表现较化学性腹膜炎刺激为轻；出血性腹膜炎的腹膜刺激最轻。肥胖、年老体弱、休克、盆腔腹膜或盲肠后位阑尾炎等，腹膜刺激征不一定很明显；当腹膜受炎症刺激较长时，支配腹膜的神经逐渐麻痹反而使腹肌紧张或消失，镇静、麻醉剂常会掩盖症状；相反，哮喘、肺炎、胸膜炎、尿毒症、酮症酸中毒或寒冷刺激等。可能会引起腹肌紧张，应注意鉴别，急腹症时腹部可能触到异常肿块，要查明它们的部位、范围、性质、压痛和活动度。肿块的部位可联系与该脏器的关系,不能移动有触痛的是炎性肿块;实质性压痛较轻或无压痛的为肿瘤;囊性的为囊肿、肾盂积水或扩大的肠襻、充张的膀胱;索条状肠为蛔虫团;腊肠条状光滑肿块为肠套叠(小儿多见),从之能变形而无疼痛者为粪块(常在左下腹)。

(3)叩诊:

胃肠穿孔出现气腹时。肝浊音界可缩小或消失。但结肠胀气也可使肝浊音界缩小,故检查时应取左侧卧位,以右腋中线叩诊结果为准。腹部局限性浊音伴有压痛常足炎性包块或脓肿;腹腔积液在500ml以上即可叩出移动性浊音;胃肠道胀气时,叩诊呈鼓音。肝脓肿、膈下脓肿等肝区可有叩击痛;肾区叩击痛可见于肾周围炎、肾结石、肾盂肾炎等。

(4)听诊:

应包括腹部四个象限、至少应听2～3分钟肠鸣音亢进,提示肠蠕动加快,多见于肠炎和机械性肠梗阻;岛调金属音和频发气过水声。为肠内容物通过受限,肠蠕动增强,推挤肠内容物突然通过受阻部位而发出的声音,提示机械性肠梗阻;肠鸣减弱或消失,提示肠管处于麻痹状态(或坏死),失去蠕动能力,见于腹膜炎、麻痹性肠梗阻或肠绞窄。

(5)直肠指检:

下腹痛,疑有盆腔病变或上腹部疾病已波及下腹部、应做此检查,如发现膀胱直肠或子宫直肠凹陷丰满,有触痛,波动或宫颈举痛,常见于盆腔脓肿、盆腔位阑尾炎、消化性溃疡穿孔等。小儿肠套叠时,指检可有血便染指。

(6)腹腔穿刺:

凡疑有内出血、空腔脏器穿孔或腹膜炎者,腹腔穿刺诊断价值很大,抽出液可直接观察,亦可作涂片检查。

(三)舌苔与脉象

1.舌苔

急腹症早期,以脏腑气滞血痕或兼有轻度实热为主,舌质可无变化,苔多为薄自或微黄。中期,在气滞血瘀基础上化热,出现里实热证或脏腑湿热,舌质红,苔黄燥。后期,热毒炽盛,或热入营血,甚则发生亡阴亡阳之危象,舌质红绛或紫红,苔黄燥,或苔黑而干。

在急腹症病理过程中,舌苔由厚腻转薄,乃湿热渐解,常是病势好转的表现;若由簿转厚,则为病势转重;舌苔不化,即使其他病象好转,也当注意病情反复。

2.脉象

急腹症脉象多弦紧,热盛则弦数或洪数,湿热交蒸则弦滑数。如由弦数、洪数、滑数转为濡缓、濡数则为病情好转的表现;反之,则为病情趋向发展;气血痛滞可见涩脉,伤阴脱水可见细数,腹腔内出血时,由细数转为扎数,乃病情趋向恶化。迟脉少见,一旦出现提示病情严重,可见于严重黄疸或晚期肠梗阻,应充分注意。此外,沉、细、微之脉偶见,必须脉证合参,全面分析,切忌单凭脉象而认为虚证,不敢攻邪,以致失治误治。

(四)辅助检查

1.常规化验

(1)血常规:白细胞计数、分类、了解感染程度;查血红蛋白,提示有无失血、血液浓缩或稀释;手术前应查出、凝血时间。

(2)尿常规:了解泌尿系疾患,有无糖尿病。

(3)便常规:大便次数增多,急性肠炎可见红、白细胞;腹腔感染刺激所致,则粪便中多无红白细胞。血便常提示肠套叠或坏死性肠炎。

2.特殊化验

(1)查血、尿淀粉酶,了解有无急性胰腺炎。

(2)黄疸者查血胆红素、尿三胆,明确胆道有尤梗阻及黄疸程度:

(3)血生化查电解质、二氧化碳结合力、尿素氮等,了解和评估患者水、电解质及酸碱平衡情况。

(4)老年人应查血糖。

(5)危重病人,作血气分析,可了解病人呼吸功能和酸碱平衡情况。

3.X线检查

胃、十二指肠穿孔:立位透视摄片,可见膈下游离气体影;肝脏疾患、膈下脓肿,可见膈肌抬高、活动受限或消失;肠梗阻可见肠管胀气、肠间隙增宽、肠管内多个液平而或其他征象。

结肠梗阻可作钡灌肠检查。

4.B超检查

B超在急腹症诊断中多用于肝、胆、胰、脾疾患。可帮助确定胆囊、胆管大小、壁厚薄,结石大小、数目、位置;肝、脾、胰的形态,周围有积液或渗出;腹腔内有无游离液体及包块等。

5. CT、血管造影、MRI等在鉴别诊断有困难而病人情况允许时酌情选用。

(五)辨证

1.八纲辨证

阴阳,以阳证居多;表里,以里证居多;热证,以实热、湿热多见;寒证,以虚寒多见;虚实、初中期多见实证;晚期、重症虚实夹杂或以虚证为多。

2.病因辨证

主要有气(气滞、气郁、气逆)、血(血淤、出血、血虚)、寒(外寒、内寒)、热(实热、毒热、虚热)、湿(湿热、寒湿)、食(食滞于胃、食滞于肠)、虫(虫居于上、居于下)等差别。中医认为,痛无定处,攻窜起伏,时发时止属气滞;痛有定处打,按属血瘀;得热痛减属寒;痛而喜冷属热。

3.脏腑辨证

以腑病为主,有病在肝胆、脾胃、大小肠、膀胱者。

(1)胁腹部痛,病在肝胆;肝气郁结者,两胁胀痛,胸闷不舒,嗳气吞酸,食欲不振,舌淡、脉弦;气滞血瘀者,胁腹绞痛,固定一处,如刺如擎,局部拒按,(若血瘀成块,或可扪及包块)脉涩,舌紫暗:湿热交蒸者,身热,胁痛拒按,便秘溲黄,面目黄疸成全身黄疸、口苦,脉滑数,苔黄腻;肝胆湿热者,身热,面红目赤、胁痛拒按,便秘溲黄,脉弦数,苔黄干;蛔虫上扰者,脘胁疼痛,辗转不安,重者似厥,缓时如常。吐蛔,脉沉弦,苔薄白。

(2)脘腹部痛,病在脾胃;胃气上逆者,胃脘胀痛。食欲不振,嗳气,恶心,呕吐,呃逆;食滞胃脘者,脘腹胀满疼痛。嗳气反酸,呕吐酸腐,脉滑,苔厚腻;热结胃肠者,身热口渴,汗出,腹胀满疼痛,局部拒按。便秘,脉洪数,苔黄干:脾胃湿热者,脘腹胀满疼痛,发热,大便不爽,小便黄赤,纳呆或黄染,脉滑数,苔黄腻;脾虚湿困者,食后胀满,腹痛喜按、大便溏泄、肢倦乏力,脉濡细,苔白滑。

(3)脘腹及少腹痛,病在大小肠;肠腑气滞者,腹痛,腹胀,肠鸣,便秘。脉弦或滑,苔白或黄;血瘀毒结者,腹痛攻撑,腹胀,痛有定处,拒按,或有包块、脉沉弦或涩,舌红或紫;湿热蕴结者,腹胀腹痛,痛有定处,里急后重,下痢脓血,发热,尿黄赤,脉滑数,苔黄腻;虫聚肠中者,腹痛绕脐,痛定如常,面色萎黄,吐虫便虫,脉平或沉弦;液亏津枯者,大便干结,口干舌燥,手足心热,脉沉弦。

(4)小腹疼痛,病在膀胱:膀胱湿热者,尿急尿频,尿道涩痛。尿脓,或尿出砂石,腰痛,少腹胀痛或发热,脉滑数苔黄腻。

(六)分型

根据急腹症郁、结、热、瘀、厥五个基本征候的发展演变,作为辨证分型的基础。①郁证:可见胀满,窜痛,时痛时止,疼痛可上牵引胸胁肩背,下可牵掣腰及少腹,气聚痛面见形,气散平而无迹,并可伴恶心,呕吐,嗳气等气逆之象。②结证:可见气痞,瘀血,虫积,实热,湿热,湿浊或寒实等实邪结聚的特征。凡病程中出现痞满燥实者,均为存在结证。③热(火)证:表现为发热或寒战高热,出汗,烦躁,口渴,喜冷饮,大便干,小便赤,苔黄燥,脉洪数等。④瘀证:表现为腹痛如刺如掣。或如绞如锥,痛有定处,持续不解,局部于拒按,手不可近,或触及实质性疼痛包块,皮肤、舌质可见瘀斑,舌多紫暗,脉沉涩。⑤厥证:是急腹症发展过程中出现休克、表现为气血逆乱、阴阳离决、精气乃绝的重危征候。

上述几个方面的辨证是彼此相互关联的,每一种急腹症疾患的辨证结论均包含病因,病性与病位。结合现代医学的诊断与鉴别诊断结果做出判断,综合分析通过辨病与辨证,明确掌握疾病的发展阶段、程度与范围,进行中西结合的分期分型,形成了较为完善的新急腹症学的诊断模式。

三、治疗

治疗原则:急腹症包括许多不同的疾病,同一疾病又有轻重缓急之别,此外,年龄、体质等个体差异,以及医疗条件方面的不同,需结介实际,根据具体情况选择有效的治疗方法。

(一)非手术疗法

1.对未明确诊断急腹症的处理

(1)对未明确诊断的急腹症病人,进行严密观察,这是诊断中极为重要的一个步骤观察间期严密注视病情演变,并根据这些变化综合分析,以便尽早做出诊断,不致于贻误诊疗时机。

(2)观察期间禁用麻醉镇痛剂,如吗啡、度冷丁等药物,以免掩盖病情真相,影响观察病情。必要时可予解痉剂如阿托品、654-2 等。

(3)禁用泻剂和灌肠,以免刺激肠蠕动,使炎症扩散或促使肠穿孔;同时禁饮食,以免万一胃肠穿孔而加重腹腔污染;疑有空腔脏器穿孔,腹胀明显者需要胃肠减压。

(4)为对可能要进行手术治疗者创造条件,观察期间应予补液、用抗生素;有休克者,积极抗休克,提高患者对手术的承受力。

2.非手术疗法适应证

(1)病情较轻,病人全身情况较好,且对该病治疗有成熟的经验,可采取中西医结合非手术疗法。包括急性单纯性阑尾炎和轻型化脓性阑尾炎、阑尾周围脓肿;年龄较轻、腹腔污染不重的溃疡病急性穿孔;无并发症的胆道蛔虫病;大多数复发性胆道感染;轻型急性胰腺炎;单纯性、机械性或动力性肠梗阻。

(2)病情变化较快,病理损害较重,但病人情况尚好,可在严密观察及做好手术准备的前提下,试用非手术治疗。包括局限性阑尾炎性腹膜炎;有并发症的胆道蛔虫病;有绞窄趋势的急性机械性肠梗阻;生命征尚平稳的重症胰腺炎;胆管结石引起的急性化脓性胆管炎。

(3)原发性腹膜炎或盆腔器官感染引起的腹膜炎,前者原发病灶不在腹腔脏器内,向后者经抗生素治疗有效,一般不需手术治疗。

(4)腹痛已超过3天,可能因腹腔内病变较轻或全身抵抗力较强。病情变化不大或病情已明显好转,可暂不手术,以免破坏机体抗病机制(护场)。

(5)急腹症病因不明、病情不重,腹部体征轻、全身情况好,可先采用非手术疗法、观察变化,如果症状和体征均已趋好转可不予急诊手术。

(6)急腹症诊断明确,虽有手术指征,由于病人全身情况极差,难以承受手术探查者,先采用非手术治疗,积极创造条件。

3.中医内治法根据急腹症的病理变化,初期,炎性急腹症的病情尚在进展,梗阻性急腹症的梗阻尚未解除;在其中期,正盛邪实,故当以祛邪为主,常用的治法如下:

(1)通里攻下法:分为四类。

①寒下法:主要用于各种炎性急腹症,人多数急性肠梗阻,消化道出血等,而具有里、实、热证者。代表方剂为大承气汤,并可配合清热利湿及疏肝理气药物,用于胆石症;配合驱虫药,用于肠蛔虫及胆道蛔虫

②温下法:主要用于早期机械性肠梗阻及某终动力性肠梗阻,尤并发症的胆道蛔虫及胆绞痛,而有寒实见证者,三物备急丸为其代表方剂。

③峻下逐水法:上要用于肠胶积液较多的机械性肠梗阻、麻痹性肠梗阻技重症胰腺炎等,而具有水饮内停的实证。甘遂通结汤为其代表方剂。

④润下法:常用于慢除便秘或部分性肠梗阻,特别是年老体弱、久病伪阴的病人麻子仁丸为其代表方剂。

(2)清热解毒法:由于药物作用不同,又可分为清热解毒、清热泻火、清营凉血及清热燥湿四类。主要用于各类炎性急腹症、腹腔脓肿、上消化道出血等。而具有里热证者。代表方有黄连解毒汤、五味消毒饮、清营汤等。但在具体应用上又有所侧重,金银花、连翘、蒲公英、紫花地丁等,可广泛用于各类腹腔炎症;红藤、败茜草、丹皮系治疗阑尾炎及盆腔感染的要药;黄芩、栀子、龙胆草常用于治疗胆道感染等。

(孙莹莹)

## 第二节 肠梗阻

不同病因导致肠内容物向远端推进受阻称为肠梗阻( intestinal obstruction),;是常见急腹症之一。肠管长度达6~7米,引起梗阻的原因也多种多样,因而肠梗阻的临床病象复杂多变,不仅表现为肠道局部病理及功能障碍,并继发全身一系列病理生理改变,甚而危及生命,本病属中医"关格","肠结"范畴。

一、分类

1.按发生的基本原因分类

(1)机械性肠梗阻:肠腔内外的机械性原因所致的阻塞:①肠腔堵塞如蛔虫团、粪石、胃石、异物、大胆石、肠套叠、放射性损伤等所引起的肠腔狭窄:②肠管受压如肠扭转、粘连带压

迫、嵌顿痛、肠外肿瘤压迫。③肠壁病变如肠道肿瘤、肠炎症性疾病、先天性巨结肠等。

(2)动力性肠梗阻:因神经反射或毒素刺激致肠壁平滑肌功能紊乱所致肠梗阻;①麻痹性肠梗阻如急性腹膜炎、腹部大手术、腹膜后血肿或感染所致的肠麻痹。②痉挛性肠梗阻:如肠功能紊乱、慢性铅中毒时肠痉挛。

(3)血运性肠梗阻:因肠管血运障碍(肠系膜血管栓塞或血栓形成)所致的肠管失去功能。

2.按肠壁有无血运障碍分类

(1)单纯性肠梗阻:无肠管血运障碍。

(2)绞窄性肠梗阻:有肠壁血运障碍。

3.按梗阻部位高低分类

(1)高位肠梗阻:空肠上段以上的梗阻。

(2)低位肠梗阻:指回肠末段和结肠的梗阻。

4.按发病的急缓分类

(1)急性肠梗阻:发病较急,进展较快。

(2)慢性肠梗阻:发病较缓,进展较慢,可呈反复发作。

5.按梗阻的程度分类完全性梗阻和不完全性(部分性)梗阻。

6.其他　闭袢性肠梗阻为某段肠管两端完全阻塞,称闭袢性梗阻如肠扭转、嵌顿疝、绞窄性内疝所形成的肠梗阻,因为回旦瓣关闭,结肠梗阻亦为闭袢性。

慢性和不完全性肠梗阻多为单纯性,而绞窄性便阻必然是完全性肠梗阻。

二、病因病机

1.肠道位居腹中,为传化之腑,司水谷的传送、消化、传输之职。其生理特点为泻而不藏,动而不静。降而不升,实而不满以通降下行为顺,以滞塞上逆为病。饮食不节、劳累过度、寒邪凝滞、热邪郁闭、湿邪中阻、瘀血留滞、燥屎内结或蛔虫聚团等因素,使肠道气血瘀结、通降失调而发病。肠道气血凝滞,阻塞不通,不通则痛;肠道闭塞,胃肠之气仁逆则呕;清气不升。浊气不降。气体、液体积于肠内则胀;肠道传导失司,大便不通则闭。故而出现痛、吐、胀、闭四大症候。呕吐频繁欲食不能,津液大耗则出现伤阴损阳之症候。若气滞血瘀,脉络阻塞,以致血不循环,血行失常,可致呕血、便血。若气滞血瘀郁久而化热化火,致肠道血肉败腐,可出现高热、腹膜刺激征热毒炽盛,邪实正虚,正不胜邪,阴阳两伤,导致亡阴、户阳等一系列变证。

2.局部变化　肠道传送内容物受阻,梗阻以上肠段反应性蠕动增加。以图克服阻力;推进受阻则逆向运行,异致呕吐;肠腔积液积气而膨胀,高度膨胀时,肠壁变薄并继而出现肠壁血运障碍,甚至坏死、穿孔在慢性、部分性肠梗阻,由于肠管长期增加动力活动,梗阻近侧肠管代偿性增厚扩大。

3.全身变化

(1)水、电解质与酸碱平衡失调:急性肠梗阻病人。因呕吐及不能进食,使水和电解质大量丢失,尤以高位小肠梗阻为甚。低位肠梗阻由于大量胃肠液不能吸收而积存于肠腔内,肠管过度膨胀影响肠壁静脉回流,造成肠壁水肿和血浆向肠壁、肠腔和腹腔渗出,使大量体液滞留于"第三间隙",这些变化迅速导致血容量减少和血液浓缩。高位小肠梗阻因严重呕吐丧失大量胃酸和氢离子,可致代谢性碱中毒。低位小肠梗阻丧失的体液多为碱性或中性,钠离子的丢失较氯离子为多,以及在低血容量和缺氧情况下,酸性代谢产物剧增,加之缺水、少尿所

造成的肾排 $H+$ 和重吸收 $NaHCO_3^-$ ↑↓障碍,可引起严重的代谢性酸中毒。严重的缺钾可加重肠膨胀,并可引起肌无力和心律失常。当酸中毒纠正后,$K+$ 向细胞内转移。加之尿多排钾,更易突发低钾血症。

(2)感染与毒血症:低位肠梗阻其梗阻以上肠腔中的肠内容物郁积,细菌繁殖,因而产生大量毒素。肠管因膨胀通透性增加,致使一些细菌毒素,甚至细菌自由通过粘膜屏障进入体循环;细菌和毒素渗透进入腹腔内,可致严重腹腔感染,并经腹膜吸收引起全身中毒。这种感染性肠液在手术时如未事先进行清除,梗阻解除后可经肠道吸收迅速引起中毒性休克。

(3)对呼吸和心功能的影响:肠腔膨胀时腹压增高,横膈上抬,呼式呼吸减弱,会影响肺内气体交换,同时下腔静脉回流受阻,再之本身全身血容量减少,可使心排出量明显减少。

(4)休克:由于上述变化可致休克,急性呼吸、循环及肾功能不全,终致多器官系统功能衰竭。没有准备的麻醉和手术会加速这一过程,故手术前的准备治疗是十分重要的。

三、诊断要点

(一)症状

痛、吐、胀、闭是各类急性肠梗阻的共同特征,可因肠梗阻的原因、部位、是否为绞窄性、发病的急缓等而有程度的不同。

1.腹痛 腹部阵发性绞痛是机械性肠梗阻的特点。梗阻以上肠管为克服肠内容物通过受阻,蠕动力逐步增强,于是产生逐渐加重的腹痛。一个剧痛高峰后由于肠管肌肉的过度疲劳而呈暂时性迟缓状态,阵痛也随之逐渐消失。短时间后又会再度发作,尤如海浪拍岸,潮起潮落。绞痛发作时伴有肠鸣,病人自觉有气体在腹内窜行,到达梗阻部位疼痛最甚,如感觉有气体通过,或有气体自肛门排出,疼痛立即减轻或消失。但随着病程延长和病情进展,肠管扩张逐渐加剧,最后导致肠平滑肌收缩力逐渐减弱乃至完全麻痹。若痛在脐周,病变多在小肠;痛在左上腹,病变可能在空肠上段;痛在右下腹,病变可能在末段回肠或回盲部;痛在左上腹,除小肠外,还要考虑乙状结肠病变;嵌顿性腹外疝时,多在该侧腹股沟疼痛。全小肠扭转、乙状结肠扭转者可牵扯肠系膜根部而引起后腰痛。

绞窄性肠梗阻则在阵发性绞痛过后仍有持续性腹痛。麻痹性肠梗阻则为持续性胀痛。

2.呕吐 早期为反射呕吐。高位肠梗阻,呕吐出现早而频繁,吐出大量胃和十二指肠内容物,味酸而苦;低位肠梗阻呕吐出现晚且少,吐出物呈粪样,带粪臭味;麻痹性肠梗阻时的呕吐多呈溢出性;若呕吐物呈咖啡色或为血性,提示肠绞窄、出血。

3.腹胀 腹胀一般出现较晚,高位肠梗阻腹胀不明显,低位肠梗阻腹胀较明显,麻痹性肠梗阻则腹胀尤甚。

4.便闭 梗阻发生后。病人多不再排气。少数高位小肠梗阻者,由于梗阻以下肠内尚有残存粪便或气体,仍可能有少量排气、排便。某些绞窄性肠梗阻,如肠套叠、肠系膜血管栓塞等。可排出血性液体。

(二)体征

1.全身情况 单纯性肠梗阻早期一般无明显变化,晚期可出现唇干舌燥、眼窝内陷、皮肤弹性差、尿少、精神萎靡、面色白光白、四肢发凉、脉细数无力、并有发热感染等。绞窄性肠梗阻多出现水、电解质及酸碱平衡紊乱,血压下降乃至休克。

2.部体征

（1）望诊：腹部膨隆，可见肠型、蠕动波或不对称性腹胀。

（2）触诊：单纯性肠梗阻可有不定位的轻度压痛。绞窄性肠梗阻可出现压痛、反跳痛、肌紧张。蛔虫性肠梗阻及肠套叠时多可触及索条状或"腊肠状"肿块。如触及有压痛的包块则多提示有肠扭转及其他原因引起的肠袢绞窄或者腹外痛嵌顿，若触及无痛性的肿块则应怀疑肠道肿瘤之可能。

（3）叩诊：肠膨胀一般呈鼓音绞窄性肠梗阴腹腔渗液较多时可有移动性浊音。

（4）听诊：机械性肠梗阻的特点是在腹痛发作时有肠鸣亢进、高调金属音或气过水声。麻痹性肠梗阻则肠鸣音减弱或消失。

（5）直肠指检：直肠肿瘤引起梗阻者常可触及肿块，肠套决、绞窄性肠梗阻，指套常染有血迹。

（三）辅助检查

1.实验室检查

（1）血液：血红蛋白及红细胞旅积升高，呈现血液浓缩；肠绞窄伴腹膜炎时，白细胞及中性细胞升高；血钠、氯、钾及二氧化碳结合力测定，能反映电解质、酸碱平衡紊乱情况。

（2）尿检：尿量少，比重增高。

（3）呕吐物及粪便检查：如有大量红细胞、或隐血试验阳性，多表示肠管有血运障碍。

2.X线检查　腹部X线立位透视或平片，积气肠袢及多个阶梯状液平面是肠梗阻的X线特征，一般梗阻形成后的4～6小时，即可查出肠腔内积气，可疑低位肠梗阻（如回结肠套叠、乙状结肠扭转、结肠肿瘤等）时，可考虑作钡灌肠检查。

（四）辨病要点

1.是否有肠梗阻　根据痛、吐、胀、闭四大症状，腹部肠型或蠕动波、肠鸣音亢进等体征，以及腹部X线检查结果，一般可作出判断，关键在于上述临床表现可因梗阻的原因、部位、是否为绞窄性、发病的急缓等而有相当程度的不同。发病急骤、症状剧烈的绞窄性肠梗阻有时就难以与其他急腹症相鉴别。

2.不同类型肠梗阻的特点

（1）机械性肠梗阻：发病急，阵发性腹部绞痛，肠鸣音亢进，呕吐频繁，腹胀不均匀、不对称。X线检查梗阻近端肠管显著胀气（小肠管径超过3厘米，结肠管径超过6厘米），气液同存；胀大的肠管多呈连续性平行排列；透视下肠蠕动增加，阶梯状液平面上、下移动。

（2）麻痹性肠梗阻：发病较缓，多继发于腹腔内感染，腹部外伤，腹膜后血肿，肠道炎症之后；腹部持续性膨胀，肠型不明显（或无），无绞痛发作，呕吐呈溢出样；肠鸣减弱或消失。X线可见胃肠道普遍性中度胀气；胀大的小肠，结肠以气为主，且彼此紧靠；肠管透明度增高；透视下长时间观察、肠曲排列改变不大。

（3）绞窄性肠梗阻：发病急骤、持续性剧烈腹痛及阵发性加剧呕吐出现早、剧烈且频繁。一期出现腹膜刺激征，并有发热，脉率增快，白细胞计数增高等毒血症表现病情迅速恶化，早期出现休克并对休克治疗效果不明显。腹胀不对称，腹部有局限性隆起或可触及有压痛的包块，对针对肠梗阻积极的非手术治疗尤反应，且症状体征进行性加重，呕吐物、引流物或腹腔穿刺液为血性或血便、腹部B超可探及局限性积液积气肠袢及腹腔积液。X线检查有典型特征：①"C"型肠袢，或多数"C"形肠曲挤集一处呈特殊形态（如同心瓣状、车轮状、花瓣状、"8"

字型、一串香蕉状等);②假肿瘤征;③肠袢固定:①闭塞性肠袢以上近端的肠曲无粘膜形象;③肠曲中有异常大量液体存在,或单一宽大的液平远远超过一般大小;⑥经胃肠减压而局部肠袢充气扩张无改善;⑦小肠梗阻明显而结肠内有中等积气;⑧积气扩大的肠管呈连续排列而偏于一侧,而另一侧呈空白,或空白肠位置倒转;⑨全腹,片致密,肠内无气影可见,腹片中可见软组织肠形,肠内全为积液。

(4)高位小肠梗阻:呕吐早而频繁,腹胀不明显,无典型 X 线征象。

(5)低位小肠梗阻:呕吐晚而少,呕吐物呈粪样,腹胀明显。X 线检查见扩张的小肠袢在腹中部,有典型的阶梯状液平面,空肠粘膜环状皱襞可显示"青鱼刺"(或谓'鱼肋骨刺")状;回肠粘膜无此表现,结肠内无积气。

(6)结肠梗阻:呕吐轻,腹部胀痛明显,其与低位小肠梗阻的临床表现很相似,X 线检查有助鉴别,扩大的结肠影位于腹部周围,可见结肠袋,胀气的结肠影在梗阻部位突然中断,盲肠胀气最重要,小肠胀气可不显著。

(7)完全性肠梗阻:发病急,呕吐频繁,如低位梗阻则腹胀明显,完全停止排气排便,X 线检查见梗阻以上肠袢明显扩张和充气,梗阻以下结肠内无气体。

(8)不完全性肠梗阻发病缓,腹痛间歇期长,腹痛较轻,呕吐少,或仅有欲呕感,肛门有少量排气排便,X 线检查见肠袢充气扩张不明显,而结肠内仍有气体存在。

3.肠梗阻的病因诊断　可从病史、诱因、年龄、体检、X 线检查等多方面分析。临床上粘连性肠梗阻最为常见。既往腹部手术、创伤、炎症者应多考虑;麻痹性畅梗阻多见于弥漫性腹膜炎,或近期有腰、腹外伤或手术,或年老体弱进食不佳者;便秘、饱餐后俯身劳动有发生肠扭转的可能;以往有痛病,尤其是股疲,摒气用力后有疝嵌顿引起肠梗阻的可能;新生儿应考虑可能系先天性肠道畸形;2 岁内幼儿应多考虑肠套叠所致;儿童要考虑蛔虫性肠梗阻;老年人以肿瘤、乙状结肠扭转或粪块堵塞多见;肠系膜血栓病人,动脉血栓可能由于左心瓣膜病变、心内膜炎者的血栓、赘生物脱落,或主动脉粥样钙化斑块脱落引起;静脉血栓形成可因腹腔感染、腹腔手术或创伤造成。

(五)分类鉴别

1.粘连性肠梗阻　临床上最常见,多因腹腔粘连或肠粘连所引起。先天性粘连可因发育异常或胎粪性腹膜炎所致;后天性者多见,常由于腹腔内手术、炎症、创伤、出血、异物等引起,形成的粘连有广泛片状("冻带鱼"样),也可呈局限性片状、束带状。有粘连的存在不一定会发生肠梗阻,只有当粘连处于不适当的情况下,造成对肠腔的下述几种病损害,才有可能引起肠梗阻。

(1)狭窄:一组肠袢紧密粘连成团并固定于腹壁,肠管狭小,肠运受限,不能扩张。

(2)成角:一组肠袢粘连于较远点形成锐角。

(3)成角并狭窄:一个肠袢粘连于自身折叠处,曲折处狭窄。

(4)压迫:起源于肠系膜或肠壁上粘连带,另一端附着于腹后壁压迫肠管。

(5)内疝:粘连带两端附着于两固定点,其下方呈一环孔,肠袢穿过此孔后突然膨胀,被粘连带箝闭。

(6)扭转:肠袢粘着于腹壁以粘连处为支点发生扭转等。在上述病变基础上,肠道功能紊乱,暴饮暴食、突然改变体位,饱食后运动,往往是引起梗阻的诱因。

本病与一般机械性肠梗阻表现一致，并具有下述特点：①多数病人有腹腔手术、创伤史、腹腔炎症史。②广泛粘连所引起的肠梗阻多为单纯性和不完全性，有慢性腹痛史，或反复急性肠梗阻发作史。③局限性粘连束带、或点状粘连所致肠梗阻，容易造成扭转、内病等闭袢性肠梗阻，情况较严重，卧位时腹部可见一孤立或突出的胀气肠袢呈"咖啡豆"状。

2.肠扭转　是一段肠管沿着其系膜长轴旋转超过 180 度而形成的闭拌性、绞窄性肠梗阻。肠系膜过长，系膜根部附着过窄而肠袢活动度较大，肠管内重里增加，当患者体位突然改变造成的惯性运动，或肠管动力异常，促使由细长系膜悬吊的肠管发生扭转。肠管可沿顺时针方向或逆时针方向旋转，轻的不到 1 周，重者可达 2～3 周。绝大多数会引起肠管完全的血运阻滞。肠扭转可涉及全部小肠，亦可为术后粘连引起的部分小肠扭转。

小肠扭转多见于青壮年重体力劳动者，有饱食后弯腰剧烈活动史；乙状结肠扭转多见于老年男性，常有便秘习惯，或既往有多次腹痛发作而经排气后腹痛消失的病史。

小肠一旦发生扭转，腹痛持续剧烈，不能平卧，常伴休克，叩诊为浊音。X 线平片呈现倒"U"字形肠形排列的特点。乙状结肠扭转涉及的范围较小，症状不如小肠扭转突出，除有腹部绞痛外，尚有明显腹胀，呈不对称膨隆，叩之如鼓，低压盐水灌肠，灌入量受限少于 500 毫升，X 线平片显示马蹄状巨大的双腔充气肠袢，圆顶向上，两肢向下，立位时则见两个液平面，钡灌肠则至梗阻部位受阻，钡影尖端呈"鸟嘴形"。

3.肠套叠　一段肠管套入相连的肠腔内，同时肠膜也套入，故不仅肠腔梗阻，而且系膜血管管也受压，成为绞窄性肠梗阻。

若远侧肠管过于松弛，而近侧收缩突然加剧，破坏了肠蠕动的正常协调的动力活动，整个近侧肠管连同它的系膜可突入远侧肠管腔内，构成肠管套叠。套入端成为肠套叠的外鞘。如套叠不紧，当肠肌舒弛时，套叠肠管可能自行退出，梗阻缓解。若套叠不断向远侧推进，则越套越紧，套入肠管和系膜越多。绞窄的可能性就越大。按其发生的部位可分为：回－结肠型、回盲－结肠型、小－小肠型和结－结肠型。

原发性（急性）肠套登，80％发生手 2 岁内幼儿，多因饮食习惯、食物性质改变，引起肠蠕动紊乱所致，最多见的为回－结肠型。肠套叠的三大典型症状是腹痛、血便和腹部肿块。临床特点是阵发性腹痛，哭闹不安，呕吐频繁，间歇期如常，果酱样便，腹部常可扪及腊肠形肿块，常位于脐右上方，而右下方腹扪诊有空虚感。X 线平片积气积液。空气或钡剂灌肠在结肠受阻，尖端呈杯口状。

继发性（慢性）肠套叠主要见于成人。少见。肠壁器质性病变如肿瘤、憩室、较大息肉等影响肠管协调收缩是导致肠套叠的常见原因，临床表现为慢性复发性肠套叠，多呈不完全梗阻，故症状较轻。可有阵发性腹痛发作，而发生便血者极少，套得多能自行复位。

4.其他　如肠蛔虫堵塞、嵌顿性腹外疝、肠系膜血管栓塞等。

（五）辨证分型

1.气滞型（早期单纯性机械性肠梗阻和早期麻痹性肠梗阻）　腹痛阵作或持续性胀痛，腹胀，恶心呕吐，无排便及排气，肠鸣音亢进或消失，腹软，苔薄白或薄腻，脉弦。

2.瘀结型（早期绞窄性肠梗阻和肠管开始有血运障碍的其他肠梗阻）　腹剧痛，中度膨胀，可见明显肠型，并有明显定位压痛、反跳痛和轻度肌紧张，常可扪及痛性包块，肠鸣音亢进，有气过水声或金属声音，伴胸闷气促，呕吐，无大便、不排气，发热，舌红苔黄腻，脉弦数或洪数。

3.疽结型(晚期绞窄性肠梗阻,肠坏死伴有弥漫性腹膜炎的其他肠梗阻,以及中毒性肠麻痹) 脘腹胀痛痞满,腹胀若鼓,全腹压痛,反跳痛和肌紧张,肠音减弱或消失,呕吐剧烈,呕出或自肛门排出血性物,且有发热,烦躁,自汗,四肢厥冷等,答黄腻,脉弦细而数。

四、治疗

(一)一般治疗

1.禁食及胃肠减压 吸出郁积在梗阻以上肠腔内的气体和液体。降低肠内压力。有利于改善肠壁血循环,减轻全身中毒症状,改善呼吸、循环功能。

2.补液治疗 肠梗阻常伴有不同程度的等渗或低渗性脱水、电解质及酸碱平衡紊乱,无沦是否手术,及时有效地纠正体液失衡是治疗肠梗阻的一个重要环节。必要时可进行胃肠外营养即全静脉营养(TTNP);晚期肠梗阻或绞窄性肠梗阻,常需输血浆或全血以提高血浆渗透压、补充血容量,防治休克。

3.合理使用抗生素 肠梗阻时,肠腔内、腹腔内均可有细菌繁殖,因此。应使用针对需氧菌和厌氧菌的抗生素,一般将广谱抗生素和甲硝唑联合使用,以防治感染。

4.对症处理,痛甚者,可予阿托品解痉止痛(麻痹性肠梗阻不用)。

(二)非手术疗法

适应症:

①单纯性粘连性肠梗阻;②动力性肠梗阻;③蛔虫团、粪块或食物团阻塞的肠梗阻;④腹腔结核致肠梗阻。即气滞型和瘀结型早期。

1.内治法 以开结通下为总则,并针对病邪而施治(1)气滞血瘀证:腹胀阵作,胀满拒按,恶心呕吐,无排气排便,舌质淡或红。治当行气活血,通腑攻下方用桃仁承气汤加减。方药:桃仁 10g,赤芍 15g,当归 15g,红花 10g,厚朴 15g,大黄 10g(后下),乌药 10g,青、陈皮各 10g,芒硝 10g(冲服);或用肠枯连缓解汤:厚朴 15g,木香 10g,乌药 10g,炒莱菔子 15g,桃仁、赤芍各 10g,芒硝 6g(冲服),番泻叶 10g(泡服)。

(2)肠腑热结证:腹痛腹胀,痞满拒按,恶心呕吐,无排气排便,发热,口渴、尿短赤,甚或神昏谵语,舌质红,苔黄腻。脉洪数。治宜活血清热,通里攻下方用复方大承气汤或大陷胸汤加减。方药:厚朴 15g,积实 15g,炒莱菔子 30g,桃仁 10g,丹皮 10g,黄连 1,0g,半夏 10g,生大黄 10g(后下),芒硝 10g(冲服)。

(3)肠腑寒凝证:发病急骤,腹痛剧烈,恶心呕吐,无排气排便,脱腹怕冷,得温则减,舌质淡,苔薄白,脉弦紧或沉迟。治宜温中通下。方用温脾汤加减。方药 附子 9g,干姜 6g,人参 6g,当归 10g,木香 10g,生大黄 10g(后下),芒硝 10g(冲服)。亦可用三物备急丸(峻)或大黄附子汤加减论治。

(4)水结湿阻证:脘腹胀满,全腹拒按,腹部痛阵阵加剧、水走肠间辘辘有声。恶心呕吐,无排气排便,口渴不欲饮,尿少,舌淡苔白腻,脉弦滑数,治当逐水通下,方用甘遂通结汤加减。方药:桃仁 9g,赤芍 15g,厚朴 15g。木香 9g,牛膝 9g,黄芪 15g,生大黄 15g(后下)、甘遂末 1g(冲服)。

(5)食积中阻证:饱餐后用力剧烈运动或过食黏腻食物,突然腹痛不止,坐卧不宁,腹胀拒按,频繁呕吐酸臭物,无排气排便,苔黄腻或白腻,脉滑而实。治当消导通下。方用消导承气汤加减,方药:厚朴 10g,枳实 10g,炒莱菔子 30g,当归 15g,陈皮 6g,鸡内金 6g,焦三仙各 30g,生大黄 15g(后下),芒硝 l0g(冲服)。

(6)虫积阻滞证:腹痛绕脐阵作。腹胀不甚,腹部有条索状团块,恶心呕吐,或吐蛔,或有便秘,答薄白,脉弦。治当驱虫通下。方用驱蛔承气汤加减。方药:乌梅 15g,川楝子 9g,川椒 3g,苦参 9g,鹤虱 9g,槟榔 9g,生大黄 9g(后下),芒硝 9g(冲)。

2.成药验方

(1)甘遂末 0.6g(小儿减量),口服或抽空胃内容物后从胃管注入,征 4 小时 1 次,3 次为 1 疗程。适用于蛔虫性肠梗阻及粘连性肠梗阻。

(2)番泻叶 20～30g,开水冲泡代茶饮,适用于单纯性或不完全性肠梗阻。

(3)生食用植物油或石蜡油任何一种,60～200ml 口服,或抽空胃液后自胃管注入,夹管 1 小时,对粘连、蛔虫、粪块阻塞引起的肠梗阻有一定的疗效。

3.针刺疗法体针:足注肚、内庭、天枢、中脱、曲池、合谷。配穴:呕吐加内关;腹痛加内关、章门;少腹痛加气海、关元。强刺激或电针,每次留针 20～30 分钟几耳针:大肠、小肠、神门、交感等穴,作为辅助治疗,穴位注射:用新斯的明 0.25～0.5 毫克或垂体后叶素 5～10 单位,于双侧足三电交替注射,适用于麻痹性肠梗阻无器质性病变者

4.颠簸疗法　患者取膝肘位俯于床上,加大肘膝间跨度,充分放松腹部,医生立于病床后侧或虚骑病人身后,先行腹部逆时针按摩。然后两手合抱病人腹下,托起腹部,再户放松,如此反复加大幅度,并行左右摇晃,反熨进行 5～10 分钟,间歇 15～30 分钟重复进行:适应于早期肠扭转无明显并发症者。

5.灌肠疗法

(1)肛点法;大黄 30g,厚朴 15g,枳实 15g,莱菔子 15g,黄芩 15g 加水 1000ml,煎至 300ml,芒硝 30g 冲入,以输液瓶经肛管滴入,每分钟少于 80 滴,1 次/日适用于单纯性低位肠梗阻,尤其是呕叶频繁,肠内积液较多者给药。

(2)灌肠法:中药大承气汤,肥皂水,感皂角 30g,细辛 6g,煎至 200～300ml,经肛针缓慢滴入作保留灌肠,能加强通坦攻下作用,适用于低位肠梗阻或肠套叠,亦可用钡剂或空气灌肠。

6.其他疗法

嵌顿性病早期可试行手法还纳;蛔虫团性肠梗阻可行氧气驱虫。

(三)手术疗法

1.适应症　疸结型肠梗阻均应手术治疗,包括绞窄性肠梗阻、完全性肠梗阻、有腹膜刺激征或伴有弥漫性腹膜炎的各型肠梗阻;即使是气滞型或瘀结塑轻症的肠梗阻,经 6～8 小时积极非一手术治疗,病情无好转,症状进行性加重均应手术治疗。此外先天性畸形、肿瘤或内疝所致肠梗阻均应手术治疗。

2.准备　经短时的术前准备,补充血容量,对提高病人对手术的耐受力是有益的。估计有肠坏死同时伴有休克者,宜边抗休克边手术,只有切除了坏死肠段,休克才能得以纠正。

3.方法　手术的目的是消除梗阻的局部原因,迅速恢复肠道通畅。如松解粘连和索带、肠扭转复位、重叠复位、坏死肠段切除或肿瘤切除等。手术方法以简便、快速、有效为原则,避免作不必要的复杂手术。

(1)探查腹腔时,勿过分牵拉肠系膜,以免引起反射性血压下降;必要时先用 0.25～0.5%

普鲁卡因溶液作肠系膜根部神经丛封闭。

(2)如鼓肠严重,影响手术操作,可作肠减压术

(3)难以确定梗阻部位时,应先检查盲肠。若盲肠、升结肠无明显扩大,梗阻部位必在盲肠以上(小肠);若有扩大,则梗阻部位必在盲肠以下(结肠)。

(4)对肠扭转伴肠坏死病人,应先阻断血供再行复位,以尽量减少肠毒素吸收。

(5)梗阻解除后,检查被绞窄肠袢是否有活力,然后决定处理方法,有生活力的肠管表现为,用温热盐水纱布敷盖后,肠壁色泽转红润;肠系膜边缘及肠壁小动脉恢复搏动;肠壁对机械刺激(用镊子或血管钳轻敲肠壁)能产生蠕动。

①作粘连索带松解术、肠套叠整复术或肠扭转复位术后,如肠管活力正常,可常规关腹;肠管已无活力,作坏死肠段切除吻合术;有可疑坏死的肠段,如病人情况尚好,争取作肠切除吻合术,否则作肠外置术(高位空肠不宜外置)。

②慢性结肠梗阻,多因肠道肿瘤引起。择期手术病人,应在肠道准备的基础上作一期切除吻合术;急性发作的病人,一般先作近端结肠造瘘术,待病情改善后冉作根治性手术;对降结肠肿瘤或乙状结肠扭转坏死,行左半结肠切除时应保证吻合口上端肠腔要空,吻合口无张力,吻合口下端肠管要通,即"上要空、口要松、下要通"为原则,必要时行横结肠暂时性双筒造瘘,以确保手术的安全性。

(6)手术过程中,应避免肠袢长时间暴露在腹腔外,以免影响术后肠管功能恢复;作肠减压、取异物术、造瘘术或肠切除吻合术时,应尽鼠避免污染腹腔。

(孙莹莹)

## 第三节　急性阑尾炎

急性阑尾炎(acute appendicilis)是由于各种致病因素引起阑尾的急性炎症性疾病,属中医"肠痈"的范畴。在自然人群中其发病率为 15:1,居外科急腹症的首位。

### 一、解剖与生理

阑尾位于盲肠左后侧、回盲瓣下方 2.5 厘米,三条结肠带会合处,长 5～10 厘米,直径 0.5～0.7 厘米,为一盲管,其与言肠腔交界处有一半月推粘膜皱襞,称 Cerlach 瓣,阑尾可分为基底、体、尖_三部分,成人阑尾腔均匀,细长,而婴幼儿期呈漏斗状,老人阑尾萎缩管腔变窄或部分闭锁,故成人期阑尾炎发病率较高。阑尾的血供来自回肠动脉分支,为无交通支的终末动脉,若其发生血运障碍,易致系膜对侧的阑尾壁坏死、穿孔;阑尾静脉通过肠系膜上静脉汇入门静脉,阑尾化脓时,其菌栓易经门静脉入肝而引起门静脉炎或肝脓肿。阑尾系膜内有动脉、静脉、神经和淋巴,其呈三角形。较阑尾短,易引起阑尾扭曲而梗阻。近年研究认为阑尾有丰富淋巴组织,具有一定免疫功能,但中年以后其功能渐由全身淋巴细胞及脾脏所取代。阑尾神经源于肠系膜上动脉周围的交感神经,上传的信息随交感神经进入脊髓第 10 胸节,故急性阑尾炎初始,常有脊髓第 10 胸节神经所分布的脐周牵涉痛。阑尾在体表的位置取决于盲肠的位置,其正常位置位于麦氏点(Me Bumey 点,右髂前上棘与脐连线的中外 1/3 交界处)或兰氏点(Lanz 点,两髂前上棘连线中、右 1/3 交界处)如胚胎发育期中肠旋转不全,阑尾位置可随盲肠位置异常而改变,如肝曲、脾曲、左位、盲肠内或腹膜后。阑尾呈游离状,其可指向任何方向:最多为盲肠后指向上方,其次为指向盆腔和髂窝;回肠前或后方指向脐;盲肠右外侧;位于

腹膜后间隙的盲肠后位阑尾,手术中应予注意。

二、病因病机

(一)肠为六腑之一,以通降下行为顺。若因寒温不适,饮食不节,情志不畅,劳累过度或饱餐后暴急奔走等,均可导致肠腑的功能失调。传化不利,运化失司,糟粕积滞,生湿生热,遂致气血不和,败血浊气壅遏而成肠痈。总由湿热、癖凝、热壅致湿热壅积,彼滞不散、热胜肉腐则成痈脓。热极化火、火毒炽盛,则可发生以火毒为中心的多种辨证。根据本病发病部位及临床表现不同,前人又有所谓大肠痈(天枢穴附近)、小肠痈(关元穴附近)、盘肠痈、缩脚痈之分。

(二)病因

①神经反射学说:阑尾炎的发生与神经系统活动有关、阑尾肌肉的反射性痉挛可使阑尾腔中已存在的部分梗阻变成完全性梗阻;阑尾血管的反射性痉挛可使阑尾的血运发生障碍,随后出现细菌感染。②阑尾腔梗阻学说:阑尾是内腔细长的盲管,阑尾粘连或其系膜过短所致扭曲;阑尾腔内的粪块、粪石、狭窄、寄生虫等均可使阑尾腔梗阻阑尾腔近端发生梗阻,则阑尾粘膜分泌物不能排出,使阑尾腔压力增高,阑尾壁血运受阻。有利于细菌侵入形成急性化脓性炎症。③细菌感染学说:阑尾粘膜破损,阑尾腔内的大肠杆菌、肠球菌、厌氧菌等可侵入引起急性炎症,亦可通过血运感染发生阑尾炎症。此三者可相互影响而使病变激化;亦可在有利的抗病条件下改善或消除,使病变向痊愈转化。

(三)病理类型

1. 单纯性阑尾炎　早期由于管腔内压力增高,仅影响阑尾壁毛细血管和静脉回流,动脉血流尚未受阻。阑尾表现为粘膜充血、水肿、中性白细胞浸润等,粘膜表面出现小出血点和溃疡,浆膜而也可充血、水肿,因而失去正常光泽;阑尾腔内可有少量渗出液。

2. 化脓性阑尾炎　又称蜂窝织炎性阑尾炎,阑尾肿胀更为显著,浆膜面高度充血、有黄白色纤维素和脓性渗出物附着,并常被网膜包围。阑尾壁内可有小脓肿形成,原有的黏膜溃疡面增大,阑尾腔内积脓。附近腹腔内有稀薄而混浊的渗出液。

3. 坏疽性阑尾炎　阑尾出现全层坏死,可局限于阑尾的一部分或累及整个阑尾,坏死部分呈暗紫色、紫黑或黄绿色,肿胀明显、其粘膜大部分已溃烂。阑尾胶内有脓液或血性液积存,并为大网膜包裹,周围有大量脓性纤维素渗出;有时可见穿孔,细菌和脓液通过坏死区或穿孔进入腹腔。

(四)转归

1. 炎症消退　一部分单纯性阑尾炎经及时中西医结合保守治疗,炎症消退,可不留解剖学上的改变,但化脓性阑尾炎经治疗,虽炎症消退,亦可留下管腔狭窄、管壁增厚、阑尾粘连扭曲等,成为日后复发的基础。

2. 炎症局限化　化脓、坏疽或穿孔性阑尾炎后,阑尾被大网膜包裹粘连,炎症局限化;如脓液较多即行成阑尾周围脓肿,脓液不多亦可被吸收。

3. 炎症扩散　阑尾炎症严重,未予及时有效治疗,可致炎症扩散,发展为弥漫性腹膜炎,有时可形成膈下脓肿,盆腔脓肿,少数因致病菌经血循侵入门静脉引起化脓性门静脉炎或肝脓肿,侵及全身则可引起脓毒血症。

三、诊断要点

（一）症状

1.腹痛　转移性右下腹疼痛和右下腹固定疼痛是急性阑尾炎的主要特征。典型的腹痛多起于脐周和上腹，开始腹痛不甚严重，位置不固定呈阵发性，这是阑尾阻塞后，管腔扩张和管壁肌收缩引起的内脏神经反射性疼痛，数小时至 24 小时左右，转移至右下腹，呈持续性加重，这是阑尾炎症侵及浆膜，壁层腹膜受到刺激引起的体神经定位痛，约 70～80％急性阑尾炎具有这种转移性腹痛和右下腹固定疼痛的特征。但也有部分病例一开始即出现右下腹痛，可能与下述因素有关。起病进展迅速，加之年老，体弱，反应低下，对内脏性疼痛无明确感觉；或既往患过化脓性阑尾炎，经治疗呈瘢痕性愈合，已失原有正常结构，当再度感染时无内脏性疼痛的反应过程，仅反应炎症刺激浆膜、壁层腹膜的体神经定位痛。腹痛的性质与程度：因阑尾炎不同病理类型而异。单纯性阑尾炎多呈隐痛或钝痛、程度较轻；化脓性、梗阻性阑尾炎多呈阵发性剧痛或胀痛，梗阻严重而化脓轻者也可有阵发性绞痛；坏疽性阑尾炎开始多呈持续性跳痛。在腹痛进展过程中突然减轻，局部体征与全身症状趋缓，是阑尾腔梗阻解除或炎症消退的征象，全身症状与局部体征仍然存在或加重，是阑尾炎已发生坏死或穿孔减压的体现；阑尾位置不同，其腹痛部位也有区别，如盲肠后位在侧腰部，盆腔位阑尾炎痛在耻骨上区，高位阑尾炎在右上腹部等。

2.胃肠症状　恶心、呕吐常出现在病程早期，盆腔位阑尾炎可刺激直肠、膀胱引起腹泻，尿频急等症状。弥漫性腹膜炎时可致麻痹性肠梗阻：

3.全身反应　早期可有乏力、头痛等；急性单纯性阑尾炎，体温一般在 37.5～38℃，化脓性常伴寒战、高热，体温在 38.5～39℃以上，如并发门静脉炎可出现黄疸。老年人反应性低，体温可不高。小儿体温多在 38℃以上。体温升高一般发生在腹痛以后。

（二）体征

1.压痛　炎症仅局限于阑尾本身时。压痛点通常位于右下腹麦氏（Mo Bunley）点，或兰氏（lanz）点，个别阑尾异位者，压痛可出现于右腹、右上腹或左下腹。一旦炎症扩散至阑尾以外部分，压痛范围随之扩大，但仍以阑尾部位压痛点为最剧。相应部位可有反跳痛。

2.腹肌紧张　早期检查时右下腹抵抗感。若有穿孔和腹膜炎时，则出现右下腹肌强直，范围扩大。

3.脉象　脉弦或弦紧，化热后脉象转数、弦数、洪数或滑数。

4.舌苔　最多见的是薄白或白腻苔，舌质淡红，化热后，舌并转黄，热甚者可出现黑焦燥苔。

5.经穴触诊　约有 60～80％病人在足阳明胃经的足三里和阑尾穴（在足三里与上巨虚两穴之间）上有压痛，以右侧明显多见。

（三）其他体征

1.间接压痛（Rovsing 征）　左下腹部加压时，结肠内气体被挤入盲肠，刺激发炎的阑尾而引起右下腹痛，又称结肠充气试验阳性。当阑尾腔堵塞气体不能进入时，即使阑尾有炎症本试验亦可呈期性。

2.腰大肌试验　病人取左侧卧位，右腿伸直或过度后伸，在盲肠后位的急性阑尾炎时，腰大肌因受刺激而疼痛。

3.直腿抬高试验　用手按压在右腰部压痛点，病人的右腿伸直抬高时，若为盲肠后位阑尾,感疼痛加剧。

4.闭孔内肌试验 患者平卧,右腿屈曲,转动髋关节,如引起下腹痛,见于阑尾盆腔位靠近闭孔内肌。

5.阿隆(Aaron)氏征 阑尾炎症尚未波及壁层腹膜时,按压右下腹,可不出现右下腹痛,而是上腹或脐周的感觉区痛,是早期诊断阑尾炎一个依据,也有助于阑尾与盆腔炎的鉴别。

6.右下腹三角形皮肤感觉过敏区 急性阑尾炎早期,阑尾腔梗阻时,右下腹胸10~12神经分布区范围内有皮肤过敏现象,通常在髋棘最高点、右耻骨结节和脐孔构成的三角区内、称Sherren三角,它并不因阑尾位置的不同而改变。如阑尾坏疽或穿孔时、此感觉过敏现象即消失。

7.Deaver征 深呼吸或咳嗽时引起右下腹痛。

8.直肠指诊 盆腔位阑尾炎时,直肠右前壁有触痛;如有盆腔脓肿时,可触及痛性肿块。

(四)辅助检查

1.实验室检查 白细胞总数及嗜中性粒细胞升高。急性单纯性阑尾炎白细胞计数在 $12 \times 10^9/L$ 左右,中性粒细胞在 80% 以上;化脓坏疽性阑尾炎白细胞计数在 $15 \times 10^9 \sim 20 \times 10^9/L$ 左右,中性粒细胞在 90% 以上。

2.X线检查 非特异性,对不典型急性阑尾炎诊断有一定帮助、可表现为:①回肠末端反射性肠腔积气积液;②阑尾区有条索状气影;③部分病人可发现阑尾结石;④阑尾穿孔后部分病人可产生腹胀,肠管扩张、积气、积液明显。

3.B超检查 用加压超声探头检查,可发现急性阑尾炎呈低回声的管状结构,压之形态不改变,僵硬,横切面呈同心圆似的"靶"样结构图像,并以此特征作为急性阑尾炎的超声诊断标准。B超对坏疽及穿孔显示困难,但作为一种安全的辅助手段,尤其适用于不凝急性阑尾炎或诊断困难的病人,特别是儿童、妇女及老年病人、疑有阑尾脓肿形成时,B超可确诊。

4.诊断性腹腔穿刺 适用于临床症状不典型的阑尾炎因诊断困难和其他急腹症难以鉴别时。严重腹胀或腹胶有广泛粘连时不宜采用。

(五)鉴别诊断

1.妇产科疾病 在育龄妇女中特别要注意。①宫外孕:常伴有急性失血症状和腹腔内出血的体征,有停经史,尿 HCG 等妊娠试验阳性;检查时有宫颈举痛,附件肿块,阴道后穹窿穿刺得到不凝血等。②卵巢滤泡或黄体破裂:多发生在下次月经前 14 日以内,临床表现与宫外孕相似,但症状较轻。③卵巢囊肿带扭转:有明显的腹痛和腹部肿块。④急性输卵管炎和急性盆腔炎:常有脓性白带和盆腔的对称性压痛,阴道后穹窿穿刺可获脓液,涂片检查可见革兰氏阴性双球菌。

2.内科疾病①右下肺炎、胸膜炎:早期体温升高。有明显的上呼吸道感染病史和体征,腹痛轻微、广泛,无肌紧张,全身症状明显,胸片可资鉴别。②急性胃肠炎:主要为腹痛,腹泻,恶心,呕吐,便后腹痛减轻,压痛范围广泛而无肌紧张,大便常规有红细胞、脓球。③急性肠系膜淋巴结炎:光发生高热后有腹痛,右下腹压痛广泛稍偏内侧,无转移性腹痛。④肠蛔虫:儿童多见,腹痛位于脐周,部位不固定,为间歇性。腹软无固定压痛点,无肌紧张,可们及蛔虫团,不固定。③腹型紫癜:腹痛的发生是由于腹痛的发生是由于腹膜或肠系膜广泛点状出血所致为阵发州剧烈绞痛,多在脐周和下腹部,尤转移性腹痛,无肌紧张,有药物、食物过敏史,皮肤、口腔粘膜同时有出血点。

3.外科疾病①胃、十二指肠穿孔：消化液可沿升结肠旁沟流向右髂窝处，引起右下腹疼痛和肌紧张，这种腹痛是扩散而不是转移，可有溃疡病史，腹痛开始即剧烈，且持续存在，主要位于上腹部及右上腹部，右下腹虽有服痛但不如穿孔部位压痛明显，肝浊音界消失，腹部 X 片可见膈下游离气体，腹穿液等可资鉴别。②右侧输尿管结石：为阵发性绞痛，并向会阴放射，肾区有明显叩痛，尿中有红细胞。腹部 X 线平片或静脉肾盂造影可见结石阴影。③先天性回肠憩室(Meckel 憩室)炎或穿孔：剖腹前难以鉴别，虽为少见，若在手术时发现阑尾正常。必须检查距回盲部 1 米之内回肠。以免漏诊。④肠伤寒穿孔：腹痛突然出现，开始即剧烈且为持续性。此前多有较重的全身症状，如畏寒，发热，头痛，乏力，食欲不振等。自细胞计数多正常，相对缓脉，肝脾肿大等内科过程，X 线透视见腹内有游离气体。⑤急性胆囊炎及胆石症：一般与阑尾炎鉴别不难，但当胆囊位置较低(系膜胆囊)或阑尾位置较高时，两者容易发生混淆多有高脂餐诱发和反复发作史，无转移性腹痛，疼痛向肩部放射，如伴结石，可有阵发性绞痛。B超可以确诊。

(六)辨证分型

1.瘀滞型　多属单纯性阑尾炎或其他类型闹尾炎消散后期转移性右下腹痛，纳呆，脘腹胀闷，恶心呕吐，便秘，不发热或微热。气滞为主者腹痛绕脐走窜；血瘀为主者痛有定处且拒按，或可触技包块。舌质红，答薄自或黄，脉弦紧。

2.蕴热型　是在气滞血瘀证之基础上与化热证并见，多属蜂窝织炎性阑尾炎成脓期。腹痛及右下腹压痛加剧，反跳痛明掀，腹肌紧张或局限性肿块(包块或脓肿)，但不超过右下腹一个象限。湿重于热者则微热腹胀痛不剧，口渴不欲饮，便溏而不爽，小便短少，舌质微红，苔薄黄腻，脉弦数。热重于湿者则体温在 38℃ 以上白细胞计数明显升高，腹痛剧，拒按，口干欲饮，便秘溲赤，舌红苔黄腻，脉弦滑数。

3.热毒型　腹痛剧烈，全腹可有弥漫性压痛、反跳痛及肌紧张；热毒伤阴者，有高热或恶寒发热，持续不退，自汗烦渴，面红目赤、唇干口臭，呕吐不食，便秘或似痢不爽，溲赤或频数似淋，舌质红绛而干，苔黄厚干燥或黄厚腻，脉弦滑数或洪大而数，体温达 39℃ 左右，白细胞计数 $15 \times 10^9$/L 以上；热毒伤阴损阳者，发热不高或可无热，但精神萎靡，肢冷白汗，脸色苍自。气促，脉沉细而数，舌质淡于，苔薄白等热深厥深的感染性休克症状。肠结腑实者，有全腹膨胀，频频呕吐，无排便排气。

四、治疗

(一)非手术治疗

1.适应证

(1)急性单纯性阑尾炎。

(2)轻型化脓性阑尾炎。

(3)阑尾周围脓肿。

2.治疗方法

(1)卧床休息：并发腹膜炎时取半卧位。

(2)根据个体情况，可给予半流汁饮食、流汁饮食或禁饮食。出现腹膜炎合并肠梗阻者，可予胃肠减压。

(3)对禁食、行胃肠减压或脱水者,应注意静脉补液,同时注意纠正水、电解质、酸碱平衡紊乱。

(4)对各种证型阑尾炎,均可选用有效抗生素,并注意对厌氧菌感染的治疗。

(5)中药:本病分期分型虽有不同,但用药不外乎清热解毒、行气活血,通里攻下三大法则。古方大黄牡丹皮汤为基础方,大承气汤、大陷胸汤、黄连解毒汤、龙胆泻肝汤、血府逐瘀汤、增液汤等亦为常用。

①瘀滞期:治宜行气祛瘀,通里攻下,辅以清热解毒。方用阑尾化瘀汤(南开医院方)加减:气滞者,酌加乌药、陈皮、砂仁;血瘀重加丹参、赤芍、红藤;热重加蒲公英、败酱草、散血草。

②蕴毒期:宜清热解毒,通里攻下,佐以行气活血。方药阑尾清化汤加减:实热屯,加黄连、黄芩、黄柏;湿重者加藿香、佩兰、白蔻、生薏仁。

③热毒期:治当通里攻下、清热解毒、佐以行气活血方用阑尾清解汤加减:热毒伤阴者,加鲜生地、玄参、天花粉;腹胀加厚朴、赤茯苓;大便秘结不通加甘遂末1g(冲服)。有包块或脓肿形成者,加红藤30克。

(6)单方、成药疗法

①马齿苋60g,蒲公英60g,水煎服。

②白花蛇舌草60g,浓煎1000nl,口服。

③红藤30g,或紫花地丁30g,或鱼腥草30g,或散血草30g等,单味或多味煎服。

④锦红新片:每14片中含红藤60g,蒲公英30g,生大黄粉1.5g,每次5片,1日3次适用于急性轻塑化脓性阑尾炎。

⑤巴黄丸及肠痈丸:治疗各型急性阑尾炎。巴黄丸每粒含巴豆霜0.09g,生大黄粉0.22g,共为末,装入"0"号肠溶胶囊,每次服1~2粒,1日3次;肠痈丸组成为乳香、没药各90g,木香120g,厚朴、生大黄各180g,炼蜜为丸,若梧桐子大小,每日3~4次,每次5g。

(7)外治法

①芒硝粉600g,装入布袋中局部外敷。

②金黄膏或玉露膏,局部外敷,1~2次/日。

③土大黄适量捣烂外敷局部已

④蒲公英、紫花地丁、散血草适量,一味或多味鲜品,捣烂局部外敷,一日1~2次。

(8)针刺疗法:主要适用于单纯性阑尾炎或轻型化脓性阑尾炎。

常用穴位体针以阑尾穴、足三里、阿是穴为主穴,恶心呕吐加上脘、内关,发热加曲池、尺泽,腹胀加大肠俞、次髎。耳针取阑尾、耳舟中段、新阑尾点,配大肠、小肠、肩,发热加皮质下、耳轮,呕吐加迷根等。每次取主、配穴2~3个,采用泻法,强刺激,留针20~30分钟或不留针。

(二)手术治疗

1.适应症　如在治疗过程中出现下列情况之一者,应施行阑尾切除手术。

(1)经非手术治疗效果不明显,病情持续加重,体温、脉搏、白细胞计数持续升高者。

(2)急性阑尾炎怀疑有穿孔或已经发生穿孔合并腹膜炎者。

(3)慢性阑尾炎后反复急性发作者,

(4)婴幼儿与老年人急性阑尾炎,

（5）阑尾蛔虫病。

2.术中特殊情况处理

（1）切口一般取麦氏切口；如阑尾位置偏中、偏左或盆腔位阑尾，诊断不明或估计手术复杂者取右下腹旁正中切口或经腹直肌切口。

（2）寻找阑尾术中寻找阑尾困难时，可沿盲肠结肠带追索，或沿末端回肠逆向追踪找到阑尾，必要时用手探摸，将发炎肿胀变硬的阑尾用钳提出；如探及阑尾在腹膜后。应剪开后腹膜找出阑尾；如在髂窝找不到盲肠，可顺升结肠旁沟寻找，并结合体征考虑盲肠未降而位于肝下或游动盲肠。

（3）应在阑尾根部切断结扎（最好是缝扎）阑尾动脉。如系膜较阔又较肥厚时、则需逐段分别切断结扎。

（4）阑尾粘连较多、阑尾系膜过短或盲肠后位阑尾时，可逆行切除阑尾，即先在鉴部切断阑尾、处理残端后，再分段切除系膜，直至取出整个阑尾。

（5）如阑尾根部坏疽、盲肠壁水肿、脆弱、则小宜勉强行荷包埋入缝合，以免撕裂盲肠，可仅结扎阑尾残端，并置放腹胶引流管，如并发肠瘘也及时采取引流。

（6）阑尾周围脓肿形成时，不应强求做阑尾切除，否则，势必招致感染扩散和损伤粘连于脓肿壁的肠管，故只引流脓肿，待伤口愈合 2～3 月后，视情况再决定是否作阑尾切除术。

（7）冲洗与引流①除非弥漫性腹膜炎，腹腔广泛积脓，需彻底冲流腹腔外，局限性的阑尾周围积脓，只需吸尽脓液，再以拧干之盐水纱布条吸拭至无明显脓液积留，放置引流即可，勿需盐水冲洗而致感染扩散。②凡阑尾根部处理不可靠，腹腔炎症反应重，估计术后仍有较多渗出者均需置放引流引流物应于切口旁作戳创引出，以减少切口感染的机会。③切口污染者，应在关闭腹膜层后逐层冲洗后缝合，若皮下脂肪丰厚，应放置橡皮片引流。

【附】几种特殊类型的急性阑尾炎

1.小儿急性阑尾炎　12 周岁以下的发病者列为小儿急性阑尾炎。因小儿阑尾壁较薄，穿孔率高，且小儿的大网膜发育不全，短而薄，不能包裹炎性病灶或局限炎症病变的能力差，一旦穿孔，即迅速发生弥漫性腹膜炎压痛范围一般较广，由于腹肌发育不健全。腹肌紧张测定较难，出现高热、恶心、呕吐较剧烈，易造成脱水、酸中毒，后果严重故小儿阑尾炎一经确诊，即应行手术治疗。

2.老年人急性阑尾炎　60 岁以上发病若列为老年人急性阑尾炎老年人对痛觉近反应迟钝，转移性右下腹痛出现较晚或不存在，腹痛程度不能确切反映炎症程度和病理类型，有些病人腹痛较轻，炎症却已很严重，老年人腹肌萎缩，其服痛、反跳痛和肌紧张常不明显，有的已出现阑尾坏疽、穿孔或并发腹膜炎，也仅有压痛范围扩大而无肌紧张和反跳痛，故不能以此来判断阑尾炎的病理类型。老年少、防御能力弱，急性炎症易扩散，病情发展快，以至阑尾化脓、坏疽、穿孔、阑尾脓肿形成等，在数天内可发生。由于反应能力差，炎症严重时可能仅有低热，白细胞计数和中性粒细胞比例也只轻度增高一老年人常伴发心血管疾病、糖尿病、肾功能不全等。使病情更趋义杂、严重。所以老年人急性阑尾炎不一定具有转移性右下腹疼痛的症状和相应体征，只要有右下腹固定压痛就要考虑本病的可能，应借助一些相应的辅助检查，力争早期诊断.早期手术，并注意老年人伴随内科疾病的处理。术后注意防止肺部并发症及静脉内血栓形成。

3.妊娠期急性阑尾炎　妊娠期阑尾和盲肠被胀大的子宫推向外上方,妊娠 3 个月时阑尾基底部位于髂棘下两横指,5 个月时达髂棘水平,8 个月时达髂棘上两横指,分娩后回 10 大到原处。阑尾因移位而受压、发炎机会增多,发病多在妊娠后 6 个月内。①妊娠早期急性阑尾炎:在妊娠最初 3 个月,急性阑尾炎的临床表现与一般急性阑尾炎相同。②妊娠中晚期急性阑尾炎:随着子宫逐渐增大,盲肠与阑尾位置发生改变,触痛点也随之升高,妊娠晚期,阑尾被增大的子宫覆盖,压痛常位于右侧腰部,腹前壁压痛不明显,当阑尾穿孔并发腹膜炎时,腹肌紧张也不明显. 由于阑尾刺激引起子宫收缩,可致早产,同时妊娠时,子宫把大网膜、小肠推向一侧,大网膜难以包裹阑尾,阑尾穿孔后,引起弥漫性腹膜炎的危险增加,因此,早期诊断非常重要。妊娠早期(1~3 个月)急性阑尾炎与一般阑尾炎一样,症状轻者采用非手术治疗;症状重者,在加强保胎基础上手术治疗,避免手术导致流产。妊娠中期(4~7 个月)急性阑尾炎:症状轻非手术治疗,症状重者手术治疗,虽手术牵拉子宫有引起一早产可能,但炎症会威胁母子安全,应向患者及亲属说明,权衡利弊;妊娠晚期(8 个月以上)急性阑尾炎:多数人主张手术治疗。尽量不用腹腔引流,加强护理,加强保胎以防流产、早产。

4.慢性阑尾炎　大多数是急性阑尾炎消退后遗留下来的病变或由于阑尾腔内有粪石、虫卵、谷粒等异物或扭曲、粘连等致管腔狭窄,发生慢性炎性变化。在粘膜和浆膜层可见小淋巴细胞、嗜酸性粒细胞为主的慢性炎性细胞浸润,阑尾因纤维组织增生、脂肪增加而管壁变厚、狭窄或闭锁,周围粘连形成等,妨碍阑尾排空、压迫阑尾壁内神经末梢而产生疼痛。常为慢性右下腹痛,腹痛可为间歇性发作或持续性隐痛或不适,间隙性腹痛多见,且常有典型的急性阑尾炎发作史,常因剧烈活动、饮食不节而诱发。有的表现类似消化性溃疡,上腹不适、纳差、腹痛、便秘或便频等胃肠功能紊乱表现。右下腹持续性固定的局限性压痛是重要体征,X 线钡餐透示可见阑尾充盈迟缓或缺损、或阑尾未显示,但在盲肠区有局限性压痛,且压痛点随盲肠位置的改变而移动。具备上述特征,排除其他疾病时即能确诊。治疗以阑尾切除为主。

(孙莹莹)

# 第二章　结核病

## 第一节　结核病的基本知识

一、结核病和结核菌

结核病是一种起源很早、流传极广的慢性传染病。人类患结核病的历史可以追溯到 5000多年前。在埃及发现过弯腰驼背的木乃伊,经科研人员考证是因患腰椎结核导致了脊柱畸形,距今已有 4500 多年了。结核病分布非常广泛,鸟、鼠、兔、猴、牛、羊、马等各种动物,家养野生概莫能免;不同肤色、不同种族的人,无论老少均可罹患。结核病对于人类的影响,如同历史上鼠疫广泛流行造成大量死亡一样,曾经是灾难性的。时至今日,结核病依然是对人类健康的重大威胁。但是,几乎是在结核病袭击人的同时,人类即开始了与结核病进行漫长而顽强的斗争。本世纪 50 年代,异烟肼的发明成为抗结核化疗时代到来的标志,是人类与结核病斗争取得的最辉煌成果且是代表性的里程碑。这本可使在世纪末首先在发达国家,继而在全世界消灭结核病的计划成为美好的现实。然而,由于战争、灾荒、贫困等社会政治、经济和生活方式等因素的影响,结核病仍在世界各地特别是在发展中国家肆虐。尤其80年代中期以来,艾滋病的传播对结核病流行又起到了推波助澜的作用。人类近期消灭结核病的理想破灭了。与结核病的斗争真可谓艰苦曲折,任重道远,战斗正未有穷期。

结核病这样一种严重危害人类健康的疾病是如何感染人体并造成损害,结核病在我国和世界流行状况如何? 怎样减少以至切断结核病的流行,患结核病后又该怎样治疗呢? 让我们带着这些问题,从引起结核病的元凶—结核菌开始,一步步去认识和了解结核病吧。

结核菌是引起结核病的凶恶杀手,在细菌这个庞大的家族内,它属于裂殖菌纲、放线菌目、分支杆菌科、分支杆菌属。结核菌分为4种,分称人型、牛型、非洲型和鼠型结核菌。攻击人类,使人患结核病的主要是人型结核菌。

(一)结核菌的生长、性状和毒力

结核菌的生长增殖与环境条件密切相关,它喜欢37℃的温度,pH等于6.8~7.2的酸碱度,如果再加上40%~50%的氧气和5%~10%的二氧化碳气体比例,则是结核菌最舒适的生活环境,在这样养尊处优的条件下,它的增殖周期在15小时左右,就是说每15小时繁殖一代,在细菌中,结核菌算是生长缓慢的一种了。

结核菌的毒力就是它使人患结核病的致病力,可受多种因素的影响,特别是进入人体后,致病力更是因人而异,免疫力强的人体可免于发病或虽发病也病变局限、病情轻微,使结核菌的毒力大打折扣。也就是说,感染结核菌的人得不得结核病并不只取决于结核菌的一厢情愿。但是,如果遇上免疫力不足的人体,结核菌则显得气焰嚣张,毒力强劲。另外,同样是结核菌,分布在世界不同的地区,它们的毒力也不尽相同。经人工培养的结核菌,数代以后毒力渐低,以至于完全丧失毒力。失去毒力的活菌注射入人体后,不仅不会使人得病,而且还能使人体产生抵抗力,免于患结核病,这就是后面还会提到的卡介苗预防结核病的原理。

结核菌怕热不怕冷,在100℃的湿热环境中即刻毙命,65℃以上的湿热环境中最多30分钟即被杀死。而在寒冷环境中,结核菌可长期存活,在-6~-8℃可存活4~5年而"金身不坏",在-260℃的超低温下居然可数月不亡,其不畏寒冷的秉性可见一斑。结核菌又是些见不得阳光的小生物,在直射阳光下暴晒2~3小时,可杀死附着于衣物、寝具、书籍及薄层痰液中的结核菌。此外,有效浓度的乙醇等化学制剂也能杀灭它们。

值得指出的是:除污剂及合成洗涤剂对结核菌完全不起作用,充其量只能加强水对污染物品的物理冲洗作用,而指望它们消毒—杀菌却是勉为其难了。

(二)结核菌侵入人体的途径

1.呼吸道

呼吸道是结核菌最常见的入侵途径。排菌期的肺结核、支气管内膜结核、喉结核等病人在咳嗽、打喷嚏或高声谈笑时,结核菌随着痰沫、唾液喷洒到周围空气中悬浮漂动,病人随地吐出的痰液干燥后也可随尘埃顺风飞舞,当其他人吸入空气中的带菌飞沫或吸入有结核菌附着的尘埃时,结核菌就可经口鼻,沿气管,长驱直入直达肺泡腔。

2.消化道

主要因饮入消毒不彻底或未经消毒的污染牛奶,使藏身其中的结核菌得以入口腔、过食管而到胃肠。经此途径感染的多是牛型结核菌。

3.子宫内感染

患结核病的孕妇在通过血液向胎儿供应营养物质的同时,潜入血液的结核菌也混水摸鱼一起进入胎儿体内。此外,胎儿也可因咽下含结核菌的羊水而受感染。

4.皮肤感染

完整、健康的皮肤像牢固的屏漳保护着人体,当皮肤完整性被破坏出现缺损时,结核菌就可由破损处乘隙而入,钻入人体。

需要说明一点,结核菌侵入了人体,并不等于已经患上了结核病,是否发病,与进入人体的结核菌数量、毒力、频度有关。由于感染结核菌后4～8周人体就已组建起保护自己的特种部队—抗结核免疫系统,该系统能防止结核菌的播散,因此相当一部分感染结核菌者可以不发病或者自愈。也可以不出现或仅仅阶段性地出现结核病的症状。

(三)感染器官

结核菌通过呼吸道、消化道、子宫内及皮肤等途径侵入人体后,可引起最初侵入脏器或组织的结核病,其中以肺结核最多见。

但结核菌得陇望蜀,并不满足于安居一地,它可借助于人体内血液循环和淋巴循环这两条水运通道,周游全身、"移民他乡",继而引起其他器官组织的结核病,除了肺结核,结核菌还可引发肝结核、肾结核、胃结核、肠结核、脑膜结核、腹膜结核、心包结核、骨结核、皮肤和淋巴结核等器官和组织的结核病。

二、结核病的传播概况

(一)结核病的传染源

开放性肺结核病人的排菌是结核病传播的主要来源。

病人肺部的结核菌,通过病人剧烈用力的咳嗽、情绪激动的讲话、突然打出的喷嚏喷射而出污染周围的空气,使健康人吸入体内而被感染。有人统计测算过,1个排菌的肺结核病人一年可传染12～14人。

带菌牛奶曾经是结核病的重要传染源,自从发明了巴氏消毒法后,此传染源已难成大患,但仍有少数人通过饮用污染牛奶而患病。

(二)结核病在世界上的流行状况

说来令人触目惊心,全世界约有17亿人受到结核菌感染。就是说世界平均每3个人中就有1名结核菌感染者。而患病人数约为2000万。在每年新增的800万病人中,半数以上为有传染性的肺结核。据统计,世界上每年因结核病死亡者高达300万人。

结核病像一个黑色的幽灵,在全世界范围内游荡,任何国家都无法拒绝它的造访。发达国家结核病疫情近年来呈上升趋势,而发展中国家形势更为严峻:全世界每年新发病例的95％,死亡病例的99％集中在发展中国家,在发展中国家15～60岁人口死亡原因中,结核病竟占1/4。

面对结核病的流行状况,世界卫生组织(WHO)提出的防治目标为:在2000年前达到发现70％的肺结核病人,至少治愈80％新发排菌病人。对全世界,特别是发展中国家来说,防治结核病是一项关系到国计民生,需要作艰苦而不懈努力的工作。

(三)结核病在我国的流行状况

结核病在我国肆虐数千年,病死数千万,对结核病的恐惧,曾使神州大地达到"谈痨色变"的程度(结核病旧称"痨病",肺结核亦称"肺痨")。

在以往的文学作品中，从影视资料里，我们不难读到、看到对肺结核病人的典型描述：瘦骨嶙峋，形容枯槁，或卧床呻吟，间或几声有气无力的咳嗽后，手帕上现出斑斑血迹，病人最终总是难逃一死。鲁迅的小说《药》中就描述了一个肺结核患者病急乱求医，最后吃"人血馒头"也无力回天的悲惨故事。而鲁迅先生本人，据说也是死于肺结核病。解放初期，不少大城市中结核病曾占死因首位。京、津、沪、穗、杭五大城市结核病死亡率高达 169～259/10 万。新中国成立后，广泛建立了遍布城乡的结核病防治网，通过对传染源的控制，现症病人的治疗，以及在全国范围内开展卡介苗接种等综合防治措施，更由于社会经济发展，人民生活改善，结核病发病率下降了 60%～70%，城市结核病死亡率已从各种死因的第 1 位退居第 10 位。但结核病仍然是严重危害国人健康的常见病、多发病，是我国人群十大死亡原因之一。

1990 年全国结核病流行病学调查统计，仍有活动性肺结核病人 523 万人，其中排菌病人达 134 万人。近 10 年的肺结核患病率调查表明：农村疫情高于城市已越来越明显，排菌肺结核的患病率，城市为 50/10 万，农村为 141/10 万，城市比农村为 1 比 2.8。

综上所述，结核病在我国远未消声匿迹，而是一个严重的公共卫生问题，尤其在农村，形势更为严峻，严重影响人民健康，需要坚持不懈地抓好防治工作。

（景凤英）

## 第二节 肺结核

一、肺结核的表现和诊断

（一）主要症状

1.咳嗽、咳痰

咳嗽轻重不一，可类似伤风感冒后的轻咳，合并支气管结核后也可剧烈咳嗽，还可出现刺激性的呛咳，部分病人咳嗽时伴有吹哨样的喘鸣。痰量、性状也不尽相同，一般为少量粘痰，颜色发白，肺部有干酪空洞的病人可咳出大量脓痰，也有病人咳出豆腐渣样的物质或者钙石，这种有特点的咳出物对诊断很有帮助。

2.发热

多数病人为长期发热，时间长达数周以上，体温波动在 38～39℃，多在午后发热，夜间下降，病人手心燥热，面颊潮红。轻症病人体温在 37.4～38℃，而重症病人体温可达到 39℃以上。

3.胸痛

肺组织本身并无痛觉神经，只是"城门失火，殃及池鱼"，当病变波及到胸膜时，就会出现胸痛。疼痛可表现为部位不定的隐痛，也可为固定性的针刺样痛，疼痛可因咳嗽和深呼吸加重，也可因采取患病一侧向下的侧卧位而减轻。

4.咯血

有 1/3～1/2 的病人在不同的病情阶段出现咯血，轻者表现为痰中见红，重者可大口涌血，大咯血除本身造成严重后果外，还易引起结核播散，必须高度重视，积极救治。

5.全身症状

肺结核病人常有食欲减退，体重下降，虚弱倦怠，全身乏力，失眠易醒，夜间盗汗，这些症状都是肺结核发病后的全身表现。

(二)体征

体征是医务人员通过视、触、叩、听等检查手段所发现函异常征象,是确立某项诊断必不可少的重要依据。肺结核的体征主要在胸部检查时发现。不同类型的肺结核,体征不尽相同。病灶以渗出为主、肺实变范围较广时,叩诊时正常肺组织反响出的声响大、音调低、振动长的清音变成了音调高、音响弱、振动时间短的浊音;听诊时,病变局部可听到异常分布的支气管呼吸音及湿性啰音等病理呼吸音;慢性纤维空洞型肺结核可见到胸廓塌陷、气管和纵隔移位;粟粒型肺结核可出现严重的呼吸困难;渗出性胸膜炎则表现出胸腔积液的种种征象。

(三)诊断肺结核常用检查项目

1. 血沉(ESR)

血沉是红细胞沉降率的简称,正常值为:男性<15 毫米/小时,女性<20 毫米/小时,血沉像是肺结核病情变化的晴雨表,病灶急剧活动时增快,病情好转稳定时变慢并趋于正常。

但血沉变化并不是肺结核所特有,也不是所有肺结核病人血沉全都增快,所以,血沉检查仅是诊断与了解肺结核时有一定参考价值的检查项目。

2. 查痰

前面已经说过,肺结核最主要的传播途径就是呼吸道传播,细菌混在痰中排出体外进而贻害他人。据此,我们也可跟踪追击,从病人痰中"摘拿"凶犯。痰中查到了结核菌,肺结核的诊断就确定无疑了. 所以痰菌检查是最可靠的诊断依据。

检查材料以刚咳出的痰最好,痰盈约需 3 毫升,如病人不咳痰,可用一种类似家用加湿器的仪器—超声雾化吸入器使病人吸入雾化的 10%～15%高渗盐水,刺激呼吸道分泌以留取痰液。如还无法留取适量痰标本,可在行纤维支气管镜检查时吸取痰液。对不会咳痰的低龄儿童,还可采用清晨抽取胃液的方法采集痰标本。痰的检查方法有以下几种。

(1)涂片检查法:

有涂片法、厚涂法和集菌法 3 种。涂片法简单易行,但阳性率(即能检查到结核菌的痰标本比例)较低,后 2 种方法操作较复杂,阳性率高于涂片法。为了使结核菌在显微镜下显形,痰涂片要先用抗酸性染色处理,所以检验师在填写检验报告时,都写抗酸菌检查结果报告。查到结核菌即报告阳性,用加号(＋)表示,阳性的程度以加号多少表示,表示一定数量的显微镜视野中发现结核菌的多少,加号越多,细菌密度越大。

(2)结核菌培养:

提供适合结核菌生长繁殖的条件,把处理后的痰标本"种"在培养基中,经过 3～8 周时间的生长繁殖,培养基表面就可出现肉艰可见的单个细菌集团,我们称之为菌落。再把培养出的细菌在显微镜下验明正身,如确是结核菌,肺结核的诊断也就明确了。

细菌培养费时甚久,须耐心等待,但精确可靠,除能确定诊断,还可用培养出的结核菌分别与多种抗痨药物相混,通过观察结核菌与药物的反应,选择最有效杀灭细菌的药物。这就是临床上所说的药物敏感试验,用于指导临床治疗用药。

(3)动物接种:

把疑有结核菌的标本注射入豚鼠或地鼠腹股沟皮下,6～8 周后将实验动物杀死解剖,观察其内脏、淋巴结有无结核病变,并进行分离培养,这种方法繁琐费时又耗资,已很少用于结核病的诊断。

3.结核菌素试验

(1)结核菌素试剂：

结核菌素是结核菌的代谢产物,主要成分为结核蛋白,用来做实验的结核菌素有两种,一种称旧结核菌素,又称OT;另一种称结核菌素纯蛋白衍化物,又称PPD,国际标准品由美国定为标准制剂者称PPD-S,世界卫生组织委托丹麦制造者,定名为PPD-RT23,我国自行研制成功的国产标准PPD,定名为PPD-C,已为国内广泛采用,其制剂有50结核菌素单位/毫升(每毫升含PPD 1微克)和20结核菌素单位/毫升(每毫升含PPD 0.4微克)两种,前者供临床辅助诊断,就是为怀疑肺结核患者做试验用,后者供流行病学调查用。

(2)方法及反应判断：

采用皮内注射法,在左前臂屈侧中部,皮肤消毒后皮内注入PPD-C 5单位(0.1毫升)使局部形成皮丘,注射后48~96小时观察反应结果,一般以72小时的反应为准。

反应判断以注射部位出现硬结的大小为标准,要仔细触摸有无硬结出现,见有硬结时,准确测并以毫米刻度记录,可用测得的硬结横径×纵径的毫米数表示,例如11×12毫米,如局部有水泡或淋巴管炎时,记录在数据之后。

测量结果也可以平均直径来表示:反应平均直径=(横径+纵径)/2,例如(11+12)/2=11.5毫米。以平均直径表示法易于判断阳性程度,为临床广泛采用,根据皮试后硬结大小,我国多采用以下标准分度。

(3)实验意义：

结核菌素试验阳性,说明受检者存在结核菌感染情况。

对儿童结核病的诊断是一项不可缺少的试验项目。成年人如呈强阳性反应提示有活动性结核病的可能,应进一步检查。对于有典型肺结核X线征象但痰菌阴性者,必须辅以结核菌素试验阳性结果以支持肺结核的诊断。

对结核菌素试验阴性反应的受检者,则要具体情况具体分析,不可简单地据此下结论说没有感染结核菌。对于相当一部分受检者,阴性反应确实证明了他们未曾感染结核菌的"清白之身";但对有一部分人来说,结核菌素试验阴性却无法使人乐观,因为这部分人确确实实已感染了结核菌,而结核菌素试验说了"假话",并未反映真实情况,这就是我们所说的"假阴性"。

反应出现假阴性常见于以下几种情况：

①结核菌感染的最初3~8周,此时身体处在过敏反应前期,还未充分建立起抗结核免疫系统与结核菌素进行反应。

②重症结核病如急性粟粒型肺结核,如同大兵犯境,重病缠身,使机体丧失了反应能力。

③疫苗接种后或同时患麻疹、伤寒等其他传染病,使人体免疫系统腹背受敌,应接不暇,功能受到干扰。

④患有影响淋巴系统的疾病如淋巴瘤、慢性淋巴细胞性白血病等,使免疫系统功能严重受损。

⑤使用免疫抑制药物例如强的松等,此类药物抑制了结核菌素试验后的皮肤反应。

⑥老年人迟发性变态反应衰退者。

(4)用途：

①进行结核病流行病学调查,统计结核菌感染人数及感染率。

②监测结核菌感染,定期实验,由阴转阳者,即为预防用药对象,同时也是追查传染源的对象。

③确定接种对象:结核菌素试验阴性的婴幼儿及青少年,说明未感染结核菌,不具有免疫能力,均应接种卡介苗,接种卡介苗后还可通过结核菌素试验观察接种后的免疫效果。

④协助诊断结核病。

4.X线检查

X线胸片,人称肺结核患者的"身份证"。通过X线胸片,可以发现肺部病变的部位、范围、有无空洞及空洞大小、洞壁厚度等宝贵资料。X线检查不仅对肺结核的早期诊断,而且对肺结核的分型、病变进展情况判断都具有重要价值。

有些病人,平时身体健康,近期感觉不适,咳嗽、咳痰、发热,并未引起足够重视,但是一拍胸片,发现肺部有模糊阴影,医生通常为病人抗生素治疗两周后复查,病灶如无明显吸收,则比较支持肺结核的诊断。由于不同病因引起的肺内病变可以呈现相似的X线影像,因此不能单凭这项检查就简单地确定肺结核的诊断。

5.胸部CT检查

胸部CT检查对于搜索胸部隐蔽区的结核病灶可谓明察秋毫,在显示纵隔、肺门淋巴结及轮廓不清的各种病灶方面较X线检查技高一筹,因此,对于诊断比较疑难的病例具有独特的作用,日益受到医生和患者的青睐。

但是由于CT检查在胸部结核病变的定性鉴别诊断上尚存不足之处,有时还不及一般X线检查,因此,胸部CT检查不能取代X线检查,旅之价格较贵,尚不能列为肺结核的常规检查项目。

6.纤维支气管镜检查

在一部分患者眼里,"向肺里插管子"是一件痛苦而危险的事情,医生常遇到拒绝此项检查的情况。实际上,纤维支气管镜检查操作非常方便、安全。凡是临床症状和X线表现不典型而痰菌检查又未能发现结核菌者,都属纤维支气管镜检聋的适应证。

纤维支气管镜可对支气管或肺内病灶钳取组织进行活检,还可收集分泌物或冲洗标本进行涂片检查或细菌培养,更可作为结核病的一种治疗方法,给药、止血、去除异物(痰或血块),或通过纤维支气管镜行激光烧灼治疗支气管内膜结核,这些检查治疗功能都是纤维支气管镜的"独门功夫",所以,纤维支气管镜检查在诊断可疑肺结核方面起着不可替代的作用,并有广阔的应用前景。

(四)诊断肺结核的选择性检查项目

1.组织活检

组织活检就是通过针头穿刺、小手术、纤维支气管镜或胸腔镜从人体病变部位取下活体组织标本,涂片或切片后置于显微镜下观察以明确诊断的检查方法。用于肺结核诊断的有数种方法。

(1)淋巴结活检:

当肺部病变不能确定是否为肺结核,而患者同时有颈部或锁骨上淋巴结肿大时,可用针头穿刺抽吸标本或手术摘除此淋巴结行病理检查。淋巴结活检操作相对简单,常使诊断难题迎刃而解。

(2)胸膜活检:

胸膜疾病经其他常规检查方法(包括胸水检验)不能确定是结核菌引起还是其他病因,可用经胸腔穿刺、开胸手术或经胸腔镜3种方法取材。临床常用第1种,胸膜活检有时会引起胸腔出血,是否采用须权衡利害,三思而行。

(3)经皮肺活检:

经胸部X线精确定位,选准穿刺部位、方向和深度,用特制针头刺入病变部位,取得肺组织,制成病理标本检查,此法常能出奇制胜,确诊疑难的肺部病变,是一种有价值的诊断方法,但可能会引起气胸、肺出血等严重并发症,是一种不得已而为之的检查方法,检查时应作好救治并发症的准备。

2.胸腔镜检查

在选定的肋间皮肤切一小口,把胸腔镜插入胸部,此法颇似实地考察,亲眼目猪肉部病变,必要时还可取材活检。此项检查主要用于胸膜或胸壁结核与胸膜间皮瘤,以及肺表面结核与周边性肺癌的鉴别诊断,因此也是一项选择性检查。

3.基因诊断技术

这是应用分子生物学和基因工程技术来辨认、识别结核菌的新技术。具有敏感、快速、待异性高等优点,但对设备、操作技术要求高且费用较贵,目前还未普遍采用。其主要方法有以下几种。

(1)核酸探针:用于检出并鉴定痰中结核菌。

(2)染色体核酸指纹术:是一项鉴别结核菌菌型及菌株的技术。

(3)聚合酶链反应(PCR):此法对标本中结核菌检出阳性率高于其他方法。

4.免度学诊断技术

人体免疫反应中,抗原和相对应的抗体是一对冤家对头,一见面必定扭拉撕打成一团,形成抗原扰体复合物,不管是在体内还是在实验室的试管中都是不分场合地见面就打,利用这个特性,把怀疑肺结核患者的痰或怀疑结核性脑膜炎患者的脑脊液与含有抗结核菌抗体的试剂相混,采用酶联免疫吸附试验或放射免疫分析法观察有无免疫反应发生,如果确实存在着抗原扰体的特异性结合与反应,则有助于结核病的诊断。

(五)肺结核的诊断和分类

1.肺结核的诊断依据

(1)病史:

询问病史应包括结核病家族史,与结核病患者接触史及卡介苗接种史。

尽管轻症肺结核患者可以症状轻微,但通过仔细询问常能发现重要线索,患者可能有下列一种或多种临床表现:

①反复发作和迁延不愈的咳嗽咳痰;或呼吸道感染经抗炎治疗3~4周仍无改善。

②痰中带血或咯血。

③不明原因的长期低热。

④自觉全身乏力、消瘦。

⑤盗汗。

⑥胸痛。糖尿病患者及长期接受激素治疗的患者出现上述症状时,更应高度警惕肺结核的发生。

（2）体征：

可以全无阳性体征；或有典型的双颊潮红,呼吸及脉搏增快,可有胸部叩、听时的异常如肩胛区有湿啰音或有局限性的哮鸣音。

（3）X线表现：

不同类型的肺结核有不同的X线胸片特点,如原发型肺结核的典型表现为肺内原发灶与肿大的肺门淋巴结构成两点,由发炎的淋巴管一线相联,形成哑铃状病灶；浸润型肺结核的典型X线表现为肺尖锁骨下境界模糊的渗出性阴影,"像雾像云又像雪"；急性血行播散型肺结核X线胸片上表现为散布于两肺野分布均匀、大小相近的粟粒状阴影,像是一位种田的高手把数不清的种子均匀地播撒在大地；慢性纤维空洞型肺结核的X线表现则显得复杂多样,胸片成了展示结核菌破坏肺组织各种劣迹的显示屏,在一张胸片上可同时存在着渗出、干酪、纤维、钙化等影像学改变及性质不一、壁厚不同、大小各异的空洞,还可看到因肺内广泛纤维化及胸膜增厚引起的气管心脏移位、肺门上提、膈肌黏连、心膈角变钝等种种变化。

由于不同病因引起的肺内病变可以呈现相似的X线影像改变,因此虽然X线检查是诊断肺结核不可缺少的重要依据,但不能单凭这一项检查轻易下结论,须尽可能全面地综合各项诊断依据,慎下结论,以防止误诊发生。

（4）细菌学检查：

痰结核菌检查是确诊肺结核最特异性的方法。痰中查到结核菌,可使肺结核诊断"一锤定音"。但也有部分肺结核患者痰中见不到细菌踪迹,所以细菌培养与痰涂片查菌最好同时进行,不要偏废,特别未经治疗的患者,结核菌培养的敏感性和特异性均高于徐片查菌,应不失时机地为其行结核菌培养。

（5）结核菌素试验：

此项试验是判断结核菌感染的参考指标,阳性反应表示结核菌感染,成人强阳性反应提示活动性结核病的可能。阴性反应特别是较高浓度试剂试验仍为阴性则可排除结核病。但在判断结核菌素试验结果对诊断的意义时,应全面考虑影响实验结果的各种因素,排除假阴性和假阳性。

2.肺结核分类

50年代后很长一段时期,我国曾沿用前苏联10型分类法,致琐且不易掌握,1978年全国结核病防治工作会议上制定了我国新的结核病分类法,现已在全国使用,该分类法把肺结核分为5种类型：

（1）原发型肺结核（代号Ⅰ型）：

为原发结核菌感染引起的临床病症,包括原发综合征及胸内淋巴结结核。

（2）血行播散型肺结核（代号Ⅱ型）：

包括急性、亚急性及慢性血行播散型肺结核。

（3）浸润型肺结核（代号Ⅲ型）：

是继发性肺结核的主要类型,肺部有渗出、浸润及不同程度的干酪性病变,可见空洞形成。干酪性肺炎和结核球属于此型。

(4)慢性纤维空洞型肺结核(代号Ⅳ型):

是继发性肺结核的慢性类型,常伴有较广泛的支气管播散性病变及明显的胸膜增厚。肺组织破坏较显著,伴有纤维组织明显增生而致肺组织收缩和纵隔、肺门的牵拉移位,邻近肺组织通常呈代偿性肺气肿。

(5)结核性胸膜炎(代号Ⅴ型):

临床上已排除其他原因引起的胸膜炎。

在一些临床著作中,基于发病学的考虑,把肺结核的临床类型分为原发型肺结核、血行播散型肺结核(包括急性、亚急性及慢性血行播散型肺结核)和继发型肺结核三类、把五类分类法中浸润型肺结核、慢性纤维空洞型肺结核都归类到继发型肺结核。

也有论著在叙述肺结核临床表现时,把肺结核分为先天性肺结核、原发性肺结核和再发性肺结核三类,此分类法把血行播散型肺结核、浸润型肺结核和慢性纤维空洞型肺结核都划入了再发性肺结核一类。

对于五型分类法中的第五型即结核性胸膜炎一型,不少学者认为不应归类于肺结核,而应列入肺外结核范畴。

医学著作中对于肺结核的不同分类方法及观点在此作以上简单介绍,以方便读者对医学著作的阅读理解。

3.肺结核的诊断公式

与其他疾病不同,肺结核的诊断有其独特的记录方式,这就是肺结核的诊断公式。对这个公式,不仅多数病人感到莫名其妙,不知所云,就是其他专业的医务人员也有人相见不相识,解释不清公式的含义。为了让大家看懂肺结核的诊断公式,我们简要地对它予以说明。

肺结核的诊断公式首先记录的是肺结核的类型,后面是一条横线,横线上方代表右侧肺野,横线下方代表左侧肺野,每侧肺野再以上、中、下3部分表示,哪个部位有病变时,就把相应部位写出。

有空洞时,在相应部位加"O"表示。横线后面是痰菌检查的方法及结果。当痰中查到结核菌时,则为痰菌阳性,以(十)表示;痰中没查到结核菌时,则为痰菌阴性,以(一)表示。痰菌检查方法如为涂片法以"涂"表示,集菌法以"集"表示,培养法以"培"表示。

当患者不咳痰或未查痰时,就以"无痰"或"未查"表示。在痰检查之后,记录病变活动性及转归,常有进展期、活动期或稳定期的字样,它表示患者目前的病变情况。另外在血行播散型肺结核的病名后面,还须注明"急性"、"亚急性"或"慢性"。诊断公式的最后面,有时会见到一个疾病的名称,这表示病人患有肺外结核或有重要的并发症。

(六)肺结核的鉴别诊断

肺结核的某些临床表现和X线影像酷似许多其他疾病,鉴别诊断就是将肺结核与这些疾病相区分。

如肺结核的结核球应与肺癌相区别;薄壁肺结核空洞须与肺脓肿相分开;原发型肺结核病变波及整叶肺并把肺门掩盖时,不要与非结核性肺炎相混淆;而当急性血行播散型肺结核中毒症状严重、高热持续不退但胸部X线征象还不明显时,不要误诊为伤寒败血症。总之,必须尽可能详尽地搜集临床及实验室检查资料,将资料进行归纳、整理,去粗取精,去伪存真,并运用合乎逻辑的思维方式进行综合、分析、推理和判断。排除那些证据不足的疾病,最终建立起正确诊断。

二、肺结核的一般治疗方法

(一)西医治疗

1.化学治疗原则

应用抗生素及其他化学制剂进行抗结核药物治疗统称化学治疗,简称化疗。1963 年全国结核病学术会议上制定出抗结核药物治疗 5 大原则沿用至今,实践证明效果良好,1978 年全国结核病防治工作会议上,重新肯定了这一基本治疗原则。5 大原则可概括为早期、联合、适量、规则、全程 10 个字。

(1)早期:

肺结核早期病变可逆,治疗效果最好,诊断一经确定,治疗立即开始。

(2)联合:

联合使用 2 种或 2 种以上抗结核药物,达到药物的协同作用,又可延缓耐药性的产生。

(3)适量:

采用适宜剂量,既能充分发挥药物抗菌作用,又可减少药物副反应,延缓或防止药物耐药性。

(4)规则:

在规定的时间按规则用药,坚持按规定的方案进行规则治疗。

(5)全程:

按规定的方案完成全部疗程,不得随意更换药物,不准自行变动剂量,不能提早停止用药。

2.一线药物与二线药物

这是一种人为的划分,我国目前把异烟肼、利福平、链霉素、吡嗪酰胺和乙胺丁醇列为一线药物,是治疗结核病的首选药物,适合新发病者的初次治疗。上述药物外的其他药物均为二线抗结核药。二线药物或因疗效较差,或因副作用较大,或因价格昂贵的原因,属于抗结核治疗的后备药物。

3.杀菌剂与抑菌剂

在抗结核药物中,异烟肼和利福平对结核菌有强大的杀灭作用,结核菌无论是躲在细胞内还是藏在细胞外,这两种药物都能跟踪追击,可说是无所不至,所向披靡,因此被称为全杀菌剂。

链霉素能在中性或碱性环境中杀菌逞威,对酸性环境中的结核菌却无能为力;吡嗪酰胺与其相反,能对酸性环境中巨核细胞内的结核菌大施杀手,但对碱性环境中的结核菌束手无策,这两种抗结核药被称为半杀菌剂。

加上两种全杀菌剂,这 4 种药物均为杀菌剂,其余的抗结核药物对细菌的作用相形见细,被称为抑菌剂。

5.常用抗结核药物的主要副反应

(1)异烟肼:

①月于炎:多发生在开始治疗的 3 个月内。

②周围神经炎:剂量越大发生率越高。

③中枢神经系统症状：如头痛、失眠、精神兴奋、肌肉抽搐等。

（2）利福平：

①肝功能异常：部分病人仅有肝功能化验异常，并无明显临床症状，所以服药期间应定期检查肝功能。

②过敏反应：可表现头面部皮肤发红、瘙痒，也可出现全身皮疹甚至剥脱性皮炎。

③胃肠道反应：表现为恶心呕吐、腹胀厌食、胃痛及腹泻等。此外，服用利福平后，尿、唾液、汗液等排泄物均可呈桔红色。

（3）乙胺丁醇：

①视神经炎：发生率为0.8%，表现为视力下降，辨色不清，视野缩窄，出现暗点。

②下肢麻木，感觉异常。

③高尿酸血症。

（4）链霉素：

①听力障碍：与使用剂量有关，易发生于婴幼儿和60岁以上老人，听力损害多表现为永久性。

②眩晕：伴有耳鸣及动作不协调。

③过敏反应：表现为局部或全身皮疹。

（5）吡嗪酰胺：

①肝功能异常：对肝脏毒性较大，可表现为无症状的血清转氨酶增高。

②关节疼痛：发生于用药的1～2月内，既可侵犯大关节，又可波及小关节，但通常能目行停止进展。

6.抗结核药物主要副反应的处理

抗结核治疗过程中出现程度较轻的副反应，部分可能会自行消失，部分通过对症处理会有明显减轻或消失。

如出现皮疹时给于扑尔敏类药物对抗，出现恶心呕吐时服用胃复安类药物治疗等均可奏效，类似情况不必匆忙停用抗结核药物。

但出现严重副反应时，应视情况减少药物剂量、调整药物种类甚至暂时停用抗结核药物，以免造成不可逆损害，但是在停用药物以前，首先应明确是哪种药物引起的副反应，一要防止李代桃僵，停错了抗结核药物，使药物损害依旧而抗结核的火力却被严重削弱；二要防止不分青红皂白一发现副反应就不加区别地全部停药，这样势必使结核菌再度猖撅。

总之，抗结核治疗中出现副反应时应区别情况，权衡利害，分清责任，妥善对待。下面就介绍一下抗结核药物常见副反应的处理方法。

（1）肝功能损害：

多种主要扰结核药物均可不同程度损害肝功能，在使用异烟肼、利福平、吡嗪酰胺等药过程中，可出现食欲不振，恶心厌油，肝区不适、疼痛等症状。肝功能检查会出现转氨酶升高，少数严重病例会出现黄疸甚至急性肝坏死。

出现这些情况时应严密观察，区别对待。例如服用利福平最初1～2周时，常会出现一过性的单纯转氨酶升高，此时先不急于停药，在给予保肝药物的同时，严密监测肝功能变化，许多患者肝功能在短时间内恢复正常，这样抗结核治疗便可坚持进行了。

但是如果转氨酶居高不下,甚至继续上升并出现黄疸,消化道症状也在加重,此时再坚持抗结核治疗就有些得不偿失了,应果断停用损害肝功能的抗结核药,先治疗肝炎,待肝功能恢复正常后再谨慎地恢复抗结核治疗。

不论是否会发生肝功能损害,只要使用了有肝功能损害副作用的抗结核药物,一定要定期复查肝功能,以保证及时发现和处理肝功能损害。

(2)听力障碍:

链霉素、卡那霉素和卷曲霉素都可造成听神经损害,所造成的耳聋极难恢复,发生在幼儿身上还可因聋致哑终身残疾。

所以在使用上述药物时要特别留意观察耳聋的前驱症状,以防患于未然,一旦发现病人有耳鸣应立刻停药并行对抗治疗。如用 10%葡萄糖酸钙静脉注射,每日一次,每次 10 毫升,还可使用三磷酸腺苷、辅酶 A 等神经营养药物,以减轻缓解中毒症状。

对于小儿和老年人,应尽量避免使用可造成听力障碍的药物。

7. 耐药性

随着科学技术的飞速发展,新的抗结核药物不断问世,新药出现之初,在与结核菌的厮杀中,冲锋陷阵,无坚不摧,结核菌每每被打得猝不及防,尸横遍野,然而好景不长,使用一段时间以后,结核菌便会产生出对抗这种药物的耐受能力,再与此药相遇时,细菌像披上了防护衣,曾经威力强大的药物却风光不再,杀伤力大打折扣,对存在耐受力的细菌已不那么起作用甚至完全失去作用,这种情况称之为耐药性。有耐药性的细菌,还可以把耐药性传子传孙,繁殖出一代代具有对某种药物耐药的结核菌,给抗结核治疗带来了严重困难。

结核菌产生耐药性的原因是多方面的,常见原因是病人的不正规用药和不按医生要求完成全程化疗。大量的科学研究和临床经验表明:用药不规则和未完成疗程是细菌产生耐药性并由此导致治疗失败的最主要原因。

借此书我们要向肺结核病人发出忠告:在肺结核治疗过程中,一定要遵照医嘱治疗,切忌擅自改变药物、药量和服药时间,最大限度地减少耐药菌株的产生,减少化疗的失败,避免肺结核的复发。

8. 每日疗法与间歇疗法

医学科学家发现,体内结核菌在经受一次高浓度抗结核药物打击后,一部分被杀死,残余的结核菌虽然得以苟延残喘,但增殖能力和危害程度大大下降,要重新恢复活力再施淫威需假以时日,只要在其重新大量繁殖之前再次投以高量的药物,施以狠狠打击,不给其东山再起之机,则细菌处于持续被抑制状态,直至最终被消灭。

这样以每周 2 次或 3 次的间歇化疗方法取代每日给药的治疗方法,能收到与每日给药相同的治疗效果。间歇疗法因用药次数少而减少了药物副反应的发生,同时减少了经济支出,因此受到了医生和病人的共同欢迎。但是,间歇疗法仅适用于肺结核的继续治疗阶段以及推行国家结核病控制规划(NTP)时的大范围大规模治疗。对于排菌的重症肺结核病人,在治疗初期即强化期,还是应该采用每日给药的强化治疗。

9. 疗程与方案

确定肺结核的治疗疗程,要综合考虑多种情况,包括肺结核病灶的大小、范围、有无空洞、是否排菌等,更重要的依据是病人属初治还是复治,二者在疗程的确定上有很大的不同。

(1)初治:

新发现未经治疗的病人及活动性肺结核治疗未满一个月者均属初治范围。对初治病人,世界卫生组织和我国都推广短程化疗。疗程定为6个月,分为两个阶段,强化期1～2个月,用异烟肼、利福平和吡嗪酰胺3药联合治疗,可加用乙胺丁醇和链霉素中的一种。巩固期使用异烟肼和利福平联合治疗。对于急性粟粒型肺结核,初治需延长到9个月,其中强化期延长至3个月。

另据报道,我国缩短肺结核化疗期研究取得进展。

卫生部结核病控制中心确定从1998年1月1日起以全国4家结核病防治单位为现场,进行5个月超短程化疗临床实验。这样,肺结核初治病例的化疗期有望缩短。

(2)复治:

初治失败或复发病例属于复治范围。复治病例拟定化疗方案及疗程时,要对每个病例进行具体分析,依据不同情况特别是有无耐药制定复治方案。

对已完成短程化疗全程又复发者,大多数病人对第一次化疗使用药物仍然敏感,还可以采用原方案治疗6个月,或强化期及巩固期各延长1个月,即疗程延长至8个月。对于已经耐药的慢性排菌者.应为病人进行细菌培养并行药物敏感试验,参考试验结果,选择2～4种敏感药物制定复治方案,疗程需9个月或更长些。

选择方案、确定疗程的首要依据是治疗对象的排菌情况。此外,X线胸片显示的病变范围及临床症状也在考虑之列。

排菌多、病情重的病人,初治时至少3种杀菌药物联用。选择药物时还要注意到药物的副反应和安全性问题,尽量避免方案内有多种对同一脏器(如肝、肾)都有较大毒性的药物。

10. 抗结核化疗疗效考核标准

(1)临床治愈:

肺部病变无活动性,空洞闭合,痰菌连续阴性(每月至少查痰1次)达6个月以上。如空洞仍存在,则痰菌连续阴性须达1年以上。

(2)显著有效:

痰菌由阳性转阴(或连续阴性),病变吸收或明显吸收,空洞闭合或缩小达3个月以上。

(3)有效:

痰菌由阳转阴,病变明显吸收、吸收或无改变,空洞闭合、缩小或无改变达1个月以上;痰菌连续阴性,病变吸收,空洞缩小达1个月以上。

(4)无效:

痰菌和X线检查均无改变者。

(5)恶化:

具备以下一项为恶化:痰菌苗阴转阳;病灶增多;空洞增大或出现新空洞。

11. 手术治疗

外科手术治疗肺结核曾有过辉煌的历史,药物化疗的发展使手术治疗在肺结核治疗中的比重和地位显著降低。但对药物失效或疾病危及生命的单侧肺或局限性病变,手术治疗仍是可选择的重要治疗方法。适合手术治疗的情况有以下几种:

(1)经过正规治疗9～12个月,仍然排菌的厚壁空洞或阻塞性空洞;

（2）直径 3 厘米以上的结核球，经全程化疗无变化；

（3）一侧毁损肺，经正规治疗仍排菌或咯血；

（4）结核性脓胸或支气管胸膜瘘；

（5）内科治疗不能控制的大咯血；

（6）支气管结核造成支气管狭窄伴远端肺不张或肺化脓症。

以上情况均可手术治疗，手术后继续服用抗结核药物治疗半年以上。

12.抽胸水治疗

结核性胸膜炎列为肺结核中一种类型，此型病人胸膜腔内多出现胸水，大量胸水使肺组织受压而萎陷，严重时影响气体交换，造成病人胸闷、憋气、缺氧及口唇发绀，胸水中纤维蛋白沉积在胸膜还可造成胸膜增厚，可见胸水的危害不可轻视，在给结核性胸膜炎患者药物治疗同时，抽胸水也是一项减轻症状、促进疾病恢复的重要治疗手段。抽胸水不会一劳永逸，一般每周抽 2～3 次，直到胸水消失或抽不出为止。

（二）中医药物治疗

肺结核属于中医学"肺痨"之范畴。从中医学来说，本病的致病原因不外乎内因与外因两个方面。外因是因痨虫感染，内因是指气血虚弱，阴精耗损，二者又相互为因。若禀赋薄弱，起居不慎，忧思恼怒，酒色劳倦，耗伤气血津液，正气内虚，抗病力减弱，则痨虫乘虚伤人，伤蚀肺叶，发为肺痨。

本病的病位在肺，在病变的发展过程中，可累及脾肾，甚则传遍五脏。故肺痨初期肺体受损，肺阴被耗，主要表现为肺阴不足；继则肺肾阴虚，兼及心肝，或肺脾同病，气阴两伤；后期则发展为肺脾肾交亏，阴损及阳，阴阳俱亏。在临床上，一般可分为以下几型辨证施治。

1.肺阴虚型

【症状】

干咳无痰，或痰少不易咯出，咳则胸痛或痰中带血，颧红，潮热盗汗，心烦，咽干口燥，舌红苔薄黄，脉细数。

【治则】

滋阴润肺，杀虫止咳。

【方药】

（月华丸加减）天冬 12 克，麦冬 12 克，生地 9 克，熟地 9 克，山药 9 克，百部 15 克，沙参 9 克，川贝 6 克，茯苓 9 克，知母 9 克。

2.肺肾阴虚型

【症状】

咳呛气急，痰少质粘或吐稠黄痰，反复咯血，血色鲜红，量较多，形体消瘦，胸胁掣痛，骨蒸潮热，失眠盗汗，心烦不安，两颧潮红，头晕耳鸣，腰膝酸软，舌红绛，脉细数。

【治则】

滋养肺肾，清火杀虫。

【方药】

（百合固金汤加减）百合 12 克，熟地 12 克，生地 12 克，麦冬 9 克，玄参 9 克，川贝母 6 克，白芍 9 克，当归 9 克，地骨皮 12 克，百部 12 克，白芨 6 克。

### 3.气阴两虚型

【症状】

咳嗽无力,咳痰清稀色白,量较多,偶带淡红色血,潮热盗汗,食少便溏,神疲乏力,舌淡苔薄白,脉细数。

【治则】

益气养阴。

【方药】

(生脉散加味)党参 15 克,麦冬 12 克,五味子 6 克,黄芪 12 克,白术 12 克,茯苓 9 克,天冬 12 克,熟地 9 克,当归 9 克,白芍 9 克,地骨皮 12 克,银柴胡 9 克,陈皮 9 克,百部 12 克。

### 4.阴阳两虚型

【症状】

咳呛咯血,喘息气短,声音嘶哑,骨蒸劳热,形寒肢冷,自汗盗汗,心悸气短,形体消瘦,面浮肢肿,食少便溏,舌淡苔黄少津,脉微细数。

【治则】

滋阴补阳,培元固本。

【方药】

(补天大造丸加减)党参 15 克,黄芪 12 克,白术 12 克,云苓 9 克,山药 9 克,当归 9 克,白芍 12 克,枸杞子 12 克,熟地 12 克,龟板 9 克,鹿角胶 9 克,紫河车 12 克。

### (三)中西医结合治疗

抗结核化学药物治疗对于肺结核的控制起着决定性的作用。合理的化疗可使病灶全部灭菌治愈。对活动性肺结核的治疗必须坚持早期、联用、适量、规律和全程的原则,而对钙化日久的病灶则不需治疗。

对结核中毒症状过于严重,或胸腔积液不能很快吸收者,可加用糖皮质激素,以减轻炎症和过敏反应,促使渗出液吸收,减少纤维组织形成和胸膜粘连的发生。但糖皮质激素本身并无抑菌作用,并能抑制机体免疫力,单独应用可促使结核病灶扩散,同时对已形成的胸膜增厚和慢性胸腔积液亦并无作用。

因此,糖皮质激素必须在有效的抗结核药治疗的基础上应用。中医治疗肺结核有两大法则,一是补其虚以复其真原,二是杀虫以绝其根本。调脏器,重在肺、脾、肾三脏;杀抑结核杆菌之药甚多,如大蒜、白果、黄连、地榆、夏枯草、银花、石榴皮、百部等,这些药物都可以配合在主方中使用。

近年来,各地运用中医治疗肺结核的理论观点结合现代医学知识,对肺结核进行了中西医结合治疗的临床观察与研究,取得了可喜的疗效与成绩。

中西医结合短程疗法治疗开放性肺结核,方案为链霉素 1.0 克/日,肌肉注射;利福平 300 毫克/日,顿服,共 6 个月。后 3 个月药量减半,均为隔日顿服或肌肉注射。

中药:党参、麦冬各 1.5 千克,丹参、黄芪各 2.5 千克,茯苓 1.0 千克,研末制成水丸,每次 5 克,日 2 次。不论初治组还是复治组,疗效均明显优于西药组。以消瘰丸(玄参、牡蛎、夏枯草、连翘、地丁、海藻、泽兰叶)加服异烟肼 0.1 克,日 3 次,疗程 1 个月,治疗成人原发性肺结核比单用消瘰丸或西药抗疗药的疗效均高。

（四）常用偏方、秘方和验方

（1）百部 18 克，丹参、黄精、桃仁各 9 克，水煎服，日一剂。

（2）夏枯草 500 克，沙参 250 克，先煎 2 次，去渣浓缩为膏。每次 1～2 汤匙，日 2 次，开水冲服。

（3）白芨 30 克，百合 9 克，桃仁 9 克，水煎服，日一剂。

（4）白芨、百部、牡蛎、炮山甲各等份，研成细末，每服 3～5 克，日 3 次。

（5）干大蓟根 100 克，水煎服，日一剂。如加瘦肉或猪肺同煎更好，连服 3 个月为 1 疗程。

（6）壁虎放瓦上焙干研细末装胶囊，每服 3～4 粒，日 3 次，3 个月为一疗程。

（7）蜈蚣去头足焙干研末内服，每次 3 条，日 3 次，连服 1 个月休息 1 周。

（8）柳叶、野菊花、白花蛇舌草水煎浓缩剂，30 毫升/日，日 2 次。1 日剂量相当于上述草药干品各 30 克。

（景凤英）

## 第三节　结核性脑膜炎

结核性脑膜炎（Tubercolous meningitis）是小儿结核病中最重要的一种类型，一般多在原发结核感染后 3 个月～1 年内发病，多见于 1～3 岁的小儿。结核性脑膜炎从起病到死亡的病程约 3～6 周，是小儿结核病死亡的最重要原因。

在抗结核药物问世以前，其死亡率几乎高达 100%。我国自普遍推广接种卡介苗和大力开展结核病防治以来，本病的发病率较过去明显下降，预后有很大改善，若早期诊断和早期合理治疗，大多数病例可获痊愈。但如诊断不及时、治疗不恰当，其死亡率及后遗症的发生率仍然较高。因此，早期诊断及合理治疗是改善本病预后的关键。

【病因病理病机】

（一）发病机理

小儿结核性脑膜炎常为全身性血行播散性结核的一部分，根据国内资料 1180 例结核性脑膜炎中，诊断出粟粒型结核者占 44.2%。152 例结核性脑膜炎的病理解剖中发现有全身其它脏器结核病者 143 例（占 94%），合并肺结核者 142 例（93.4%），其中以粟粒型肺结核占首位。

原发结核病病变行成时，病灶内的结核杆菌可经血行而停留在脑膜、脑实质、脊髓内，形成隐匿的结核病灶，包括结核节结、结核瘤。当上述病灶一旦破溃。结核菌直接进入蛛网膜下腔，造成结核性炎症。此外，脑附近组织如中耳、乳突、颈椎、颅骨等结核病灶，亦可直接蔓延，侵犯脑膜，但较为少见。

结核性脑膜炎的发生，与患原发结核时机体贴的高度过敏性有关。

从发病原理来看，结核性脑膜炎系继发性结核病，因此，应重视查找原发病灶。但也有少数病例，原发病灶已愈或找不到，对这类病例，更应提高警惕，以免误诊。

（二）病理改变

1. 脑膜

脑膜弥漫性充血，脑回普遍变平，尤以脑底部病变最为明显，故又有脑底脑膜炎之称。延髓、桥脑、脚间池、视神经交叉及大脑外侧裂等处的蛛网膜下腔内，积有大量灰白色或灰绿色的浓稠、胶性渗出物。

浓稠的渗出物及脑水肿可包围挤压脑神经，引起脑神经损害。有时炎症可蔓延到脊髓及神经根。

2.脑血管

早期主要表现为急性动脉内膜炎。病程越长则脑血管增生性病变越明显，可见闭塞性动脉内膜炎，有炎性渗出、内皮细胞增生，使管腔狭窄，终致脑实质软化或出血。北京儿童医院152例结核性脑膜炎病理检查，发现脑血管病变者占61.2%。

3.脑实质

炎性病变从脑膜蔓延到脑实质，或脑实质原来就有结核病变，可致结核性脑膜脑炎，少数病例在脑实质内有结核瘤。152例结核性脑膜炎病理检查，有结核性脑膜脑炎者占75%，有单发或多发结核瘤者占16.4%。

4.脑积水

结核性脑膜炎常常发生急性脑积水脑水肿。初期由于脉络膜充血及室管膜炎而致脑脊液生成增加；后期由于脑膜炎症粘连，使脑蛛网膜粒及其它表浅部的血管间隙神经根周围间隙脑脊液回吸收功能障碍，这两种情况，可致交通性脑积水。浓稠炎性渗出物积聚于小脑延膜池或堵塞大脑导水管有第四脑室诸孔，可致阻塞性脑积水。脑室内积液过多或使脑室扩大，脑实质受挤压而萎缩变薄，上述病理资料证实。有脑室扩张者占64.4%，且脑积水发生甚早，有4例在病程1周即已发生明显脑积水。

(三)结核性脑膜炎的病理分型

根据病理改变，结核性脑膜炎可以人灵4型：

1.浆液型

其特点是浆液渗出物只限于颅底，脑膜刺激征及脑神经障碍不明显，脑脊液改变轻微。此型属早期病例。

2.脑底脑膜炎型

炎性病变主要位于脑底。但浆液纤维蛋白性渗出物可较弥漫。其临床特点是明显的脑膜刺激征及颅神经障碍，有不同程度的脑压增高及脑积水症状。但无脑实质局灶性症状，脑脊液呈典型的结核性脑膜炎改变。此型临床上最为常见。

3.脑膜脑炎型

炎症病变从脑膜蔓延到脑实质。可见脑实质炎性充血，多数可见点状出血、少数呈弥漫性或大片状出血，有闭塞性脉管炎时，可见脑软化及坏死。

部分病例可见单发或多发结核瘤。可引起局灶性症状。除脑膜刺激征、颅神经受损及脑实质损害症状不相平行。本型以3岁以下小儿多见，远较前两型严重，病程长、迁延反复，预后恶劣，常留有严重后遗症。

4.结核性脊髓软硬脑膜炎型(脊髓型)

炎性病变蔓延到脊髓膜及脊髓，除脊髓和脑膜症状外。有脊髓及其神经根的损害症状。此型多见于年长儿，病程长、恢复慢，如未合并脑积水，死亡率不高。但常遗留截瘫等后遗症。

【临床表现】

结核性脑膜炎起病常较缓慢，但也有骤起者。

（一）典型结脑的临床表现可分为三期：

1. 前驱期（早期）

约 1～2 周，一般起病缓慢，在原有结核病基础上，出现性情改变，如烦躁、易怒、好哭，或精神倦怠、呆滞、嗜睡或睡眼不宁，两眼凝视，食欲不振、消瘦，并有低热，便秘或不明原因的反复呕吐。年长儿可自诉头痛，初可为间歇性，后持续性头痛。婴幼儿表现为皱眉、以手击头、啼哭等。

2. 脑膜刺激期（中期）

约 1～2 周　主要为脑膜为及颅内压增高表现。低热，头痛加剧可呈持续性。呕吐频繁、常呈喷射状，可有感觉过敏，逐渐出现嗜睡、意识障碍。

典型脑膜刺激征多见于年长儿，婴儿主要表现为前囟饱满或膨隆，腹壁反射消失、腱反射亢进。

若病情继续发展，则进入昏迷状态，可有惊厥发作。此期常出现颅神经受累病状，最常见为面神经、动眼神经及外展神经的瘫痪，多为单侧受累，表现为鼻唇沟消失、眼睑下垂、眼外斜、复视及瞳孔散大，眼底检查可见视神经炎，视乳突水肿，脉络膜可偶见结核节结。

3. 晚期（昏迷期）

约 1～2 周　意误障碍加重反复惊厥，神志进入半昏迷、昏迷状态，瞳孔散大，对光反射消失、呼吸节律不整甚至出现潮式呼吸或呼吸暂停。常有代谢性酸中毒、脑性失铁钠综合征、低钾积压症等水、电解质代谢紊乱。最后体温可升至 40℃ 以上，终因呼吸循环衰竭而死亡。

（二）非典型结核性脑膜炎

1. 较大儿童患结脑时，多因脑实质隐匿病灶突然破溃。

大量结核菌侵入脑脊淮引起脑膜的急骤反应。起病急，可突然发热、抽搐，脑膜刺激征明显，肺及其它部位可无明显的结核病灶；外周血象白细胞总数及中性粒细胞百分率增高；脑脊淮轻度混浊，白细胞数可 $\geqslant 1 \times 10^9$/L（1000/mm³）以中性粒细胞占多数，易误诊为化脓性脑膜炎。

2. 有时表现为颅内压持续增高征象，低热、进行性头痛、逐渐加剧的喷射呕吐。

可见视神经乳突水肿及动眼、外展、面神经受累症状，脑脊液压力增高、白细胞轻度增加、蛋白增多、糖减少、氯化物正常，脑超声波检查提示脑室扩张或有中线位移，脑扫描可见放射性素浓染区，易被误诊为脑脓肿或脑肿瘤。

3. 因中耳、乳突结核扩散所致者，往往以发热、耳痛、呕吐起病，易误诊为急性中耳炎，出现脑膜刺激征时易误为中耳炎合并化脑，如出现局限性神经系统定位体征时，则易误为脑脓肿。

4. 六个月以下的小婴儿，全身血行播散性结核时，可继发结脑，或同时发生结脑，发烧、肝脾淋巴结肿大，可伴有皮疹，但胸片可见粟型肺结核。

【诊断与鉴别诊断】

小儿结核性脑膜炎的早期诊断是早期、合理治疗的前提，据国内最近报导，本病早期诊治者无一例死亡，中期脊治者 4.8～24％ 死亡，晚期诊治者则有 40.6～72.4％ 死亡，因此，诊断、治疗的及时合理与否，是影响本病予后的关键。

（一）诊断依据

1. 病史和临床表现

早期诊断主要依靠详细的询问病史,周密的临床观察,以及对本病的高度警惕。凡原发型肺结核或粟型结核的患儿,出现不明显原因症状,特别是在麻疹、百日咳后出现发热呕吐者即应考虑本病的可能性。其它如小儿出现不明显原因的呕吐、性情改变、头痛、颈部抵抗,持续发热经一般抗感染无效者,应问清有无结核接触史及既往结核病史,如疑为结核性脑膜炎者,应进行脑脊液检查。

2. X 线检查

结脑患儿肺部有结核病变者约为 42 ~92%,其中属于粟粒型肺结核者占 44% 左右。因此,凡疑诊本病时,均应进行胸部 X 线摄片,如能发现肺内结核、尤其是粟粒型肺结核时,有助于诊断;但胸片正常者,不能否定结脑。

3. 脑脊液检查

(1)常规检查

结核性脑膜炎时,脑脊液压力增高,外观清亮或毛玻璃样或微显混浊,细胞数一般为 $0.05$ ~$0.5×10^9$/L,$(50 ~500/mm^3)$,急性进展期或结核瘤破溃时可显著增高,甚至可超过 $1×10^9$/L,疾病早期细胞数可能在 $0.05×10^9$/L 以下甚至正常。

细胞分类以单核细胞为主,可占 70~80%,少数病例早期中性粒细胞可超过 50%,球蛋白试验阳性,蛋白定量增加,多在 0.4g/L 以上,一般为 1~3g/L,如超过 3g/L 应考虑珠网膜粘连,甚至椎管阻塞。糖定量早期可正常,以后逐渐减少,常在 1.65mmol/L 以下(30mm/dl)。脑脊液糖含量是血糖的 60~70%,在测定脑脊液糖的同时应测血糖,以便比较。氯化物含量常低于 102.6mmol/L(600mg/dl)甚至<85.5mmol/L(500mg/dl)。糖与氯化物同时降低为结核性脑膜炎的典型改变。

脑膜液置于直立的小试管中 12~24 小时后,可有纱幕样薄膜形成,用此薄膜或脑脊液沉淀经抗酸染色或采用直接荧光抗体法可找到结核杆菌。

脑脊液结核杆菌培养或豚鼠接种,有助于最后确诊,但须时较久,对早期诊断的意义不大。对培养阳性者,应作药物试验,以供调整化疗时参考。

(2)淋巴细胞转化试验

可采用 3H－TdR 参入法测定脑脊液淋巴细胞转化,结核性脑膜炎时,在 PPD 刺激下,脑脊液淋巴细胞转化率明显升高,具有早期论断价值。

(3)免疫球蛋白测定

脑脊液免疫球蛋白测定,对脑膜炎鉴别诊断有一定意义。结脑时脑脊液中以 IgG 增高为主,化脑时 IgG 及 IgM 增高,病毒脑 IgG 轻度增高,IgM 不增高。

(4)乳酸盐及乳酸脱氢酶测定

溶菌酶指数测定以及脑脊液抗结核抗体检查.脑脊液 PCR 法查结核抗原等。均有助于鉴别论断。

4. 其它检查

(1)结核菌素试验阳性对诊断有帮助,但阴性结果亦不能排除本病。

(2)眼底检查在脉络膜上发现结核结节.脑脊液有改变者可以肯定论断。

(3)外周血象可见白细胞总数及中性粒细胞比例升高.轻度贫血。血压增快,但也有正常者。

（二）鉴别论断

结核性脑膜炎须与下列疾病鉴别。

1. 化脓性脑膜炎

年龄较大儿可因脑实质下结核病灶破溃，大量结核菌突然进入蛛网膜下腔而急性起病，或婴幼儿急性血行播散继发结脑，均可出现脑脊液细胞明显增高、中性粒细胞百分比增高，易误诊为化脓性脑膜炎。但化脓性脑膜起病更急，病变主要在颅顶部故少见颅神经损害，治疗后脑脊液乳酸含量很快恢复正常等可资鉴别。

但未经彻底治疗的化脓性脑膜炎，其脑脊液改变与结脑不易鉴别，应结合病史综合分析。

2. 病毒性脑膜脑炎

脑脊液细胞轻一中度升高、以单核细胞为主、蛋白升高等须与结脑相鉴别。但病毒性脑膜病炎急性起病、脑膜刺激征出现早，可合并有呼吸道及消化道症状。脑脊液糖与氯化物多为正常，乳酸含量均低于 300mg/L。

3. 新型隐球菌脑膜炎

二者临床表现及脑脊液常规生化改变极为相似，但新型隐球菌脑膜炎起病更为缓慢，脑压增高显著、头痛剧烈，可有视力障碍，而颅神经一般不受侵害，症状可暂行缓解。脑脊液涂片墨汁染色找到隐球菌孢子，或沙氏培养生长新型隐球菌即可确诊。

【结核性脑膜炎的一般治疗方法】

（一）西医药物治疗

结核性脑膜炎尽管病情险恶，但随着新的抗结核药物的不断间世和新的联合化疗方案的涌现，只要能做到早期、联用、适量、规律、全程的原则，绝大多数病例还是可以治好的。

1. 抗结核药物治疗

异烟肼、链霉素与利福平联合用药为常规方案。异烟肼 0.6～1.2 克/日，顿服；利福平 0.45～0.6 克/日，顿服；链霉素 1.0 克/日。分 2 次肌肉注射。

上述三药儿童的用量分别为 20～30 毫克/千克体重·日、10～20 毫克/千克体重·日、20～30 毫克/千克体重·日。

强化治疗 2～3 个月，然后停用或改用链霉素每周 2 次，每次 1.0 克，成人总剂量为 90 克，或用异烟肼加对氨基水杨酸巩固治疗。除此之外，亦可采取异烟肼、链霉素与对氨基水杨酸联合应用或异烟肼、利福平与乙胺丁醇联合应用。异烟肼、利福平、链霉素剂量同前，对氨基水杨酸成人 8～12 克/日，儿童 300 毫克/千克体重·日，静脉滴注；乙胺丁醇成人限于 750～1000 毫克/日，儿童 25 毫克/千克体重·日，2 个月后改为 15 毫克/千克体重·日。以上方案，总疗程均为 12～18 个月。

2. 糖皮质激素治疗

肾上腺糖皮质激素有抗炎、解毒和抑制纤维化的作用，因此早期应用很有必要，但必须与抗结核药物治疗并用。

重症不能口服的成年患者，可用地塞米松 10～15 毫克/日，静脉滴注；轻症或能口服的患者可用泼尼松 30～40 毫克/日，分 3 次服用。待症状及脑脊液检查好转后逐渐递减用量，2～3 个月撤减完毕。

### 3.鞘内用药

鞘内注射一般认为并不必要,但若症状和脑脊液改善不显著,或病情有恶化者,可考虑应用。在全身用药的基础上,每日或隔日鞘内注射1次。异烟肼25毫克(儿童)或50毫克(成人);地塞米松2～5毫克/次,隔日1次或每周2次。总疗程为6～10周。

### 4.脱水剂的应用

颅内压增高的患者配用脱水剂治疗,对防治脑积水和脑水肿至关重要。开始用20%甘露醇250毫升,每6～8小时静脉滴注1次,巩固期以口服利尿剂为主,并与糖皮质激素一起停用。

### (二)中医药物治疗

结核性脑膜炎属中医学"急惊风"、"慢惊风"、"慢脾风"、"胎惊风"等范畴。中医学认为,该病是因诸虚不足,毒邪侵袭,热、火、痰作祟所致。虚飑、外邪、热、痰、风五者,是发病和病理过程的主要因素。

前二者是发病的主要条件,后三者则是引起头痛、项强、呕吐、昏迷、抽搐等危重症侯的主要原因。因为热、风、惊、痰、毒等五种因素为本病的主要病理因素,因此,清热熄风、平肝降逆、化痰镇惊、解毒消火即为本病的主要治疗原则。临床上,一般分为以下几型辨证施治。

#### 1.卫分温邪型

【症状】

发热,头痛,胃纳不佳,烦躁不安,恶心呕吐,舌红苔薄黄,脉浮数。

【治则】

辛凉解表,平肝熄风。

【方药】

(银翘散加减)银花30克,连翘15克,荆芥9克,薄荷9克,牛蒡子12克,淡竹叶9克,桔梗9克,芦根15克,葛根30克,地龙15克,代储石30克,黄芩12克,甘草6克。

#### 2.气分温邪型

【症状】

高热,盗汗,小便黄赤,谵语,头痛,呕吐剧烈,大便秘结,舌红苔黄,脉数大。

【治则】

清里泄热,清热解毒。

【方药】

(白虎汤加减)生石膏30克,知母12克,大黄6克,芒硝9克,黄芩12克,桅子12克,地龙12克,全蝎9克,蜈蚣9克,钩藤12克。

#### 3.营分温邪型

【症状】

高热,头痛,谵语,昏迷,烦躁,夜寐不安,喷射呕吐,舌红苔黄,脉弦数。

【治则】

消热熄风。

【方药】

(钩藤饮加减)羚羊粉1.5克,天麻30克,钩藤12克,全蝎12克,太子参12克,贝母12

克,菊花9克,茯苓9克,甘草6克。

4.血分温邪型

【症状】

项强抽搐,神志昏迷,目赤唇焦,消瘦,盗汗发热,舌红绛苔黄燥,脉弦迟。

【治则】

清热熄风,清神涤痰。

【方药】

(大定风珠加减)生地12克,麦冬12克,白芍12克,五味子9克,牡蛎30克,龙骨30克,龟板12克,鳖甲12克,甘草6克。

4.血分温邪型

【症状】

项强抽搐,神志昏迷,目赤唇焦,消瘦,盗汗发热,舌红绛苔黄燥,脉弦迟。

【治则】

清热熄风,清神涤痰。

【方药】

(大定风珠加减)生地12克,麦冬12克,白芍12克,五味子9克,牡蛎30克,龙骨30克,龟板12克,鳖甲12克,甘草6克。

5.津伤胃逆型

【症状】

低热呕吐,烦躁不安,寐少,舌红绛无苔,脉细弱无力。

【治则】

养阴增液,平肝降逆。

【方药】

(育阴柔肝和胃方加减)沙参12克,麦冬12克,生地12克,白芍9克,芦根15克,黄芩15克,代赭石30克,地龙12克,桃仁12克,乌梅9克,旋覆花9克,地骨皮12克,甘草6克。

6.脾肾两虚型

【症状】

腹泻,呕吐,惊厥,手足冷,苔白无华,脉沉细无力。

【治则】

脾肾双补法。

【方药】

(可保立苏汤加减)破故纸9克,白术12克,党参20克,黄芪20克,山茱萸10克,枸杞10克,当归10克,白芍9克,炙甘草9克。

(三)中西医结合治疗

结核性脑膜炎是一种危重的疾病,由于现在已拥有各种强有效的抗结核药物,对于早期患者,一般效果还是令人满意的。但对于晚期和慢性结核性脑膜炎,则预后欠佳。因此必须采用综合疗法,中西医结合治疗就显出它的优越性。

根据结核性脑膜炎的病理特点,在脑底部有黏连和稠厚渗出物蓄积,形成脑积水时,渗出物不但可以影响抗菌药物的疗效,同时亦对脑组织产生机械性刺激和毒性作用,并可引起脑膜非炎性细胞浸润而产生轻度脑膜炎症。

对于浓稠渗出物蓄积现象,中医称之为"痰饮"。因此在治疗中应配合一些化痰、逐饮药物,有时甚至可作为一种主要矛盾加以解决。

治痰、逐饮包括两种含义:一是指病变部位有渗出性分泌物和其他干酪坏死物质,帮助其吸收和排除;二是指中枢神经系统机能进入麻痹抑制状态,即所谓"痰迷心窍"者,在消除痰饮的压力和毒性、促进吸收和排泄后,脑压减轻。

对于其他性质的脑部炎症,只要有渗出物潴留的病理特点,治痰逐饮的药物就有应用的必要。

临床证明,治痰逐饮药物有减轻脑压和炎性充血作用。结核性脑膜炎呕吐、抽搐、昏迷等症状,中医认为系风、痰作祟,所用降逆止呕、开窍醒脑、熄风止痉等治则中,亦含有不少治痰逐饮药物。在某些情况下,化痰与熄风是相辅相成的。

慢性结核性脑膜炎由于肉芽组织及干酪坏死物质,脑膜增厚,血管狭窄、闭塞,致缺血缺氧而发生脑软化及慢性炎症。

这种情况不仅使病程延长,久不恢复,而且影响药物治疗效果并导致后遗症的产生。对于这种病理改变,应适当配合使用软坚散结、活血化瘀、化痰通络的药物。

治痰的药物,如白芥子、胆南星、贝母、天竺黄、芦根、僵蚕、薏苡仁、竹沥、葶苈子等;逐饮的药物,如牵牛子、商陆、大戟、甘遂等;以及有较强利尿作用的药物,如木通、苦参、猪苓、茯苓等,亦应属治痰逐饮药物的范畴。

在结核性脑膜炎的治疗中,除重点配合治痰逐饮药物外,还必须配合应用穿山甲、皂角刺、丝瓜络、桔梗、桑枝等攻窜通络药物,以直达病所;配合牛膝、丹皮、王不留行等下降引达;配合土鳖虫、三七、桃仁、红花、三棱、莪术等以活血化瘀;配合全蝎、蜈蚣、钩藤、乌梢蛇、地龙等以熄风止痉。如此,对呕吐、抽搐、昏迷等症状是有效的。

(四)常用偏方、单方、验方

1.山栀、桃仁、面粉等份。将山栀为末,桃仁捣泥,与面粉混合,加鸡蛋清调后敷两足心。此方适于小儿急惊风、壮热者。

2.铅粉、鸡蛋清,调如泥状,敷于手、足心。此方适于惊风抽搐者。

3.羌活10克,防风10克,天麻10克,薄荷10克,黄连10克,全蝎10克,僵蚕10克,胆南星10克,犀角片6克。上药以麻油熬煎,黄丹收膏,敷于胸脐。此方适于小儿热、惊、躁、啼等症。

(景凤英)

## 第四节　肠结核

肠结核(Intra—abdominal Tuberculosis)是临床上较为常见的肺外结核病,是因结核杆菌侵犯肠道而引起的慢性感染。绝大多数继发于肠外结核,特别是开放性肺结核。发病年龄多为青壮年,女略多于男。

【病因及发病机理】

肠结核一般都由人型结核杆菌引起,偶有因饮用带菌牛奶或乳制品罹患牛型结核者,结核杆菌侵犯肠道的主要途径有：

胃肠道感染：

为肠结核的主要感染方式，患者原有开放性肺结核，因经常吞咽含有结核菌的自身痰液而继发感染；或经常与肺结核患者密切接触。又忽视消毒隔离措施可引起原发性肠结核。

结核杆菌被食入后，因其具有含脂外膜，多数不被胃酸杀灭。

病菌到达肠道（特别是在回盲部）时，含有结核杆菌的食物已成食糜，有较大机会直接接触肠粘膜，同时因回盲部存在着生理性潴留及逆蠕动，更增加感染机会。

加之回盲部有丰富的淋巴组织，对结核的易感性强，因此，回盲部即成为肠结核的好发部位。

血行播散：

血行播散也是肠结核的感染途径之一。见于粟粒型结核径血行播散而侵犯肠道。

邻近结核病灶播散：

肠结核还可由腹腔内结核病灶直接蔓延而引起，如输卵管结核、结核性腹膜炎、肠系膜淋巴结核等。此种感染系通过淋巴管播散。

结核病和其它许多疾病一样，是人体和细菌（或其它致病因素）相互作用的结果。只有当入侵的结核杆菌数量较多、毒力较强，并有机体免疫功能异常（包括肠道功能紊乱引起的局部抵抗力削弱）时，方能致病。

【病理】

肠结核好发于回盲部，依次为升结肠、空肠、横结肠、降结肠、阑尾、十二指肠及乙状结肠等处，偶有位于直肠者。胃结核亦有报导，但极少见。

结核菌侵入肠道后，其病理变化随人体对结核杆菌的免疫力与过敏反应的情况而定。当感染菌量多，毒力大，机体过敏反应强时，病变往往以渗出为主。

并可有干酪样坏死并形成溃疡，称为溃疡型肠结核；若感染较轻，机体免疫力（主要是细胞免疫）较强时，病变常为增生型，以肉芽组织增生为主，形成结核结节并进一步纤维化，称为增生型肠结核。实际上兼有溃疡与增生两种病变者，并不少见，此称为混合型或溃疡增生型肠结核。

溃疡型肠结核：

结核杆菌侵入肠壁后，首先肠壁集合淋巴组织有充血、水肿及渗出等病变，进一步发生干酪样坏死，随后形成溃疡并向周围扩展，溃疡边缘可不规则，深浅不一，有时可深达肌层或浆膜层，甚至累及周围腹膜或邻近肠系膜淋巴结。

溃疡型肠结核常与肠外组织粘连，因此肠穿孔发生率低。肠结核的溃疡可随肠壁淋巴管扩展，多呈环状。

在修复过程中，因有大量纤维组织增生和瘢痕形成，易导致肠腔环形狭窄。此外，溃疡部位的血管有闭塞性内膜炎，所以溃疡型肠结核很少引起大出血。

增生型肠结核：

常见于盲肠和升结肠。初期局部水肿、淋巴管扩张。慢性期有大量结核性肉芽组织和纤维组织增生，主要在粘膜下层，呈大小不等的结节，严重者呈瘤样肿块突入肠腔并形成肠狭窄，甚则引肠梗阻。病变的肠段变窄增厚，或与周围组织粘连，形成肿块。回肠往往因盲肠慢性梗阻而扩大。

**【临床表现】**

多数起病缓慢,病程较长,典型临床表现归纳如下:

腹痛:

因病变常累及回盲部,故疼痛最常见于右下腹,触诊时可发现局限性压痛点。疼痛亦可位于脐周,系回盲部病变牵引所致,疼痛一般较轻,呈隐痛或钝痛,亦有表现为间歇性疼痛,常于进餐时或餐后诱发,此为进食引起胃回肠反射或胃结肠反射所致;餐后疼痛系病变的肠曲痉挛或蠕动增强,因而疼痛常伴有便意,便后可使疼痛缓解。增生型肠结核并发肠梗阻时,腹痛主要为绞痛,并有肠梗阻的相应症状。

腹泻与便秘:

腹泻是溃疡型肠结核的主要症状之一,这是因肠曲炎症和溃疡的刺激,使肠蠕动加速、排空过快以及继发性吸收不良所致。排便一般每日—4次,多为糊状便,轻者仅含少量粘液,严重者腹泻可每日达10余次,便中有粘液及脓液,血便较少见。此外还可间有便秘,粪便呈羊粪状,或腹泻—便秘交替出现。

腹部肿块:

主要见于增生型肠结核,肠壁局部增厚形成肿块。

当溃疡型肠结核和周围组织粘连,或并有肠系膜淋巴结核等,均可形成肿块而被扪及。腹块常位于右下腹,中等硬度,可有轻压痛,有时表面不平,移动度小。

**【全身症状】**

溃疡型肠结核常有结核毒血症,如午后低热、不规则热、弛张热或稽留热,伴有盗汗,可有乏力、消瘦、贫血营养不良性水肿等症状和体征,并可有肠外结核特别是结核性腹膜炎、肺结核等有关表现,增殖型肠结核多无结核中毒症状,病程较长,全身情况较好。

**【实验室及其他检查】**

血象与血沉:

白细胞总数一般正常,淋巴细胞常偏高,红细胞及血红蛋白常偏低,呈轻、中度贫血,以溃疡型患者为多见。在活动性病变患者中,血沉常增快。

粪便检查:

增生型肠结核粪便检查多无明显改变。

溃疡型肠结核粪便镜检可见少量脓细胞和红细胞。粪便浓缩找结核菌,只有痰菌阴性时,才有意义。

X线检查:

X线钡餐造影或钡剂灌肠检查对肠结核诊断具有重要意义。

并发肠梗阻的患者只宜进行钡剂灌肠,以免钡餐检查加重梗阻,溃疡型肠结核肠段多有激惹现象,钡剂排空很快,且充盈不佳,病变上下两端肠段钡剂充盈良好,此称为跳跃征象。

增生型肠结核等征象。有肠梗阻时,近端肠曲常明显扩张。

1.溃疡型:本型一般与肺结核同时存在。

(1)病变区产生不规则痉挛收缩,使病变区不易为钡剂充盈,这种现象称为"激惹或跳跃征",病变上下部位的肠道显示正常。

（2）病变区粘膜皱襞破坏，管壁僵硬狭窄，结肠袋消失，有大小不一的龛影。

（3）病变愈合，产生疤瘢收缩，使管壁狭窄短缩，以致钡剂通过受阻。

2.增殖型：本型病变先侵犯盲肠，然后蔓延到升结肠和回肠末端，病变范围较局限。

（1）盲肠以狭窄缩短为主，管腔边缘不规则，严重者盲肠可完全不充盈。

（2）粘膜破坏消失或息肉状充盈缺损。

（3）"激惹和跳跃征"不显著。

（4）局部可扪及肿块。

纤维结肠镜检：

可直接观察全结肠、盲肠及回盲部的病变，并可行活检或取样作细菌培养。

【诊断】

病史及症状：

右下腹或脐周隐痛及钝痛，多在进食后诱发，伴不全性肠梗阻者，腹痛呈持续性，阵发性加剧。大便习惯改变，腹泻，粪便呈糊状，可含粘液，不伴里急后重，便血少见。或腹泻与便秘交替出现。

增殖型肠结核，多以便秘为主。多伴有发热、盗汗、消瘦、全身乏力、恶心、呕吐、腹胀、食欲减退等症状。另外应注意询问有无结核病史及既往检查治疗情况，是否行抗痨治疗，疗程及疗效如何。

【查体】

右下腹有固定性压痛点，并发肠梗阻时可有肠鸣音亢进、肠型及蠕动波，增殖型肠结核右下腹可触及包块，一般比较固定，中等质硬，伴有轻重不等的压痛。

另外有贫血征象、详细检查患者存在哪些体征有助于判断病情轻重及肠结核的病理分型。

【诊断依据】

典型病例的诊断一般无困难。但疾病早期，常因症状不明显或缺乏特征性而易漏诊。下列几点可做为诊断本病的依据。

青壮年患者，原有肠外结核，特别是开放性肺结核，或与开放性肺结核患者有密切接触史者；

有腹泻、腹痛、便秘等消化道症状，并伴有发热、盗汗等全身症状；

腹部检查发现右下腹压痛，或伴包块，或出现原因不明的肠梗阻；

血液检查：

可有中度贫血，白细胞计数正常，淋巴细胞增高，血沉多明显增高；

粪便检查：

粪便多为糊样，一般不含黏液或脓血，常规镜检可见少量脓细胞和红细胞。粪便浓缩找结核杆菌，阳性者有助于肠结核的诊断，但仅在痰液检查阴性者才有意义；

X线检查：

钡剂在病变肠段呈激惹征象，排空很快，充盈不佳，而在病变上下肠段的钡剂充盈良好，回肠末段有钡剂潴留积滞。

病变肠道如能充盈，可见黏膜皱襞粗乱，肠壁边缘不规则，有时呈锯齿状。也可见肠腔变

窄,肠段收缩变形,回肠盲肠正常角度消失;

纤维结肠镜检查:

一般不作常规检查。如病变累及上段结肠,为了明确溃疡的性质与范围,则对诊断与鉴别诊断有很大帮助;

此外,在本病的早期,因症状多不明显,诊断常有困难,有时 X 线检查也呈阴性,因此在疑为肠结核的患者,应定期随诊或作诊断性抗结核治疗。

【鉴别诊断】

克隆病:

本病的临床表现和 X 线征象与肠结核极为酷似,有时甚难鉴别,可借助下列几点协助诊断:

本病无肺结核或肠外结核病史;

病程一般更长,不经抗结核治疗可出现间断缓解;

粪便及其它体液及分泌物检查无结核菌;

X 线检查可见病变以回肠末端为主,有多段肠曲受累,并呈节段性分布;

肠梗阻、粪瘘等并发症较肠结核更为多见;

切除病变肠段作病理检查无干酪样坏死,镜检与动物接种均无结核杆菌。

右侧结肠癌:

本病发病年龄多为 40 岁以上中老年人;

无长期低热、盗汗等结核毒血症及结核病史;

病情进行性加重,消瘦、苍白、无力等全身症状明显;

腹部肿块开始出现时移动性稍大且无压痛,但较肠结核肿块表面坚硬,结节感明显;

X 线检查主要有钡剂充盈缺损,病变局限,不累及回肠;

肠梗阻较早、较多出现;

纤维结肠镜检可窥见肿瘤,活检常可确诊。在临床上结肠癌的发病率较肠结核为高。

阿米巴或血吸虫病性肉芽肿:

肠阿米巴或血吸虫病可形成肉芽肿病变,在鉴别诊断上应注意。该类疾病无结核病史,脓血便较常见,粪便中发现有关的病原体,直肠及结肠镜常可证实诊断,相应的特异性治疗有效。

其他疾病:

除上述疾病外,肠结核尚应与下列疾病鉴别:以腹痛、腹泻为主要表现者应与腹型淋巴瘤、肠放线菌病相鉴别;以急性右下腹剧痛为主要表现者应注意避免误诊为急性阑尾炎;以慢性腹痛牵扯上腹部者易与消化性溃疡、慢性胆囊炎混淆;有稽留高热者需排除伤寒。

【肠结核的一般治疗方法】

(一)西医治疗

肠结核的治疗目的是消除症状、改善全身情况、促使病灶愈合及防止并发症。肠结核早期病变是可逆的,因此应强调早期治疗;如果病程已至后期,即使给予合理足量的抗结核药物治疗,常难避免并发症的发生。

休息与营养可加强患者的抵抗力,是治疗的基础。

活动性肠结核的患者应卧床休息,积极改善营养,必要时给予静脉内高营养治疗;伴有肠与肠之间或肠与皮肤之间瘘管形成的患者常可出现严重的营养不良,故也应采用静脉高营养治疗。伴有吸收不良和脂肪泻者,需注射脂溶性维生素 A、D。

1.抗结核化学药物治疗(简称化疗)

化疗应坚持早期、联合、适量、规律和全程用药的原则。

(1)常用化疗药物:

①异烟肼(INH,H):

商品名为雷米封。为特异性抗结核药物,杀菌剂,可以通过血脑屏障。剂量:成人每日300 毫克(或每日 4～8 毫克/千克体重)一次口服,小儿每日 5～10 毫克/千克体重(每日总量不超过 300 毫克)。

常规剂量很少发生副反应,偶见周围神经炎、中枢神经系统中毒(抑制或兴奋)、肝脏损害(血清谷丙转氨酶升高)等。

②链霉素(SM,S):

为广谱的氨基甙类抗生素,杀菌剂。常用剂量:成人每日 15～20 毫克/千克体重,或 0.75～1.0 克肌肉注射。50 岁以上或肾功能受损者酌情减量,每日 0.5～0.75 克为宜。儿童每日15～20 毫克/千克体重。偶有过敏反应,故应先做链霉素皮肤敏感试验。

主要副作用是对第 8 对颅神经的损害,可出现眩晕、共济失调、耳鸣、耳聋等表现;还可有口周麻木、局部肌肉抽搐等副作用;对肾脏亦有一定损害,出现蛋白尿、管型尿等。且单独用药容易产生耐药性。

③利福平(RFP,R):

为利福霉素的半合成衍化物,是广谱抗生素,杀菌剂。常用剂量成人每日 8～10 毫克/千克体重顿服;或体重≤50 千克者每日剂量为 450 毫克,体重＞50 千克者每日剂量 600 毫克顿服。儿童每日 10 毫克/千克体重。

由于饭后服用对吸收有影响,故一般采取清晨空腹顿服。常与异烟肼联合应用。本药副作用轻,可有消化道不适(如恶心、呕吐、食欲不振等)、流感症候群(发冷、发热、乏力、头痛、寒战等),有时可发生短暂性肝功损害、转氨酶升高、黄疸等。

由于利福平及其代谢产物呈桔红色,因此服药后大小便、痰、泪液及汗液常呈桔红色。

④利福定(RFD,D):

即异丁基哌嗪利福哥素,其作用机制、效果及副作用与利福平相似,但用量小,成人口服每日 150～200 毫克,早饭前 1 小时顿服。儿童每日 3～4 毫克/千克体重。

⑤吡嗪酰胺(PZA,Z):

能杀灭吞噬细胞内及酸性环境中的结核菌。常用剂量成人及儿童均为每日 20～30 毫克/千克体重,一般成人为每日 1.5～2 克,分三次口服。

主要副作用有高尿酸血症、关节痛、胃肠道反应及肝损害。

⑥乙胺丁醇(EMB,E):

为抑菌剂,对耐异烟肼、链霉素的结核菌同样有抑制作用,与其他抗结核药物联合应用时,可延缓细菌对其他药物耐药性的产生。

常用剂全成人及儿童均为每日 15～25 毫克/千克体重,一般开始时每日 25 毫克/千克体重顿服,8 周后改为每日 15 毫克/千克体重顿服。常见副作用少,偶有胃肠道不适,剂量过大时,可引起球后视神经炎、视力减退、视野缩小、中心盲点、红绿色盲等,停药后多能恢复。

⑦对氨水杨酸(PAS,P):

为较弱的抑菌剂,一般只作为辅助用药,主要作用于细胞外结核菌,与其他抗结核药物合用,可以增强药物的作用,延缓对其他药物耐药性的发生。常用剂量成人每日 150~200 毫克/千克体重,即 8~12 克,分 1~3 次口服,儿童每日 200~300 毫克/千克体重。

成人也可 12 克加入 5%~10%葡萄糖液 500 毫升避光静脉滴注,一月后仍改为口服。副作用常有胃纳减退、恶心、腹泻等胃肠道反应及肝功损害,饭后服用可减轻胃肠道反应。

⑧氨硫脲(TBI,T):

为抑菌剂。常用剂量成人每日 2~3 毫克/千克体重,即 100~150 毫克分 2~3 次口服。

(2)化疗方法:

①常规化疗与短程化疗:

以往常规使用异烟肼、链霉素和对氨水杨酸 12~18 个月治疗,称为长程标准化疗或常规化疗。目前为使患者早日康复,防止耐药性的产生,多采用短程化疗,疗程为 6~9 个月,一般联用两种杀菌剂,常采用异烟肼与利福平联用。

在治疗开始 1~2 周即有症状改善,食欲增加,体温和粪便性状趋于正常。对严重的肠结核,或伴有严重的肠外结核者,宜再加用链冬素或吡嗪酰胺或乙胺丁醇三种药物联合应用,疗程不变。

②间歇用药、两阶段用药:

有时候临床上亦可采用间歇用药,即有规律地每周 2 次用药,同样能达到每天用药的效果。在开始化疗的 1~3 个月内,为强化治疗阶段,每天用药,其后为巩固治疗阶段,每周 2 次间歇用药。

在采用间歇疗法时,应联合用药,每次异烟肼、利福平、乙胺丁醇等剂量可以适当加大,但如链霉素、对氨水杨酸等药物副作用太大,不宜加大剂量用药。

(3)化疗方案:

抗结核药物最好根据药物敏感试验来选择。

常规化疗方案:

①异烟肼、利福平或利福定、链霉素,3~4 个月后停用链霉素;

②利福平或利福定、异烟肼;

③异烟肼、对氨水杨酸或乙胺丁醇、链霉素,3 个月后停用链霉素;

④利福平或利福定、乙胺丁醇。

短程化疗方案:包括 6 个月方案和 8 个月方案两种。

6 个月方案:

①异烟肼、利福平或利福定、吡嗪酰胺,2 个月后改服异烟肼 4 个月;

②链霉素、利福平或利福定、吡嗪酰胺,2 个月后改服异烟肼、利福平或利福定 4 个月;

③乙胺丁醇、异烟肼、利福平或利福定、吡嗪酰胺,2 个月后改服异熔肼、利福平或利福定 4 个月;

④异烟肼、利福平或利福定、吡嗪酰胺,2 个月后改服异烟肼每周 3 次,利福平或利福定每

周3次,共4个月;

⑤异烟肼、利福平或利福定、吡嗪酰胺,2个月后改服异烟肼每周2次,利福平或利福定每周2次。

8个月方案:链霉素、异烟肼、利福平或利福定、吡嗪酰胺。2个月后改服异烟肼、氨硫脲6个月。

2.对症治疗

腹痛可用颠茄、阿托品或其他抗胆碱能药物。摄入不足或腹泻严重者应补充液体和钾盐,保持水、电解质及酸碱平衡。

3.手术治疗

除急腹症外,一般术前应进行2～3周抗结核治疗及全身支持疗法,以免结核播散;且术后应继续抗结核治疗及全身支持治疗。

手术适应证:

(1)完全性肠梗阻或局部的增殖型肠结核引起梗阻;

(2)肠结核发生急性穿孔,或合并急性腹膜炎;或慢性穿孔伴脓肿形成或瘘管形成,经内科保守治疗不见好转者;

(3)瘢痕引起肠狭窄或肠系膜缩短,造成肠扭曲者;

(4)肠道大出血经积极抢救不能满意止血者;

(5)与腹内肿瘤鉴别困难者。

术中应尽可能地切除病变肠管后行对端吻合。但小肠病变广泛时,应尽可能保留正常肠管,必要时可行小肠分段切除,以免过多的肠切除术后发生营养障碍。

此外,肠结核的患者应尽量避免作旷置病灶的短路手术,除非病情严重,不能耐受较大手术时,可考虑做短路术以解除肠梗阻。

手术时应在病变近端切断小肠,远切端缝闭,近切端与病变远侧的肠袢行端侧吻合。

(二)中医药物治疗

中医学没有肠结核这一病名,但因该病在临床上多表现为腹痛、腹泻、便秘、腹部积块、潮热盗汗等症状,因此可隶属于中医学"痨瘵"、"泄泻"、"积聚"等范畴。

中医学认为本病是因正气内虚,加之饮食、起居等不慎,以致感染痨虫,痨虫内舍于大肠,以致肠道气血瘀结,大肠传导失司,日久致气血亏虚,或见脾肾阳虚,或见肺肾阴虚之证。从病程发展来说,又多认为本病先发于肺,久则传于肠胃,肠胃受邪,腑气不通,不通则痛;病久入络,痰瘀互结,故腹内积块,发为积聚。在临床上,一般可分为以下几型进行辨证施治。

1.脾虚气滞型

【症状】

腹痛腹胀,肠鸣泄泻,腹痛喜暖喜按,大便溏薄不实,面色萎黄,神疲乏力,舌淡苔白,脉沉细无力。

【治则】

温阳健脾,理气燥湿。

【方药】

(厚朴温中汤加减)党参18克,苍术12克,白术12克,干姜6克,厚朴6克,陈皮9克,木香 6 克,茯苓 12 克,白扁豆 12 克,炙甘草 6 克。

2.痰凝血瘀型

【症状】

腹泻、便秘交替,腹胀腹痛,痛处不移,右下腹可触及包块,舌淡红苔薄白,脉弦涩。

【治则】

化痰散瘀,软坚化结。

【方药】

(肠下逐瘀汤加味)五灵脂 9 克,当归 12 克,川芎 9 克,桃仁 9 克,丹皮 6 克,赤芍 6 克,乌药 6 克,元胡 9 克,香附 9 克,红花 10 克,识壳 9 克,三棱 9 克,莪术 9 克。

3.气阴两虚型

【症状】

体倦乏力,头晕耳鸣,潮热盗汗,腹痛腹胀,大便不调,舌红苔少,脉细数。

【治则】

益气养阴,清热降火。

【方药】

(知柏地黄汤加减)生地 12 克,山药 15 克,山萸肉 9 克,丹皮 12 克,泽泻 6 克,知母 12 克,黄柏 9 克,地骨皮 12 克,白薇 9 克,沙参 12 克,制鳖甲 15 克。

4.湿热滞脾型

【症状】

肛门灼热,里急后重,便下粘液,甚至挟脓血,时痛时泻,面黄肢重,舌红苔黄,脉弦数。

【治则】

清热除湿,理气健脾。

【方药】

(香连丸加味)黄连 9 克,木香 6 克,茵陈 9 克,厚朴 9 克,麝香 6 克,大腹皮 9 克,陈皮 9 克,茯苓 6 克。

5.脾肾阳虚型

【症状】

腹痛腹泻,食少不化,形瘦神倦,或五更泄泻,水谷不化,面色皖白,舌白少华,脉沉细。

【治则】

补脾温肾,酸收固涩。

【方药】

(脾肾双补丸加减)党参 15 克,山药 12 克,莲半 10 克,砂仁 6 克,补骨脂 9 克,肉豆落 9 克,五味子 6 克,菟丝子 9 克,巴戟天 9 克,山萸肉 9 克,茯苓 9 克。

(三)中西医结合治疗

肠结核多因肺结核或其他肠外结核而来,故治疗时既应着眼于局部,又要考虑全身气血阴阳之虚衰。

目前治疗该病,西医抗结核药物如异烟肼、利福平、链霉素等,疗效确切,应该首先使用;中医健脾益气、补脾益肾、滋养肺肾、软坚散结等诸法使用,对于增强机体免疫能力、改善体质、减轻症状、对抗抗结核药物的毒副作用等方面都有相当的效果,因此中西医结合治疗对该病则显得尤为必要。

目前,中西医结合治疗该病尚无固定的模式可循,现择其要分述如下。

肠结核患者的腹泻,必须全面考虑。对于人参、黄芪、当归、白术宜酌用,特别是溃疡型肠结核及进行性发展的病例。

腹泻时不宜用当归,因当归含有丰富油质,有使肠粘膜充血及缓泻作用;白术不但燥湿伤阴,同时亦能使肠粘膜充血,升高血压,促进肠蠕动增加,凡腹有动悸者更不适用;黄芪能收缩腹腔血管,抑制肠蠕动,因而服后可出现中满不舒现象。

同时,以上诸药乃甘温之品,非属脾阳虚、中气虚者,不应服用。

肠结核患者多伴有失眠、心烦、易怒、头晕等植物神经功能紊乱的症状,中药甘温之品不宜选用,因以上诸症多属中医肝火偏旺之证,甘温药物反能助阳而动肝火。

肠结核的便秘,一般为痉挛性或胃肠功能紊乱及机械性肠梗阻所致,决不可乱用泻下之剂,滥用可致腹痛加剧、肠出血和病灶扩散。

肠结核的便秘,一为久泻阴伤津亏,一为脾虚肝旺,一为气滞血瘀,治疗宜分别施以养阴生津、甘缓理气、软坚化瘀之法。

中药固涩药大都含有糕质或含有白垩土、硅酸盐而具吸着作用,不但有止血、止泻作用,对局部增生肉芽亦有收敛,对溃疡面还有保护和促进愈合的作用。

中药苦寒之品,如黄连、黄芩、地榆、石榴皮、苦参、百部等,经实验证实,对结核杆菌有抑制、杀灭作用,因此,既可单用,又可配合在温补脾肾等方药中应用。

结核性肠梗阻为肠结核的严重并发症。在完全性肠梗阻和不完全性肠梗阻发生后,首先应禁食,胃肠减压,注意维持水及电解质平衡,同时可给予通腑理气、活血化瘀之剂,如厚朴 15 克、赤芍 15 克、莱菔子 15 克、木香 9 克、乌药 9 克、桃仁 12 克、芒硝 6 克、枳实 9 克、大黄 9 克、再配合针刺中脘、水分、天枢、腹结、足三里、上巨虚、下巨虚诸穴,以泻为主,留针 15～30 分钟。采用以上诸法,对结核性肠梗阻常可免于手术,但对并发肠穿孔者,应及时行手术治疗。

(四)常用偏方、秘方和验方

1.紫皮大蒜 10 克,佐餐食用。

2.石榴花、夏枯草各 30 克,加黄酒少量煎服。

3.十大功劳叶 30 克,女贞子 10 克,甘草 8 克,水煎服。

(景凤英)

## 第五节　结核性腹膜炎

【结核性腹膜炎的发生和表现】

结核性腹膜炎是由结核杆菌引起的弥漫性腹膜感染。过去本病较常见,且常合并肠系膜淋巴结结核、胃肠道结核、泌尿生殖系统结核等,通称为腹部结核病。近年来由于医疗预防机构的健全,特别是结核病防治工作的积极开展,本病的患病率逐年下降,而且发现者多是轻型,临床表现多不典型,故给诊断及治疗带来一定的困难,应予以重视。

结核性腹膜炎可发生于任何年龄,多见于青壮年,尤其是拍岁以下,据统计 21～30 岁发病率占该病患者 60％以上。发病缓急不一,多数发病较缓,且以女性为多见,男与女之比为 1:

1.8。

**【病因及发病机理】**

结核性腹膜炎绝大多数继发于其它器官的结核病变。本病的感染途径可由腹腔内结核直接蔓延或血行播散而来。前者更为常见,如肠结核、肠系膜淋巴结核、输卵管结核等,均可为本病的直接原发病灶。女性多于男性,可能由于盆腔结核逆行感染所致。

**【病理】**

本病的病理特点可为三型,即渗出型、粘连型及干酪型。以粘连型为最多见,渗出型次之,干酪型最少。在疾病的发展过程中,可由一个类型转变为另一类型,或二、三种类型同时存在。

一、渗出型

又称腹水型。腹膜的脏层与壁层有不同程度的充血、水肿及大量纤维渗出物。整个腹膜包括大网膜、肠系膜,可见天数黄白色或灰白色的细小结核结节,并可互相融合呈块状。积聚在腹腔的浆液渗出液可形成腹水,一般为草黄色,有时为血性。

二、粘连型

腹膜有大量纤维增生,明显增厚,并和附近脏器形成广泛粘连,致使肠曲受压而引起梗阻。大网膜也因纤维化而增厚变硬,并卷缩成团块,严重病例,腹腔可完全闭塞。

本型可由渗出型病变腹水吸收后形成,也可在开始时即为粘连型。

三、干酪型

此型以干酪坏死性病变为主。

肠曲、大网膜、肠系膜或腹腔内其它脏器,相互间粘连并分隔成许多小房,房内渗出液多系混浊脓性,干酪样坏死的肠系膜淋巴结常参杂其中,形成结核性脓肿。

久之,脓肿可向肠壁、阴道或腹壁溃破,形成内瘘或外瘘。本型病变最为严重,多由另外两型转变而来。

**【临床表现】**

结核性腹膜炎的临床表现随原发病灶、感染途径、病理类型及机体反应性的不同而异,本病的起病缓急不一。多数起病较缓,但急性发病者亦为数不鲜。起病时,主要症状为倦怠,发热、腹胀和腹痛,亦有畏寒、高热骤然起病者。轻型病例开始呈隐袭状态。

一、全身表现

发热与盗汗最为常见,约占 67—95%,热型以低热与中等热居多,约三分患者呈驰张热,渗出型、干酪型病例或合并有严重的腹外结核的患者可呈稽留热,盗汗严重,后期有贫血、消瘦、浮肿、舌炎、口角炎及维生素 A 缺乏症等营养不良的表现。

在育龄妇女中,停经不育者较常见。

二、腹痛

约有三分的患者可出现不同程度的腹痛,多为持续性隐痛或钝痛,疼痛多位于脐周、下腹、有时在全腹部。当患者出现急腹症时,应考虑是否因肠系膜淋巴结或腹腔其它结核干酪样坏死病灶溃破后,引起的急性腹膜炎,也可由肠结核急性肠穿孔等原因所致。

三、腹胀与腹水

多数患者有腹胀感,可因结核病中毒症状或腹膜炎伴有的肠功能紊乱引起。约有三分患者可出现腹水,以小量、中等量为多见。

腹水量超出 1000ml 时可发现移动性浊音。少量腹水需借助 B 超检查。

### 四、腹壁柔韧感

柔韧感是由于腹膜受到轻度刺激或慢性炎症所造成的,可见于本病的各型,但一般认为是粘连型结核性腹膜炎的临床特征。

绝大多数患者均有不同程度的压痛,一般较轻微,少数压痛明显并有反跳痛,后者多见于干酪型。

### 五、腹部肿块

粘连型及干酪型患者的腹部常可触及肿块,多位于中下腹部。肿块多由增厚的大网膜、肿大的肠系膜淋巴结、粘连成团的肠曲或干酪样坏死脓性物积聚而成,其大小不一,边缘不齐,有时呈横形块状物或有结节感,多有轻微触痛。

### 六、其它

部分患者可出现腹泻,通常是由于腹膜炎症刺激所致,也可因肠曲间瘘管形成所引起。一般每日一4次。粘连型患者,便秘较为常见,有时腹泻与便秘交替出现。肝肿大并不少见,可由营养不良所致脂肪肝或肝结核引起。如并发肠梗阻时,可见蠕动波,肠鸣音亢强。

【实验室及其他检查】

### 一、血象、红细胞沉降率和结核菌素试验

部分患者有轻度至中度贫血,后者多见于病程较长而病变活动的患者,特别是干酪型或有并发症者。

白细胞计数多正常或稍偏高,少数偏低。腹腔结核病灶急性扩散者或干酪型患者的白细胞计数可增高,红细胞沉降率可作为病变活动的简易指标,在本病活动期一般增快,病变趋于静止时逐渐正常。结核菌素试验呈强阳性者对诊断本病有帮助,但在粟粒型结核或重症病人反而可呈阴性。

### 二、腹水检查

腹水为草黄色渗出液,静置后自然凝固,少数呈血性。偶见乳糜性,比重一般超过 1.016,蛋白含量在 30g/L,白细胞计数超出 $5 \times 10^8$/L(500/ul),以淋巴细胞为主。但有时因低蛋白血症,腹水性质可接近漏出液,必须结合全面进行分析。近年主张对感染性腹水的判断应增加实验诊断指标,腹水葡萄糖<3.4mmol/L,pH<7.35 时,指示细菌感染,特别是腹水腺苷脱氨酶活性增高时,提示结核性腹膜炎。本病腹水的一般细菌培养阴性,浓缩找到结核杆菌的阳性机会很少,结核菌培养的阳性率也低,但腹水动物接种阳性率可达 50% 以上。

### 三、胃肠 X 线检查

钡餐检查如发现肠粘连、肠结核、肠瘘、肠腔外肿块等现象,对本病诊断有辅助价值。腹部平片有时可见到钙化影,多系肠系膜淋巴结钙化。

### 四、腹腔镜检查

有腹膜广泛粘连者禁忌检查。一般适用于有游离腹水的患者,可窥见腹膜、网膜、内脏表面有散在或集聚的灰白色结节,浆膜失去正常光泽,混浊粗糙,活组织检查有确诊价值。

【诊断】

典型病例诊断一般无困难,主要依据有:

一、青壮年患者有原因不明的发热、持续两周以上,伴有盗汗,经一般抗生素治疗无效者;

二、有结核密切接触史或本人有肺结核其它肠外结核者;

三、腹壁柔韧感,有腹水或可触及肿块者;

四、血沉增速,腹水为渗出液;

五、X线胃肠钡餐检查发现肠粘连等征象。

【鉴别诊断】

由于本病的临床表现常不典型,往往给诊断带来困难,误诊率较高,国内报告达 14%,约有四分病人经剖腹探查、腹腔镜检查或尸检才确诊,因此应认真进行鉴别诊断。

一、与有腹水的疾病鉴别

①肝硬化失代偿,患者有肝功异常、门脉高压、脾功亢进、肝病面容及蜘蛛痣等表现。腹水为漏出液。

典型病例不难鉴别,但需注意肝硬化腹水的病人有时可合并结核性腹膜炎;

②癌性腹水多为血性腹水,反复腹水检查可找到瘤细胞;

③其它缩窄性心包炎、肝静脉阻塞综合征均可产生腹水,但二者均有相应的心包和肝脏体征,腹水顽固难消。

二、与发热为主要表现的疾病鉴别

结核性腹膜炎有稽留热时需与伤寒鉴别。伤寒常有表情淡漠、相对缓脉、血清 widal 及反应及血培养阳性。

三、与腹痛为主要症状的疾病鉴别

应注意与克隆病、慢性胆囊炎、慢性阑尾炎、消化性溃疡、异位妊娠等疾病鉴别。合并有肠梗阻、穿孔及腹膜炎时,应与其它原因引起的急腹症鉴别。

四、与腹块为主要体征的疾病鉴别

本病有时与卵巢囊肿、结肠癌、卵巢癌等恶性肿瘤相混淆,应注意鉴别。

【结核性腹膜炎的一般治疗方法】

(一)西医治疗

1.药物治疗

(1)抗结核化学药物:

药物种类多,疗程长,一般用 3~4 种药物,联合强化治疗,治疗 2 个月,然后继用异烟肼、利福平联合治疗 1~2 年,不得少于半年。

链霉素(SM)每日 0.75~1.0 克,肌肉注射;合并应用异烟肼(INH)0.3 克,日 1 次;再加用利福平(RFP)0.45~0.6 克,日 1 次,应用 2 个月后,停用链探素,再加用乙胺丁醇(EMB)0.75 克,日 1 次,或丙硫乙烟胺(1321Th)0.5~0.75 克,日 1 次,疗程 0.5~1.5 年。

(2)肾上腺皮质激素的应用:

在足够的抗结核药物化疗下,加用泼尼松 15~30 毫克,每日 1 次或强的松 10~30 毫克,日 1 次,连用 4~6 周,可减轻粘连,改善中毒症状。

(3)黄连素腹腔离子透入:

在化疗同时用 0.1‰黄连素溶液行直流电正极透入,30 天为一疗程,共作 3~4 个疗程。能减少粘连,软化肿块,促进腹水吸收。

(4)穿刺放液或腹腔给药：

腹水过多者，可用腹腔穿刺术，每次放液 1500～3000 毫升，适当放液后腹腔内注入异烟肼 100～300 毫克及氢化泼尼松 10～20 毫克或地塞米松 5～10 毫克或多巴胺 40～80 毫克加地塞米松 5～10 毫克，以促进腹水的吸收。

2. 限制水、钠的摄入

进水量限制在每日约 1000 毫升，若有低钠血症，应限制水的摄入量低于 500 毫升；氯化钠应限制在每日 0.6～1.2 克。通过水与钠的限制，有的人可发生自发性利尿。

3. 增加水与钠的排出

主要通过利尿剂，必要时亦可通过导泻，以增加水与钠从粪便中排出或进行腹腔穿刺放出腹水。

(1)应用利尿剂：

有保钾利尿剂或排钾利尿剂。常用氨苯碟啶 50 毫克，日 1～3 次；双氢克脲噻 25～50 毫克，日 1～3 次；安体舒通 20～40 毫克，日 1～3 次；速尿 20～40 毫克，静脉缓慢推注，日 1 次或 4～6 小时重复应用。要经常注意血钾，低钾时应及时补充钾盐。

(2)导泻：

可配合其他药物使用，常用甘露醇 250 毫升，顿服；番泻叶 30 克，冲服。

4. 对症治疗

(1)腹痛：

阿托品 0.3 毫克，日 3 次或痛时用，或 0.5 毫克，肌肉注射，疼痛时用；654－2 10 毫克，日 3 次，口服，或 10～20 毫克加入液体中静脉滴注。颠茄合剂 10 毫升，日 3 次，口服。

(2)腹胀：

驱风合剂 10 毫升，日 3 次。严重者肛管排气。

(3)食欲不振：

山楂片，口服，随时服；食母生 5 片，日 3 次，口服；多酶片 2 片，日 3 次；胃蛋白酶合剂 10 毫升，日 3 次，口服。

(4)腹泻：

复方苯乙哌啶，1～2 片，日 3 次。注意水、电解质、酸、碱平衡。

(5)便秘：

通便灵，必理通，果导片，番泻叶，蜂蜜等口服。也可用开塞露，肛门内放入。

5. 手术治疗

绝大多数病人经药物治疗即可见效。有以下情况者可以手术治疗：

(1)急性或慢性消化道梗阻。

(2)急性腹膜炎或腹内脓肿。

(3)腹内包块引起肠梗阻者。

手术后仍应继续抗结核治疗 1～2 年。

6. 介入治疗法

可将抗结核药物，通过导管送到病灶部位。

(二)中医药物治疗

结核性腹膜炎临床主要表现为发热、盗汗、消瘦、腹痛、腹腔肿块等症状,根据临证所见,可归属于中医"痨瘵"、"积聚"、"臌胀"、"腹痛"等诸症范畴。

中医学认为,本病是由于劳倦内伤,正气虚损,痨虫入侵,留着不去,耗气伤阴,致脏腑功能虚弱,三焦决渎失权,水湿内聚,气滞血瘀而成。

本病初期,正气未虚,邪气较盛,多属实证,应根据气滞、湿阻、痰凝、虫积、血瘀等不同病机,分别采用理气消积、化湿行水、祛痰杀虫、活血化瘀等法攻逐实邪,以消除胀满、积聚、腹水;病程晚期,正气渐衰,邪气留着等虚中夹实之证临床多见,应根据脾肾阳虚、肝肾阴亏之不同,采用扶正祛邪之法调之,切不可乱投克伐之剂而急于求成。

临床上,可分为以下几型进行辨证施治。

1. 阳明腑实型

【症状】

发病急骤,日晡潮热或壮热不已,腹部硬满而拒按,胸闷不舒,大便秘结或溏滞不爽,舌红苔黄燥,脉沉实。

【治则】

泄热通腑。

【方药】

(大承气汤加减)大黄9克,厚朴9克,枳实9克,芒硝9克,柴胡6克,郁金9克,百部9克,野菊花30克。水煎服,日一剂。

2. 肝郁气滞型

【症状】

腹胀,腹痛每随情态变化而变化,胸闷不舒,纳食减少,月经不调,舌淡红苔薄,脉弦。

【治则】

疏肝理气,止痛散结。

【方药】

(柴胡疏肝散加味)柴胡6克,枳壳6克,川芎6克,香附6克,白芍9克,川楝子9克,元胡5克,白术12克,茯苓9克,炙甘草6克。水煎服,日一剂。

3. 气阴两虚型

【症状】

潮热,盗汗,消瘦,面色㿠白,颧红,手足心热,倦怠乏力.腹胀腹痛,舌淡苔薄,脉细数。

【治则】

益气养阴。

【方药】

(生脉散加减)党参12克,麦冬9克,五味子6克,白术9克,茯苓12克,黄精24克,知母12克,青蒿9克,地骨皮12克,百部9克。水煎服,日一剂。

4. 水湿内停型

【症状】

腹大膨隆,纳呆恶心,腹泻便秘,小便短少,舌淡红,苔白腻,脉弦缓。

【治则】

行气化湿,宽中利水。

【方药】

(中满分消丸加减)厚朴6克,积实9克,黄芩9克,半夏9克,茯苓12克,泽泻12克,猪苓15克,大腹皮15克,车前子30克,百部9克。水煎服,日一剂。

5.瘀血阻滞型

【症状】

腹大而坚,内有肿块,或见腹痛,腹泻,呕吐,便秘,舌紫暗有瘀点,脉细涩。

【治则】

活血化瘀,软坚散结。

【方药】

(血府逐瘀汤加减)柴胡9克,川芎6克,枳壳9克,赤芍6克,当归9克,桃仁12克,红花12克,生地9克,元胡10克,百部9克,野菊花20克。水煎服,日一剂。

(三)中西医结合治疗

目前对结核性腹膜炎的治疗,多以西药抗痨药物为主,配合中医辨证施治。由于对中药抗痨药物的筛选尚缺乏深入研究,各地经验报导较少,故单纯用中药治疗结核性腹膜炎尚存在困难。

西药抗痨药物一般疗程较长,毒副作用较大,部分患者在服药期间由于反应大,肝肾功能损害而被迫中断治疗,造成病情反复。

因此开展抗痨中药研究,筛选毒性低、疗效可靠的天然药物代替毒性较大的化学药品,就显得尤为重要。

结核性腹膜炎症状复杂,不同症型不同阶段的主症表现又有差异,采用固定方药容易缓解或消除不同阶段的复杂症状。

以腹水为主要表现的渗出型患者,消除腹水是治疗本病的重要一环。除应用西医利尿药物外,中医常用的利水方法有以下几种:

(1)攻下逐水法:

适用于体质壮实,腹水较多,正气未虚的患者。常用舟车丸、加味牛槟丸、消水丸等。有人曾对不同逐水方剂进行观察,认为消水丸(醋制甘遂15克,木香、砂仁、黄芩各6克,每服7.5～10.5克)排水效果最好,服后排便6～10次,泻水量可达4000毫升,服用此方,要掌握药量分寸,服1～2次为宜,适可而止。

(2)祛湿利水法:

是一种较缓和的利水消胀之法。常用方剂有五皮饮、胃苓汤、导水茯苓汤等,可根据病情适当加减。

(3)清热利水法:

用于湿热互结、浊水内停、腹大坚满、烦燥尿赤等症。常用方剂有中满分消丸、大橘皮汤、八正散等。

(4)健脾利水法:

适用于病程较长,脾气虚弱,运化不良之证。常用方剂有防己黄芪汤、实脾饮等。

(5)养阴利水法:

适用于腹水内停而兼肝肾阴虚之患者。常用方为猪苓汤加沙参、白茅根、冬瓜仁、车前子等。

本病粘连型、干酪型患者腹腔多有肿块形成,且并发症多见,给内科治疗带来困难。中医认为瘀血是形成积块的一个主要因素,活血化瘀法是治疗积证的常用有效方法。

目前研究表明,活血化瘀法能改善结缔组织代谢,抑制纤维母细胞合成胶原,使肥大细胞增多,使病变的胶原纤维变细、疏松化,对增生性病变有不同程度的软化和吸收作用。因此,在辨证施治基础上早期加用活血化瘀药物,对于防止腹腔的粘连及肿块的形成,或对已形成肿块的软化、吸收、消散可能有一定作用,并且可提高疗效,缩短病程,预防并发症的发生。

(四)常用偏方、单方、验方

1.结核散:

含有炮山甲、娱蛤、僵蚕、火硝、壁虎、全蝎、白附子。每次服3～4粒,每日3次。用于痰瘀互结型。

2.壁虎7只,从其肛门将内脏掏出,放入胡椒1粒,用棉油炸焦为末,开水吞服。成人每次服7只,儿童服4只,每日服1～2次。用于各型腹膜结核。

3.净府散:

柴胡、半夏、白术、茯苓、猪苓、泽泻、黄芩、山楂、三棱、莪术、党参、黄连各10～15克,水煎,日一剂。用于气滞水阻型。

4.适量加减用玄参、桔梗、连翘、黄芩、百部、夏枯草、天葵子、僵蚕、蒲公英、薄荷、川贝母、天花粉、牡蛎、甘草,水煎服,日一剂。适用于干酪型。

5.适量加减应用桃仁、红花、厚朴、炒莱菔子、木香、乌药、番泻叶、甘草、玄参、佛手、丹参、白芍,水煎服,日一剂。适用于粘连型。

6.体虚者可用紫河车粉100克、海缥峭20克(研末),每次10克,日1次,温开水送服。也可用十大功劳叶50克、地骨皮15克、女贞子15克、甘草10克,水煎服,日一剂,连服1月。

7.盗汗者可用浮小麦15克、煅牡蛎30克,水煎服,每日一剂,连服1个月。

8.结核性腹膜炎腹胀、腹水者用眼草15克,水煎服,日一剂。也可用赤小豆煎水饮。

9.结核性腹膜炎伴有腹腔淋巴结结核或有瘘管者,可用猫眼草煎膏外敷或用纱布涂膏塞入瘘管内。

(景凤英)

## 第六节　结核性胸膜炎

结核性胸膜炎是结核菌由近胸膜的原发病灶直接侵入胸膜,或经淋巴管血行播散至胸膜而引起的渗出性炎症。

临床主要表现为发热、咳嗽伴病侧胸痛、气急等。常见于3岁以上的儿童,主要发生在原发感染6月内,原发灶多在同侧肺内,往往不能被发现。发病与患儿对结核菌高度敏感有关。临床上常分为干性胸膜炎、渗出性胸膜炎、结核性脓胸(少见)三种类型。

结核性胸膜炎是我国常见的胸膜疾病,其发生率占胸腔积液的54.87%以上,治疗不及时化疗不规范可形成慢性包裹性积液、结核性脓胸、支气管瘘等并发症导致肺压缩及胸廓变形,严重影响患者的呼吸功能及生活质量。

【病因】

结核性胸膜炎是结核杆菌首次侵入机体所引起的疾病。结核杆菌有 4 型：人型、牛型、鸟型和鼠型。而对人体有致病力者为人型结核杆菌和牛型结核杆菌。

我国小儿结核性胸膜炎大多数由人型结核菌所引起。结核杆菌的抵抗力较强，除有耐酸、耐碱、耐酒精的特性外，对于冷、热、干燥、光线以及化学物质等都有较强的耐受力。引起结核性胸膜炎的途径有：

肺门淋巴结核的细菌经淋巴管逆流至胸膜；

邻近胸膜的肺结核病灶破溃，使结核杆菌或结核感染的产物直接进入胸膜腔内；

急性或亚急性血行播散性结核引致胸膜炎；

机体的变应性较高，胸膜对结核毒素出现高度反应引起渗出；

胸椎结核和肋骨结核向胸膜腔溃破。因为针式胸膜活检或胸腔镜活检已经证实 80% 结核性胸膜炎壁层胸膜有典型的结核病理改变。因此，结核杆菌直接累及胸膜是结核性胸膜炎的主要发病机制。

【临床表现】

大多数结核性胸膜炎是急性病。

其症状主要表现为结核的全身中毒症状和胸腔积液所致的局部症状。结核中毒症状主要表现为发热、畏寒、出汗、乏力、食欲不振、盗汗。局部症状有胸痛、干咳和呼吸困难。胸痛多位于胸廓呼吸运动幅度最大的腋前线或腋后线下方，呈锐痛，随深呼吸或咳嗽而加重。由于胸腔内积液逐渐增多，几天后胸痛逐渐减轻或消失。积液对胸膜的刺激可引起反射性干咳，体位转动时更为明显。积液量少时仅有胸闷、气促，大量积液压迫肺、心和纵隔，则可发生呼吸困难。积液产生和聚集越快、越多，呼吸困难越明显，甚至可有端坐呼吸和发绀。

体征与积液量和积聚部位有关。积液量少者或叶间胸膜积液的胸部体征不明显，或早期可听到胸膜摩擦音。积液中等量以上者患侧胸廓稍凸，肋间隙饱满，呼吸运动受限。气管、纵隔和心脏向健侧移位。患侧语音震颤减弱或消失，叩诊浊音或实音。

听诊呼吸音减弱或消失，语音传导减弱。由于接近胸腔积液上界的肺被压缩，在该部听诊时可发现呼吸音不减弱反而增强。

如有胸膜粘连与胸膜增厚时，可见患侧胸廓下陷，肋间隙变窄，呼吸运动受限，语音震颤增强，叩诊浊音，呼吸音减弱。

【辅助检查】

1、胸膜活检：

针刺胸膜活检是诊断结核性胸膜炎的重要手段。活检的胸膜组织除了可行病理检查外，还可行结核菌的培养。如壁层胸膜肉芽肿改变提示结核性胸膜炎的诊断，虽然其他的疾病如真菌性疾病、结节病、土拉菌病（tuaremia）和风湿性胸膜炎均可有肉芽肿病变，但 95% 以上的胸膜肉芽肿病变系结核性胸膜炎。

如胸膜活检未能发现肉芽肿病变，活检标本应该做抗酸染色，因为偶然在标本中可发现结核杆菌。第 1 次胸膜活检可发现 60% 的结核肉芽肿改变，活检 3 次则为 80% 左右。如活检标本培养加上显微镜检查，结核的诊断阳性率为 90%。也可用胸腔镜行直视下胸膜活检，阳性率更高。

2、X线检查：

胸腔积液在 300ml 以下时，后前位 X 线胸片可能无阳性发现。少量积液时肋膈角变钝，积液量多在 500ml 以上，仰卧位透视观察，由于积聚于胸腔下部的液体散开，复见锐利的肋膈角。也可患侧卧位摄片，可见肺外侧密度增高的条状影。

中等量积液表现为胸腔下部均匀的密度增高阴影，膈影被遮盖，积液呈上缘外侧高，内侧低的弧形阴影。大量胸腔积液时，肺野大部呈均匀浓密阴影，膈影被遮盖，纵隔向健侧移位。

3、超声波检查：

超声探测胸腔积液的灵敏度高，定位准确，并可估计胸腔积液的深度和积液量，提示穿刺部位。亦可以和胸膜增厚进行鉴别。

【诊断】

结核性胸膜炎的确诊需要在痰、胸水、或胸膜活检中找到结核分枝杆菌。支持诊断的依据还包括在胸膜找到结核性肉芽肿以及胸水中腺苷脱氨酶（ADA）增高等。

【鉴别诊断】

结核性胸膜炎须与细菌性肺炎和类肺炎性胸腔积液，以及恶性胸腔积液进行鉴别。

1、细菌性肺炎：

结核性胸膜炎的急性期常有发热、胸痛、咳嗽、气促，血白细胞增多，胸片 X 线表现高密度均匀阴影，易误诊为肺炎。

但肺炎时咳嗽多有痰，常呈铁锈色痰。肺部为实变体征，痰涂片或培养常可发现致病菌。结核性胸膜炎则以干咳为主，胸部为积液体征，PPD 试验可阳性。

2、类肺炎性胸腔积液：

发生于细菌性肺炎、肺脓肿和支气管扩张伴有胸腔积液者，患者多有肺部病变的病史，积液量不多，见于病变的同侧。

胸液白细胞数明显增多，以中性粒细胞为主，胸液培养可有致病菌生长。

3、恶性胸腔积液：

肺部恶性肿瘤、乳腺癌、淋巴瘤的胸膜直接侵犯或转移、胸膜间皮瘤等均可产生胸腔积液，而以肺部肿瘤伴发胸腔积液最为常见。

结核性胸膜炎有时须与系统性红斑狼疮性胸膜炎、类风湿性胸膜炎等伴有胸腔积液者鉴别，这些疾病均有各自的临床特点，鉴别不难。

【治疗】

结核性胸膜炎的治疗包括一般治疗、抽取胸液和抗结核治疗。其化疗原则与化疗方法和活动性结核相同。

1、一般治疗：

体温 38℃以上可卧床休息，一般患者可以适当起床活动。总的休息时间大约以体温恢复正常，胸液消失后仍须持续 2～3 个月。

2、胸腔穿刺抽液：

由于结核性胸膜炎胸液蛋白含量和纤维蛋白含量高，容易引起胸膜粘连，故原则上应尽快抽尽胸腔内积液，每周 2～3 次。

首次抽液不要超过 700ml，以后每次抽取量约 1000ml，最多不要超过 1500ml。如抽液过多、过快,可由于胸腔内压力骤降发生复张后肺水肿和循环衰竭。若出现头晕、出汗、面色苍白、脉搏细弱、四肢发冷、血压下降等反应,立即停止抽液,皮下注射0.5%肾上腺素0.5ml,同时静脉内注射地塞米松5~10mg,保留静脉输液导管,直至症状消失。如发生肺复张后肺水肿,应进行相应的抢救。

胸腔抽液有以下作用:

①减轻中毒症状,加速退热。

②解除肺脏和心脏血管受压,改善呼吸及循环功能。

③防止纤维蛋白沉着所致胸膜粘连肥厚。目前也有学者主张早期大量抽液或胸腔插管引流可减少胸膜增厚和胸膜粘连等并发症。

3、抗结核药物治疗:

一般采用链霉素(SM)、异烟肼(INH)和利福平(RFP)或链霉素(SM)异烟肼(INH)乙胺丁醇(EMB)联合治疗。链霉素(SM)0.75~1.0g/d,肌内注射,疗程2~3个月。异烟肼(INH)0.3g/d,顿服,利福平(RFP)0.45~0.6g/d,顿服,乙胺丁醇(EMB)0.75g/d,顿服,上述口服药物均连续服用1.0~1.5年。

治疗过程必须注意抗结核药物的副作用,如听力的变化、视觉的变化和肝功能等,发生时应根据情况减量或停用。

结核性胸膜炎不主张常规使用糖皮质激素,因为有许多副作用。当大量胸腔积液、吸收不满意或结核中毒症状严重时可用泼尼松30mg/d,至胸液明显减少或中毒症状减轻时每周减少5~10mg,一般4~6周停药。

减药太快或用药时间太短,容易产生胸液或毒性症状的反跳。胸腔内注射抗结核药物或皮质激素没有肯定意义。抗结核药物在胸液的浓度已经足够,胸腔内注射药物对胸液的吸收及预防胸膜增厚与不用药物者没有显著差异。

总之,结核性胸膜炎治疗目的在于控制胸膜炎症、减少渗出、清除胸液或促进胸液吸,防止并症发生。只要规范治疗,本着早期抗痨治疗,积极抽胸腔积液,辅以激素的合理应用,可达到较快的治疗效果。

【中医分型与中药治法】

1. 邪犯胸肺

恶寒发热,少汗或发热不恶寒,汗出热不解,咳嗽少痰气急,胸胁刺痛,咳嗽加甚,口苦咽干,舌苔薄白或黄,脉弦敷。

【治法】

和解少阳,通络止痛.

【方药】

柴桔半夏汤加减,柴胡16克,半夏6克,黄芩12克,香附13克,瓜蒌12克,桔梗12克,赤芍12克,甘草6克,陈皮12克,生姜6克。热甚者去生姜,加知母7克,胡黄连12克:胸痛甚者加川楝子12克,延胡索12克,咳嗽剧烈者加杏仁16克,桑白皮12克.

2. 饮滞胁下

咳嗽时胸胁疼痛,胁间胀满,气息短促,苔白腻,脉弦滑。

【治法】

健脾利湿,化气行水。

【方药】

加味五苓散加减:茯苓 13 克,白术 13 克,猪苓 16 克,泽泻 6 克,党参 25 克,桂枝 6 克,车前子 16 克,桑白皮 12 克。

3.痰瘀互结

胸胁疼痛,胸廓变形,下陷,舌暗苔滑,脉弦涩

【治法】

化痰祛瘀,理气通络。

【方药】

血府逐瘀汤加减:桃仁 12 克,丹皮 12 克,赤芍 16 克,延胡索 16 克,当归 12 克,川芎 12 克,郁金 12 克,红花 12 克,川贝母 12 克,全瓜蒌 16 克。胸胁痛者加香附 12 克,胸闷苔腻者加半夏 12 克、陈皮 12 克.

4.阴虚内热

午后潮热,日久不退,咳嗽气短,痰黏量少,口干咽躁,咳嗽气短,手足心热,颧红盗汗或伴胸胁闷痛,久而不愈,形体消瘦,舌红少苔,脉细数。

【治法】

滋阴清热,化痰祛饮

【方药】

沙参麦冬汤加减:沙参 16 克,麦冬 16 克,玉竹 12 克,花粉 12 克,桑白皮 12 克,地骨皮 13 克,百部 12 克,桔梗 12 克.热甚者加银柴胡 16 克,嗽甚者加贝母 12 克、杏仁 10 克,盗汗者加煅牡蛎 3S 克,浮小麦 35 克.

5.脾肾两虚

嗽嗽气短,胸胁消闷,不能干卧,面浮肢肿,神疲,苔白,脉弱

【治法】

健脾补肾,益气化饮.

【方药】

参苓白术散合六味地黄丸加减:茯苓 25 克,党参 25 克,白术 12 克,熟地黄 16 克,山药 16 克,山萸肉 12 克,五味子 12 克,陈皮 12 克,生黄芪 25 克,泽泻 12 克,杏仁 12 克.胁痛者加延胡索 12 克,浮肿甚者加桑白皮 16 克,大崖皮 12 克,便靖者加木香 7 克,黄连 12 克。

(景凤英)

# 第七节　结核性心包炎

结核性心包炎是结核杆菌引起的心包脏层和壁层的感染。感染方式以淋巴逆流、直接蔓延、血型播散为主。

根据病理解剖特点分为渗出性心包炎和缩窄性心包炎。一些欧美发达国家报道心包炎以非特异性心包炎居首位,中国以"结核性心包炎"居多,中国结核性心包炎在心包疾病中占有重要位置,占心包疾病的 21.3%～35.8%,结核性心包炎的预后远远较其他浆膜结核差。

【发病原因】

结核杆菌有 4 型：人型、牛型、鸟型和鼠型。而对人体有致病力者为人型结核杆菌和牛型结核杆菌。我国小儿结核病大多数由人型结核菌所引起。

结核杆菌的抵抗力较强，除有耐酸、耐碱、耐酒精的特性外，对于冷、热、干燥、光线以及化学物质等都有较强的耐受力。湿热对结核菌的杀菌力较强，在 65℃ 30min，70℃ 10min，80℃ 5min 即可杀死。干热杀菌力较差，干热 100℃ 需 20min 以上才能杀死，因此干热杀菌，温度需高、时间需长。

痰内的结核菌在直接太阳光下 2h 内被杀死，而紫外线仅需 10min。相反在阴暗处可存活数月之久。痰液内的结核菌如用 5% 的石炭酸（苯酚）或 20% 漂白粉液消毒，则需 24h 方能生效。

【发病机制】

结核性心包炎的发生多有胸腔内淋巴结核、胸膜或腹膜结核病，经过淋巴逆流或直接蔓延而来，也可由心包附近的干酪液化淋巴结直接破溃入心包腔，或由全身血行播散所致。

结核性心包炎的病理过程包括 4 个时期：干性、渗出、吸收和缩窄。

临床常见渗出和缩窄 2 个时期。渗出性心包炎可为全身性多发性浆膜炎的一部分，它反映了机体对结核菌的高敏反应，心包腔内积聚多少不等的浆液纤维性渗出液，心包膜表面可见散在的粟粒结核病灶或干酪样变，心包膜肿胀，覆以纤维素，失去光泽。病程顺利时，渗出液和纤维素吸收后心包膜可完全恢复正常。

如渗出液吸收而纤维素机化，结缔组织增生致使心包膜增厚且广泛粘连，可引起心包腔闭塞，甚至胸膜胸壁相粘连，临床上称为缩窄性心包炎或匹克（Pick）病。心包膜增厚程度不等，严重病例心包膜可达 2cm，偶见心包膜钙化。

【临床表现】

患者多为年轻人，男性多见，起病缓慢，主要是非特异性全身症状，常有发热、胸痛、心悸、咳嗽、呼吸困难、食欲减退、消瘦乏力及盗汗等。

常出现在心包渗液阶段或晚期缩窄性心包炎阶段。胸痛较急性病毒性或非特异性心肌炎为轻，若合并有肺结核可有咳嗽及咯血。

结核性心包炎的体征主要有：心动过速、心界扩大、心音遥远、偶有心包摩擦音、40%～50% 并胸腔积液、大量者可致心脏压塞，可出现颈静脉怒张、奇脉、肝脏肿大、端坐呼吸、下肢水肿等。

国外有一组资料报告 88 例结核性心包炎，88% 有颈静脉怒张，95% 有肝大，73% 有腹水，18% 有心包摩擦音，半数病例胸部 X 线示心影扩大及胸腔积液。

结核性心包炎发展为慢性缩窄性心包炎时无发热、盗汗等症状，而突出表现为颈静脉怒张、低血压及脉压小、腹部膨胀、腹水及水肿等。

早期诊断甚为重要。凡患者有不明原因发热、大量心包积液、尤其是血性渗液应首先想到结核性心包炎。值得注意的是，结核性心包炎也可能在肺结核治疗过程中发生。对于结核性心包炎的确切诊断靠细菌学明确很困难，因为心包渗液中细菌生长率很低，不易被染色或显微镜查到，而且获得抗酸杆菌培养费时长，阳性率也低。

如果在疾病的早期阶段，能从心包积液或心包活检标本中找到抗酸杆菌，可以确定诊断。应该强调，受活检取材部位的局限性，阴性心包活检也不能除外结核性心包炎；另外，若在肉芽肿或干酪样物质中没有见到抗酸杆菌,不能做出结核性心包炎的肯定诊断,因为这些物质也可能在慢性风湿性或类肉瘤性心包病变中见到。

对于有心脏压塞症状或病程至少在1周以上的心包积液者应行心包穿刺术,对病人的痰和胃吸出物标本应检查结核菌。

【辅助检查】

血液检查:

血沉增快,血清抗结核抗体阳性可作为诊断参考。可有轻度贫血,白细胞轻度增高,病期较长者可有低蛋白血症,长期肝肾淤血者有肝功能异常、尿量减少、尿蛋白阳性等。

结核菌素试验:

结核菌素试验阳性及身体其他部位结核病灶的存在有助于诊断。25%病人结核菌素试验阴性。

心包穿刺液检查:

与结核性胸膜炎渗出液相似,可有血性心包积液。确诊靠心包积液中找到结核菌,但阳性率低,20%～50%病例结核杆菌培养阳性。心包液中腺苷脱氨酶 ADA 明显增高有助于诊断。

心包活检:

心包组织病理学检查如有典型的结核改变(干酪样物质)可确诊,但阳性率较低,改变心包组织活检的方法能够提高诊断的阳性率。

X 线检查

对确定心包积液甚为重要,积液≤300～500ml 时透视下心影扩大成梨形或烧瓶状,原有的弧形消失,心脏搏动减弱或消失。仰卧时心底部阴影增宽,呈球形。主动脉变小而上腔静脉变宽。计波摄影有助于诊断。

心电图检查:

S－T 段抬高:

早期(数小时至数天)除 aVR、V1 的 S－T 段下降外,其他导联 S－T 段抬高,以 V5、V6 明显,弓背向下,以后逐渐下降,回到等电位线。

T 波改变:

早期 T 波直立,当 S－T 段回到基线时,T 波逐渐平坦或倒置。在炎症消退后(数周至数月内),T 波逐渐恢复正常。如转为慢性,T 波倒置可长期存在。

可见 QRS 综合波呈低电压。

窦性心动过速。

大量心包积液可引起 P、QRS 和 T 波的电交替。并可出现右束支传导阻滞。

超声心动图检查 可探测出 15ml 积液。可见在左心室后壁与后心包之间有一无回声的液性暗区;同样,在右心室前壁与胸壁之间也可有此种暗区存在。

同位素扫描

静脉注射[131]I 标记的清蛋白或静脉注射 99mTc 进行心脏扫描,与 X 线片的心脏阴影相比较,可确定有无渗液存在。

【诊断】

典型结核病中毒症状（发热、咳嗽、咳痰、咯血、盗汗、潮热等）、心包炎症状（心悸、胸痛、呼吸困难等），体格检查如发现心界扩大、心音遥远、心包摩擦音、心音减弱等，结合以上相关辅助检查的阳性结果，一般诊断不难。少部分难以诊断的患者，需要依靠心包活检方可做出诊断。

在下列情况下可实行外科心包活检：①缓解心脏压塞；②住院3周以上病因诊断未明，或盲目抗结核治疗5周以上仍有发热和心包积液者。

在不知原因的急性心包炎病人，实验室检查应该包括结核菌素皮肤试验，也应指出，单独结核菌素皮肤试验阴性不能否定结核性心包炎，因为在结核病患者中，约30%可无反应而表现为阴性。心包积液的腺苷脱氨酶活性（adenosine deaminase activity；ADA）升高（正常 &lt；45U/L）有助于结核性心包炎诊断。

因此，在临床上对结核性心包炎作推断性诊断是必要的，但需仔细鉴别，一方面不应忽视病症严重的结核病人，另一方面亦不要把非结核积液病人置于长期多种抗结核药物治疗中去。

【鉴别诊断】

在心前区听得心包摩擦音，则心包炎的诊断即可确立。在可能并发心包炎的疾病过程中，如出现胸痛、呼吸困难、心动过速和原因不明的体循环静脉淤血或心影扩大，应考虑为心包炎伴有渗液的可能。渗液性心包炎与其他原因引起的心脏扩大的鉴别常发生困难。

颈静脉扩张而伴有奇脉、心尖搏动微弱、心音弱、无瓣膜杂音、有舒张早期额外音；X线检查或心脏计波摄影示心脏正常轮廓消失、搏动微弱；心电图示低电压、ST-T的改变而QT间期不延长等有利于前者的诊断。进一步可作超声波检查、放射性核素检查和磁共振显像等，心包穿刺和心包活检则有助于确诊。

非特异性心包炎的剧烈疼痛酷似急性心肌梗死，但前者起病前常有上呼吸道感染史，疼痛因呼吸、咳嗽或体位改变而明显加剧，早期出现心包摩擦音，以及血清谷草转移酶、乳酸脱氢酶和肌酸磷酸激酶正常，心电图无异常Q波；后者发病年龄较大，常有心绞痛或心肌梗死的病史，心包摩擦音出现于起病后3～4天，心电图有异常Q波、弓背向上的ST段抬高和T波倒置等改变，常有严重的心律失常和传导阻滞。如急性心包炎的疼痛主要在腹部，可能被误诊为急腹症，详细的病史询问和体格检查可以避免误诊。不同病因的心包炎临床表现有所不同，治疗亦不同。因此，急性心包炎诊断确立后，尚需进一步明确其病因，为治疗提供方向。

【并发症】

本病常见的并发症有心脏压塞、心源性肝硬化等。

1.心脏压塞

结核性心包炎心包渗液量大，但生成速度缓慢，一般不引起急性血流动力学并发症，如急性心包压塞。但可有慢性心包压塞的症状和体征。多为低压性压塞。

2.心源性肝硬化

由于慢性心包缩窄，肥厚、僵硬的心包限制心室的充盈，使右室舒张压和右房压上升，肝静脉回流受阻，肝内血窦扩张及淤血，压迫邻近的肝细胞，促进肝细胞萎缩及加速纤维组织增生。另外，肝窦通透性增加，高蛋白的液体渗入Disse腔，肝窦旁水肿，阻碍营养物质从血浆向肝细胞内弥散，加重肝损害。最终形成心源性肝硬化。

【西医治疗】

（一）治疗

卧床休息、合理的营养、增强体质是治疗的基础。大家熟知的《红楼梦》中林黛玉是死于结核病，很大原因是因为林小姐身体素质太过虚弱。

结核性心包炎的化疗：要按照结核病治疗的基本原则（详见抗结核治疗）。应用异烟肼（INH）、利福平（RFP）、链霉素（SM）或乙胺丁醇（EMB）、吡嗪酰胺（PZA）2－3 个月，继续应用异烟肼、利福平等，总疗程 18 个月。抗结核药物应用的原则和方案详见相关词条肺结核、抗结核治疗。

皮质类固醇治疗：急性期，抗结核治疗的同时，应用皮质类固醇能明显改善临床症状，减少心包穿刺，显著降低缩窄性心包炎的发生，减少心包切除术和降低死亡率。治疗时需要注意激素的禁忌症和副作用。

心包穿刺抽液和局部药物注射治疗：当积液产生快活大量积液出现心包填塞时，需要及时抽液治疗。首次抽液量以 100ml 为好，过多过少均不利于病情康复，以后每次抽液量 300－500ml。目前主张留置导管引流，操作方便、安全。排液后局部可注射异烟肼 50－100mg 加醋酸泼尼松龙 25mg，每周 2 次。

外科治疗：根据病情掌握心包剥离术的指征，一般渗出性心包炎在 3 个月的抗结核治疗后，渗液基本吸收。下列情况可考虑手术治疗：

心功能不全症状持续加重者

渗出性心包炎一年内发展为缩窄性心包炎的患者

心包积液反复出现者

发生心包填塞者

在治疗 4－6 个月后体静脉压持续升高等患者

部分心包炎患者，PPD 阳性，但心包液、心包或身体其他部位组织学、细菌学检查未明确病因，仍有发热和进行性或持续性心包渗出，可给予抗结核治疗诊断性治疗。

（景凤英）

# 第八节　结核性阴道炎

结核性阴道炎由结核杆菌感染而引起的阴道炎症性疾病。结核性阴道炎是属于生殖器结核的一种表现形式，多为继发感染，由于本病病程缓慢，表现形式不典型，故易被忽视。发病率尚无确切数据，本病少见，阴道结核占生殖器结核的 1%。

其他常见的阴道炎有：非特异性阴道炎、细菌性阴道炎、念珠菌性阴道炎、滴虫性阴道炎、霉菌性阴道炎、蛲虫性阴道炎、过敏性阴道炎、阴道嗜血杆菌性阴道炎、阿米巴性阴道炎、老年性阴道炎、婴幼儿阴道炎。

【病因】

（一）发病原因

1. 血行传播

患者有活动性肺结核、肾结核或骨结核病史，通过血液播散而来。结核菌首先侵入呼吸道。动物实验证明，注入 2～6 个结核菌即能产生病变，并迅速传播，在肺、胸膜或附近淋巴结形成病灶,然后经血循环传播到生殖器官。

2.直接蔓延

严重的盆腔结核、结核性腹膜炎、肠系膜淋巴结结核干酪样变破裂或肠道、膀胱结核与内生殖器官发生广泛粘连时,结核杆菌可直接蔓延到生殖器官表面。

3.原发性感染

因男性患严重的睾丸结核、精囊结核或溃疡性淋巴结结核,通过性交直接传染其性偶。

(二)发病机制

循环内结核菌可被网状内皮系统清除,但可形成隐伏的转移灶,它处于静止阶段可长达1~10年,甚至更长时间,直至在某些因素作用下,局部免疫力低下,隐伏病灶重新激活,感染复发。由于这种缓慢无症状过程常常使肺部的原发病灶完全被吸收而不留有可被放射线诊断的痕迹,这几乎是生殖道结核明确诊断时的普遍现象。

结核性阴道炎病原菌为抗酸性结核杆菌,根据结核菌的代谢、生长特性,将在结核病灶中的结核菌群分为4类。

1.A群

早期活跃的结核菌。在早期活跃病灶中大量存在于细胞外。

2.B群

随着病情进展生长于酸性环境中的巨噬细胞内。量较少。

3.C群

是在中性干酪病灶中繁殖缓慢或间歇繁殖。

4.D群

呈休眠状,完全不繁殖。

以上4群结核菌对抗结核药物呈现不同反应,D群结核菌对任何药物不起作用,只能靠机体的免疫功能加以清除,或细菌自身死亡。

【症状】

由于本病病程缓慢,表现形式不典型,易被忽视。多发生于20~40岁的生育年龄妇女。

1.原发症状

(1)部分患者外观正常,无明显不适主诉。

(2)部分患者常主诉阴道不适、疼痛、触痛,阴道有白色或棕黑色分泌物。

(3)部分病情较重患者可有食欲不佳、低热、消瘦等全身症状。

2.继发症状

(1)当同时伴有生殖器其他脏器的结核如输卵管、子宫结核等时:不孕、下腹坠痛,月经异常、白带为大量脓性或浆液性白带等症状。

(2)当继发于肺、腹膜、肠、关节等脏器的结核以及泌尿系统的结核时:可有其他脏器所引起的症状如胸膜痛、腹痛、尿频、血尿、消瘦、低烧、乏力、腹泻便秘交替、干咳、咯血等。

3.体征

病变初期常呈局部浸润、肿大,以后逐渐变成溃疡。常呈多发型,溃疡基底呈黄色,可有颗粒状突起,局部可有触痛。

溃疡愈合后则形成瘢痕而致阴道狭窄。腹股沟淋巴结肿大,溃破后则形成窦道或膀胱阴道瘘及直肠阴道瘘。溃疡与窦道有大量的脓性或浆液性分泌物流出,局部可有触痛。阴道结核病灶外观极似癌变,活组织检查始可明确诊断。

4.诊断

主要依靠临床表现、结核病史、妇科检查及活组织病理检查、病灶渗出物涂片或培养找到抗酸性结核杆菌可确诊。

还可通过细菌培养进行诊断。由于病人多缺乏明显症状及体征,诊断有时存在困难。另外,近年来发现结核发病年龄在 40 岁以上者逐渐上升,因此对老年妇科患者的病史及妇科病更应注意有无结核存在。由于 HIV 感染者容易患结核而成为艾滋病患者,因此对所有结核患者,尤其是城市的患者,应该行 HIV 检查,及时发现艾滋病患者。

【检查化验】

1.阴道分泌物涂片寻找抗酸性结核杆菌。

2.病理组织学检查。

3.结核杆菌培养与动物接种:

观察阴道分泌物结核杆菌培养到达 2 个月时有无阳性结果;或将这些分泌物接种至豚鼠腹壁上,6～8 周后解剖检查,如接种部位的周围淋巴结找到结核菌,则可确诊。本法有一定技术条件要求,所需时间长,尚难推广使用。

4.聚合酶链反应检测:

PCR 扩增结核杆菌 DNA 诊断是一种较灵敏、快速的方法,但判断结果要考虑与病程有关。

5.结核菌素试验:

一般阴性表示未曾遭受结核感染。阳性表示曾有结核感染,强阳性提示体内仍有活动性病灶,但对病灶部位并无确定价值。

6.血象:

白细胞数一般不高,分类中淋巴细胞增多,活动期血沉增快等也可作为诊断的参考。

7.血清学诊断:

酶联免疫吸附试验检测血清中抗纯蛋白衍化物(PPD)的特异性抗体 IgG 和 IgA,国内也已用于临床诊断活动性结核病。

此外,间接免疫荧光试验检测病人血清中特异抗体,采用合适的单克隆抗体技术有可能增加对结核菌鉴别的敏感性和特异性。

8.X 线诊断

包括胸部 X 线、腹部 X 线、子宫输卵管碘油造影等。

重点是注意有无陈旧性结核病灶或胸膜结核征象,阳性发现对诊断可疑病人有一定参考价值,但阴性却不应据此否定本病的可能。

9.腹腔镜检查:

可直接观察到病变情况,并可在镜下取活检作病理检查,腹水作直接涂片,抗酸性染色,镜检,或送细菌培养敏感性高度增加。

【鉴别诊断】

结核性阴道炎须与外阴阴道湿疣(尖锐湿疣或扁平湿疣)、性病肉芽肿、癌肿等相鉴别,方法主要靠活体组织检查。

外阴尖锐湿疣：

又称生殖器疣或性病疣，是由 HPV 性接触所致。

妇女在性激素水平教高时期，外阴长期受多量分泌物刺激，亦可出现类似尖锐湿疣的病态，称为外阴假性尖锐湿疣，属慢性非特异性增生性炎症，与性生活的关系不明显。初期常无症状，无痛苦，刚开始为小淡红色、暗红色或污灰色乳头状隆起，逐渐增大加多，倾向融合，或相互重叠，根部有蒂，表面凹凸不平，湿润柔软，呈乳头样、菜花样或蕈样突起。病损增大时，可有压迫及痒感，表面易于糜烂，渗出混浊浆液，带有恶臭，且因每次搔抓引起继发性感染。

性病性淋巴肉芽肿：

性初疮多发生于阴道下部，女性阴道前庭、小阴唇、阴道口、尿道口周围的 5－6mm 的极小疱、溃疡、常为单个，有时数个，无明显症状，数日不愈，愈后不留瘢痕。向髂及直肠淋巴结回流，可引起该部淋巴结炎，直肠炎，临床可有便血、粘液血便、腹痛、腹泻、里急后重及腰背疼痛，形成肛周肿胀、瘘管、直肠狭窄及大小阴唇象皮肿等。

阴道癌：

主要临床表现有：阴道不规则出血，性交后出血及绝经后出血；白带增多，甚至阴道有水样、血性分泌物伴有恶臭；随着病情发展可出现腰、腹痛，大小便障碍（包括尿频、尿血、尿痛及便血、便秘等）；严重者可形成膀胱阴道瘘或直肠阴道瘘。

【并发症】

并发子宫体的结核感染发生闭经，因而导致不孕。

并发输卵管结核可使双侧输卵管失去正常功能而不孕。

并发子宫颈部的结核可使白带增多和接触出血。

并发卵巢结核可在卵巢深部形成干酪样坏死，甚至形成脓肿。

阴道或是外阴结核溃破后则形成窦道，可并发膀胱阴道瘘及直肠阴道瘘。

【预防和治疗方法】

大力宣传结核病的防治知识，定期进行健康检查，早诊断，早治疗，消灭传染源，杜绝传染途径。阴道结核多为继发感染，原发病灶多为肺结核，预防措施与肺结核相同，须加强抗结核的宣传教育，增强体质及营养，加强儿童保健。

患病后要进行正规的治疗。停止性生活，以免传染给配偶和加重自身病情。

注意休息，增强营养，提高抵抗力。开展卡介苗预防接种，增强机体的抵抗力。现防结核组织规定新生儿生后，体重在 2200g 以上，出生超过 24h，即可给接种卡介苗。

体重不足 2200g 或生后未接种卡介苗时，在 3 个月内可补种，3 个月以后的婴儿先作结核菌素试验，如为阴性，可予接种。青春期少女结核菌素试验阴性者，应行卡介苗接种。在结核的活动期应避免妊娠。

【中医治疗】

（1）阴虚内热型——黄芪鳖甲散

【处方】：

黄芪 15 克　鳖甲 15 克　天冬 10 克　地骨皮 10 克　秦艽 10 克　人参 10 克　半夏 10 克　茯苓 10 克　紫菀 10 克　知母 15 克　生地 10 克　白芍 10 克　桑白皮 10 克　肉桂 6 克

桔梗 10 克　柴胡 6 克　甘草 6 克

若盗汗明显,加五味子 10 克,浮小麦 30 克以滋阴敛汗;若月经量多,漏下不止者,加旱莲草 15 克,茜草根 15 克以凉血止血。

（2）气血两亏型：——人参养荣汤

【处方】：

白芍药 90 克　当归　陈皮　黄芪　桂心去粗皮　人参　白术煨　甘草炙,各 30 克　熟地黄制　五味子　茯苓各七钱半　远志炒,去心 15 克　锉散,每次 12 克,加姜三片、大枣二枚

若经量过少,可加鸡血藤 30 克,丹参 20 克以养血调经。

（3）气血瘀滞型——活血软坚汤

【处方】：

丹参 15 克　当归 10 克　桂枝 6 克　元胡 10 克　香附 10 克　枳壳 12 克　五灵脂 12 克　地鳖虫 10 克　红花 10 克　皂刺 10 克　龟板 15 克　炙鳖甲 15 克　夏枯草 15 克。

若有包块者,加三棱 10 克,莪术 10 克以破瘀;若小腹疼痛明显者,加银花 10 克,鱼腥草 10 克以解毒杀虫。

（4）阴阳俱虚型——左归丸

【处方】：

生熟地各 15 克　枸杞子 15 克　山药 15 克　山萸肉 12 克　鹿角胶(烊化)10 克　龟板胶( 烊化)10 克　菟丝子 20 克　杜仲 20 克　淮牛膝 15 克　附子 10 克　肉桂 6 克　生牡蛎(先下)30 克

【西医治疗】

药物治疗：

1.外阴阴道结核的治疗与全身其他部位的结核治疗原则与方法相同。药物治疗应遵循早期、联合、规律、适量、全程的原则。

①异烟肼：

最常用的药物。疗效较好,用量较小,易于口服。每日 mg 口服或肌注;如 1 周给药 2 次,每日剂量为 15mg/kg 体重。可并发周围神经炎,有损害肝脏作用,药物过敏反应。

②利福平：

对 A、B、C,3 种菌群均有杀菌作用的唯一药物。口服剂量：10mg/（kg. d)直至 600mg/d 或 1 周 2 次。一般毒性较低,最常见为胃肠道反应及一般过敏反应,如发热、头痛、筋骨痛(总称流感综合征)、皮疹等。

③链霉素：

对细胞外结核菌(A 菌群)的杀菌作用大于对细胞内(B、C 菌群)菌群的作用。剂量 1g/d,如每周 2 次,则日剂量为 20～30mg/kg 体重,需要肌注对临床应用带来不便。主要副反应是听觉器官及前庭平衡器官的慢性损害,引起耳聋、耳鸣、眩晕及平衡障碍。

④吡嗪酰胺：

为高效结核杆菌杀菌剂,但仅对细胞内菌群有杀灭作用。口服剂量 20～40mg/kg,直至日剂量 2g;每周两次治疗的日剂量为 50～70mg/kg,副反应很少发生,以高尿酸血症及肝毒性多见。

⑤乙胺丁醇：

目前临床常用的抗结核药,常用剂量15～25mg/(kg.d),或50mg/kg,1周2次。偶可发生视神经炎,停药后可恢复。

2.采用链霉素、异烟肼、对氨基水杨酸钠,或加用利福平、乙胺丁醇的联合化疗方案,化疗方案繁多,目前推行两阶段短疗程方案。

强化治疗：

每日给药为期2～3个月,必须采用两种或两种以上杀菌药物,如异烟肼加链霉素再加对氨基水杨酸钠,或异烟肼加利福平,或异烟肼加链霉素加吡嗪酰胺,或异烟肼加利福平加链霉素等。可另外再加上一种杀菌或抑菌药物。

巩固治疗：

此期可采取每日给药或每周2～3次,以2～3种药物联用为宜。其中异烟肼在全程中不可缺少。巩固治疗期需4～6个月。

手术治疗：

以抗结核药物治疗为首选,一般不作手术治疗。只有在药物治疗无效,多种药物耐药,症状持续或复发,药物治疗后病变复发,瘘管未能愈合,怀疑同时有生殖道肿瘤存在等,方考虑手术治疗。

（景凤英）

## 第九节　结核性巩膜炎

结核病是一个古老的传染病,新石器时期人的骨骼中已发现结核病变。公元前460年对此就有较详尽的临床描述。我国成书于春秋战国时期的巨著《黄帝内经》中就有了详尽的记载。1882年Koch发现了结核杆菌(M. tuberculosis),为结核病的诊断、治疗、预防提供了可靠的依据。

【病因】

（一）发病原因

结核杆菌属于分枝杆菌,为专一细胞内寄生菌,与其他分枝杆菌有共同的特征和染色特性。主要分为人、牛、鸟、鼠等型,在人类疾病中以人型最常见。

（二）发病机制

结核杆菌最常侵及的部位是肺尖部,但肺下叶和其他任何区域都可受累。大部分病例是数月或1年前获得的活动性结核,而不是结核杆菌的再感染或首次感染。结核感染的基本变化为变态反应、渗出反应和增生反应。由于机体抵抗力的强弱和过敏程度的不同,使病情向好转和恶化两方面演变。

好转的表现是病灶的吸收,甚至完全消失以及硬结和钙化。恶化的表现为病灶的浸润进展和溶解与扩散。肺结核可向远端器官扩散,如通过淋巴或血液传播至眼部,产生巩膜炎或巩膜外层炎。结核性巩膜炎可由结核杆菌直接侵犯巩膜或对结核菌蛋白(tuberculoprotein)的免疫反应引起。

【症状】

结核病可累及除晶状体以外的所有眼组织。结核病眼部表现的发生率为0.5%～1.4%。

眼睑、结膜、泪器等都可由结核杆菌感染形成原发灶,但很少见,一般继发于身体其他部位的结核性病灶。眼部感染后的组织反应分为增生性与渗出性2类。2类不同反应与机体是否发生过结核感染有关。

在未曾发生过感染的病例中,主要发生以增生性反应为主的慢性进行性炎症。已发生过感染者具有对结核菌或其毒性蛋白的免疫反应性,若再次感染则引起急性非特异性渗出性炎症。每一类改变在病程发展中所产生的组织损害程度与结核菌数量、毒力及组织的免疫状态和机体抵抗力有关。

眼睑结核是由眼睑皮肤损伤的直接 感染或体内结核病灶的播散所致。初起为大小不等的硬化性结节,以后发生干酪样变,表面溃烂穿孔,形成瘘管,经久不愈。溃疡愈合后形成瘢痕性睑外翻。

结膜结核以青年女性多见,单眼,表现为结核球、结核样狼疮、疱疹性结核性角膜炎等。早期症状轻微,仅眼部不适,病情加重时可有结膜充血、畏光、流泪等。角膜结核年轻女性为多,易复发,多继发于邻近组织。临床表现类似于匐行性角膜溃疡的结核性角膜溃疡、基质角膜炎、泡性角膜炎、深层中央性角膜炎。

结核性葡萄膜炎是内因性葡萄膜炎之一,表现为结核性前葡萄膜炎、结核性脉络膜炎、慢性结核性葡萄膜炎等。视网膜结核多数因体内其他部位的结核病灶的结核杆菌经血液循环至视网膜而感染或邻近组织蔓延到视网膜,男性多见,主要表现为结核结节、结核性视网膜炎和视网膜静脉周围炎,若反复出血,可导致增生性玻璃体视网膜病变或继发性视网膜脱离。

眼眶结核中以结核性眼眶骨膜炎比较常见,局部皮肤形成溃疡,骨质破坏,瘘管形成,皮肤与眶骨膜粘连等。

1.巩膜炎

巩膜炎患者结核病发生率1.92%。由肺结核扩散至血液的结核杆菌直接侵犯巩膜或由直接损伤引起的局部感染或邻近组织如角膜、结膜或虹膜病变扩散引起巩膜炎。

2.结节性前巩膜炎

早期为结节性前巩膜炎。

症状有:几乎全部患者都有眼红、流泪、畏光、结膜囊分泌物,60%的患者有剧烈的眼痛,疼痛沿三叉神经分支放射,患者常因疼痛不能入睡,并有不同程度的视力下降。体征主要有深层巩膜局限性炎性结节,紫红色,不能推动,而且疼痛拒按。结节与其上表层组织分界清楚,结节顶起结膜及其血管。

结节可为单发或多发。浸润性结节也可围绕角巩膜缘蔓延相连,形成环状巩膜炎。巩膜血管无移动性,表层血管扭曲、扩张并被结节顶起。

3.坏死性前巩膜炎

若治疗不及时,结节性前巩膜炎可发展成坏死性前巩膜炎,极具有破坏性。眼痛加剧,大多数患者都有明显的视力下降。60%的患者发生并发症。

病变开始巩膜呈局限性炎性浸润,最具有特征性的表现是巩膜表面局限性片状无血管区。病灶可局限亦可进一步发展成大面积坏死,可损及全部前巩膜。病灶周缘巩膜水肿,表层巩膜血管迂曲、扩张、移位。病变经治疗消退后巩膜菲薄、透明状,葡萄膜暴露。除非较长时间高眼压,一般不形成葡萄肿。

### 4.后巩膜炎

结核性后巩膜炎是眼科最易漏诊的可治疾病之一,多见于女性。后巩膜炎发病率占巩膜炎的 2%～12%,因在前巩膜炎严重时后巩膜炎受累易被忽略。患过原发性后巩膜炎或前巩膜炎向后扩展的眼球占 43%～62%,其中前后巩膜炎同时存在的占 1/2。

后巩膜炎最常见的症状有眼红、疼痛、视力减退。但有许多人没有症状,或仅有这些症状中的一种。病变早期,在视力受损以前,持续性眼痛是一个有价值的症状。疼痛轻重不等,有的很轻,有的极度痛苦,常与巩膜受累程度成正比。

可能主诉眼球本身痛,但更独特的是疼痛涉及眉部、颞部及颧骨部。视力下降有时是惟一的重要表现,最常见原因是渗出性视网膜脱离、巩膜肿块所致的黄斑变性、黄斑囊样水肿及视神经炎等。有些患者因近视减轻或远视增加而引起的视力疲劳是由于巩膜弥漫性变厚导致眼轴缩短之故。

后巩膜炎的主要体征有:穹窿部表层巩膜血管扩张充血是前巩膜同时受累的表现。重症病例有眼球突出、上睑下垂和眼睑水肿。炎症常扩散到眼外肌和眼眶,可产生眼球转动疼痛、眼球运动受限及复视。其原因是眼外肌炎症。

这些合并症在一起称巩膜周围炎(periscleritis)、巩膜筋膜囊炎(scleral tenonitis)和急性前部眼眶炎性假瘤。

### 5.巩膜外层炎

结核杆菌可侵犯表层巩膜,导致单纯性巩膜外层炎或结节性巩膜外层炎。巩膜外层炎起病突然,眼红、有较轻的疼痛,偶有畏光、流泪,视力不受影响。单纯性或结节性巩膜外层炎体征的共同点是水肿或浸润全部位于表层巩膜组织内;而巩膜本身并未累及。

表层巩膜组织浅层血管丛充血显著,深层血管丛充血很轻,结膜的血管也有一定程度的充血。单纯性巩膜外层炎的表层巩膜浅层组织充血明显,表层巩膜浅层血管虽迂曲扩张,仍保持为放射状。

充血颜色从淡红色到火红色,但不呈紫红色。水肿的深度及血管丛的变化,用裂隙灯窄光极易辨认。病变局限于某一象限者占 69%,范围广泛者占 31%。1/3 患者眼球压痛。结节性巩膜外层炎水肿与浸润局限。结节位于表层巩膜组织中,被充血包围,在巩膜上可以移动。该处巩膜未受水肿累及。巩膜血管丛在结节深部,清楚可见,保持正常状态。结节多为单发,圆形或椭圆形,直径 2～3mm。有 40% 的患者眼球有压痛。

### 6.免疫介导性巩膜炎

免疫介导性结核性巩膜炎(immune－mediated tuberculous scleritis),常伴有基质性或泡性角膜炎或泡性角结膜炎,由对结核杆菌细胞壁蛋白组成成分的一系列免疫反应引起。偶尔可发生巩膜外层炎。发病机制与对这些抗原高度敏感的Ⅳ型免疫反应有关。免疫介导性结核性巩膜炎常和全身活动性结核病变相关联。

巩膜切片组织形态学显示无抗酸杆菌的活动性肉芽肿。结核性基质性角膜炎(tuberculous interstitial keratitis)单侧,向边缘呈扇形发展,仅影响表层和中层基质组织,表现为有表层新生血管的结节浸润,临床经过时间久,遗留有角膜的瘢痕。与侵犯深层基质的梅毒性基质性角膜炎(luetic interstitial keratitis)不同。

泡性角结膜炎(phluctenular keratoconjunctivitis)可发展成角膜缘球结膜和角膜的小泡,

演变为结节,产生变性而愈合。角膜小泡向中心扩展,生成瘢痕和新生血管,不受其特征性网状结构的限制,从中央至边缘逐步愈合。结膜小泡愈合后不产生瘢痕。

结核病可通过痰、尿、眼组织和其他体液 Ziehl－Neelsen 染色表现为抗酸杆菌及 37℃ 以下作 L? wenstein－Jensen 培养找到结核杆菌而确定诊断,皮内试验和胸片有助于诊断。因培养需几周后才呈阳性,只要在眼组织和痰中发现抗酸杆菌可做出全身结核的推测性诊断。必要时可作诊断性治疗,Jackson 的方案为乙胺丁醇 400mg,2 次/d;异烟肼 300mg,1 次/d;利福平 600mg,1 次/d 或维生素 B6(pyridoxine)50mg,1 次/d,治疗 6 个月。若症状和体征改善可做出诊断。结核性巩膜炎的确诊需活检。巩膜组织内发现抗酸杆菌,但痰及其他体液内没有是局限结核病的特点。免疫介导性结核性巩膜炎的诊断大多数很难成立或不可能确诊,取决于伴随的眼部表现和通过阳性 PPD 试验,胸部 X 线和痰培养阳性,确定既往或现有的全身结核病。

【诊断】

结核性巩膜炎的检查化验:

1.病原学检查

目前有几种快速诊断结核病的革新性方法。

最有希望的是:

①采用酶联免疫吸附法(enzyme－linked immunosorbent assay,ELISA),以抗体敏感性颗粒检测特异性抗原;

②采用探针及聚合酶链反应(polymerase chain reation,PCR);

③采用色谱计及色谱法证实结核硬脂酸的存在,此法对液体如脑脊液(CSF)检测尤其有用。

2.病理学检查

巩膜切片表现为多核巨细胞和特征性含有抗酸杆菌的干酪样肉芽肿。

1.超声扫描检查

B 超可见眼球后部巩膜变厚、隆起,突向玻璃体腔以及球后水肿;可见因后巩膜炎所致脉络膜视网膜脱离。球后水肿围绕视神经则可见"T"形体征。A 超显示眼球壁后部增厚,表现高大的"穗"状回声。

2.CT、MRI 检查

CT 扫描显示后部的眼环增厚,也可见视神经与眼球连接处增粗,眼球突出、球后水肿同时可见。注射增强剂 可使影像更清晰。MRI 扫描也显示后部眼球壁增厚。

呈长 T1、T2 信号,增强扫描可以强化。通过加权像信号强弱可以区分脉络膜、视网膜,对诊断后巩膜炎很有价值。

3.FFA

可显示视网膜色素上皮脱离、渗出性视网膜脱离、视盘水肿、黄斑囊样水肿。在渗出性视网膜脱离早期表现为斑驳状脉络膜背景荧光,中期出现弥散的多个针尖大小的强光区,晚期视网膜液体显色。脉络膜皱褶表现为荧光和弱荧光区的条纹状。视网膜条纹不能显示荧光。后巩膜炎的 FFA 是非特异性的。

【并发症】

结核性巩膜炎的眼底表现：

①视网膜下肿块：

局限于巩膜肿胀区，边界清楚，可引起脉络膜隆起。肿块颜色与毗邻的正常视网膜上皮一样呈橘红色。肿块处脉络膜血管正常，具有正常的棋盘格外观。

肿块常被同心脉络膜皱褶或视网膜条纹包绕，有些肿块表面可出现弥散的局部黄白色斑点。

②脉络膜皱褶或视网膜条纹：

表现为局限于后极部明暗相间的线样改变，颞侧多见，极少超出赤道部。常水平环绕在视网膜下肿块的周围，也可垂直排列、或斜、或不规则排列。产生的原因可能是由于巩膜脉络膜增厚，使 Bruch 膜和视网膜色素上皮隆起所致。

③视盘水肿、黄斑囊样水肿：

巩膜和脉络膜炎症可引起视盘炎，尤其邻近视神经部位的后巩膜炎易导致视盘水肿、视盘炎。同样，巩膜和脉络膜的炎症扩散到视网膜，可引起黄斑囊样水肿，这种患者通常没有渗出性视网膜脱离。

④环形脉络膜脱离和视网膜脱离：

后巩膜炎侵及脉络膜引起液体渗出，可发生环形脉络膜脱离和(或)多发性视网膜色素上皮脱离、和(或)渗出性视网膜脱离。发生环形脉络膜脱离时，可使虹膜－晶状体隔前移，阻塞房角，引起急性闭角性青光眼。

脉络膜炎可致多发性视网膜色素上皮脱离或破坏视网膜色素上皮的细胞之间的紧密连接，导致渗出性视网膜脱离。位于后极部时发生黄斑部脱离或局限于外周呈球状，形成泡状视网膜脱离。

【西医治疗】

(一)治疗

一经确诊为结核性巩膜炎，必须及时治疗。随着抗结核药物的临床和药理进展，对结核治疗的观点不断更新与发展。目前最初治疗的常规药物治疗方案采用英国医学研究委员会推荐的 6 个月短程治疗。

短程治疗最初 1～3 个月除用异烟肼和利福平外，可加用第 3 种药乙胺丁醇、链霉素或吡嗪酰胺(pyrazinamide)，以防止可能发生的耐异烟肼和利福平的结核杆菌感染。在治疗的 2 个月加用的第 3 种药物常选用吡嗪酰胺，之后用异烟肼加利福平继续治疗剩下的 4 个月。当患者为耐异烟肼或耐利福平的高危组时，在最初治疗的 2 个月建议使用 4 种药物治疗方案(异烟肼＋利福平＋吡嗪酰胺＋链霉素)。链霉素用药前宜作皮肤过敏试验。

随后根据药物敏感性，服用 2 种或 3 种药物 4 个月。短程疗法有明显的优点，药物用量少，治疗监护所需时间短；另一优点是病菌转阴更快。

糖皮质激素对所选择的患者可能是有益的辅助治疗药物。这类药物对重症患者可获得引人注目的转机。对于尽管经适当的药物治疗，但仍发热、厌食和衰弱的患者可迅速退热，并可以减少渗出，以保护视功能。后巩膜炎经球后注射糖皮质激素能使巩膜炎症得以缓解，对于减轻疼痛甚为有效。前部结膜下注射糖皮质激素，可致巩膜穿孔，应禁忌。但全身或局部应用糖皮质激素有时可使感染加重。

糖皮质激素应尽可能局部应用或口服泼尼松 5～20mg，1 次/d，上午 8：00 顿服。待炎症控制后缓慢减量渐停，短程、最好不超过 3～4 周。免疫介导性结核性巩膜炎的治疗包括局部、逐渐减量的糖皮质激素和如果有结核性活动性病变的全身抗结核药物应用。

其他方法：

包括散瞳，改善患者的营养条件和生活环境；增强机体抵抗力，给予支持性药物如维生素、钙剂、中药等。对抑制炎症，保护视功能有一定作用，应配合使用。

【中医治疗】

(1)肺热亢盛：

局部紫红，结节隆起，伴咽痛咳嗽，舌苔黄，脉数。

治法：

清泻肺热，活血散结。

方药：

桑皮叶各 10 克、地骨皮 10 克、生甘草 6 克、牛蒡予 10 克、金银花 15 克、连翘 10 克、贝母 10 克、杏仁 10 克、葶苈子 10 克、红花 10 克、桃仁 10 克、决明子 10 克。

(2)肝胆火旺：

目赤涩难睁，羞明流泪，口苦咽干，舌虹苔黄，脉弦数。

治法：

清泻肝胆。

方药：

龙胆草 10 克、栀予 10 克、黄芩 10 克、柴胡 10 克、泽泻 10 克、木通 6 克、生地 10 克、生甘草 5 克、青葙予 20 克、大黄 6 克。

(3)风湿热邪内结：

白睛结节，色鲜红，周围有赤丝牵绊，眼珠闷胀而痛，有压痛感，羞明流泪，视物不清，伴周身骨节酸痛、沉重、胸闷，口苦，苔白厚或腻，脉滑或濡。

抬法：

散风化湿，清热。

方药：

连翘 10 克、滑石(包)10 克、黄芩 10 克、木通 6 克、荆芥 10 克、防风 10 克、车前予(包)10 克、黄连 10 克、赤芍 15 克、丹皮 10 克、秦艽 10 克、蚕砂凹克、酒军 6 克。

(4)阴虚火旺：

结节不甚高隆，血丝色偏紫暗，有轻度肿胀，压痛不明显，眼酸痛，畏光流泪，伴口咽干燥，潮热，便秘不爽，舌红少津，脉细数。

治法：

养阴清肺，散结。

方药：

生地 10 克、麦冬 10 克、白芍 15 克、丹皮 l0 克、元参凹克、甘草 10 克、贝母 10 克、薄荷(后下)10 克、珍珠母(先下)20 克。

(景凤英)

# 新编中西医危重症学精要

（下）

景凤英等◎主编

吉林科学技术出版社

# 第十节　结核性宫颈炎

几乎所有的结核性子宫颈炎都继发于子宫内膜结核及输卵管结核。宫颈结核是女性生殖器结核的一种,而女性生殖器结核是由结核杆菌侵入机体后,在生殖器官引起的一系列慢性炎症性疾病。病程缓慢,很少出现急性炎症症状,或自觉症状很少,常因不孕症、月经不调、慢性盆腔炎就诊时,作系统检查才被发现。病变局部可表现为乳头状增生或溃疡,如有溃疡形成时可有白带增多或带血。检查时触之出血。作全身检查及病变处活组织检查,见典型的结核结节及干酪坏死即可确诊。

【病因】

(一)发病原因

宫颈结核常由子宫内膜结核蔓延而来或经淋巴或血循环传播。

1.血行传播

青春期时正值生殖器官发育,血供丰富,结核分枝杆菌易借血行传播。结核分枝杆菌感染肺部后,大约1年内可感染内生殖器官,由于输卵管黏膜有利于结核分枝杆菌的潜伏感染,结核分枝杆菌首先侵犯输卵管,然后依次扩散到子宫内膜及卵巢,侵犯宫颈、阴道或外阴者较少。

2.直接蔓延

腹膜结核、肠结核可直接蔓延到内生殖器官。

(二)发病机制

病变可表现为乳头状增生或为溃疡,这时外观易与宫颈癌混淆。一般可分为4种类型:

1.溃疡型

在宫颈结核中比较多见,溃疡形状不规则,比较表浅,边缘较硬。基底不干,色泽灰黄,组织脆弱易出血。

2.乳头型

比较少见,呈乳头状或结节状。色灰红,质脆,似菜花型宫颈癌,分泌物成脓血样。

3.间质型

粟粒型病变累及子宫颈致使宫颈明显肥大。

4.子宫颈黏膜型

结核病变限于宫颈管内,系由子宫内膜结核蔓延而来。

【症状】

因病情轻重、病程长短而异。有些患者无任何症状,有些患者则症状较重。

1.不孕

多数生殖器结核因不孕而就诊。在原发性不孕患者中生殖器结核为常见原因之一。

由于输卵管黏膜破坏与粘连,常使管腔阻塞;或因输卵管周围粘连,有时管腔尚保持部分通畅,但黏膜纤毛被破坏,输卵管僵硬、蠕动受限,丧失运输功能;子宫内膜结核妨碍受精卵的着床与发育,也可致不孕。

2.月经失调

早期因子宫内膜充血及溃疡,可有经量过多;晚期因子宫内膜遭不同程度破坏而表现为月经稀少或闭经。多数患者就诊时已为晚期。

3.下腹坠痛

由于盆腔炎症和粘连,可有不同程度的下腹坠痛,经期加重。

4.全身症状

若为活动期,可有结核病的一般症状,如发热、盗汗、乏力、食欲不振、体重减轻等。轻者全身症状不明显,有时仅有经期发热,经期发热是生殖器结核典型临床表现之一,症状重者可有高热等全身中毒症状。

5.全身及妇科检查

由于病变程度与范围不同而有较大差异,较多患者因不孕行诊断性刮宫、子宫输卵管碘油造影及腹腔镜检查时,发现患有盆腔结核,而无明显体征和其他自觉症状。

若同时患有腹膜结核,检查时腹部有柔韧感或腹水征,形成包裹性积液时,可触及囊性肿块,边界不清,不活动,表面因有肠管粘连,叩诊空响。宫颈结核可见乳头状增生及小溃疡。

宫颈表面呈颗粒状或有溃疡形成、少数呈乳头状或结节状、有明显的接触出血,病理切片可见结核结节、由于干酪坏死组织、类上皮细胞、多核巨细胞组成,外层有多数淋巴细胞浸润。宫颈组织病理检查是诊断最可靠的依据。

【结核性宫颈炎的检查化验】

1.结核分枝杆菌检查

取月经血或宫颈刮出物或腹腔液作结核分枝杆菌检查,常用方法:

(1)涂片抗酸染色查找结核分枝杆菌。

(2)结核分枝杆菌培养,此法准确,但结核分枝杆菌生长缓慢,通常1～2个月才能得到结果。

(3)分子生物学方法,如PCR技术,方法快速、简便,但可能出现假阳性。

(4)动物接种,方法复杂,需时较长,难以推广。

2.结核菌素试验

结核菌素试验阳性说明体内曾有结核分枝杆菌感染,若为强阳性说明目前仍有活动性结核病灶,但不能说明病灶部位,若为阴性一般情况下表示未有过结核分枝杆菌感染。

3.其他

白细胞计数不高,分类中淋巴细胞增多,不同于化脓性盆腔炎性疾病;活动期血细胞沉降率增快,但正常不能除外结核病变,这些化验检查均为非特异性,只能作为诊断参考。

1.宫颈组织病理检查

若宫颈可疑结核,应做活组织检查确诊。在病理切片上找到典型结核结节,诊断即可成立,但阴性结果并不能排除结核的可能。

2.X线检查

(1)胸部X线拍片,必要时行消化道或泌尿系统X线检查,以便发现原发病灶。

(2)盆腔X线拍片,发现孤立钙化点,提示曾有盆腔淋巴结结核病灶。

(3)子宫输卵管碘油造影可能见到下列征象:

①宫腔呈不同形态和不同程度狭窄或变形,边缘呈锯齿状。

②输卵管管腔有多个狭窄部分,呈典型串珠状或显示管腔细小而僵直。

③在相当于盆腔淋巴结、输卵管、卵巢部位有钙化灶。

④若碘油进入子宫一侧或两侧静脉丛，应考虑有子宫内膜结核的可能。

子宫输卵管造影对生殖器结核的诊断帮助较大，但也有可能将输卵管管腔中的干酪样物质及结核分枝杆菌带到腹腔，故造影前后应肌注链霉素及口服异烟肼等抗结核药物。

3.腹腔镜检查

能直接观察子宫、输卵管浆膜面有无粟粒结节，并可取腹腔液行结核分枝杆菌检查，或在病变处做活组织检查。作此项检查时应注意避免肠道损伤。

【鉴别诊断】

1.子宫内膜异位症

子宫内膜异位症与生殖器结核的临床表现多有相似之处，如低热、痛经，盆腔有粘连、增厚及结节等。但子宫内膜异位症痛经为继发性并进行性加重，经量较多，经以上检查多能确诊。

2.宫颈癌

宫颈结核可有乳头状增生或表浅溃疡，与宫颈癌有时不易鉴别，应作宫颈细胞学检查及宫颈活组织检查。

3.阿米巴性子宫颈炎

在分泌物中找到阿米巴滋养体即可区别。

【并发症】

常伴有阴道结核、外阴结核。

【预防和治疗方法】

预防：

做好卡介苗接种，增强体质，积极防治肺结核、淋巴结结核和肠结核。做好结核性宫颈炎治疗后的随访工作。

【中医治疗】

中医治疗以辨证治疗为主，可辅以食疗。

(1)气血瘀滞型：

治以理气活血。方用活血软坚汤。

处方：

丹参15克　当归10克　桂枝6克　元胡10克　香附10克　枳壳12克　五灵脂12克 地鳖虫10克　红花10克　皂刺10克　龟板15克　炙鳖甲15克　夏枯草15克。

若有包块者，加三棱10克，莪术10克以破瘀消C122;若小腹疼痛明显者，加银花10克，鱼腥草10克以解毒杀虫。

(2)气血两亏型：

治以益气养血。方用人参养荣汤。

处方：

白芍90克　当归　陈皮　黄芪　人参白术　桂心　炙甘草各30克　熟地　五味子茯苓各225克　远志15克　生姜3片　大枣2枚。

若经量过少，可加鸡血藤30克，丹参20克以养血调经。

(3)阴虚内热型：

治以滋阴清热。方用黄芪鳖甲散。

处方：

黄芪 15 克　鳖甲 15 克　天冬 10 克　地骨皮 10 克　秦艽 10 克　人参 10 克　半夏 10 克　茯苓 10 克　紫菀 1０克　知母 15 克　生地 10 克　白芍 10 克　桑白皮 10 克　肉桂 6 克　桔梗 10 克　柴胡 6 克　甘草 6 克。

若盗汗明显,加五味子 10 克,浮小麦 30 克以滋阴敛汗;若月经量多,漏下不止者,加旱莲草 15 克,茜草根 15 克以凉血止血。

(4)阴阳俱虚型：

治以阴阳双补。方用左归丸化裁。

处方：

生熟地各 15 克　枸杞子 15 克　山药 15 克　山萸肉 12 克　鹿角胶（烊化）10 克　龟板胶（烊化）10 克　菟丝子 20 克　杜仲 20 克　淮牛膝 15 克　附子 10 克　肉桂 6 克　生牡蛎（先下）30 克

【西医治疗】

药物治疗:抗结核治疗

(1)抗结核化学药物治疗：

抗结核药物治疗对 90％女性生殖器结核有效。

药物治疗应遵循早期、联合、规律、适量、全程的原则。既往多采用 1.5～2 年的长疗程治疗,近年采用异烟肼、利福平、乙胺丁醇、链霉素及吡嗪酰胺等抗结核药物联合治疗,其中异烟肼、利福平为主要基本组成,将疗程缩短为 6～9 个月,取得良好疗效。

①常用的抗结核药物有：

A. 异烟肼(isoniazid,或 INH,H)：

300mg,1 次/d,顿服,或每周 2～3 次,每次～800mg。

B. 利福平(rifampicin,R)：

450～600mg/d(体重≥50kg,用 450mg),早饭前顿服,便于吸收,间歇疗法为每周 2～3 次,每次～900mg。

C. 链霉素(streptomycin,S)：

肌注,0.75g/d(50 岁以上或肾功能减退者可用 0.5～0.75g)。

D. 乙胺丁醇(ethambutol,E)：

口服,0.75～1g/d,也可开始时 25mg/(kg. d),8 周后改为 15mg/kg。间歇疗法为每周 2～3 次,每次～2g。

E. 吡嗪酰胺(pyrazinamide,Z)：

1.5～2g/d,分 3 次口服。

目前推行两阶段短疗程药物治疗方案,前 2～3 个月为强化期,后 4～6 个月为巩固期或继续期。

②常用的治疗方案：

A. 强化期 2 个月,每天链霉素、异烟肼、利福平、吡嗪酰胺四种药物联合应用,后 4 个月巩固期每天连续应用异烟肼、利福平(简称 2SHRZ/4H3R3);或巩固期每周 3 次间歇应用异烟肼、利福平(2SHRZ/4H3R3)。

B. 强化期每天链霉素、异烟肼、利福平、吡嗪酰胺 4 种药联合应用 2 个月,巩固期每天应用异烟肼、利福平、乙胺丁醇连续 6 个月(2SHRZ/6H3R3E3);或巩固期每周 3 次应用异烟肼、利福平、乙胺丁醇连续 6 个月(2SHRZ/6H3R3E4);也可采用全程间歇疗法,强化期 2 个月,每周 3 次联合应用链霉素、异烟肼、利福平、吡嗪酰胺,巩固期 6 个月,每周 3 次应用异烟肼、利福平、乙胺丁醇(2S3H3R3Z3/6H3R3E3);或采用 2SHRZE/6H3R3E3 方案。

第一个案可用于初次治疗的患者,第二个案多用于治疗失败或复发的患者。若对以上方案中的链霉素耐药,可用乙胺丁醇代替。其他可选用的方案有 2HRZ/7H3R3 或 3SHR/6H2R2,多用于病情较轻的患者。以上各方案,可根据病情,酌情选用。

现目前常用的治疗方案采用利福平、异烟肼、乙胺丁醇、链霉素及吡嗪酰胺等抗结核联合治疗,疗程为 6~9 个月。

③具体治疗方案为:

A. 利福平、异烟肼、乙胺丁醇 3 种药联合应用 6 个月。利福平可加强作用并延迟耐药的发生。口服吸收达 90%,半衰期达 4~8h,有效血药浓度维持 6~12h。口服,450~600mg/d,饭后 1h 空腹顿服,便于吸收。

间歇给药 600mg/d,顿服。异烟肼又称雷米封,对结核杀菌力强,用量小,与其他抗结核药物合用可减少耐药性的产生,并有协同作用提高疗效。口服,300mg/d,顿服。乙胺丁醇对结核杆菌有较强抑制作用,与其他抗结核药物无交叉耐药性,联合使用可加强疗效并延缓耐药性的产生,口服后吸收迅速。剂量为 0.75~1g/d。

B. 利福平、异烟肼联合应用 9 个月。

C. 利福平、异烟肼、链霉素或 3 种药物每天联合应用 2 个月,然后每周 2 次应用利福平、异烟肼 6 个月。

以上治疗方案,可根据病情,酌情使用。

手术治疗:为避免手术时感染扩散及减轻粘连对手术有利,术前应采用抗结核药物 1~2 个月。手术范围根据年龄及病变范围而定。

(景凤英)

# 第三章　不孕不育的中药治疗

## 第一节　月经不调性不孕中药治疗

月经不调是指妇女行经失去正常规律,期、量、色。质发生异常变化,与西医"月经失调"相类似。因妇女长期月经不调,夫妇同居两年以上不受孕者,称月经不调性不孕。

中医认为,月经不调的常见致病因素,主要有寒、热、湿邪与生活所伤,内伤七情,淤血壅阻及体质因素五大类。虽然其病因复杂,临床表现多端,但其病机主要是脏腑功能失常、气血失调等机体阴阳失去动态平衡,脏腑气机升降失常,气血功能紊乱,经络血脉(冲任二脉)受损,而发生月经不调。其临床表现为:月事不以时下,或先或后,或涩闭,或崩血,或经行胸乳腰腹胀痛,或经期经后腹痛等,包括西医的痛经、闭经、阴道炎、子宫颈炎、附件炎、子宫发育不全等原发或继发性不孕病变。中医的治疗原则是调经种子,审因论治。因肝肾不足,胞脉失养者,治当以补肾调经,养血益精之法;因肝郁气滞,胞脉不畅者,治宜用疏肝理气,养血调经之法;因肾阳不足,胞寒经冷者,治宜温肾暖脾调经之法;因脾失健运、聚湿生痰、下注胞宫者,治当燥湿化痰调经之法。朱丹溪曰:"求子之道,当先调经"《气女科切要》亦称"妇女无子皆由经水不调"。可见,经水不调,经行错乱,则孕育无机。大凡调经之要旨贵在"补脾胃以资血之源,养肾气以安血之室"。因此,经期准时,冲任调和则孕育有机,成胎育子。

一、分型施治

(一)气虚不摄

【主症】

月经先期,经来量多,色淡质稀,神疲体倦,心悸气短,小腹空坠,食少便溏,舌淡白,脉虚弱无力。

【处方】

党参15克~30克,黄芪15克,炒枣仁15克龙眼肉12克,白术15克,茯苓15克,远志10克,木香6克当归10克,炙甘草6克,生姜3片,大枣6枚。

【用法】

每天1剂,水煎2次,分2次口服。

(二)阳盛血热

【主症】

经行先期量多,色深红或紫红,质稠,心情烦躁,面红唇干,口渴喜冷饮,尿短赤,大便干燥,舌质红或绛、苔黄而干,脉滑数。

【处方】

地骨皮15克,白芍15克,茯苓15克,丹皮10克,生地黄15克,青蒿15克,玄参10克,茜草根15克,麦冬10克。

【用法】

每天1剂,水煎2次,分2次口服。

(三)肝经郁热

【主症】

月经提前,量或多或少,色或紫或红,或有血块。胸胁、乳房、小腹胀痛,心烦易怒,口苦咽干,面红目赤,舌红,苔薄黄,脉弦数。

【处方】

丹皮10克,焦栀子15克,柴胡10克,白术10克,茯苓10克,白芍15克,当归12克,生姜3片,薄荷3克。

【用法】

每天1剂,水煎2次,分2次口服。

(四)阴虚内热

【主症】

经行先期,经量偏少或正常或偏多,色红质稠,两颧潮红,午后发热,骨蒸盗汗,五心烦热,舌红,少苔津少,脉细数。

【处方】

玄参20克,生地黄20克,麦冬15克,白芍15克,地骨皮15克,阿胶(样化)10克,白薇10克,生牡蛎20克。

【用法】

每天1剂,水煎2次,分2次口服。

(五)肾虚不固

【主症】

月经先期,量多少不定,色淡质稀,腰膝酸软,头晕目眩,耳鸣如蝉,精神不振,小便频数,带下淋漓,舌淡红,苔薄白,脉沉细无力。

【处方】

菟丝子20克,川续断15克,巴戟天10克,杜仲15克,枸杞子15克,鹿角霜10克,党参15克,熟地黄15克,砂仁6克,女贞子15克,补骨脂15克。

【用法】

每天1剂,水煎2次,分2次口服。

(六)寒凝冲任

【主症】

经行后期,量少色黯,有血块,小腹冷痛,喜温拒按,畏寒肢冷,舌淡苔白,脉沉紧。

【处方】

肉桂10克,吴茱萸6克,川芎15克,党参15克,当归15克,白芍10克,丹皮10克,麦冬12克,阿胶(样化)10克,清半夏10克,炙甘草3克,生姜3片,炮附子4克,艾叶5克。

【用法】

每天1剂,水煎2次,分2次口服。

(七)冲任血虚

【主症】

月经错后,量少色淡,小腹空坠隐痛,头晕目眩,心悸失眠,面色萎黄,皮肤不泽,舌淡红,脉沉细无力。

【处方】

黄芪20克,党参(或人参)10克,熟地黄20克,当归15克,白芍15克,茯苓15克,远志10克,陈皮10克,五味子6克,肉桂10克,生姜3片,大枣6枚,炒枣仁15克,鸡血藤15克。

【用法】

每天1剂,水煎2次,分2次口服。

(八)肾虚肝郁

【主症】

经期先后不定,经量或多或少,色黯或淡,行而不畅,胸胁、乳房、小腹时有胀痛,腰部酸胀,腿软无力,头晕耳鸣,舌淡苔薄,脉沉弦细。

【处方】

菟丝子15克,当归15克,白芍12克,炒山药15克,熟地黄15克,茯苓10克,柴胡10克,炒荆芥穗 10 克。

【用法】

每天 1 剂,水煎 2 次,分 2 次口服。

(九)心脾两虚

【主症】

经期先后不准,经量多少不定,经色淡而质稀,面色萎黄,头晕心悸,神疲乏力,大便溏薄,舌质淡,苔白,脉细弱。

【处方】

党参 15 克,黄芪 15 克,当归 15 克,茯苓 15 克,炒枣仁 12 克,柏子仁 12 克,远志 10 克,半夏 10 克,五味子 6 克,川芎 10 克,肉桂 6 克。

【用法】

每天 1 剂,水煎 2 次,分 2 次口服。

(十)脾虚失摄

【主症】

月经迁延日久不止,经量或多或少,色淡质稀,小腹空坠,神疲乏力,气短懒言,头晕眼花,思睡嗜卧,食少便溏,面色萎黄,舌淡,苔薄白,脉缓弱。

【处方】

炒白术 20 克,缎龙骨、牡蛎各 15 克,山茱萸 10 克,黄芪 15 克,白芍 15 克,海螵蛸 10 克,五倍子 6 克,茜草根 15 克,棕榈炭 15 克,升麻 10 克。

【用法】

每天 1 剂,水煎 2 次,分 2 次口服。

(十一)痰湿下注

【主症】

经期延后量少,质稠色淡,形体肥胖,平时痰多,口淡乏昧,头晕呕恶,胸痞腹胀,白带浓稠,舌苔白腻,脉弦滑或濡细。

【处方】

川芎 15 克,当归 12 克,陈皮 15 克,法半夏 10 克,茯苓 15 克,甘草 6 克,薏苡仁 15 克,苍术 15 克,香附 10 克,车前子 15 克。

【用法】

每天 1 剂,水煎 2 次,分 2 次口服。

(十二)气滞血淤

【主症】

月经来潮腹痛剧烈,淤血排出后疼痛减轻,经血中有膜样物,经量或多或少,色紫暗、质稠,腹痛拒按,精神抑郁,胸闷不舒,乳房胀痛,舌紫暗或有淤斑,脉弦或涩。

【处方】

当归 15 克,川芎 15 克,乌药 15 克,香附 10 克,元胡 10 克,桃仁 10 克,红花 10 克,赤芍 15 克,枳壳 15 克,五灵脂(包)10 克,丹皮 10 克,甘草 6 克,炮附子 6 克,黄芪 20 克。

【用法】

每天 1 剂,水煎 2 次,分 2 次口服。

二、效验妙方

(一)温经汤

当归 15 克,麦冬 15 克,党参 15 克,白芍 15 克,川芎 10 克,丹皮 10 克,阿胶 12 克,桂枝 10 克,吴茱萸 10 克。炙甘草 6 克,生姜、红糖适量为引。用法:月经干净后 2 周左右连服 3～4 剂,水煎 2 次,分 2 次服,日进 1 剂。适用于月经后期引起的不孕症。

(二)清热调经汤

生地 10 克,山药 15 克,当归 15 克,川断 15 克,黄芩 15 克,丹皮 10 克,元胡 10 克,山渣 15 克,赤芍 10 克,芜蔚子 6 克,甘草 3 克。用法:每天 1 剂,水煎服。适用于月经先期引起之不孕症。

(三)芩连四物汤

黄芩 10 克,黄连 6 克,生地黄 15 克,当归 15 克,白芍 10 克,川芎 6 克。用法:每天 1 剂,水煎服。适用于月经先期,量多引起之不孕症,证属血热实证者。

(四)解郁调经汤

柴胡 10 克,炒川芎 15 克,瓜蒌皮 10 克,川郁金 15 克,制香附 10 克,全当归 10 克,妙赤芍 10 克,失笑散(包)10 克,制乳香 4 克。用法:行经前 3 天开始,连服 10 天,每天 1 剂,水煎服。继用七制香附丸,每天 2 次,每次 4.5 克,二者交替使用,2～3 个月经周期为 1 个疗程。适用于月经先后无定期引起之不孕症,属肝气郁结者。

(五)补肾养血汤

菟丝子 15 克,覆盆子 15 克,芜蔚子 12 克,紫河车 10 克.当归 15 克,鸡血藤 15 克,丹参 15 克,炙黄芪 20 克,川芎 10 克,甘草 6 克,熟地黄 10 克,木香 6 克。用法:上方可随症加减,每周 4～6 剂。适用于各种月经不调所致的不孕症。

(六)益气摄血汤

炙黄芪 30 克,党参 15 克,炙甘草 10 克,炒白术 15 克,陈皮 10 克,神曲 15 克,地榆 15 克,黄芩 10 克,补骨脂 10 克,熟地黄 10 克,升麻 6 克,柴胡 10 克,防风 10 克,砂仁(后下)6 克。用法:每天 1 剂,水煎服。适用于月经先期并漏下所致的不孕症。

(七)活血通经汤

当归 15 克,生地黄 15 克,红花 10 克,川牛膝 15 克,桃仁 10 克,枳壳 15 克,赤芍 10 克,桔梗 10 克,川芎 10 克,柴胡 10 克,香附 10 克,炙甘草 6 克。用法:每天 1 剂,水煎服。适用于闭经所致之不孕症,证属气滞血淤者。

(八)活血止痛汤(丸)

制香附 15 克,当归 15 克,元胡 10 克,肉桂 10 克。用法:月经来时或来前,每天 1 剂,煎汤 2～3 次分服。亦可研末炼蜜为丸,每丸 10 克,每次服 1 丸,1 天 3 次,连服数天,经行不畅或量少有淤血者加丹参 15 克。适用于痛经性不孕症,证见经通后痛渐减,喜热恶寒者。

(九)调经种玉汤

当归 20 克,川芎 15 克,熟地黄 20 克,炒香附 20 克,白芍(酒炒)15 克,茯苓 20 克,陈皮 15 克,山茱萸 15 克,丹皮 10 克,元胡 10 克。若过期经水色淡者,乃血虚有寒,可加肉桂 10 克,炒干姜 10 克,炒艾叶 6 克;若先期色紫者,加黄芩 10 克。用法:取上方 4 剂,每 1 剂加生姜 3

片,水1碗半,煎至1碗,空腹温服。渣再煎,临卧温服。待经至之日服起,1天1剂。适用于月经不调性不孕症,证属阴血不足,血海空虚者。

（十）仙紫八子丸

仙灵脾150克,紫河车1具,枸杞子100克,女贞子100克,蛇床子100克,菟丝子100克,覆盆子100克,五味子100克,桑葚子100克,金樱子100克,为丸100粒。肝肾不足,冲任不固,经期失常,崩漏带下者加黄芪100克,西洋参20克,阿胶珠50克;心惊,失眠,多梦,白带增多,心脾两虚者,加龙眼肉、远志、枣仁、山药、芡实、莲子各50克;阳虚体胖,动则心悸,头昏目眩,腰以下冷,手足不温加肉桂、附子各10克,茯等、白术各30克。用法:早晚盐汤送服1丸,适用于月经不调性不孕症。

（十一）六子煎

熟附子9克,枸杞子9克,菟丝子9克,覆盆子15克,茺蔚子10克,女贞子15克,王不留行10克,桂枝6克,白术15克,黄芪15克。用法:每天1剂,水煎分早晚2次服完,连续治疗3个月以上。适用于肾虚性不孕症,本方有益肾调经,补气健脾,温补冲任之功。

（十二）调经育孕汤

当归15克,川芎12克,吴茱萸6克,醋香附10克,熟地黄10克,白芍10克,茯苓10克,元胡10克,紫河车粉6克(冲服)。月经推迟或错后,色淡者加肉桂10克;月经先期色紫者加黄芩10克;气郁者加柴胡10克;血虚者加紫河车粉10克。用法:从月经来潮第1天起,每天1剂,连服5剂为1个疗程。适用于月经不调性不孕症。

三、中成药

（一）苍附导痰丸

此丸功可化痰燥湿,理气调经。主治痰阻经脉、血行不畅所致的痰阻经闭性不孕症。证见:月经量少,色淡红,质粘腻如痰,或月经数月不行,形体肥胖,胸闷呕恶,或带多粘稠,舌淡,苔白腻,脉滑。用法:每次口服6克～9克,淡姜汤送下,每天2次。

（二）艾附暖宫丸

此丸功可温经暖宫,调补冲任。主治阳虚寒盛,冲任失养所致的月经不调性不孕症。证见:宫寒经闭,不孕,白带多或经期后延,量少色淡质稀,小腹隐痛、喜温喜按,舌淡苔白,脉沉迟或细弱。用法:每丸9克,每次服1丸,每天2～3次。

（三）月月舒冲荆

本剂功可舒肝调经助孕。主治月经不调及痛经性不孕症。证见:月经不调,或先或后,痛经,舌淡暗苔白,脉弦细。用法:每次1袋,每天2次。

（四）毓麟丸

此丸具有温肾养血调经之功效。主治肾阳不足,血海空虚所致的月经不调性不孕症。证见:经行量少,经色晦暗,精神疲惫,腰酸肢软,肾虚不孕等。用法:每丸10克,每天服1～2丸,空腹嚼服,以黄酒或白开水送下。

（五）乌鸡白凤丸

此丸具有补气养血,调经助孕之功能。主治气血两亏引起的月经不调,婚久不孕等。证见:月经不调,行经腹痛,崩漏带下,小腹冷痛,体弱乏力,腰酸腿软,舌淡苔白,脉沉细无力。用法:温黄酒或温开水送服,每次1丸,1天2次。

四、外治良方

（一）敷贴法

1.活血调经散：

肉桂心 8 克,白芍 8 克,红花 8 克,当归 10 克,川芎 8 克,干姜 8 克,鹿茸 4 克。用法:将上药共研细末,瓶装密封备用。每次使用时取药末 4 克,填塞于患者脐内,外以沈阳红膏药贴在脐孔上,4 天换药 1 次,6 次为 1 个疗程。本方功可益肾扶阳,活血调经。适用于月经不调性不孕症。

2.益阳散：

取白芷、乌药、当归、赤芍、川牛膝、熟附片、锁阳、巴戟天、艾叶、肉桂心、血竭、益母草、乳香、没药、儿茶、植物油、黄丹等药物各适量,共为油青,备用。用法:将肚脐洗净,加温化开贴敷。本方可益阳散寒,活血调经。适用于月经不调性不孕症。

（二）薄贴法

取当归、川芎、小茴香、良姜、川附片、木香各 500 克,香麻油 7500 克,黄丹 5000 克。将上药用香麻油炸枯,黄丹收膏。另配细料:肉桂 50 克,沉香 40 克,鹿茸 40 克,混合研成细粉,每 800 克膏药对细料 15 克,搅匀摊贴于布上,用时以微火化开贴脐上。本方功可养血散寒止痛。适用于月经错乱性不孕之血淤宫寒型。

（三）熏脐法

取乳香 10 克,没药 10 克,沉香 15 克,丁香 15 克,五灵脂 20 克,青盐适量。将上药共研细末,装瓶备用。用法:将脐部常规消毒,用面条做一圈围在脐周,然后用上述药末填满,外盖薄生姜片(钻孔数个),用艾住灸之,灸 20～35 壮,随时交换生姜片,以防烫伤皮肤。隔天 1 次,灸毕,药末用胶布固定。以艾注点燃灸之,连灸 5～6 次,以腹内温热舒适为度。本法功可温经散寒,活血调经。适用于月经不调性不孕症。

（四）灌肠法

取当归 20 克,川芎 15 克,赤芍 15 克,生地 12 克,香附 10 克.元胡 10 克,广木香 6 克,炒川楝子 15 克,乌药 12 克,肉桂 8 克,吴茱萸 6 克,生甘草 8 克。将上药用文火水煎 25 分钟,取汁再煎,两煎共取 250 毫升。用法:每次用药液 120 毫升,加温至 38℃～40℃,保留灌肠。早晚各 1 次,每天 2 次。于月经干净后开始,连用 3 个月经周期。本法功可养血调经,散寒止痛。适用于月经不调性不孕症。

五、针灸

（一）体针

1.子午流注纳子法：

从月经来潮第 5 天开始,每天 1 次,连针 10 天。首先在肾气亏衰的戌时取肾之"母"穴复溜补之,然后根据辨证选用其它穴位刺之,本法可治月经不调性不孕症。

2.调经种子法：

取足三里、气海、三阴交、关元等为主穴,每天针 1 次,每个月经周期连针 20 天。针 2～3 个月经周期为 1 个疗程,可调经种子。

3.针灸并用法：

取足三里、三阴交、血海、脾俞、归来为主穴,血虚甚加胃俞、大巨、气海。操作时,毫针针

刺用补法,针灸合用。行针时三阴交针感以放射至会阴部为宜。留针半小时,隔天针 1 次,10
次为 1 个疗程。适用于月经不调性不孕症。

(二)耳针

1.取子宫、神门、卵巢、交感、肝、肾、内分泌、皮质下等穴位,用王不留行子贴压以上穴位,
或用毫针刺之,3～5 天贴压换 1 次,每天按压穴位 3～4 次。适用于月经不调性不孕症。

2.根据月经不调的具体情况取穴。月经先期取穴三焦、降压沟、止血点、肝;月经后期取
肾上腺、子宫、垂体、卵巢、三焦、肺、脾,于经前开始施治至月经来潮,3 个月经周期为 1 个疗
程;月经先后不定期肝郁型取肝、内分泌、肾、脾、三焦等穴;肾虚型取肾上腺、肾、脾等穴;气虚
型取心、脾、肾、内分泌、交感等穴。以上穴位采用王不留行子贴压,整个月经周期为治疗时
间,具体方法同前。

(三)电针

1.取三阴交、肾俞、足三里、子宫、肝俞穴,针刺上述穴位,得气后连接 G6805 型电针仪,选
用连续波或疏密波,以病人能耐受为宜,每次治疗 20～30 分钟。月经干净后至月经来潮期间
为治疗期间,2～3 个月经周期为 1 个疗程。适用于月经不调性不孕症。

2.取肝俞、脾俞、气海、关元、三阴交、太冲、行间、命门、中极等穴为主穴,随证加减穴位施
治。每次选 3～4 个穴,选用疏密波,电量以中等刺激为宜,每次治疗 20～30 分钟,每天 1 次,
适用于月经不调性不孕症。

六、药膳

(一)当归生姜羊肉汤

取当归 30 克,生姜 30 克,山羊肉 300 克,将当归、生姜洗净切片,与羊肉同炖至烂熟,加
入适盆调味品即成。食肉喝汤,每大 1 次,2 个月经周期为 1 个疗程。本方可温中补虚,养血
调经。适用于血虚宫寒型之月经后期性不孕症。

(二)三七蛋花汤

取丹参 15 克,三七粉 3 克,鸡蛋 1 枚。将丹参煮沸 20 分钟后,加入打碎鸡蛋做汤,再加
入三七粉煮 2 分钟即成。每天 1 次,本方可补血活血行滞。适用于气滞血淤型月经不调性不
孕症。

(三)参枣米粥

取人参 10 克,大枣 20 枚,梗米 300 克,白糖适量。将人参、大枣放在瓷锅内加水泡发后,
人参切片,大枣去核,放入梗米同煮约 25～30 分钟,当米熟烂成粥即可,再加入适量白砂糖。
本品宜空腹食用,每天 1 次,功可健脾益气。适用于月经不调性不孕症。

(四)鲫鱼当归汤

活鲫鱼 1 条(300 克以上),全当归 15 克,益母草 15 克。将鱼去内脏洗净,纳药于鱼腹中,
煮沸 30 分钟,加入适量调味品。本方可补血活血,祛淤生新。适用于月经不调性不孕症。

(五)月季花饮

取月季花 3～5 朵,黄酒 15 毫升,冰糖适量。将月季花洗净,加水 200 毫升,用文火煎至
150 毫升,去渣,加入黄酒、冰糖即成。温热时饮用,每天 1 次。功可行气活血调经。适用于气
滞血撒型月经不调性不孕症。

(六)桂皮山楂煎

肉桂 10 克,山楂肉 15 克,红糖 30 克。将肉桂、山植肉洗净,加水适量,煮产 20 分钟后,去渣,加入红糖,再煮 1 分钟即成。每天 1 剂,分 2 次服。本法可温经散寒,活血化淤。适用于月经后期之不孕症。

(七)芹菜藕片汤

取鲜芹菜 150 克,鲜藕片 150 克,生油 15 克,精盐少许。将芹菜洗净切成寸段,和藕片一起,在热油锅上颠炒 3 分钟,加入适量调味品即成。每天 1 次,可连吃 3～5 天。功可清热凉血。适用于月经先期性不孕症。

(八)八珍青

取当归 150 克,川芎 60 克,白芍 100 克,熟地黄 150 克,人参 30 克,白术 100 克,大枣 100 枚。上药洗净,清水煎煮 3 次,去渣取汁 2 500 毫升,再用文火将药汁浓缩成青,防腐贮存备用,每次服 10 克,早晚空腹各服 1 次,红糖水送服。本膏滋阴,补益气血。适用于气血两虚型月经不调性不孕症。

七、日常养护

1. 适寒温

月经来潮期间要避免淋雨、下水田、游泳、坐浴,要注意保暖,不要用冷水洗脚。

2. 节饮食

行经期,要注意饮食,应忌食辛辣、煎炸食物,白酒也要少喝,以防发生月经过多;盛夏酷署季节,冷饮也不能多喝,以防月经后期或痛经的发生。

3. 调情志

月经来潮期间情绪容易激动,稍不顺心就烦躁易怒,经期要保持心情舒畅,避免烦恼,才能防止月经不调。

4. 讲卫生

保持外阴清洁,月经纸垫要放在太阳下晒,选择纸质要柔软又容易吸水,应进行高沮消毒,衬裤、内裤、月经带要勤洗换,也应晒干放清洁处。月经来潮不要洗盆浴,更不要洗公共盆浴。

5. 禁房事

性生活在经期及月经将要干净时都要绝对禁忌,否则会出现月经过多,月经周期紊乱,经行而难净,腰能酸痛等症状。

(张莲莲)

## 第二节 宫颈炎性不孕中药治疗

宫颈受损伤及病原体侵袭而致宫颈炎。它是女性生殖器炎症中最常见的一种。临床上有急性、慢性宫颈炎之分。多由化脓性细菌引起。急性宫颈炎常与急性阴道炎、急性子宫内膜炎同时存在。由于宫颈内膜皱襞多,细菌不易被清除,日久则形成慢性宫颈炎。其发病率之高,约占已婚妇女的半数以上。主要临床表现是白带增多,为粘液或脓性粘液,有时可带血丝或少量粘液。子宫旁结缔组织继发慢性炎症时,子宫能骨韧带增厚、有压痛,并有腹下区或腰骶部痛,痛经和性冷淡症。炎症分泌物能伤害精子而引起不孕。此外,宫颈炎症引起局部环境失调,阻碍精子进入宫颈或影响精子的生存,均将精子拒之于宫颈口之外,发生不孕症。

中医认为,本病属"带下"及"不孕"等范畴。病机为湿热下注,湿热结聚成毒,侵淫胞宫。临床上常见的症状是白带增多,白带可呈淡黄色,或呈脓性、血性。当炎症扩散到盆腔时,可伴有腹痛、腰骶部疼痛、痛经、性交痛或性交出血等症状。妇科检查中,宫颈有不同程度的糜烂、肥大、腺体囊肿和息肉增生。宫颈粘液稠厚,从而影响精子通过,同时炎性分泌物还对精子产生免疫效果。

中医治疗宫颈炎有可靠疗效。其施治方法是以清热、利湿或燥湿健脾为基本大法.对本虚标实者则以健脾补肾、固本守正治其本虚,以清热理血、祛湿化浊治其标实。另外,针灸、外治法等对本病也有较好疗效。

一、分型施治

(一)肝经沮热

【主症】

带下淋漓不断,色黄,或赤白相兼,质粘稠,有臭秽味,甚至阴部灼热,兼见胸胁乳房胀闷不舒,烦躁易怒,口苦咽干,舌红,苔黄腻,脉弦滑或弦数.

【处方】

龙胆草 9 克,山栀子 15 克,黄芩 10 克,车前子(包)15 克,木通 6 克,泽泻 10 克,生地黄 15 克,当归 15 克,甘草 6 克,柴胡 10 克,鸡冠花 10 克,土茯苓 20 克,川楝子 10 克。

【用法】

每天 1 剂,水煎 2 次,分 2 次口服。

(二)脾肾阳虚

【主症】

带下量多,色白或淡黄,质稀清冷,腥臭味,腰酸痛,倦怠乏力,小腹冷痛坠胀,大便溏,小便清长,舌淡苔白,脉沉弱而缓。

【处方】

菟丝子 15 克,杜仲 15 克,续断 10 克,补骨脂 15 克,巴戟天 10 克,苍术 15 克,炒白术 15 克,炒山药 15 克,党参 15 克,白芍 10 克,甘草 6 克,陈皮 10 克,黑芥穗 15 克,柴胡 10 克,白鲜皮 15 克,椿根白皮 10 克。

【用法】

每天 1 剂,水煎 2 次,分 2 次口服。

(三)混毒蕴结

【主症】

婚久不孕。带下量多,赤色或赤白相间,或夹有血丝,质粘腻,有秽臭,兼见面色一无华,身倦乏力,胸闷心慌,腰酸疼痛,舌红,苔黄腻,脉滑数。

【处方】

苍术 15 克,滑石 20 克,椿根白皮 15 克,地榆 15 克,白芍 10 克,枳壳 15 克,黄柏 15 克,炒贯众 15 克,败酱草 15 克,黄芪 10 克,白茅根 15 克,苦参 6 克。

【用法】

每天 1 剂,水煎 2 次,分 2 次口服。

二、效验妙方

（一）薏苡败酱汤

蒲公英 15 克，败酱草 15 克，生薏苡仁 40 克，生甘草 10 克，苍术 15 克，萆薢 15 克，黄柏 15 克，乌药 15 克，赤芍 15 克，白芍 15 克。腰骶酸痛者加川牛膝 15 克，狗脊 15 克；阴中灼热加白花蛇舌草 20 克，木通 10 克，椿根白皮 15 克。用法：先用温水浸上药 1 小时，煮沸后用文火煎 30 分钟。每天 1 剂，分 2 次服，12 天为 1 个疗程。本方可凉血生肌，清热解毒。主治宫颈炎性不孕症。

（二）宫颈消炎汤

盐砂仁 6 克，苍术 15 克，知母 10 克，鸡冠花 15 克，黄柏 10 克，椿根皮 15 克，土茯苓 20 克，龙葵 15 克，莪术 10 克，白花蛇舌草 15 克，萆薢 15 克。用法：每天 1 剂，水煎分 2 次服，4 天为 1 个疗程。主治子宫颈炎性不孕之湿热型。

（三）止带汤

炒山药 15 克，芡实 15 克，黄柏 10 克，车前子（包）15 克，白果 10 克，荆芥穗 15 克，蛇床子 15 克。

用法：每天 1 剂，水煎分 2 次服，10 天为 1 个疗程。连服 2 个疗程，停药 7 天，再继续服。主治宫颈炎性不孕之脾虚湿盛型。

（四）升阳祛湿汤

酒洗当归 15 克，独活 15 克，蔓荆子 15 克，防风 10 克，升麻 10 克，藁本 6 克，炙甘草 6 克，柴胡 10 克，独活 15 克，苍术 15 克，黄芪 20 克。用法：每天 1 剂，水煎分 2 次服，早、晚各服 1 次。主治宫颈炎性不孕脾虚湿盛型。

（五）补肾健脾止带汤

鹿角霜 10 克，锻龙骨 15 克，缎牡蛎 15 克，缎赤石脂 10 克，益智仁 10 克，茯苓 15 克，山药 15 克，当归 10 克，远志 10 克，石菖蒲 15 克，黄芪 15 克，白术 15 克。用法：每天 1 剂，水煎分服。本方可补肾健脾，固涩止带。适用于脾肾阳虚型宫颈炎性不孕症。

（六）赤白带下丸

赤石脂（缎）30 克，芡实粉 60 克，缎牡蛎 30 克，禹余粮 30 克，白茯苓 60 克，牛角（炙黄）30 克。共为末，好醋 70 毫升，拌和前药晒干，再捣末打糊为丸。用法：每次服 6 克，每天服 2 次。本品可温肾收涩止带。主治宫颈炎性不孕之肾阳不足型。

（七）金银合剂

金银花 15 克，野菊花 15 克，蒲公英 10 克，紫花地丁 10 克，土茯苓 15 克，黄柏 10 克，栀子 10 克，赤芍 15 克，车前子（包）15 克，泽泻 10 克，川牛膝 15 克，丹皮 10 克，鹤虱 10 克，白鲜皮 15 克，蛇床子 10 克。用法：每天 1 剂，水煎分 2 次服。主治宫颈炎性不孕之感染湿毒（病虫）型。

三、中成药

（一）龙胆泻肝丸

主治宫颈炎性不孕之肝经湿热型。证见：带下量多，色黄或赤白相兼，质粘稠，其气臭秽，肝区胀痛不适，乳房胀痛，口苦口干，舌质红，苔黄而腻，脉滑数。用法：每次 6 克，每天 3 次。

（二）止带丸

主治宫颈炎性不孕之脾肾两虚型。证见：带下最多，色白，质稀，无臭，神疲乏力，腹胀便溏,舌淡答白,脉沉细。用法:口服,每次 3 克～6 克,每天 2～3 次。

(三)妇宁栓

主治子宫颈糜烂所致的不孕。功能清热燥湿,祛腐生肌。用法:外用,睡前洗净阴道后,将栓剂送入阴道深部。每次 1 枚,隔天 1 次,7 次为 1 个疗程。

四、外治良方

(一)宫炎散

青黛 20%～30%,滑石粉 10%～15%,黄柏粉、蛇床子粉、玄明粉、马鞭草粉各 5%～10%,冰片、樟脑各 1%～2%,磺胺粉、四环素粉各 5%～10%。上药共为细末,消毒备用。用法:于月经干净后第 3 天开始上药。上药时先用生理盐水拭净阴道分泌物,然后取药粉 1 克～2 克用竹板放入阴道后穹窿部。每天 1 次,5 次为 1 个疗程。主治宫颈炎性不孕。

(二)宫烦安

血竭 10 克,蚤休 10 克,蛇胆、蟾酥、牛黄各 0.1 克。按比例制备各药,研细粉,以紫草膏为栓。

用法:用药前先以 0.1%新洁尔灭液将宫颈拭净并擦干,将本栓剂压碎,令药面粘于宫颈糜烂面上,并置一带尾线棉球压迫 24 小时取出,每 5 次为 1 个疗程。主治宫颈炎性不孕症。以此药治疗期间禁止性交。

(三)五倍散

五倍子 150 克,黄柏、双花、鱼腥草、野菊花各 154 克,海螵蛸 64 克,枯矾 196 克,冰片 18 克。将上药供干共研细末,过 120 目筛,再将后三味研细过筛后与上药混合拌匀,装瓶备用。

用法:治疗时以窥阴器暴露宫颈,擦净宫颈分泌物,用 0.1%新洁尔灭棉球消毒宫颈及阴道,再用已消毒的尾部带线的大棉球蘸药粉置糜烂面,线头在外阴部,24 小时后取出。于月经净后 5～7 天开始上药,隔天上药 1 次,6 次为 1 个疗程。注意事项:①患有滴虫性、真菌性阴道炎者应先治愈。②经期、孕期、产褥期及疑有宫颈癌者禁用。③治疗期间及治愈后 2 个月内禁止性交、盆浴。本方主治:子宫颈炎、宫颈糜烂性不孕。

(四)宫颈粉

黄柏、大黄、黄芩、苦参、缎龙骨、土茯苓各 200 克,紫草 100 克,冰片 60 克,黄连 50 克。上药共研极细粉末,过 100 月筛,贮瓶备用。

用法:先以外阴冲洗液冲洗患者外阴后,于无菌下以窥阴器撑开阴道暴露宫颈,用消毒棉球拭干后并用喷粉器将宫颈粉喷于宫颈糜烂面,每天 1 次,10 次为 1 个疗程。主治:慢性宫颈炎性不孕症。

(五)消炎散

I 号方:青黛、蛇床子、血竭各 15 克,黄柏、孩儿茶各 20 克,硼砂 1 克,雄黄 2 克,冰片 3 克。II 号方:青黛、蛇床子、血蝎、丹参、苦参各 15 克,黄柏、孩儿茶各 20 克,硼砂、雄黄、冰片各 3 克。用法:将上述两方中药分别研末,装瓶备用。治疗时先用 1%高锰酸钾溶液冲洗患处,再用棉球擦净阴道分泌物,取消炎 I 号 1 克撒布于宫颈及其后穹窿,然后用带线棉球塞住阴道,嘱患者第 2 天取出棉球,隔天 1 次。对合并急性阴道炎而分泌物多者,每天 1 次,5 次为 1 个疗程。对宫颈表面呈颗粒状或乳头状的 I 度糜烂患者,用 I 号方,首次 1 克～1.2 克,以后 1 克,隔天 1 次,5～7 次为 1 个疗程。重度者每次 2 克,方法同上。宫颈糜烂明显好转后改用 I

号方。主治慢性宫颈炎性不孕症。

（六）八味消炎粉

儿茶 3 克，川黄连 30 克，川黄柏 30 克，青黛 9 克，冰片 1.5 克，红粉 0.3 克，炉甘石 15 克，乳香、没药各 15 克。将上药磨成粉末，装入瓶中备用。用法：用时先以 0.02% 呋喃西林溶液冲洗外阴及阴道，再用窥阴器撑开阴道，暴露宫颈，拭净宫颈及阴道的分泌物，用棉签蘸上药粉涂于宫颈糜烂面。每天用药 1 次，10 天为 1 个疗程。注意事项：①月经期停止用药。②治疗期间禁止性交。主治宫颈炎性不孕。

（七）黄药子酒

黄药子 500 克，黄酒 2000 毫升。将黄药子洗净，晾干，浸泡于黄酒中，纳入雄中密封，加微火蒸 2 小时后取出，保持密封并置避光处 7 天待用。

用法：先洗擦净宫颈分泌物，然后将带尾线消毒棉球浸湿本药后紧贴于宫颈表面，尾线留在阴道口外，24 小时后患者自行取出，隔天 1 次。注意事项：①月经期停止用药。②治疗期间禁止性生活。本方主治宫颈炎性不孕症。

（八）宫颈炎粉

墓头回、连翘各 60 克，枯矾 30 克。将上药共研细粉，装瓶备用，用法：可根据糜烂面的大小，每次分别给药粉 1 克左右，3 天给药 1 次，3 次为 1 个疗程。主治宫颈炎性不孕。

五、针灸及按摩

（一）体针

取带脉、肾俞、次髎、关元、照海等穴。带下量多加气穴、大赫；腰痛加小肠俞、腰眼。毫针刺用补法，加用艾灸。留针 20～30 分钟，隔天 1 次，8 次为 1 个疗程。

（二）耳针

1. 取肝、子宫、盆腔、脾、三焦等耳穴。操作时，每次选用 3～4 穴，毫针针刺，中等刺激，或采用埋针、耳穴贴压均可。

2. 取子宫、脾、肝、肾、膀胱、内分泌、神门、三焦等穴。操作时，一般选其中 3～4 个穴位，针刺后留针，反复捻转几次后皮内埋针，2 天换 1 次。或耳穴贴压也可。

3. 取耳尖放血，取内生殖器、神门、肝脾、内分泌等耳穴，操作时，每天选用 2～3 个穴，采用毫针中等刺激，留针 15～20 分钟，每天 1 次或隔天 1 次，或耳穴埋针、埋丸，或穴位注射胎盘注射液。

（三）艾灸

取带脉、中极、气海、肾俞、脾俞、三阴交等穴。操作采用艾灸温和灸，每穴 5 分钟，每天 1 次。

（四）按摩

1. 让患者取俯卧位，先揉按肾俞、脾俞、足三里、三阴交各 2 分钟，再揉按腰骶部 5 分钟。患者取仰卧位，点揉带脉、气海、关元、子宫穴各 2 分钟；按摩下腹 3～5 分钟，按下腹内侧 30～50 次，以有热感为宜。

2. 患者取俯卧位，从长强穴起，沿着脊柱正中捏至大椎穴，共捏 15 次，1 天 2 次，10 次为 1 个疗程。

六、药膳

（一）椿根白皮汤

取椿根皮 30 克，红糖适量。将椿根皮洗净加水煎汤，去渣，放入红糖适量，趁热温服。每天 1 剂。具有清热解毒，燥湿止带的功能。主治慢性宫颈炎性不孕。

（二）黄芪乌鸡汤

取乌骨鸡 1 只（去毛及内脏，洗净），取黄芪 80 克（填塞入鸡腹内）。加水适量，隔水蒸烂，加入调味品适量，吃肉喝汤。具有健脾补肾止带之功。主治慢性宫颈炎性不孕症之脾肾两虚型。

（三）韭菜妙羊肝

韭菜 150 克，羊肝 250 克。将韭染洗净，切成长约 3 厘米，把羊肝洗净切成薄片。将锅烧热，下清油烧沸放入羊肝翻炒，待熟时放入调料及韭菜后即可服食，每天 1 次，也可佐餐用。具有温阳止带之功。主治慢性宫颈炎性不孕症之肾阳虚型。

（四）鸡蛋清炖马齿苋

取鸡蛋清 4 枚，鲜马齿苋 100 克。加水适量炖熟，温食之。

每天 2 次，具有清热解毒利湿之功效。主治慢性宫颈炎性不孕症之湿热型。

七、日常调护

主要有以下几个方面：

1.严格实行计划生育，尽纸避免屡次人工堕胎而损伤宫颈。

2.注意个人卫生，保持外阴清洁，并应适当节制性生活。

3.严禁在经期进行性生活，以避免外感邪毒侵入胞宫。

4.治疗期间应禁止性生活，月经期应停止局部用药。

（张莲莲）

## 第三节　盆腔炎性不孕中药治疗

盆腔炎系子宫、输卵管、卵巢、子宫旁组织及盆腔腹膜等部位炎症之总称。炎症可局限于一个部位，也可几个部位同时发炎。盆腔炎可由外生殖器的炎症向上蔓延而来，也可由邻近器官的炎症或身体其它部位的感染传播引起。临床上盆腔炎可分为急性和慢性两种。急性盆腔炎起病急，一般有明显的发病原因，若治疗及时、彻底、有效，常可治愈，通常不会导致不孕。慢性盆腔炎多因治疗不及时、不彻底，或患者体质差迁延而成，多表现为双侧输卵管炎，久而久之使输卵管的开口，特别是接受卵子的那一端（称之为伞端）部分或全部闭锁，也可使输卵管内层黏膜因炎症粘连，使管腔变窄或闭锁，这样，使卵子、精子或受精卵的通行发生障碍，导致不孕。

本病临床以小腹痛、坠胀、腰骶痛、白带多、尿频等为主要表现，且常伴有月经不调。其症状往往在月经前后、性交及劳累后加重，本病可根据病史和妇科检查协助确诊。

祖国医学认为本病的发生与湿热蕴积，肝郁化火，气滞血淤，寒邪凝滞有关，这些原因可影响冲任失调，胞宫淤阻而引起不孕之症。中医治疗该病的基本大法，是以活血化淤贯彻始终，是临床获效的关键。在急性期，以清热解毒。清热利湿为主，活血化淤为辅；在慢性炎症期，多有淤阻胞脉，痹阻络道，因此，治疗上应以行气活血，沮经散寒为要，随证辅以清热解毒、利湿之品，慢性盆腔炎多有本虚标实，本虚者以正气不足，肝肾亏虚；标实者，即淤、湿、热三者蕴积胞中,使气血运行不畅,胞络受阻。因此,活血、清热、解毒、祛湿热与调补肝肾须兼顾应用。

一、分型施治

(一)湿热下注

【主症】

小腹疼痛或灼痛,腰孤酸痛经行加重,带下量多,色黄粘稠,秽臭,月经不调,或性交痛,婚久不孕。舌质红或正常,舌苔薄黄或黄腻,脉弦滑或弦数。

【处方】

双花 15 克,连翘 15 克,红藤 15 克,败酱草 15 克,三棱 10 克,莪术 10 克,黄芩 10 克,丹皮 10 克,赤芍 15 克,生苡仁 20 克,金铃子 15 克,车前草 15 克,黄柏 10 克。

【用法】

每天1剂,水煎2次,分2次口服。

(二)气滞血淤

【主症】

小腹胀痛,腰骶坠痛或胀痛,带下色白,经前乳房、胸胁胀痛,心烦易怒,小腹胀痛加重,月经或先或后,色暗红,夹血块。婚久不孕。舌质紫暗,苔薄白,脉弦或涩。

【处方】

柴胡 10 克,枳壳 15 克,三棱 15 克,莪术 15 克,桃仁 10 克,红花 10 克,鬼箭羽 15 克,白术 15 克,茯苓 15 克,当归 15 克,川芎 15 克。

【用法】

每天1剂,水煎2次,分2次口服。

(三)痰淤互结

【主症】

小腹及腰部疼痛,经行加重,带下量多,色白粘稠,月经错后,量少,或经闭不行,妇科检查为盆腔炎性包块,或输卵管积水,经期大便溏薄,形体肥胖,舌质淡,苔白滑,脉细滑。

【处方】

苍术 15 克,白术 15 克,川贝 10 克,茯苓 15 克,昆布 10 克,香附 10 克,穿山甲 10 克,枳壳 10 克,丹皮 10 克,陈皮 10 克,半夏 10 克,川牛膝 10 克,水蛭 6 克。

【用法】

每天1剂,水煎2次,分2次口服。

(四)寒湿凝结

【主症】

小腹冷痛,遇寒加重,得热痛减,腰骶部酸痛,带下量多色白质稀,或月经错后,量少,色暗红,夹血块,性交痛,性欲淡漠,久不孕育。舌质暗,苔薄滑,脉沉弦。

【处方】

桂枝 10 克,三棱 10 克,莪术 15 克,细辛 3 克,赤芍 15 克,丹皮 15 克,昆布 15 克,水缝 10 克,川牛膝 15 克,茯苓 15 克,制没药 15 克,苍术 15 克,肉桂 10 克,附子 6 克。

【用法】

每天1剂,水煎2次,分2次口服。

二、效验妙方

(一)克炎止痛二藤汤

红藤15克,忍冬藤15克,败酱草15克,元胡10克,皂角刺15克,丹参15克,赤芍20克,桃仁10克,红花10克,荔枝核10克,路路通10克,杜仲15克,公英15克,莪术15克,益母草10克。用法:每天1剂,水煎分服,30天为1个疗程。主治盆腔炎引起的不孕症。

(二)白头翁汤

白头翁20克,黄连10克,黄柏10克,秦皮10克,贯众10克,益母草10克,橘核15克,香附10克,薏苡仁15克,陈皮10克。用法:每天1剂,水煎分服,20天为1个疗程。主治慢性盆腔炎性不孕。

(三)败酱汤

败酱草15克,夏枯草15克,薏苡仁20克,丹参20克,赤芍15克,元胡10克,木香6克。用法:每天1剂,水煎为500毫升,每次服150毫升,日服3次,15天为1个疗程。本方主治盆腔炎性不孕。

(四)双红合剂

红藤20克,红木香6克,贯众15克,败酱草15克,公英15克,萆薢12克。用法:每天1剂,水煎分2次服。主治盆腔炎性不孕,证属湿热下注者。

(五)二仙归苓汤

浙贝10克,制半夏10克,炒白芍15克,当归10克,巴戟天10克,胆南星10克,橘红10克,茯苓15克,仙茅10克,仙灵脾10克,金樱子15克,覆盆子15克。用法:每天1剂,水煎分2次服。主治盆腔炎性不孕,证属寒湿凝滞者。

(六)归芍活血汤

当归15克,赤芍15克,乌药15克,制没药6克,生蒲黄15克,路路通10克,荔枝核15克,橘核15克,生地黄15克,土茯苓15克,鸡血藤15克,广木香6克。用法:每天1剂,水煎分服,7~10天为1疗程,连服6个疗程。月经期停服。治盆腔炎性不孕,证属气滞血淤者。

(七)健脾益肾汤

黄芪20克,党参15克,生苡仁20克,芡实15克,蛇床子15克,杜仲15克,萆薢15克,败酱草15克,白头翁15克,仙灵脾10克,元胡10克。用法:每天1剂,水煎分服。14天为1个疗程。主治盆腔炎性不孕,证属脾肾不足型。

三、中成药

(一)桂枝茯苓丸

具有活血化淤,消瘀散结之功效。主治女性小腹宿有包块,盆腔炎性不孕。证见:妇人宿有癥块,婚久不孕,经行腹胀痛,腹挛急,按之痛,脉涩。用法:每次1丸,每天2~3次。

(二)少腹逐淤丸

功可行气活血,温经散寒,化淤消痛。主治寒凝血淤型盆腔炎性不孕。证见:小腹部包块,小腹胀痛,月经不调,色暗红,夹血块,婚久不孕,舌质暗,有淤点,脉弦涩。

四、外治良方

(一)盆腔炎外敷方

透骨草 120 克,三棱 15 克,白芷 15 克,花椒 15 克,路路通 15 克。用法:共研细末,装入布袋中,水浸后隔水蒸 30 分钟,敷于腹下区病侧,每次敷 20 分钟,15 天为 1 个疗程,可连用 3 个疗程。主治慢性盆腔炎性不孕,证属寒凝阳虚者。

（二）透骨草合方

千年健 10 克,川椒 10 克,羌活 15 克,独活 15 克,红花 10 克,血竭 6 克,钻地风 15 克,白芷 10 克,艾叶 10 克,赤芍 15 克,川续断 15 克,桑寄生 15 克,五加皮 10 克,防风 10 克,归尾 10 克,制乳香 10 克,制没药 10 克,透骨草 100 克。用法:将上药共研细末,装纱布袋中,干蒸后,热敷患部。每次 30 分钟,每天 1～2 次,10 次为 1 个疗程。每剂可用 5 次。主治慢性盆腔炎性不孕,证属寒凝血淤者。

（三）大黄牡丹皮散

大黄 300 克,牡丹皮 200 克,挑仁 150 克,瓜子 100 克,芒硝 120 克。用法:将前四味药共为末,分 3 份。取 1 份用米醋拌匀,以润而不渗为宜。然后拌入芒硝 40 克,装入布袋内,放锅内蒸至透热,乘热敷于小腹,药袋上加热水袋,温度以热而不烫为宜。每天早晚各敷 40 分钟,每袋用 2～3 天,每剂用 4～5 天。1 个月为 1 个疗程。主治盆腔炎性不孕。

（四）中药保留灌肠法

1. 慢盆汤:

金银花 15 克,连翘 15 克,黄芪 15 克,三棱 15 克,莪术 15 克,丹参 20 克,夏枯草、败酱草各 30 克。用法:每天 1 剂,浓煎取汁 100 毫升,每晚睡前保留灌肠。温度以 40℃左右为宜,保留时间越长越好。14 天为 1 个疗程。主治盆腔炎性不孕。

2. 克炎灵:

红藤 20 克,败酱草 20 克,蒲公英 15 克,野菊花 15 克,黄等 15 克,黄连 15 克,黄柏 15 克。腹胀加香附 10 克,元胡 10 克;有包块加莪术 15 克,桃仁 10 克,水蛭 10 克。用法:水煎浓缩至 100 毫升,药温控制在 40℃左右行保留灌肠。每晚 1 次,10 次为 1 个疗程,经期停用。主治盆腔炎性不孕症。

3. 盆炎康合剂:

公英 30 克,败酱草 30 克,紫花地丁 15 克,益母草 15 克,元胡 15 克,柴胡 10 克,当归 15 克,丹参 15 克,榄子 15 克,木香 6 克,香附 10 克。小腹部包块加三棱 10 克,莪术 15 克;带下色黄臭秽加薏苡仁 15 克,苍术 15 克,黄柏 15 克,丹皮 10 克;腹痛甚加乳香 6 克,没药 6 克,五灵脂 15 克,生蒲黄 15 克。用法:每天 1 剂,浓煎至 100 毫升,保留灌肠 60 分钟,每晚 1 次,灌 6 次休息 1 天,1 个月为 1 个疗程。灭滴灵 0.4 克,每晚 1 次放阴道内,连用 10 天。主治慢性盆腔炎性不孕症。

4. 化淤宁坤液:

桂枝 10 克,三棱 15 克,莪术 15 克,水蛭 10 克,红藤 15 克,昆布 15 克,槟榔 12 克,丹皮 15 克,赤芍 15 克,虎杖 12 克,没药 10 克,附子 10 克。用法:浓煎 100 毫升,保留灌肠,药温控制在 40℃左右,保留时间越长越好。每晚 1 次,月经期停用。1 个月为 1 个疗程。主治慢性盆腔炎性不孕之寒湿凝滞型和气滞血淤型。

5. 复方红藤汤:

红藤 30 克,败酱草 20 克,紫花地丁 20 克,公英 15 克,土茯苓 20 克,三棱 15 克,莪术 15

克,地鳖虫 15 克,枳壳 15 克。

用法:上药用冷水 500 毫升~600 毫升,浸泡 30 分钟,煎取 150 毫升~200 毫升,冷却至 40℃左右灌肠,用 4 号导尿管插入肛门内 15 厘米,用注射器抽吸药液从导尿管缓缓注入。嘱病人保留 4 小时以上。每天施术 1 次,以晚上临睡前灌肠为宜。10 次为 1 个疗程。宜避开经期,操作前需排空大、小便。主治盆腔炎性不孕症。

(五)花红外放膏

白鸡冠花(醋炙)、红花(酒炒)、白术、荷叶(烧灰)、茯苓、车前子、昆布各等份,黄酒适量。上药混合粉碎为末,过 120 目筛,装瓶备用。用法:每次取药末 35 克,用黄酒调成糊状分别涂在神阙、脾俞两穴位上,盖以纱布,胶布固定,2 天换药 1 次,可奏健脾利湿之功。主治盆腔炎性不孕症。

(六)熏洗法

取蛇床子 50 克,野菊花 40 克,生百部 20 克,苦参 20 克,枯矾末 12 克。用法:上药用纱布包好,入水煎 30~40 分钟,取液趁热熏阴部,每天 3~4 次,每次 15~30 分钟,每剂可用 2 天。具有清热解毒,利湿消炎之功效。

(七)中药离子导入法

1.湿热下注方:

银花 30 克,连翘 30 克,当归 20 克,蒲公英 30 克,白芍 10 克,川芎 10 克,地丁 10 克,黄柏 10 克,白芷 20 克,黄芪 20 克。

2.寒凝气滞方:

黄芪 30 克,丹参 20 克,益母草 15 克,元胡 15 克,党参 10 克,赤芍 15 克,红花 10 克,香附 10 克,桂枝 10 克。

上述两方药物分别加水 10。毫升,各煎 500 毫升,放冰箱备用。采用 KF—1 型电离子导入治疗机,作离子导入术。用法:每天 1 次,每次 30 分钟,12 次为 1 个疗程,间隔 4 天再作第 2 个疗程。两方均主治盆腔炎性不孕,证属湿热下注型和寒凝气滞型。

五、针灸

(一)体针

1.取合谷、行间、曲池、冲门、次髎、太冲、丰隆、中极。操作法:合谷、曲池、行间、中极、次髎,反复提插捻转,行泻法。针其它穴位留针 20~40 分钟。主治盆腔炎性不孕。

2.取中极、关元、气海、太溪、复溜、三阴交、大赫、肾俞等穴。操作法:每次取其中 3~4 个穴位,用补法或平补平泻法,交替应用。主治阴虚型盆腔炎性不孕。

(二)耳针

取穴:内分泌、肾上腺、盆腔、交感、卵巢、肝、肾。操作法:①针刺,每次 15 分钟,中等刺激。②埋皮针法。③用王不留行子贴压法。④耳穴电针疗法。主治盆腔炎性不孕。

(三)灸法

1.取带脉、隐白、气海、神阙、三阴交、脾俞为主穴,取中极、白环俞、次髎、肾俞、足三里、阳陵泉、炙沟为配穴。操作法:用艾卷温和灸,每次选用 2~4 个穴位,每次每穴施灸 15~30 分钟,每天灸治 1 次,5 次为 1 个疗程。功可温阳除湿。主治盆腔炎性不孕,证属阳盛湿盛型。

2.取关元、归来、气海、中极为主穴,取中髎、次修、神阙、子宫为配穴。

操作法：

①隔姜灸：生姜切片约2毫米厚，放置在穴位上，用艾绒做成小艾炷，从顶端点燃灸之，每穴3～5壮。隔天1次。

②隔附子饼灸：方法同上。

③隔盐灸：细盐敷于穴位（用直径2厘米、高0.2厘米之纸套固定），方法同上。主治盆腔炎性不孕。

（四）水针

取中极、关元、血海、三阴交等穴，以穿心莲注射液或当归注射液，任选一种药物，行穴位注射，每次选2～4个穴位，主治盆腔炎性不孕。

六、药膳

（一）五色茶

紫花地丁20克，黄芩叶10克，败酱草20克，公英20克，玄参12克，绿茶15克。加水煮沸即可饮用。每天3～4次。具有清热解毒之功效。主治盆腔炎性不孕，证属湿热者。

（二）鸡冠花藕汁速溶饮

取新鲜白鸡冠花500克，鲜藕汁500毫升，白砂糖500克。鸡冠花加水适量煎煮。每20分钟取汁1次，再加水煎，共取汁3次，合并后用文火浓缩，加入鲜藕汁，再浓煎至粘稠时，待温，拌入糖把煎汁吸净，拌匀晾干，压碎研细装瓶备用。用法：每次服20克，开水冲服，每天3次。本品清热解毒。主治盆腔炎性不孕。

（三）桃仁赤芍粥

桃仁10克，赤芍15克，薏苡仁50克，红糖适量。共煮成粥，每天1次。具有活血化淤利湿之功效。主治盆腔炎性不孕。

（四）莲子荷叶芡实粥

取莲子100克，芡实100克，鲜荷叶、粳米各适量。做法：将芡实去壳，莲子去皮、芯，将荷叶、粳米洗净，一起放入沙锅内煮粥。温热服用，每天2次。本方健脾补肾，清热利湿。主治盆腔炎性不孕。

七、日常调护

主要有以下几个方面：

1.注意个人卫生，经期、产褥期卫生用品要清洁，不要滥用不洁代用品。

2.经期、产褥期禁房事，保持外阴清洁。经期禁止游泳、盆浴。

3.腹腔手术、宫腔操作应严格无菌操作，尽量减轻或避免损伤子宫。

4.患急性盆腔炎时，一定要及时治疗，注意休息，尽快治愈，防止转为慢性盆腔炎。

（张莲莲）

## 第四节　排卵障碍性不孕中药治疗

成熟卵子自卵泡逸出的过程，称为排卵。此过程极其复杂，必须有中枢神经系统、下丘脑—垂体—卵巢轴的正常功能，以及良好的神经内分泌反馈调节才能实现，若卵集由于某些原因影响，出现排卵功能障碍而未能排卵，即可影响精子与卵子的结合，导致不孕，称排卵功能障碍性不孕症。在女性不孕症中，无排卵是常见因素，约占20％左右。

女性受孕的首要必备条件是排卵功能正常。而引起排卵功能障碍的病因有数十种之多。大脑皮质—下丘脑—垂体—卵巢轴功能失调,或卵巢本身的疾病,其中任何一个环节出现病变皆可影响卵子的发育和排出,导致排卵障碍。妇女情绪过于紧张、焦虑、优郁,会导致促性腺激素的分泌异常,进而影响卵泡发育的过程,使卵子不能成熟。

疑有排卵障碍的妇女,特别应注意月经史,有无月经周期的改变、闭经、异常子宫出血及其病程的长短。了解患者有无慢性疾病,特别是结核、贫血、消化道功能障碍、代谢性疾病和幼儿期急性传染病等;注意体重是否显著增减;有无职业性毒物和放射线接触史;有无梢神创伤等。了解以上病史,通过体检、妇科检查及内分泌功能检查,可帮助排卵障碍的诊断。

祖国医学认为,不排卵的原因和肾虚、肝郁、血淤、宫寒、痰湿、冲任不足等有关。肾主生殖,为先天之本,主胞宫。中医认为,肾主骨,髓居骨中,脑为做之海。脑、冲任、天癸、胞宫间功能的控制和调节,与现代医学的中枢神经系统,通过下丘脑—垂体—卵巢轴的生殖功能调节有相同之处。女子受孕须"肾气盛","天癸至,任脉通,太冲脉盛,月事以时下"。若肾气虚,冲任脉衰,肾阳虚,命门不足,皆可影响"天癸至"。因此,温补肾阳,兴旺命火,即可起到温煦生化,促进排卵的功能。若七情六欲纷扰,肝气郁结,精神过度紧张,影响大脑皮质,下丘脑的LH—RH脉冲式分泌受影响,可诱发排卵功能障碍,治以舒肝解郁,理气调经之法,可使气血和经水调,自然受孕。若体质肥胖,痰湿较重,阻滞气机,损伤阳气,气机不畅,冲任不通,生化功能不足,即可致不孕。如《医宗金鉴》云:"因体盛痰多,脂膜壅塞胞中而不孕。"如淤血凝滞,阻碍气血,影响内分泌的功能,可诱发排卵功能障碍而不孕。

临床大量实践证明:补肾疏肝活血等中药可促进下丘脑促性腺激素释放激素的分泌,提高垂体的反应性和卵巢内激素受体水平,调节卵巢的卵泡发育和促进排卵,从而使排卵功能障碍者恢复正常。

本病临床表现的主要特征是:月经紊乱,体温曲线不规则,血和尿中查不到孕酮的代谢产物,在月经前期作诊断性刮宫,根据子宫内膜所显示出的性激素的变化,并可以此来诊断有无排卵。

一、分型施治

(一)肾阳亏虚,胞宫虚寒

【主症】

婚久不孕,月经不规则,或周期延长,或间发性闭经,或经量少,色暗有淤块,伴腰酸痛,腹下区有冷感,舌质淡,舌边有齿痕,脉沉细。

【处方】

中药人工周期系列方。

1.经前期及经期(经前3~5天及经期)服活血调经方:

当归15克,川芎6克,赤芍10克,泽兰10克,茺蔚子10克,茯苓10克,香附8克,元胡10克。每天1剂,水煎2次,分2次服。

2.排卵前期及排卵期(周期第11~16天)服补肾促卵巢发育方:

熟地黄10克,枸杞子15克,怀山药10克,仙灵脾15克,菟丝子20克,肉苁蓉10克,当归10克。鹿角霜9克,桂枝10克,肉桂6克。每天1剂,水煎2次,分2次口服。

3.经后期(月经干净后1~5天)以补肾益冲任为主,可服定坤丹9克,每天2次;胎盘片,每次 4 片,每天 2 次。

(二)肝气郁结,肾虚血亏

【主症】

婚久不孕,精神抑郁,经前乳房胀痛,性欲减退,面色苍白,舌淡,苔薄白,脉沉细无力。

【处方】

柴胡 10 克,炒川楝 10 克,香附 10 克,熟地 15 克,怀山药 10 克,枸杞子 15 克,山茱萸 10 克,菟丝子 20 克,仙灵脾 10 克,丹参 15 克,当归 10 克,益母草 10 克。

【用法】

每天 1 剂,水煎 2 次,分 2 次口服。

(三)命门火衰,冲任失养

【主症】

婚久不孕,月经延期,量少色淡,小腹隐痛,性欲淡漠,时常腰以下冷如坐水中,食纳差,舌质淡,苔润,脉沉迟。

【处方】

熟附片 6 克,肉桂 6 克,党参 15 克,菟丝子 15 克,巴戟天 10 克,仙灵脾 10 克,紫石英 10 克,白术 15 克,炒茴香 6 克,鹿角胶 10 克,紫河车粉(冲)3 克。

【用法】

每天 1 剂,水煎 2 次,分 2 次口服。

(四)血淤胞宫,任脉不通

【主症】

多年不孕,或宿有痛瘕,月经延后,经行腹痛,胀坠拒按,经色黯黑拌有血块,块出痛减,或胸胁乳房胀痛,舌黯或舌边有淤点,舌苔薄白,脉弦涩或沉涩。

【处方】

当归 10 克,川芎 10 克,肉桂 10 克,莪术 15 克,丹参 15 克,川牛膝 15 克,益母草 15 克,月季花 10 克,急性子 10 克,茺蔚子 10 克,桃仁 10 克,红花 10 克,皂角刺 10 克,路路通 10 克。

【用法】

每天 1 剂,水煎 2 次,分 2 次口服。

(五)痰湿内盛,脾肾不足

【主症】

多年不孕,形体肥胖,月经不调,白带量多,色白如涕,面色苍白,胸腹闷胀,倦怠乏力,舌淡,苔白腻,脉滑。

【处方】

苍术 15 克,香附 10 克,陈皮 10 克,茯苓 15 克,半夏 10 克,胆南星 10 克,枳壳 10 克,甘草 8 克,红花 10 克,益母草 10 克,仙灵脾 10 克,丹参 15 克,补骨脂 15 克。

【用法】

每天 1 剂,水煎 2 次,分 2 次口服。

二、效验妙方

(一)补肾阳温煦生化汤

桑寄生 15 克,川续断 15 克,枸杞子 15 克,茯苓 15 克,白术 15 克,当归 10 克,桂枝 6 克,白芍 15 克,丹皮 10 克,覆盆子 15 克,川芎 6 克,桃仁 10 克,益母草 10 克,仙灵脾 10 克,巴戟天 10 克。水煎服,每天 1 剂,并随证加减。本方补肾壮阳,活血温经,温煦生化。适用于阳虚血亏型不排卵性不孕症。

(二)毓麟排卵汤

紫石英 15 克~30 克,党参 15 克,川续断 12 克,仙灵脾 10 克~15 克,川牛膝 15 克,川芎 6 克,川椒 2 克,菟丝子 20 克,当归 10 克,鹿角胶 10 克,丹参 15 克,熟地黄 10 克。每天 1 剂,水煎分服。本方补气养血,温肾,调补冲任。适用于排卵障碍性不孕症。

(三)促排卵汤

熟地 10 克,女贞子 15 克,菟丝子 15 克,肉苁蓉 15 克,当归 10 克,川芎 10 克,丹参 15 克,香附 10 克,枸杞子 15 克。仙灵脾 15 克,紫石英 20 克,桑葚子 15 克,月季花 10 克。经净后至排卵前,每天 1 剂,连续口服。本方滋阴助阳,促使排卵。适用于无排卵性不孕症。

(四)滋生排卵汤系列

1.经前服,补肾活血方:

黄芪 15 克,党参 15 克,生、熟地各 15 克,当归 20 克,白芍 15 克,山茱萸 10 克,柏子仁 10 克,川牛膝 15 克,月月红 10 克,生山楂 10 克,泽兰 10 克,丹皮 10 克,桑堪子 15 克,枸杞子 15 克。

2.经后服,滋阴助阳方:

当归 15 克,制首乌 15 克,赤芍、白芍各 15 克,丹皮 10 克,山药 15 克,女贞子 15 克,枸杞子 15 克,菟丝子 10 克,紫石英 10 克,紫河车粉 6 克(冲服)。用法:每天 1 剂,水煎分服。月经前 10 天服经前方,月经净后 3 天服经后方。主治无排卵性不孕症。

(五)滋肾育卵汤

生地黄 10 克,熟地黄 10 克,山茱萸 15 克,女贞子 15 克,旱莲草 15 克,赤芍 15 克,白芍 15 克,当归 15 克,枸杞子 15 克,党参 15 克,黄芪 15 克,丹参 15 克,泽兰 10 克,乌药 15 克。本方适用于卵泡发育不全性不孕症。

(六)龟鹿排卵汤

龟板胶 15 克,鹿角胶 10 克,紫河车粉(冲服)6 克,女贞子 15 克,旱莲草 15 克,山药 15 克,熟地黄 10 克,茯苓 15 克,泽兰 10 克,茺蔚子 10 克,肉苁蓉 10 克,仙灵脾 10 克,山茱萸 10 克,丹参 15 克。每天 1 剂,水煎取 400 毫升,每次 200 毫升,早晚空腹分服。本方补肾壮阳,调补冲任。适用于排卵功能障碍性不孕症。

(七)八子促卵汤

菟丝子 15 克,女贞子 15 克,枸杞子 15 克,覆盆子 15 克,茺蔚子 10 克,韭菜子 15 克,五味子 6 克,车前子(包煎)15 克,柴胡 10 克,赤芍 15 克,白芍 15 克,刘寄奴 15 克,益母草 10 克,丹参 15 克,生蒲黄 10 克,茜草 10 克。每天 1 剂,水煎分 2 次服。于月经来潮第 1 天开始,连服 14 剂。适用于不排卵或卵巢功能不良性不孕症。

(八)助黄体生成汤

仙灵脾 10 克,川续断 15 克,桑寄生 15 克,枸杞子 15 克,女贞子 15 克,旱莲草 15 克,丹参 10 克,当归 10 克,紫河车粉(冲)8 克,山茱萸 10 克,龟板(先煎)10 克,巴戟天 10 克,石莲 10

克,泽兰 10 克,炒川楝子 15 克。每天 1 剂,经净后连服 14 剂.适用于黄体功能不全引起的不孕症。

**(九)温肾复坤汤**

熟附片 8 克,仙灵脾 10 克,山茱萸 10 克,怀山药 15 克,肉桂 10 克,枸杞子 15 克,怀牛膝 15 克,扁豆 10 克,补骨脂 15 克,紫石英 15 克,鸡血藤 15 克,制首乌 15 克。本方补命门火,调补冲任。适用于无排卵性不孕症。

### 三、中成药

**(一)定坤丹**

主治排卵障碍性不孕症,肾阴阳俱虚者。证见婚后不孕,月经不调,量少色淡,少腹冷痛,腰膝酸软,纳差,消瘦,舌淡苔白,脉沉细。用法:每次 1 丸,每天 2 次,温开水或淡盐水送服。

**(二)六味地黄丸**

主治排卵障碍性不孕症,肾阴不足者。证见:婚久不孕,腰膝酸软,头目眩晕,失眠盗汗,月经不调,五心烦热,小便淋漓,舌红少苔,脉细弱。用法:每次口服 1 丸,每天 2～3 次。

**(三)金匮肾气丸**

主治排卵障碍性不孕症,肾阳不足者。证见:婚久不孕,腰痛腿软,下半身常有冷感,少腹拘急,小便清长,月经不调,舌质淡而胖,舌苔薄白,脉沉细。用法:每次 1 丸,每天 2 次,口服。

**(四)八珍益母丸**

主治排卵障碍性不孕症,证属气血不足兼血淤者。证见:面色苍白或萎黄,头晕目眩,食欲不振,心悸征忡,月经量少,舌质淡苔白,脉细弱。用法:每次 1 袋,每天 2 次,口服。

### 四、外治良方

**(一)坐药法**

穿山甲 10 克,甘草 10 克,苦丁香 15 克,川椒 15 克,苦葶苈 15 克,白附子 15 克,猪牙皂角 15 克,草乌头 15 克,巴豆(研)5 克。共为细末,以生葱汁和丸如弹子大,每用 1 丸,用消毒棉球送纳阴中。适用干排卵功能隆碍性不孕症。

**(二)熨脐法**

取茺蔚子 150 克,晚蚕砂 150 克,大曲酒 100 毫升。用法:将上两药放置沙锅中炒热,渐以大曲酒 100 毫升洒入,拌炒片刻,将炒熟的药末装入白布袋中,扎紧袋口持续熨肚脐。连续熨 2 次后,静卧半天。本法可活血通经,治疗排卵障碍性不孕症。

**(三)敷脐法**

白胡椒 9 克,黄丹 9 克,火硝 9 克。将上药先研细末,做成 3 个饼。将脐部以温水擦净后,将饼敷脐上,用手按熨,连用数次。本方对排卵障碍性不孕症有效。

**(四)熏脐法**

白芷 6 克,五灵脂 6 克,青盐 6 克。用法:上药共研末,将脐部用温热毛巾擦净后,放药末 3 克于脐窝上,上面敷盖生姜片,用艾灸,以自觉脐内有温暖感为度,隔天 1 次。功用活血化淤,行气通络,散寒止痛。适用于月经不调排卵障碍引起的不孕症。

### 五、针灸

**(一)耳压法**

处方 1 取耳穴:

子宫、卵巢、肝、肾、脾、内分泌、脑点。方法:血虚失眠者配神门;心率缓慢者配心、交感;心率快者加耳迷根。常规消毒左耳,除去油腻,用耳穴探测仪或用探针探准所需穴位,将王不留行子用胶布贴在所选穴位上,用手指按压,稍有压痛感。先贴左耳。每2天换1次药,两侧交替使用,10次为1个疗程。每天按压穴位3~4次,每次约3~5分钟,以加强刺激,提高疗效。可奏调补肝肾之动。适用于排卵障碍引起的不孕症。

处方2 主穴:

子宫、肾、盆腔、附件、肾上腺、内分泌、卵巢、皮质下;配穴:肝、脾、心、膈。方法:将王不留行子一粒置于0.5厘米见方胶布上,分别贴在上述穴位,主穴必贴,配穴随证加减运用。每次只贴一侧耳穴,左右交替,嘱病人每天按压3~4次,每次15~20分钟,以能耐受为度。隔天贴1次,2周为1个疗程,连用2个疗程,不愈者隔2周再继续治疗。具有益气摄血,和血调冲任之功效。适用于排卵障碍性不孕。

(二)艾灸法

处方1 主穴:

归来、三阴交、血海。配穴:

①行间、太溪;

②足三里、公孙;

③命门、关元、太冲。药物:艾条适量。方法:上方主穴必选,经行先期者加配穴①;经行后期者加配穴②;经行先后无定期者,加配穴③。各穴每天施灸2次,每穴灸5~10壮,至月经正常为止。可奏补益肝肾,调经种子之功。适用于月经周期失常之排卵障碍性不孕。

处方2 主穴:带脉、隐白、三阴交、神阙、气海、脾俞。配穴:关元、中极、白环俞、肾俞、次髎、足三里、阳陵泉。方法:艾卷温和灸,每次选用2~4个穴,每穴每次施灸15~30分钟,每天灸治1次,7次为1个疗程。可奏温阳除湿止带之功。适用于排卵障碍性不孕之脾虚带下证。

(三)穴位注射法

耳穴:脑点、卵巢、内分泌。药物:维生素B1100毫克/2毫升,3%~5%当归注射液2毫升或红花注射液2毫升,任选一种。方法:每穴注射0.2毫升药液,隔天1次,2周为1个疗程。可奏补肾调冲任之功。适用于排卵障碍性不孕。

六、药膳

(一)枸杞羊肾羹(粥)

枸杞子500克,羊肾1对,羊肉250克,梗米250克,葱白5克。将羊肾洗净,剁成末、枸杞子洗净,全部放入沙锅内,熬粥,待肉熟、米烂时即成。服法:食肉喝粥。每天2次,早晚空腹温服。本药粥温补肾阳,和中健脾。适用于肾阳虚之排卵功能障碍性不孕症。

(二)雄鸡汤

大雄鸡1只,黄芪15克,当归15克,红花10克,白广椒10克,小茴香10克,女贞子150克,葱白150克。用法:杀雄鸡去杂,心肾留用。用纱布包诸药,放入鸡腹内,置沙锅中,加水3000毫升炖熟,于月经后第1天始服,3~4天服完,每月1次,本法对无排卵性不孕症有效。

七、日常养护

主要有以下4点:

1.学习和了解孕育知识.做好个人卫生保健。

2.注意保暖,避免下身着凉。

3.强调经期卫生,防止邪毒感染。

4.注意饮食调养,多食水果、蔬菜及富含维生素的食物。

(张莲莲)

## 第五节 子宫内膜异位症性不孕中药治疗

子宫内膜异位症就是子宫内膜生长在子宫腔以外的组织或器官上,导致一系列异常症状。在不孕症的发病机制中,子宫内膜异位症越来越引起人们的重视,成为临床上日益关注的问题之一。

子宫内膜异位引起不孕,最简单的道理是它会引起子宫后位粘连,活动差;或引起输卵管粘连而使输卵管蠕动弱,如果子宫内膜异位在输卵管会造成阻塞,使精子和卵子的运行受限制,妨碍受精与孕卵的迁移。当子宫内膜异位在卵巢时。较大的巧克力囊肿等会影响卵巢的功能。子宫内膜异位症引起不孕的机制除了机械性原因之外,还有免疫学、内分泌学的原因。异位的子宫内膜可以作为一个自身抗原,引起妇女免疫功能亢进、抗子宫内膜抗体对正常的子宫内膜产生抗原抗体反应时,大量的巨噬细胞可以吞噬精子,亦不利于受孕。其内分泌学因素主要与前列腺素的分泌有关。前列腺素对子宫及输卵管的平滑肌有强烈的收缩作用,破坏了输卵管的正常蠕动和子宫的"安静"状态,干扰精子、卵子在生殖道的运行及孕卵的着床而导致不孕。

对任何主诉不孕的妇女,如其输卵管通畅,子宫内膜正常,排卵规律,性交后试验满意,均应考虑到子宫内膜异位症的可能性。若患者主诉有痛经和性交痛,则更应怀疑是否患了此病。

其典型症状是:

①继发性或渐进性痛经:表现为周期性的下腹痛、性交痛和肛门坠痛。

②月经不调:腺肌症的患者月经量增多,子宫内膜异位在卵巢者影响卵巢功能,导致月经不规律。

③不孕;约75%左右的子宫内膜异位患者有不孕史。子宫内膜异位症的主要体征是:子宫后位固定,子宫能骨韧带、子宫后壁或后穹窿可触及大小不同的结节,触痛明显。有时阴道穹窿部可见到紫蓝色结节。妇科检查可们及较大的卵巢。

中医对子宫内膜异位症的认识,是近十几年才发展起来的,古代医籍无记载。根据本病的不同表现,可将其归属于痛经、不孕、月经不调等范畴。本病因淤血引起,故病性属实或虚实夹杂。主要病机为淤血滞留于小腹,淤阻冲任、胞宫、胞脉、胞络,影响气血运行,出现不通则痛。淤积日久,阻碍精卵相合,导致不孕。因此本病关键在淤。

一、分型施治

(一)气滞血淤

【主症】

婚后不孕,经行最少不畅或淋漓不断,色紫暗夹有小血块,胸闷胁胀,小腹胀痛拒按,痛甚者伴恶心、呕吐,四肢厥冷,面色苍白,舌质暗,舌边有淤点,苔薄,脉弦或涩。

【处方】

当归 12 克,生地黄 15 克,桃仁 10 克,红花 10 克,枳壳 15 克,赤芍 15 克,柴胡 10 克,川芎 15 克,川牛膝 15 克,三棱 10 克,莪术 10 克,水蛭 6 克。

【用法】

每天 1 剂,水煎 2 次,分 2 次口服。

(二)气虚血瘀

【主症】

小腹包块,行经前后小腹、肛门坠痛,拒按,排便疼痛加重,月经量或多或少,色淡质稀,婚久不孕,平素倦怠乏力,气短懒言,纳呆。舌质淡暗有瘀斑,舌苔白,脉细弱。

【处方】

生黄芪 20 克,党参 15 克,当归 15 克,丹参 15 克,赤芍 10 克,炙升麻 9 克,炙甘草 6 克,三棱 10 克,莪术 10 克,郁金 10 克,三七粉(冲)2 克。

【用法】

每天 1 剂,水煎 2 次,分 2 次口服。

(三)寒凝血瘀

【主症】

婚久不孕,腹下区结块,经前经期小腹冷痛或绞痛,疼痛剧烈难忍,痛而拒按,得热则舒,月经量少或经行不畅,或经期延长,色暗有块,血块排出后痛减,伴四肢厥冷,面色青白,舌质紫暗,有瘀斑,脉沉紧。

【处方】

炮姜 10 克,炒小茴香 10 克,乌药 15 克,肉桂 10 克,当归 15 克,川芎 15 克,赤芍 15 克,生蒲黄(包)15 克,五灵脂 15 克,制乳香、没药各 6 克,三棱 10 克,莪术 10 克,水蛭 10 克,血竭粉(冲服)3 克。

【用法】

每天 1 剂,水煎 2 次,分 2 次口服。

(四)阳虚血瘀

【主症】

婚久不孕,腹下区结块,经期经后小腹、腰骶部冷痛,喜温拒按,经量少,色暗淡质稀,平素畏寒肢冷,腰膝酸软,小便清长,夜尿多,带下量多、色白、质稀清冷,舌质暗有瘀斑,舌苔薄白,脉沉细无力。

【处方】

仙茅 10 克,仙灵脾 10 克,炒山药 15 克,熟地黄 10 克,肉桂 6 克,丹参 15 克,香附 10 克,巴戟天 10 克,艾叶 6 克,刘寄奴 15 克。

【用法】

每大 1 剂,水煎 2 次,分 2 次日服。

(五)肾虚血瘀

【主症】

婚久不孕,腹下区结块,经期经后小腹坠胀作痛,拒按,月经量少、色暗有血块,伴头晕耳鸣,腰膝酸软,心烦易怒,舌暗有淤点,脉细弦或涩。

【处方】

菟丝子 15 克,女贞子 15 克,枸杞子 15 克,熟地黄 10 克,川牛膝 15 克,当归 12 克,柴胡 10 克,苏木 10 克,三棱 10 克,莪术 10 克,桑寄生 15 克,狗脊 15 克。

【用法】

每天 1 剂,水煎 2 次,分 2 次口服。

(六)湿热淤结

【主症】

婚久不孕,腹下区结块,平时小腹隐痛,经期加重,疼痛难忍,拒按,得热则甚,月经量多,色红或深红,质粘稠,平素带下量多、色黄、味秽,或经行发热,舌暗红,舌边有淤斑淤点,苔黄腻,脉滑数。

【处方】

红藤 15 克,败酱草 15 克,连翘 15 克,生苡仁 25 克,车前草 15 克,丹皮 10 克,赤芍 15 克,二棱 10 克,莪术 10 克,荔枝核 10 克,金铃子 10 克,椿根白皮 15 克。

【用法】

每天 1 剂,水煎 2 次,分 2 次日服。

二、效验妙方

(一)镇痛汤

党参 20 克,赤芍 15 克,川芎 15 克,三七粉 3 克(冲服)。用法:水煎服,每天 1 剂,分 2 次服。3 个月为 1 个疗程。月经期加琥珀粉 1 克(分冲),平时加三棱 10 克,莪术 10 克。主治外在性子宫内膜异位不孕症。

(二)异位复原汤

当归 10 克,桃仁 l0 克,红花 10 克,赤芍 15 克,柴胡 10 克,丹参 15 克,小茴香 6 克,川楝子 15 克,元胡 10 克,川芎 10 克。用法:水煎服,每天 1 剂。主治子宫内膜异位性不孕症。

(三)调经系列方

1.经前方:

生蒲黄 12 克,五灵脂 15 克,丹参 15 克,川牛膝 15 克,制乳香、没药各 6 克,三棱 10 克,莪术 10 克,炒川芎 6 克,刘寄奴 15 克。

2.经期方:

炒五灵脂 12 克,蒲黄炭 15 克,黄柏 10 克。炒川芎 6 克,大黄炭 6 克,花蕊石 20 克,制香附 10 克,炒乌药 15 克,炙黄芪 15 克,肉桂 3 克。

3.经后方:

桂枝 10 克,赤芍 15 克,丹皮 10 克,桃仁 10 克,昆布 10 克,三棱 10 克,莪术 15 克,王不留行 10 克,炙土元 15 克,炙鳖甲 10 克,茯苓 15 克,仙灵脾 10 克,锁阳 10 克。

用法:上方水煎,每天 1 剂,分 2 次服。经前方,于月经前服 7 剂;经期方,于经来潮服 3～7 剂;经后方于经后服 5～7 剂,临床可酌情加减。主治子宫内膜异位性不孕症。

(四)痛经效验汤

柴胡 10 克,赤芍 10 克,丹皮 10 克,元胡 10 克,川楝子 10 克,制香附 10 克,广木香 6 克,失笑散 9 克(包),红藤 15 克,败酱草 15 克,夏枯草 10 克,煅牡蛎(先煎)15 克。用法:每天 1 剂,水煎分 2 次服。经前 1 周及月经期服。平时服桂枝茯苓丸等。主治子宫内膜异位性不孕症。

(五)补肾化淤汤

仙灵脾 12 克,丹参 15 克,赤芍 15 克,熟地黄 20 克,菟丝子 15 克,肉苁蓉 15 克,泽兰 10 克,紫河车粉(兑服)10 克,生蒲黄 15 克,血余炭 6 克,当归 12 克,仙茅 12 克,白茅根 15 克,黄柏 10 克。用法:每天 1 剂,水煎分 2 次服。于月经期服 5～7 剂。主治子宫内膜异位性不孕症。

(六)异位胶囊

浙贝 15 克,山慈姑 15 克,血竭 15 克,丹参 15 克,鳖甲 15 克,薏苡仁 15 克,夏枯草 15 克。上药共研细末,装胶囊,每粒含生药 1.25 克。用法:每次服 4 粒,每天 3 次。3 个月为 1 个疗程。经期不停药,酌情加用中药汤剂。主治子宫内膜异位性不孕症。

(七)消异汤

三棱 10 克,莪术 15 克,当归 12 克,五灵脂 15 克,桂枝 10 克,红花 10 克,川芎 12 克,赤芍 15 克,元胡 15 克,鳖甲 10 克,生蒲黄 15 克。用法:每天 1 剂,水煎分 2 次服。经期停用。主治子宫内膜异位性不孕症。

(八)良方温经汤

当归 15 克,川芎 15 克,赤芍 15 克,肉桂心 10 克,莪术 15 克,干姜 6 克,党参 15 克,怀牛膝 15 克,鸡血藤 15 克,生牡蛎 15 克,小茴香 6 克,鳖甲 10 克,菟丝子 15 克,炙甘草 6 克,仙灵脾 10 克。用法:每天 1 剂,水煎分 2 次服。经期前服 5～7 剂。主治子宫内膜异位性不孕症。

(九)三棱莪术合剂

三棱 10 克,莪术 10 克,丹参 15 克,赤芍 15 克,鳖甲 12 克(先煎),浙贝 15 克,郁金 15 克,枳壳 15 克,内金 10 克,当归 15 克,水蛭 6 克。用法:每天 1 剂,水煎分 2 次服,月经干净 2～3 天开始服至下次月经来潮,3 个月为 1 个疗程,主治子宫内膜异位性不孕症。

三、中成药

(一)血府逐淤丸

主治子宫内膜异位性不孕之气滞血淤型。证见:腹部结块,小腹疼痛剧烈,经期尤甚,拒按,月经量少,经行不畅,婚久不孕,舌质暗有淤点,脉弦或弦涩。用法:口服,每次 1 丸,每天 3 次,于月经前连服 10 天。

(二)少腹逐淤丸

主治子宫内膜异位性不孕之寒凝血淤型。证见:婚久不孕,腹下区结块,小腹冷痛或绞痛,拒按,得温则舒。月经量少,色暗有血块,行经不畅,舌暗,脉沉紧。用法:口服,每次 1 丸,每天 2 次,温黄酒送服。

(三)妇科回生丹

主治子宫内膜异位性不孕之气虚血淤型。证见:婚久不孕,腹下区结块,经后小腹空痛,肛门重坠,乏力倦怠,舌边尖右淤斑,肤细弱。用法:口服,每次 1 丸,每天 2～3 次。

四、外治良方

(一)灌肠消异汤

红藤 15 克,败酱草 15 克,三棱 10 克,莪术 15 克,元胡 15 克,丹参 15 克,丹皮 10 克,白花蛇舌草 15 克,紫草根 15 克,黄柏 10 克。用法:上药水煎取浓汁 200 毫升,每次用 100 毫升,保留灌肠。于月经干净后每天 1 次,1 个月为 1 个疗程。主治子宫内膜异位性不孕,肿块位于子宫直肠凹陷者。

(二)灌肠方

三棱 10 克,莪术 10 克,红藤 15 克,皂角刺 15 克,蜂房 10 克,赤芍 15 克,桃仁 10 克。用法:水煎至 100 毫升,保留灌肠,15 分钟灌完后卧床 30 分钟,保留时间越长效果越好。每天 1 次。月经期停用。主治子宫内膜异位性不孕症。

(三)外敷方

乌头 10 克,鸡血藤 60 克,五加皮 20 克,白芷 15 克,羌活 15 克,独活 15 克,伸筋草 15 克,防风 15 克,红花 10 克,川椒 15 克,追地风 15 克,透骨草 15 克。用法:上药用纱布包好,隔水蒸热,热敷腹下区,每天 1 次,每包药可敷 4 次。可用热水袋放在药包上面,以保温更长时间。主治子宫内膜异位性不孕症。

五、针灸

(一)体针

1.取气海、地机、太冲、合谷为主穴。刺痛拒按,血淤重者,配二阴交、血海。肝郁化火,口苦咽干,去太冲,加行间。手法:气海、三阴交平补平泻,其余施泻法。主治气滞血淤型子宫内膜异位性不孕症。

2.取关元、肾俞、三阴交、次髎、大赫为主穴。小腹冷痛,经少色黯者,配公孙、归来。手法:关元、大赫、肾俞施补法,其余平补平泻。主治寒凝血淤型子宫内膜异位性不孕症。

(二)耳针

取神门、脑点、盆腔过敏点为主穴。气滞血淤者,配肝、交感、耳迷根;血淤寒凝者,配肾上腺、肾。方法:耳穴埋豆,隔天 1 次,两耳交铃使用。主治子宫内膜异位性不孕症。

(三)艾灸

取穴:①神阙、关元、三阴交。②肾俞、命门、次髎、三阴交。方法:艾条灸,每穴 5～10 分钟,或隔姜灸,中等艾炷 5～7 壮。主治子宫内膜异位性不孕阳虚血淤和寒凝血淤者。

(四)电针

取穴:血海、归来、三阴交、地机。方法:选腹部穴和下肢穴组成 1 对,每次选用 1 对,用矩形密波,通电 10～15 分钟,隔天 1 次,10 次为 1 个疗程。主治子宫内膜异位性不孕症。

六、药膳

(一)鸡蛋艾叶汁

鸡蛋 2 枚,艾叶 15 克,生姜 15 克。加水适量煮,蛋煮片刻去壳,再煮药汁至大半碗。饮汁吃蛋。用于子宫内膜异位性不孕寒凝血淤型。

(二)补骨脂牛肾粥

补骨脂 30 克,牛肾 1 具,大米 60 克.先将补骨脂用纱布包裹,加水 1500 毫升,煎 1 小时,取澄清煎液,然后加入牛肾、大米及水共煮粥。米熟烂后加油盐及调料服食,每天 1 次。主治阳虚血淤型子宫内膜异位性不孕症。

(三)桃仁粳米粥

取桃仁 20 克,梗米 60 克,红糖适量。将桃仁捣烂,加水浸泡,研汁去渣,与梗米同入沙锅内,加水 500 毫升,用文火煮成稀粥。隔天 1 服,早晚各 1 次。可奏活血化淤之功。主治各型子宫内膜异位性不孕症。

七、日常调护

主要有以下几点:

1.婚后妇女应适当节制性生活,并采取积极有效的避孕措施,防止房劳过度或多次人工堕胎而损伤肾气。

2.平时注意各期保健,尤其经期及产褥期。避免此时感受外邪,如寒、湿、热邪等,以防止淤血产生。

3.保持心情舒畅,注意情志调养,防止心理因素致病。

4.防止医源性子宫内膜种植。月经期或刮宫术后不做盆腔检查;月经期不做输卵管通畅性检查或取、放宫内节育器;人工流产吸引术应防止宫腔内负压骤然变化,以减少子宫内膜或膜碎片逆流的机会。其它妇科手术亦应避开月经期。

(张莲莲)

## 第六节 黄体功能不全性不孕中药治疗

黄体功能不全即可引起不孕,即使受孕也容易引起早期流产,因此,应积极诊治。

卵泡成熟后发生排卵,在卵子及滤泡液排出以后,卵泡腔压力下降,卵泡壁塌陷,卵泡膜的细胞及结缔组织、血管也侵入颗粒细胞层,这时泡膜内层毛细血管出血,腔内充满浆液性液体及血液,称为血体。在黄体生成素作用下血体转化为黄体。即排卵后剩余卵泡部分又迅速形成了一个新的内分泌腺体。黄体寿命相对恒定,约 14 天。若该周期排出卵子未受孕,则黄体萎缩,月经来潮。如卵子已受精,黄体则可维持到妊娠 6 个月时开始退化。

黄体的主要功能是分泌孕酮。在黄体功能不全的妇女中,大多是孕酮分泌不足,不能给子宫内膜以足够的刺激,造成子宫内膜功能不完全,子宫内膜发育差,则受精卵难以着床生长。

黄体功能不全可能与内分泌、精神、药物、流产等因未有关。过度节食,形体消瘦者;训练强度太大的运动员、舞蹈演员;不久前停用口服避孕药或行人工流产或分娩后;高泌乳素血症者;医源性因素,服用氯蔗酚胺促排卵而剂量偏低。因其可以产生黄体功能不全的副作用,有人报告认为,副作用可达 20%~50%。醋甲孕酮具有溶黄体作用。其它一些药物,如乙蔗酚、康复龙、止呕灵等都可造成黄体功能不全。另外,月经周期较短者,常有黄体功能不全,尤其是周期不足 26 天者。

黄体功能不全常缺乏典型的特异性体征和症状。最主要的特点是经前期点滴出血或无症状性早期流产。临床上凡基础体温测定发现黄体期过短,有习惯性流产史,克罗米芬诱发排卵,年龄超过 35 岁,或月经周期正常但找不到原因的不育妇女,都应考虑到黄体功能不全的诊断。其主要诊断方法是子宫内膜组织学检查及黄体中期孕酮测定。

中医历代医籍中并无该病的记载,近年研究多认为,肾虚是导致本病的重要因素。此外,有“女子以肝为先天”之说,因肝肾同源,相互影响,故肝郁气滞亦常累及肾,肝郁肾亏也就成为该病病因之一。另外痰湿内阻及淤血阻滞也可引起黄体功能不全。祖国医学认为,黄体期是肾阴充盛,发挥肾阳功能,天癸盛,冲任固,血海满盈时期,其功能正常与否,除阴阳平衡之外,还赖于机体的气顺血充。故与肝、肾、冲任关系密切相关,肝主疏泄,主藏血,主调节。肾主藏精,主生殖。若肝肾疏泄闭藏有度,血海蓄溢正常,开合有序,则月经、孕育正常。反之,如肝气郁结、疏泄失常,可导致气血失调,肾精不足,冲任不固而不孕。肝气郁结情绪亢奋,垂体、卵巢功能障碍,黄体功能不全,与中医"情志-肝郁-气血失常-冲任失调"的病理模式相吻合。中医学者多在补肾的基础上,从卵泡期开始,加入柴胡、白芍、丹参等疏肝活血药物,并多用甘酸之品,以酸甘化阴,充养其精。结合辨证分型,用疏肝活血,补肾扶脾,促进卵泡发育,成熟和排卵后黄体键全,治疗黄体功能不全性不孕。

一、分型施治

(一)肾气亏虚

【主症】

婚后不孕,伴月经先期量少,腰膝酸软,精神不振,劳累加剧。头晕乏力,耳聋耳鸣,甚至足跟痛,舌淡胖,脉细弱,两尺尤甚。

【处方】

熟地黄 10 克,怀山药 10 克,当归 15 克,黄芪 15 克,仙灵脾 12 克,菟丝子 20 克,女贞子 15 克,鹿角粉 8 克(冲服)。

【用法】

每天 1 剂,水煎 2 次,分 2 次口服。

(二)肝郁肾虚

【主症】

不孕伴月经失调,胸胁胀满窜痛,喜叹息,腰痛,腰酸乏力,眩晕耳鸣,舌淡红,苔白,脉弦细。

【处方】

鹿角霜 10 克,巴戟天 10 克,肉苁蓉 15 克,王不留行 15 克,女贞子 15 克,枸杞子 15 克,桃仁 10 克,红花 10 克,炒白芍 15 克,怀山药 15 克,炙枳壳 10 克,柴胡 10 克,生甘草 6 克,当归 10 克。

【用法】

每天 1 剂,水煎 2 次,分 2 次口服。

(三)脾肾阴虚

【主症】

女性不孕。不思饮食,食后腹胀,腰膝酸软。嘈杂胃痛,五心烦热,口干而渴,大便秘结,舌红少津,脉细数。

【处方】

熟地黄 15 克,怀山药 15 克,山茱萸 15 克,茯苓 10 克,泽泻 10 克,丹皮 10 克,知母 10 克,黄柏 10 克,生地黄 10 克,枸杞子 15 克。

【用法】

每天1剂,水煎 2 次,分 2 次服。

(四)气滞血淤

**【主症】**

不孕症,伴月经先期来潮,或正值经期或行经前后出现痛经,小腹痛,乳房胀痛,舌质紫暗,有淤斑,舌苔薄白,脉弦或涩。

**【处方】**

土鳖虫 10 克,大黄 4 克,当归 15 克,枳实 15 克,三棱 15 克,莪术 15 克,五灵脂 15 克,土不留行 15 克,穿山甲 10 克,乌药 15 克,青皮 10 克,柴胡 10 克。

**【用法】**

每天 1 剂,水煎 2 次,分 2 次口服。

二、效验妙方

(一)两地汤

生地黄 15 克,地骨皮 12 克,玄参 15 克,麦冬 15 克,白芍 12 克,阿胶 12 克。服药方法:月经周期第 16～25 天,每天 1 剂,水煎,分 2 次服。本方具有养阴清热调经之功效。主治黄体功能不全性不孕。临床表现为月经先期,经色鲜红,量少。潮热,颧红,口干,舌红少津,脉细数。

(二)寿胎丸加味汤

菟丝子 20 克,桑寄生 10 克,川续断 10 克,阿胶 10 克,仙灵脾 20 克,覆盆子 15 克,党参 30 克,黄芪 15 克,炒白术 15 克,炙甘草 6 克。兼肝郁者,加柴胡 10 克,郁金 15 克;血虚者,加何首乌 15 克,枸杞子 15 克;血淤者,加泽兰 10 克,益母草 15 克;痰湿者,加姜半夏 10 克,陈皮 10 克;白带多,加鸡冠花 8 克,金樱子 10 克。服法:于月经周期第 15 天起服此方,每天 1 剂,水煎分 2 次服,连服 10 剂,3 个月经周期为 1 个疗程。可奏益气固肾,调经助孕之功。主治黄体功能不全性不孕,基础体温呈双相,黄体期小于 12 天者。

(三)四二五合剂

当归 15 克,川芎 9 克,白芍 15 克,熟地黄 12 克,车前子(包)15 克,覆盆子 15 克,枸杞子 15 克,五味子 6 克,菟丝子 20 克,仙茅 10 克,仙灵脾 12 克。服法:每天 1 剂,早、晚分服,每个月经周期服 20 天为 1 个疗程。经期停用。本方具有补肾养血、活血调经的作用。主治黄体功能不全性不孕,因黄体酮不足,基础体温呈单相者。

(四)助黄系列方

根据月经周期的不同阶段给予如下方药:

1.促卵泡发育汤:

熟地黄 12 克,枸杞子 lb 克,菟丝子 20 克,黄精 10 克,当归 15 克,仙灵脾 12 克,巴戟天 10 克。紫河车 9 克。服法:于月经干净后 1～10 天,每天 1 剂,水煎服。

2.促排卵汤:

熟地 15 克,菟丝子 20 克,黄精 12 克,丹参 15 克,炮山甲 10 克,仙灵脾 12 克,巴戟天 10 克,荔枝核 15 克,当归 10 克。服法:于月经干净后第 11～16 天,每天 1 剂,水煎服。

3.促黄体汤:

熟地黄 15 克,枸杞子 15 克,菟丝子 15 克,黄精 12 克,仙灵脾 12 克,巴戟天 10 克,何首乌 12 克,炒山药 15 克。服法:于月经干净后第 17～26 天,每天 1 剂,水煎服。若不孕兼肝郁者,加柴胡 10 克,白芍 15 克,川楝子 15 克;肾阴虚者,加女贞子 15 克,旱莲草 15 克;血淤者,加益母草 10 克,桃仁 10 克,红花 10 克。本系列方具有补肾助阳,养血活血,通络固冲之功效,可促进黄体形成,并维持其黄体功能。主治黄体功能不全性不孕症。

(五)化淤通络散

土元(土鳖虫)10 克,酒军 10 克,当归 15 克,枳实 12 克,三棱 10 克,莪术 10 克,五灵脂 10 克,海藻 15 克,王不留行 15 克。服法:上药每天 1 剂,水煎 2 次,早、晚各服 1 次。本方功可活血化淤通络。主治黄体功能不全性不孕,证属气滞血淤者。

(六)补肾健脾方

熟地黄 12 克,全当归 15 克,制首乌 15 克,肉苁蓉 10 克,黄芪 15 克,党参 15 克,紫河车 10 克,仙灵脾 10 克,巴戟天 10 克,鹿角片 lo 克,枸杞子 15 克,升麻 6 克,制香附 6 克。服法:每月月经周期第 12 天开始服用,连服 10 天,3 个月经周期为 1 个疗程。主治黄体功能不全性不孕症。

(七)健黄片

菟丝子 20 克,川续断 15 克,杜仲 15 克,桑寄生 15 克,枸杞子 15 克,党参 15 克,黄芪 15 克,白术 15 克,茯苓 15 克,当归 15 克,紫河车 10 克,女贞子 15 克,丹参 15 克,益母草 10 克。上药共为细末,压片,每片 0.3 克。服法:于月经周期第 10 天开始服药,每天 3 次,每次 20 片。本方能改善黄体功能。主治黄体功能不全性不孕症。

三、中成药

(一)乌鸡白凤丸

主治黄体功能不全性不孕症,中医长辨证为气血两虚者。证见:头晕耳鸣,食少乏力,身体瘦弱,腰膝酸软,盗汗,月经先期、量多、心慌,失眠,舌淡,苔薄,脉细弱。用法:每次 1 丸,每天 2 次,口服。

(二)妇宝片

主治黄体功能不全性不孕症,中医辨证属冲任虚寒者。证见:经血色淡质稀,腹痛绵绵,喜温喜按,面黄或苍白,头晕心慌,舌淡红少津,脉沉细弱。用法:每次 4 片,每天 2～3 次,口服。

(三)复方胎盘片

主治黄体功能不全性不孕症。中医辨证为阳衰精亏,气血虚弱者。证见头目眩晕,面色无华,少气懒言,月经先期、量少、色淡,甚则漏下不止者,舌淡苔白,脉细弱。用法:口服,每天 2～3 次,每次 4～6 片,早晚空腹温开水送服。

(四)暖宫孕子丸

主治黄体功能不全性不孕,证属气血亏虚,冲任虚寒者。证见:月经先期,量少色淡,腹痛绵绵,婚久不孕,舌淡苔白,脉沉细。用法:每天 2～3 次,每次 8 丸(相当于生药 3 克),温开水送服。

四、外治良方

(一)穴位敷贴法

取巴戟天 10 克,鹿角霜 10 克,公丁香 6 克,小茴香 6 克。研为细末,用酒调和,做成钱币大小的薄饼。用法:于月经干净后开始,将药饼敷贴于中极、会阴、长强、命门等穴,药饼干了加酒润湿后再敷。连敷 10 天为 1 个疗程。本法适用于黄体功能不全性不孕症。

（二）保留灌肠法

熟地黄 15 克，白芍 15 克，芡实 15 克，金樱子 15 克，女贞子 15 克，旱莲草 15 克，山茱萸 15 克，茜草 15 克，桑寄生 15 克，玄参 10 克。用法：上药煎煮，取 100 毫升，温度约 40℃左右，于月经干净后第 3 天开始保留灌肠。每天 1 次，14 天为 1 个疗程。本法适用于黄体功能不全性不孕症。

五、针灸

（一）耳穴贴压法

本组主穴取肾、子宫、附件、盆腔、内分泌、肾上腺、皮质下、卵巢；配穴肠、肝、脾、腰痛点。每次选主穴 3 个，配穴 2 个，常规消毒，用胶布将王不留行子贴于穴上，轻轻揉按，使固定后加力，患者此时有胀、麻、酸、痛等感觉。隔天换药 1 次，10 天为 1 个疗程。本法适用于黄体功能不全性不孕症。

（二）体针

处方 1　取①次髎、气冲、中极。②大赫、三阴交。两组穴位交替使用。针前排空大小便，腹部穴用 1.5 寸（针型号）不锈钢毫针，直刺 2.5 厘米～3 厘米，手法捻转，平补平泻，针感向会阴部放射，得气后静留针 25 分钟。次髎穴采用 2.5 寸不锈钢毫针，直刺入第 2 骶孔，手法捻转提插，以补为主，针感向小腹部传导，得气后立即出针。三阴交穴用平补平泻，针感向上传导，得气后静留针 25 分钟。隔天 1 次，10 次为 1 个疗程。本法可奏调理冲任之功。适用于黄体功能不全性不孕症。

处方 2　取内关、照海、悬钟穴，用平补平泻法，留针 15～30 分钟，可针灸并用。隔天 1 次，10 次为 1 个疗程。本法适用于黄体功能不全性不孕症。

（三）穴位埋线

取八髎穴（可交替使用）。在月经干净后第 3～7 天，任取其中两穴，常规消毒皮肤，用带针芯的穿刺针，将"0"号羊肠线 2 厘米插入穿刺针内，取穴消毒，直刺所需穴位，深约 2 厘米～3 厘米，得气后推针芯，将羊肠线埋入其内，取出穿刺针，外敷消毒纱布固定。本法刺激强度大，且较持久，适用于黄体功能不全性不孕症。

六、药膳

（一）生地枸杞饮

鲜生地 50 克，枸杞子 50 克，冰糖适量。水煎代茶饮。适用于肝肾阴虚型黄体功能不全性不孕症。

（二）山楂红糖饮

山楂 50 克，红糖适量。水煎代茶饮。适用于黄体功能不全性不孕，证属血淤脉阻者。

（三）山药莲子粥

山药、莲子各 100 克，粳米 100 克。煮粥食用。适用于黄体功能不全性不孕，证属脾肾阳虚者。

（四）猪腰核桃汤

猪腰子 1 对，核桃肉、莲子各 100 克，枸杞子 50 克，续断（包）、桑寄生（包）各 20 克。同炖煮后食肉喝汤。适用于黄体功能不全性不孕，证属肾虚不固者。

七、日常调护

1. 注意经期卫生。避免精神刺激。
2. 做好卫生宣传,丰富有关妇女自我保健知识,加强自我保健。
3. 经期充分休息,避免过度劳累、感受风寒等。
4. 忌食辛辣刺激性食物,适当多食高蛋白、高热能、高维生素食物。

(张莲莲)

## 第七节 子宫发育不良性不孕中药治疗

子宫发育不良(不全)是造成不孕不育症的常见原因之一。子宫是产生月经、孕育胎儿的主要器官,受精卵着床需要一个发育正常的子宫,如果子宫发育不良,则受精卵难以着床生成胚胎。现代医学认为,子宫发育不良常见有两种类型,其一是青春型子宫,比较常见,主要由内分泌不足引起,子宫腔长度与子宫颈管长度的比例约7:1;其二是幼稚型子宫,患者宫颈相对较长,常呈锥形,外口小,宫体则比正常小.宫颈与宫体比例为1:1或2:1,此型子宫常伴有卵巢发育不良。本病主要临床表现为原发性闭经,初潮延迟,月经过少,原发性痛经和不孕症。有资料统计表明,轻度子宫发育不良者,治疗后妊娠率可达3.写左右,较重者妊娠率则为15%。

中医称本病为"无子","不孕"。本病的病因病机主要是由于先天肾气虚弱,冲任不足而影响胞宫发育不良所致。主要包括肾气虚、肾阴虚、肾阳虚。

**肾气虚** 肾气,乃肾精所生化之气,概指肾之功能活动,包括人体的生长、发育及性功能活动。中医所称之肾,包括性生殖功能。肾气的盛衰直接与天癸之至与竭有关。而天癸又和生殖能力相联系。肾为冲任之本,"胞络者系于肾"(《素问·奇病论》),子宫是通过胞脉、胞络、冲、任之脉与脏腑相联系的。只有肾气充盛,才能使天癸至,任通冲盛,子宫发育正常,完成其生理作用。如因先天不足,肾气未盛,精气不足,天癸亦微,冲任未充,胞脉失养,导致发育不良,月经不潮,因而不孕。

**肾阴虚** 肾阴,指肾所藏之精血,是肾的物质基础。素体肾阴不足,或多产房劳,或七情内伤,以致肾阴暗耗,或久病失养,或阴虚内热,虚火扰血,精亏血少,冲任血虚,胞脉胞宫失养,导致子宫发育不良。正如《景岳全书·妇人规》云"阴分日亏则精血日涸而冲任肾气竭矣。"

**肾阳虚** 肾阳,亦称命门之火。肾阳虚弱即命门火衰。若因素体阳虚或久病伤肾,肾阳虚弱,肾阳虚则虚寒内生,命门火衰,有碍气化与蒸腾,气血失煦,脉流失畅,冲任温煦不足,督脉不健,胞脉、胞宫失于温养,故子宫发育欠佳,月经后期,量少或闭经,不孕。

此外,肝肾不足,气血虚弱,冲任不足,胞脉失养,或寒湿凝滞,冲任欠通,胞脉闭阻或热灼阴伤,阴血不足,均可导致子宫发育不良,从而引起月经后期,量少,闭经,不孕。

中医所谓的肾,就女性生理而言,包括了现代医学的大脑皮质控制下的下丘脑—垂体—卵巢轴的神经内分泌调节功能,此功能失调,就会影响卵巢及子宫发育,不能产生正常的卵子,即肾虚不孕,现代研究证明,补肾中药可通过提高垂体本身合成、分泌和促进性激素功能及其下丘脑反应,促进排卵功能的恢复,补肾中药对多个靶器官均有作用,在调节下丘脑—垂体—卵巢性腺轴的同时,也调节肾上腺轴,使后者对性腺轴不良干扰得以去除,即补肾除调节生理功能外,同时也调节肾上腺功能,为临床治疗排卵障碍提供了科学依据。现代药理学研究认为,鹿茸、仙灵脾、蛇床子、菟丝子等具有性激素样作用,能兴奋性腺,促进发育不良性卵巢成熟排卵,促进子宫的发育,调整妇女生殖功能。紫河车含有雌激素、助孕酮、糖皮质激素、促性腺激素,有促进子宫和卵巢发育的作用,用于治疗子宫发育不良有一定疗效。久病不孕,抑郁伤肝,影响排卵功能,可不同程度的抑制子宫收缩和弛缓紧张的子宫。

一、分型施治

(一)肾阳不足

【主症】

婚久不孕,妇科检查确诊为子宫发育不良。经行先后无定期,经量少,色淡红,甚者一天即干净,经期有畏寒感,平时白带清稀。舌质淡嫩,舌苔薄白,脉细无力。

【处方】

熟附片 8 克,熟地黄 10 克,白茯等 15 克,菟丝子 12 克,鹿角胶 10 克,巴戟天 10 克,山茱萸 10 克,益母草 12 克,川续断 15 克,小茴香 6 克,山楂肉 10 克,炮山甲 8 克,当归 12 克,白芍 10 克,紫石英 20 克,丹参 15 克,阿胶(烊化)12 克,覆盆子 12 克,仙茅 10 克,干姜 6 克。

【用法】

每天 1 剂,水煎 2 次,分 2 次口服。

(二)肾阴不足

【主症】

婚久不孕,妇科检查为幼稚子宫。月经初潮晚,行经次数少,量少,质稀,色淡,腰膝酸软,性欲淡漠,头晕耳鸣,舌淡,苔薄白,脉沉细。

【处方】

鹿角胶 15 克,枸杞子 15 克,熟地黄 15 克,当归 12 克,白芍 15 克,肉从蓉 12 克,川续断 15 克,山茱萸 15 克,黄精 15 克,麦冬 12 克,太子参 15 克,盐知母、盐黄柏各 10 克,怀牛膝 15 克。

【用法】

每天 1 剂,水煎 2 次,分 2 次口服。

(三)肝肾不足

【主症】

婚久不孕。妇科检查除子宫稍小之外,余均属正常。常感腰酸背痛,倦怠乏力,纳差,月经前后无定期,经量中等,舌质淡,苔薄白,脉沉缓。

【处方】

熟地黄 15 克,当归 12 克。川芎 6 克,白芍 15 克,山茱萸 15 克,枸杞子 15 克,茯苓 15 克,元胡 10 克,沙苑子 15 克,菟丝子 15 克,紫河车粉 6 克(分冲),鹿角胶 10 克,龟板胶 10 克。

【用法】

每天1剂,水煎 2 次,分 2 次口服。

(四)冲任虚损

【主症】

婚久不孕。妇科检查为子宫发育不良。月经初潮较晚,1～2 个月行经 1 次,经量少,经色暗淡。平素头晕,腰膝酸软无力,性欲淡漠,面色淡黄,舌质淡,苔薄白,两尺脉沉弱无力。

【处方】

熟地黄 15 克,菟丝子 15 克,紫石英 10 克,紫河车粉 10 克(分冲),女贞子 15 克,旱莲草 15 克,枸杞子巧 15 克,鹿角胶(详化)15 克,巴戟天 10 克,补骨脂 15 克,制附片 6 克,当归 15 克,杜仲 15 克,川续断 15 克,仙灵脾 15 克,山茱萸 10 克。

【用法】

每天 1 剂,水煎 2 次,分 2 次口服。

(五)肝郁气滞

【主症】

婚久不孕。妇科检查为幼稚型子宫。此类患者多求子心切。月经先后不定期,两侧小腹胀痛,且引胁肋,经色暗红、量中等,夹有血块。经期性情急躁易怒,头晕眼胀,咽干口苦,平时性情优郁。舌质淡红,苔薄黄,脉弦缓。

【处方】

酒炒白芍 15 克,醋炒柴胡 10 克,全当归 15 克,广郁金 15 克。黄芩 15 克,榀子 10 克,丹皮 10 克,生甘草 6 克,白芥子 10 克,青皮 10 克,陈皮 10 克,炒川楝子 15 克。

【用法】

每天 1 剂,水煎 2 次,分 2 次口服。

(六)寒沉凝滞

【主症】

经水愆期,量少色暗,带下白浊,质地清稀,形寒肢冷,腰背发冷,阴中作冷,得温则舒,小便清长,舌淡体胖,舌苔白滑腻,脉沉细或沉迟无力。妇科检查子宫偏小。

【处方】

香附 10 克,艾叶 8 克,当归 15 克,黄芪 20 克,吴茱萸 6 克,川芎 15 克,白芍 15 克,熟地 10 克,桂枝 10 克,川续断 15 克,蛇床子 15 克,苍术 15 克、仙灵脾 10 克,

【用法】

每天 1 剂,水煎 2 次,分 2 次口服。

二、效验妙方

(一)石英毓麟汤

紫石英 20 克,川椒 2 克,川芎 6 克,川续断 15 克,川牛膝 12 克,仙灵脾 15 克,菟丝子 12 克,枸杞子 15 克,香附 10 克,当归 15 克,赤芍 10 克,白芍 10 克,桂枝 6 克,丹皮 6 克。水煎 2 次,分 2 次服。本方可温肾养宫,调经助孕。适用于子宫发育不良性不孕症。

(二)求嗣散

鹿角霜 500 克,紫河车 500 克,菟蔚子 500 克,枸杞子 500 克,肉苁蓉 500 克,覆盆子 500 克,当归 500 克,女贞子 500 克,珍珠 25 克,紫石英 100 克。上药共研细末过筛,每次 10 克,每天 3 次,口服。3 个月为 1 个疗程,最多服 3 个月。木方可峻补天癸,调补冲任,促进排卵,滋养胞宫,孕育嗣子。适用于子宫发育不良性不孕症。

(三)益肾育宫汤

仙茅 10 克,仙灵脾 12 克,肉苁蓉 10 克,覆盆子 15 克,巴戟天 10 克,阳起石 15 克,锁阳 12 克,桑寄生 15 克,菟丝子 12 克,党参 12 克,熟地黄 10 克,龟板胶 10 克,鹿角胶 10 克。于月经净后,每天 1 剂,水煎,分 2 次服,连服 4 剂。排卵期(经净后 7 天)再服 4 剂。适用于子宫

发育不良性不孕症。

（四）求嗣补宫汤

当归 15 克，香附 12 克，菟丝子 15 克，益母草 15 克，丹参 15 克，葛根 20 克，丹皮 10 克，红花 10 克，川牛膝 15 克，沉香 10 克(分次吞服)，杜仲 15 克，川续断 15 克。每天 1 剂水煎 2 次，分 2 次服。于月经来潮前 1 周始服，连服 7 剂，共服 3 个月。孕后停服，配合注射胎盘组织液。适用于子宫发育不良性不孕症。

（五）桃红茜草汤

桃仁 10 克，红花 6 克，茜草 8 克，桂枝 6 克，川续断 10 克，鸡血藤 15 克，枳壳 6 克，五灵脂 6 克，全瓜蒌 6 克，泽泻 6 克，郁金 15 克，益母草 10 克，香附 6 克，水煎，月经前期连服 3～6 剂，月经中期(排卵期)再服 3～6 剂。均为 1 天 1 剂，分 2 次服，3 个月为 1 个疗程。本方可活血补肾。适用于肾虚血淤型子宫发育不良性不孕症。

（六）促排卵汤与排卵汤配用

1.促排卵汤：

当归 15 克，白芍 15 克，山茱萸 15 克，菟丝子 15 克，枸杞子 15 克，女贞子 15 克，丹参 30 克，鸡血藤 20 克，巴戟天 15 克，仙灵脾 12 克。

2.排卵汤：

当归 15 克，泽兰 15 克，川牛膝 15 克，赤芍 15 克，香附 10 克，枸杞子 15 克，益母草 15 克，熟地黄 10 克，红花 10 克，甘草 6 克。

用法：经净后第 5 天开始服促排卵汤 5 剂，接着改服排卵汤 5 剂，以后接服胎盘粉每次 2 克，每天 2 次。月经来潮时停药。反复用药 3 个月。对子宫发育不良性不孕效果佳。

（七）子宫发育不全系列方

处方 1　黄精 15 克，当归 15 克，熟地黄 15 克，赤芍 15 克。山药 15 克。菟丝子 15 克。肉苁蓉 15 克，仙茅 15 克，仙灵脾 15 克。

处方 2　益母草 15 克，当归 10 克，赤芍 10 克，白芍 10 克，丹参 10 克，红花 10 克，香附 6 克，桂枝 5 克。

处方 3　龟板 15 克，党参 12 克，川续断 15 克，当归 10 克，枸杞子 15 克，制首乌 15 克，白芍 15 克，熟地黄 12 克。

处方 4　益母草 15 克，丹参 15 克，牛膝 12 克，赤芍 12 克，熟地黄 12 克，当归 12 克，香附 8 克。

用法：月经干净后从第 2 天起，每天 1 剂，水煎，分 3 次服。方 1 服 6 剂，方 2 服 4 剂，方 3 服 9 剂，方 4 服 5 剂。依次服完 4 方为 1 个疗程。可反复服用，至受孕为止。

（八）补肾暖宫汤

黑大豆 90 克，紫石英 30 克，养菜花 15 克，补骨脂、菟丝子、肉苁蓉、益母草、当归各 12 克，艾叶、炙甘草各 6 克，鸡蛋 2 枚。用法：药用水煎，行经时每天 1 剂，鸡蛋另煮，熟后去壳放药内同煎，分 2 次，先食蛋后服药。月经干净后停药，3 个月经周期为 1 个疗程。

（九）舒肝理气方

益母草 15 克，丹参 20 克，葛根 30 克，川续断 15 克，炒杜仲 15 克，菟丝子 15 克，当归 12 克，制香附 10 克，丹皮 10 克，红花 10 克，川牛膝 15 克，沉香 6 克，炒川楝 15 克，郁金 10 克。

经前1周始服,每天1剂,水煎分2次服。配合注射胎盘组织掖,3个月经周期为1个疗程。

**(十)子宫发育不良月经前后方**

经前处方　菟丝子15克,阿胶15克,吴茱萸6克,党参15克,当归10克,川芎12克,赤芍15克,麦冬10克,桂枝6克,丹皮10克,制半夏10克,炙甘草6克。

经后处方　菟丝子15克,阿胶15克,吴茱萸6克,当归15克,熟地黄12克,桑寄生15克,川芎10克,桂枝6克,姜、枣为引。

随症加减:肾阳虚加仙灵脾、巴戟天、肉苁蓉、补骨脂、紫石英,去麦冬、丹皮;肾阴虚加首乌,去桂枝、吴茱萸;肝郁加郁金、柴胡、香附、川楝子、佛手,去党参、阿胶、桂枝;血淤加桃仁、王不留行、元胡、红花,去麦冬、阿胶。

用法:经前方于经前5天服4剂,经后方于经后服4剂。水煎服,2个月为1个疗程。

**(十一)促宫发育汤**

当归15克,川芎15克,生蒲黄15克,五灵脂15克,仙灵脾12克,茺蔚子15克,巴戟天15克。水煎服,每天1剂,早晚各服1次。经前乳房胀痛、乳头发痒者,加川楝子15克,香附10克,路路通10克。小腹寒凉胀痛者,加炮姜10克,肉桂10克。小茴香6克。适用于子宫发育不良性不孕症。

**三、中成药**

**(一)左归丸**

主治子宫发育不良性不孕。证见;婚久不孕,眩晕耳鸣,腰膝酸软,遗精滑泄,小便淋漓,自汗盗汗,舌光少苔,脉细或数。此蜜丸,每丸重9克,早晚空腹各服1丸,淡盐汤送下。

**(二)六味地黄丸**

主治子宫发育不良性不孕,中医辨证属肝肾不足者。证见:腰膝酸软,头目眩晕,手足心热,骨蒸潮热,舌红少苔,脉细数,每丸重9克,每次服1丸,早晚空腹时服,温开水送下,每天2次。

**(三)毓麟珠**

主治子宫发育不良性不孕,证属肾阳不足,血海空虚。证见经行量少,血色晦暗,精神疲惫,腰酸肢软,舌淡,脉沉迟,用法:每丸10克,每次服1~2丸,空腹嚼服,黄酒或白开水送下。

**四、外治良方**

**(一)敷脐法**

益肾种子膏:杜仲、小茴香、大茴香、川牛膝、熟附片、川续断、天麻子、补骨脂、肉苁蓉、熟地黄、锁阳、龙骨、海马、沉香、乳香、没药、木香、鹿茸各适量。炼制为膏,温热化开,贴于脐部,3~5天换药1次。本方可滋补肝肾,养血调经。适用于子宫发育不良之肝肾亏虚。

**(二)敷贴法**

当归、川芎、丹参、白芍、桃仁、红花、杜仲、桂枝各等份。烘干,研末,过筛,用蜜调膏,敷于气海、关元、三阴交穴,外盖大小适中的纱布,以胶布固定,1~2天换药1次,10天为1个疗程。本方功可活血化淤。适用于子宫发育不良之血淤。

**(三)坐药法**

取苍术15克,蛇床子15克,五加皮10克,五灵脂20克,凡士林适量。上药研细末,调拌凡士林或熬炼成膏剂,纳入阴道内,每晚1次,14天为1个疗程。本方可行气活血,化湿助孕。

适用于子宫发育不良性不孕症。

(四)熏脐法

1.取食盐、川椒各等量,艾住(如黄豆大)适量。先将食盐炒热备用。再将川椒碾成细末待用,嘱患者仰卧床上,首先将炒热的食盐(温度适宜)填满患者脐窝略高 1 毫米~2 毫米,接着将艾灶放于盐.七点燃灸之。连续灸 7 壮之后,将脐中食盐去掉,再换川椒末填入脐内,上置生姜片,姜片上放艾注点燃频灸 14 壮。每隔 2 天灸 1 次,14 次为 1 个疗程。一般连续用 2 个疗程。本方温暖胞宫,补肾助阳,适用于宫寒之子宫发育不良症所致的不孕症。

2.取五灵脂、白芷、食盐各 6 克,麝香 0.2 克,面粉适量,艾灶适量(如黄豆大)。将以上药物混合研为细末,装瓶密封备用。临用时取面粉加水调和制成面条,以之围绕脐孔四周,取药末填满脐中,高出皮肤 1 毫米左右,以艾住点嫩置于药末上灸之。连续灸至患者脐中有温暖感觉即停灸。每隔 2 天填满灸 1 次,14 次为 1 个疗程。本方助阳化淤,调冲任。适用于宫寒、冲任失调之子宫发育不良所致的不孕。

五、放置节育器

有资料表明,对 40 例子宫发育不良的患者作了放环前后子宫体 B 超测量,治疗后有 70% 以上患者的径线增大,另外有 83% 的患者放环后月经量明显增多,表明节育器起到了机械性刺激子宫发育、改善局部血供、扩张宫腔的作用。例如有一位 30 岁的女性患者,婚后 3 年未孕,每次月经周期准,B 超示子宫呈幼稚型,置环 4 个月,取环后 2 个月即受孕。后因病作"人流",又继发不孕 3 年前来复诊,子宫缩小至原来大小。予再次放环,取环后 3 个月妊娠。由此可见,节育器对子宫发育不良性不孕症确有治疗作用。临床观察发现,其物理性刺激作用有一定期限,在有效刺激期内应抓紧治疗其它并发症。

对于特小子宫先用较大剂量雌激素促进子宫发育,为放置节育器创造条件。再加上中药补益肝肾、活血养血及节育器的机械性刺激等综合性治疗措施。

六、针灸疗法

(一)体针

处方取穴:

①三阴交、关元、水道。

②归来、大赫、曲骨、血海。

③水道、中极、归来、三阴交。

④中极、大赫、血海、三阴交。方法:4 组穴轮流针刺,每天 1 组,连续 6~10 天,用平补平泻法,留针 30 分钟。功能调冲任,和气血,促排卵。适用于子宫发育不良性不孕症。

(二)耳针

耳穴:子宫、内分泌、卵巢、肝、肾、脾、脑点、交感。方法:用 75% 酒精棉球消毒左耳,去除油腻。用耳穴探测仪探准所需要的穴位,将王不留行子以胶布贴于穴位上,每 2 天换贴 1 次,10 次为 1 个疗程,每天按压穴位 3~5 次,以加强刺激,提高疗效。本方法适用于子宫发育不良性不孕症。

(三)艾灸法

主穴:归来、血海、三阴交。配穴:①行间、太溪。②足三里、公孙。③命门、关元、太冲。药物:艾条适量。上方主穴必选,据症状加配穴。每穴每天施灸 2 次,每穴灸 5~10 壮,至愈为止。本方法可补肝养肾,调经助孕。适用于子宫发育不良性不孕症。

（四）水针疗法

取耳穴之脑点、卵巢、内分泌。药物可用3％～5％当归注射液2毫升,或红花注射液2毫升。每穴注射0.2毫升,每天或隔天1次,15次为1个疗程。本法补肾活血,调冲任。适用于子宫发育不良性不孕症。

八、药膳

（一）毓麟包

取新鲜健康产妇的胎盘1只,勿洗血,加适量虾仁、韭菜,切碎,加入佐料,做成肉馅,用面粉,加工成燕包。早晚空腹各吃1次。本品大补气血,滋补肝肾,治疗子宫发育不良性不孕症。

（二）益母草红特茶

益母草20克,红糖50克。水煎取汁分服。可活血益气,有益于子宫发育不良之康复。

（三）旱莲鸡汤

老母鸡1只,旱莲草2。克。将鸡宰杀去毛杂,洗净切块,与旱莲草同煮,至肉烂熟即成。食鸡肉喝鸡汤。可补益肝肾,滋阴助孕。适用于子宫发育不良性不孕症。

（四）八珍膏

人参60克,白术100克,茯苓200克,当归100克,川芎80克,白芍100克,熟地160克,大枣200克,上药洗净,用清水煎煮3次,去渣取汁3000毫升,再用文火将药汁浓缩成膏,防腐贮存备用。每次15克,早晚空腹各服1次,本膏滋阴补气养血,治疗子宫发育不良性不孕有效。

九、日常调护

1.调畅情志,解除思想负担,与医生配合,积极治疗。

2.加强营养,锻炼身体,多食韭菜、胎盘、海参、鱿鱼、虾,及除狗、羊、猪之外其它动物的肾等,以补肾阴肾阳,促进子宫发育。

（张莲莲）

# 第八节　输卵管阻塞性不孕中药治疗

输卵管不仅是连接卵巢和子宫的通道,而且还是排卵、贮卵、输精,提供精卵结合的场所。输卵管阻塞是指输卵管功能不正常（多由于炎症、粘连及输卵管过长所致）,阻碍精子和卵子的相遇及受精卵的运送之疾病,是女性不孕症中最常见的原因之一,约占女性不孕的30％～40％。临床医学认为,引起输卵管阻塞的主要原因是急、慢性输卵管炎症,盆腔炎及盆腔手术后引起的附件炎（输卵管内浓缩稠厚的粘液、细小的纤维等造成的）。炎症可使输卵管充血、水肿、渗出、粘连、堵塞,使精子与卵子不能结合,引起不孕。属中医"无子"、"癥瘕"范畴。

本病的特征,患者除不孕症外,多有月经不调,经色黯红有淤块,常伴小腹疼痛,痛有定处,妇科检查时,往往发现输卵管不是积水就是呈条索状或片状增厚。腰能酸痛,有些患者,可有低热症状,白带量多、色黄、腥臭味。

中医认为,本病多由经行产后而脉空虚,易受湿毒或六淫侵袭,轻则影响胞宫生理功能,重则毒邪内聚,邪居不去则癥块遂生,或气滞血淤,脉络不利,影响经脉畅通致输卵管阻塞。

因此,活血化淤是治疗输卵管阻塞的大法。配以解毒化湿,疏肝理气,温经散寒,补益脾肾等法联合应用。冲为血海,任主胞宫,为阴脉之海,为妊娠之本。冲任脉盛,女子月经才能正常,方可孕育。肝藏血。喜条达,女子以肝为先天,肝之经脉循抵下腹,输卵管位于小腹,其堵塞多与肝之疏泄失职、肝脉淤滞有关。脾为后天之本,为生化之源,脾胃精气旺则冲脉盛,血海盈。肾为先天之本,主生殖,又为冲任之总司。女子不孕,多缘于冲任失调,肝、脾、肾三脏的病变。因此,治疗不孕症时,要注意调理冲任,时时不忘疏肝、健脾、补肾。

一、分型施治

（一）肝郁气滞

【主症】

月经错后,经量时多时少,色紫夹块,经前乳胀,经行腹痛,经间期小腹两侧串痛,舌质偏暗,脉弦涩。

【处方】

柴胡 10 克.权实 10 克,桃仁 10 克,红花 10 克,当归 12 克,制香附 12 克,赤芍 15 克,王不留行 15 克,路路通 15 克。

【用法】

每天 1 剂,水煎 2 次,分 2 次口服。

（二）邪毒内侵

【主症】

月经先期或闭经,经行量多或淋漓不断,带下色黄或腥臭,小腹疼痛,性交时加剧,舌质偏红,苔黄腻,脉细数。

【处方】

连翘 20 克,银花 20 克,丹参 20 克,紫花地丁 15 克,野菊花 15 克,茺蔚子 15 克,半枝莲 15 克,生蒲黄 10 克,五灵脂 10 克,生甘草 10 克,三棱 12 克,参三七 6 克。

【用法】

每天 1 剂,水煎 2 次,分 2 次口服。

（三）脾肾阳虚

【主症】

体态丰腴,月经错后或闭经,经色淡红,经最偏少,带下有味而多,性欲淡漠,舌质胖,苔薄白,脉弦或滑。

【处方】

川桂枝 10 克,赤茯苓 12 克,车前子 15 克,琥珀 4 克,海藻 15 克,昆布 12 克,仙灵脾 10 克,葫芦巴 10 克,赤芍 15 克,水蛭 6 克,通草 6 克,皂角刺 30 克。

【用法】

每天 1 剂,水煎 2 次,分 2 次口服。

（四）肝肾阴虚

【主症】

形体消瘦,骨蒸潮热,或有盗汗,月经先期或闭经,量少色红,小腹疼痛,时缓时重,舌质偏红,脉细数。

【处方】

菟丝子15克,枸杞子15克,覆盆子15克,阿胶10克,赤芍15克,夏枯草15克,王不留行15克,生地黄12克,熟地黄12克,地骨皮12克,川楝子12克,玄参10克,穿山甲10克,紫丹参20克。另吞服小金丹,每次2丸,每天3次。

【用法】

每天1剂,水煎2次,分2次口服。

(五)气滞血淤

【主症】

婚久不孕,输卵管不通,小腹胀痛,胸胁、乳房胀痛,腰酸,舌暗淡或有淤斑,脉细或细弦。

【处方】

当归15克,丹皮10克,茜草15克,三棱15克,莪术15克,路路通10克,香附10克,陈皮10克,川郁金15克,柴胡12克,桃仁10克,红花10克。

【用法】

每天1剂,水煎2次,分2次口服。

(六)湿热下注

【主症】

输卵管不通,腰部、两侧下腹疼痛,伴手足心热,头痛,恶心,小便频数.白带量多,色黄味臭,舌质暗红,脉滑。

【处方】

瞿麦15克,银花15克,萹蓄12克,萆薢15克,木通6克,车前子(包)15克,川楝子10克,白芍15克,乌药10克,元胡10克,土茯苓20克。

【用法】

每天1剂,水煎2次,分2次口服。

二、效验妙方

(一)通管汤

赤芍15克,川芎15克,二棱15克,莪术15克,制乳香6克,没药6克,桃仁10克,昆布10克,海藻10克,夏枯草15克,皂角刺10克,穿山甲10克,丹参30克,益母草15克,路路通15克。气虚者,加党参、黄芪;肝郁气滞者,加柴胡、青皮、陈皮;寒凝者,加附子、肉桂、乌药、小茴香;输卵管积水者,加猪苓、茯苓皮、泽兰、薏苡仁;附件炎者,加公英、红藤、败酱草、地丁;小腹疼痛者,加元胡、五灵脂、生蒲黄。每天1剂,水煎分服。连服2个月为1个疗程。主治输卵管阻塞性不孕症。

(二)输通活血祛淤汤

路路通15克,穿山甲15克,当归12克,川芎15克,桃仁10克,红花10克,制乳香6克,没药6克,柴胡10克,川牛膝20克,三七粉(冲)4克。气虚者,加黄芪、党参;实热者,加栀子、丹皮;痰湿者,加半夏、苍术。每天1剂,水煎分服。月经量多加茜草,经前服药,经期停药。2个月为1个疗程。

(三)通任种子汤

香附10克,赤芍15克,白芍10克,桃仁10克,红花10克,当归15克,川芎15克,丹参

30克,连翘15克,络石藤12克,小茴香8克,炙甘草6克。小腹痛重者加元胡12克;有包块者加三棱15克,莪术15克;有腹胀者加青皮15克,陈皮l0克,炒川楝子9克。水煎取150毫升,分2次服。本方活血化瘀,消肿止痛。适用于输卵管阻塞性不孕症(小腹瘀血型)。

### (四)消痛通管汤

蒲公英30克,红藤15克,败酱草15克,皂角刺10克,穿山甲10克,赤芍15克,柴胡10克,乌药15克,青皮10克,陈皮10克,香附10克,路路通10克。痛经者,加丹参15克,川楝子10克,元胡10克;腰痛甚者,加川续断15克,杜仲15克;慢性盆腔炎合并包块者,加三棱15克,莪术15克;输卵管积水者,加桂枝10克,茯苓15克,萹蓄10克,水红花子15克;大便干结者,加火麻仁12克,桃仁6克,酒军6克;低热乏力者,加青蒿15克,地骨皮15克,丹皮、栀子各10克。每天1剂,水煎取200毫升,分2次口服,8周为1个疗程。此方可疏肝理气,活血化瘀,软坚散结,清热解毒。适用于治疗输卵管炎及盆腔炎所致输卵管粘连、阻塞性不孕症。

### (五)穿刺通管汤

穿山甲10克,皂角刺12克,川牛膝15克,细辛3克,地丁15克,双花15克。瘀血阻滞型加丹参15克,赤芍15克,桃仁10克,红花10克,川楝子15克,桂枝10克,元胡15克;肝郁气滞型加丹栀逍遥散;体态丰腴,痰湿重者,加苍柏二陈汤;带下量多加锻龙骨、锻牡蛎;带下黄臭加土茯苓、鱼腥草、红藤、败酱草,肝肾不足型加龟鹿二仙胶;无明显自觉症状者,加桂枝茯苓丸。服药方法:于月经干净后开始服药,每天1剂,水煎分服,50剂为1个疗程。此方服后约2小时左右,可出现小腹部有阵发性挚痛,若服药后无腹痛出现,于月经干净后3天复查。主治输卵管不通所致的不孕症。

### (六)补肾通络汤

当归15克,赤芍15克,怀山药15克,桑寄生15克,川续断15克,怀牛膝15克,穿山甲10克,丝瓜络12克。肾虚肝郁型,加柴胡10克,金铃子10克,广郁金15克,婆罗子6克;肾虚血瘀型,加赤石脂10克,丹参15克,三棱15克,莪术15克,苏木6克,石见穿10克;肾虚痰湿型,加胆南星10克,陈皮10克,制苍术15克,制香附10克,制半夏10克;肾虚湿热型,加红藤15克,败酱草15克,黄柏15克。月经后期,加女贞子15克,枸杞子15克,熟地黄10克,白芍15克;经间期,加红花儿克,菟丝子15克;经前期,加鹿角片8克,仙灵脾切克,巴戟天10克,补骨脂15克;行经期,加泽兰叶10克,益母草15克,茜草10克,每天1剂,水煎分服,2个月经周期为1个疗程。主治输卵管不通以肾虚症状为主者。

### (七)卵通灵

丹参30克,赤芍20克,桃仁10克,红花10克,酒军15克,当归15克,川芎15克,香附10克,枳实12克,熟地黄12克,生牡蛎12克,昆布12克。病久瘀重者,加穿山甲20克,王不留行25克;肝肾不足者,加菟丝子15克,覆盆子15克,仙灵脾20克,巴戟天10克;肝郁气滞者,加柴胡10克,陈皮12克,郁金15克;体胖痰湿者,加半夏12克,茯苓15克。于经净后3天开始服用,每天1剂,连服5天,隔2天后,再服。2个月为1个疗程。适用于输卵管阻塞性不孕症。

### (八)助孕通管汤

熟地15克,当归12克,赤芍15克、白芍15克,穿山甲10克,皂角刺15克,三棱10克,莪术 10 克,制乳香 6 克,没药 6 克,昆布 12 克,海藻 10 克,夏枯草 15 克,益母草 15 克,丹参 30 克,桃仁 10 克,路路通 10 克,仙灵脾 15 克,紫石英 30 克。水煎服,每天 1 剂,连服 2 个月为 1 个疗程。本方活血化淤,软坚散结,行气通络,以疏通输卵管为主,兼有促排卵功效。适用于输卵管阻塞性不孕症。

(九)通管灵

柴胡 10 克,当归 12 克,枳壳 10 克,莪术 15 克,土元 20 克,苏木 15 克,蜈蚣 2 条,肉桂粉 1.5 克(吞服),海藻 30 克,仙灵脾 12 克,蛇床子 9 克,鹿皮胶 15 克(样冲),橘核 30 克,穿山甲 10 克。水煎服,每天 1 剂,分 2 次服。适用于输卵管阻塞性不孕症。

(十)益母四物汤

当归 10 克,川芎 6 克,熟地黄 10 克,白芍 10 克,茜草 15 克,丹参 15 克,益母草 15 克,香附 10 克。每天 1 剂,分 2 次服。每月月经前服 6 剂,月经净后服 6 剂。适用于输卵管积液伴阻塞性不孕症。

(十一)二仙通络汤

仙茅 12 克,仙灵脾 12 克,路路通 10 克,紫石英 20 克,肉苁蓉 10 克,巴戟天 10 克,制香附 10 克,肉桂末 1.5 克,枸杞子 15 克,菟丝子 15 克,荆芥穗 6 克,防风 3 克,水煎服,每天 1 剂,分 2 次服。另服越鞠丸 6 克。月经净后始服至下次月经来潮,经期停服。疗程 3～5 个月。适用于输卵管阻塞性不孕症。

(十二)通管行水汤

当归尾 20 克,赤芍 20 克,桃仁 15 克,穿山甲 10 克,土鳖虫 10 克,路路通 10 克,王不留行 15 克,赤小豆 30 克,甘草 6 克。气虚者,加黄芪 15 克,党参 15 克;附件增厚、压痛明显者,加虎杖 15 克,败茜草 15 克。红藤 15 克;输卵管积水较重者,加三棱 15 克,莪术 15 克,皂角刺 15 克,汉防己 10 克,泽兰 10 克。每天 1 剂,水煎分 2 次服。适用于输卵管阻塞性不孕症。

(十三)红藤求子系列方

1 号方 红藤 30 克,金银花 15 克,丹皮 10 克,桃仁 12 克,当归 15 克,川芎 6 克,香附 12 克,麦冬 10 克,生苡仁 30 克,三七粉 3 克(吞)。

2 号方 当归 15 克,赤芍 15 克,丹参 15 克,穿山甲 10 克,玄参 15 克,红藤 12 克,蒲公英 15 克,水蛭 6 克,莪术 15 克,五灵脂 12 克,三七粉 2 克(吞)。

3 号方 银花 1 只克,败酱草 20 克,鸡血藤 1 斤克,香附 10 克,金樱子 20 克,大青叶 10 克,茜草 10 克,益母草 30 克,元胡 15 克,川楝子 15 克,三七粉 2 克(吞)。

将上方水煎,每天 1 剂,分 2 次服。用法:1 号方于月经周期第 1 天至第 10 天服,适用于卵泡期;2 号方于月经周期第 11 天至第 20 天服,适用于排卵期;3 号方于经前 10 天服,适用于卵巢功能黄体期。

(十四)通管种子汤

当归尾 20 克,赤芍 15 克,桃仁 10 克,红花 10 克,炮山甲 10 克,土元 15 克,路路通 10 克,王不留行 15 克,赤小豆 15 克,甘草 6 克。每天 1 剂,水煎分服。主治输卵管阻塞性不孕症。

(十五)通补冲任方

1 号方 白芍 30 克,海螵蛸 10 克,茜草根 10 克,香附 10 克,路路通 12 克,王不留行 12 克,莪术 15 克,穿山甲 10 克,皂角刺 12 克,土鳖虫 10 克,川楝子 10 克,小茴香 6 克。

2号方 熟地黄 20 克,紫石英 30 克,山茱萸 15 克,鹿角胶 15 克,阿胶 15 克,艾叶 6 克,小茴香 6 克,干姜 6 克,菟丝子 15 克,金樱子 15 克,皂角刺 10 克,路路通 10 克。

两方分别水煎服,每天 1 剂,结合女性生理期交替用药。于经净后开始服用 1 号方 2 周;排卵后服用 2 号方 2 周。以 1 个月为 1 个疗程。适用于输卵管阻塞性不孕症。

### 三、中成药

#### (一)丹栀逍遥丸

每次服 6 克,每天 2～3 次。适用于输卵管阻塞性不孕,中医辨证属肝郁气滞者。

#### (二)定坤丹

每服 1 丸,1 天 2 次。功可益气养血,活血化瘀。适用于输卵管阻塞性不孕,中医辨证属气虚血瘀者。

#### (三)妇科千金片

每次 3 片,每天 3 次。连服 2 个月。适用于输卵管阻塞性不孕。

#### (四)八珍益母丸

每次 6 克,每天 2～3 次口服。功可益气养血,活血化瘀。适用于输卵管不通,中医辨证属气虚血瘀者。

### 四、外治良方

#### (一)通管毓麟膏

炒小茴香 10 克,炒干姜 10 克,元胡 20 克,当归 60 克,川芎 40 克,宫桂 20 克,赤芍 40 克,炒五灵脂 40 克,生半夏 20 克。白芥子 12 克,鸡血藤 60 克,香附 20 克,桂枝 20 克,仙灵脾 60 克,川续断 40 克,菟丝子 30 克,香油 2 500 克。将以上药物用香油炸枯去渣,然后按每 500 克油兑入樟丹 240 克,即成油膏,待其温度至 60℃～70℃时,再按每 250 克油膏兑入麝香 4 克,生蒲黄 18 克,没药面 12 克,摊成膏药,每张约 30 克。

使用方法:下腹正中痛为主者,微火温化后贴中极穴,左下腹痛为主者,贴左侧归来穴;右下腹痛为主者,贴右侧归来穴;以腰痛为主者,贴命门穴;以腰骶痛为主者,贴腰阳关穴。一般 1 周换药 1 次,经前经期必须同样贴用。适用于输卵管阻塞性不孕症。

#### (二)热敷方

白花蛇舌草 30 克,皂角刺 30 克,透骨草 15 克,羌活 15 克,独活 15 克,乳香 15 克,没药 15 克,红花 20 克,分为 2 包,用纱布包扎放入蒸锅内蒸半小时,取出敷双侧下腹,每天临睡前敷 1 小时(每包药可重复使用 2～3 次)。适用于输卵管阻塞性不孕症。

#### (三)敷脐消通膏

取虎杖 500 克,石菖蒲 500 克,王不留行 500 克,刘寄奴 50 克,当归 20 克,穿山甲 20 克,肉苁蓉 20 克,生半夏 10 克,细辛 10 克,附子 10 克,生马钱子 8 克。水煎 3 次后浓缩,再加乳香 30 克,没药 30 克,虎拍 30 克,肉桂 12 克,蟾蜍 12 克。使用时加白酒、蜂蜜各适量,麝香少许,风油精 3～4 滴,调匀成膏置于脐部,纱布外敷,胶布固定。然后用红外线灯(250A)照射 20 分钟(灯距 30 厘米～40 厘米),每天用热水袋外敷脐部 1～2 小时,隔天换药 1 次,7 次为 1 个疗程。适用于输卵管阻塞性不孕症。

#### (四)暖宫排卵散

取赤芍 150 克,大黄 20 克,透骨草 50 克,桂枝 50 克,白芷 40 克,小茴香 40 克,川乌 30

克,吴茱萸 30 克。研末,置盆中,加白酒和醋各 100 克左右,浸透拌匀,装入布袋。入笼蒸透,取出用干毛巾包裹后置小腹部热敷 1 小时,温度下降时可在药袋上放一热水袋加热,以小腹有微汗出为佳。每晚 1 次,每次用时可加酒、醋各适量。每袋药可用 10 天。适用于输卵管阻塞性不孕症。

(五)温通敷脐膏

山慈姑 30 克,王不留行 50 克,穿山甲 20 克,生附子 15 克,生马钱子 10 克,皂角刺 15 克,怀牛膝 50 克。将以上诸药共为细末,以桂氮酮作赋形剂制成膏药备用。将神阙穴常规消毒后,将脐膏填满脐孔,用双层消毒纱布固定,每隔 3 天更换药物 1 次。辅以神灯(TDP)每天照射 30 分钟,20 天为 1 个疗程。适用于输卵管阻塞性不孕症。

(六)灌肠系列方

1.皂角方

皂角刺 15 克,苦参 15 克,败酱草 30 克,赤芍 12 克。浓煎至 100 毫升,挨药温 40℃ 左右,保留灌肠,每晚 1 剂。保留时间愈长,效果愈佳。

2.红藤方

I 号:红藤 15 克,地丁 12 克,败酱草 15 克,蒲公英 15 克,鸭拓草 15 克,红花 12 克,元胡 15 克,香附 10 克,土不留行 15 克,忍冬藤 15 克;2 号:红藤 15 克,虎杖 15 克,败酱草 15 克,当归 12 克,丹参 15 克,路路通 10 克,土鳖虫 15 克,三棱 15 克,莪术 15 克,皂角刺 15 克,生黄芪 15 克。随证加减,浓煎至 80 毫升~100 毫升。第 1 个月用 1 号方,后 2 个月用 2 号方保留灌肠,每天 1 剂,连续用 1~2 个疗程,适用于输卵管不通所致不孕症。

3.求子方

丹参 40 克,赤芍 30 克,三棱 15 克,莪术 15 克,枳实 15 克,皂角刺 15 克,制乳香、没药各 6 克,透骨草 20 克。每晚 1 剂,浓煎 200 毫升,保留灌肠,温度以 39oC 左右为宜,每灌肠 10 次,休息 3~4 天,经期停用。适用于输卵管阻塞性不孕症。

五、针灸

(一)体针

1.取穴:

中极、关元、归来、子宫、三阴交。肝郁加行间、太冲;肾虚加肾俞;气虚加足三里。进针时大幅度捻转,边捻转边进针,腹部穴位针刺时针尖向下斜刺,进针后不提插,针深 2 寸~4 寸,留针 10~30 分钟,隔天针 1 次。本法适用子输卵管阻塞性不孕。

2.取气海、血海、太冲、子宫、内关、气冲、心髎等为主穴。操作时用泻法,留针 15~20 分钟,隔天 1 次,10 次为 1 个疗程。适用于输卵管阻塞性不孕症。

(二)灸法

1.通管散填脐灸法:

先将食盐 30 克,麝香 0.1 克,单研为细末,分放待用,再将熟附子 10 克,川椒 10 克,王不留行 15 克,路路通 10 克,小茴香 6 克,乌药 15 克,元胡 12 克,桃仁 10 克,红花 10 克,川芎 15 克,五灵脂 10 克,混研细末备用。患者取仰卧位,用开水将面粉调成面条绕脐一周(内径 1.2 寸~2 寸),将食盐末填满脐略高 1 毫米~2 毫米,取黄豆大小艾灶置于盐上点燃灸之。灸 7 壮后去掉食盐,将麝香末纳入脐中,再将棍合药末填满脐孔,上铺生姜片,姜片上置艾灶点燃灸 14 壮。3 天灸 1 次，7 次为 1 个疗程。适用于输卵管阻塞性不孕症。

2. 艾条灸：

选用气海、关元、中极、归来、气冲为主穴。方法是在每个穴上滴少量盐蒜汁，将艾住（黄豆大小）贴上，每穴每次施灸 2～3 壮，以局部稍红为度。适用于输卵管阻塞性不孕症。

（三）耳针

取子宫、卵巢、脑点、肾为主穴，以肝、皮质下为备用穴。操作时先用 75% 酒精消毒各耳穴，用毫针刺激，留针 15～20 分钟，每天或隔天 1 次，10 次为 1 个疗程。也可以在耳穴埋针或用丸压法治疗。适用于输卵管不通性不孕症。

（四）皮内针

取肾俞配关元，志室配中极，气海配血海，三阴交配足三里。操作时，每次取 1 组穴，用皮内针平刺入皮肤 0.5 厘米—1.2 厘米，用小块胶布固定针柄，埋针时间为 2～3 天，7 次为 1 个疗程，疗程间隔 5～7 天。注意点：局部常规消毒，严格无菌操作。适用于输卵管阻塞性不孕症。

（五）电针

取中枢、八髎、血海、三阴交、曲骨、气冲等穴位，每次取 3～4 个穴位，针刺得气后，通电，使用连续中等刺激，每次治疗 15～20 分钟，隔天 1 次，14 次为 1 个疗程。适用于输卵管阻塞性不孕症。

（张莲莲）

# 第四章　结直肠肿瘤的中医中药治疗

结直肠癌是最常见的恶性肿瘤之一，在我国的死亡率占城市恶性肿瘤第四位，并有逐渐上升趋势。在欧美等发达国家和地区，发病率更高。因此，加强结直肠肿瘤的防治工作十分重要，而开展中医药和中西医结合治疗肿瘤研究是我国的特色和优势。目前针对结直肠癌的治疗主张应以手术为主的综合治疗。早期病例可单独行手术治疗，中、晚期病例应辅以化疗、放疗及生物治疗，而在各期均可配合中医中药治疗，这对提高患者生存期、减少复发、减轻化放疗副反应、改善生存质量有重要意义。

在中医古文献中没有结直肠癌的病名，但有类似的记载，该病应属于中医"肠覃"、"积聚"、"脏毒"、"锁肛痔"等范畴。如《外科大成》云："锁肛痔，肛内外如竹节紧锁，形如海蛇，里急后重，粪便细而带扁，时流臭水……"。《外科正宗·脏毒论》曰："其患痛连小腹，肛门坠重，二便乖违，或泻或秘，肛门内蚀，窜烂经络，污水流通大孔，无奈饮食不餐，作渴之甚，凡犯此未得见其有生。"这些记载与现代结直肠肿瘤的临床症状十分相似。又如《外科正宗·脏毒论》曰："又有生平性情暴急，纵食膏粱或兼补术，蕴毒结于脏腑，炎热流注肛门，结而为肿"。《灵枢·水胀》谓："肠覃何如……寒气客手肠外，与卫气相搏，气不得荣，固有所系，癖而内著，恶气乃起，息肉乃生"，则对结直肠肿瘤的病因、病机进行了论述。

## 第一节　中医治疗结直肠癌的基本原则

中医治疗结直肠癌的原则，是在整体观念和辨证论治原则指导下，通过分析疾病的病因、病位、病机、病人体质及其发病条件和转归等因素后而确定的。中医认为肿瘤在其发生、发展过程中,传变迅速,变化多端,常见寒热、虚实错杂的病理变化。因此应在中医整体观念的指导下,通过对肿瘤的病因、病理、发病等全面分析、判断、正确辨证后而确定肿瘤的治疗原则,临床常采用治病求本、扶正祛邪、标本缓急、因人因地因时制宜等治疗原则。结合现代医学观点,多采用辨病论治与辨证论治相结合的原则。这些原则,在临床运用时,既有其独立的指导意义,又有相互协同作用。对于单纯的病证,可以采用其中一个原则,对于复杂的病证,可以采用两个或两个以上的原则。

中医认为结直肠肿瘤是一种本虚标实的疾病。所谓实者,即是邪气实,或外闭于经络,或内结于脏腑。而虚者,为正气虚也,或色惨形瘦、神衰气怯,或自汗不固、脉弱无力等。其病位在结直肠,而发病多与脾肾密切相关,以脾虚、湿毒、瘀阻为主要的发病机制。因此治疗亦是在中医基本治疗原则基础上,辨病论治与辨证论治相结合,采用扶正、解毒、活血、散结等方法进行治疗。

一、治病求本

《素问·阴阳应象大论》说:“治病必求于本”。《求本论》谓:“直取其本,则所生诸病,无不随本退”。结直肠肿瘤的发生和发展因病体、环境等条件的差别而有着错综复杂的变化,发现其发病的根本原因和病变实质,并进行综合分析,才能在中医学基本理论指导下确立相应的治则和治法。中医认为结直肠肿瘤的发生与内外两方面因素有关。素体虚弱、脾肾不足(如遗传、体质、慢性疾病等)是内因,感受外邪、饮食不节(如嗜食肥甘、厚味、酒毒等)、情志不畅(如思虑、喜怒太过)等是外因。如体弱之人,多有免疫功能低下及内分泌系统失调,易感外邪,邪毒下注侵淫肠道,气血不行,则湿毒瘀滞凝结而成本病;嗜食肥甘、酒毒,则损伤脾胃,脾胃运化失司,湿热邪毒蕴结肠道而为病;情志不畅,肝郁乘脾,致运化失司,湿浊内生亦而为病。由此针对结直肠肿瘤有益气健脾补肾、清热解毒利湿、活血祛瘀散结等治疗方法,即所谓“得其机要,则动小而功大,用浅而功深”。

二、标本缓急

标本缓急,是根据病情趋势、病变急慢,所采取的先后不同治疗的原则。是一个相对的概念。例如,从疾病的病因和症状言,病因为本,症状为标。从正邪的关系言,人体的正气为本,邪气为标。从病人发病时间的先后而言,旧病、原发病为本,新病、继发病为标。肿瘤疾病变化多端,错综复杂,多虚实夹杂,因此必须在复杂病证中找出本与现象两个方面,分析病本和病标的病理变化,以进一步制定有效的治疗措施。

1.急则治其标　急重之症,危及生命,虽为其标,权当先治,以免病邪人里,损伤脏腑,使病情恶化。如结直肠肿瘤出现热盛伤津,关格壅塞,气机阻滞,大便结,为中满的阳明腑实证,从其病因病机分析,内热为本,中满为标。急则治其标,应以大承气汤急下之,中满得除则大热自愈。《素问·标本病传论》所载:“先热而眉中满者治其标,大小不利治其标”。旧病或慢性病患者复感新病,当以新病为标急先治之,以免新病恶化而招致旧病急性进展。如在结直肠癌慢性进展或术后、放化疗后的病人,常呈气阴、气血两虚证,极易感受风寒之邪,合并感染,若不及时治疗,易使表证传里、机体更加虚衰,故当急治其标。正如良陆:“夫痼疾加以卒病,当先治卒病,后乃治其痼疾也。”

2.缓则治其本　在病情平稳,无骤急情况时,应分析证候及其病理变化特点,抓住疾病的根本矛盾给予治疗。即所谓"治有取本而得者"。

3.标本兼治　结直肠肿瘤是一种本虚标实的疾病。多数情况是属标本俱重，单治标或单治本都不能全面照应，因此若病情和投药实际情况允许，则应标本同步施治，即《素问·标本病传论》所说："谨察间者并行，甚者独行。"

### 三、扶正祛邪

正气，是指脏腑组织的功能活动、抗病能力，是机体生命活动的物质基础；邪气，是泛指各种致病因素，如六淫、疫病、食积、痰饮、瘀血等。通过药物或其他手段以增强体质、提高机体抗病能力和恢复健康的方法即为扶正，如益气、补血、养阴、气功强身等；通过应用攻逐药物或其他手段祛除病邪的方法即为祛邪，如泻热攻下、活血化痕、软坚散结等治疗。扶正祛邪，即是通过增强人体生理功能，从而把邪气（癌肿）祛除，使疾病向痊愈的方向转化。

1.扶正《素问·刺法论》说："正气存内，邪不可干"。正气强弱对肿瘤的进退有决定性意义。正气虚弱的患者，常有免疫功能减弱或紊乱。许多报道表明，虚证患者的外周血淋巴细胞 DNA 合成能力，E－花环形成率，血清补体几含量，IgG，IgM 等水平均较正常人明显降低，并可经扶正治疗改善。肿瘤虚证患者核酸和蛋白质合成能力、分泌各种消化酶的能力都下降，到晚期外在多表现为严重消瘦、恶病质。应用扶正治疗可协调物质代谢，增强体质，提高抗病能力。

结直肠肿瘤病位在结直肠，其病因、病机与中医脾胃密切相关。脾胃运化失司，湿热邪毒蕴结肠道而发病。且"脾为后天之本"，"胃者，水名之海，六府之大原也"。正气强盛有赖于脾胃健运，以提供丰富的营养成分，且肿瘤发展过程中耗伤气血阴精，使虚者更虚，因此在肿瘤发展过程中，尤其正气亏损时，健运脾胃，促使精气来复，补充必要的营养精微，是扶正治疗的一个重要部分。

2.祛邪　祛邪是治疗疾疾的首要目的和最终目标。肿瘤是由于邪气内伏而产生肿块，并导致一系列病理变化，出现临床各种症状。祛邪是治疗肿瘤的主要治则，并根据病邪的性质、部位，选择不同祛邪方法。《素问·至真要大论》载："客者除之、坚者削之、结者散之、留者攻之、逸者行之。"及时有效的驱除病邪，减轻对机体耗损，在肿瘤早期邪盛而正未虚时十分重要。

### 四、"三因"制宜

"三因"制宜即因人因时因地制宜，即任何疾病均应根据不同的季节、不同的地理环境及不同年龄、性别、体质等考虑采取相应的方法治疗。"三因"制宜，在中医肿瘤的防治中有十分重要的意义。

1.因人制宜　根据病人年龄、性别、体质、生活习惯、职业、性格等的不同特点，来考虑治疗原则，即所谓"因人制宜"。刘完素曾指出："六岁至十六岁者和气如春，日渐滋长"。"二十岁至五十岁者和气如夏，精神鼎盛"，"五十岁至七十岁和气如秋，精耗血衰"，"七十岁至百岁者和气如冬，五脏空洞，精神浮荡，筋骨松弛"。因此，不同年龄治疗用药也有区别。结直肠肿瘤以中老年人居多，患病多虚证，或虚实夹杂，治疗虚证宜补，有实邪则攻邪要慎重，用药量应比青壮年轻。

男女性别不同，生理特点有异，导致两性对不同病因的易感性及疾病类型的倾向性也不同。治疗用药时应以辨证论治为主，并结合性别差异的不同生理病理特点，配合辨病治疗。

如男子以精为主,而女子以血为主,有经、带、胎、产的特点,且女子以肝为先天,肝气易郁结,肝血易虚易滞,治疗时应注意疏肝理气或养血行血。

人的体质是决定疾病发生、发展的重要因素,有时甚至是决定性的因素。不同肿瘤的不同证型表现,正反映了其不同的个体体质,对临床辨证用药意义重大。日常饮食习惯、营养状况以及嗜好,都能明显地影响体质、影响疾病的发生发展。食物同中药一样也有四气五味,日常饮食不能有所偏。"五味人于口也,各有所走,各有所病。酸走筋,多食之令人癃;咸走血,多食之令人竭;辛走气,多食之令人洞心;苦走骨,多食之令人变呕;甘走肉,多食之令人恺心。"烟酒嗜好对生理、病理也有一定影响,吸烟使心血管功能障碍,易患癌病。嗜好高粱厚味,易患消化道肿瘤。临证注意嗜好对生理病理的影响,有利于制定安全而有效的治疗方法。

2. 因时制宜 "人与天地相参,与日月相应",时令变化对人体生理、病理都有明显的影响,这种影响表现为整体的或局部的应年、应月和应日等变化周期的时间节律。因时制宜的治疗法则是临证掌握人体生理的、病理的时间节律,制定出治疗措施。人体的生理和病理也有节律。如"春夏则阳气多而阴气少,秋冬则阴气盛而阳气衰"。病理的节律也与之相应,发病的年节律表现有明显的季节多发病或时令流行病。《素问·咳论》所谓:"五脏各以其时受病"。可见治疗大法必须掌握生理、病理和节律,制定不同的原则和方法。《素问·四气调神大论》曰:"夫四时阴阳者,万物之根本也。所以圣人春夏养阳,秋冬养阴,以治其根,故与万物沉浮于生长之门"。人体的气血随着月亮的盈亏也有盛衰的变化,临床上可以根据月亮的盈亏施以补泻。《素问·八正神明论》提出:"月生无泻,月满无补,月郭空无治。是谓得时而调之。"否则"月生而泻,是谓脏虚;月满而补,气血扬溢,络有留血,命日重实;月郭空而治,是谓乱经。阴阳相错,真邪不别,沉以留止,外虚内乱,淫邪乃起。"这在治疗妇女肿瘤更有意义。人体阴阳盛衰消长还有明显的昼夜节律。资料表明,人体的呼吸、循环、器官功能、精力、血液中的白细胞和抗体水平、肾脏排泄功能都是白天高于夜晚。肝糖原含量午夜最高而后下降,至早晨最低。《灵枢·顺气一日分为四时》指出:"夫百病者,多旦慧,昼安,夕加,夜甚。"由此癌症的时间性治疗若能掌握选时择日规律用药,对于疾病有可能取到事半功倍之效。

3. 因地制宜 不同地区由于土壤、气候以及人们赖以生存的饮食物的差异,对人体的生理、病理产生不同的影响,所以在制定治疗措施时"因地制宜"是十分必要的。据世界卫生组织估计,现有癌症约80%和环境有关,环境因素包括化学致癌物质、生物因素和水土气候。如食管癌多发生于华北、西北,这些地区的水土、植物、饮食中富含亚硝胺化合物。胃癌多发生于东北、华北和西北,这些地区的水质富含盐、硫酸、盐酸,土壤富含锌、铬而低镍。肺癌多发于城市、工业区,这些地区的空气污染严重。地理环境的不同,其气候条件、居民生活习惯也不同,因而人体的生理功能和病理反应也随之而异,治病时必须全面考虑这些因素。另外我国西北高原地区,气候寒冷,干燥少雨,居民经常处在风寒之环境,多食酥酪骨肉和牛羊乳汁,体质大多强壮,患病每多出现寒证、燥证、内热证;东南地区,临海傍水,地势低洼,气候温热多雨,湿热熏蒸,故易出现外感温热、暑湿之证,治疗亦应考虑这些发病特点而兼治之。

(张莲莲)

## 第二节　治疗结直肠癌的常用中草药

近年来,中医药在肿瘤防治领域的研究,确立了它的地位。很多学者经过多年从事中草药的研究,证实中医中药治疗肿瘤有自己的独特优势及特色。根据中医扶正祛邪、活血化瘀等理论发掘出的一些中草药,通过现代抗癌活性试验、毒性试验及临床试验等证实了具有杀伤肿瘤细胞、抑制肿瘤细胞生长、增强机体免疫功能等作用,得到了医药界认可。以下介绍部分有代表性、常用于结直肠肿瘤、具有抗癌活性的中草药。

一、白花蛇舌草

为茜草科耳属植物白花蛇舌草及水线草,入药用全草。又名羊须草、鹤舌草。

【性味功效】性凉,味甘淡。归肝、膀胱经。功能:清热解毒,活血祛瘀,利水通淋。

【主要成分】含齐墩果酸、棕榈酸、β卜谷甾醇、对香豆酸、油酸、白花蛇舌草素。

【抑瘤机制】药理实验证实,体外白花蛇舌草提取物对多种肿瘤细胞的增殖都有一定的抑制作用,如白血病细胞、肝癌细胞株 HepG2、小鼠子宫颈癌 14、肉瘤 180 等。除肿瘤细胞得到抑制外,瘤周围组织的淋巴细胞、中性粒细胞浸润(对照组无此现象),淋巴结及脾中网状内皮细胞增生均较明显。近年来对一些含白花蛇舌草的复方研究也较多,如许风云等通过实验表明肺复康对荷瘤小鼠免疫器官功能有显著促进作用,使腹腔巨噬细胞吞噬功能显著增强,溶血空斑及溶血素水平显著提高,并能显著促进 conA,LPS 诱导下 B 淋巴细胞增殖反应过程,对荷瘤小鼠细胞免疫和体液免疫功能均有增强作用,而且对荷瘤小鼠肿瘤的生长有明显的抑制作用,抑瘤率近似于 CPA,与 CPA 合用有协同作用。卢雯平等实验证实,养胃抗瘤冲剂可提高红细胞免疫功能,进而增加了 NK 细胞活性,从而抑制肿瘤生长。李震等用补气养血方药煎剂给寒验性肿瘤小鼠灌胃,与荷瘤对照组相比,该方能使小鼠体重增加,肿瘤减小,脾脏重量增加,cGMP 减少,cAMP/cGMP 比值显著性增加。

【临床应用】张益民等采用中药(白花蛇舌草、半枝莲、苦参等)煎剂保留灌肠治疗直肠癌 26 例,结果临床治愈 16 例,占 61.5%;显效 8 例,占 30.8%,无效 2 例,占 7.7%,总有效率为 92.3% 瞿范报道用中药白花蛇舌草、苦参、白头翁、无花果、该仁等治疗 70 例结直肠各部位癌症,单用中药者 18 例,配合手术者 50 例(其中 29 例术后不规则化疗,4 例加放疗),配合放、化疗各 1 例。治疗后生存均在 1 年以上,2~3 年者 14 例,3~5 年者 17 例,5~10 年者 11 例,10 年以上者 7 例,症状均有明显改善。另外,查雪良亦报道采用清肠解毒汤治疗 24 例晚期结直肠癌取得良效。

【用法用量】煎剂 30~60g。

二、莪术

为姜科姜黄属植物莪术,广西莪术,温郁金。用干燥根茎入药。

【性味功效】辛,苦,温。归肝、肾经。功能行气破血,消积止痛。

【主要成分】含多糖、挥发油类,油中主要含倍半萜烯类、β-榄香烯、莪术醇等。

【抑瘤机制】莪术提取物主要抗癌成分是 13-榄香烯,在体外实验中能明显抑制肝癌细胞生长,其半数生长抑制剂量为 37.4 mg/ml;能阻止肝癌细胞从场/G、期进入 S 期,并诱发癌细胞凋亡,透射电镜超微结构证实榄香烯能诱发肿瘤细胞凋亡的典型形态变化;并能使肝癌细胞癌基因 bcl-2,c—my. 表达降低,抑癌基因 p53 表达增强,提示能抑制肿瘤细胞生长和诱导细胞凋亡,并呈浓度与时间依赖性。用莪术油肝动脉灌注治疗大鼠移植性肝癌实验结果,与对照组比较,治疗组大鼠的肿瘤生长显著受抑制,肿瘤坏死程度加重,自然生存时间明显延长。β-榄香烯还被证明对 B16 细胞黑色素生长有明显抑制作用。用不同浓度的榄香烯在体外作用于 18 例白血病患者外周血单个核细胞,用 MTT 法测定细胞生长抑制率,发现榄香烯能明显抑制白血病细胞生长,且与药物剂量呈正相关,镜下细胞形态明显改变,细胞破碎,失去原有结构。

【临床应用】李智勇等用莪术油经植入式药泵区域灌注治疗晚期不能切除的结直肠癌 38 例,发现患者在症状改善、生存时间、生活质量等方面均明显改善。并用莪术油加碘化碘化油经肝动脉灌注栓塞治疗 28 例结直肠癌术后肝转移的患者,结果 6 例达到部分缓解,13 例稳定,9 例进展,缓解率为 21.4%。无 1 例出现肝肾功能损害及骨髓抑制等并发症。临床上用榄香烯乳治疗多种肿瘤,均获得较好效果。陈氏报道榄香烯乳治疗恶性肿瘤 61 例,其中肝癌 17 例、肺癌 21 例、肠癌 6 例、乳癌 5 例、宫颈癌 3 例、鼻咽癌 3 例,食管癌、脑瘤、脂肪肉瘤、肾癌、膀胱癌、前列腺癌各 1 例,全部为中、晚期恶性肿瘤,治疗用药 1~9 疗程,显效 6 例(9.84%),有效 42 例(68.85%),无效 13 例(21.3%),总有效率为 78.69%。用药期间,白细胞、心、肝、肾功能等没有影响,没有脱发、细胞减少等不良反应。

【用法用量】水煎剂 10~15 g。榄香烯乳注射液 400~600 mg,静滴。

三、苦参

为豆科槐属植物苦参,入药用其根。又名中参、苦骨、地骨、野槐、川参等。

【性味功效】性寒,味苦。归心、肝、肾、肺、胃、结直肠经。功能清热燥湿,祛风杀虫,利水。

【主要成分】主要含生物碱,有苦参碱、氧化苦参碱、槐定碱、槐果碱、槐胺碱等 22 种。又含黄酮类化合物等。

【抑瘤机制】动物体内实验表明苦参的异构体槐果碱、槐定碱对 Lewis 肺癌、淋巴瘤、艾氏腹水瘤等多种动物移植性肿瘤有抑制作用,其抑制率为 30%~60%。林洪生等研究发现苦参碱抑制肿瘤细胞与内皮细胞黏附因子的表达,减轻内皮细胞的通透性,减轻肿瘤转移。王秀坤等的体外抑瘤作用研究结果表明,苦参碱、氧化苦参碱、槐果碱、槐定碱等对白血病细胞株有较强的抑制作用,对表皮癌株也有一定抑制作用。张燕军等研究证实苦参碱对人肝癌 SMMC7721 细胞系在体外有较理想分化作用。梁永柜等实验发现苦参碱、氧化苦参碱可抑制肿瘤细胞进入 S 期,从而在 G1 期堆积,使肿瘤细胞的增殖速度受到抑制,还可促进 G2 期细胞进入 M 期。李达等认为苦参及其生物碱具有良好诱导分化作用,可促进肿瘤细胞分化,最终引起肿瘤细胞的凋亡。另外,还有学者认为其抗肿瘤作用机制与对肿瘤细胞直接杀伤、通过诱导肝细胞微粒体、细胞色素 P450 发挥协同作用以及改善机体免疫功能等有关。

【临床应用】苦参可用于治疗肝癌、食管癌、结直肠癌、胃癌等多种消化道肿瘤。有报道用苦参碱、氧化苦参碱等治疗消化道为主的肿瘤 95 例,有效率为 43.16%。吗特灵注射液(主要成分是苦参总碱)治疗食管癌、宫颈癌、结直肠癌、乳腺癌、卵巢癌、胃癌、肺癌共 270 例,有效率达 29.91%。陈耀华等使用岩舒(复方苦参注射液)治疗 35 例恶性肿瘤患者,结果 CD4、CD4/CUR 较治疗前明显提高,CDR 较治疗前明显降低,而对照组各指标治疗前后改善不明显,Karnofsky 评分治疗组较对照组平均提高 10~20 分。姜达等应用复方苦参注射液配合化疗治疗晚期恶性肿瘤 73 例(治疗组),与单纯化疗 72 例(对照组)对照,结果治疗后 KPS 评分分值提高 20 分以上,治疗组 46 例,占 63.01%,对照组 28 例,占 8.89%,治疗后 KPS 下降者治疗组 5 例,占 6.85%,对照组 13 例,占 18.06%,均有显著差异。

【用法用量】煎剂 9~15 g,大量可用至 30~45 g。复方苦参注射液:每支 2 ml,静脉注射,与 5%或 10%葡萄糖注射液 250 ml 混合滴注。

四、麝香

为鹿科麝属动物林麝、马麝或原麝，入药用其成熟雄体香囊中的干燥分泌物。

【性味功效】性温，味辛，具有强烈香气。归心、脾经。功能开窍醒神，活血通络，散结止痛。

【主要成分】麝香中的重要成分是大环化合物中的麝香酮，占天然麝香中的 1.58%～1.84%，现已人工合成。其他成分有甾族化合物、长链化合物、蛋白质、多肽、氨基酸和多种无机盐。

【抑瘤机制】天然麝香或麝香酮对小鼠艾氏腹水癌,S37 及 S18 等细胞呼吸抑制率均高于正常小鼠的抑制率。孟照华等利用纯晶麝香埋藏于 BALB/c 纯系小鼠恶性肿瘤同位和异位，并设对照组、单纯麝香组、无肿瘤组及正常饲养组做对照观察。结果:实验组癌瘤的重量、大小均显著小于对照组(P<0.01)，本组生存期显著高于对照组(P<0.01)，实验组 NK,1L-2R 及 T-TR 显著高于其他 3 组。说明麝香具有提高非特异性免疫功能的作用，麝香作用于人体食管鳞癌、胃腺癌、结肠癌的组织匀浆培养液，显示对肿瘤细胞有明显的抑制作用。

【临床应用】运用麝香埋植于腹膜后、腹膜前及皮下，配合察香注射液治疗肝、结肠、直肠等消化道为主的肿瘤共 96 例，多数病人取得食欲增进、临床症状改善和全身浮肿减轻等效果。麝香埋植治疗消化道肿瘤只能作为肿瘤综合治疗的措施之一，首先要予以扶正固本治疗，在此基础上切除肿瘤，然后再以麝香埋植治疗，方得较好的疗效。

【用法用量】入丸散剂，每次 0.06～0.1 g。外用适量。不宜入煎剂。

五、石见穿

为唇形科一年生草本植物紫参的全草。

【性味功效】性平，味苦，辛。归肝经。功能活血化瘀，解毒散结。

【主要成分】本品全草含街醇、三菇类成分、氨基酸等，根含有水苏糖等。

【抑瘤机制】动物实验证明，石见穿提取物小红参酿药量大于 $10\mu g/ml$ 时，对癌细胞显现出增殖抑制作用，其抑制程度随药量增加而更明显。另据报道含有石见穿的复方"扶正抗癌方"能抑制或杀灭艾氏腹水癌细胞，使患病小白鼠生存期显著延长，并能增强实验动物的免疫功能。对肉瘤 180 也有一定的抑制作用。

【临床应用】石见穿临床治癌应用较多，可配伍应用于多种癌症，一般较少单用。以石见穿、八角金盘等组成的复方内服并合外用栓剂治疗晚期直肠癌 47 例，30 d 为 1 疗程。结果:生存期不足 I 年者 2 例,1～2 年者 10 例,3.5 年者 35 例。3 年和 5 年生存率分别为 74.5%和 40.4%

【用法用量】煎剂:10～30 g。

六、藤梨根

为称猴桃科称猴桃属植物中华称猴桃或软枣称猴桃，入药用其根。

【性味功效】性寒，味酸。归肝、胃、膀胱经。功能清热解毒，活血消肿，祛风利湿。

【主要成分】含多糖复合物、维生素 C、大黄素类等。

【抑瘤机制】药理研究证实，小鼠皮下接种小鼠宫颈癌 14(U14)细胞悬液，接种 24 h 后，肌肉注射 2%软枣称猴桃根水溶成分，每天 1 次，连用 8～10 d,可明显抑制肿瘤生长。给小鼠腹腔注射中华称猴桃根多糖复合物,对小鼠腹水癌(EAC,HepA)、实体型肝癌(He声)均有显著抑制作用,对艾氏腹水癌(EAC)的疗效与环磷酰胺 22.5 mg/kg 相当。在给药鼠肿瘤生长受抑的同时,其脾细胞 cAMP 量及 cAMP/cGMP 比值也相应复常,同时对癌细胞 DNA 合成也有一定抑制作用。日本学者研究认为,称猴桃的抗癌作用与其含大量维生素 C 有关,维生素 C 的抗癌作用系直接作用和间接作用相乘的效果。直接作用:自由基的捕捉;氮一亚硝酸化合物的生成;蛋白分解酶 actinidin 的作用。间接作用:促进干扰素的产生,而干扰素有抗癌作用;升高 cAMP 和 cGMP 的水平(环核苷酸),环核苷酸升高时,维生素 C 增强免疫功能的作用就使机体对癌的抵抗力增加,从而抑制癌的发生。本品的抗癌作用还与增强巨噬细胞、NK 细胞和 T 细胞的功能有关。

【临床应用】用以藤梨根为主的复方三根汤每日 1 剂水煎,结合化疗(以 FOM 方案为主治疗中晚期结直肠癌 120 例,同时设对照组 I 组 38 例,用三根汤治疗,对照组 II 组 20 例,单用化疗,均 4 月为 I 疗程,平均 2.5 疗程。结果:本组疼痛、便血、腹胀等症状改善率高于对照 I 组(P<0.05),对照 II 组纳差改善率低于对照 I 组(P<0.01);3 组 1 年生存率分别是 96.5%,93.8%,88.9%,5 年生存率分别为 20.8%,14%,11.25%。

【用法用量】煎剂 30~50 g。

### 七、仙鹤草

为蔷薇科龙芽草,草人药。异名龙芽草、脱力草。

【性味功效】性平、微甘。味苦、涩。归肺、肝、脾、结直肠经。功能收敛止血。

【主要成分】全草含仙鹤草素、仙鹤草内酯、鞣质(根含 8.9%,茎 6.5%,叶 16%)、有机酸、皂苷等。

【抑瘤机制】王氏观察到仙鹤草水提取物对人低分化胃黏膜腺癌细胞、Spc－A－1 肺癌细胞株、Hela 宫颈癌细胞及肠腺癌 SW620 细胞株增长均有明显的抑制作用。曹氏认为仙鹤草水煎剂有调节荷瘤小鼠血清红细胞免疫粘附调节因子活性的作用,还能增强荷瘤机体脾 NK 细胞活性和 IL－H 活性,对荷瘤机体非特异性免疫,尤其是对肿瘤的免疫监视可能有增强作用,并通过增强 NK 细胞释放 IL－II,诱生干扰素,以实现对机体免疫功能的调节。仙鹤草具有稳定的抗肿瘤作用,其抗肿瘤成分存在于根(根芽)中,属于乙醇溶性物质,观察到用药后瘤细胞核分裂相减少,退变坏死严重,胞浆呈网状或空泡状,乃至透明,核膜增厚,核染色体凝聚成粗颗粒状,严重者,核破裂或固缩。

【临床应用】仙鹤草、白花蛇舌草、槐花、龙葵等组方煎汁 400 ml。日 3 次分服,配合保留灌肠治疗直肠癌 72 例(包括未经手术 53 例),其中显效 16 例、有效 26 例(总有效率 58.3%)。有人运用大剂量仙鹤草 500 g,红枣 100 g 浓煎服,日 1 剂,治疗直肠癌 1 例,连服 2 月余而愈。

【用法用里】煎剂 30~60 g。

### 八、斑蝥

为著科斑芫菁属昆虫南方大斑蝥或黄黑小斑蝥,人药用其干燥虫体。又名斑猫、花斑毛、花罗虫等。

【性味功效】性热,味辛,有大毒。归肝、肾、结直肠、小肠经。功能攻毒蚀疮,破血散结。

【抑瘤机制】1993 年实验证明斑蝥素能使焦油诱发的家兔皮肤肿瘤消失,从而发现了该药的抗癌活性。斑蝥素对肝癌细胞有较强亲和性,对小鼠腹水型肝癌、网织细胞肉瘤、子宫颈癌、艾氏腹水细胞癌实体型等均有一定的抑制作用。其他研究结果显示甲基斑蝥胺、丙烯基斑蝥胺亦有抑瘤作用。近年的实验研究显示，斑蝥素通过抑制癌细胞蛋白质合成，继而影响RNA 和 DNA 合成，使癌细胞萎缩、退化、胞质多空泡、破裂。斑蝥酸钠对艾氏腹水癌细胞DNA，RNA、蛋白质的合成均有抑制，对骨髓细胞的 DNA 及蛋白质合成的抑制作用则较弱，显示了相对专一性。对腹水型肝癌小鼠的癌细胞和肝脏的耗氧能力均有直接抑制作用，提示能抑制细胞呼吸，从而降低细胞产能，阻止细胞分裂。能提高过氧化氢酶活力，降低荷瘤小鼠的癌毒激素水平，使 cAMP 磷酸二酯酶活性明显下降，CAMP 及。AMP/cGMP 比值上升，有利于抑制癌细胞的分裂。另外斑蝥亦能刺激骨髓引起白细胞增加。斑蝥酸钠能使小鼠骨髓有核细胞及造血干细胞(CFU)/股骨头数量增加，外周血白细胞增加。去甲斑蝥酸钠、去甲斑蝥素、去甲斑蝥胺在动物实验或在临床中亦有升高白细胞作用。

【临床应用】李志芳等用自制的仙鳖抗癌片(内含斑蝥)治疗恶性肿瘤 42 例，取得了较好疗效，完全缓解(CR)7 例，部分缓解(PR) 18 例，总缓解率(CR ＋ PR)为 59.5％。另外，有报道斑蝥在胃癌、肠癌、膀胱癌、鼻咽癌、脑转移癌等多种肿瘤的治疗中均取得了一定疗效。

【用法用量】煎剂，2～5 g；研末吞服 1～3 g。

九、壁虎

为壁虎科动物蹼趾壁虎或同属他种壁虎的干燥虫体。又名守宫、天龙等。

【性味功效】性寒，味咸，有小毒。归肝经。功能祛风镇惊，解毒散结。

【主要成分】本品主要含有蛋白质、脂肪、组胺类，还含有与马蜂相似的有毒物质。尚含有甘氨酸、谷氨酸、脯氨酸等 14 种氨基酸，其中甘氨酸含量较高。此外还含有多种微量元素，钠、磷、钙、钾、铁、镁等的含量较高，以钠为主，其次是钾、磷、钙等。

【抑瘤机制】药理研究证明壁虎有抗肿瘤作用，体外实验发现其水溶液可抑制人体肝癌细胞的呼吸。日本学者对部分中药的水提物的抗癌活性进行初步筛选，并初步证实壁虎对癌细胞生长抑制率达 75％以上。此外，本品对结核杆菌及常见致病性真菌有抑制作用，并有抗惊厥及溶血作用等。

【临床应用】有作者用消瘤净片(含天龙、地龙、三七、桂枝等，每片相当于原生药 1.59)治疗各种肠癌，患者 3 年生存率为 30％，2 年生存率为 42.9％，1 年生存率为 58％。

【用法用盆】煎剂，2～5 g。研末吞服 1～3 g。

十、水蛭

水蛭科动物蚂蟥、水蛭或柳叶蚂蟥的干燥体。

【性味功效】咸，苦，平，有毒。归肝经。功效破血逐瘀消瘦。

【主要成分】含水蛭素，蛋白质，肝素，抗血栓素和胆留醇等。

【抑瘤机制】水蛭注射液可抑制精原细胞分裂，并使精原细胞发生坏死、消失，从而抑制肿瘤细胞。体外实验表明，水蛭对小鼠肝癌细胞的生长也有一定抑制作用，其抑制率为 26％。动物实验证明，水蛭对网状内皮细胞功能有增强作用。黄光武以 ADP 和水蛭粗提取液为致聚剂，检测了 23 例头颈部恶性肿瘤和 14 例健康人血小板聚集功能。结果显示：①ADP 致聚的头颈部恶性肿瘤病人的最大聚集率(MAR)明显高于健康人($P < 0.001$)；②水蛭粗提液的浓度与人血小板聚集的抑制率呈正相关，提示水蛭对血小板聚集功能亢进的头颈部恶性肿瘤的转移可能有抑制作用。

【临床应用】将水蛭烘干研成细粉制成抗癌散,治疗结直肠癌 3 例、食管癌 1 例均取得较好疗效。

【用法用量】煎剂 3～6 g;焙干研末吞服,每次 0.3～0.5 g。

十一、全蝎

钳蝎科动物东亚钳蝎的干燥体。除野生外,还有饲养者。捕捉后,至全身僵硬。阴干入药。

【性味功效】辛、平,有毒。归肝经。功能熄风止痉,通络止痛,解毒散结。

【主要成分】含蝎毒素、酶类、脂类、有机酸、游离氨基酸等。

【抑瘤机制】全蝎提取液对肿瘤细胞化学的影响,可使瘤组织 DNA 明显减少,对带瘤小鼠的肿瘤生长有明显抑制作用。全蝎提取物不但可以抑制带瘤小鼠的生长,而且对体外培养的人体子宫颈癌细胞和人体肝癌细胞也有直接抑杀作用。全蝎醇化剂能抑制人肝癌细胞的呼吸,对于人结直肠癌有抑杀作用。吴保平等研究了东亚钳蝎毒生物提取物对人结直肠癌细胞体外抑杀作用,结果表明经蝎毒作用的癌细胞收缩、胞质拉长,细胞空泡变性,并融合后向胞膜外溃破。提示蝎毒可作为一种有效的癌细胞毒药物,具有开发应用前景。

【用法用量】煎剂 3～10 g;散剂 1～1.5 g。

除以上所述,还有许多清热解毒、活血化瘀、软坚散结及扶正补益等类中草药,均被证实对结直肠肿瘤有一定的防治作用。如喜树、汉防己、凤尾草、椿根皮、水红花子、肿节风、黄药子、半边莲、薏苡仁、猴头菇、马钱子、蜂房、白僵蚕、地龙等。

(张莲莲)

## 第三节　治疗结直肠癌的常用中成药

中医药与中西医结合治疗恶性肿瘤,在调理机体内环境、提高机体免疫功能及协助抗癌等方面具有很大的优势,并已成为恶性肿瘤综合治疗常用、有效的方法之一,越来越被广泛接受。

作为中医药抗肿瘤治疗的常用剂型—中成药的研究,近年有了很大的发展。以下介绍几种有代表性、临床常用于结直肠肿瘤的中成药。

一、华蟾素注射液

是中华大蟾蜍皮之阴干全皮提取制成的水制剂。具有清热解毒,利水消肿,化积溃坚的作用。对晚期肿瘤患者,特别是对失去手术、放疗条件及不能接受化疗的病人,具有扶正和祛邪及免疫双向调节作用,是有希望的抗癌药物。

【抑瘤机制】华蟾素可通过抑制癌细胞的 DNA、RNA 的合成,阻止肿瘤细胞的分裂增殖生长,诱导癌细胞凋亡,参与癌细胞的直接杀伤,抑制抗凋亡基因的表达,提高机体免疫能力等方面机制,达到抗肿瘤的目的。实验研究表明华蟾素在体外对多种癌细胞(如肝癌 SMMG7721、胃癌 MGC－803、小鼠 180 等)都有明显的抑制作用,可将肿瘤细胞阻断在 G1/G0)期,抑制细胞 DNA 的合成,并能减少抗凋亡基因 bcl－2 的表达,诱导细胞凋亡。林培英等报道,华蟾素能显著增加环磷酰胺所致免疫抑制小鼠的细胞免疫、体液免疫及非特异免疫功能。

【临床应用】张明智等应用华蟾素注射液治疗中晚期肿瘤 80 例,并分为华蟾素组、华蟾素联合化疗组及单纯化疗组,所有病例均失去手术机会或术后复发或原处转移的患者。结果华蟾素组有效 9 例,联合化疗组有效 18 例,其中肝癌 8 例、食管癌 4 例、结肠癌 3 例、胃癌 2 例、乳腺癌 1 例,总有效率 71.4%,而单纯化疗组有效 11 例,其中肝癌 4 例、食管癌 3 例、结肠癌 1 例、胃癌 2 例、乳腺癌 1 例,总有效率为 42.9%。三组疗效比较,联合化疗组疗效优于华蟾素组及单纯化疗组。经观察联合化疗组未出现全身不良反应,未见白细胞下降,提示华蟾素可降低化疗药的毒副作用。王垦用华蟾素注射液治疗晚期结直肠癌 30 例,结果显效 1 例,有效 16 例。

【用法用量】华蟾素注射液 20～40 ml,加葡萄糖液 500 ml 中静脉滴注,每日 1 次,连用 1 个月为 1 疗程,休息 4 周后再用第 2 疗程。或 2～4 ml,肌肉注射,2 次/d,疗程同静脉点滴。

二、康莱特注射液

是应用现代科学技术从中药薏苡仁中提取的抗癌成分,并制成可静脉内注射的新型脂肪乳剂。目前广泛应用于多种类型的恶性肿瘤,如肺癌、肝癌、胃癌、结肠癌、胰腺癌等。基础及临床实验均证实其既可扼杀肿瘤细胞、提高机体的免疫功能、对放化疗有增敏减毒的作用,并能提高患者的生存质量,控制癌痛,延长生存期。

【抑瘤机制】实验研究证明康莱特可通过作用于肿瘤细胞周期,阻止 G2/M 期细胞,减少 G0,G1 时相细胞,阻止肿瘤细胞有丝分裂,抑制肿瘤细胞增殖;上调抑癌基因 p53 的表达、下调促癌基因 Bcl-2 的表达,从而诱导凋亡;抑制肿瘤细胞新生血管生成,调节血清中与肿瘤恶液质相关的细胞因子及逆转多药耐药等作用,有效的抑制肿瘤细胞,控制肿瘤的生长、抑制转移,达到抗肿瘤的目的。

【临床应用】临床研究表明康莱特注射液对多种原发性恶性肿瘤(包括化疗失败的各种肿瘤)有明显的治疗效果,并能提高机体免疫功能、改善患者生存质量、联合放化疗提高疗效、减轻放化疗毒副反应等作用。孙君重等观察了 20 例结直肠肿瘤的病人,应用康莱特注射液配合化疗并与单纯化疗组进行对照,结果治疗组总有效率达 75.8%,对照组 51.6%,两组间差异显著。

【用法用量】静脉滴注,100～200 ml/次,每日 1 次,21 d 为 1 疗程,间隔 3～5d 可进行下一个疗程。首次使用注意滴注速度应缓慢。

三、艾迪注射液

每支 10 ml 内含斑蝥素 0.08～0.11 mg,并含有人参、黄芪、刺五加等。具有扶正固本、清热解毒、消癥散结的功效。适用于肝癌、肺癌、肠癌、鼻咽癌等多种肿瘤,也可配合化疗药物,以增强疗效,减少毒副反应,是一种双相广谱抗肿瘤药物。

【抑瘤机制】实验证明艾迪注射液能提高荷瘤小鼠网状内皮系统对炭粒的吞噬能力,增加正常小鼠和荷瘤小鼠免疫器官重量,促进荷瘤小鼠 T 淋巴细胞的转化功能,增强 DNCB 致荷瘤小鼠迟发型超敏反应,提高荷瘤小鼠血清溶血素抗体水平,延长荷瘤小鼠的生存时间和正常小鼠的耐缺氧时间。与环磷酰胺和氟尿嘧啶合用有增效作用;与放疗联合使 ECA 小鼠生存时间较单纯化疗组延长;对抗荷瘤小鼠与环磷酰胺和 $^{60}$Co 照射引起的白细胞降低。

【临床应用】杨全良等应用该注射液与化疗联合治疗晚期结直肠癌 32 例,结果显示其有效率 40.6%高于单纯化疗组 30%,且治疗前后免疫功能的改变、骨髓抑制、消化道反应等均有显著改善。王迪进比较艾迪注射液＋联合化疗(观察组)与单纯化疗(对照组)对晚期消化系统恶性肿瘤的疗效及毒性。结果：观察组有效率为 47.6%，高于对照组 36.4%，但统计学上无显著性差异($P>0.05$)，胃肠道反应及血清学毒副反应均明显低于对照组($P<0.05$)，患者一般状况 Karnofsky 评分观察组优于对照组($P<0.05$)。

【用法用量】成人一次 50～100 ml，加入生理盐水或 5%～10% 葡萄糖注射液 500 ml 中静脉滴注，每日 1 次；与放、化疗合用时，疗程与放、化疗同步；手术前后使用本品 10 d 为一疗程；介入治疗 10 d 为一疗程；单独使用 15 d 为一周期，间隔 3 d，2 周期为一疗程；晚期恶病质病人，连用 30 d 为一疗程，或视病情而定。因本品含有微量斑蝥素，外周静脉给药时注射部位静脉有一定刺激。

### 四、金龙胶囊

主要由活守宫、鲜活金钱白花蛇等组成。以鲜动物药整体为原料，运用低温冷冻干燥和生化技术手段制成，对多种癌症具有显著功效的胶囊制剂，含有 19 种游离氨基酸、18 种水解氨基酸多肽、核苷酸、核苷、多种维生素和多种对人体有益的微量元素，还含有少量的精氨酸酯酶。有扶正荡邪，补肾益气，解毒消肿，解郁通络，理气止痛，活血化瘀，破疲散结之功效。具有增强免疫功能、促进新陈代谢、改善体质、延缓衰老等作用。对肝、胃、肠、乳腺等多种癌症以及自身免疫性疾病等多种疑难重症，疗效明显。

【抑瘤机制】实验研究证实金龙胶囊对 W256、S180、H22、LA795、U14 等多种肿瘤细胞均有较明显的抑制生长作用，还可减轻环磷酰胺对肝脏及造血系统的毒性反应，可与放疗、化疗合用，有助于减轻放、化疗的毒副反应，使白细胞、血小板不致过低下降，还能减轻放、化疗引起的恶心、呕吐和食欲不振等消化道症状。完成放、化疗的疗程后，金龙胶囊可使白细胞、血小板迅速复原，从而提高放、化疗疗效。刘玉琴等人进行了金龙胶囊和蛇毒对小鼠子宫颈癌（U14）抗复发和转移的观察，结果表明：金龙胶囊对局部肿瘤复发两次抑制率各为 54.8% 和 66.3%；对转移抑制率各为 50% 和 54%。提示金龙胶囊对手术后治疗肿瘤局部复发及术后转移有显著的抑制作用。

【临床应用】李建生用扶正荡邪制剂（金龙胶囊）治疗含结直肠癌在内的多种晚期恶性肿瘤共 1 621 例。所有患者均服用扶正荡邪制剂，合剂每日 1～2 次，每次 100 ml 或胶囊每次 4 粒，每日 3 次，连续用药 2 个月为一疗程，部分患者配合放、化疗。结果表明①总体疗效：1 621 例患者中，临床治愈 48 例，约占 3%；显效 486 例，约占 30%；有效 859 例，约占 53%；无效 228 例，约占 14%。总有效率 86%。②对放、化疗的影响：1 621 例中，配合放、化疗 360 例，经扶正荡邪制剂治疗后，患者的白细胞及血红蛋白疗后较药前明显提高($P<0.001$)。③毒副作用：未发现因服用扶正荡邪制剂而出现血、尿、便常规异常，以及肝、肾、心功能损害。

【用法用量】每次 4 粒，每日 3 次，1 个月为一疗程，可连续服用 2～3 个疗程。服用期间忌咖啡、辛辣食物和烟酒等。

### 五、康赛迪胶囊

含人参、黄芪、斑蝥等多种药物。具有扶正固本，攻毒散结的作用。

【临床应用】用康赛迪胶囊治疗 30 例结直肠癌患者 1 个月，结果显示本品能减轻患者阳性体征，$P<0.001$，总有效率为 83～33%；能提高生存质量，提高者 12 例，稳定者 12 例；改善 T 淋巴细胞亚群：明显改变者 3 例，改变者 13 例，无改变者 14 例；对血、尿常规，肝、肾功能等无不良影响。

【用法用量】每日 2 次,每次 3～5 粒,连服 30 d 为 1 疗程。

六、平消胶囊

主要成分为郁金、白矾、五灵脂、火硝、仙鹤草、马钱子等八味中药。具有扶正祛邪,活血化瘀,止痛散结,清热解毒的作用。

【临床应用】文小平用平消胶囊联合介入化疗及肝体外照射治疗结、直肠癌术后肝转移 32 例,临床观察治疗组和对照组有效率(CR＋PR)分别为 82.35％,66～66 ％,P＜0.05;进展率为 0％和 13.33％,P＜0.001;治疗前后症状改善率分别为 82.35％和 53.33％,均有显著性差异。

【用法用量】每次 4～6 片,3 次/d 口服。

七、墓头回总苷片

墓头回(异叶败酱)总苷片具有清热解毒,消痈排脓,祛瘀等作用。

【临床应用】陈金秀等以该药结合手术、化疗治疗 50 例结直肠癌患者,1,2,3 年的生存率分别为 75％,51％,40％。该制剂还能增强患者体力状况,改善临床症状,显著降低癌胚抗原等肿瘤标记物水平;能够提高 T 细胞免疫功能,增强体内 NK 杀伤细胞活性。王怀璋等观察了墓头回总苷片治疗结直肠癌 132 例的临床效果及配合化疗的增效减毒作用,发现近期有效率,化疗＋中药组达到 58％,与单纯化疗比较差异显著,且联合化疗后可明显延长患者 1、2、3 年的生存期及中位生存时间。

【用法用量】每次 3～5 片,3 次/d 口服。

(张莲莲)

## 第四节　结直肠癌的中医辨证施治

中医中药治疗结直肠肿瘤应本着辨病与辨证相结合的原则,有时分型并不单纯,或夹杂兼症,或两型同见,临床当随证辨治。主要证型及治疗如下:

一、湿热蕴结

证候:腹痛腹胀,大便溏泄,里急后重,便下黏液,时伴脓血,肛门灼热感,溲短赤。舌质暗红,苔黄腻,脉滑数。

治法:清热利湿,解毒散结。

主方:白头翁汤或槐角地榆丸加减。

药物:白头翁、黄连、黄柏、秦皮、木香、苦参、槐花、白花蛇舌草、败酱草、半枝莲、地榆、当归、白术、生该仁、制半夏、陈皮、炒三仙。方中白头翁、秦皮、白花蛇舌草、败酱草、半枝莲等清热解毒;黄连、黄柏、苦参清热解毒燥湿,槐花、地愉清热凉血止血;合之共奏清热利湿,解毒散结之功。

二、瘀毒内结

证候:腹痛腹胀,痛有定处,腹内有块,便下脓血粘液,色紫黯量多,或里急后重,或大便干结,大便扁平或变细。舌质紫暗,有瘀点或瘀斑,苔薄,脉涩。

治法:祛瘀解毒散结。

主方:膈下逐瘀汤或槐花散加减。

药物:桃仁、红花、川芎、赤芍、当归、丹皮、白花蛇舌草、七叶一枝花、地榆、侧柏叶、槐花、败酱草、龙葵、虎杖、苦参、莪术、枳壳等。方中地榆、槐花、侧柏叶、清热凉血止血;白花蛇舌草、七叶一枝花、败酱草、苦参清热解毒,赤芍、丹皮、虎杖等清热凉血活血;枳壳行气除瘀,合之共奏解毒祛瘀散结之功。

三、脾肾阳虚

证候:术后或化疗后,或病到晚期,腹痛喜温喜按,肢冷便溏,或大便频数,气短乏力厂面色苍白,口淡乏味,形神俱衰。舌质淡,舌体胖大,苔白,脉沉细无力。

治法:温补脾肾,益气补血。

主方:附子理中汤和四神丸加减。

药物:熟附片、干姜、白术、白芍、补骨脂、肉豆蔻、黄芪、党参、茯苓、首乌、女贞子、砂仁。方中熟附片、干姜、补骨脂温补脾肾,党参、白术、茯苓、黄芪、首乌、女贞子,补气血;肉豆蔻收敛止涩;砂仁温中化湿行气,合之共奏温补脾肾,益气补血之功。

四、气血亏虚

证候:术后或化疗后,或病到晚期,面色苍白,唇甲失华,少气乏力,神疲懒言,食少纳差,大便溏泄,舌质淡,苔薄白,脉细弱。

治法:补气养血。

主方:八珍汤或当归补血汤加减。

药物:黄芪、当归、川芎、白芍、熟地、党参、白术、茯苓、炙甘草、女贞子、鸡血藤、黄精、炒三仙。方中黄芪、党参、白术、茯苓健脾益气,当归、川芎、白芍、熟地、女贞子、鸡血藤,补肾生血,合之共奏补气养血,健脾益肾之功。

五、肝肾阴虚

术后或放化疗后,或病到晚期,形体消瘦,头晕耳鸣,腰膝酸软,五心烦热,盗汗遗精,舌质红少苔,脉弦细。

治法:滋补肝肾。

主方:知柏地黄丸加减。

药物:生地、山萸肉、山药、茯苓、泽泻、知母、黄柏、枸杞、菟丝子、麦冬、黄精。方中生地、山萸肉、山药、茯苓、泽泻、黄精、枸杞、菟丝子滋补肝肾之阴,知母、黄柏泻下焦虚火,合之共奏滋补肝肾之功。

以上方药,水煎服,每日1剂,分2~3次服。治疗过程随证加减用药。若腹痛甚者,加延胡索、白芍、元胡、木香;大便秘结者,加大黄、积实、槟榔;腹泻频数,下痢赤白者,加禹余粮、木棉花、罂粟壳;便血不止者,加仙鹤草、山楂炭、三七粉。

(张莲莲)

## 第五节 中医药治疗结直肠癌的时机与方法

中西医结合综合治疗结直肠肿瘤,应根据肿瘤的分期、类型及患者全身情况等综合考虑,合理选择。由于手术切除仍为目前治疗结直肠肿瘤的主要方法,所以单纯以中药治疗结直肠癌在临床较少见。多数学者应用中药辨证分型配合手术治疗、放射治疗、化学治疗结直肠癌取得较好的临床疗效。Dukes A 期:可单纯手术切除,一般不须放化疗。术后予健脾益气、补养气血为主的治疗,以促进术后机体尽快恢复,增强机体免疫功能;Dukes B 期:可施行以手术为主的综合治疗。术后一般辅助放疗或化疗及中医药扶正固本、益气养血治疗；Dukes C期：可行手米，同时可配合术前、术后化疗及放疗，术后加强中药扶正治疗；Dukes D 期：以化疗、放疗为主，可配合姑息性手术治疗，中药扶正兼祛邪抗癌。

一、中药与手术配合治疗结直肠癌

手术治疗仍然是当前结直肠肿瘤根治性治疗最主要和关键的手段，术前早期诊断和手术技术的大大进步，明显提高了结直肠肿瘤的治疗效果。但由于肿瘤的生物学特性决定了它是一种全身性疾病，术后复发和转移仍然是威胁患者生存的主要原因之一，所以强调以手术为主的综合治疗被越来越多地受到重视。结直肠肿瘤手术前、后配合中药治疗，对调整患者机体状态、能更好的耐受手术及术后尽快康复，以便于继续下一步治疗等有一定的意义。

手术前患者被发现结直肠肿瘤的存在，一方面会有原发病灶引起的症状、体征，如腹痛腹胀，腹内结块，便下脓血黏液，里急后重，或大便时干时塘，大便扁平或变细，体重减轻等。另一方面被告之患肿瘤后，普遍存在心理的障碍，多数病人会表现为焦虑、失眠、不思饮食或急躁、易怒等症，因此术前在针对本病进行辨证治疗的同时。可适当增加镇静安神、疏肝理气、健脾合胃的药物，如柴胡、香附、郁金、酸枣仁、远志、生龙骨、生牡砺、生三仙等。通过中药整体调节患者的阴阳气血、脏腑功能，使患者尽可能接近"阴平阳秘"的良好状态，有助于手术的顺利进行。另有报道，以中药大承气汤、清热解毒汤，每日 1 剂，连续服用 3d，并于术前灌肠 1次，作为术前肠道准备，发现观察的 38 例结直肠癌患者手术后无 1 例并发切口、腹腔、盆腔感染及吻合口瘘。

因肿瘤手术切除范围一般较大，多数手术过程中会有较大出血量，因此术后的中药治疗十分必要。术后病人的共同表现多是气血两虚，而结直肠肿瘤术后，患者多存在不同程度的肠道吸收、消化功能的紊乱，因此术后的中医治疗原则应根据患者术后不同证型，在辨证治疗的基础上加强补气养血、调理脾胃等扶正治疗，如当归补血汤、十全大补汤、八珍汤、四君子汤、香砂六君子汤等。常用药物有黄芪、当归、熟地、白芍、党参、白术、茯苓等。通过术后中药治疗，一方面可调补手术引起的损伤、促进患者更快的康复，以利于接受其他治疗；另外术后辅助扶正抗癌中药，对预防、减少肿瘤的复发、转移及延长患者生存期也有一定意义。小桂芝等采用中药配合化疗治疗 III 期结直肠癌术后患者 92 例，化疗采用 MFV，MF，IFC 方案，中医辨证分为脾肾两虚、脾胃不和、心脾两虚等型. 基础方为黄芪 30 g，枸杞子、鸡血藤、槐花、败酱草、马齿苋、仙鹤草、白黄各 15 g；脾肾两虚型加党参 15 g，白子、女贞子各 10 g；脾胃不和型加党参 15 g，白术、陈皮、茯苓、半夏各 log；心脾两虚型加枣仁 15 g，茯苓、当归各 10 g，并随证加减。结果治疗 1 年生存 90 例，生存率 97.83%；治疗 3 年总例数 76 例，生存 70 例，生存率92.11%；治疗 5 年总例数 51 例，生存 36 例，生存率 70.59%。

二、中药与放疗配合治疗结直肠癌

放射治疗是治疗肿瘤的重要手段之一。早在 20 世纪 70 年代就已开始应用中医药配合放疗的增效减毒研究，经过 30 余年的临床实验研究，已取得了令人满意的疗效，得到了医学界的认同。对早期结直肠癌，放射治疗可成为根治性治疗，对局部复发或不能切除的进展期结直肠癌，与化疗及其他疗法合用，为姑息放疗。朱东晨运用清热利湿、解毒活血中药方剂：桃仁 10 g，丹皮、苍术、皂角刺、黄柏、薏苡仁各 15 g，泽泻 20 g，每日 1 剂，早晚分服。观察该方防治直肠癌放疗引起放射性膀胱炎作用，观察组 64 例病人，放疗的同时服用本方。结果：

发生放射性膀胱炎 8 例,占 12.5%,其中两周内治愈者占 87.5%;而对照组 64 例患者,发生放射性膀胱炎 18 例,占 28.13%,两周内治愈 6 例,占 33.3%,两组对比有显著差异。肿瘤病人临床表现多见肿块,疼痛,出血,面色晦暗,舌质暗紫,有瘀斑、瘀点、爪甲青紫,脉涩等瘀血表现,且随着病情变化有不同程度的加重。临床观察到放疗等手段亦会增加血痕证的发生,或使血瘀证加重,是影响肿瘤放疗疗效的一个重要因素。另外肿瘤生长十分迅速,其血管再生差,在实体瘤中距毛细血管 15 mm 之外的组织由于缺氧而产生乏氧细胞,该细胞对放疗敏感性较差,仅为有氧状态下的 1/3 左右。活血化瘀类药物能改善肿瘤及其周围组织的微循环,增强瘤体的血流灌注量和流速,破坏瘤体内部及周围组织内的纤维蛋白聚集,改善细胞的缺氧状态,从而提高了放疗效果。

(一)结直肠肿瘤放疗期间的中医药辩证治疗

主要是依照病人的正邪盛衰情况,以及放疗中出现的毒副反应,通过辨证分析制订相应的治则。主要包括有:

1.阴虚内热型　主要症状:口燥咽干,肌肤干燥,烦躁,眠差,尿少,大便秘结,舌红津少,无苔或少苔,脉细数。治法:养阴清热生津。方剂:生脉散或沙参麦冬汤加减。用药:太子参、麦冬、五味子、沙参、生地、玉竹、天花粉、芦根、石斛、生石膏、玄参、连翘等。

2.瘀阻肠络　主要症状:面色晦暗,腹部刺痛,痛处不移,入夜更甚,爪甲有瘀点,舌质紫暗,有瘀点或瘀斑,脉涩。治法:化瘀通络。方剂:少腹逐瘀汤加减。用药:蒲黄、五灵脂、当归、川芎、元胡、没药、桂心、小茴香、干姜等。

3.湿热内蕴　主要症状:腹胀痛,肢体困重,纳呆,口黏腻,口渴不欲饮,小便短赤,便溏,苔黄腻,脉滑数。治法:清热利湿。方剂:葛根芩连汤或三仁汤加减。用药:葛根、黄芩、黄连、甘草、薏苡仁、白豆蔻、杏仁、竹叶、滑石、半夏、藿香、佩兰等。

4.脾胃虚弱　主要症状:面色萎黄,纳呆食少,恶心欲吐,食后脘闷不舒,神疲乏力,大便溏泄,或完谷不化,舌淡,苔薄白,脉细弱。治法:健脾益气和胃。方剂:参苓白术散或香砂六君子汤加减。用药:党参、白术、茯苓、甘草、木香、砂仁、陈皮、半夏、竹茹、扁豆、山药、莲子肉、薏苡仁、生三仙等。

5.肾气不足　主要症状:腹痛隐隐,形寒肢冷,腰膝酸软,五更泄泻,舌质淡,苔薄白,脉沉细。治法:补肾固涩。方药:四神丸加减。用药:补骨脂、肉豆蔻、吴茱萸、五味子等。

(二)结直肠肿瘤放疗后副反应的中医药治疗

中医认为,放射线的杀伤作用是一种热毒邪气,放疗所致的不良反应主要表现为热毒、气虚血瘀、瘀毒化热等证,在治疗方面多以清热解毒、养阴生津为主,并适当配合活血化瘀。结直肠肿瘤放疗后副反应主要有消化道症状及热毒伤阴之象,常见并发症有放射性胃肠炎、放射性膀胱炎、阴道炎等,相应的中医药治疗分述如下:

1.放射性胃肠炎　主要症状:腹痛,腹胀,纳差,食少,烧心,泛酸,恶心,腹泻,里急后重,舌质暗红,苔薄黄或白,脉细。治法:健脾祛湿,清肠解毒。方药:香砂六君子汤加减。用药:党参、白术、茯苓、木香、砂仁、陈皮、半夏、枳壳、黄连、马齿苋、白头翁、鸡内金、生三仙等。

2.放射性膀胱炎　主要症状:尿频,量少而短赤灼热,排尿不畅,或血尿小腹胀满疼痛,口苦口黏,或口渴欲饮,舌质红,苔黄腻,脉滑数。治法:清热利湿,利尿通淋,凉血止血。方剂:八正散加减。用药:猪苓、茯苓、车前子、篇蓄、瞿麦、栀子、滑石、生甘草、大黄、大小蓟、白茅根、生地炭、仙鹤草等。

3.放疗引起的骨髓抑制　主要症状:面色少华,头晕目眩,倦怠乏力,心悸不宁,失眠多梦,不思饮食,或肠鸣便塘,肌肉瘦削,舌淡或有齿痕,苔薄白,脉细弱。治法:健脾益肾,补气养血。

方药:保元汤合二至丸加减。用药:黄芪、党参、白术、茯苓、当归、鸡血藤、女贞子、旱莲草、补骨脂、仙灵脾、薏苡仁、陈皮等。

4.放疗引起的局部皮肤损伤　主要症状:放疗局部皮肤疼痛、发红,干裂或皮肤潮湿糜烂,形成溃疡。治法:清热解毒,去腐生肌。方剂:黄连解毒汤加减煎汤外洗或生肌玉红膏外敷。用药:黄连、黄柏、大黄、虎杖、苦参、当归、白芷、甘草、紫草、血竭、轻粉等。

三、中药与化疗配合治疗结直肠癌

应用化疗药物治疗恶性肿瘤已有半个多世纪的历史,程度不同的提高了各种恶性肿瘤的生存期和生存质量。但是,抗肿瘤化疗药物在杀伤癌细胞的同时,对于人体的某些正常组织器官细胞亦有一定损害。主要表现在胃肠道、骨髓造血组织和生殖细胞等。此外,还有的药物对某个特定的组织器官有损害。由于耐药及化疗的毒副反应等因素的存在,影响了化疗疗效的提高。近40年来,中西医结合在化疗的增效及减毒方面取得了丰硕的成果,充分发挥了中医药在化疗的增效及减毒方面的积极作用,同时得到了医学界的认同。

(一)结直肠肿瘤化疗期间的中医药辨证治疗

化疗期间的中医药主要是在辨证论治的基础上,依照病人的正气(气、血、阴、阳)亏虚以及邪气(痰浊、瘀血、气滞等)盛衰情况,制订相应的治则。

1.气血不足　主要症状:形体虚弱,面色少华,乏力懒言,气短,头晕,心悸。舌淡,苔薄白,脉细弱。治法:益气养血。方剂:当归补血汤合八珍汤加减。用药:黄芪、当归、川芎、白芍、熟地、党参、白术、茯苓、炙甘草、女贞子、鸡血藤等。

2.脾胃不和　主要症状:面色萎黄,乏力,口淡乏味,纳呆食少,恶心,呕吐,舌质淡,苔薄白或白腻,脉细弦。治法:健脾和胃止呕。方剂:小半夏加茯苓汤或橘皮竹茹汤加减。用药:橘皮、竹茹、半夏、党参、白术、茯苓、砂仁、薏苡仁、陈皮、生三仙等。

3.气阴两虚　主要症状:乏力气短,口燥咽干,肌肤干燥,烦热,盗汗,大便干结,舌质红、少津,苔少或无苔,脉细。治法:益气养阴生津。方剂:生脉散合二至丸加减。用药:太子参、麦冬、五味子、女贞子、旱莲草、生地、黄精、芦根、石斛等。

4.阴阳两亏　主要症状:气短乏力,畏寒肢冷,腰膝酸软,头晕耳鸣,舌质淡暗,苔白,脉沉细弱。治法:益肾温阳。方剂:肾气丸加减。用药:熟地、山药、山萸肉、附子、肉桂、茯苓、泽泻、杜仲、枸杞子、菟丝子、牛膝、当归等。

(二)结直肠肿瘤化疗毒副反应的中医药治疗

化疗药物的毒副反应主要包括骨髓抑制、消化道反应、心脏毒性、肝功能损害、肾毒性等,配合中医辨证治疗,不仅可以提高化疗的疗效,也可不同程度地减轻化疗的各种毒副反应。

1.骨髓抑制　作为化疗主要毒副反应之一,现代医学主要采用骨髓移植及集落刺激因子等方法进行防治。由于价格贵,其使用的范围受到一定的限制。骨髓抑制包括白细胞下降,血小板减少及贫血等,临床主要表现为面色萎黄或苍白、唇甲色淡、疲乏无力、头晕眼花、心悸失眠等症,属于血虚证范畴。化疗药物进入机体后,在杀伤癌细胞的同时,也会损害正常组织,伤及脾胃,脾胃运化失司,生化不足而致血虚;脾胃气虚,运血无力,血行不畅,血瘀内结,新血生成障碍亦致血虚。由此,在临床治疗上,针对骨髓抑制可采用健脾养胃补血、益气养血、补肾填精生血、生津补血、活血化瘀养血等方法。

(1)脾虚血亏　主要症状:面色萎黄,精神倦怠,短气懒言,不思饮食,食后脘腹痞满,嗳气不舒,肠鸣便溏,舌淡胖,舌边有齿痕,苔薄白,脉弱。治法:健脾养胃,补血。方剂:四君子汤加减。用药:党参、白术、茯苓、甘草、薏苡仁、陈皮、鸡血藤等。

(2)气血双亏主要症状:面色少华,头晕眼花,倦怠乏力,心悸不宁,失眠多梦,口淡乏味,舌淡,脉虚大或细。治法:补气养血。方剂:八珍汤或十全大补汤加减。用药:黄芪、党参、白术、茯苓、生地、当归、川芎、白芍、枸杞、女贞子、甘草等。

(3)精亏血少主要症状:形瘦体弱,精神萎靡,头晕眼花,耳鸣,腰膝酸软,发落齿摇,手足麻木,舌嫩红,少苔或无苔,脉细。治法:补肾填精生血。方剂:河车大造丸加减。用药:熟地、紫河车、党参、龟甲、杜仲、牛膝、女贞子、旱莲草、菟丝子、黄精、麦冬、黄柏等。

(4)阻血亏主要症状:面色晦暗,疼痛如刺,痛处不移,入夜更甚,爪甲有瘀点或瘀斑,舌质紫暗,苔薄,脉涩。治法:活血生血。方剂:桃红四物汤加减。用药:桃仁、红花、当归、生地、赤芍、川芎、鸡血藤等。

2.消化道反应　大部分化疗药物都能引起不同程度的恶心、呕吐,其中最强的致呕药物是顺铂,其次有氮芥、环磷酰胺、阿霉素、卡铂、鬼臼乙叉甙,5-氟尿嘧啶、长春新碱等。化疗药物不仅可以直接刺激胃肠道引起呕吐,而且可通过血液作用于延脑呕吐中枢或刺激第四脑室的化学感受器触发而引起呕吐。中医认为呕吐乃胃气不降,气逆于上所致。化疗药物引起的呕吐,不外乎与情志失调、痰浊、瘀血、脾胃虚弱等因素有关,治疗多以舒肝理气、温化痰饮、健脾和胃、养阴润燥为主。

(1)肝气犯胃主要症状:呕吐频繁,嗳气频作,胸胁满痛,烦闷不舒,每遇情志刺激则呕吐更甚,舌边红,苔白腻,脉弦。治法:舒肝理气,和胃降逆。方剂:半夏厚朴汤。用药:半夏、白术、茯苓、厚朴、苏叶、柴胡、香附、生姜、甘草等。

(2)痰饮内阻主要症状:呕吐清水痰涎,胸脘痞闷,不思饮食,头眩心悸,或呕而肠鸣有声,苔白腻,脉滑。治法:温化痰饮,降逆止呕。方剂:二陈汤合苓桂术甘汤加减。用药:半夏、陈皮、白术、茯苓、桂枝、甘草等。

(3)脾胃虚弱主要症状:饮食稍多即欲呕吐,呕吐时作时止,纳差,食入难化,胸脘痞闷,面色少华,倦怠乏力,大便或溏,舌质淡,苔薄白,脉细弱。治法:健脾和胃降逆。方剂:六君子汤加减。用药:党参、白术、茯苓、甘草、半夏、陈皮、木香、砂仁等。

(4)胃阴不足　主要症状:呕吐反复发作,而量不多,或时作干呕,饥不思食,恶心,口干咽燥,胃脘部有嘈杂感,舌红,苔少或无苔,脉细。治法:养阴润燥,降逆止呕。方剂:麦门冬汤加减。用药:党参、麦冬、玉竹、天花粉、大枣、甘草等。

(张莲莲)

# 第五章　中医妇科治疗

## 第一节　月经过多

月经量较以往明显增多,每次经量超过 80ml 以上,周期基本正常者,称为"月经过多"。常伴月经先期,属月经病。可见于功能失调性子宫出血、放环后月经过多、子宫肌瘤、血液病等,可按本病治疗。本病可发生于青春期、育龄期及更年期妇女。本病预后要看其出血原因,如由子宫肌瘤或血液病引起的月经过多,则单用中医药治疗效果较差。

【临床诊疗思维】

(一)病因病机分析

主要病机是冲任不固,经血失于制约而致血量多。常见的分型有气虚、血热和血瘀。

1. 气虚

素体虚弱,或饮食失节,劳倦过度,大病久病,损伤脾气,中气不足,冲任不固,血失统摄,遂致经行量多。

2. 血热

素体阳盛,或恣食辛燥,感受热邪,七情过极,郁而化热,热扰冲任,迫血妄行,遂致经行量多。

3. 血瘀

素性抑郁,或愤怒过度。气滞而致血瘀,或经期产后余血未尽,感受外邪,或不禁房事,瘀血内停,瘀阻冲任,血不归经,遂致经行量多。

(二)诊断思维

1. 辨病思维

(1)诊断要点

①症状:月经量明显增多,或每次经行总量超过 80ml,在一定时间内能自然停止,且连续 2 个月经周期或以上。可伴有月经周期提前或推后,但尚有一定的周期。月经过多可引起继发性贫血。

②检查:盆腔检查一般无明显异常,或子宫体稍增大。B 超、宫腔镜、诊断性刮宫等其他检查以排除子宫肌瘤、子宫内膜息肉等。

(2)鉴别诊断

①崩漏:与月经过多都表现为阴道下血量多,但经崩者,月经周期紊乱,非时下血,不能自止;月经过多者,经行虽量多,但能自止,月经周期尚有规律。

②底腹:可伴有月经过多,如子宫肌瘤、子宫内膜息肉、子宫内膜癌等,月经量往往增多。通过盆腔 B 超检查可发现子宫、卵巢的肿物,或借助宫腔镜、诊断性刮宫等进行组织病理学诊断。

③血小板减少症、再生障碍性贫血等血液系统疾病:均可引起月经过多,但常有全身的出血症状,如皮下出血、牙龈出血等,通过血液分析可作鉴别。

2.辨证思维　以月经量多而周期、经期正常为辨证要点,结合经色和经质的变化以及全身的证候分辨虚实、寒热。月经过多的主要病机是冲任不固、胞宫藏泄失职。要根据月经情况及全身症状与舌脉辨别气虚、血热或血瘀。

(三)治则思维

其治法则需区分经期与平时。经期重在止血、减少月经量;非经期则主要针对病因病机、固冲任以治本。止血之法,应根据辨证,气虚者宜益气摄血;血热者宜清热凉血,血瘀者宜活血调经,以达到阴平阳秘、胞宫藏泻有度。还应察病情之轻重缓急,月经量甚多时,急以止血为先,虚证可针刺隐白、三阴交,配太冲、气海、血海;或灸神阙、关元;血热或血瘀证可口服云南白药、龙血竭胶囊等。慎用温行辛燥,走而不守之品,以免动血耗血,加重病情。

(四)辨证论治

1.气皮型

【证候】

行经量多,色淡红,质清稀,神疲体倦,气短懒言,小腹空坠,面色㿠白,舌淡,苔薄,脉缓弱。

【辨证】

气虚则冲任不固,经血失于制约,故经行量多,气虚火衰不能化血为赤,故经色淡红,质清稀,气虚中阳不振,故神疲体倦,气短懒言;气虚失于升提,故小腹空坠;气虚阳气不布,故面色㿠白。舌淡,苔薄,脉缓弱,也为气虚之象。

【治法】

补气升提,固冲止血。

【主方】

安冲汤(《医学衷中参西录》)加升麻。

【处方举例】

白术 9g,黄芪 12g,龙骨 18g,牡蛎 18g,生地黄 9g,白芍 9g,海螵蛸 18g,茜草根 12g,续断 12g,升麻 9g。

2.血热型

【证候】

经行量多,色鲜红或深红,质黏稠,口渴饮冷,心烦多梦,尿黄便结,舌红,苔黄,脉滑数。

【辨证】

阳热内盛,伏于冲任,经行之际,热迫血行,故经行量多,血为热灼,故经色红而质稠;热邪伤津,则口渴饮冷,尿黄便结;热扰心神,故心烦多梦。舌红,苔黄,脉滑数,为血热之征。

【治法】

清热凉血,固冲止血。

【主方】

保阴煎(《景岳全书》)加炒地榆、槐花。

【处方举例】生地黄 12g,熟地黄 12g,黄芩 9g,黄柏 9g,白芍 9g,山药 12g,续断 12g,甘草 6g,炒地榆 12g,槐花 9g。

3.血瘀型

【证候】

经行量多,色紫黯,质稠有血块,经行腹痛,或平时小腹胀痛,舌紫黯或有瘀点,脉涩有力。

【辨证】

瘀血阻于冲任,新血难安,故经行量多;瘀血内结,故经色紫黯有块;瘀阻胞脉,"不通则痛",故经行腹痛,或平时小腹胀痛。舌紫黯或有瘀点,脉涩有力,为血瘀之征。

【治法】

活血化瘀,固冲止血。

【主方】

桃红四物汤(《医宗金鉴》)加三七、茜草。

【处方举例】

当归 9g,熟地黄 9g,白芍 9g,川芎,桃仁 6g,红花 6g,三七 9g,茜草 12g。

(五)病程观察

1.在气虚证型中,若经行有瘀块或伴有腹痛者,酌加泽兰、三七、益母草;兼腰能酸痛者,酌加鹿角霜、补骨脂、桑寄生;兼头晕心悸者,生地黄易熟地黄,酌加制何首乌、五味子。

2.在血热证型中,若经血黏稠有腐臭味,或平时黄带淋漓,下腹坠痛者,重用黄芩、黄柏,酌加马齿苋、败酱草、薏苡仁;热甚伤津,口干而渴者,酌加天花粉、玄参、麦冬以生津止渴。

3.在血瘀证型中,若经行腹痛甚者,酌加延胡索、香附,血瘀夹热,兼口渴心烦者,酌加黄芩、黄柏、炒地榆。

(六)预后转归

月经过多如不及时治疗或治疗不当,伴发月经周期和经期紊乱,则可发展为崩漏。

(七)预防与调护

精神情绪可以影响丘脑下部的内分泌调节功能,导致月经失调,经量过多。故情绪舒畅可防止月经失调和月经过多。同时平时还应注意饮食调养,保持机体正气充足,也可防止月经过多。有内科疾病者,如肝病、血液病者应同时治疗内科病。因为这类病人的月经病是由内科病引起的,所以当先以治病为主,病愈经亦能自调。提倡劳逸结合,尤其在经期更要适当休息。平时加强体质锻炼,增强脏腑功能。

(八)疗效评定

1.治愈 月经量恢复正常,各项检查正常。

2.好转 月经量明显减少,各项检查尚未完全恢复正常。

3.未愈 月经里仍多,反复发作发展成为崩漏。

(谷凌云)

# 第二节 月经过少

月经周期基本正常,经量明显减少,甚至点滴即净;或经期缩短不足 2 天,经量亦少者,均称为"月经过少"。属月经病。月经过少常与月经后期并见,常伴体重增加。本病发生于青春期和育龄期者可发展为闭经,发生于更年期者则往往进入绝经。本病相当于西医的功能失调性子宫出血病、多囊卵巢综合征、卵巢功能早衰、或人工流产手术后宫腔粘连或大失血后等疾病。

【临床诊疗思维】

（一）病因病机分析

主要机制为精亏血少，冲任气血不足，或痰湿阻滞，冲任气血不畅，血海满溢不多而致。常见的分型有肾虚、血虚、血瘀和痰湿。

1.肾虚

先天禀赋不足，或房劳久病，损伤肾气，或屡次堕胎，伤精耗气，肾精亏损，肾气不足，冲任亏虚，血海满溢不多，遂致月经量少。

2.血虚

数伤于血，大病久病，营血亏虚，或饮食劳倦，思虑过度，损伤脾气，脾虚化源不足，冲任气血亏虚，血海满溢不多，致经行量少。

3.血瘀

经期产后，余血未净之际，七情内伤，气滞血瘀，或感受邪气，邪与血结，瘀滞冲任，气血运行不畅，血海满溢不多，致经行量少。

4.痰湿

素多痰湿，或脾失健运，湿聚成痰，痰阻经脉，血行不杨，经血减少。

（二）诊断思维

1.辨病思维

（1）诊断要点

①症状：每次经行血量明显减少，不足 30ml，甚或点滴即净，或经行持续时间仅 1～2 天，经量亦较少者。

②检查：妇科检查：可无明显异常，或子宫略小。其他检查：垂体、卵巢激素测定有助于诊断高泌乳素血症、高促性腺激素血症，B 超、子宫造影或宫腔镜检查可诊断子宫大小、形态的异常，如子宫发育不良、子宫纵隔、单角或双角子宫；有宫腔手术或结核病史的妇女应注意检查有无宫腔粘连或子宫内膜的损伤，宫腔镜或刮取子宫内膜病理检查有助诊断。

（2）鉴别诊断

①经间期出血：经间期出血的出血量一般较月经量少，发生在两次月经中间（即排卵期），结合 BBT 测定，多能鉴别。

②激经：部分妇女在早期妊娠期间仍每月按时少量行经，称为激经。可见于月经规律者，可有早孕反应，妊娠试验和 B 超检查有助鉴别。

2.辨证思维　以经量的明显减少而周期正常为辨证要点，也可伴有经期缩短。治疗须分辨虚实。虚者有肾虚和血虚；实者有血瘀和痰湿。若失治、误治，可发展为闭经。

（三）治则思维

治疗重在养血行血调经。虚者补肾养血调经，或补血益气以滋经血之源；实者疏通经脉，祛瘀化痰，以畅血行。

（四）辨证论治

1.肾虚

【证候】

经行量少，经色淡暗；伴面容憔悴，头晕耳鸣，腰骶酸软冷痛，小腹凉，夜尿多。舌淡暗，苔薄白;脉沉细,尺脉无力。

【辨证】

禀赋不足,肾气虚衰,天癸至而不盛,精血亏虚,血海满滋不足,则经行量少,色淡无光泽;精亏血少,脑髓失养,故头晕耳鸣。腰为肾府,肾阳不足,命门火衰,则腰骶酸软冷痛,膀胱、小腹失煦故小腹凉,夜尿多。舌淡脉沉皆为肾虚之征。

【治法】

补肾填精,养血调经。

【主方】

归肾丸(《景岳全书》)。

【处方举例】

熟地黄 12g,山药 12g,山茱萸 12g,茯苓 l0,当归 9g,枸杞 12g,杜仲 12g,菟丝子 15g。

2.血虚

【证候】

经血量少,经色淡红,质稀薄;伴面色萎黄,头晕眼花,心悸气短,经行小腹绵绵作痛。舌淡红,苔薄;脉细弱。

【辨证】

阴血亏乏,冲任气血不足,血海难以满溢,则经行量少,色淡质稀;血虚不荣肌肤则面色萎黄,血虚上不能荣养清窍则头晕眼花,血虚心神失养则心悸气短,血虚经行胞脉失养则小腹绵绵作痛,舌淡红、苔薄、脉细弱均为血脉虚损不足之象。

【治法】

养血调经。

【主方】

滋血汤(《证治准绳·女科》)。

【处方举例】

人参 12g,山药 9g,黄芪 12g,白茯苓 9g,川芎 9g,当归 12g,白芍 9g,熟地黄 12g。

3.血瘀

【证候】

经血量少,色暗红,或夹有小血块;小腹胀痛不适,经行后痛减,或伴胸胁胀痛,腰骶疼痛。舌紫暗,有瘀斑或瘀点;脉沉涩或沉弦。

【辨证】

瘀血内停,冲任不畅,故经行量少,色暗有块;痛在小腹,气机受阻,则小腹胀痛,经行后瘀阻稍缓则痛减;瘀在胸胁、腰骶故胸胁胀痛,腰骶疼痛。舌脉所见均为血脉瘀滞之征。

【治法】

活血化瘀,养血调经。

【主方】

桃红四物汤。

【处方举例】

桃仁 9g,红花 9g,熟地黄 12g,川芎 9g,当归 12g,白芍 9g。

4.痰湿

【证候】

经血量少,色淡红,质黏稠或夹杂黏液;形体肥胖,胸脘满闷,倦怠乏力,或带下量多。舌体胖大,边有齿痕,苔白腻;脉弦滑。

【辨证】

脾虚运化失常,水湿不化,聚而成痰,痰湿阻滞冲任胞脉;气血运行受阻,则经行量少,色淡;痰湿随经血下行,则经血色淡,夹有黏液;痰湿壅盛则形体丰满;痰湿停留于经脉,阻碍气机则胸脘满闷,倦怠乏力;痰湿下注任带则带下量多。舌脉所见均为痰湿内停之征。

【治法】

燥湿化痰,活血调经。

【主方】

二陈加芎归汤(《万氏妇人科》)。

【处方举例】

陈皮 12g,获菩 9g,当归 9g,川芎 6g,香附 12g,枳壳 9g,半夏 9g,甘草 6g,滑石 9g。

(五)病程观察

1.在血虚证型中,若患者面色苍白,贫血较重,则重用黄芪,以速固无形之气,气固则血生;食少纳呆加砂仁、鸡内金、陈皮以行气消滞;经血点滴即止,加山茱萸、枸杞、阿胶以养血填精;心悸失眠加妙枣仁、首乌藤以养心安神。

2.在肾虚证型中,若小腹凉,夜尿多,手足不温,加淫羊获、巴戟天、肉桂、益智仁以温补肾阳;若五心烦热,舌红者,加女贞子、玄参、龟甲胶以滋养肾阴;若咽干口燥,潮热汗出,加天花粉、知母以养阴清热。

3.在血瘀证型中,若胸胁小腹胀满,加枳壳、香附、川楝子以行气止痛,小腹冷痛,加肉桂、炮姜以温经通络;若咽干口苦身热,加黄芩、牡丹皮以凉血活血;若神疲乏力,加黄芪、人参、白术以健脾益气。

(六)预后转归

月经过少伴月经后期者,可发展为闭经甚至不孕。本病属器质性病变者,病程较长,疗效较差。月经过少伴月经后期者要与流产或宫外孕鉴别,不可疏忽,以免耽误病情。

(七)预防与调护

1.经期应注意保暖,不宜冒雨涉水,不宜过食生冷寒凉,以免因寒而滞血。

2.保持心情舒杨,避免情志刺激。

3.节制房事,节制生育,避免流产手术损伤。

(八)疗效评定

1.治愈　月经量恢复正常,各项检查正常。

2.好转　月经量明显增多,各项检查尚未完全恢复正常。

3.未愈　月经量仍少,发展为闭经,甚至不孕。

(谷凌云)

## 第三节　经期延长

月经周期基本正常,行经时间 7 天以上,甚至淋漓半月方净者,称为"经期延长",属月经病。本病相当于西医学排卵型功能失调性子宫出血病的黄体萎缩不全者、盆腔炎症、子宫内膜炎等引起的经期延长。宫内节育器和输卵管结扎后引起的经期延长也按本病治疗。本病可发生于任何年龄,更年期妇女见经行淋漓终月不净者,应警惕宫体或宫颈病变;育龄期妇女患经期延长者,可见于放环后月经失调或有排卵型月经失调——子宫内膜脱落不全;青春期少女见经期延长者,可能为有排卵型月经失调。经期延长也可见于子宫内膜炎、子宫内膜息肉、子宫黏膜下肌瘤或子宫颈息肉等病。

【临床诊疗思维】

(一)病因病机分析

发病机制主要是冲任不固,经血失于制约而致。常见的分型有气虚、虚热和血瘀。

1.气虚

素体虚弱,或劳倦过度,损伤脾气,中气不足,冲任不固,不能制约经血,以致经期延长。

2.虚热

素体阴虚,或病久伤阴,产多乳众,或忧思积念,阴血亏耗,阴虚内热,热扰冲任,冲任不固,不能制约经血以致经期延长。

3.血瘀

素体抑郁,或大怒伤肝,肝气郁结,气滞血瘀;或经期交合阴阳,以致外邪客于胞内,邪与血相搏成瘀,瘀阻冲任,经血妄行。

(二)诊断思维

1.辨病思维

(1)诊断要点

①症状:每次月经持续时间达7天以上,但一般在15天内能自然停止,月经尚有一定的周期,可伴有月经过多。

②检查:妇科检查:一般无明显异常。其他检查:基础体温测定、B超、子宫内膜病理检查等有助于诊断。

(2)鉴别诊断

①崩漏:崩漏之漏下常超过半月不能自止,且月经周期紊乱;经期过长者,一般持续8~14天,能自止,月经周期尚有规律。

②癥瘕:癥瘕可伴有月经过多和经期延长,常表现为经前点滴下血,月经量增多,淋漓而下,经期延长。通过盆腔B超检查可发现子宫、卵巢的肿物,或借助宫腔镜、诊断性刮宫等进行组织病理学诊断。

2.辨证思维 经期延长的病机与月经过多颇类似,主要责之于虚、热、瘀。但与月经过多之阳盛实热不同,经期延长之血热多属阴虚内热,以经期延长而月经周期正常为辨证要点。

(三)治则思维

治疗原则重在调经止血,缩短经期,使经期恢复正常。止血之法,应根据证候,或活血化瘀,或清热凉血,或补气摄血。气虚者重在补气升提,阴虚血热者重在养阴清热,瘀血阻滞者以通为止,不可概投固涩之剂,犯虚虚实实之戒。若因宫内节育器不良反应所致,可按本病诊治。若治疗效果不佳,可考虑取出宫内节育器。

(四)辨证论治

1.气虚

【证候】

经行时间延长,经量多,色淡红,质清稀;面色无华,神疲乏力,气短懒言,动则头晕眼花,心悸失眠,食少纳呆。舌淡红,苔薄白;脉沉细弱。

【辨证】

脾气不足,血失统摄,冲任不固,则经行过期不止、经血量多;气虚阳弱,血失温运,则经血色淡,质清稀;气虚血少,则面色无华,气虚中阳不振,则疲乏无力,气短懒言;动则气耗而气虚益甚,故头晕眼花;气虚脾失运化,则食少纳呆,气虚血亏,心神失养则心悸不眠。舌淡红,苔薄白,脉沉细弱为气虚之征。

【治法】

补气健脾,止血调经。

【主方】

归脾汤(《济生方》)加海螵蛸、棕桐炭、仙鹤草。

【处方举例】

人参12g,黄芪12g,当归9g,白术9g,茯神6g,龙眼肉9g,远志6g,酸枣仁15g,木香9g,甘草6g,海螵蛸12g,棕桐炭9g,仙鹤草12g。

2.虚热

【证候】

经行时间延长,量不多,色鲜红,或紫红,质稠;形体消瘦,颧红潮热,咽干口燥,五心烦热,大便干,小便黄。舌红,苔少,脉细数。

【辨证】

阴虚血热,虚热内扰血海,冲任不固,则经行时间延长;阴虚血亏,则食少淋漓;血为热灼则经血色鲜红,或紫红质稠;虚火上扰,则颧红,五心烦热,热灼津伤,则咽干口燥,便干溲黄。舌红苔少,脉细数为阴虚伏热之象。

【治法】

滋阴养血,清热调经。

【主方】

固经丸(《医学人门》)。

【处方举例】

龟甲12g,白芍9g,黄芪9g,椿根皮12g,黄柏8g,香附10g。

3.血瘀

【证候】

经行时间延长,经色紫暗有块,经行涩滞不畅;小腹疼痛不适,身重无力。舌紫暗,有瘀斑,脉沉弦涩。

【辨证】

瘀血阻滞冲任胞脉,经脉气机失调,故经期延长,经色紫暗,经行涩滞不畅,有瘀块,小腹疼痛,瘀血内停,肌肤脉络血行障碍而失养,故面赤额黑;瘀血阻滞,气失生化,则身重无力,舌紫暗、瘀斑,脉沉弦涩皆为血瘀之象。

【治法】

活血化瘀，止血调经。

【主方】

桃红四物汤(《医宗金鉴》)合失笑散(《方见月经过多》)加茜草、海螵蛸。

【处方举例】

桃仁 9g，红花 9g，当归 9g，川芎 6g，赤芍 9g，熟地黄 9g。

(五)病程观察

1. 在气虚证型中，若经行小腹冷痛，则加艾叶炭以温经止血；食少纳呆，加神曲、陈皮以醒脾和胃；若经血量多不止，有血块、腹痛加三七、茜草、血余炭以祛瘀止血。

2. 在虚热证型中，若咽干口渴加麦冬、玄参、天花粉以养阴生津，潮热心烦，加地骨皮、白薇以清虚热；经量多者，加马齿苋、地榆以凉血止血。

3. 在血瘀证型中，若小腹冷痛，加炮姜、香附以温经行气；若口渴，心烦，便秘者，加生地黄、藕节、玄参以清热生津；兼气虚，神疲乏力者，加黄芪、人参以健脾补气，经行不畅而量少者，加香附、益母草以行气活血。

(六)预后转归

本病预后一般尚好，虽出血时间较长，但因出血量不多，故对身体健康影响不大。然行经时间较长，对生活造成不便，甚至影响受孕或发生自然流产。若合并月经过多，或持续月经不净者，有转崩漏之势，应予重视。

(七)预防与调护

1. 经期应注意保暖，避免冷饮，少食辛辣刺激食物。

2. 经期、产褥期注意外阴卫生，禁止房事。

(八)疗效评定

1. 治愈　经期恢复正常。

2. 好转　经期较前缩短，基本接近正常。

3. 未愈　经期仍延长，甚至发展为崩漏等。

(谷凌云)

# 第四节　经间期出血

在两次月经中间，出现周期性的少量阴道流血者，称为"经间期出血"。其特点是阴道流血发生在经间期，即氤氲之时，且量甚少，一般 1～2 天即自止。在明代以前，已认识此期是女子受孕的"的候"，应相当于"排卵期"。因此，西医之排卵期出血可参照本病治疗。慢性盆腔炎或放环后也会出现类似阴道出血。

【临床诊疗思维】

(一)病因病机分析

本病的发生与月经周期中的气血阴阳消长转化有密切关系。主要病因病机是阴虚、湿热或血瘀引动阳气，使阴阳转化不协调，损伤阴络，冲任不固，血溢脉外，遂发生经间期出血。当阳气潜藏，阴阳达到平衡，出血乃止。

月经周期中气血阴阳的消长转化具有月节律，与自然界的月相圆缺和海潮涨落相似，周而复始,循环往复。月经的来潮标志着一个新的周期开始,经血下泄后,阴血偏虚。故经后期精血渐充,阴血渐复,是阴长之期。经间期则由阴转阳,精化为气,阴转为阳,氤氲之状萌发,"的候"到来,是月经周期中阴阳转化之重要时期。此时,若阴阳顺利转化,则达到新的平衡。若转化不利,阴阳失衡,热扰血海,则有动血之虞。

**1. 肾阴虚**

禀赋不足,天癸未充,或欲念不遂,阴精暗耗,或房劳多产,精血耗损,肾阴不足,虚火偏盛,氤氲之时,阳气内动,虚火与阳气相煽,热扰冲任,损伤阴络,迫血妄行。若阴虚日久,阴损及阳,统摄无权,血海不固,则反复发作。

**2. 湿热**

情怀不畅,肝气郁结,横逆犯脾,脾失运化,水湿停滞,流注下焦,蕴而生热。经间期阳气内动,引动湿热,热扰冲任,以致出血。

**3. 血瘀**

经期产后,失于调摄,瘀血内留,阻滞冲任胞脉;或七情所伤,气机阻滞,血行不畅,久而成瘀,氤氲之时,阳气内动,瘀血与之搏于冲任,血不循经,以致出血。

**(二)诊断思维**

**1. 辨病思维**

**(1)诊断要点**

①病史:多见于青年女子,可有月经不调史,或堕胎、小产史。

②症状:在两次月经中间,一般是月经周期的第 12～16 天出现少量阴道流血,持续 2～3 天或数天则自止,反复发生。可伴腰酸,一侧少腹胀痛,乳房胀痛,或带下增多,质黏透明如蛋清样,或赤白带下。

③检查:妇科检查:宫颈黏液透明,呈拉丝状,夹有血丝。其他检查:测量基础体温,在高、低温相交替时出血,一般在基础体温升高后则出血停止,亦有高相时继续出血;血清雌、孕激素水平通常偏低。

**(2)鉴别诊断**

①月经先期:月经先期的特点是周期的缩短,经量正常,或伴有经量过多、过少,在基础体温由高温下降时出血;而经间期出血较月经量少,出血时间有规律地发生于基础体温的高低温交替时。

②月经过少:月经过少的特点是每次月经量均明显减少,甚或点滴而下;经间期出血则发生在两次正常月经的中间。

③赤带:无周期性,持续时间较长或反复发作。应了解是否有接触性出血。妇科检查可见宫颈糜烂、赘生物,经间期出血有周期性,一般 2～3 天可自行停止。

**2. 辨证思维**

本病的辨证要点是根据出血的量、色、质,结合全身症状与舌脉辨虚实。若出血量少,色鲜红,质黏者,多为肾阴虚证。若出血量稍多,赤白相兼,质稠者,多为湿热证;若出血量时或稍多时或甚少,色暗红,或紫黑如酱,则为血瘀证。临证时还需参考体质情况。

**(三)治则思维**

治疗原则以平衡阴阳为主,促进阴阳的顺利转化。根据阴阳互根的关系,要注意阳中求阴、补阴不忘阳。治疗时机重在经后期。一般以滋肾养血为主,热者清之,湿者除之,瘀者化之。出血时适当配伍一些固冲止血药。

（四）辨证论治

1.肾阴虚

【证候】

两次月经中间阴道少量出血,色鲜红,质黏;头晕耳鸣,夜寐不宁,五心烦热,腰膝酸软,大便秘结。舌红,苔少,脉细数。

【辨证】

经间期氤氲之时,阳气内动,肾阴不足,虚火内生,虚火与阳气相搏,损伤阴络,冲任不固,则阴道少量出血,色鲜红而质黏;阳亢于上,则头晕耳鸣;虚火扰心,则夜寐不宁,五心烦热;肾虚则腰膝酸软。舌红,脉细数为肾阴不足之征。

【治法】

滋肾养阴,固冲止血。

【主方】

两地汤合二至丸（《医方集解》）。

【处方举例】

生地黄12g,党参12g,白芍12g,麦冬9g,地骨皮9g,阿胶9g,女贞子12g,墨旱莲12g。

2.湿热

【证候】

两次月经中间阴道少量出血,色深红,质黏腻;平时带下量多,色黄,小腹作痛,神疲乏力,胸胁满闷,口苦纳呆,溺黄便溏。舌红,苔黄腻,脉滑数。

【辨证】

湿热蕴结于任带下焦,经间期阳气内动,引动湿热,扰动冲任、血海、胞宫,固藏失职,则阴道少量出血;湿热与血搏结,则色深红,质黏腻;湿热蕴结胞宫,则小腹作痛;湿热下注,任带失约,则带下量多而色黄,湿阻经络,则神疲乏力;湿热熏蒸,则胸胁满闷,口苦纳呆。舌红,苔黄腻,脉滑数,均为湿热之象。

【治法】

清利湿热。

【主方】

清肝止淋汤（《傅青主女科》）去阿胶、红枣,加小蓟、茯苓。

【处方举例】

当归12g,白芍9g,生地黄9g,牡丹皮12g,黄柏9g,牛膝9g,制香附9g,小蓟9g,茯苓12g。

3.血瘀

【证候】

经间期出血量时或稍多,时或甚少,色暗红,或紫黑如替,少腹胀痛或刺痛;情志抑郁,胸闷烦躁。舌暗或有瘀斑,脉细弦。

【辨证】

瘀血阻滞于冲任,经间期阳气内动,与之相搏,脉络损伤,血不循经,则经间期出血;瘀血内阻,则出血量时或稍多,时或甚少,色紫暗;气血阻滞,则少腹胀痛或刺痛;气机不畅,故情志抑郁;舌暗或有瘀斑,脉细弦,均为气血瘀滞之征。

【治法】

化瘀止血。

【主方】

逐瘀止血汤(《傅青主女科》)。

【处方举例】

生地黄 12g,大黄 8g,赤芍 9g,牡丹皮 9g,当归 9g,枳壳 9g,桃仁 10g,龟甲 15g。

(五)病程观察

1.在阴虚证型中,若阴虚及阳,阴阳两虚,经间期出血反复不愈,量稍多,色淡红,质稀,神疲乏力,夜尿频数,舌淡红,苔白,脉细者,治宜滋肾助阳,固摄止血。方用大补元煎(方见月经后期)。

2.在湿热证型中,若出血增多,宜去牛膝、当归,加侧柏叶、荆芥炭以止血;带下多而黄稠,则加马齿苋、椿根皮以清热化湿。

3.在血瘀证型中,若出血偏多时,宜去赤芍、当归尾,合失笑散以祛瘀止血;若少腹痛甚,则加延胡索、香附以行气止痛;若兼湿热、带下黄者,加薏苡仁、红藤、败酱草以清利湿热;若兼脾虚,纳呆便溏者,去生地黄、桃仁、大黄,加白术、陈皮、砂仁以健脾和胃,若兼肾虚,腰膝酸软者,加续断、桑寄生、菟丝子以补益肾气。

(六)预后转归

本病经适当治疗,多数预后良好。若迁延日久,出血量增加、持续时间延长者,可发展为月经不调、崩漏,亦可影响受孕,引起不孕症。

(七)预防与调护

1.经间期出血因出血量少,患者常常疏忽轻视,不予治疗,但反复出血,可影响脏腑、气血功能,也可能影响受孕或引起流产,故应鼓励患者积极治疗。

2.要重视经期卫生保健知识,月经中期出血虽然量少或似赤带,但宫颈口略开,如果不避开房事,有可能细菌上行感染,导致子宫内膜炎或附件炎,一旦发现房事后下腹疼痛,黄带增多或有发热,应速用清热消炎药,防止炎症扩散。

3.本病阴道出血发生在排卵期,即经前 14 天左右,故服药或针灸等治疗都要在排卵期以前开始,才能防止排卵期出血。如果等待阴道出血时才进行治疗,只能起到消极的止血,故把握治疗时间也很重要。

(八)疗效评定

1.治愈　治疗后连续 3 个月经周期无中期出血,即为治愈。

2.好转　月经周期无中期出血,偶有反复者。

3.未愈　仍有月经周期中期出血,甚至发展为崩漏等。

(谷凌云)

# 第五节　崩漏

崩漏是指经血非时暴下不止或淋漓不尽,前者称崩中,后者称漏下,由于崩与漏二者常相互转化,故概称崩漏,是月经周期、经期、经量严重紊乱的月经病。《诸病源候论》首次简要概括了崩中、漏下的病名含义,如《诸病源候论·妇人杂病候·漏下候》云:"非时而下,淋漏不断谓之漏下。"《崩中候》云:"忽然暴下,谓之崩中。"有关崩漏的范围,古代多认为凡阴道下血证,其血势如崩似漏的皆属崩漏范围,至明代始有不同看法,如《景岳全书·妇人规·崩淋经漏不止》云:"崩漏不止,经乱之甚者也。"故本节将崩漏限定在月经疾病范围。至于因明显器质性病变,或妊娠期、产褥期表现为如崩似漏的下血证,在诊断崩漏时应进行鉴别。西医学的功能失调性子宫出血(简称"功血")之无排卵性功血可参照本病治疗和处理。

【临床诊疗思维】

(一)病因病机分析

崩漏的病因较为复杂,但可概括为虚、热、瘀三个方面,其主要发病机制是劳伤血气,脏腑损伤,血海蓄溢失常,冲任二脉不能制约经血,以致经血非时而下。常见有脾虚、肾虚、血热、血瘀等。

1.脾虚

忧思过度,或饮食劳倦损伤脾气,脾气亏虚,统摄无权,冲任失固,不能制约经血而成崩漏。如《妇科玉尺·崩漏》云:"思虑伤脾,不能摄血,致令妄行。"

2.肾虚

少女禀赋不足,天癸初至,肾气稚弱,冲任未盛,育龄期因房劳多产伤肾,损伤冲任胞脉;绝经期天癸渐竭,肾气渐虚,封藏失司,冲任不固,不能调摄和制约经血,因而发生崩漏。若肾阴亏损,则阴虚失守,虚火内生,扰动冲脉血海,迫血妄行而成崩漏。如《兰室秘藏·妇人门·经漏不止》云:"妇人血崩,是肾水阴虚不能镇守胞络相火,故血走而崩也。"

3.血热

素体阴虚,或久病失血伤阴,阴虚内热,虚火内炽,扰动血海,加之阴虚失守,冲任失约,故经血非时妄行;血崩失血则阴愈亏,冲任更伤,以致崩漏反复难愈。素体阳盛,肝火易动;或素性抑郁,郁久化火;或感受热邪,或过服辛温香燥助阳之品,热伏冲任,扰动血海,迫血妄行而成崩漏。如《傅青主女科·血崩·血海太热血崩》云:"冲脉太热而血即沸,血崩之为病,正冲脉之太热也。"

4.血瘀

情志所伤,肝气郁结,气滞血瘀。或经期、产后余血未尽又感受寒、热邪气,寒凝热灼而致血瘀,瘀阻冲任,旧血不去,新血难安,发为崩漏。也有因元气虚弱,无力行血,血运迟缓,因虚而瘀或久漏成瘀者。

崩漏为经乱之甚,其发病常非单一原因所致。如肝郁化火之实热,既有火热扰血、迫经妄行的病机,又有肝失疏泄、血海蓄溢失常的病机。如肝气乘脾,或肝肾亏虚,可有脾失统摄、肾失封藏而致冲任不固的病机夹杂其中。又如阴虚阳搏,病起于肾,而肾阴亏虚不能济心涵木,以致心火亢盛,肝肾之相火挟心火之势亦从而相煽,而成为心、脾、肝、肾同病的崩漏证。

(二)诊断思维

1.辨病思维

(1)诊断要点

①病史:详细询问病史,需排除与妊娠和产褥有关的病变以及全身性和器质性疾患。a.

既往多有月经先期、先后无定期、经期延长、月经过多等病史。b. 年龄、孕产史、目前采取的避孕措施、激素类药物的使用史。c. 肝病、血液病、高血压以及甲状腺、肾上腺、脑垂体病史。

②症状：主要是月经不按周期妄行，出血量多如山之崩，或量少淋漓漏下不止。出血情况可有多种表现形式，如停经数月而后骤然基下，继而淋漓不断；或淋漓量少累月不止，突然又暴下量多如注；或流血时断时续、血量时多时少。常常继发贫血，甚至发生失血性休克.

③检查：目的是排除生殖器官器质性病变以及与妊娠和产褥有关的各种病变，判断病情轻重及有无恶性病变。

妇科检查：出血来自子宫腔。生殖器官无器质性病变。无妊娠迹象。

辅助检查：a. B超检查：了解子宫大小及内膜厚度，排除妊娠、生殖器官肿瘤或赘生物等；b. 血液检查：如血常规、血小板计数、出凝血时间和凝血功能检查等以了解贫血程度并排除血液病；c. 卵巢功能及激素测定：基础体温呈单相型；血清雌、孕激素及垂体激素测定等；d. 有性生活史者，应做妊娠试验；e. 诊断性刮宫：可止血并明确诊断，对育龄期和绝经过渡期患者可在出血前数天或出血 6 小时之内诊刮；对大出血或淋漓不净或不规则出血者，可随时诊刮取子宫内膜送病理检查，以明确有无排卵及排除子宫内膜恶性病变。但对未婚患者，仅在药物治疗失败或疑有器质性病变、并征得本人或其家长知情同意后方可诊刮。

（2）鉴别诊断

①月经先期：仅表现为月经周期的缩短（少于 21 天），而经期与经量均正常。崩漏则表现为月经的周期、经期、经量三者全部异常改变。

②经期延长：仅表现为出血期的延长（>7 天），似漏，但出血应在 2 周之内自然停止，而周期与血量无异常。崩漏的出血无定时，且持续出血不能自然停止。

③月经过多：表现似崩（量多、势急），但仅仅是单位时间内出血量多（7 天以内），月经周期、经期均正常。崩漏的出血则表现为出血量多、势急，无周期性，常常先停经数月而又突然大下，且持续时间超过 2 周，不能自然停止。

④经间期出血：周期时间很有规律性，常发生在两次月经的中期（排卵期），出血时间多持续 2～7 天，能自然停止，出血量少于月经量。崩漏的出血，无明显的周期性，经量亦多，持续时间很长而不能自然停止。

⑤胎漏：先有停经，后出现阴道出血，但有早孕反应，妊娠试验阳性，B超检查可见宫腔内有孕囊、胎芽、胎心搏动等。漏下先有停经，后出现阴道出血，则无早孕反应，妊娠试验阴性，B超检查宫腔内无孕囊、胎芽、胎心搏动等。

⑥异位妊娠：有停经史与早孕反应，妊娠试验阳性，少腹疼痛后阴道有少量出血。

B超检查可见孕囊在子宫腔以外部位（输卵管、卵巢、腹腔），若盆腔内出血时，后穹窿穿刺阳性。崩漏可表现为先停经后阴道出血，但出血量多势急，虽有时有少腹疼痛，但不剧烈，无早孕反应，妊娠试验阴性，B超检查无异常。

⑦堕胎、小产：先有停经史与早孕反应，妊娠试验阳性，继而有阴道出血伴有阵发性小腹疼痛，有胚胎物排出。崩漏可表现为先有停经史，后出现阴道出血，但无早孕反应，妊娠试验阴性，出血时有脱落成片成块的子宫内膜，但无胚胎物。

⑧赤带：虽带有血色，但质地为黏液而滑，有正常的月经周期和经期，赤带有臭气且伴有下腹坠胀，腰骶痛。若阴道炎则妇科检查见阴道壁充血，抓痕；若宫颈炎，则妇科检查见宫颈

肥大、糜烂、充血、触血。漏下是月经血非时而下,有血液,色红,无黏液。血液从宫腔内流出。

2.辨证思维

辨证要点崩漏辨证首先要根据出血的期、量、色、质辨明血证的属性,以分清寒、热、虚、实。一般经血非时崩下,量多势急,继而淋漓不止,色淡,质稀多属虚;经血非时暴下,血色鲜红或深红,质地稠黏多属实热;淋漓漏下,血色紫红,质稠多属虚热,经来无期,时来时止,时多时少,或久漏不止,色暗夹血块,多属瘀滞。出血急骤多属气虚或血热,淋漓不断多属虚热或血瘀。一般而言,崩漏虚证多而实证少,热证多而寒证少。即便是热亦是虚热为多,但发病初期可为实热,失血伤阴即转为虚热。

(三)治则思维

治疗应根据病情的缓急轻重、出血的久暂,采用"急则治其标,缓则治其本"的原则,灵活运用塞流、澄源、复旧三法。

1.塞流即是止血

崩漏以失血为主,止血乃是治疗本病的当务之急。具体运用止血方法时,还要注意崩与漏的不同点。治崩宜固摄升提,不宜辛温行血,以免失血过多导致阴竭阳脱;治漏宜养血行气,不可偏于固涩,以免血止成瘀。塞流之药可酌用十灰散、云南白药、紫地宁血散等。

2.澄源即是求因治本

崩漏是由多种原因引起的,针对引起崩漏的具体原因,采用补肾、健脾、清热、理气、化瘀等法,使崩漏得到根本上的治疗。塞流、澄源两法常常是同步进行。

3.复旧即是调理善后

崩漏在血止之后,应理脾益肾以善其后。历代诸家都认为崩漏之后应调理脾胃,化生气血,使之康复。近代研究指出,补益肾气,重建月经周期,才能使崩漏得到彻底的治疗。"经水出诸肾",肾气盛,月事才能以时下,对青春期、育龄期的虚证患者,补肾调经则更为重要。当然复旧也需兼顾澄源。总之,塞流、澄源、复旧有分别,又有内在联系,必须结合具体病情灵活运用。

(四)辨证论治

1.脾虚

【证候】

经血非时而至,崩中暴下,继而淋漓,血色淡而质薄;气短神疲,面色白,或面浮肢肿,手足不温。舌质淡,苔薄白,脉弱或沉细。

【辨证】

脾虚气陷,统摄无权,故忽然暴下,或日久不止而成漏下;气虚火不足,故经血色淡而质薄,中气不足,清阳不升,故气短神疲;脾阳不振,则四肢不温、面色㿠白;脾虚水湿不运,泛溢肌肤,则面浮肢肿。舌淡、脉弱均为脾虚阳气不足之象。

【治法】

补气升阳,止血调经。

【主方】

举元煎合安冲汤(《医学衷中参西录》)加炮姜炭。

【处方举例】

黄芪 12g,白术 12g,生地黄 9g,白芍 9g,续断 12g,海螵蛸 15g,茜草 12g,龙骨 15g,牡蛎 15g,炮姜炭 5g。

2.肾虚

①肾阴虚

【证候】

经乱无期,出血淋漓不净或量多,色鲜红,质稠;头晕耳鸣,腰膝酸软,或心烦。舌质偏红,苔少,脉细数。

【辨证】

肾阴亏虚,阴虚失守,封藏失司,冲任不固,故经乱无期,量多或淋漓不尽;阴虚生内热,热灼阴血,则血色鲜红、质稠;阴血不足,不能上荣于脑,故头晕耳鸣;阴精亏虚,外府不荣,作强无力,则腰腿酸软,水不济火,故心烦。舌红苔少,脉细数亦为肾阴亏虚之象。

【治法】

滋肾益阴,止血调经。

【主方】

左归丸(《景岳全书》)去牛膝,合二至丸。

【处方举例】

熟地黄 12g,山药 12g,枸杞 12g,山茱萸 12g,菟丝子 12g,鹿角胶 9g,龟胶 9g,女贞子 12g,墨旱莲 12g。

②肾阳虚

【证候】

经来无期,出血量多或淋漓不尽,色淡质清;畏寒肢冷,面色晦暗,腰腿酸软,小便清长。舌质淡,苔薄白;脉沉细。

【辨证】

肾阳虚弱,肾气不足,封藏失司,冲任不固,故经来无期、量多或淋漓;阳虚火衰,胞宫失煦,故经血色淡质清。余证均为阳虚失煦之象。

【治法】

温肾固冲,止血调经。

【主方】

右归丸(《景岳全书》)去肉桂,加补骨脂、淫羊藿。

【处方举例】

制附子 6g,熟地黄 9g,山药 9g,山茱萸 9g,枸杞 9g,菟丝子 12g,鹿角胶 9g,当归 9g,杜仲 12g,补骨脂 9g,淫羊藿 9g。

3.血热

①虚热

【证候】

经血非时而下,量少淋漓,血色鲜红而质稠;心烦潮热,小夜黄少,或大便燥结。舌质红,苔薄黄;脉细数。

【辨证】

阴虚失守,冲任不固,故经血非时而下;阴虚生热,虚热扰血,热迫血行,阴虚血少则量少淋漓,质黏稠;心烦潮热,尿黄便结,舌红苔黄,脉细数,均为虚热之象。

【治法】

养阴清热,止血调经。

【主方】加减一阴煎(《景岳全书》)合生脉散(《内外伤辨惑论》)加山茱萸、阿胶。

【处方举例】生地黄9g,熟地黄9g,麦冬9g,白芍9g,知母9g,地骨皮9g,甘草6g,山茱萸12g,阿胶9g。

②实热

【证候】

经血非时暴下,或淋漓不净又时而增多,血色深红或鲜红,质稠,或有血块;唇红目赤,烦热口渴,或大便干结,小便黄。舌红苔黄;脉滑数。

【辨证】

阳盛血热,实热内蕴,热扰冲任,血海不宁,迫血妄行,故血崩暴下或淋漓不净,血热则色鲜红或深红,热灼阴津则质稠或有块;舌脉均为实热之象。

【治法】

清热凉血,止血调经。

【主方】

清热固经汤(《简明中医妇科学》)。

【处方举例】

黄芩8g,焦栀子8g,生地黄9g,地骨皮9g,地榆9g,阿胶9g,生藕节9g,陈棕榈炭9g,炙龟甲9g,牡蛎粉12g,生甘草6g。

4.血瘀型

【证候】

经血非时而下,时下时止,或淋漓不净,色紫黑有块;或有小腹疼痛。舌质紫暗,苔薄白;脉涩或细弦。

【辨证】

胞脉瘀滞,旧血不去,新血难安,故经乱无期,离经之血时停时流,故经血时来时止。冲任瘀阻,新血不生,旧血蓄极而满,故经血非时暴下;瘀阻则气血不畅,故小腹作痛;血色紫黑有块,舌紫暗,脉涩均为有瘀之征。

【治法】

活血化瘀,止血调经。

【主方】

桃红四物汤加三七粉、茜草炭、炒蒲黄。

【处方举例】

桃仁6g,红花6g,当归9g,川芎6g,赤芍粗,熟地黄9g,三七粉9g,茜草炭9g,炒蒲黄9g。

血止后治疗

血止后治疗以复旧为主,结合澄源。

(1)辨证求因、治本调经:在崩漏发病过程中常因病机转化而气血同病,多脏受累,甚而反果为因,故在治疗过程中除要辨证求因、审因论治外,更要抓住本病肾虚为主的基本病机,始终不忘补肾治本调经。一般说来,可在血止后根据患者不同年龄运用中药调整月经周期、促进卵泡发育成熟并排卵,多以调补肝肾佐以理气和血之法,方用大补元煎合寿胎丸、二至丸加减;通过 B 超监侧卵泡发育接近成熟时,佐以活血通络之品,如茺蔚子、红花、路路通、鸡血藤、丹参等,同时酌加巴戟天、肉苁蓉、补骨脂等温补肾阳。如 BBT 监测体温上升,说明已排卵,此时当温肾暖宫,调肝养血以维持黄体功能,方用苁蓉菟丝子丸(《中医妇科治疗学》)加减化裁,药用肉从蓉、菟丝子、熟地黄、山药、山茱萸、当归、桑寄生、淫羊藿、艾叶、台乌药、巴戟天、砂仁等。

(2)中药周期疗法:中药周期疗法简称"中周法",是根据月经周期中脏腑阴阳气血的生理性变化,在月经周期不同时段采用不同的治法,因势利导,以达到调整月经周期和恢复排卵的目的。"中周法"周期性用药的原则为:经后期着重补肾调肝养血,促进卵泡发育成熟;经间期着重助阳活血,促进阴阳转化,诱发排卵;经前期着重补肾助阳养肝,维持黄体功能;经行之际,着重活血调经,根据经量多少随证用药。一般连续治疗 3～6 个周期,可望逐渐建立正常月经周期,并恢复排卵。临床运用"中周法"时,应根据患者的证候与体质特点,辨病与辨证结合,因人、因证、因时制宜,以补肾、养肝、扶脾和调理气血为治疗大法,调经治本。用"中周法"调经和促排卵时,要针对卵泡发育和排卵障碍的根本原因,借助卵巢功能检查的方法动态监测卵泡发育、成熟与排卵情况,适时调整方药。若仅通过机械地计算周期时间来用药,则可能难以收到预期的治疗效果。

(五)病程观察

1.在脾虚证型中,久崩不止,证见头昏、乏力、心悸、失眠者,酌加制何首乌、桑寄生、五味子养心安神;脘腹胀闷者,加黑荆芥、煨木香、妙枳壳宽中行气;崩中量多者,加山茱萸、仙鹤草、血余炭敛阴涩血止血。

2.在肝肾阴虚证型中,如胁胀痛者加柴胡、香附、白芍疏肝解郁柔肝;咽干、眩晕者,加玄参、牡蛎、夏枯草养阴平肝清热;心烦、眠差者,加五味子、柏子仁、夜交藤养心安神,阴虚生热而热象明显者,参照崩漏虚热证治疗。

3.在虚热证型中,如暴崩下血者,加仙鹤草、海螵蛸涩血止血;淋漓不断者,加茜草、三七化瘀止血,心烦少寐者,加炒酸枣仁、柏子仁养心安神;烘热汗出,眩晕耳鸣者,加龟甲、龙骨育阴潜阳;血久不止,面色苍白,心悸气短,血色淡而质清者,加黄芪、枸杞子、当归益气养血。

4.在血热证型中,因外感热邪或过服辛燥助阳之品酿成实热崩漏,证见暴崩、发热、口渴、苔黄、脉洪大有力者,加贯众炭、蒲公英、马齿苋清热解毒,凉血止血,实热耗气伤阴,出现气阴两虚证者,合生脉散加沙参益气养阴,如实热已除,血减少而未止者,当根据证候变化塞流佐以澄源,随证遣方中酌加仙鹤草涩血止血,茜草、益母草化瘀止血。

5.在血瘀证型中,若崩漏患者月经久闭不行,B 超提示子宫内膜较厚者,加川牛膝、泽兰、莪术活血通经;少腹冷痛,经色黯黑夹块,为寒凝血瘀,加艾叶炭、炮姜炭温经涩血止血;血多者,暂去当归、红花,加海螵蛸、仙鹤草、血余炭收涩止血;口干苦,血色红而量多,苔薄黄者,为瘀久化热,加炒地榆、贯仲炭、夏枯草凉血止血;气血虚兼有瘀滞者,改用八珍汤加益母草、鸡血藤、香附调补气血,化瘀生新。

(六)预后转归

崩漏就病之新久而言，"暴崩者，其来骤，其治亦易；久崩者，其患深，其治亦难"（《景岳全书·妇人规·崩淋经漏不止》）。就其疗效而言，止血塞流稍易，调经复旧较难。正如《女科证治约旨》所谓"崩中者势急症危，漏下者势缓症重，其实皆属危重之候"。崩漏虽属妇科危急重症，但只要治疗得当，并坚持善后调理，预后一般较好。

（七）预防与调护

崩漏是可以预防的，重视经期卫生，尽量避免或减少宫腔手术；早期治疗月经过多、经期延长、月经先期等出血倾向的月经病，以预防发展为崩漏，崩漏一旦发生，必须及早治愈，并加强锻炼，以防复发。崩漏调摄首重个人卫生防感染，次调饮食增强营养，再适劳逸畅情怀。

（八）疗效评定

1. 治愈　月经恢复正常达 3 个月经周期以上。各项检查正常。

2. 好转　月经基本恢复正常，未达 3 个月经周期，偶仍有月经量多、经期延长等表现，各项检查尚未完全恢复正常。

3. 未愈　崩漏仍作，月经失调，必要时手术治疗。

（谷凌云）

# 第六节　闭经

女子年满 16 周岁，但月经从未来潮，或正常月经发生后又闭止 6 个月以上，或根据自身月经周期计算停经 3 个周期以上者，称为闭经。前者为原发性闭经，约占 5%；后者为继发性闭经，占 95%。青春前期、妊娠期、哺乳期、绝经后期的月经不来潮以及月经初潮后 1 年内月经偶尔停闭不行，无其他不适均属生理性停经，不属闭经范畴，此外，因玉门闭锁（处女膜闭锁）或阴道横隔以致经血潴留者，为"隐经"，并非闭经，需手术治疗。因先天性生殖器官缺如或畸形，或后天器质性损伤无月经者，药物不能奏效，故本节不予讨论。

闭经的记载首见于《内经》。《素问·阴阳别论》之"女子不月"，《素问·评热病论》谓"月事不来"。该书所载第一首妇科处方"四乌贼骨一蔗茹丸"即为"血枯经闭"而设。《素问·阴阳别论》指出："二阳之病发心脾，有不得隐曲，女子不月'"这是对闭经病因病机的最早认识。

【临床诊疗思维】

（一）病因病机分析

月经的产生是脏腑、天癸、气血、冲任共同协调作用于胞宫的结果。任何一个环节发生功能失调都会导致血海不能按时满溢而出现闭经。闭经的病因病机复杂，但究其病因不外乎虚实两端。《金匮要略》概括其病因为"因虚、积冷、结气"；《医学入门》把闭经分为"血枯""血滞"两大类。虚者多为精血不足，血海空虚，无血下行；实者为冲任胞宫阻滞，经血不得下行。虚者多由先天肾气不足，冲任未充；或肝肾虚损，精血匮乏；或阴虚血燥，血海干涸；或脾胃虚弱，气血乏源。实者主要有气滞血瘀，痰湿阻滞冲任胞宫，血海阻隔，经血不得下行而成闭经。

1. 肝肾不足

禀赋不足，肾气未盛，精气未充，肝血不足，天癸不能应时泌至则冲脉不盛，任脉不通乃至月经不行。或因多产、堕胎，以致肾精耗损，或久病及肾，肝血亦虚，精血匮乏，源断其流，冲任亏损，胞宫无血可下，而成闭经。《医学正传》云："月经全借肾水施化，肾水既乏，则经血日以干涸。"也有因肾阳素虚，阳气不达，阳虚生寒，虚寒滞血，而致经闭的。

2.气血虚弱

脾胃素弱,或饮食劳倦,或忧思过度,损伤心脾,营血不足;或大病、久病,或吐血、下血、堕胎、小产等数脱于血,或哺乳过长过久,或患虫积耗血,以致冲任大虚,血海空乏,无血可下,故成闭经。《兰室秘藏》云:"妇人脾胃久虚,或形羸气血俱衰,而致经水断绝不行。"

3.阴虚血燥

素体阴虚,或失血伤阴,或久病耗血,或过食辛燥灼烁津血,以致血海燥涩干涸,故成闭经.若日久病深,精亏阴竭,血海干涸,则可发展为虚劳闭经。如《兰室秘藏》曰:"夫经者,血脉津液所化,津液既绝,为热所烁,肌肉消瘦,时见渴燥,血海枯竭,病名曰血枯经绝。"

4.气滞血瘀

七情内伤,肝气郁结不达,气血瘀滞。或因经、产之时,血室正开,感受风冷寒邪,或内伤寒凉生冷,血为寒凝而瘀,或因热邪煎熬阴血成瘀。气滞则血瘀,血瘀必气滞,二者相因而致。冲任瘀阻,胞脉量塞,经水阻隔不行,故成闭经。

5.痰湿阻滞

肥胖之人,多痰多湿,痰湿塑阻经隧。或脾阳失运,湿聚成痰,脂膏痰湿阻滞冲任,胞脉闭而经不行。《女科切要》说:"肥白妇人,经闭而不通者,必是湿痰与脂膜壅塞之故也。"

此外,亦有因刮宫术后闭经者,有因滥用激素类药物引起闭经者,临证时应加以详察。

(二)诊断思维

1.辨病思维

(1)诊断要点

①病史:原发性闭经者应了解其生长发育情况,健康状况,既往有无急慢性疾病病史,有无周期性下腹疼痛,其母在妊振过程中情况,同胞姐妹月经期情况等。继发性闭经者应了解其停经前月经情况,如初潮、周期、经期、经量、经色、经质等情况,停经前有无精神紧张,体重下降,营养缺乏,剧烈运动,环境改变,药物(避孕药、镇静药、激素、减肥药)、放射治疗或核素治疗等诱因的影响,有无近期分娩、产后出血、宫腔手术史及其他内分泌疾病病史。

②症状:女子年满16岁,女性第二性征出现但月经从未来潮者,或年满14岁仍无女性第二性征发育者;或正常月经发生后出现月经停止6个月以上;或根据自身月经周期计算停经3个周期以上者。注意有无周期性下腹胀痛、头痛及视觉障碍,有无溢乳、厌食、恶心等,有无体重变化(增加或减少)、畏寒或潮红或阴道干涩等症状。

③检查

全身检查:观察患者体质、发育、营养状况、毛发分布情况、第二性征发育情况。

妇科检查:了解外阴、子宫、卵巢的发育情况,有无缺如、畸形和肿块。对原发性闭经患者要注意外阴发育情况,处女膜有无闭锁,有无阴道、子宫、卵巢缺如或畸形。

辅助检查:已婚妇女须先排除妊娠,通过病史、全身检查及妇科检查,在对病因及病变部位有初步了解的基础上,选择必要的辅助检查以明确诊断。

①子宫功能检查:主要了解子宫、子宫内膜状态及功能。包括药物撤退试验(孕激素试验,雌、孕激素序贯试验)、诊断性刮宫、子宫输卵管造影、宫腔镜检查。

②卵巢功能检查:主要了解卵巢有无排卵。包括基础体温测定、B型超声监测、宫颈黏液结晶检查、阴道脱落细胞检查、血类固醇激素测定。

③垂体功能检查：雌、孕激素序贯试验阳性提示患者体内雌激素水平低落，为确定原发病因在卵巢、垂体或下丘脑，需作以下检查：a.垂体兴奋试验：又称 GnRH 刺激试验。当血 FSH 与 LH 含量均低时，用 GnRH 刺激试验了解垂体对 GnRH 的反应性，确定病变在垂体或在下丘脑。b.促性腺激素(FSH，LH)、催乳激素(PRL)测定。c.影像学检查：疑有垂体肿瘤可进行蝶鞍 X 线片或 CT 检查。

其他检查：染色体检查、甲状腺功能检查、肾上腺功能检查、B 型超声检查、腹腔镜检查等均可协助判断闭经的原因等。

(2)鉴别诊断：继发性闭经应与早孕相鉴别，尤其是月经不调患者妊娠早孕停经后可出现妊娠反应，脉滑利，乳房增大，乳晕颜色加深。尿妊娠试验阳性。妇科检查宫颈呈紫蓝色，子宫体增大，质软。

2.辨证思维

闭经的辨证，首当分清虚实。一般而论，禀赋不足，年逾 16 岁尚未行经，或月经后期、过少而逐渐停闭者，多属虚证。以往月经正常而突然停闭，或伴有痰饮、瘀血等征象者，多是实证。然而，亦常有虚实错杂、本虚标实之证，须当细辨。在确诊闭经之后，尚须明确是经病还是他病所致，因他病致闭经者先治他病然后调经。

(三)治则思维

闭经的治疗原则，是根据病证的虚实寒热，虚者补而通之，或补益肝肾，或调养气血；实者泻而通之，或活血化瘀，或理气行滞，或化痰调经。切不可不分虚实，滥用攻破通经之方药。如有实证，亦不可一味峻补，反而留邪，而阻滞精血。

(四)辨证论治

1.肝肾不足

【证候】

年逾 16 周岁尚未行经，或由月经后期、量少逐渐至经闭；素体虚弱，腰酸腿软，头晕耳鸣。舌淡红，苔少；脉沉弱或细涩。

【辨证】

禀赋素弱，肾气不足，天癸未至，冲任未通，故月经迟迟不潮；或天癸虽至，但冲任不充，精血不足，故月经逐渐延后量少而至停闭；腰酸头晕耳鸣，舌淡红，苔少，脉沉弱涩，均为肝肾不足之征。

【治法】

补肾养肝调经。

【主方】

归肾丸加鸡血藤、首乌。

【处方举例】

熟地黄 12g，山药 12g，山茱萸 12g，茯苓 9g，当归 9g，枸杞子 12g，杜仲 12g，菟丝子 12g，鸡血藤 15g，何首乌 9g。

2.气血虚弱

【证候】

月经逐渐后延，量少，经色淡而质薄，继而停闭不行；或头晕眼花，或心悸气短，神疲肢倦，或食欲不振,毛发不泽或易脱落,身体赢瘦,面色萎黄。舌淡,苔少或薄白;脉沉缓或虚数。

【辨证】

屡伤于血,或心脾受损,化源不足,血虚气弱,冲任失养,血海空虚,以致月经停闭。余证均为血虚不荣,气虚不布所致。

【治法】

补气养血调经。

【主方】

人参养荣汤(《和剂局方》)。

【处方举例】

人参 12g,黄芪 12g,白术 9g,茯苓 9g,远志 6g,陈皮 6g,五味子 6g,当归 9g,白芍 9g,熟地黄 12g,桂心 6g,炙甘草 9g。

3.阴虚血燥

【证候】

月经量少而渐至停闭;五心烦热,两颧潮红,交睫汗出,或骨蒸劳热,或咳嗽唾血。舌红苔少,脉细数。

【辨证】

阴虚内热,热燥血亏,血海渐涸,故月经由少以致停闭,并五心烦热,盗汗颧红等虚热征象。阴虚日久,精血亏损,虚火内炽,则骨蒸潮热,或咳嗽唾血等症。舌红,苔少,脉细数为阴虚之候。

【治法】

养阴清热调经。

【主方】

加减一贯煎加黄精、丹参、枳壳。

【处方举例】

生地黄 12g,熟地黄 12g,麦冬 9g,白芍 9g,知母 9g,地骨皮 9g,甘草 9g,黄精 12g,丹参 12g,枳壳 9g。

4.气滞血瘀

【证候】

月经数月不行;精神抑郁,烦躁易怒,胸胁胀满,少腹胀痛或拒按。舌边紫暗,或有瘀点;脉沉弦或沉涩。

【辨证】

气以宣通为顺,气机抑郁,不能行血,冲任不通,则经闭不行;气滞不宣,则精神郁闷,烦躁易怒,胸胁胀满;瘀血内停,积于血海,冲任受阻,则少腹胀痛拒按;舌紫暗,有瘀点,脉沉弦或沉涩,为瘀滞之象。

【治法】

理气活血,祛瘀通经。

【主方】

血府逐瘀汤(《医林改错》)。

**【处方举例】**

桃仁 8g,红花 8g,当归 9g,生地黄 9g,川芎 6g,赤芍 9g,牛膝 9g,桔梗 9g,柴胡 9g,枳壳 9g,甘草 6g。

5.痰湿阻滞

**【证候】**

月经停闭;形体肥胖,胸胁满闷,呕恶痰多,神疲倦怠,或面浮足肿,或带下量多色白。苔腻;脉滑。

**【辨证】**

素体肥胖,多痰多湿,痰湿阻滞,气血不畅,冲任塞塞,故月经停闭;痰湿困脾,故胸闷呕恶、神疲倦怠;湿浊下注,则带下量多色白,脾湿不运,痰湿内阻,故面浮足肿,苔白腻,脉滑。

**【治法】**

豁痰除湿,调气活血通经。

**【主方】**

苍附导痰丸(《叶天士女科诊治秘方》)合佛手散(《普济本事方》)。

**【处方举例】**

茯苓 12g,法半夏 9g,陈皮 8g,甘草 8g,苍术 9g,香附 9g,胆南星 5g,枳壳 9g,生姜 9g,神曲 9g,当归 9g,川芎 6g。

(五)病程观察

1.在肝肾不足证型中,若潮热,五心烦热,甚至盗汗,骨蒸劳热,为肝肾阴虚生热所致。可参照阴虚血燥经闭处理。

2.在气血虚弱证型中,若因产后大出血所致的闭经,兼见毛发脱落,精神淡漠,阴道干涩,性欲减退,生殖脏器萎缩等,此乃精血亏败,肾气虚惫,冲任虚衰之证,可于上方加鹿茸、鹿角霜、紫河车等血肉有情之品,或制成药丸,缓以图之。若因虫积而致血虚闭经,当先治虫积,继以扶脾胃,补气血而治经闭。

3.在阴虚血燥证型中,若虚烦潮热甚者,加青蒿、鳖甲以清虚热,兼咳嗽、唾血者,酌加五味子、百合、川贝、阿胶以养阴润肺;虚烦少寐,心悸者,加柏子仁、夜交藤以宁心安神;若因实火灼阴,而致血燥闭经者,宜于方中加玄参、黄柏以清热泻火。如有结核病,同时应给以抗结核治疗。

4.在气滞血瘀证型中,若偏于气滞,证见胸胁及少腹胀甚者,加莪术、青皮、木香以行气止痛;偏于血瘀,证见少腹疼痛拒按者,加姜黄、三棱以活血通经,若因实热滞涩而瘀者,证见小腹疼痛灼热、带下色黄、脉数、苔黄,加黄柏、败告草、牡丹皮以清热化瘀;因实热伤阴而闭经者,参照阴虚血燥闭经处理,若寒凝血瘀,证见四肢不温,小腹冷痛,苔白,脉沉紧者,治宜温经散寒,活血通经,可用温经汤。

(六)预后转归

闭经病因复杂,病程较长,故疗程亦长,预后与转归常与病程、病因、病位、年龄、虚实有关。年龄较轻,闭经时间短,辨证属实证者,疗效较理想,预后好。年龄较大,闭经时间长,属于虚证,尤其是阴虚血燥者,治疗较为困难,预后差。本病治疗过程中也容易受到情志、环境或其他因素的影响,导致病情反复。若失治、误治,极易发展成不孕。

（七）预防与调护

闭经发生与诸多因素有关,虽然无确切的方法可以预防,但注意调摄,还是可以降低发病率的。注意精神调摄,保持精神乐观,情绪稳定,避免暴怒、过度紧张和压力过大。采取避孕措施,避免多次人工流产。饮食适宜,少食辛辣、油炸、油腻之品。经行时,避免冒雨涉水,忌食生冷。不宜长期服用某些药物,如避孕药、减肥药等。及时治疗某些慢性病,消除闭经因素。

（八）疗效评定

1.治愈　月经来潮,恢复正常月经周期,各项检查正常。

2.好转　月经来潮,未恢复正常月经周期,经量或多或少等,各项检查尚未完全恢复正常。

3.未愈　月经仍未至,症状无改善。

（谷凌云）

# 第七节　痛经

妇女正值经期或经行前后,出现周期性小腹疼痛,或痛引腰骶,甚则剧痛昏厥者,称为“痛经”,亦称“经行腹痛”。若经前或经期仅有小腹或腰部轻微的胀痛不适,不影响日常工作和生活者,则属经期常见生理现象,不作病论。

痛经分为原发性和继发性.原发性痛经无盆腔器质性病变,也称功能性痛经,常见于年轻未产女性,据报道75％的原发性痛经发生在初潮后的一年内,13％发生在第二年内,5％在第三年内。继发性痛经指盆腔器质性病变导致的痛经,如盆腔炎、子宫内膜异位症、子宫腺肌病、宫腔粘连、宫颈狭窄、宫内异物等引起的月经期疼痛,多发生于育龄期妇女。

【临床诊疗思维】

（一）病因病机分析

本病的发生与冲任、胞宫的周期性生理变化密切相关。主要病机在于邪气内伏或精血素亏,更值经期前后冲任二脉气血的生理变化急骤,导致胞宫的气血运行不畅,“不通则痛”,或胞宫失于濡养,“不荣则痛”,故使痛经发作。常见的分型有气滞血瘀、寒凝血瘀、湿热瘀阻、气血虚弱、肾气亏损。

1.气滞血瘀

素性抑郁,或忿怒伤肝,肝郁气滞,气滞血瘀,或经期产后,余血内留,蓄而成瘀,瘀滞冲任,血行不畅,经前经时气血下注冲任,胞脉气血更加壅滞,“不通则痛”,故使痛经。

2.寒凝血瘀

经期产后,感受寒邪,或过食寒凉生冷,寒客冲任,与血搏结,以致气血凝滞不畅,经前经时气血下注冲任,胞脉气血更加阻滞,“不通则痛”,故使痛经。

3.湿热瘀阻

素有湿热内蕴,或经期产后,感受湿热之邪,与血搏结,稽留于冲任、胞宫,以致气血凝滞不畅,经行之际,气血下注冲任,胞脉气血更加塑滞,“不通则痛”,故使痛经。

4.气血虚弱

素体虚弱,气血不足,或大病久病,耗伤气血,或脾胃虚弱,化源不足,气虚血少,经行血泄,冲任气血更虚,胞脉失于濡养,"不荣则痛",故使痛经。

5.肾气亏损

先天肾气不足,或房劳多产,或久病虚损,伤及肾气,肾虚则精亏血少,冲任不足,经行血泄,胞脉愈虚,失于濡养,"不荣则痛",故痛经。

(二)诊断思维

1.辨病思维

(1)诊断要点

①病史:经行小腹疼痛,伴随月经周期规律性发作,或有不孕、盆腔炎、宫腔手术史。

②症状:腹痛多发生于行经第1~2天或经期前1~2天,可呈阵发性痉挛性或胀痛下坠感,疼痛可引及全腹或腰骶部,或外阴、肛门坠痛,严重者可出现面色苍白、出冷汗、手足发凉等晕厥现象。疼痛程度虽有轻有重,但一般无腹肌紧张或反跳痛。偶有经行腹痛延续至经净或于经净后1~2天始发病。

③检查

妇科检查:无阳性体征者属功能性痛经,部分患者可见子宫体极度屈曲或宫颈口狭窄;如盆腔内有粘连、包块、结节、附件区增厚或子宫体均匀增大者,可能是盆腔炎症、子宫内膜异位症、子宫腺肌病等病所致。

辅助检查:B超、腹腔镜、宫腔镜检查,子宫输卵管造影有助于明确痛经的原因。

(2)鉴别诊断:本病应与发生在经期或于经期加重的内、外、妇诸科有腹痛症状的疾病如急性阑尾炎、结肠炎、膀胱炎、卵巢囊肿蒂扭转等鉴别,重点应与阴道流血伴有小腹疼痛的异位妊娠、胎动不安相鉴别。可作尿或血妊娠试验、妇科检查和B超作鉴别。

2.辨证思维

痛经辨证首先当识别痛证的属性。根据疼痛发生的时间、性质、部位以及痛的程度,结合月经期、量、色、质及兼症、舌脉,并根据素体情况,参考发病相关因素等辨其寒热虚实。一般痛在经前、经期之初、中期者多属实;痛在月经将净或经后期者多属虚。疼痛剧烈、拒按、掣痛、绞痛、灼痛、刺痛多属实;隐隐作痛一、坠痛、喜揉喜按多属虚。痛甚于胀,血块排出疼痛则减轻或刺痛、持续作痛者多为血瘀;胀甚于痛,时痛时止者多为气滞。绞痛、冷痛、得热痛减多属寒,灼痛、得热痛增多为热。痛在两侧少腹病多在肝,痛在腰际病多在肾。

(三)治则思维

痛经的治疗原则,以调理冲任、胞宫气血为主。又须根据不同的证候,或行气,或活血,或散寒,或清热,或补虚,或泻实。治法分两步:月经期调血止痛以治标;平时辨证求因以治本,同时应因时制宜,选择最佳治疗时机。一般来说,实证者应着重在经前5~10天治疗,用药以疏通气血为主,重在消除气机之郁滞和血脉之瘀阻,使气血流畅,通则不痛;虚证者则着重在行经末期和经后3~7天治疗,以养血益精为主,补精血之不足,使胞宫得以濡养,荣则不痛。一般以3个周期为一疗程。务必注意巩固疗效。

(四)辨证论治

1.气滞血瘀型

【证候】

经前或经期小腹胀痛拒按,胸胁、乳房胀痛,经行不畅,经色紫黯有块,块下痛减,舌紫黯,或有瘀点,脉弦或弦涩有力。

【辨证】

肝郁气滞,瘀滞冲任,气血运行不畅,经前经时,气血下注冲任,胞脉气血更加阻滞,"不通则痛",故经行小腹胀痛拒按;肝气郁滞,故胸胁、乳房胀痛;冲任气滞血瘀,故经行不畅,经色紫黯有块;血块排出后,胞宫气血运行稍畅,故腹痛减轻。舌紫黯或有瘀点,脉弦或弦涩有力,也为气滞血瘀之征。

【治法】

行气活血,祛瘀止痛。

【主方】

膈下逐瘀汤。

【处方举例】

当归9g,111芎6g,赤芍9g,桃仁6g,红花6g,枳壳9g,延胡索9g,五灵脂6g,牡丹皮9g,乌药9g,香附9g,甘草6g。

2.寒凝血瘀型

【证候】

经前或经期小腹冷痛拒按,得热则痛减,经血量少,色暗有块,畏寒肢冷,面色青白,舌暗,苔白,脉沉紧。

【辨证】

寒客冲任,血为寒凝,瘀滞冲任,气血运行不杨,经行之际,气血下注冲任,胞脉气血塞滞,"不通则痛",故痛经发作,寒客冲任,血为寒凝,故经血量少,色暗有块;得热则寒凝暂通,故腹痛减轻;寒伤阳气,阳气不能敷布,故畏寒肢冷,面色育白。舌暗,苔白,脉沉紧,为寒凝血瘀之征。

【治法】

温经散寒,祛瘀止痛。

【主方】

温经汤。

【处方举例】

吴茱萸6g,当归12g,芍药9g,川芎6g,人参12g,生姜9g,麦冬9g,半夏g,牡丹皮9g,阿胶9g,甘草9g,桂枝g。

3.湿热瘀阻型

【证候】

经前或经期小腹灼痛拒按,痛连腰能,或平时小腹痛,至经前疼痛加剧,经量多或经期长,经色紫红,质稠或有血块,平素带下量多,黄稠臭秽,或伴低热,小便黄赤,舌红,苔黄腻,脉滑数或濡数。

【辨证】

湿热蕴结冲任,气血运行不畅,经行之际气血下注冲任,胞脉气血塞滞,"不通则痛",故痛经发作;湿热瘀结胞脉,胞脉系于肾,故腰骶坠痛,或平时小腹痛,至经前疼痛加剧;湿热伤于冲任,迫血妄行,故经量多,或经期长;血为热灼,故经色紫红,质稠或有血块,湿热下注,伤于带脉,带脉失约,故带下衡多,黄稠臭秽,湿热熏蒸,故低热,小便黄赤,舌红,苔黄腻,脉滑数或濡数,为湿热斑结之征。

【治法】

清热除湿,化瘀止痛。

【主方】

清热调血汤(《古今医鉴》)加红藤、败酱草、薏苡仁。

【处方举例】

牡丹皮 9g,黄连 6g,生地黄 9g,当归 9g,白芍 9g,川芎 6g,红花 6g,桃仁 6g,莪术 4g,香附 9g,延胡索 9g,红藤 12g,败酱草 12g,薏苡仁 12g。

4. 气血虚弱型

【证候】

经期或经后小腹隐痛喜按,月经量少,色淡质稀,神疲乏力,头晕心悸,失眠多梦,面色苍白,舌淡,苔薄,脉细弱。

【辨证】

气血本虚,经血外泄,气血更虚,胞宫、胞脉失于濡养,故经期或经后小腹隐痛喜按;气血虚冲任不足,血海满溢不多,故月经量少,色淡质稀;气虚中阳不振,故神疲乏力;血虚不养心神,故心悸,失眠多梦;气血虚不荣头面,故头晕,面色苍白。舌淡,苔薄,脉细弱,也为气血虚弱之征。

【治法】

补气养血,和中止痛。

【主方】

黄芪建中汤(《金匮要略》)加当归、党参。

【处方举例】

黄芪 12g,白芍 9g,桂枝 9g,炙甘草 9g,生姜 9g,大枣 9g,饴糖 9g,当归 9g,党参 12g。

5. 肾气亏损型

【证候】

经期或经后小腹隐隐作痛,喜按,月经量少,色淡质稀,头晕耳鸣,腰酸腿软,小便清长,面色晦暗,舌淡,苔薄,脉沉细。

【辨证】

肾气本虚,精血不足,经期或经后,精血更虚,胞宫、胞脉失于濡养,故小便隐隐作痛,喜按;肾虚冲任不足,血海满溢不多,故月经量少,色淡质稀;肾精不足,不能上养清窍,故头晕耳鸣;肾亏则腰腿失养,故腰酸腿软;肾气虚膀胱气化失常,故小便清长。面色晦暗,舌淡苔薄,脉沉细,也为肾气亏损之征。

【治法】

补肾填精,养血止痛。

【主方】

调肝汤(《傅青主女科》)。

【处方举例】

当归 9g,白芍 9g,山茱萸 12g,巴戟天 9g,甘草 6g,山药 12g,阿胶 9g。

（五）病程观察

1. 在气滞血瘀证型中,若痛经剧烈伴有恶心呕吐者,酌加吴茱萸、半夏、莪术;若兼小腹胀坠或痛连肛门者,酌加姜黄、川楝子;兼寒者小腹冷痛,酌加艾叶、小茴香,夹热者,口渴,舌红,脉数,宜酌加栀子、连翘、黄柏。

2. 在寒凝血瘀证型中,若痛经发作者,酌加延胡索、小茴香;小腹冷凉,四肢不温者,酌加熟附子、巴戟天。若经行期间,小腹绵绵而痛,喜暖喜按,月经量少,色淡质稀,畏寒肢冷,腰骶冷痛,面色淡白,舌淡,苔白,脉沉细而迟或细涩,为虚寒所致痛经。治宜温经养血止痛,方用大营煎加小茴香、补骨脂。

3. 在气血虚弱证型中,若月经过多或经期延长者,酌加槐花、地榆、马齿苋;带下量多者,酌加黄柏。

4. 在肾气亏损证型中,若经量少者,酌加鹿角胶、熟地黄、枸杞子;腰骶酸痛剧者,酌加桑寄生、杜仲、狗脊。

（六）预后转归

原发性痛经经及时、积极、准确辨证治疗,常能痊愈.继发性痛经,病情复杂,病程缠绵,难获速效,但经辨证施治,并坚持治疗,也可取得较好减轻疼痛的作用,或有治愈之机。

（七）预防与调护

经期或经前恣饮冷食或感受风寒、淋雨涉水都可能引起痛经,故经前或经期应避免冷饮,衣服要保暖,避免淋雨或游泳,可以预防痛经和防止痛经病情严重发展。

（八）疗效评定

1. 治愈　月经来潮,痛经消失,各项检查正常。

2. 好转　痛经明显减轻,尚未完全恢复正常,各项检查基本正常。

3. 未愈　痛经症状无改善,甚至加重,影响月经周期的,如子宫腺肌病,必要时手术治疗。

（谷凌云）

# 第八节　盆腔炎

盆腔炎是妇科常见疾病,其临床特征主要是发热、下腹痛、带下增多、月经不调等。妇科检查可扪及附件增厚、压痛或有包块。本病多发生于生育年龄的妇女,也有少数发生于未婚者。中医古籍无盆腔炎之名。在"热入血室""带下病""产后发热""癥瘕""不孕"等论述中,对其临床特征有所描述。《金匮要略·妇人杂病脉证并治》云:"妇人中风,七八日续来寒热,发作有时,经水适断,此为热入血室,其血必结,故使如疟状,发作有时。"现根据其临床症状和体征,似乎与经行发热、带下病、癥瘕等有关。

急性盆腔炎:

女性盆腔生殖器官及其周围结缔组织和腹膜的急性炎症,称为"急性盆腔炎"。根据其病变部位的不同,分别称作急性子宫内膜炎、急性输卵管炎、输卵管积脓、输卵管卵巢脓肿、急性盆腔结缔组织炎、急性盆腔腹膜炎等。

【临床诊疗思维】

（一）病因病机分析

主要是产后或流产后摄生不慎,经期房事不洁,邪毒直中胞宫;或宿有瘀滞,因病体虚,或纵欲过度,劳倦所伤,以致复感外邪,引动宿疾,再次发病。其主要机制为湿、热、痰毒交结,邪正相争于胞宫、胞脉,邪与气血相搏结,致气血运行不畅,瘀血内阻,或在胞中结块,蕴积成脓。

1. 热毒炽盛

经期、产后、流产后或手术后血室正开,体质虚弱,若摄生不慎,房事不洁,则邪毒乘虚内侵,直中胞宫,客于冲任,化热酿毒,或蕴积成脓。

2. 湿热瘀结

经行产后,余血未净,湿热内侵,与余血相搏,阻滞冲任脉络,或宿有瘀滞,或素体脾虚,湿浊内蕴,因劳倦、房事所伤,或久病体虚,正气不足以御邪,以致复感外邪,引动宿疾。则瘀血与湿热内结于胞宫、胞脉,或留滞于少腹而发病。

(二)诊断思维

1. 辨病思维

(1)诊断要点

①病史:可有经行、产后房室不洁,或妇科手术,或既往有生殖道炎症病史。

②症状:主要有下腹痛,发热,带下增多。腹痛呈持续性,劳累或性交后加重。严重者有寒战、高热、头痛;月经期发病则引起经量增多、经期延长;若有腹膜炎,则可有恶心、呕吐、腹胀、腹泻;若有脓肿形成,可有下腹包块及局部刺激症状;如排尿困难、尿频、尿痛,或排便困难;若在腹膜外可致腹泻、里急后重。

③检查

妇科检查:下腹部肌紧张、压痛、反跳痛,阴道充血,分泌物呈脓血性,量多,有臭味;宫颈充血,抬举痛。宫体稍大,压痛,活动受限;子宫两侧压痛明显,或可触及包块;盆腔脓肿位置较低者,则后穹窿饱满,有波动感。

实验室检查与其他检查:①血常规检查:白细胞总数及中性粒细胞数增高;②血沉:>20 mm/h;③宫颈管分泌物检查:涂片见白细胞,可做病原体培养及药敏试验;④B超检查:可见盆腔积液或包块;⑤后穹窿穿刺:若B超检查显示直肠子宫陷凹积液,穿刺抽出脓液即可确诊。穿刺物涂片检查或细菌培养可明确病原体,盆腔脓液培养结果比宫颈管分泌物培养更为可靠;⑥腹腔镜检查:输卵管表面明显充血,输卵管管壁水肿;输卵管伞端或浆膜面有脓性渗出物。

(2)鉴别诊断

①异位妊娠:输卵管妊娠流产、破裂者,腹腔内出血,临床表现为腹痛、阴道流血,甚至晕厥,与急性盆腔炎相似。盆腔炎者高热,白细胞明显升高。异位妊娠者HCG阳性。后穹窿穿刺,异位妊娠者可吸出不凝固的积血,盆腔炎则为脓液,可资鉴别。

②急性阑尾炎:与急性盆腔炎都有身热、腹痛、白细胞升高。盆腔炎痛在下腹部两侧,病位较低,常伴有月经异常;急性阑尾炎多局限于右下腹部,有麦氏点压痛、反跳痛。

③卵巢囊肿蒂扭转:常有突然腹痛,渐加重,甚至伴有恶心呕吐,一般体温不甚高,B超检查或妇科盆腔检查可资鉴别。

2. 辨证思维　急性盆腔炎发病急,病情重,传变快。病因以热毒为主,兼有湿、瘀。

(三)治则思维

治法以清热解毒为主,祛湿化瘀为辅,治疗务求及时彻底,以免病势加重,危及生命;或遗留后遗症,反复发作,或导致不孕、异位妊娠等。

(四)辨证论治

1.热毒炽盛

【证候】

高热寒战,腹痛拒按,咽干口苦,带下量多,色黄或赤白如脓血,质黏稠,臭秽,月经量多或淋漓不净,大便秘结,小便短赤。舌红,苔黄厚,脉滑数。

【辨证】

热毒直中胞宫,与气血相搏结,邪正交争,故高热寒战,腹痛拒按;任脉带脉损伤,则带下量多;冲任失调则月经量多,热毒炽盛,湿邪瘀阻,则见舌红、苔黄腻,脉滑数之象。

【治法】

清热解毒,利湿排脓。

【主方】

五味消毒饮合大黄牡丹皮汤。

【处方举例】

金银花 15g,菊花 6g,蒲公英 10g,紫花地丁 10g,紫背天葵 6g,大黄 10g,牡丹皮 10g,芒硝 7g,桃仁 5g,冬瓜仁 10g。

2.湿热瘀结

【证候】

下腹部疼痛拒按,或胀满,热势起伏,寒热往来,带下量多、黄稠、臭秽,或经量增多,经期延长,淋漓不止,或恶心呕吐,大便溏或燥结,小便短赤,舌红有瘀点,苔黄厚,脉弦滑。

【辨证】

邪热与气血相搏于胞宫、胞脉,邪正交争,互有进退,则热势起伏,寒热往来,湿热与瘀血交结,气血阻滞,则腹痛胀满;湿热下注则带下量多,热迫血行,则经量多;热伤津液则便结,小便短赤;舌脉所见均为湿热瘀结之象。

【治法】

清热利湿,化瘀止痛。

【主方】

仙方活命饮加薏苡仁、冬瓜仁。

【处方举例】

金银花 15g,甘草 5g,当归尾 6g,赤芍 9g,乳香 6g,没药 9g,陈皮 9g,天花粉 9g,炙穿山甲 9g,白芷 9g,浙贝母 9g,防风 10g,皂角刺 8g,薏苡仁 12g,冬瓜仁 10g。

(五)病程观察

1.在热毒炽盛证型中,若带下臭秽如败酱,加椿根皮、黄柏、茵陈以清热利湿止带;若腹胀满,加厚朴、枳实以行气;若大便不爽,里急后重,加槟榔、枳壳清腑通便;月经量多不止者加地榆、马齿苋凉血止血;盆腔形成脓肿者加红藤、皂角刺、白芷解毒排脓;腹痛甚者,加延胡索、川楝子行气活血止痛;身热不退者加柴胡、青蒿退热。

2.在湿热瘀结证型中,若病在阳明,大热、大汗、大渴,面红,恶热,头痛、腹痛,脉洪数,可选白虎汤(《伤寒论》)加连翘、败酱草、蒲公英。

3.在热毒炽盛证型中,若热入营血,高热神昏,烦躁谵语,下腹痛不减,斑疹隐隐。舌红绛,苔黄燥,脉弦细数,宜清热解毒凉血,用清营汤。

(六)预后转归

急性盆腔炎的预后取决于邪毒的强弱、正气的盛衰以及治疗的及时、彻底与否。若邪毒炽盛,正气虚弱,或失治误治,病情迅速发展,可引起弥漫性腹膜炎、败血症、感染性休克,甚至死亡。若未能及时、准确地治疗,可遗留盆腔炎性疾病后遗症,可能影响生育和生活质量。盆腔炎性疾病后遗症经积极、有效的治疗,可好转或治愈。但若病程长,缠绵不愈,可导致月经不调、癥瘕、不孕或异位妊娠,或反复感染。

(七)预防与调护

1.急性盆腔炎有脓块形成时应采用半卧位,以利于脓液及带下的引流。

2.加强卫生宣教,注意妇女五期卫生,严禁经期房事。平时注意保持阴部卫生,可用洁尔阴洗液或肤阴肽洗液等清洗外阴。

3.医护人员应严格遵守无菌操作制度,如人工流产术、分娩接产术等都应严格消毒隔离,避免感染。对于能引起盆腔炎的一切疾病如阴道炎、宫颈炎、阑尾炎等均须积极治疗以防止本病发生。

4.对急性盆腔炎的治疗务必彻底,以防转为慢性。

5.适当参加体育锻炼,增强体质,增强抗病能力。

6.如高热持续3天以上不退,腹痛加剧,考虑有盆腔脓肿或盆腔腹膜炎时,应采用中西医综合治疗。

(八)疗效评定

1.治愈 下腹痛,发热,带下增多等症状消失,各项检查正常。

2.好转 症状明显减轻,各项检查尚未完全恢复正常。

3.未愈 症状无减轻,各项检查仍异常,出现盆腔脓肿,盆腔腹膜炎。

(谷凌云)

# 第九节 阴痒

外阴及阴道瘙痒,甚则痒痛难忍。坐卧不宁,或伴有带下增多等,称为"阴痒",亦称"阴门瘙痒"等。本病始见于《肘后备急方》:"阴痒汁出,嚼生大豆黄,涂之,亦疗尿灰疮。"《诸病源候论。妇人杂病诸候》指出其病机:"妇人阴痒,是虫蚀所为··微则痒,重则痛。"西医学之外阴瘙痒症可参照本病治疗。

【临床诊疗思维】

(一)病因病机分析

本病内因肝、脾、肾功能失常。外因湿热下注,或虫蚀为患。肝藏血,为风木之脏,肝经绕阴器;肾藏精,开窍于前后二阴;脾主运化水湿。肝经湿热,或肝郁脾虚,化火生湿,下注前阴则阴痒;肝肾不足,精血亏虚,生风化燥,阴部肌肤失养,不荣而痒;脾虚生湿,蕴久化热,流注阴器;或感染虫毒,虫扰阴部,均可致阴痒。

1.肝经湿热

久居潮湿之地,湿蕴化热;或摄生不慎,湿邪虫毒侵入阴部,或情怀不畅,肝郁脾虚,肝郁化火,脾虚生湿,肝经湿热下注,均可致阴痒。

2.肝肾阴虚

素体肝肾不足,或年老体衰,精血亏损,或久病不愈,阴血不足,化燥生风,阴户肌肤失养,发为阴痒。

(二)诊断思维

1.辨病思维

(1)诊断要点

①病史:可有带下病、糖尿病病史,或不洁性交,或接触被污染的洁具、衣物,或绝经后外阴阴道炎等病史。

②症状:外阴瘙痒,甚则痒痛难耐,坐卧不宁,可波及肛门周围、大腿内侧。

③检查

妇科检查:局部红肿或溃破,分泌物增多;或外阴部皮肤增厚、粗糙、皲裂或萎缩,常有抓痕,或色素减退。

白带检查:正常或可见阴道毛滴虫,或假丝酵母菌、线索细胞等。

(2)鉴别诊断

①股癣:皮肤真菌所致的体癣,发生于股内侧及会阴部者称为股癣,病灶边缘呈堤状,清晰可见,表面有鳞屑,有明显的炎症改变。阴痒则无明显的堤状边缘病灶。

②湿疹:皮肤病变呈对称性,边界明显,常因食物、药物或化学品过敏,反复发作,可发生于全身任何部位。阴痒则无上述特点。

2.辨证思维

主要根据阴部瘙痒的特点及全身情况进行辨证。一般来说,湿胜作痒,常浸淫流液;热胜作痒,常灼热或溃烂。虫蚀作痒,奇痒如虫爬,伴带下增多,色、质异常;风寒作痒,常局部皮肤变白;精血亏虚作痒,阴部干涩、掀热或皮肤变厚或萎缩。

(三)治则思维

治疗着重调理肝、脾、肾的功能,实者清热利湿、解毒杀虫,虚者补肝肾、养气血。本病以局部症状为主,故要注意"治外必本诸内"的原则,采用内服与外治,整体与局部相结合进行施治。

(四)辨证论治

1.肝经湿热

【证候】

阴部痛痒,甚则痒痛,坐卧不安,带下量多,色黄如脓,或呈泡沫米浴样,或色白如凝乳状,气味腥臭,心烦少寐,口苦而腻,胸闷不适,纳谷不香。舌苔黄腻,脉弦数。

【辨证】

由于脾虚生湿,肝经郁热,湿热下注,或感染虫毒,虫蚀阴中,则阴痒,湿热下注,损伤任带,秽液下流,则带下量多,色黄如脓,或泡沫米柑样,其气腥臭,痒痛难忍,心烦少寐,坐卧不安;湿热内盛,阻于中焦,则口苦而腻,胸闷不适,纳谷不香。苔黄腻,脉弦数,为肝经湿热下注所致。

【治法】

清热利湿,杀虫止痒。

【主方】

渗湿汤加苍术、苦参、白鲜皮。

【处方举例】

薏苡仁 15g,黄柏 9g,茯苓 12g,牡丹皮 9g,泽泻 12g,滑石 9g,通草 6g,苍术 9g,苦参 8g,白鲜皮 9g。

2. 肝肾阴虚

【证候】

阴部干涩,灼热瘙痒,或带下量少,色黄或赤白相兼,五心烦热,头晕目眩,烘热汗出,口干不欲饮,耳鸣,腰酸。舌红少苔,脉细数无力。

【辨证】

肝肾阴虚,精血两亏,血虚生风化燥,则阴部干涩,灼热瘙痒,肾虚带脉失约,任脉不固,阴虚生内热,则或带下量少,色黄或赤,阴虚阳亢,则五心烦热,口干不欲饮,时有烘热汗出,精血不足,清窍失养,则头晕目眩,耳鸣;腰为肾之府,肾虚则腰酸。舌红少苔,脉细数,均为肝肾阴虚之象。

【治法】

滋肾降火,调补肝肾。

【主方】

知柏地黄汤加当归、白鲜皮、制首乌。

【处方举例】

知母 10g,黄柏 12g,熟地黄 10g,山茱萸 12g,山药 12g,泽泻 9g,茯苓 9g,牡丹皮 9g,当归 8g,白鲜皮 12g,制首乌 12g。

(五)病程观察

1. 在肝经湿热证型中,若肝经湿热,症见带多,阴部瘙痒,烦躁易怒,胸胁胀痛,口苦而干,大便秘结,小便短赤,舌红苔薄黄,脉弦数者,方用龙胆泻肝汤。

2. 在肝肾阴虚证型中,在若见带下量多,酌加马齿苋、土茯苓以利湿;若见赤白带下,可加白及、白芷、茜草以凉血;若烘热汗出,选加龟甲、牡蛎以潜阳,阴痒不止,加防风、蝉蜕以祛风。

3. 在湿盛的证型中,若脾虚血少,症见阴部瘙痒,头晕心悸,失眠,纳呆腹胀,大便溏,神疲乏力,舌质淡红,脉细弦,宜健脾养血,方用归脾汤(方见月经不调)。

(六)预后转归

阴痒经内外结合治疗,多可治愈,若治疗不当,部分患者可发展为阴疮。

(七)预防与调护

应注意增强体质,保持外阴卫生,避免感染,发病后进行有针对性的治疗,防止复发。

(八)疗效评定

1. 治愈 外阴瘙痒消失,白带检查正常。

2. 好转 外阴瘙痒明显减轻,白带检查尚未完全恢复正常。

3. 未愈 外阴瘙痒未消失或加重。症状无改善,局部红肿或溃破,分泌物增多,白带检查仍可见阴道毛滴虫，或假丝酵母菌、线索细胞等。

（谷凌云）

# 第十节　阴挺

妇女子宫下脱，甚则挺出阴户之外，或阴道壁膨出。前者为子宫脱垂，后者为阴道壁膨出，统称阴挺，又称"阴菌""阴脱"。因多发在产后，故又有"产肠不收"之称。本节着重论述子宫脱垂。本病多见于经产妇、多产妇，或有便秘、慢性咳嗽史、长期站立工作、重体力劳动、产后过早使用腹压增高的动作（如久蹲、搬运等），致使子宫逐渐下垂。一般Ⅰ期和Ⅱa期可以保守治疗，Ⅱb及Ⅲ期脱垂需手术治疗。西医学之子宫脱垂、阴道前后壁膨出可参照本病治疗。

【临床诊疗思维】

（一）病因病机分析

本病的主要病机是气虚下陷与肾虚不固致胞络损伤，不能提摄子宫。子宫脱出阴户之外，摩擦损伤，则邪气入侵，湿热下注，可致溃烂者。

1.气虚

素体虚弱，中气不足，分娩时用力太过，或产后操劳持重，或久嗽不愈，或年老久病，便秘努责，损伤中气，中气下陷，固摄无权，系胞无力，以致子宫下垂。

2.肾虚

先天不足，或房劳多产，或年老体弱，肾气亏虚，冲任不固，系胞无力，以致子宫下垂。

（二）诊断思维

1.辨病思维

（1）诊断要点

①病史：有分娩损伤史，或产后过早操劳负重，或长期咳嗽、便秘史。

②症状：阴道有物下坠，甚则脱出阴道口外，站立过久或劳累后加重，卧床休息后多可回纳。伴有不同程度的腰骶部酸痛或下坠感，严重者常伴有排尿困难、便秘、遗尿。暴露在外的宫颈和阴道壁可发生溃疡出血，或有脓性分泌物。

③妇科检查：根据患者平卧并用力向下屏气时子宫下降的程度，将子宫脱垂分为3度。阴挺如为阴道壁膨出所致，同时还应检查膀胱和直肠膨出情况。

Ⅰ度：子宫体下降，子宫颈外口位于坐骨棘水平以下，但仍在阴道内（宫颈外口距阴道口少于4cm）。

Ⅱ度轻（Ⅱa）：子宫颈已暴露于阴道口或脱出于阴道口外，但子宫体仍在阴道口之内。

Ⅱ度重（Ⅱb）：子宫颈与部分子宫体均脱出于阴道口之外。

（2）鉴别诊断：通过妇科检查与子宫黏膜下肌瘤、阴道壁囊肿、宫颈过长及慢性子宫内翻进行鉴别。

2.辨证思维

临床见子宫下移，小腹下坠，四肢无力，精神疲倦，属气虚。若子宫下脱，腰酸腿软，头晕耳鸣，小便频数，属肾虚。可兼有湿热之标证。

（三）治则思维

治疗应本着《内经》"虚者补之，陷者举之"的原则，以益气升提，补肾固脱为主。兼湿热

361

者,佐以清热利湿,并配合局部外治,去湿热后,仍需补气扶正以固本。重度子宫脱垂对妇女危害较大,是难治之病,宜中西医结合治疗。

(四)辨证论治

1.气虚证

【证候】

子宫下坠或脱出于阴道口外,劳则加剧,小腹下坠,四肢无力,气少懒言,面色少华,小便频数,带下量多,质稀色白。舌淡苔薄,脉虚细。

【辨证】

脾主中气,脾虚则中气不足,气陷于下,提系无力,故子宫脱垂,小腹下坠;脾主四肢,脾虚中阳不振,则四肢无力,少气懒言,面色无华;下元气虚则膀胱失约,故小便频数;脾虚不能运化水湿,湿浊下注,则带下量多,质清稀,舌淡苔薄,脉虚细,均为气虚之象。

【治法】

补中益气,升阳举陷。

【主方】

补中益气汤加续断、金樱子。

【处方举例】

党参20g,黄芪20g,甘草10g,白术12g,升麻9g,柴胡9g,当归12g,陈皮9g,续断15g,金樱子12g。

2.肾虚

【证候】

子宫下脱,腰膝酸软,小腹下坠,小便频数,夜间尤甚,头晕耳鸣,舌淡红,脉沉弱。

【辨证】

肾藏精而系胞,肾虚则冲任不固,带脉失约,而致子宫脱出,腰酸腿软,小腹下坠;肾与膀胱相表里,肾虚膀胱气化失司,故小便频数,夜间尤甚,肾精不足,清窍失养,故头晕耳鸣;舌淡红,脉沉弱,均为肾虚所致。

【治法】

补肾固脱,益气升提。

【主方】

大补元煎加金樱子、芡实、鹿角霜、紫河车。

【处方举例】

熟地黄12g,当归12g,山茱萸12g,枸杞子10g,杜仲9g,党参15g,山药12g,黄芪15g,甘草8g,金樱子12g,芡实9g,鹿角霜10g,紫河车5g。

(五)病程观察

1.在气虚证型中,若兼湿热,带下量多,色黄质黏腻,有臭气者,可加黄柏、败酱草、薏苡仁以清热利湿。

2.在肾虚证型中,若命门火衰,元气不足者,可酌加补骨脂、肉桂以温补命门。

3.在气虚或肾虚的证型中,若子宫下脱日久,出现红肿溃烂,黄水淋漓,带下量多,色黄如脓,有臭气,发热口渴,小便黄赤,灼热而痛等湿热症状,轻者可于前方加黄柏、苍术、土茯苓、车前子等,以清利湿热,重者应首先清利湿热,用龙胆泻肝汤。待湿去热清,再扶正固本。

（六）预后转归

轻度子宫脱垂经适当治疗,并配合盆底肌肉锻炼,可好转或痊愈。重度脱垂或年龄较大、体质较差者,效果不理想,可出现张力性尿失禁,彫响生活质量。

（七）预防与调护

本病之发生主要在于房劳多产或产程过长,临产用力过猛,阴道、会阴撕裂,及产后过早劳动,或久咳、便秘等慢性疾病,以致中气下陷,肾气失固,胞络受损,不能提摄子宫。为了防止本病的发生须加强下列预防措施。

1.大力宣传提倡晚婚和计划生育及妇女五期卫生。

2.推广新法接生,提高接产技术,正确处理好各个产程,注意保护会阴,及时缝合会阴及修补阴道裂伤。

3.注意产后保健。产褥期及流产后,应适当休息,不宜过早参加体力劳动,避免长期蹲和站位劳动。

4.提倡产后早期离床活动及体育锻炼,增强体质,恢复子宫的生理功能,增强盆底肌肉的功能。

5.积极治疗咳嗽、便秘等慢性疾病。

（八）疗效评定

1.治愈　子宫无下坠,无腰酸不适等症状。

2.好转　子宫下坠、腰酸明显减轻,平卧并用力向下屏气时子宫下降尚未完全恢复正常。

3.未愈　子宫脱出阴道外未减轻或加重,症状无改善。保守治疗无效,需行手术治疗。

（谷凌云）

# 第十一节　妊娠腹痛

妊娠期间以小腹疼痛为主症,且反复发作者,称为妊娠腹痛. 又称"胞阻"。本病指妊娠期间由于胞脉失养、气血运行不畅或阻滞引起的腹痛。本病治疗得当预后良好,如果耽误治疗,腹痛增剧,甚或引起流产或早产。

【临床诊疗思维】

（一）病因病机分析

发病机制主要是胞脉阻滞、气血运行不杨。不通则痛为实,不荣而痛为虚。常见分型有血虚、虚寒、气郁等。

1.血虚

素体血虚,或失血过多,或脾虚化源不足而血虚,血虚则胞脉失养,以致腹痛。

2.虚寒

素体阳虚,阴寒内生,不能生血行血,胞脉失于温煦,更致气血运行不畅,胞脉受阻,因而发生腹痛。

3.气郁

素性抑郁,或为情志所伤,气郁则血行不畅,胞脉阻滞,不通则痛,因而腹痛。

（二）诊断思维

1. 辨病思维

(1) 诊断要点

①在妊娠期间，出现下腹疼痛，不伴阴道流血。一般不甚剧烈，但常反复发作，为主要诊断依据。

②孕期检查：妊娠子宫，增大如停经月份，腹部柔软不拒按。

(2) 鉴别诊断：孕期患腹痛，涉及内、外、妇产科疾病，必须详加鉴别。如腹痛伴有出血者，要注意与胎动不安、异位妊娠鉴别；若下腹痛、院腹痛，还要与孕期胃院痛或合并阑尾炎做鉴别，也有下腹剧痛者，但要与卵巢瘤蒂扭转相鉴别。

①宫外孕：有停经后阴道不规则流血史，其腹痛常拒按，如果输卵管妊娠破裂，有内脏撕裂痛，伴疼痛性休克，内出血多时伴失血性休克，病情危重。查血 β－HCG 和 B 超可辅助诊断。后穹窿穿刺抽出不凝结血液，提示内出血存在。

②流产：早孕流产之腹痛，伴腰酸和阴道流血，可做 B 超和查妊娠试验，了解胎儿情况。

③卵巢囊肿扭转：其腹痛一侧下腹部阵发性绞痛，妇检和 B 超提示一侧附件有囊肿存在，其扭转部位有压痛，子宫内无孕囊存在，无停经史。尿妊娠试验阴性。

④急性阑尾炎：有发热和转移性腹痛，右下腹麦氏点有明显压痛和反跳痛。无停经史，尿妊娠试验阴性，血常规检查提示白细胞明显升高。B 超检查提示子宫内无孕囊存在，阑尾区有炎症表现。

2. 辨证思维

辨证主要根据腹痛的性质和程度，结合兼症及舌脉特点辨其虚实。虚痛者，多绵绵作痛；实痛者，多为胀痛. 素体血虚，或失血过多，或脾虚化源不足为血虚。素体阳虚，阴寒内生，不能生血行血，胞脉失于温煦，更致气血运行不杨，胞脉受阻为虚寒。素性抑郁，或为情志所伤，气郁则血行不畅，胞脉阻滞，不通则痛为气郁。

(三) 治则思维

本病治法以调理气血为主，使胞脉气血畅通，则其痛自止。根据妊娠病的治疗原则是治病与安胎并举，故对妊娠腹痛的治疗，也应采用止痛与安胎并举，不可妄用攻伐胎儿的止痛药，如红花、三棱、枳实等。妊娠腹痛治疗后腹痛不减轻者，应引起重视，慎防发展为流产，需做必要的检查，同时增加安胎药的使用。

(四) 辨证论治

1. 血虚型

【证候】

妊娠小腹绵绵作痛，头晕心悸，失眠多梦，面色萎黄，舌淡，苔薄白，脉细滑。

【辨证】

素体血虚，孕后血聚养胎而愈虚，血虚胞脉失养，故小腹绵绵作痛；血虚髓海失养，则头晕；血不养心，则心悸，神不安舍，则少寐多梦；血虚不能上荣于面，故面色萎黄。舌淡，苔薄白，脉细滑，为血虚之征。

【治法】

补血养血，止痛安胎。

【主方】

当归芍药散(《金匮要略》)加减。

【处方举例】

当归 log,白芍 15g,川芎 6g,白术 15g,茯苓 10g,党参 20g,阿胶 10g。

2.虚寒型

【证候】

妊娠小腹冷痛,喜温喜按,形寒肢冷,倦怠无力,面色白,舌淡,苔白,脉细滑。

【证候】

妊娠小腹冷痛,喜温喜按,形寒肢冷,倦怠无力,面色㿠白,舌淡,苔白,脉细滑。

【辨证】

素体阳虚,孕后胞脉失于温煦,故小腹冷痛,喜温喜按,中阳不振,则倦怠无力;阳气不能外达,故形寒肢冷:面色㿠白。舌淡,苔白,脉细滑,为虚寒之征。

【治法】

暖宫止痛,养血安胎。

【主方】

胶艾汤(《金医要略》)。

【处方举例】

阿胶 10g,艾叶 log,当归 10g,川芎 6g,白芍 15g,干地黄 15g,甘草 10g。

3.气郁型

【证候】

妊娠小腹胀痛,情志抑郁,或烦躁易怒,伴胸胁胀满,舌红,苔薄,脉弦滑。

【辨证】

素性忧郁,肝失条达,气机不畅,孕后胞脉阻滞,故小腹胀痛;气滞肝脉,故胸胁胀满,气郁无以宣达,气机不畅,故情志抑郁,或烦躁易怒。舌红,苔薄,脉弦滑,为肝郁气滞之征。

【治法】

疏肝解郁止痛。

【主方】

逍遥散加减。

【处方举例】

柴胡 6g,当归 9g,白芍 12g,白术 10g,黄芩 9g,紫苏梗 9g,熟地黄 10g,佛手片 9g,杜仲 10g,续断 10g。

(五)病程观察

1.在血虚证型中,若血虚甚者,酌加枸杞子、制首乌、菟丝子滋肾养血,濡养胞脉;心悸失眠者,酌加酸枣仁、龙眼肉、五味子养血宁心安神。

2.在虚寒证型中,若肾阳虚衰,兼腰痛者,酌加杜仲、巴戟天、补骨脂以温肾助阳.使阴寒消散,气血流畅,则腹痛可止。

3.在气郁证型中,若郁而化热者,酌加栀子、黄芩清热凉血,和营止痛。

(六)预后转归

妊娠腹痛是孕期常见病,若不伴有下血症状,一般预后良好。若痛久不止,病势日进,也可损伤胎元,甚则发展为堕胎、小产。

(七)预防与调护

孕后注意妊娠期卫生,保持心情舒畅,起居有常,不要过于劳累,慎避虚邪贼风,戒房事,均是预防、减少妊娠腹痛发生的重要措施。

妊娠腹痛发生后要注意观察病情:观察腹痛性质及伴随症状,排除流产与宫外孕。同时要注意生活调摄:①卧床休息。②禁性生活。③心理调护。④饮食易消化富营养,忌辛辣之品。⑤慎起居,保持大便通畅。

(八)疗效评定

1.治愈　腹痛好转或消失,无阴道流血等症状,妊娠继续,B超检查正常。

2.好转　腹痛明显减轻,B超等检查未见异常。

3.未愈　腹痛症状不缓解甚至加重,出现腹痛加重,或出现阴道出血时,可发展为流产。

(谷凌云)

# 第三篇 肝癌的介入治疗

## 第一章 血管介入诊疗技术

### 第一节 经皮穿腔血管成形术

一、概况

经皮穿腔血管成形术(percutancous transluminal angioplasty,简称PTA),系指采用导管扩张技术使已经狭窄或闭塞的血管再通。1964年,Dotter 和 Judkin. 首先采用同轴导管系统治疗动脉粥样硬化所致的下肢动脉狭窄,使阻塞的血管再通,开创了介入放射学(interventionalradiology)新领域。1974年 Gruntzig 等研制出柔软、灵活的双腔球囊导管系统,克服了Dotter 同轴导管扩张技术的许多缺点,使 PTA 技术迅速发展。PTA 现已广泛应用于治疗四肢动脉、肾动脉、颈动脉、主动脉、冠状动脉以及下腔静脉的狭窄性病变。经过 20 多年的发展,PTA 技术已日臻成熟,成为公认的治疗血管疾病的重要方法。鉴于 PTA 术后存在着再狭窄的缺点,近年来激光血管成形术(laser angioplasty )、血管内支架里放术(endovascular stent)和动脉粥样硬化物质切除术(atherectomy)等,相继问世,弥补和减少了 PTA 术后再狭窄,尤以 PTA 术后置放血管内支架的联合应用,为大多数学者所接受。

二、PTA 治疗机制

(一)"控制性损伤"理论

目前公认的"控制性损伤"理论,是血管成形术的治疗机制。即胶囊导管扩张时,血管壁受到扩张和压迫,使血管壁伸展,内皮细胞和斑块表面成分脱落,内膜和粥样斑块断裂,部分中膜亦伸展和断裂,内膜与中膜分离,外膜伸展超过了其弹性限度,而致管腔扩大。在纤维化成分较少的病灶中,部分粥样硬化灶被挤压到扩张的动脉壁上重新分布,也是一个因素。PTA 对于肌纤维发育不良、多发性大动脉炎,以及手术后狭窄等所致动脉管腔狭窄的治疗机制与动脉粥样硬化性病变相似,即发生内膜断裂、病变区伸展和纤维带断裂,以后经愈合而致管腔扩大。

(二)PTA 术后血管壁损伤修复机制

关于 PTA 术后血管壁损伤的修复机制,一般认为系由断裂的动脉壁各层发生纤维化愈合,血管内皮下层平滑肌细胞增生,而血管内膜的裸露面则完全由新生内皮细胞夜盖,并形成光滑的内膜面。王建华等通过建立犬主动脉和肾动脉狭窄模型,研究球囊导管扩张机制,除了证实"控制性损伤"理论是血管成形术的治疗机制及上述血管壁损伤的修复过程外,还认为平滑肌细胞在血管壁修复时起了重要的作用。它即见于内皮下层,又被夜部分腔面,与邻近的新生内皮连接成光滑的内膜面。平滑肌细胞作为一种主要的组织细胞修复内膜裸露面,并存在于成形术后动脉壁修复的全过程。由此推测中膜的平滑肌细胞可能是一种多功能的间质细胞,受到血管壁损伤部位的血小板、巨噬细胞和内皮细胞产生的生长因子刺激而产生增生、游走并被夜内膜表面完成修复过程。

### (三)PTA术后再狭窄及处理

PTA术后再狭窄的发生率约30%。目前认为血管再狭窄的原因主要是内膜过度增生和球囊扩张损伤后的血管再塑形时的管腔皱缩。前者是血管损伤部位的中膜平滑肌细胞过度增生、游走的结果；后者系血管系统本身在血管剪切力改变时所具有的再塑形能力，其表现为管腔增大或管腔皱缩两种形式，再狭窄则是管腔皱缩的结果。PTA扩张不够、残剩狭窄大于30%，引起管壁的弹性回缩以及扩张后血管受损部位血小板聚积、血栓形成、机化等均可导致PTA术后早期血管腔狭窄、闭塞(数日至1年)；PTA 1年后发生的血管狭窄为晚期再狭窄，除内膜增生外，主要原因为原有血管病变的发展和加重。

PTA术后血管再狭窄的处理包括PTA术后早期使用抗凝药物以及再狭窄后给予球囊再扩张和置放血管内支架等措施。在药物的使用方面，除了原有的抗凝药物外，近来亦有文献报道使用基因药物抑制平滑肌细胞的过度增生，并可利用infusasleeve球囊导管扩张血管狭窄部，同时把基因药物注入局部血管壁内，将会进一步减少PTA术后的血管再狭窄。

### 三、PTA适应证与禁忌证

PTA常用于缺血性血管疾病的治疗，理想的适应证为中等大小至大血管的局限、孤立、短段狭窄或闭塞，也适用于多发和分散的短段狭窄或闭塞。

#### (一)PTA适应证

(1)动脉粥样硬化及大动脉炎引起的有血流动力学意义的血管狭窄或闭塞。

(2)血管搭桥术后所致的吻合口狭窄及移植血管狭窄。

(3)血管肌纤维不良所致的局限性狭窄。

(4)肾动脉狭窄所致的继发性高血压。

(5)原发性下腔静脉膜性狭窄或节段性不完全梗阻者。

(6)血管移植术前病变血管扩张的辅助措施；或因缺血造成截肢，术前试行挽救肢体或降低截肢的水平。

#### (二)PTA禁忌征

(1)碘过敏(对碘过敏患者，目前已可用CO2行DSA造影)。

(2)严重心律紊乱，心功能不全。

(3)肝、肾功能不全，或凝血机制异常。

(4)有动脉瘤形成者。

(5)狭窄段有溃疡或钙化者。

(6)动脉长段的完全性闭塞。

(7)大动脉炎活动期。

### 四、PTA术前准备

#### (一)病人准备

病人的各项检查应于PTA术前完成，尤其需重视凝血酶原时间测定。高血压病人应先用药物控制。并做好以下准备：①普普卡因及碘过敏试验；②PTA术前4小时禁食，以防术中呕吐、误吸；③血管穿刺部位皮肤准备；④TA术前30分钟肌内注射地西泮(安定)10mg；⑤建立一条静脉输液通路，静脉滴注5%葡萄糖注射液或等渗氯化钠注射液。

#### (二)器械准备

PTA 操作需在 X 线电视监视下,利用穿刺针、导丝和球囊导管进行操作。此外,还需要准备一系列特殊的器械。

1.导管鞘 主要用于引导诊断性造影导管,球囊导管能顺利地进入血管,便于灵活操作导管和多次交换不同型号球囊导管,避免穿刺部位的血管损伤和渗血。常用 2.331～2.997mm(7～9F)导管鞘,需与拟选择的球囊导管型号相适应。

2. Staple van Andel 扩张导管 粗细均为 1.665～3.996mm (5～12F)的系列长锥形导管。当遇到坚固的狭窄或闭塞时,常用这种导管做预扩张,之后再用球囊导管扩张。

3. Gruntzig 球囊导管 常用同轴球囊导管和单一双腔球囊导管两种基本类型,导管头部有直形和单弯形。同轴球囊导管常用于扩张冠状动脉狭窄及一些特殊情况,而单一双腔球囊导管适用于大部分病变血管的扩张。球囊直径多在 2～20mm 之间,导管多为 1.432～2.997mm(4.3～9F)粗细。

4.导丝 诊断性造影导管和常用球囊导管多配以 0.889mm (0.035in )或 0.965mm(0.038in)导丝,微球囊导管则用 0.356～0.711mm(0.014～0.028in)的细导丝。对易于通过的病变段,开始多用软导丝,接近病变时可用滑动芯 J 形导丝或 Rosen 导丝;对扭曲不规则的血管狭窄段,可用 0.356mm (0.014in )或 0.457mm(0.018in)铂尖易控导丝或顺滑 M 形导丝,以保护动脉免受损伤。

五、麻醉与体位

一般用局部麻醉方法,而扩张腹主动脉血管成形术可采用硬膜外麻醉,对于婴幼儿或不能合作的病人则采用全身麻醉。股动脉穿刺时,病人平卧,穿刺侧下肢外旋15°,在腹股沟韧带下方1～2cm 动脉搏动最明显处;肱动脉穿刺时,病人平卧,上肢外展90°,掌心向足侧,拇指向上;腋动脉穿刺时,病人仰卧,上肢高举过头,肘关节弯曲,手掌平置于头上。

六、PTA 操作步骤

(一)Seldinger 插管技术

扪及股动脉搏动,确定穿刺点后,用尖头手术刀刺开皮肤 2～3mm,用止血钳钝性分离皮下组织,用 16～19 号穿刺针在穿刺针头触及搏动后快速进针,然后缓缓向外拔出穿刺针,见鲜红色血液从针尾喷出时,即刻从针尾插入导引钢丝,退出穿刺针,经导丝引入导管鞘。对于们不到搏动的股动脉穿刺,可在荧光屏监视下对准股骨头内侧 1/3 处进针(97%的人股动脉位于此处),或经对侧股动脉插管。对于髂动脉粥样硬化严重、血管扭曲明显或其他解剖情况,不能行股动脉穿刺者,可经腋动脉或肱动脉途径穿刺插管。

(二)血管造影

经导管鞘在导丝的引导下,把诊断性造影导管选择性插入病变动脉的近端或上方进行血管造影。用以明确狭窄部位、狭窄长度、狭窄程度,以及侧支循环等情况。根据血管造影表现,可以估计血管成形术成功的可能性,并可决定选用扩张球囊的直径和长度。一般以血管狭窄近端正常管腔直径为选用的球囊直径,较实际放大 1mm,"轻度过扩"效果更好。

(三)球囊导管扩张

1.狭窄血管段预扩张 在 X 线电视下,利用导丝交换导管,先用细导管,再用粗导管,对狭窄段血管进行预扩张数次,将有利于球囊导管的置入。

2.球囊导管置入 利用 J 形交换导丝,其导丝芯粗而硬,有足够的支撑作用,便于球囊导管的置入。依据血管造影片定位,把球囊置放在血管狭窄段的中心。若狭窄段较长,可先把球囊置放在狭窄段一端,扩张后再移位。

3.充盈球囊　充盈球囊方法有两种,一种是用压力泵,根据预定压力充盈球囊;另一种是用手推 5ml 或 10ml 注射器加压。国内多用 10ml 注射器手推注入 30%38%泛影葡胺充盈球囊,每次扩张 15~30 秒,间隔 1~2 分钟,连续扩张 3~5 次。在 X 线电视下,观察球囊扩张情况。球囊膨胀时,先是变形,然后是球囊切迹变浅或消失呈管形,则为扩张成功。

4.球囊抽空　在 PTA 术中,当交换或抽出球囊导管时,需使用 20~50ml 的注射器将球囊抽瘪后,再移动球囊,可以避免不必要的血管内膜损伤。

5.血管成形术后的即时效果观察　PTA 后可通过再次血管造影和测压进行评估,一般可见狭窄的血管段已扩张,血流通畅,病变两端压力差下降或消失。PTA 术后数月随访血管造影可见原受伤的血管内膜修复,腔面光滑。

(四)球囊导管退出

在 PTA 成功后,完全抽瘪球囊,缓慢退出球囊导管。然后,拔出导管鞘,压迫穿刺点 15 分种以上,检查无活动性出血后,再用绷带加压包扎。

七、PTA 术后并发症及预防

1.血管壁穿孔和撕裂　由于导丝或导管操作不当所致。即刻交换球囊导管,扩张球囊,将内膜推向穿孔和破裂部位数分钟,即可止血。若穿孔或破裂造成后腹部大血肿,必要时行外科手术治疗。

2.球囊破裂　球囊导管最好一次性使用,采用 10ml 注射器扩张球囊压力要适当。若发现球囊呈偏心性、葫芦状变形,或者球囊破裂,在电视监视下更换新的球囊导管。

3.导丝或导管等断裂　使用过期导丝或导管,或因反复多次使用,反复磨损以致脆弱,使用前又未经仔细检查;推进时导丝或导管弯曲以致断裂。采用导管挂钩法或插入异物取出器缓慢拉出,必要时直接切开血管取异物。

八、PTA 术后处理

(1)穿刺侧肢体保持 6~8 小时伸直制动,卧床 24 小时后可起床活动。PTA 术后 24 小时内需定时观察血压变化及足背动脉搏动情况。

(2)PTA 术后给予静脉滴注广谱抗生素预防感染及应用抗凝药物,如:右旋糖酐 40(低分子右旋糖酐)500ml,丹参注射液 20ml,静脉滴注 3~5 日。

(3)病人出院后继续口服抗血小板凝集药物,如:阿司匹林 0.3g,每日 1 次,连服 6 个月。

(余强)

# 第二节　血管内支架术

一、概况

血管内支架是用金属丝制成的一种管状结构,该金属内支架放在血管狭窄或闭塞部位,靠其膨胀力来保持血管腔的长期开通。

(一)历史回顾

1969 年美国学者 Dotter 首先提出了血管内支架(intravascular stent 或,dovascular scent)的设想,并在犬实验研究中证实了血管内支架能够嵌入血管壁,保持血管腔通畅达两年半之久。由于 20 世纪 70 年代 PTA 的兴起，使内支架的研究受到冷落。直到 14 年后，PTA 显示缺陷以后，血管内支架才得到重视和发展。1983 年，Dotter 和 Cragg 分别报道了用镍铁合金丝制成热记忆合金内支架的实验结果，标志着内支架的系统研究进入了一个新纪元。

1984 年，Mass 报道了使用金属不锈钢圈制成的自扩式双螺旋形内支架。1985 年，Wright 和 Palmaz 分别报道了用不锈钢丝制成的自扩式 z 形内支架和由不锈钢丝编织成的球囊扩张式网状管形内支架，次年改进为一种超薄壁无缝钢管式内支架。1987 年，1988 年和 1989 年，Sigwart，Rousseau、Strecker 和 Robkin 等相继报道了一些新的内支架。随着内支架材料、形态、投递技术的研究，其种类不断增多，应用范围越来越广，包括铭动脉、股动脉、腘动脉、冠状动脉、肾动脉、主动脉、锁骨下动脉、颈动脉、腔静脉、锁骨下静脉、盆腔静脉等狭窄或闭塞，甚至动脉瘤、人工血液透析通道、肺动脉狭窄、主动脉缩窄等先天性心血管疾病。

（二）常用血管内支架的种类

1. 形状记忆合金内支架　该支架由镍钦合金丝制成，具有形状记忆功能。特点是在一定温度下发生相位变化，如在 500℃时使之成螺旋状，冷却后放在 0℃冰水中，合金丝变得很软，可以拉直，或缠绕于导管上引入体内，在 35～40℃条件下，合金丝又恢复成原有的大小和螺旋管状，在血管内起支撑作用。此种内支架具有良好的纵向柔顺性、径向支撑力及良好的生物相容性。缺点是该内支架金属表面积大，易致血栓形成。

2. 球囊膨胀式内支架以 Palmaz 内支架和 Strecker 内支架为代表。Palmaz 内支架为一不锈钥无缝管，上刻有网眼状裂缝，壁厚 0.15mm，一般直径 3.1mm，长 30mm，扩张后直径可达 8～12mm。用于冠状动脉的内支架直径为 1.6mm，长 15mm。内支架直径被压缩变小，套在球囊导管上。投送时送至病变处，扩张球囊，内支架即展开。优点是扩张后能紧贴血管壁，径向支撑力强，不易回缩移位，3 周内即可内皮化，且不阻塞血管分支。缺点是其纵向柔顺性差，不易通过扭曲的血管；递送系统直径大，限制了它的应用范围。Strecker 内支架是由 0.1～0.15mm 直径的钮丝编织而成管形金属网内支架。其优点是其纵向及径向柔顺性均很好，可用于蛇行屈曲的血管及动脉分叉部；不易形成血栓；不透 x 线，易于定位；无铁磁性，可用 MRI 随访。缺点是径向支撑力小，在外力作用下易回缩。

3. 自胀式内支架　主要有 Gianturco－Z 形内支架和 Wallstent 内支架。用时压缩成很小直径，装在导管或套管内，送达靶血管后释放，依靠自身弹性扩张至原预定直径。Gianturco－Z 形内支架是用直径 0.25～0.45mm 不锈钢丝制成不同长度和直径，以 Gianturco－Z 形弯曲围成的圆柱形结构。根据病变长度，可选用单节或多节重叠后使用。此种内支架纵轴相当坚硬，属强直性内支架，主要用于腔静脉中。Walistent 是用 20 根直径为 0.075mm 或 0.1mm 的不锈钢丝编织而成的网状管形结构。优点是纵向柔顺性好，易置人迂曲血管和曲折部位。缺点是钢丝细，透视下定位差，径向扩张力小，对某些坚硬的病变血管不易扩张，需借助球囊导管扩开。

（三）血管内支架植入后的生物相容性

动物实验和组织学检查表明，内支架植入血管后几分钟，其表面就极盖一层纤维蛋白原，血小板黏附，不久形成纤维蛋白血栓，以后其表面出现内皮细胞，几周后形成新生内膜，同时发生内皮化，将内支架包绕于内膜下。据 Palmaz 观察，从 1～24 周新生内膜厚度稳定地由平均 0.036mm 增加到平均 0.098mm，内皮细胞由不成熟到成熟，并成梭形，长轴与血流方向相同。内支架表面内膜内皮化后使管腔光滑,可保持管腔的长期开通。值得注意的是内支架不刺激动脉粥样物质形成,支架处的血管分支仍开放。内支架的植入虽可增大病变血管口径,改善了血流动力学,但不能阻止血管内膜的增生。如何防止血管内膜的过度增生,减少血管的再狭窄或阻塞,正是亚待解决的研究课题。如内支架植入术后给予抗凝治疗;研制带膜内支架;在内支架植入处做血管内放射治疗等,均是目前常用的实验或临床应用研究方法。

(四)血管内支架植入术后的长期通畅率

血管内支架植入术后的长期通畅率与原有血管口径大小,内支架的种类,植入内支架的数目及植入术后抗凝药物的应用等因素有关。文献报道 510 例病人髂动脉、股动脉、腘动脉放置 Palmaz 内支架,初治通畅率 1,2,3,4 年在髂动脉分别为 94%,91%,86%,86%,股动脉分别为 81%,73%,72%,65%;复治通畅率在髂动脉为 98%,96%,94%,94%,股动脉为 96%,95%,95%,95%。Hausegger 比较 82 例髂动脉内支架种类情况,认为 Palmaz 内支架、Wallstent 内支架、Strecker 内支架临床效果无明显差别。Michel 等则认为在治疗股动脉、腘动脉病变中 Palmaz 内支架优于其他内支架。Palmaz 内支架治疗肾动脉狭窄,通畅率为 77%,无急性闭塞,并发症发生率为 9%,Wallstent 内支架治疗肾动脉狭窄,通畅率为 88%,急性闭塞 6%。Tcirstein 总结了 430 例冠状动脉应用 Palmaz—Schtz 内支架的情况,通畅率为 90%,急性阻塞 3.3%,并发症 5.8%,Serrwys 应用 Wallstent 内支架,冠状动脉通畅率为 86%,但急性闭塞达 24%,并发症达 24%。在大静脉阻塞性病变中,肿瘤引起者较多,远期效果不佳,Rosch 使用 Gianturco—Z 形内支架,通畅率为 93.5%,并发症为 13%。

二、血管内支架植入术适应证与禁忌证

血管内支架主要用于 PTA 失败或效果不满意的病例。如 PTA 术后血管残剩狭窄>30%,压差>2.666kPa(20mmHg);PTA 术后所致明显内膜剥离;PTA 术后复发的血管狭窄或闭塞;PTA 术后引起的夹层动脉瘤、假性动脉瘤;动脉粥样硬化狭窄段较长、病变不规则、溃疡形成或钙化、长段闭塞者。对于大动脉炎性血管狭窄、外压性动脉狭窄、腔静脉狭窄、血液透析通道的狭窄或闭塞、动脉瘤的治疗等,均可用内支架治疗。

(一)髂动脉内支架术适应证

(1) PTA 术后急性内膜剥脱和闭塞,不能通过 PTA 有效处理者。

(2) PTA 成功扩张和再通的血管在介入操作过程中发生了急性再闭塞。

(3) PTA 成功后 6 个月内又发生了血管再闭塞。

(4) PTA 术后两次血管再狭窄,经 PTA 再次扩张后 6 个月又发生再狭窄。

(二)外周动脉内支架术适应证

(1) PTA 术后血管残剩狭窄>30%,伴有或不伴有激光或机械再通装置使用者。

(2) PTA 术后引起的急性血管内膜剥脱。

(3) PTA 术后的血管残剩狭窄引起血流迟缓,很可能导致血管闭塞者。

(4) PTA 术后的血管再狭窄。

(三)肾动脉内支架术适应证

(1)不成功的 PTA,血管残剩狭窄>30%。

(2)肾动脉口部的狭窄涉及主动脉壁或有致密钙化。

(3)肾动脉闭塞。

（4）PTA 术后复发狭窄。

（四）冠状动脉内支架术适应证

（1）单支或多支冠状动脉狭窄，狭窄程度大于70％者。

（2）狭窄段病变呈偏心性溃疡者。

（3）经皮冠状动脉腔内成形术（PTCA）术后血管壁弹性回缩，扩张效果不满意者。

（4）PICA 术后引起局部血管壁夹层。

（五）静脉系统内支架术适应证

（1）上腔静脉综合征：肺癌、纵隔淋巴结转移、纵隔肿瘤压迫上腔静脉，放射治疗后的纤维化以及血栓形成等所致的上腔静脉狭窄或闭塞。

（2）下腔静脉综合征：包括布加综合征、肿瘤的外在性压迫和内在性栓塞。

（3）盆腔静脉狭窄或闭塞：主要原因系肿瘤压迫或静脉内血栓形成。

（4）血液透析通道狭窄或闭塞：主要指静脉出口端的梗阻。

（六）血管内支架植入术禁忌证

（1）凝血功能异常，经内科治疗未能纠正者。

（2）心、肝、肾功能衰竭。

（3）大动脉炎活动期。

（4）PTA 术后造影剂外溢。

（5）动脉壁广泛致密的钙化。

（6）髂动脉迂曲明显。

（7）股动脉、腘动脉狭窄并远端血流不畅者。

三、血管内支架术前准备及置入术步骤

（一）器械准备

1.内支架　内支架的选用原则是内支架口径应是病变血管正常段口径的1.5倍，内支架的长度应能搜盖整个病变段。动脉狭窄或闭塞，选用 Palmaz 内支架、Wallstent 内支架、Strecker 内支架及形状记忆合金内支架等。对于病变段迂曲者或需经对侧股动脉穿刺插管送入内支架的铭动脉狭窄或闭塞，应选用 Wallstent 内支架。腔静脉狭窄或闭塞，多选用 Giantuo-Z 形内支架。

2.导管鞘　根据内支架放置说明，选用不同型号的导管鞘。如：置入 Strecke: 内支架时，若内支架直径为4～7mm，选用2.664mm(8F)导管鞘；若内支架直径为8～10mm，则选用2.997mm(9F)导管鞘；若内支架直径为12mm，选用3.663mm(11F)导管鞘。

3.球囊导管倾向于选择 1.665mm (5F)超薄型的球囊导管，球囊直径应大于病变段血管口径1～2mm。

4.导引钢丝　可选用 J 形带活动芯导丝、Rosen 导丝、硬型顺滑黑导丝及 Amplaz 导丝等。长度应在180cm以上。

（三）药物准备

肝素 12 500u；妥拉唑林 25mg(2 支)；布桂嗪(强痛定)100mg；地塞米松 5mg(2 支)；利多卡因 100mg；尿激酶 100000～200 000u。

（四）血管内支架置入术步骤

(1)穿刺股动脉,留置导管鞘,送入血管造影导管,先行选择性血管造影,进一步明确血管狭窄或闭塞的部位、范围和程度(置放静脉内支架,则经穿刺股静脉或颈内静脉途径进行,其步骤同动脉内支架术相仿)。

(2)按 PTA 程序,先行病变血管球囊扩张成形术。对于急性血栓所致的血管闭塞,应先行溶栓治疗,再行 PTA。对于 PTA 术后的急性血栓形成,则仅行溶栓治疗。

(3)在 PTA 术后或溶栓成功后,经导管再给予肝素 2000~5000u,然后经导管送入交换导丝并留置在病变血管内。退出导管,沿导丝送入血管内支架系统装置,抵达病变部位后,按说明放置内支架。自胀式内支架放置后可自行膨胀至预定直径。对于球囊膨胀式内支架,则需充盈球囊膨胀内支架至预定直径。

(4)置入内支架后,退出内支架装置,沿导丝再次引入血管造影导管,行选择性血管造影,观察血管内支架的通畅情况。

(5)造影满意后,退出导管前向病变血管内注入尿激酶 10 万~20 万 u。然后拔出导管和导管鞘,局部压迫止血 15~20 分钟,加压包扎。嘱病人平卧 24 小时,穿刺侧肢体制动 12 小时。

四、注意事项

(1)置入的血管内支架应能筱盖整个病变段血管,其两端应架在正常段上 1cm 左右。若需放入数个内支架,各内支架间应相互交错 6~10mm。

(2)若血管闭塞系急性血栓所致,置入术中曾给予溶栓治疗,在移去导管鞘前,必须测定部分凝血活酶时间(PTT),待 PTT 小于 60 秒,方可移出导管鞘。否则,局部穿刺部位难以压迫止血。预防方法为 PTT 大于 60 秒时,经静脉缓慢注入鱼精蛋白 30mg,10 分钟后才拔管。

(3)虽然多采用穿刺部位局部麻醉方法,但对于精神过度紧张或不能合作者,则给予全身麻醉。主动脉、肾动脉内支架置入时,为避免病人疼痛较剧,可暂时用硫喷妥钠麻醉。

五、血管内支架术后处理

(1)内支架置入术后 24 小时内静脉滴注肝素,每小时 1 000u0 置入术后第 2 日开始,静脉滴注右旋糖酐 40(低分子右旋糖酐) 500ml,复方丹参注射液 20ml,连用 3 日。

(2)若血管闭塞系急性血栓所致,置入术中曾给予溶栓治疗,在移去导管鞘前,必须测定部分凝血活酶时间(PTT),待 PTT 小于 60 秒,方可移出导管鞘。否则,局部穿刺部位难以压迫止血。预防方法为 PTT 大于 60 秒时,经静脉缓慢注入鱼精蛋白 30mg,10 分钟后才拔管。

(3)虽然多采用穿刺部位局部麻醉方法,但对于精神过度紧张或不能合作者,则给予全身麻醉。主动脉、肾动脉内支架置入时,为避免病人疼痛较剧,可暂时用硫喷妥钠麻醉。

五、血管内支架术后处理

(1)内支架置入术后 24 小时内静脉滴注肝素,每小时 1 000u。置入术后第 2 日开始,静脉滴注右旋糖酐 40(低分子右旋糖酐)500ml,复方丹参注射液 20ml,连用 3 日。

(2)置入术后第 5 日开始服用肠溶阿司匹林,每日 0.3~0.9g;丹参片每日 12 片(每次 4 片,1 日 3 次),连服 3 个月。

(3)置入术后 24 小时内应定时观察病人血压、脉搏及双足背动脉搏动情况。

(4)出院前及出院后 2 个月、6 个月和 12 个月应行多普勒超声无损伤性血管检查,了解病变血管内支架血流通畅情况及踝/肱指数(指下肢动脉狭窄或闭塞病变)。必要时做静脉 DSA

检查。

六、并发症与处理

除了有与 PTA 类同的并发症之外,还有以下并发症。

1.内支架移位或血管壁破裂　原因多为内支架直径选择不合适所致。前者系内支架直径小于正常段血管直径,后者系内支架直径过大。预防方法是选用内支架直径应是正常段血管直径的 1.5 倍。

2.血管壁穿通　系在扭曲的血管中选用了柔曲顺应性差的内支架。预防方法为选用顺应性好的内支架,如 Wallstent 内支架。

3.内支架内急性血栓形成或远端血管血栓栓塞　系置入术中操作时间过长,抗凝药剂量不够所致。在血管内支架置入术前,应经导管向病变血管内注入肝素 2000～5 000u,以防血栓栓塞。

(余强)

# 第二章　原发性肝癌介入治疗

原发性肝癌(HCC)是常见的恶性肿瘤,每年全球约有 125 万人因此丧生,我国是 HCC 的高发区,年发病率为 $1\times10^{-4}$,约 12 万人。HCC 的发病隐匿,早期 HCC 的外科手术疗效虽好,但确诊时多数已是中晚期失去手术机会。

【病因及病理】

1.病因不明 可能与多种因素有关

(1)病毒性肝炎与肝硬化:

原发性肝癌患者中约 1/3 有慢性肝炎史,肝癌患者血清 HBsAg 及其他乙型肝炎标志的阳性率可达 90%,提示乙型肝炎病毒和肝癌高发有关。近年来,丙型肝炎发展成肝癌受到重视。原发性肝癌合并肝硬化的发生率为 50%～90%,多为乙型病毒肝炎后的大结节性肝硬化。肝硬化发展为肝癌者约为 10%。肝硬化细胞再生,通过肝炎病毒 DNA 的放大作用和重新排列,宿主染色体损伤,激活细胞致癌基因而致癌。

(2)黄曲霉毒素:

黄曲霉素的代谢产物黄曲霉毒素,有强烈的致癌作用,粮食或食品受黄曲霉素污染是肝癌发病的重要因素之一。

(3)其他化学致癌物:

亚硝氨类、偶氮芥类、酒精、有机氯等均是可疑的致癌物。

(4)寄生虫:

华支睾吸虫感染可刺激胆管上皮增生,为胆管原发性胆管细胞癌的原因之一。

2.病理

1)大体形态分类:

肝癌多位于右叶。大体形态分为巨块型、结节型、弥漫型,以巨块型最多见,弥漫型预后最差。

2)组织学分类：

组织学分肝细胞型、胆管细胞型、混合型，肝细胞型占 90%。

3)转移途径。

(1)血行转移：

肝内血行转移最早且最常见。若门静脉的分支有瘤栓阻塞，可引起门静脉高压的各种表现。在肝外转移中，转移至肺的几近半数，其次为骨，也可转移至肾、脑、皮肤等。

(2)淋巴转移：

转移到肝门淋巴结的最多，也可到胰、脾、主动脉旁淋巴结、锁骨上淋巴结。

(3)种植转移：

少见，从肝脏脱落的癌细胞可种植在腹膜、横膈、胸腔等处，引起血性腹水、胸水。如种植在盆腔，可在卵巢形成较大肿块。

【临床表现】

1.本病起病隐匿，但一旦出现症状，则发展很快，过去认为其自然病程约为 2～6 月，故有"癌王"之称。现认为其自然病程约为 24 个月，近牟来经甲胎蛋白普查，早期发现的病例可无任何临床症状和体征，称为亚临床肝癌。

按肝癌的发展可分为：

①亚临床前期，指从病变开始至作出亚临床肝癌诊断之前，患者无症状与体征，临床难以发现，平均约 10 个月左右。

②从亚临床肝癌诊断建立至出现症状之前为亚临床期，患者仍无症状与体征，瘤体约 3～5cm，诊断仍较困难，多属 AFP 普查发现，此期平均为 8 个月左右。

③一旦出现肝癌临床表现，已至中期，此时，病情发展很快，不久可出现黄疸、腹水、肺转移以至广泛转移及恶病质的晚期表现，中、晚期共约 6 个月左右。肝癌发展至晚期时，瘤体直径已达 10cm 左右，难以治愈。

2.中晚期的临床表现。

(1)肝区疼痛：

右上腹疼痛最为常见，肝区疼痛部位与病变部位密切相关，病变位于肝右叶表现为右季肋区疼痛，位于肝左叶则表现为剑突下区痛。如肿瘤侵犯膈肌，疼痛可放散至右肩或右背；向右后生长的肿瘤可引起右侧腰部疼痛。疼痛原因为肿瘤生长使肝包膜绷紧所致。突然发生的剧烈腹痛和腹膜刺激征则为肝包膜下癌结节破裂出血、或向腹腔内破溃引起腹腔内出血及腹膜刺激所致。

(2)肝脏肿大：

肝大呈进行性、质坚硬、表面凹凸不平，有大小不等的结节或巨块，边缘钝而整齐，触诊时常有程度不等的压痛，肝癌突出右肋弓下或剑突下时，相应部位可见局部饱满隆起，如癌肿位于肝的横隔面，则主要表现横隔局限性抬高而肝下缘可不肿大，位于肝表面接近下缘的癌结节最易触及，有时患者可自己发现而就诊。

(3)血管杂音：由于肝癌血管丰富而迂曲，动脉骤然变细或因疝块压迫肝动脉及腹主动脉，约有半数病人可以在相应部位听到吹风样血管杂音，此体征颇具诊断价值，但对早期诊断意义不大。

（4）门静脉高压征象：

肝癌多伴有肝硬化，故常有门脉高压的表现，脾大尚可因门静脉或脾静脉内癌栓形成，或肝癌压迫门静脉或脾静脉引起。腹水为晚期表现，门静脉及肝静脉的癌栓可加速腹水的生长，腹水一般为漏出液，血性腹水多为癌肿向腹腔破溃所致，亦可因腹膜转移而引起。

（5）黄疸：

常在晚期出现，多由于癌肿或肿大的淋巴结压迫胆管引起胆道梗阻所致。近来发现肝细胞癌可侵犯胆道而致梗阻性黄疸及胆道出血。黄疸亦可因肝细胞损害而引起。

（6）恶性肿瘤的全身表现：

患者常有进行性消瘦、乏力、食欲缺乏、腹胀、腹泻、营养不良和恶病质等。

发热相当常见，多为持续性低热、一般在37.5℃～38℃左右，也可呈不规则或间歇性及持续性高热。表现可似肝脓肿，但发热前不伴有寒战，应用抗生素治疗无效。发热与肿瘤坏死物的吸收、癌肿压迫或侵犯胆管而致胆管炎，因抵抗力减低并发其他感染有关。

（7）伴癌综合征：

部分患者表现为低血糖症，发生低血糖的原因很多，肝癌细胞能异位分泌胰岛素样物质，肿瘤贮存糖原过多、抑制胰岛素酶生成、或分泌胰岛 $\beta$ 细胞刺激因子而使血糖降低；红细胞增多症，其原因可能为红细胞生成刺激素增多所致，约10%患者出现此征；高钙血症，其发生可能与肝癌组织分泌异位甲状旁腺激素有关，肝癌伴发高钙血症与肿瘤骨转移时的高血钙不同，后者伴有高血磷且临床上常有骨转移征象可助鉴别，肝癌伴发高钙血症时，可出现高血钙危象，如嗜睡、精神异常、昏迷等，常易误诊为肝性脑病或脑转移；其他：尚可出现肝外淋症、异常纤维蛋白原血症、血小板增多症、高脂血症等。

（8）转移灶症状：

如发生肺、骨、脑、胸腔转移，可产生相应症状。

【诊断】

（一）影像学表现

1.超声表现

较大的肿瘤常使肝脏变形，肿瘤结节内回声增强、增多或强弱不等，分布不均匀，回声增强的病变中可显示结中结节的征象，并可显示肿瘤内不规则的液化坏死暗区及邻近结构改变。弥漫型肝癌可见肝内广泛分布的粗大而不均匀的光点。

2.CT 表现

（1）平扫肝内肿瘤大多为低密度或混杂密度，边界不规则或呈分叶状，与正常肝组织界线模糊。

（2）分化程度较好的肿瘤可表现为等密度。若合并瘤内出血可显示瘤内不规则高密度。

（3）增强扫描肿瘤均匀或不均匀强化，边界较平扫清楚，也可见到花边状改变及肿瘤周围低密度环。增强的持续效应短。

（4）显示肿瘤内坏死、囊变、分隔，瘤内密度不均匀。

（5）显示病变内肿瘤血管及肝内血管受侵犯。例如：肝动脉—门静脉分流，下腔静脉或（和）门静脉内瘤栓，表现为血管腔内充盈缺损。

（6）显示等密度肿瘤、增强扫描后呈相对低密度。

3. 磁共振表现

肝癌时 $T_1$ 和 $T_2$ 弛豫时间延长,半数以上病例 $T_1$ 加权图肿瘤表现为较周围肝组织低信号强度或等信号强度,而在 $T_1$ 加权图上均显示高信号强度。原发性肝癌 MRI 的特性表现:肿瘤的脂肪变性,$T_1$ 弛豫时间短,$T_1$ 加权图产生等或高信号,$T_2$ 加权图示不均匀的高信号强度,病灶边缘不清楚,而肝癌伴纤维化者 $T_1$ 弛豫时间长则产生低信号强度;肿瘤包膜存在,$T_1$ 加权图表现为肿瘤周围呈低信号强度环,$T_2$ 加权图显示包膜不满意;肿瘤侵犯血管,MRI 优点是不用注射造影剂即可显示门静脉肝静脉分支、血管的受压推移,癌栓时 $T_1$ 加权图为中等信号强度,$T_2$ 加权图呈高信号强度;子结节在几加权图为较正常肝实质高的信号强度。

4. 血管造影表现

(1)肿瘤血管和肿瘤染色,是小肝癌的特征性表现,动脉期显示肿瘤血管增生紊乱,毛细血管期示肿瘤染色,小肝癌有时仅呈现肿瘤染色而无血管增生。治疗后肿瘤血管减少或消失和肿瘤染色变化是判断治疗反应的重要指标。

(2)较大肿瘤可显示以下恶性特征如动脉位置拉直、扭曲和移位;肿瘤湖,动脉期造影剂积聚在肿瘤内排空延迟;肿瘤包绕动脉征,肿瘤生长浸润使被包绕的动脉受压不规则或僵直;动静脉瘘,即动脉期显示门静脉影;门静脉癌栓形成,静脉期见到门静脉内有与其平行走向的条索状"绒纹征"提示门静脉已受肿瘤侵犯,有动静脉瘘同时存在时此征可见于动脉期。血管造影对肝癌检测力取决于病灶新生血管多少,多血管型肝癌即使 2cm 以下或更小亦易显示。肝血管造影检查意义不仅在诊断,鉴别诊断,在术前或治疗前要用于估计病变范围,特别是了解肝内播散的子结节情况;血管解剖变异和重要血管的解剖关系以及门静脉浸润可提供正确客观的信息。对手术切除可能性和彻底性以及决定合理的治疗方案有重要价值。血管造影检查不列入常规检查项目,仅在上述非创伤性检查不能满意时方考虑应用。此外血管造影不仅起诊断作用,有些不宜手术的患者可在造影时立即进行化疗栓塞或导入抗癌药物或其他生物免疫制剂等。

(3)放射性核素显像:

肝胆放射性核素显像是采用 γ 照相或单光子发射计算机断层仪(SPECT)近年来为提高显像效果,寻找特异性高、亲和力强的放射性药物,如放射性核素标记的特异性强的抗肝癌的单克隆抗体或有关的肿瘤标志物的放射免疫显像诊断已开始用于临床,可有效地增加放射活性的癌/肝比;$^{99m}Tc-PMT(^{99m}Tc-$吡哆醛五甲基色氨酸)为一理想的肝胆显像剂,肝胆通过时间短,肝癌、肝腺瘤内无胆管系统供胆汁排泄并与 PMT 有一定亲和力故可在肝癌、肝腺瘤内浓聚停留较长时间,在延迟显像(2～5 小时)时肝癌和肝腺瘤组织中的 $^{99m}Tc-PMT$ 仍滞留,而周围肝实质细胞中已排空,使癌或腺瘤内的放射性远高于正常肝组织而出现"热区"。故临床应用于肝癌的定性定位诊断;如用于 AFP 阴性肝癌的定性诊断;鉴别原发性和继发性肝癌;肝外转移灶的诊断和肝腺瘤的诊断。由于肝细胞癌阳性率仅 60% 左右,且受仪器分辨力影响,2cm 以内的病变尚难显示,故临床应用尚不够理想。

(二)实验室检查

1. 甲胎蛋白(AFP):

在成人,如果血清中出现高浓度的 AFP,强烈提示 HCC 或生殖腺胚胎癌。在儿童,则提示肝母细胞瘤或 HCC。国内学者认为,AFP>500ng/ml,且持续 4 周者,或 AFP 在 200～

300ng/ml 持续 8 周并不断升高者,在排除其他引起 AFP 增高的因素后,结合定位检查,即可作出 HCC 的诊断。

对 HCC 高危人群应每隔数月测 1 次 AFP,当 AFP 值有持续升高趋势时,哪怕是轻微的增高,亦需进一步做影像学检查。

一般而言,血清 AFP 值常常随着 HCC 的生长而增高,但肿瘤的大小不总是与血清 AFP 水平相关。即使是小肝癌也可能产生高浓度的 AFP。这种现象主要归因于 HCC 产生 AFP 的能力不同。肿瘤切除后或用有效的治疗后,血清 AFP 值下降或消失,因此可用 AFP 来评估疗效和 HCC 的复发。

2. γ—谷氨酰转肽酶(γ—GT):

及其同工酶无论在癌前阶段还是 HCC 形成阶段,肝细胞中 γ—GT 值显著增高。如同 AFP 一样,γ—GT 的活性在正常成人肝脏中相当低,但在胎肝和 HCC 中极高,这有力提示,γ—GT 的胚胎性活力在肝癌细胞中得到恢复,而且可在 HCC 患者血清中测出。

在 AFP 高浓度的 HCC 患者中,γ—GTⅡ的检出率更高。而且 γ—GTⅠ可在影像学检查显示异常前出现阳性,表明有早期诊断价值。

3. 醛缩酶同工酶 A(ALD—A):

正常肝组织以 ALD—B 为主,而 ALD—A 则是胚肝组织中的主要醛缩酶。当肝细胞癌变时,ALD—A 重新出现,并逐渐代替 ALD—B,即所谓胚胎型同工酶重现。因此 ALD—A 被视为 HCC 的一种肿瘤标记物,对 HCC 诊断的阳性率达 71.5%。而且,HCC 分化越差,ALD—A 阳性反应越强。经手术切除肿瘤或栓塞治疗后,ALD—A 的浓度明显下降。ALD—A 对鉴别 HCC 与良性肝病有一定价值。各型肝炎及肝硬化患者血清 ALD—B 上升,FDP/FIP 正常。

4. 碱性磷酸酶同工酶Ⅰ(ALP—Ⅰ):

ALP—Ⅰ是一种癌胚蛋白,由肝癌细胞产生。变异 ALP 有时可以补充 AFP 或 γ—GTⅡ检测的不足。

5. 5′—核苷酸磷酸二酯酶同工酶 V(5′—NPD—V):

用聚丙烯酰胺凝胶电泳可将血清 5′—NPD 分成 5 或 11 条区带。其中仅 VIM 带见于 HCC 患者。将 V 带迁移系数 Rf≥0.58 作为阳性判断标准,可筛选大量非肝癌病例。

6. M2 型丙酮酸激酶同工酶(M2—PyK):

PyK 共有 4 种同工酶:L、R、ML、M2(K)型。正常成人主要为 L 型,肌肉组织主要为 ML 型,胎肝及肝癌组织主要为 M2(K)型。血清 M2 型(K),正常值为 575.8±259.5ng/L,肝癌患者较正常增高 5 倍。且在小肝癌阶段即明显增高。HCC 分化愈差,M2 型 PyK 增高愈明显。M2 型 PyK 被认为是一种癌胚蛋白,目前能测到 Pg 级水平。

7. α₁—抗胰蛋白酶(α₁AT):

人肝癌细胞具有合成、分泌 α₁AT 的功能。MAT 是一种急性时相反应物,当肿瘤合并坏死和炎症时,α₁AT 可增高。

8. α₁—抗糜蛋白酶(α₁AC):

α₁AC 诊断 HCC 的特异性为 92.2%,敏感性为 68.0%。

9. α—L—岩藻糖苷酶(AFU):

AFU 超过 110 nkat/L 应考虑 HCC。其诊断敏感性为 75%，特异性为 90%。

10. 异常凝血酶原（AP）：

肝脏在正常情况下合成无活性的凝血酶原前体，经辅助因子维生素 K γ－羧化后转化为活性的形式。肝细胞癌变时，合成一种，羧基谷氨酸比正常少的异常凝血酶原。

11. 酸性同工铁蛋白（HIF）：

肝癌及胎肝组织中，铁蛋白含有不同于一般肝铁蛋白的酸性成分，称癌胚或酸性同工铁蛋白。HCC 时的铁蛋白明显增高，显然是肝癌细胞合成 HIF 增多所致。因此，测定 HIF 更有助于诊断 HCC。

12. 转铁蛋白受体（TFR）：

TFR 是肿瘤细胞中的一种跨膜糖蛋白，一种结构抗原。也是分化性抗原，分子量为 94000。当肿瘤细胞大量增殖时，细胞表面的 TFR 表达大大增加。TFR 可视为 HCC 的标记物。

【介入治疗】

1. 肝动脉化疗栓塞术

1）经肝动脉灌注化疗术（HAI）适应证：

失去手术机会的原发或继发性肝癌；肝功能较差或难以超选择性插管者；肝癌手术后复发或术后预防性肝动脉灌注化疗。

2）经肝动脉灌注化疗术（HAI）禁忌证：

无绝对禁忌证对于全身情况衰竭者，肝功能严重障碍，大量腹水，严重黄疸白细胞<3000者，应禁用。

3）经肝动脉栓塞术（HAE）适应证：肝肿瘤切除术前应用，可使肿瘤缩小，有利于切除，同时能明确病灶数目，控制转移；

不能手术切除的中晚期肝癌，无肝肾功能严重障碍、无门静脉主干完全阻塞、肿瘤占据率<70%；小肝癌；外科手术失败或切除术后复发者；控制疼痛，出血及动脉瘘；肝癌切除术后的预防性肝动脉化疗栓塞术。

4）经肝动脉栓塞术（HAE）禁忌证：

肝功能严重障碍，如：严重黄疸[胆红素>51μmol/L，ALT>120U（视肿瘤大小）]、凝血功能减退等。大量腹水或重度肝硬化，肝功能属 Child C 级；门静脉高压伴逆向血流以及门脉主干完全阻塞，侧支血管形成少者；感染，如肝脓肿；癌肿占全肝 70% 或 70% 以上者（若肝功能基本正常，或采用少量碘油分次栓塞）；白细胞<3000；全身已发生广泛转移者；全身情况衰竭者。

5）术前准备。

（1）病人准备：

心肺（心电图、胸片）肝肾功能检查，功能不全者予以纠正；凝血时间检查，不良者予以纠正；三大常规（血、尿、粪）检查；穿刺部位备皮；术前 1d 做好碘过敏试验；术前 6h 禁食水；向患者本人及家属说明手术目的、方法和可能出现的各种并发症并签署病人知情同意书；术前给予镇静（苯巴比妥钠 0.1g 或安定 10mg，术前半小时），必要时可给予止痛处理。

（2）器材及药品准备：

5F 或 6F 穿刺套件(穿刺针、导引导丝、扩张管、血管鞘);0.035in(1 in＝2.54cm)的 J 型超滑导丝一条;5F Yashiro 或 RH 导管一根;局麻药,常用 2％盐酸利多卡因;抗凝剂,常用肝素(12500u);对比剂,离子型或非离子型对比剂;术中化疗用药(根据患者肿瘤类型选用不同的方案);栓塞剂,超液化碘油、明胶海绵等。

6)主要操作步骤与方法。

(1)经肝动脉化疗栓塞术(TACE)操作程序:

采用改良 Seldinger 法,经股动脉穿刺插管,选用 5F Yashiro 或 RH 导管置于肝总动脉造影,对比剂总量为 30～40ml,流量为 4～6ml。图像采集应包括动脉期、实质期及静脉期。若发现肝脏某区域血管稀少或缺乏,则需探查其他血管(此时常需行选择性肠系膜上动脉造影),以发现异位起源的肝动脉或侧支供养血管。在仔细分析造影表观,明确肿瘤的部位、大小、数目及供血动脉后,超选择插管至肝固有动脉或肝右、左动脉支给予灌注化疗。用生理盐水将化疗药物稀释至 150～200ml 左右,缓慢注入靶血管。

化疗药物灌注时间不应少于 15～20min。然后,注入超液化碘油乳剂与化疗药物充分混合成的乳剂,经导管缓慢注入。碘油用量应根据肿瘤的大小;血供情况、肿瘤供血动脉的多寡灵活掌握,透视下依据肿瘤区碘油沉积是否浓密、瘤周是否已出现少许门静脉小分支影为界限,通常为 10～20ml,一般不超过 30ml。碘油如有反流或滞留在血管内,应停止注射。如有肝动脉—门静脉瘘和(或)肝动脉—肝静脉瘘,可先用明胶海绵颗粒和(或)少量无水乙醇与碘化油混合,然后缓慢注入。

(2)肝癌 TAE 治疗原则:

先用末梢类栓塞剂行周围性栓塞,再行中央性栓塞;碘油用量应充足,尤其是在首次栓塞时;不要将肝固有动脉完全闭塞,以便再次 TAE,但肝动脉—门静脉瘘明显者例外;如有 2 支或 2 支以上动脉供应肝肿瘤,应将每支动脉逐一栓塞,以使肿瘤去血管化;肝动脉—门静脉瘘较小者,仍可用碘油栓塞,但应慎重;尽量避免栓塞剂进入非靶器官。

栓塞后再次肝动脉造影,了解肝动脉栓塞情况,满意后拔管。穿刺点压迫止血 10min－15min,局部加压包扎。介入术后穿刺侧肢体需制动,卧床 24h,穿刺点沙袋压迫 8h,观察生命体征、穿刺点有无出血和双下肢足背动脉搏动情况。

7)术中、术后注意事项。

(1)碘油栓塞时应始终在透视下监视,若碘油在血管内流动很慢,应暂停注入,缓慢推注肝素生理盐水冲洗,待血管内碘油消失后再注入碘油。若注入肝素生理盐水,仍不能使碘油前进时,应将血管内碘油回抽入注射器内。切忌强行注射,以免误栓非靶部位。

(2)在注入碘油的过程中,病人可有不同程度肝区闷痛、上腹疼痛等症状,经导管注入 2％利多卡因可以缓解,一般总量为 100～500mg。少数病人可出现心率变慢(<50 次/min);胸闷,甚至血压下降,此时停止操作,并及时给予病人吸氧,经静脉注入地塞米松 10mg、阿托品 0.5～1.0mg,持续静脉滴注多巴胺 60～100mg。待心率、血压恢复正常后,再酌情处理。

(3)对于高龄肝癌病人(≥65 岁),肝硬化较重病人,但不伴门静脉主干或大支癌栓、肝功能指标正常或轻度异常、无或少量腹水者,可超选择插管于肿瘤供养动脉,给予单纯化疗性栓塞(如:MMC 10mg、EADM 40～60mg,与超液化乙碘油 5～15ml 混悬为乳剂),然后再使用 2－3 条短明胶海绵栓塞。若伴有门静脉注射主干或大支癌栓,碘油乳剂明胶海绵的使用均应慎重。

(4)寻找侧支血管进行肝癌的栓塞治疗(多次肝动脉栓塞后,肝癌的原有血供减少或消失,必然会建立侧支循环),如临床上发现局部肝脏动脉血管缺乏、稀少或肿瘤内碘油沉积呈偏向性时应考虑有侧支循环形成可能,需探查其他血管。

肝癌的侧支循环较多,分为

①肝内侧支循环:有肝叶内及肝叶间2种,前者表现为丰富的网状血管连通闭塞的肝动脉分支,而后者表现为邻近肝叶的动脉增粗经原来叶间动脉的侧支供养病灶或肿瘤直接从邻近肝叶动脉分支获得供养。

②肝外侧支循环:可来自腹腔动脉系统,如胃十二指肠动脉、肝总动脉、网膜动脉、胃左或右动脉、胰背动脉等;左、右膈下动脉;肠系膜上动脉系统,常见经下胰十二指肠动脉-上胰十二指肠动脉-胃十二指肠动脉-肝固有动脉,此即为经胰弓动脉供养。常见于肝总动脉闭塞或瓣膜状闭塞;其他如肋间动脉、右肾动脉、肾上腺动脉等。此外,中结肠动脉供养也有报道。

(5)用微导管超选择插管,保护病人肝功能:

原发性肝癌多数是在肝炎后肝硬化基础上发生的肿瘤,其肝功能常有异常或处于临界值。介入治疗对肝肿瘤虽有较好疗效,但同时也不可避免地损伤了病人肝功能。采用微导管超选择插管技术,可以成功地从靶血管支给予化疗和栓塞,既能有效地控制肿瘤又保护了病人肝功能。对于肿瘤数目<3个者,应使用微导管超选择性分别插入每个肿瘤周缘的供养动脉支;肿瘤数目>3个者,需将微导管插入肝右或肝左动脉,并避开胆囊动脉。同时还要寻找肿瘤的侧支供血动脉,予以处理。

(6)制定优化的"个体化"方案:

根据每位患者肝肿瘤的类型和大小,有无门静脉癌栓、肝硬化程度、肝功能状况、年龄及全身情况制定适合于各人的不同介入治疗方案。如:对于高龄肝癌病人(≥65岁)或肝硬化较重者,应超选择插管于肿瘤供养动脉,给予单纯化疗性栓塞;而对于TAE后随访时发现肝癌病灶内大部碘油沉积密实,仅小部分边缘碘油缺损,可在B超导引下直接注射无水酒精。介入治疗的间隔时间依随访而定。通常介入治疗每次间隔50天至3个月,原则上是从病人上次介入术后恢复算起,至少3周以上。若影像学检查肝肿瘤病灶内碘油沉积浓密,肿瘤组织坏死且无新病灶或无新进展,则暂不行介入治疗。

(7)介入治疗间隔期综合治疗:

宜采用保肝、提高免疫力及中医扶正固本治疗。

①中医中药:介入术后2周,可开始应用。原则为扶正固本,补气,提高免疫力,调理。禁用以毒攻毒、软坚散结、活血化瘀、清热解毒类药物。

②提高免疫力措施:干扰素、胸腺肽、转移因子、白细胞介素Ⅱ、肿瘤坏死因子、LAK细胞、香菇多糖、保尔佳等。可单独或选用2-3种药物联合使用。

8)常见的并发症及处理。

(1)右上腹疼痛。术中可给予利多卡因经导管推注,术后可给止痛剂。

(2)肝动脉栓塞综合征(恶心、呕吐、发热及乳酸脱氢酶、转氨酶、碱性磷酸酶暂时性升高)。术后保肝等对症处理。

(3)肝脓肿。术中术后给予抗生素。

(4)异位栓塞致脏器缺血坏死,肝肾衰竭甚至死亡。术中应严密观察,仔细分析造影结果。

9)疗效判定。

临床观察和实验室检查,前者指症状和体征的变化,后者包括 AFP 水平、免疫指标、肝功能、血常规等。

影像学检查主要了解肝肿瘤缩小和坏死程度及有无新病灶。B 超和彩色多普勒超声简单易行,可观察肿瘤缩小情况,了解肿瘤病灶的血流情况。CT 不但能显示肿瘤病变大小,而且能观察肿瘤内碘油沉积情况;MRI 不仅能显示肿瘤的大小,还可以显示肿瘤组织坏死和存活情况。影像学随访检查常在 TACE 后 30～35 天进行。

首次介入术后,通常行 CT 检查。若 CT 显示肿瘤缩小,肿瘤内碘油沉积密实,无新病灶,则间隔 1 个月后行彩色多普勒超声检查。若 B 超检查显示肿瘤继续缩小或情况同前,可再间隔 1 个月后行 MRI 检查,了解肿瘤组织存活情况。选用何种影像学检查,依检查目的和病人的经济情况而定。根据临床观察、实验室和影像学检查结果,综合考虑病人的进一步治疗方案。

疗效判定指标分为:

临床治愈、明显好转、好转、暂时稳定、进展或恶化 5 种情况。

①临床治愈:肿瘤病灶消失或缩小 75% 以上,瘤灶内碘油沉积密实,MRI 检查显示肿瘤组织完全坏死,DSA 无肿瘤血管和肿瘤染色。甲胎球蛋白正常。病人生存期达 5 年以上。

②明显好转:肿块缩小≥50% 以上,瘤灶内碘油沉积密实,充填面积≥肿块面积的 80%。MRI 检查显示肿瘤组织大部坏死,仅在肿瘤周缘有少许肿瘤血管和肿瘤染色。甲胎球蛋白下降到术前的 70% 以下。病人生存期达 1 年以上。

③好转:肿块缩小≥25% 但<50%,瘤灶内碘油非均匀性沉积,充填面积≤肿块面积≤50%。MRI 检查显示肿瘤组织部分存活,部分坏死,坏死区域约占 30%～50%。甲胎球蛋白下降到术前的 50% 以下。病人生存期达 6 个月以上。

④暂时稳定:肿块缩小<25%,瘤灶内碘油沉积稀疏,充填面积≤肿块面积的 30%。MRI 检查显示肿瘤组织大部分存活,仅小部分坏死,坏死区域≥10% 但<30%。甲胎球蛋白未下降或仅下降到术前的 30% 以下。

⑤进展或恶化:肿块增大,瘤灶内无碘油沉积或呈散在斑点状,充填面积≤肿块面积的 10%。检查显示肿瘤组织大部分存活,肿瘤血管明显增多,肿瘤染色明显,可见新的肿瘤病灶。甲胎球蛋白升高。

10)肝癌的相关介入治疗方法。

(1)肝段性栓塞疗法:

采用微导管超选择至供养肿瘤的肝段动脉支,行肝段化疗性栓塞,可使肿瘤的栓塞更为彻底,肝功能不受损害或损害很轻,疗效明显提高,副作用大大减低。肝段性栓塞的理论基础是正常肝动脉与门静脉之间存在着吻合支,如:胆管周围动脉丛、门脉的营养血管、肝表部位的动、门脉压异常增高或门静脉高压时,这些吻合支可开放。

另外在肝癌病人中肝动脉、门静脉瘘的发生率为 63.2%。肝段性栓塞时注入过量碘油乳剂,可同时栓塞肝肿瘤的动脉血供、微血管及瘤周的静脉小分支,达到肝动脉、门静脉联合栓塞的目的,使肿瘤灶坏死更彻底。手术切除的标本显示主瘤及瘤周的微小病灶均完全坏死,因此应推广应用肝段性栓塞。

(2)暂时性阻断肝静脉,行肝动脉化疗栓塞术:

由于肝静脉的暂时阻断,窦状隙内压力增高,致使肝动脉与门静脉间的吻合支开放,化疗药物进入门静脉分支,使肿瘤浸浴在高浓度化疗药物中达到双重化疗的目的。随后行碘油乳剂栓塞,则达到了肝动脉门静脉联合栓塞目的,可明显提高疗效。行肝静脉阻断时,应注意球囊导管需放置在肿瘤所在叶、段的引流静脉,如:肝右静脉、肝中静脉、肝左静脉,不可置放在肝总静脉,以免发生回心血量过度减少而导致心脏功能衰竭。另外,阻断肝静脉的时间以 30~40min 为限。

(3)经肝动脉流入无水乙醇-碘油乳剂混合物及 TAE 后加用无水乙醇注射治疗肝癌:

超选择插管至肝段动脉,经导管灌注无水乙醇与碘油乳剂的混合物,比例为 1:2 或 1:3。对于 TACE 后肝肿瘤内碘油沉积欠佳者,可在 1 周后 B 超导引下直接向瘤体内注射无水酒精,以弥补 TACE 的不足。

(4)肝肿瘤缩小后Ⅱ步切除:

大肝癌经介入治疗缩小,多数学者主张Ⅱ步外科手术切除,但应严格掌握手术适应证。有以下情况者不宜行Ⅱ期外科手术切除:肝动脉造影及 CT 片除显示主瘤灶之外,不定期有数个子结节且难以切除者;瘤体直径>5cm,仅能作姑息性手术切除者;门静脉主干或大分支,或肝静脉大支内有癌栓者;已有肝外转移者;严重肝硬者。

(5)肝肿瘤术后的预防性介入治疗:

肝癌切除术后 40 天左右行首次肝动脉插管,若肝动脉造影未发现复发灶,先行化疗,再注入 5~6ml 碘油,2~3 周后行 CT 复查,以期达到早期发现和治疗小的复发灶。若无复发灶,则分别间隔 3 个月和 6 个月行第 2、3 次肝动脉预防性灌注化疗。

(6)胆管细胞性肝癌的连续动脉灌注化疗和(或)放射治疗:

原发性肝癌中大多系肝细胞性肝癌,仅少数为胆管细胞性肝癌。该类型肝癌属少血供,常用的肝动脉灌注化疗、栓塞效果不佳,选择肝动脉保留导管连续性灌注化疗,可提高疗效。常采用经皮穿刺左锁骨下动脉插管途径,保留导管在肝固有动脉内,导管尾端外接药盒(俗称"泵"),埋植在皮下,每天从"泵"灌注化疗药物。配合放射治疗,可以提高疗效。

(7)肝癌合并梗阻性黄疸时的治疗:

肝癌压迫、侵蚀、阻塞胆管所致梗阻性黄疸,可先行经皮穿刺肝脏胆管减压引流术或置放胆管内支架梗阻部位,使胆汁引流通畅,2 周后再行选择性动脉灌化疗或栓塞,称之为"双介入"治疗。

(8)肝癌伴门静脉癌栓的治疗:

若门脉主干被瘤栓完全阻塞,肝动脉栓塞属相对禁忌证,需视肝门附近有无较丰富侧支循环、瘤体占肝脏体积百分比、肝功能状况及有无严重食管静脉曲张等酌定。若有较丰富侧支血管,肝功能 Child B 级以上者,或合并门脉 2 级分支癌栓,可进行常规栓塞。对于门静脉主干癌栓,在介入治疗 3 周后待肝功能及白细胞恢复正常时,可加用放射治疗;经皮穿肝门静脉插管或经皮穿脾门静脉插管灌注治疗;经皮穿肝或经皮穿脾途径行门静脉内支架置放术。

(9)肝癌伴下腔静脉癌栓的治疗:

处理此类肝癌,视下腔静脉阻塞情况而定。若血管腔狭窄<50％,则按常规化疗、栓塞。若狭窄>50％,则应于狭窄部位置放金属内支架,保持下腔静脉的畅通,同时行肝动脉化疗栓塞术。

(10)肝癌伴肺转移的治疗:

对于肝癌伴肺转移者,仍应把治疗重点放在肝脏,同时处理肺部转移灶。若肺部病灶数目≤3个,多采用一次性支气管动脉或(和)肺动脉灌注化疗,亦可用微导管超选择至支气管动脉2～3级分支,谨慎地用碘油乳剂栓塞。若肺部病灶数目>3个,则可经皮穿刺右锁骨下静脉,留置导管于肺总动脉,外接药盒("泵")连续灌注化疗。经"泵"连续灌注化疗的方法:药物5－Fu 500mg,CDDP 20mg,MMC 4mg,每种药物分别加入5％葡萄糖水100ml中滴注,每天1次,连续5天,EADM20mg,分别于第一、五天各用10mg,加入5％葡萄糖水100ml中滴注。间隔4－5周后,再次经"泵"连续灌注化疗。

(11)肝癌伴门静脉高压的介入治疗:

肝癌由于肝硬化病变,或肿瘤所致肝动脉－门静脉瘘、门静脉癌栓堵塞,均可发生门静脉高压,甚至出现消化道大出血。处理方法:在介入治疗前2天及治疗后3天,每天皮下注射奥曲肽200$\mu$g(每次100$\mu$g,每天2次),以降低门静脉压力。

如肝癌病灶不在穿刺道上,亦可酌情行TIPS或PTPE以减轻门静脉压力,防止静脉曲张破裂出血。行脾动脉栓塞术也可减轻门静脉高压;脾功能亢进:肝癌并门静脉高压时,常伴有脾功能亢进,在TAE治疗同时可行部分性脾动脉栓塞术,以缓解脾亢症状。

(12)常用化疗方案:

表3－2－1 方案1 ADM＋MMC＋Lipiodol＋5－FU

| 药物 | 剂量 | 给药途径 | 给药时间 | 给药间隔 |
|---|---|---|---|---|
| 多柔比星(ADM) | 50 mg/m² | | | |
| 丝裂霉素(MMC) | 10 mg/m² | 混合成乳剂,经肿瘤供血动脉注射 | 经动脉导管一次性给药 | 每4～6周重复疗程 |
| Lipiodol | 10～30ml | | | |
| 氟尿嘧啶(5－FU) | 750 mg/m² | i,a。 | | |

表3－2－2 方案2 ADM＋MMC＋HCPT＋Lipiodol

| 药物 | 剂量 | 给药途径 | 给药时间 | 给药间隔 |
|---|---|---|---|---|
| 多柔比星(ADM) | 50 mg/m² | | | |
| 丝裂霉素(MMC) | 10 mg/m² | 混合成乳剂,经肿瘤供血动脉注射 | 经动脉导管一次性给药 | 每4～6周重复疗程 |
| 羟喜树碱(HCPT) | 10 mg/m² | | | |
| Lipiodol | 10～30ml | | | |

表3－2－3 方案3 ADM＋MMC＋DDP＋Lipiodol

| 药物 | 剂量 | 给药途径 | 给药时间 | 给药间隔 |
|---|---|---|---|---|
| 多柔比星(ADM) | 50 mg/m² | | | |
| 丝裂霉素(MMC) | 10 mg/m² | 混合成乳剂,经肿瘤供血动脉注射 | 经动脉导管一次性给药 | 每4～6周重复疗程 |
| 顺铂(DDP) | 80 mg/m² | | | |
| Lipiodol | 10～30ml | | | |

表 2-5-4 方案 4 ADM+MMC+5-FU +Lipiodol

| 药物 | 剂量 | 给药途径 | 给药时间 | 给药间隔 |
|------|------|---------|---------|---------|
| 多柔比星(ADM) | 50 mg/m² | | | |
| 氟尿嘧啶(5-FU) | 750 mg/m² | 混合成乳剂,经肿瘤供 | 经动脉导管一次性 | 每 4-6 周重复 |
| 顺铂(DDP) | 80 mg/m² | 血动脉注射 | 给药 | 疗程 |
| Lipiodol | 10~30ml | | | |

2.射频消融术(radiofrequency ablation RFA )

射频消融治疗肝脏肿瘤于 1995 年由意大利的 Rossi 率先应用于临床,为当今最新的肝肿瘤导向治疗方法之一,通过产生热能而破坏肿瘤细胞,当肿瘤细胞加热超过 45℃-50℃时,细胞内蛋白质变性,细胞膜双脂质膜溶解导致细胞膜破坏,从而细胞结构改变,射频消融技术通过使细胞内温度超过 60℃而达到破坏肿瘤细胞的目的。

1)射频消融治疗的特点:

退针时烧灼针道可避免针道癌细胞种植转移及出血;在治疗过程中可监测治疗区域周边 5 个点的温度,随时反馈治疗过程中电极与组织界面的温度。一旦观察到治疗区域某点温度显著低于其他范围,即可采取相应措施加强治疗,保证疗效;可预测凝固性坏死灶的范围,因此既可杀灭癌细胞又能尽量减少周边正常肝组织的损伤。

2)射频消融治疗的适应证。

(1)伴有肝外转移的原发性肝癌,不适宜手术及其他治疗者。

(2)大于 5cm 的肿瘤可采取分次治疗或联合肝动脉栓塞,延缓肿瘤的发展。

(3)原发性肝癌切除术后复发者。

(4)原发性肝癌年老体弱或合并其他疾病,不能耐受切除手术者。

(5)直径小于 5cm,肿瘤数目少于 3 个的原发性肝癌,一般情况射频消融治疗可彻底毁损病变。

3)射频消融治疗肝癌的禁忌证:合并存在腹腔感染;合并存在明显的腹水;严重肝硬化、肝功能损害。

4)射频消融治疗后常见的不良反应:转氨酶一过性升高、轻度黄疸、发热、偶见少量腹水等,给予保肝治疗后可很快缓解;部分病人有疼痛感,可给予镇静剂,一般不使用静脉麻醉药。部分病人背部有发热感,如果肿瘤在肝表面,部分病人会有较明显的加热感并有肩部疼痛。

(余强)

# 第三章  转移性肝癌

全身各脏器的癌肿几乎均可转移至肝脏。恶性肿瘤可以向周围组织直接浸润,或侵入淋巴管、血管及体腔之后癌细胞随淋巴液、血液及各种腔道转移至远处,癌细胞的浸润及转移主要取决于其本身的恶性生物学特性及机体免疫状态。癌细胞具有阿米巴样活动能力,能自主地向周围组织浸润和运动;癌细胞之间钻着力下降使其具有易脱落倾向,增加了转移的机会;癌细胞高表达某些整合素可能赋予癌细胞迁移的动力,使其易于穿透基底膜;机体某些黏附分子(adhesive molecule)有助于癌细胞在转移脏器中的滞留;癌细胞表面蛋白水解酶活力的增高也有利于其浸润和转移。由于荷瘤宿主大多存在机体免疫功能低下不能有效识别和杀伤转移的癌细胞,一旦癌细胞在远处脏器停留,可释放多种生长因子及其受体,如血管内皮细胞生长因子(VEGF),使癌细胞自主性无限制生长,癌细胞的这种恶性生物学特性与其所携带的遗传信息,如 DNA 倍体或干系水平有一定关系,异倍体的癌细胞较二倍体的癌细胞更易发生转移。肝脏由于本身解剖及血供的特点,可能更易给多种癌细胞提供滞留的生长空间和营养来源。

【病因病理】

人体各部位癌肿转移至肝脏的途径有门静脉、肝动脉、淋巴路和直接浸润 4 种。

肝脏的转移癌结节大小不一数目不等,可呈孤立的 1~2 个结节,但多数呈弥漫多发结节,可散布于肝的一叶或全肝,癌结节外观多呈灰白色质地较硬结节中央常因坏死而凹陷,与周围肝组织之间有明显分界,包膜多完整。癌肿多位于肝的周边,但也有深藏于肝实质之中继发性肝癌的病理组织形态与其原发癌相似,如来自胃腺癌或结肠腺癌的肝脏转移性癌,其组织中可显示腺癌结构;来自眼部黑色素瘤的瘤组织中因含有黑色素而呈棕色或黑色。但有些病例并非如此,可因肿瘤细胞分化太差而不能鉴别其原发癌的特征。

经血路转移至肝脏的继发性癌其原发癌可以很小而不被发现,但肝脏转移癌的生长却很快,且侵及整个肝脏,肝脏的转移性癌很少合并肝硬化也不侵犯门静脉或形成癌栓,这和原发性肝细胞癌不同。

【临床表现】

肝脏转移癌早期可无明显的症状和体征,晚期其症状和体征与原发性肝癌相似,但因无肝硬化,常较后者发展缓慢症状也较轻。早期主要为原发灶的症状,肝脏本身的症状并不明显,大多在原发术前检查术后随访或剖腹探查时发现,随着病情发展,肿瘤增大,肝脏的症状才逐渐表现出来,如肝区痛、闷胀、不适乏力、消瘦发热、食欲缺乏及上腹肿块等。晚期则出现黄疸、腹水、恶病质,也有少数患者(主要是来源于胃肠胰腺等)肝转移癌症状明显而原发病灶隐匿不显。

1.原发癌的症状和体征:

随原发癌的部位和性质不同而不同,但却可能是病人的主要临床表现,如肺癌病人的咳嗽和胸痛,胰腺癌病人的上腹痛和黄疸等。此时往往是肝转移癌的早期,容易只注意原发癌而忽视癌肿可能已发生肝脏、腹膜、肺脏等脏器的转移。

2.肝转移癌的症状和体征:

当肝脏出现广泛转移或转移灶较大时,病人可出现类似于原发性肝癌的症状和体征:右上腹或肝区胀痛或不适,肝脏肿大,如触及癌结节,其质地坚硬并可有触痛;晚期可有黄疸腹水及其他恶液质的表现,有时上述症状和体征可为病人的唯一表现而较难发现原发病灶,由于肝转移癌多不合并肝硬化,故与原发性肝癌相比,上述表现程度稍轻,发展较慢并发症亦较少。

3.全身症状:

随着病情的进展病人可出现乏力、腹胀、食欲缺乏、体重减轻、发热等全身症状并呈进行性加重。

4.伴随症状：

食欲缺乏：常因肝功能损害、肿瘤压迫胃肠道等所致；腹胀是因肿瘤巨大、腹水以及肝功能障碍引起；消瘦乏力可由恶性肿瘤的代谢消耗与进食少、营养不良引起，发热是因肿瘤组织坏死合并感染以及肿瘤代谢产物引起。

【影像学表现】

1.超声表现：

肝内单发或多发结节，可为低回声、强回声或不均匀回声，呈"牛眼状"改变。

2.CT 表现。

(1)平扫：

肝内单发或多发圆形或分叶状肿块，大多表现为低密度，多在低密度病变内存在更低密度区域，从而显示为同心圆状或等高线状双重轮廓为其特征。边界多为模糊不清。

(2)增强：

肿瘤强化，境界清楚，中央密度多低于周围部，肿瘤边缘可显示环形不规则强化，部分可见"牛眼征"，表现为病灶中心为低密度，边缘为高密度强化，最外层密度又低于肝实质。少数如宫颈癌、食管癌等肝转移性肿瘤内部几乎全部坏死、液化表现为囊性密度，壁较厚或有不规则强化。此外如大肠癌、卵巢癌等的肝转移性肿瘤也可合并有钙化，表现为点状、斑块状、羽毛状之高密度灶。

(3)MRI 表现：

对较小的转移癌也比较敏感，T2 加权像多表现高信号。

(4)血管造影：

仅用于诊断困难的病例，不作为常规检查方法，可根据血供分为富血供型、等血供型和乏血供型。

(5)胸部正侧位片或胸部 CT，排外肺转移癌。

【介入治疗】

1.血管内介入治疗

原理、原则、方法和处理措施基本同原发性肝癌。

由于转移性肝癌多数血管少，血供不丰富，以少血管型为主，文献报道高达 92%（未统计肝癌肝内转移病例），故目前认为栓塞化疗较单纯栓塞更适合于肝转移癌的治疗。

但仍有以下问题：

①对肝功能的影响，首次治疗后总胆红素及 GPT 明显升高，多于 1.5～3mol/L 后才能恢复。如重复施行 TACE，肝功能则进行性损害；

②插管成功率受一定的限制，尤其是多次插管后肝动脉血管内膜受到刺激加上化疗药物的刺激，导致管腔狭窄；

③可发生胆囊血管栓塞、急性胰腺炎、胃十二指肠糜烂或溃疡；

④仅单纯型肝动脉栓塞作用，能同时对门脉产生栓塞者极少；

⑤在化疗栓塞中，最适合的碘油用量、理想的细胞毒性药物的选择，以及治疗的间隔时间和治疗次数尚无统一标准。

由于化学药物大多对骨髓抑制明显，使免疫功能低下等副作用较大，对于晚期患者，由于一般情况较差,不能胜任化疗灌注等治疗,为了寻找提高对晚期患者的疗效,提高生活质量延长患者的生存期,诸多的学者从中医药方面着手。

目前认为中药介入治疗优势在于:

①与西药相比,中药具有多靶点抗肿瘤的优势;

②具有常规西药不可比拟的提高机体非特异性免疫功能的作用,能延长患者生存期;

③中医药在介入手术期的应用可以较有效地减少肝脏介入治疗后的毒副反应及并发症,改善患者生存质量。常用的方法有中药瘤内注射,中药肝动脉灌注及栓塞等法,常用的中药有华蟾素针、鸦胆子乳剂、白及油、喜树碱、中药复方针剂等。

2.非血管性介入治疗

超声介入治疗是近年来应用广泛的局部治疗方法,具有创伤小、并发症少、恢复快和可反复应用等优点。方法包括无水酒精注射、射频消融、氩氦刀冷冻和微波等。

目前认为,针对转移性肝癌超声引导下的各种介入治疗的适应证包括:

①直径<5cm 的单个或多个转移癌,尤其是位置深、手术困难者;

②转移性肝癌术后复发不宜再次手术者;

③作为 TACE 后的补充治疗;

④由于其他原因而无法手术者。

(1)瘤内无水酒精注射(PEI):

主要适用于直径<3cm,结节在 5 个以下的小肝癌,肿块有包膜者效果佳。但对有肝衰竭倾向的患者、病变广泛或结节数超过 5 个或已有肝外转移,以及对无水酒精过敏者均不宜采用本法治疗。在超声导引下经皮注射无水酒精于肝脏肿瘤内。注射的量随肿瘤大小而定,以 10～15 ml/cm 计算,但一般不应超过 30mL。应在肿瘤内多点、多方向、多层面注射,每个注射点注入酒精 0.5～1.0ml 左右。通常每周 1～2 次,一个疗程为 4～6 次,也可根据每个患者的耐受情况及反应而定。注射后的副反应为短暂发热、腹部不适或疼痛。严重并发症罕见,国外报道针道种植的发生率为 3%,严重胆道损伤率为 1%。

(2)射频消融(RFA):

目前射频治疗的目的包括两方面:

①使肿瘤病灶全部凝固坏死达到根治性治疗的目的。对于一些小肿瘤,大小约 3cm 的转移性肝癌患者,由于肝功能不佳不能耐受手术,射频治疗使肿瘤组织发生凝固性坏死,既根治性治疗肿瘤又不致患者出现手术后的肝功能衰竭。另外,肿瘤位于门脉区使得瘤灶难以彻底切除时也亦选用射频治疗。

②缩减肿瘤负荷,对肝内多发肿瘤或不能手术的大肝癌,通过射频治疗使肿瘤组织部分坏死,缩小肿瘤范围,以期二期手术。对肝功能 C 级,有严重出血倾向、大量腹水或严重黄疸以及合并门脉癌栓者应列为手术禁忌。

射频治疗的局限性在于:

①由于对多电极下热场还缺乏具体研究,在三维上可能出现漏空现象造成凝固不完全,特别是直径>5cm 的病灶,体积大,生长不规则,治疗时各分区间不能完全排除留有残余癌组织。

②肿瘤的位置:靠近大血管的肿瘤,由于血流带走热量,降低治疗温度导致肿瘤易于

残留。

③定中心点不准确：穿刺点偏移等导致部分肿瘤残存。

④肝转移癌患者是否存在其他部位的隐性转移灶，均影响射频消融术的疗效。故目前提出需结合其他方法进行综合治疗才能收到更佳的效果。

（3）冷冻治疗（CSA）：

冷冻导致肿瘤细胞死亡的原理可能是细胞内冰晶形成和冰晶的机械性损伤、细胞脱水和皱缩、细胞膜脂蛋白成分变性以及血流淤积微血栓形成的综合作用。

对肝转移癌病灶进行 CSA 的适应证如下：

①发生在双叶肝脏的不可切除性转移；

②肝转移癌病灶贴近门静脉、肝静脉、腔静脉等大血管；

③外科手术切除术后肿瘤切缘可见肿瘤细胞或切缘"安全距离"不足 1cm；

④对于可切除的肝转移癌，肝功能不良或患有其他伴随疾病而外科手术存在危险及拒绝手术者，对于处于肝脏较深部位且直径较小的肝转移癌病灶，采取 CSA 更有利于保护正常肝组织，此为 CSA 治疗肝转移癌的最佳适应证。经 CSA 后，局部肿瘤控制率可达 85%，肝转移癌患者平均生存时间为 23mo，2a 和 3a 生存率分别为 47% 和 29%。在结直肠癌肝转移患者，平均生存时间为 27mo，2a 和 3a 生存率分别为 53% 和 33%，术后肿瘤复发率为 8%～60%。

（4）微波固化法（MCT）：

是利用微波的热效应和肿瘤不耐热的特点，在极短的时间内在肿瘤局部产生高温，使肿瘤组织凝固性坏死，达到原位灭活肿瘤的目的。在 B 超引导下将穿刺针经皮插入肝癌组织内，然后将微波电极通过穿刺针植入癌灶内，在一定的外加磁场作用下，微波能转变成热能。

微波固化的适应证包括：

①单个病灶直径<6cm，<3cm 更佳；

②肝内病灶少于 5 个，每个直径不超过 3cm；

③无肝外病灶或肝外原发病灶已切除；

④无外科手术指征或需延迟手术及拒绝手术者；

⑤凝血酶原活性≥50%，血小板计数≥$70×10^9$/L；

⑥对于合并肝硬化者，若无顽固性腹水且肝功能为 Child A 级或 B 级，MCT 亦行之有效。

微波固化常见的并发症有：

①局部中度疼痛；

②发热，多考虑为肿瘤坏死后的吸收热；

③转氨酶一过性升高。其他少见的并发症有：胸水、腹腔少量出血或腹水、肝脓肿、针道种植、门静脉血栓形成、低血压（迷走神经反射引起），并发症发生率类似于 RFA。

目前认为微波治疗对于直径在 5cm 以下的肝癌有望达到完全灭活，而对于直径>5cm 者，虽然治疗后肿瘤大部坏死，肿瘤缩小，但存活的肿瘤细胞可能出现耐热，或受热刺激后处于增生活跃状态，导致肿瘤的复发和转移。对于较大肿瘤应结合其他方法如肝动脉化疗栓塞，或先行肝动脉化疗栓塞使肿瘤缩小，再行微波凝固治疗以提高疗效。

（5）激光治疗（LITT）：

LITT 的基本原理:把一个激光头放在肝癌组织内,通过光纤把低能激光(3~15W)传输给激光头,利用光能转变为热能,把肝癌组织连续加热(3~30min)到一定温度范围内(45℃~95℃)使其凝固坏死,而正常肝组织不受损伤。由于穿透组织能力强,可通过植入光纤传输等特点,故常被选用于治疗恶性肿瘤。通常应用的激光低功率(1~5W)连续加热数分钟,肝癌被凝固坏死直径达 40mm。

LITT 治疗肝肿瘤的适应证包括:

①病灶数目不超过 5 个,最大直径不超过 5cm;

②肿瘤病灶发生于双肝叶;

③无肝外转移;

④外科部分切除术后转移癌复发;

⑤正在接受全身或局部化疗的转移癌患者;

⑥不适合于外科手术或拒绝外科手术治疗的患者;

⑦原先不适于外科手术治疗,经 LITT 后转变成可手术治疗的患者(如左右肝均有转移癌者),直径<2cm 的肿瘤经 LITT 治疗后 6mo,肿瘤复发率为 1.9,直径>4cm 的肿瘤,其复发率为 4.4%。采用 Kaplan Meier 方法统计肝转移癌患者的平均生存时间为 4.4a,1、2、3、5a 生存率分别为 94%,77%,56%和 37%。LITT 的并发症诸如胸腔积液(0.8%)、肝脓肿(0.7%)、胆道损伤(0.2%)、腹腔内出血(0.05%)均不严重,通常情况下无须特殊处理。

磁共振控制下 LITT 技术被公认为是介入治疗肝转移癌的一种理想方法,具有微创性、定位准确、监控性好、并发症少、肿瘤复发率低、简便易行等优点。

与其他局部治疗方法相比较,该疗法不足之处是:

①治疗费用相对较高;

②对于直径较大,形态不规则的肿瘤,需要多个激光发射器,并且需多次照射。治疗、效果仍不理想,对冷却装置的要求也提高,需要一个能及时减少炭化与气化且热沉积能覆盖并超过整个肿瘤的方法;

③MR 温度监控技术目前只是半定量技术;

④肝血流变化、激光能量与组织病理学结构改变三者之间的关系有待进一步确定。

(6)超声引导下的介入治疗的注意点:

随着超声介入治疗的成熟,已部分取代手术而成为首选治疗方法,且治疗效果不亚于手术切除。

但在治疗中仍应注意以下几点:

①定位准确是保证肿瘤完全坏死的前提,损坏的范围必须大于瘤体直径;

②瘤体不能太大,否则难以保证肿瘤周边都被损毁。一般而言,肿瘤直径在 3cm 以下,予以微波、无水酒精注射;瘤体直径在 5cm 以下,射频、氢氦刀均能达到肿瘤完全坏死;

③与 TACE 结合应用可提高疗效,并且应先行 TACE,再行超声介入治疗;

④超声介入治疗的主要并发症是穿刺针道出血和腹腔脏器灼伤穿孔,故对位于肝脏边缘、紧贴胆囊或胃肠的肿瘤治疗时应慎重。拔针前针道内应注入止血剂,并加压包扎;

⑤不能替代手术切除、对多发转移灶手术切除结合术中射频或冷冻治疗可提高疗效。

3.预防性血管介入化疗。

(1)术前肝动脉化疗：

Kemenyetal 发现直径>0.5mm 微转移灶转移癌，即见肝动脉供血，这为肝动脉预防性化疗提供了理论依据。同时导管置于腹腔干、肠系膜血管等，通过静脉回流入肿瘤部位，对门脉供血的微转移灶也有一定作用。化疗药物进入体循环，对全身临床或亚临床转移灶产生一定的作用。因此术前应用肝动脉预防性介入化疗具有疗效确切、操作方便等优点。但也有认为肝动脉化疗由于动脉血流快，在肝脏停留时间短，不利于肿瘤细胞的杀灭。另外，对其他器官副作用较大且目前仍缺乏大样本的随机对照研究。

(2)门静脉预防性化疗：

消化道肿瘤易通过门静脉发生肝转移，部分肿瘤术前肝内已有癌细胞存在，亚临床癌灶已经形成；而 B 超、CT、MRI 等检测手段尚不能检出，术中亦难发现。另外，手术后个别微小和隐蔽的癌细胞、癌组织仍可能存在于原发区，在适当的条件下，仍可通过血运和淋巴系统向肝转移。手术过程挤压肿瘤可能导致癌细胞进入门静脉，从而增加肝转移的危险性。

门静脉化疗具有以下优点：

①全身不良反应轻；

②药物剂量可相对增加；

③5－FU，MMC 在肝脏中有较高的摄取率；

④辅助化疗应在手术后肿瘤负荷最小时开始，由于经门静脉灌注化疗全身毒副反应轻，术后可立即进行；

⑤术中置管，简便易行。

操作时应注意以下几点：

①导管插入深度要适中，过深易打折，过浅易脱落。

②导管结扎松紧要适宜，固定要确切。

③贮药泵周围皮下积液易导致感染。

④化疗药物浓度不能太高，注射速度不能太快、太猛。要均匀缓慢注入，有条件者可用微量泵缓慢泵入。

⑤注射完毕一定要再注入肝素稀释液，以防血栓形成。

（余强）

# 第四篇　检验科

## 第一章　病毒性肝炎检测技术与应用

病毒性肝炎分为 HAV(甲型肝炎病毒)、肠道微小 RNA 病毒、肠道病毒性肝炎、HBV(乙型肝炎病毒),嗜肝病毒性肝炎、HCV(丙型肝炎病毒),黄病毒性,输血有关 NANB 肝炎;HDV(丁型肝炎病毒)性丁型肝炎,以及 HEV(戊型肝炎病毒)肝炎,经口型 NANB 肝炎。庚型肝炎等也尚在研究中。

免疫标记技术、生物分子和基因工程等各类研究,发展很快,是研究应用的重要方法。

甲型肝炎的特异性抗体研究获得很大进展,HAV 兔 Balb/c 小鼠得到特异性抗体与杂交瘤融合,将分泌抗—HA 特异性杂交瘤再克隆 3 次,获得了敏感性、特异性很高的单克隆抗—HA—IgM 型抗体。Paraiannis 等已将 HAV 的基因结构及其序列搞清,在体外合成特异性HAV 片段作探针,用于分子杂交,可以从感染的细胞和粪便标本中特异性检测 HAV, RNA病毒。广泛应用标记免疫技术 125I、酶、金标记、HAV 抗原和采用 CDNA RNA 探针测定组织或粪便中 HAV RNA。

乙型肝炎已研究出各种不同决定簇的 HBsAg,"a"、"d"、"y"及"r"还有抗 HBe、抗 PreS1和 PreS2 的单克隆抗体。从分子生物学的研究对乙型肝炎病毒的结构近些年来又有进一步弄清。已明确 HBsAg 含有蛋白质、糖和脂肪、糖蛋白固定在双层脂分子上,称外壳蛋白,可分成 3 种即主蛋白、中等蛋白和大蛋白。主蛋白由 S 基因编码,以两种形式存在,即糖基化和非糖基化中间,蛋白由 PreS2 和 S 基因编码,是一种糖蛋白,分成 GP33 和 GP36。PreS2 区编码55 个氨基酸,含有位于外壳蛋白主要抗原决定簇,有更强的免疫原性,PreS2 含有聚合人血浆蛋白受体(PHSAR)。肝细胞膜上也有此受体,因此人们设想 PHSAR 是 HBV 攻击肝细胞的媒介。大蛋白为最全的表达蛋白,由 PreS1、PreS2 及 S 基因编码,有糖基化(GP24)和非糖基化(P39)两种形式。由 PreS2 所激发的特异性抗体被认为在预防感染中起重要作用。因此PreS1 可加强 HB—sAg 的抗原性,这对认识感染机制、制备优质疫苗、建立各类检测技术将发挥重要作用。

5 型肝炎病毒中,除甲型及戊型不引起慢性肝炎外,其余 3 型均可引起慢性肝炎(慢性迁延型或慢性活动型),因此对慢性肝炎的诊断,也应当同时有病原学诊断,如乙型慢性迁延性肝炎(也可写成"慢性迁延型肝炎",乙型)、丙型慢性活动性肝炎(也可写成"慢性活动性肝炎",丙型)。

乙型肝炎病毒为脱氧核糖核酸(DNA)病毒,5 型中的其他 4 型都是核糖核酸(RNA)病毒,而且各自 RNA 病毒作用不尽相同,所以,5 型肝炎有 5 种独立的疾病特征。

技术研究获得长足发展,PreS 系统应用,Kvijpe,用基因工程方法获得 PreS1 , PreS2 基因并表达相应的蛋白。国际肝炎会 Alberti 等报道进一步用单克隆 PreS2,作抗原表位的研究。HBeAg 的实验抗原来源,已在 Mimms 等重组 HBV DNA 研究中,对来源缺乏突变 120

个核苷酸的 HBcAg 基因密码系列克隆,并通过大肠杆菌中表达以得到 rHBcAg。所表达的蛋白与 HBcAg 的氨基末端相同,但中间缺少 HBcAg 中 40 个含竣基的氨基酸,故变性可制备特异性、敏感性相似的 rHBcAg,解决了 HBeAg 的来源。HBxAg 系统,抗 HBx 的出现与肝细胞癌的诊断有关,发现 4 个新的,分别代表 x 蛋白的序列(ayw)的氨基端和中部蛋白反应,新肽段对慢性感染血清起反应,急性期血清不起反应。目前日本已有 6 个肽段的更换血清。

此外,标记免疫技术的大发展,为肝炎系统的深入研究和临床诊断、治疗提供了有力的支持。化学发光技术、放射免疫技术、酶标免疫,以及金标记免疫技术发展非常快,应用也很广泛,已从不同视角满足不同层次的需求,获得较好的结果。

## 第一节　5 型病毒性肝炎

一、甲型肝炎病毒(HVA)

这种病毒是呈对称 20 面体颗粒、无包膜,核酸为单链的 RNA 病毒,直径为 27~32 nm。此病毒引起急性肝炎。没有 HAV 的慢性携带者。病毒的感染是通过粪—口途径实现的。

检测血清甲肝 IgM 抗体(抗－HAV IgM)和甲肝抗体(抗－HAV)以及发病早期病人粪便中 HAV 颗粒,HAV－RNA 和 HAV 抗原,均可作为甲肝的病原学诊断。

抗－HAV IgM 测定:可以用作甲肝的早期诊断和近期感染的标志。而且用单份血清即可作出诊断,是目前甲肝病原学诊断最常用的方法。目前常用检测抗－HAV－IgM 的方法是酶联免疫吸附法(ELISA)和放射免疫法(RIA)。如 P/N 值>2.1 即为阳性。

抗－HAV 测定:抗－HAV 为甲肝的总抗体,包括抗－HAV IgM 和 IgG,主要是 IgG。

二、乙型肝炎病毒(HBV)

此病毒是一种 DNA 病毒。其于 1970 年由 Dane 氏发现,故又称 Dane 颗粒。即可引起急性,也可引起慢性肝炎。感染途径是血液传播、性接触传播、母婴传播及输血或血液制品传播。此外在唾液、胃液、汗液、尿液、精液、阴道分泌物、月经、羊水中均检得 HBsAg。乙型肝炎在世界各地多呈散发状态或呈地方性流行,无明显季节性。曾有人统计调查:我国 HBsAg 携带者占全国人口 10% 以上,每年 1500 万孕妇中,有 150 万为 HBsAg 携带者,75 万新生儿受感染。如何正确地认识这些现象,采取科学的措施解决存在的问题已引起了人们的重视。近年来对乙肝病毒(HBV)存在的多种病毒标志物的检测技术迅速发展,为乙肝病原学的诊断提供了良好的帮助。

用电镜观察乙肝患者血清内含有 3 种颗粒:①小的球状颗粒,平均直径为 20mm,认为是表面抗原颗粒。②管状颗粒,直径与球形颗粒相仿,平均长度 200~400mm,认为是球状,核心颗粒重叠而成的。③ Dane 颗粒,直径 42mm,具有双层外壳,分核心及外壳两部分,直径 27mm,内含环状双股 DNA 和多聚酶(polymerase)。目前认为 Dane 颗粒是乙肝完整的病毒性。

经研究发现与乙肝血清学标志相关的成分:

PHSA－R(多聚人血清白蛋白受体)HBV－DNA(乙肝病毒脱氧核糖核酸),HBV－DNAP(乙型肝炎病毒 DNA 多聚酶)等,它们在研究工作中具有重要价值。

(一)乙型肝炎病毒标志物的检侧研究

1. HBsAg 的检测应用研究　目前已经应用的有微磁粒子标记的化学发光免疫技术、放射免疫技术、酶标与金标技术。HBsAg 是 HBV 感染的标志。由于 HBsAg 常和 HBV 同时存在,故血清中 HBsAg 阳性,常被看作有传染性。但严格来说,HBsAg 本身不是传染性的标记,因此,HBsAg 阳性者,应同时检测血清中 HBV−DNA,如 HBV−DNA 阳性,应被视为病人有传染性。

HBsAg 的检测目前普遍用作献血员的筛选方法。如献血员血清中 HBsAg 阳性,应禁止献血。

HBsAg 的检测还被用于孕妇的产前检查。对 HBsAg 阳性产妇所生新生儿进行乙肝疫苗接种,防止发生母婴传播。

2.抗−HBs 测定应用研究　抗−HBs 是抗 HBsAg 的特异性抗体。它是 HBV 感染的保护性抗体。抗−HBs 的出现是人体对 HBV 感染有免疫力的标志。提示过去曾感染过 HBV,现已恢复,体内 HBV 已被消除,无传染性。此外接种乙肝疫苗后,血清中出现抗−HBs,提示疫苗接种后已产生对 HBV 的免疫力。

抗−HBs 的检测,可作为选择乙肝疫苗的接种对象。如接种乙肝疫苗前,检测血清抗−HBs 阴性,提示机体对 HBV 感染无免疫力,如血清 HBsAg 检测亦阴性,应该规则地接种乙肝疫苗。如抗−HD,阳性,尤其是抗−HBs 水平在 10 mU/ml 以上,提示机体对 HBV 感染有足够免疫力,可以不接种乙肝疫苗。此外,抗−HBs 的检测还可以用作乙肝疫苗接种是否成功的考核指标。

抗−HBs 的检测还可用于流行病学调查,检测人群中 HBV 的感染率及对 HBV 感染的免疫水平。

此外,还可用抗−HBS 的检测来筛选抗−HBs 滴度高的人血清,制备高效价的乙肝免疫球蛋白,用于阻断母婴传播或暴露于 HBV 感染者血液及分泌物后的被动免疫。

3. HBcAg 检测应用　HBcAg 是 HBV 的衣壳(capsid)抗原,含于病毒的核心部分。检测 HBcAg 阳性,提示体内有 HBV 复制,并有传染性。

HBcAg 存在于肝细胞核、胞浆和胞膜上,可用免疫荧光法或免疫组织化学法检出。它对乙型肝炎发病机理的研究、乙肝的病原学诊断有很大的帮助。

4.抗−HBc 检测应用研究　抗−HBc 是抗 HBcAg 的特异性抗体。目前认为,它不是 HBV 感染的保护性抗体。

抗−HBc 的出现是感染过 HBV 的标志,代表现在正在感染 HBV 或以往感染过 HBV。如为高滴度(≥1：1000)抗−HBc 常为正在感染 HBV 的标志,而低滴度抗−HBc 则为以往感染过 HBV。

抗−HBc 为抗 HBcAg 的总抗体,可以分为抗−HBc IgM 和 IgG 二种抗体。在急性乙型肝炎时,抗−HBc IgM 常在 HBV 感染早期出现,且抗体的滴度很高。而慢性乙型肝炎和慢性 HBV 携带者,血清抗−HBc IgM 可持续阳性,但呈低滴度。因此,血清抗−HBc IgM 的检测可作为急性乙肝的早期病原学诊断方法。由于人体内有 HBV 存在和复制时,血清中可持续出现抗−HBc IgM,而 HBV 消失后,血清抗−HBc IgM 亦在短期内逐渐消失,因此血清抗−HBc IgM 阳性常为体内有 HBV 存在及复制的标志,但与病情轻重无关。抗−HBc IgG 出现较晚,而且可持续多年,故抗−HBc IgG 阳性只能标志感染过 HBV。它多用于流行病学调查,了解人群中 HBV 的感染率。抗−HBc 总抗体主要为抗−HBcIgG,故抗−HBc 的检测的意义和检测抗－HBc 够相似。

近年来,有人对 HBV 感染者同时检测血清抗－HBc IgM 和抗－HBc IgG,有助于急性和慢性 HBV 感染的鉴别。当抗 HBc IgM 检测阳性而抗－HBc IgG 阴性时,为急性 HBV 感染。而抗－HBc IgM 阴性及抗－HBc 够阳性时,为以往感染过 HBV。如抗－HBc IgM 和抗－HBc 够均为阳性为慢性 HBV 感染。此外,由于急性 HBV 感染时,血清抗－HBc IgM 抗体滴度高,而慢性 HBV 感染时,抗－HBc IgM 抗体滴度低。

5. HBeAg 检测应用研究　HBeAg 是由 HBeAg 去除羧基端的氨基酸而成,是一种可溶性的抗原蛋白,在血清中游离存在,可用免疫学方法检出。

HBeAg 也和 HBcAg 相同,是构成 HBV 的核心部分。因此,HBeAg 的检测阳性,和 HBeAg 一样,标志有 HBV 复制,并有传染性。

HBeAg 在 HBV 感染的早期出现,在血清中和 HBsAg 同时存在。而在恢复期先于 HBsAg 消失。如 HBeAg 和 HBsAg 持续阳性,则成为慢性 HBV 感染(慢性乙肝或慢性 HBV 携带者)。

HBeAg 的测定还用于 HBV 母婴传播的检测。HBsAg 和 HBeAg 均为阳性的母亲,所生婴儿 90% 以上于产后成为慢性 HBV 携带者。此类婴儿应于出生后即刻注射高价乙肝免疫球蛋白和乙肝疫苗预防。

HBeAg 的检测带可用于抗病毒药物的疗效考核指标。如抗病毒药物治疗后,HBeAg 阴转提示此类药物有抗 HBV 的疗效。但近年来发现有 HBV 前 C 区基因变异株感染,表现 HBeAg 阴性而抗－HBe 阳性及 HBV－DNA 阳性,故 HBeAg 阴性不能代表 HBV 复制受到抑制,对此类病人进行药效考核时,须同时检测 HBV－DNA 是否阴转,才能正确评估药物疗效。

此外,HBeAg 的检测还用于病情的判断。当乙肝病人出现血清 HBeAg 阴转,抗－HBe 阳转时,常同时伴有病情好转,临床症状及肝功能改善,肝脏病变减轻。但 HBV 前 C 区基因变异株感染时则例外,有人报告 HBeAg 阴性的 HBV 前 C 区变异株感染病人,病情重,易发展为重型肝炎、慢性活动性肝炎和肝硬化。

6. 抗－HBe 检测应用　抗－HBe 是抗 HBeAg 的特异性抗体。抗－HBe 出现于 HBeAg 消失后,当 HBeAg 转阴,抗－HBe 转阳,常提示 HBV 复制减弱,传染性减小,病情出现好转。

近年来,发现存在 HBV 前 C 区基因发生突变的变异株,此种 HBV 变异株不能产生 HBeAg,而表现 HBeAg 阴性而抗－HBe 阳性。此类变异株感染,可表现病情重,易发展为重型肝炎,病死率高,并可引起流行。和上述 HBV 野毒株感染的表现不同。

7. 前 S(Pre S)蛋白和多聚人血清白蛋白受体(poly human serum albumin receptor, HSA－R)检测应用　S 蛋白又可分前 S1(PreS1)和前 S2(PreS2)蛋白,与 HBsAg 共同组成 HBV 的外膜。HBV 的外膜主要成分为 S 蛋白即 HBsAg,称为主要蛋白(major protein),由 HBV 基因组 S 区基因编码,有 226 个氨基酸组成,分子量为 25 000 D(P25)。PreS2 蛋白由 HBV 基因组前昆区基因编码有 55 个氨基酸组成,与 S 蛋白共同组成中蛋白(middle protein),分子量为 33 000 D(P33)。PreS1 蛋白由 HBV 基因组前 S 区基因编码,有 120 个氨基酸组成,与 S 和前几蛋白共同组成大蛋白(large protein),分子量为 39 000 D(P39)。

前 S 蛋白在 HBV 感染的早期与 HBeAg 同时出现。根据研究证明,前 S 蛋白与 HBV 感染肝细胞的机理、机体的免疫应答和临床诊断有关。

研究证明，前 S1 和前 S2 蛋白在血清中的出现和消失，与 HBV－DNA 和 HBeAg 的消长一致。因此，检测血清中前 S1 和前 S2 蛋白，亦和 HBeAg 及 HBV－DNA 的检测意义相似，可以作为 HBV 复制及有传染性的标记。前 S2 蛋白含有 PHSA－R，检测血清 PHSA－R 的意义和检测 PreS2 相同。检测 PHSA－R 亦可作为 HBV 复制及有传染性的指标。

8.前 S 蛋白杭体(抗－PreS1 和抗－PreS2)检洲应用抗－PreS 是抗－前 S 的特异性抗体。可分前 S1 蛋白抗体(抗－preS1)和前 S2 蛋白抗体(抗－PreS2)。

抗 Pre－S1 出现较早，在 HBV 感染的潜伏期即可检出，比抗－HBc IgM 出现还早。而抗－PreS2 出现稍晚，多在发病急性期时出现。抗－PreS 可持续至恢复期数月。而慢性乙肝或慢性 HBV 携带者，抗－PreS 多持续阴性。目前认为，抗－PreS 为 HBV 的中和抗体，它的出现标志病毒被消除和疾病恢复。

(二)BBV－DNA 检测应用

1. 乙型肝炎病毒 DNA 多聚酶(HEV－DNA)检测可以作为 HBV 感染的病原学诊断同时可以反映 HBV 存在和复制，也是抗病毒药物治疗的参考指标。

检测肝细胞中的 HBV－DNA，不仅可以作病原学诊断，而且可以研究 HBV 感染在肝组织中的发病机理。

检测血清中 HBV－DNA，可用同位素或生物素等标记的 HBV－DNA 探针，用斑点杂交法测定。亦可用原位杂交法检测肝组织或其他组织细胞中的 HBV－DNA。此外，还可用 Southern 印迹法检测 HBV－DNA，可以区别游离状态或整合状态的 HBV－DNA。由于应用分子杂交法检测 HBV－DNA，故敏感性和特异性均很高。

2. DNA 多聚酶检测研究　DNAP(DNA polymerise)含于 HBV 的核心部分，是 HBV 复制过程中必需的酶。有 HBV 复制时，DNAP 活性常明显升高。

DNAP 的检测可以反遇 HBV 复制及有传染性的标志。亦可作为抗病毒药物的疗效考核指标。亦有人用作抗－HBV 药物的筛选。

3. PHSA－R 检测研究　1972 年，日本学者用 PHSA(多聚人血清白蛋白)致敏血细胞，然后加乙肝血清能使之凝集，这说明血清中含有"抗体"。但是，使用亲和层析抗 IgG 抗体柱，又不能除去该"抗体"，这说明其不是抗体，而是受体。

PHSA－R 意义

其存在于 Dane 颗粒表面，也存在于人肝细胞表面，因而，通过人血清中，PHSA 使 Dane 颗粒与肝细胞结合，由于 PHSA 搭桥，肝脏易感肝炎病毒。

目前有人认为有 PHSA 的相应抗体，该抗体与该受体结合，可以阻止肝炎病毒入侵肝细胞。

疫苗中加入 PHSA－r 成分(PHSA－r，HBsAg 共同为疫苗成分)，可以增强免疫原性。

肝炎病毒复制时，PHSA－r 也复制，临床检测中 PHSA－r 滴度增加，其与 Dane 颗粒、HBeAg、DNA 均有极好相关性。

(三)关于乙型肝炎病毒抗原的统一命名

世界各地的研究名称很多，1976 年 10 月 WHO 召开的专家会议上，对乙肝病毒各种抗原的名称进行了统一修改，并规定了缩写方式。至今仍然按这种方式应用。

乙型肝炎病毒:HBV(hepatitis B virus)。

乙型肝炎表面抗原:HBsAg(hepatits B surfact antigen)

乙型肝炎核心抗原:HBcAg(hepatitis B core antigen)

乙型肝炎 e 抗原:HBeAg(hepatitis B e antigen)

抗乙肝表面抗原抗体:抗—HBs(anti—HBs,hepatitis B surface antibody)

抗乙肝核心抗原抗体:抗—HBc(anti—HBc, hepatitis B core antibody)

抗乙肝 e 抗原抗体:抗—HBe (anti—HBe hepatitis e antibody)

已确立的标志物

HBcAg(乙型肝炎病毒表面抗原)

抗—HBs(乙型肝炎表面抗体)、HBcAg(乙型肝炎 e 抗原)、抗—HBe(乙型肝炎 e 抗体)、HBcAg(乙型肝炎核心抗原)、抗—HBc(乙型肝炎核心抗体)、抗—HBc—IgG(乙型肝炎核心抗体 IgG)、抗—HBc—IgM(乙型肝炎核心抗体 IgM)。

三、丙型肝炎检测研究

丙型肝炎的病原学检测有抗—HCV 和 HCV—RNA 的测定。

1.抗—HCV 测定    抗—HCV 是 HCV 感染后产生的特异性抗体。因此,抗—HCV 的测定可以作为 HCV 感染的标记。检测血清抗—HCV 阳性,标志 HCV 的现症感染或以往感染过 HCV。如能同时测定 HCV—RNA,则能正确说明其意义。当 HCV—RNA 阳性,抗—HCV 阴性,则为早期急性 HCV 感染;HCV—RNA 和抗—HCV 均为阳性,提示为晚期急性 HCV 感染或慢性 HCV 感染;当 HCV—RNA 阴性,抗—HCV 阳性,则提示为丙型肝炎恢复期或以往感染过 HCV,目前体内 HCV 已被消除,已无传染性。最早检测抗—HCV 的 HCV 抗原是 C100—3,是第 1 代检测抗—HCV 的抗原试剂。用 Cl00—3 抗原检出的抗—HCV,出现较晚,不能作为早期诊断 HCV 感染的方法。而且,敏感性较差,尚可出现假阳性反应,患有高球蛋白血症和自身免疫性疾病的病人,如自身免疫性慢性活动性肝炎、原发性胆汁性肝硬化、类风湿性关节炎、疟疾及有超氧化物岐化酶(SOD)抗体的病人或经长期储存、反复冻融或加热灭活的血清,均可出现假阳性反应。鉴于应用 C100—3 测定抗—HCV 有以上缺点,近年来,已试制第 2 代测定抗—HCV 的抗原试剂,是由结构区抗原蛋白(C22)和非结构区蛋白(C33 及 C100—3)共同组成。经临床应用后证明,抗—HCV 检出率较第 1 代抗原试剂—C100—3 明显升高;抗—HCV 检出时间较 C100—3 提前,假阳性反应减少,特异性提高。因此,目前检测抗—HCV 已广泛应用第 2 代抗原试剂。

抗—HCV 的测定方法可用酶联免疫吸附法(ELISA)和放射免疫法(RIA),已研究出了化学发光法(CL)和金标法。

2. HCV—RIA 测定    可从病人的血清和肝组织中测定 HCV—RNA。HCV—RNA 测定可以作为 HCV 存在、复制和活动性感染的直接标志,并提示有传染性,并可作为 HCV 感染的早期诊断方法。血清中 HCV—RNA 持续存在或反复出现,常标志病变的慢性化。此外,HCV—RNA 的测定可以作为抗病毒药物疗效考核的指标。

HCV—RNA 的检测方法须用聚合酶链反应(PCR)。由于 HCV 基因组在不同区域的基因常有不同的变异,有些区的基因较保守,不易发生变异,但有些区域的基因变异较大,因此在作 PCR 时,应选择保守区的基因片段序列,合成特异性引物,才能获得较高的 HCV—RNA

检出率。

四、丁型(D型)肝炎病毒(HDV)

丁型肝炎病毒或称 Delta 因子(δ因子)是一种缺陷的 R 病毒。所谓缺陷就是指它不能单独寄生于肝细胞,一定要依赖 HBV 的协助,是乙型肝炎病毒的专性供体。这种病毒会造成严重的肝脏疾患,对 HBsAg 携带者是致命的。这种病毒感染是非肠道的,流行于发展中国家和发达国家的高危人群中。当 HDV 与 HBV 同时感染时,HDV 更严重,会使乙型肝炎恶化。

丁肝病毒(HDV)感染可以通过检测 HDV 标记物进行病原学诊断。目前可以检测丁肝抗原(HDAg)、HDV 核糖核酸(HDV-RNA)、抗-HDIgM 和抗-HD。

1. 丁肝抗原(HDAg)测定　HDAg 是 HDV 的特异性抗原,是 HDV 的核心成分。HDAg 可作为 HDV 活动性感染和有传染性的指标,在 HDV 感染早期血清中可出现 HDAg,因此 HDAg 的检测可作为 HDV 感染的早期诊断。血清 HDAg 持续阳性或反复出现者,常提示为慢性 HDV 感染。急性 HDV 感染的病人有较高的血清 HD 戈的阳性率,一般可达 78%～100%。但慢性 HDV 感染病人,因血清中存在抗-HD,可和 HDAg 形成免疫复合物,不易检出 HDAg,故阳性率较低。

HDAg 可从血清及肝组织中检出,血清 HDAg 的检测方法常用酶联免疫法(EIA)和放射免疫法(RIA)。肝组织检测方法可用免疫荧光法、免疫组织化学法,均有较高的阳性率。肝组织中的 HDV-RNA 的敏感性和特异性均很高。

2. 丁肝 IgM 抗体(抗-HD IgM)测定抗-HD IgM 在急性 HDV 感染的早期出现,一般持续 2～20 周后逐渐消失。慢性 HDV 感染时,抗-HD IgM 可持续升高,因此,抗-HD IgM 的检测可作为 HDV 感染的早期诊断方法。并可判断预后,如抗-HD IgM 持续不阴转,提示为慢性 HDV 感染。而且抗-HD 协测定可以鉴别是 HDV 的现症感染还是以往感染,现症感染常表现血清抗-HD IgM 阳性,而以往感染则抗-HD IgM 阴性而抗-HD 阳性。因此,血清抗-HDIgM 的检测对 HDV 感染的诊断意义很大。抗-HD IgM 常用的检测方法是酶联免疫法、金标法等。

3. 丁肝抗体(抗-HD)测定　HDV 感染后可出现抗-HD。抗-HID 出现较晚,多在发病后 3～8 周出现,而且可呈低滴度持续多年。因此,抗-HD 是 HDV 感染的标志,但因出现较晚,不能作为早期诊断 HDV 感染的方法。当有急性或慢性活动性感染时,抗-HD 常呈高滴度。因此,持续出现高滴度抗-HD,标志体内有 HDV 活动性感染。在诊断 HDV 感染时,抗-HDIgM 的测定较抗-HD 的意义更大。抗-HD 测定可用作流行病学调查,判定某一地区人群中 HDV 的感染率。

抗-HD 的检测方法可用 EIA 和 RIA。均有较好的敏感性和特异性。

以上的 HDV 标记物检测,国内已有试剂盒供应,可供检测应用。

HDV-RNA 的测定是诊断 HDV 复制及活动性感染和证明病人有传染性的直接指标。HDV-RNA 也和 HD 纯一样,在 RDV 感染时,常在感染后早期出现,可作为早期诊断 HDV 感染的方法。持续或反复出现血清 HDV-RNA 阳性常提示为慢性 HDV 感染。

血清及肝组织中均可测出 HDV-RNA。可用核素或生物素等标记的 HDV cDNA 作探针,用斑点杂交法检测血清中 HDV-RNA。亦可用原位杂交法或 Northern 印迹法检测肝组织中 HDV-RNA。

五、戊型肝炎检测应用

戊型肝炎的病原学诊断可以通过检测戊肝 IgM 抗体(抗－HEV IgM)、戊肝抗体(抗－HEV)和急性期病人粪便中戊肝病毒(HEV)颗粒及 HEV 抗原。亦可检测肝组织中的 HEVAg。

1.戊肝 IgM 抗体(抗－HEV IgM)测定　在 HEV 感染的早期即可出现抗－HEV IgM,在恢复期逐渐消失。

抗－HEV IgM 的检测方法一般用酶联免疫法,有较好的敏感性和特异性。急性期病人抗－HEV IgM 的阳性率可达95%。

戊型肝炎急性期即可出现抗－HEV,故抗－HEV 测定可以作为 HEV 感染的标志。

抗－HEV 可用免疫荧光阻断法检测。用荧光素标记的戊肝恢复期病人血清 IgG,并用实验感染动物 HEVAg 阳性的肝组织作抗原片,检测病人血清抗－HEV。但一般应用酶联免疫法检测,有较高的敏感性和特异性。

2.急性期病人粪便中 HEV 抗原及病毒颗粒检测　急性病人粪便中的 HEV 抗原及病毒颗粒可分别用酶联免疫法和免疫电镜检测。

3.肝组织中 HEVAg 的检测　应用荧光素标记的戊肝恢复期病人血清 IgG,检测病人或实验感染动物的肝组织,可以检出 HEVAg。

(杨建茹)

# 第二节　甲型肝炎检测

一、化学发光免疫标记检测甲型肝炎 IgM

近年来化学发光免疫技术(CL)在肝炎检测中已有报道,吖啶醋标记、碱性磷酸酶促化学发光等技术的应用,在定童分析中发挥较好作用,开始受到重视而启用。

本节主要介绍化学发光自显影检测 HAV－IgM。

文献资料报道,该法可检出 15.60 pg 辣根过氧化物酶,在检测甲型肝炎病毒和人 IgM 的免疫测定中,检出限分别为 1:128(滴度)和 6.4×10⁴(人标准血清稀释倍数),较酶联接免疫吸附侧定比色法灵敏 4～8 倍。

化学发光酶免疫测定(chemiluminescent enzyme inununoassay，CLEIA)有两种不同的检测方法:一是用发光仪进行定量分析;二是用化学发光自显影技术(chemiluminescent photographic detection，CPD)进行定性或半定量分析。但目前国内的 CPD 测定无法与常规平板 ELISA 配套操作,且感光胶片的显影和冲洗均需在暗室中进行。为了克服上述局限,本研究使用快速胶片曝光装置,结合微孔滴定板(microtitre plate，MTP),实现了常规 ELJSA 的发光自显影检测。这里探讨该装置和相应的发光体系检测 HRP 的灵敏度及在甲型肝炎病毒(HAY)和人 IgM 免疫测定中的应用。

材料与方法

快速胶片曝光装置微孔滴板(Coming 公司)Polaroid 612 型快速胶片,LKB－1251 发光仪(Wallac 公司)EL312e 酶标仪(Bio－Tek 公司)。鲁米诺(luminol, Serva 公司)。对碘苯酚(paraliodophenol, PIP, Merck 公司)。HRP TYPe VI RZ= 3.O(Sigma 公司)。HAV Nj－3 株人血清抗－HAV IgG 抗体、HRP 标记抗 HAV IgG 抗体、邻苯二胺(OPD)显色液(军科

院医学科学研究所)自备 $H_2O_2$。

抗人 IgM 单克隆抗体、人标准血清、HRP 标记抗人 IgM 多克隆抗体、3,3′,5,5′—四甲基联苯胺(TMB)显色液,由荷兰红十字输血服务部中心实验室提供。实验中所用试剂均为分析纯,所用溶液均用双蒸—去离子水配制。

发光工作液用 0.2 mol/L,pH 8.5,硼酸缓冲溶液配制(含 luminol $3.0\times10^{-4}$ mol/L,$H_2O_2$ $5.0\times10^{-3}$ mol/L,PIP $6.0\times10^{-4}$ mol/L)。

HRP 检测:按袁津纬报道方法,从 HRP 标准系列溶液中分别取 $100\mu l$ 置于聚苯乙烯发光管或 MTP 孔中,进行如下操作。①酶标仪检测:MTP 测试孔中加入 TMB 显色液 $100\mu l$,30 min 后,加入 $100\mu l$,2 mol/L $H_2SO_4$ 终止反应,置于酶标仪中于 450nm 处读取吸光值(A)。②发光仪检测:发光管中加入发光工作液 $100\mu l$,静置 5min,放入发光仪中,记录 6s 光强积分值(I)。上述两种方法对同一试样平行测定 3 次取均值 A 和 I(空白值平行测定 10 次),以 2 倍平均空白值时物质的量作检出限。③CPD 检测:MIT 测试孔中加入 $100\mu l$ 发光工作液,静置 5min,同时将 MTP 嵌于装有快速胶片的曝光板上,盖上避光罩。抽出 MTP 与胶片间的挡光板,曝光 10 min。曝光完毕后,将挡光板复原,拉出胶片显影,30s 后揭开胶片上药膜,用定影刷定影,观察胶片上亮斑。出现亮斑孔为阳性(+);无则表示阴性(—)。在 MTP 上设置阴性对照孔(空白孔)和待测样品标准系列,通过目测显影胶片上对应试样处亮斑有无及强弱,与标准系列亮斑比较,进行定性半定量分析。CPD 以出现亮斑的最小样品量作检出限。

HAV 和人 IgM 测定:将抗体包被在固相载体(发光管和 MTP)上的双抗体夹心法。待测的发光管和 MTP 操作参见 HRP 检测(HAV 测定中,检测对象为病毒株 Nj—3 经肝癌细胞 PLC/PRF/5 增殖后所获病毒悬液;显色底物为 OPD,吸收光波长 490 nm)。

结果

CPD 检测 HRP、HAV 和人 IgM

HRP 的检出限为 15.60 pg。CPD 可检出滴度为 1:128 的 HAV 培养悬液,并显示极好的重现性。人 IgM 测定中,HRP 标记抗人 IgM 多克隆抗体 1:2 000 时效果最佳,高于此浓度可出现假阳性;可检血清稀释倍数达 $6.4\times10^4$。

作者还对酶标仪、发光仪和 CPD 检测 HAV、HRP 作了比较。从结果而引出结论使用 polaroid G12 型快速胶片检测 MIP、HRP 灵敏度高于国内同类方法,检测 HAV — IgM 灵敏度高 4~8 倍,而且重复性要好。

附:吖啶酯和碱性磷酸酶全自动化学发光免疫分析。

吖啶酯和碱性磷酸酶标记化学发光检测病毒性肝炎定量分析的一个重要内容之一,已用于肿瘤系统、内分泌系统及药物检测。据报道肝病(肝炎病毒标志物)的检测试剂部分已研究出来。其特点分固相磁粒子包被特异标化抗体和液相特异性单克隆抗体,捕捉血清肝炎病毒抗原。不通过离心分离,上机进入程序后。20 min 第 1 个结果打出,后每 20s 连续出结果。实验结果快、准、方便。当然,需昂贵的设备,试剂也较贵一些,普及可能尚有一段过程。

二、甲型肝炎 HAV — IgM 固相放射免疫分析

甲型肝炎病毒(HAV)是肠道微小 RNA 病毒,主体对称球形,直径 27nm,人感染后,潜伏期 2~6 周,发热、腹部、胃不适和呼吸道感染。黄胆期转氨酸升高。发病 2 周 HAV 检测及出现阳性。血清标志物为甲肝—IgM、甲肝—IgG。急性期出现甲肝—IgM,3 个月后浓度下降,

6～8 个月消失。甲肝－IgG 在恢复期或后期出现,可持续存在。

1. **基本原理**　抗人 IgM 特异 μ 链包被珠球与待测血清中甲肝－IgM,通过培养结合珠球表面,再与 HAAg(甲肝抗原)培养,加入 $^{125}I$－抗－HAV－IgG,形成抗人 IgM－抗－HAV－IgM－HAAg－$^{125}I$－HAV,IgG 四层夹心免疫复合体。待测血清抗－IgM 可与 γ－免疫仪测得的 cpm 值正相关。

2. **技术操作**

(1)试剂:目前商品试剂主要有抗－人 μ 链包被珠球,125I－抗－HAV－IgM 和 HAAg 液,以及阳性、阴性血清,若定量测定还有标准品。通常 4～8℃保存。

(2)待测样品处理:血清血浆均可测,若血浆纤维蛋白过高对结果分析有一定影响,应离心去除。血清应按 1:1000 用稀释液稀释后待检(具体可以分步稀释:20μl 样品＋1 ml 生理盐水即 1:100,再取出 20μl 加 180μl 样品稀释液即为 1:1 000)。

(3)操作步骤

第 1 次温育:

①排测定管编号,排阳、阴性对照管。

②加样品:200μl(即样品处理 2),阳、阴性血清 200μl。

③包被珠球 1 粒/管,摇混。45℃水浴温育 1.5 h。

④用蒸馏水洗涤珠球 3～4 次,每次不低于 2 ml。

第 2 次温育:

①每管加 200μl HAAg 溶液,轻轻振摇。

②45℃水浴 3 h。

③用蒸馏水洗涤 3～4 次,每次不低于 2 ml。

第 3 次温育:

①每管加放射性标记物 $^{125}I$－抗 HAV－IgG 抗体 200μl,轻轻摇动。

②45℃水浴 1.5 h。

③用蒸馏水洗涤珠球 3～4 次。

④γ－免疫仪测放射强度 cpm 值。

3. **结果判断与分析**

(1)若同时带标记浓度,可以制作曲线,cpm 值为纵座标,浓度为横座标,cpm 值与 HAV－IgM 浓度成正比。

(2)定性判断。

①所有标本 cpm 值及阴阳性对照 cpm 值皆应扣除本底。

②PcX 代表阳性对照血清 cpm 均值。

NcX 代表阴性对照血清 cpm 均值。

SX 代表标本 cpm 值。

③试剂盒质量判断:PcX/NcX≥ 5 时,试剂盒质量合格。

④待测标本结果判断:界限值(cutoff value)＝2.1 NcX。

SX≥界限值时,标本判断为抗－HAV IgM 阳性,否则为阴性。

⑤重复检测:当 SX 在界限值±20％界限值范围内时,可考虑重复检测,以重复检测结果

为准。

⑥异常管的去除：阴性对照血清为标本结果判断的标准，所有阴性对照管的 cpm 值皆应处于 0.5 NcX－1.5 McX 范围内，超过此范围的阴性对照管应视为异常管而去除。

三、HAV－IgM 酶标免疫分析

基本原理与放射免疫法相似，其标记物为酶(辣根过氧化酶)，固相载体通常为微孔板或标准珠球作为包被载体。实验用的甲肝抗原通常是国际甲型肝炎标准株，用组织培养液获得抗原，这里介绍微孔包被法测甲肝－IgM 方法与应用。

1. 技术操作

(1)试剂为商品，具体配制和存放依照具体说明要求。主要试剂有羊抗人 1gM(5)，HRP－HAV、底物还有包被微孔板。

(2)加入 1:100 羊抗人 IgM($\mu$) 稀释液(用 CB 液稀释)，每孔 100$\mu$l，空白管不加，4℃过夜。

(3)使用制作微孔板时，43℃予温 30 min，去孔内液，并用 PBST 液注满微孔，去液和再填连续 3 次后甩干。

(4)加样品和阳性、阴性血清：均需 1:200 稀释(根据阳性状态也可作 1:1000 或 1:2 000 稀释)，每孔加 10$\mu$l，43℃温育 lh，按(3)洗涤(也可以室温过夜)。

(5)加 HRP－HAV 应用液，每孔 100$\mu$l(空白孔不加)，43℃温育 1.5 h，然后按(3)洗涤。

(6)每孔加底物 100$\mu$l(配制按试剂配合要求)，43℃温育 10～15 min，酶促反应出现颜色。再加 $H_2SO_4$ 终止色反应剂 1 滴，待分析结果。

2. 结果判断

(1)目测：棕黄色为阳性，与阴性对照孔颜色相近为阴性。

(2)492 nm 处 OD 值：酶标仪 S/N 值＞2.1 为阳性。

492 nm 处 OD 阳性应＞0.5。

阳性＞0.7 阴性＜0.15

注：底物液在加入 $H_2O_2$ 后 10 min 内必须无色，若有色则停用。

(杨建茹)

## 第三节　乙型肝炎血清学标志系统检测

一、HBsAg 固相放射免疫分析

乙型肝炎病毒(HBV)是一种 DNA 病毒抗原 Dane 颗粒，双层外壳 42nm 球形颗粒，颗粒含有一个壳厚 2nm、直径 27nm 的核心。核心呈对称 20 面体型，含有球状的双股 DNA(部分为单股)。DNA 分子量 $1.6×10^6$，伴随有病毒特异的依赖的 DNA 和 DNA 多聚酶。乙肝患者肝细胞核内可见裸露的核心，血清学检验标志物有 HBsAg 和抗－HBs(表面抗原和抗体)，HBeAg 和抗－HBe(e 抗原和 e 抗体)，HBcAg 和抗－HBc、抗－HBc－IgM(核心抗原、核心抗体和核心 IgM 抗体)。PHSA－R(多聚人血清蛋白的受体)，以及抗－IgM 复合物等。

检测方法较多，但随着基因遗传工程特异抗体和单克隆抗体生产应用，对乙型肝炎的检测从定性向定里方向发展，方法能通常为放射免疫和酶联免疫技术，以及金标记与化学发光标记等方法应用。

1. HBsAg 因相放射免疫分析(SPRIA － HBsAg)的基本原理　固相珠球包被抗－HBs－血清中 HBsAg－$^{125}$I－抗－HBs 形成放射性复合物,用 r－免疫仪测珠球上 cpm,判断血清中 HBsAg 有或无,若同为标准浓度伴作可以制作曲线换算出浓度,cpm 值与 HBsAg 浓度成正比。

2. 技术操作按表 3－7－1 进行。

表 3－7－1 操作步骤　　　单位:μl

| 步骤 | "0"标准 | HBsAg 标准管 | 标本管 |
|---|---|---|---|
| "0"标准 | 200 | —— | —— |
| HBsAg 标准 | —— | 200 | —— |
| 标本 | —— | —— | 200 |
| 包被球 | 每管 1 粒包被球 | | |
| 温育 | A. 室温(15～30℃)16～18 h(过夜)B. 45℃水浴 2h | | |
| 洗涤 | 吸出残液,用去离子水洗 4 次(蒸馏水) | | |
| 标记物 | 每管加 200μl | | |
| 温育 | 45℃水浴 2h | | |
| 洗涤 | 吸出残液,用去离子水洗 4 次(蒸馏水) | | |
| 测量 | 洗净的球转移到测量管测 cpm 值 | | |

3. 结果判定

设阴性管 N, cpm(去本底)

设阳性管 P, cpm(去本底)

P/N ≥5 为试剂正常

样品值 P/N ≥2.1 阳性

　　　　 ≤1.5 阴性

4. 定量分析　根据标准液浓度作曲线,测定管 cpm－本底 cpm,计算浓度(表 3－7－2)。

表 3－7－2 定量分析表

| 标准浓度(U/L) | cpm | 一本底 | 曲线求出浓度(U/L) |
|---|---|---|---|
| 96.32 | 23293.1 | 23058 | 98.51 |
| 48.16 | 12261.6 | 12026.5 | 48.87 |
| 24.08 | 6109.1 | 5874 | 22.59 |
| 12.00 | 3272.1 | 3037 | 11.10 |
| 6.02 | 2182.6 | 1947 | 6.80 |

二、HBsAg 酶标免疫分析

单克隆抗体(HBs)吸附固相微孔载体表面,与血清 HBsAg 结合,加入酶标记的抗－HBs,则形成新和复合物,酶促反应对加入的底物产生颜色,酶标仪可以测出 OD 值。

1. 试剂　目前国产商品的配套,详细按说明书配制和保存。

2. 技术操作

（1）包被微孔板：单抗－HBs 稀释成 $15\mu g/ml$，每孔 $100\mu l$，加盖 4℃过夜。目前商品微孔板多数已作包被直用。

（2）每孔加样本 $100\mu l$，阳性和阴性均加 $100\mu l$ 伴作，37℃温育 2h，洗涤液洗 3～4 次，甩干。

（3）每孔加酶标液（应用液）$100\mu l$（空白管不加），37℃温育 1h，洗涤同（2）。

（4）每孔加底物 $100\mu l$（空白不加），37℃温育 1h，当出现颜色后再加终止液（2N 硫酸）$25\mu l$。目测定性或酶标仪 OD 值分析。

3.结果判定　与阴、阳性孔产生颜色深浅判为阳性或阴性。

OD 值分析：P（样品）、N（空白或阴性）

$$P/N=\frac{受样样品\ OD-本底\ OD}{阴性对照\ OD-本底\ OD}$$

$P/N \geqslant 2.1$ 为阳性

注：抗－HBs 酶法操作方法基本一致。

三、抗－HBs 固相放射免疫分析

抗－HBs 反映机体对 HBsAg 病毒的免疫能力，对流行病学临床诊断、预后观察、乙肝疫苗研究具有意义。实验反应的基本原理是，先将固相载体（塑料球）表面包被一层 HBsAg，待检测血清中抗－HBs 与其反应形成复合物，这个复合物结合上的抗－HBs 与再加人的标记$^{125}$I－HBsAg 反应，形成 HBsAg－抗－HBs－$^{125}$I－HBs 复合体。珠球上的结合 cpm 值（γ－免疫仪测），客观反映了血清抗－HBs 的浓度，目前有定性和定量分析的固相放射免疫法（抗－HBs，SPRI－A）。

1.技术操作

（1）试剂商品较多，按说明配用和保存。

（2）待测样品或标准品测定编号。

（3）用 RLA 或 IRMA 程序，以 Y 轴为计数率 cpm 值，X 轴为相应浓度绘制标准曲线，推荐用 4 参数 Logistic 函数。

相关系数$\geqslant 0.95$

线性范围 0～331 mU/ml

2.定性荆断

SX 代表标本 cpm 值。PcX 代表阳性 cpm。NcX 代表阴性 cpm。QcX 又代表临界血清 cpm 值。

PcX/NcX$\geqslant 8$，表示所应用试剂合格。

PcX/NcX$\geqslant 2.1$ 阳性。

四、抗－HBs 固相酶标免疫分析

双抗体夹心法。微孔板或标准塑料珠球，用纯化的 HBsAg 包被，包被固体表面具有与血清抗－HBs 结合反应的能力，再加入酶标记的纯化 HBsAg，抗－HBs 同样结合酶标 HBsAg，形成复合物。含酶标的复合物对加入的底物催化作用形成颜色。酶标仪测 OD，或目测液颜色的出现与否判为阳性、阴性。

1.技术操作

(1)试剂:目前应用商品更为方便,详见各试剂说明书配制、保存。

(2)包被:目前有两种情况,自己包被或购已包被的板孔或珠球。

自己包被法:将纯化的 HBsAg $20\sim30\mu g/ml$ 浓度,每孔加入 $100\mu l$,轻轻摇动,4℃过夜,用洗涤剂洗 $3\sim4$ 次。甩干待用。

(3)加入待检血清每孔(或管)$100\mu l$(双管法),37℃温育 2h 或 45℃温育 1h,洗涤三次甩

(4)每孔加酶标应用液 $100\mu l$,同(3)温育,洗涤。

(5)每孔加底物应用液 $100\mu l$,37℃温育 1h,当颜色出现并稳定时,加人终止液。$25\mu l$(1小滴),目测或酶标仪测 OD。

2.结果判断

$$P/N=\frac{待检标本\ OD}{阴性标本\ OD}\geq2.1\ 为阳性$$

目测:蓝色者(或黄色者)为阳性,无色为阴性。

五、HBsAg-IgM 复合物放射免疫分析

HBsAg-IgM 复合物在血清中出现被认为是 HBV 早期感染的标志。采用固相珠球包被抗人 $\mu$ 链珠同血清中 HBsAg - IgM 结合,再用 $^{125}$I 标记抗-HBs 反应,形成抗人 $\mu$ 链-HBsAg-IgM-抗-HBs 大分子复合物 $\gamma$-免疫仪测 cpm。

1.技术操作

(1)试剂有商品配套试剂。

(2)试验步骤见表3-7-3。

表 3-7-3 操作步骤　　　　单位:$\mu l$

| 步骤 | 阳性对照管1、2、3 | 阴性对照管4、5、6、7、8 | 样品管9、10、11…. |
|---|---|---|---|
| 阳性对照血清 | 200 | | |
| 阴性对照血清 | | 200 | |
| 待测样品血清和生理盐水 | | | 20+180 |
| 包被珠子(粒) | 1 | 1 | 1 |
| 培育 | 室温(20～30℃)过夜 16～22 小时 | 室温(20～30℃)过夜 16～22 小时 | 室温(20～30℃)过夜 16～22 小时 |
| 洗涤 | 用蒸馏水洗 3～4 次,洗涤液总量≥10 ml | 用蒸馏水洗 3～4 次,洗涤液总量≥10 ml | 用蒸馏水洗 3～4 次,洗涤液总量≥10 ml |
| 测放射性计数(cpm) | 小珠置于专用测量管内,每管测 1 分钟 | 小珠置于专用测量管内,每管测 1 分钟 | 小珠置于专用测量管内,每管测 1 分钟 |

2.结果判断　样品稀释液可用生理盐水配制的 2% 正常人血清或小牛血清。样品可根据 P/N 值估计稀释倍数按"定性测定"进行,呈现阳性反应的最大稀释度即为该样品的滴度。

PX 表示阳性标本(标准)。NX 表示阴性的平均 cpm。

PX≥10NX 试剂合格。

PX/NX(或待测标)≥2.1 为阳性。

六、HBeAg 固相放射免疫分析

从血清学的意义上讲,HBeAg 与抗-HBe 是一对独立的抗原抗体体系,与 HBcAg、HBcAg 在免疫学上没有交叉反应。HBeAg、抗－HBe 是 HBV 感染的重要的特异性血清学标志。HBeAg 阳性血清的滴度较高,一般含有较多的 Dane 颗粒和较高活性的 DNA 聚合酶,有强烈的感染性。血清阳性往往是感染慢性化和预后不良的征兆。而抗－HBe 阳性血清中一般 HBeAg 的滴度较低,DNA 聚合酶一般为阴性,Dane 颗粒极少见或是一种空心的变异 Dane 颗粒,感染性较弱,是 HBeAg 转阴和预后良好的征兆。HBeAg 和抗－HBe 在乙型肝炎疫苗的筛选和乙肝的预防、各处临床类型的 HBV 感染者的监护治疗、HBV 母婴传播阻断和流行病调查,卫生防疫及预后诊断中有重要意义。

固相放射免疫分析,采用单克隆抗体包被和用 $^{125}$I 制备标记物,酶标记则以酶(辣根过氧化酶)标记。

HBeAg 测定采用双抗体夹心法,在聚苯乙烯珠球上包被核心 HBe 与样品中 HBeAg 反应,结合在珠球表面,再加入标记放射性碘 $^{125}$I－抗－HBe,形成含放射性的 E 抗原和 E 抗体,标记抗体的大分子复合物。经 γ－免疫仪分析 cpm 值可以作定性或定量分析。

七、HBeAg 酶标免疫分析

基本原理:双抗体夹心检测标本中的 HBeAg－抗－HBe 单克隆抗体包被固相载体,酶标记单克隆抗－HBe 抗体。国内基本上应用商品试剂,方便,也较为准确。此介绍酶标快速法检 HBeAg 一步法。

1.技术操作

(1)主要试剂:①干包被板条。②酶结合物。③阴性对照。④阳性对照。⑤显色剂 A。⑥显色剂 B。⑦浓缩洗涤液(20 倍稀释用)。⑧终止液。

2.技术操作

(1)加样:取出干包被板条按编号顺序分别加 50μl 待检血清、阴性对照、阳性对照于相应孔中。设空白对照孔,除此孔之外,每孔加酶结合物 1 滴(50μl),振荡混匀后置 43℃(或 37℃)温育 1h。

(2)洗涤:甩去孔内液体,用洗涤液注满各孔,静置 20s,甩干。如此重复洗涤 4 遍,在吸水纸上拍干。

(3)显色:每孔加显色剂 A、显色剂 B 各 1 滴(50μl)振荡混匀后置 37℃ 避光显色 10～15min。

3.结果判断

(1)目测:在白色背景下观察,明显比阴性蓝者判为阳性,无色者判为阴性。

(2)酶标仪测量:每孔加终止液 1 滴(50μl),振荡混匀,选用 450 nm 波长,用空白孔调零之后测各孔 OD 值。P/N＞,2.1 判为阳性,P/N＜2.1 判为阴性,P/N＝待检血清 OD 值/阴性对照 OD 值(阴性对照孔 OD 值小于 0.05 时以 0.05 计)。

八、抗－HBe 固相放射免疫分析

血清 HBeAg 阳性往往是感染慢性和预后不良的征兆,而抗－HBe 阳性血清中一般 HBeAg 的滴度较低,DNA 聚合酶活性一般为阴性,Dane 氏颗粒极少见或者是一种空壳的变异 Dane 氏颗粒,感染性微弱。血清抗－HBe 阳性往往是 HBsAg 转阴的预后良好的征兆。在抗－HBe 阳性而 HBsAg 和抗－HBs 阴性的感染者中,检测抗－HBe 有助于判断感染的病程阶段,在临床上有实际意义。

1.实验原理　在测定的体系中存在被检血清的 e 抗体、包被固相小球的 e 抗体和一定量的被中和试剂 HBeAg 温育时,产生免疫反应。洗涤后,加$^{125}$I－抗－HBe 与固相珠反应,在固相小球上形成抗－HBe－HBeAg－$^{125}$I－抗－HBe 夹心式的免疫复合物。洗涤后测定固相小球上的放射性计数率(cpm),若被检血清中存在的 e 抗体少,则固相小球上结合的 HBeAg 就多,随之与$^{125}$I－抗－HBe 的结合也多,其放射性计数率(cpm)就高。反之,被检血清存在 e 抗体多,则固相小球上结合 HBeAg 就少,随之与$^{125}$I－抗－HBe 的结合也少,其放射性计数率(cpm)就低。

2.结果判断　阴性管(去本底)cpm 为 N,阳性管为 P,N/P＞5,试剂正常。界线值＝0.5(N/P),凡样品管的 cpm 小于界线值,可以判断抗－HBe 阳性。若用标准品方式,可用 Logistic 函断作曲线,线性范围 0～32 Nc/ml。

3.正常值范围＜2 Nc/ml

九、抗－HBe 纯酶标免疫分析

(快速一步法、干包被板条)

1.试剂

(1)干包被板条。

(2)酶结合物。

(3)阴性对照物。

(4)阳性对照物。

(5)中和抗原。

(6)浓缩洗涤液(20 倍稀释用)。

(7)显色剂 A。

(8)显色剂 B。

(9)终止液。

2.技术操作

(1)加样:取出干包被板条,按编号顺序分别加 50$\mu$l 待检血清、阴性对照血清、阳性对照血清于相应孔中。设空白对照孔,除此孔之外,每孔加抗原 1 滴(50$\mu$l),酶结合物 1 滴(50$\mu$l),振荡混匀后置 43℃(或 37℃)温育 1 h。

(2)洗涤:甩去孔内液体,用洗涤液注满各孔,静置 20s,甩干。如此重复洗涤 4 遍,在吸水纸上拍干。

(3)显色:每孔加显色剂 A、显色剂 B 各 1 滴(50$\mu$l),振荡混匀后置 37℃ 避光显色 10～15min。

3.结果判断

(1)目测:在白色背景下观察,无色或蓝色比阴性对照明显淡判为阳性,与阴性对照相近或略低于阴性对照者判为阴性。

(2)酶标仪测量:每孔加终止液 1 滴(50$\mu$l),振荡混匀,选用 450 nm 波长,用空心白孔调零之后测各孔 OD 值。

P/N≤0.5 判为阳性,P/N＞0.5 判为阴性。

P/N＝待检血清 OD 值/阴性对照 OD 值。

4.注意事项

(1)试剂于2~8℃存放,干包被板条最好冻存。取用时应先置室温平衡。干包被板条须密封防潮,取用后余者即时封存。

(2)滴加试剂前应先摇匀,滴加时瓶身保持垂直,以使滴量准确。

(3)加样或洗涤过程中应避免交叉污染。

十、抗－HBc－IgM放射免疫分析

基本原理仍采用四层夹心法,固相珠球包被抗人 $\mu$ 链。捕捉标本中的抗－HBc－IgM,然后再与HBcAg、$^{125}$I－抗－HBc结合,形成免疫复合物。小珠球上的放射性强度cpm值与标本中抗－HBc－IgM含量成正比。

1.技术操作

(1)试剂(商品)遵照具体说明书要求。

(2)标本稀释:1:1 000(先1:100稀释即10μl＋1 ml生理盐水)。

(3)加样:待测标本1:100取20μl,加180μl标本稀释液(总量200μl)混匀。阳性血清、阴性血清或临界值血清各加200μl(确定排管数编号)。

(4)每管加包被珠球1粒。轻轻摇匀,避免气泡。45℃水浴1.5 h温育。

(5)去反应液后用蒸馏水3~5 ml洗珠球3~5次,吸干。

(6)每管加入HBcAg(注意不扩散)200μl,轻轻摇荡,45℃水浴2h温育。

(7)洗涤同(5)。

(8)每管加入$^{125}$I－抗－HBc溶液200μl,轻轻摇荡,45℃水浴1.5 h温育。

(9)洗涤同(5),

(10)γ－免疫仪测珠球cpm值。

2.结果判断

(1)每管扣除本底列入计算。PcX表示阳性cpm,NcX表示阴性cpm,SX表示标本cpm,Qc代表临界质cpmo PcX≥8.0时试剂合格,界线值＝2.1 NcX小时,样品判为阳性,反之则为阴性。

SX≥界线值时,标本抗－HBc－IgM为阳性,否则为阴性。

当SX在界线值±20％界线值范围内时,可考虑重复检测。

(2)异常管的去除:

阴性对照血清为标本的结果判断标准,所有阴性对照管的cpm值皆应处于0.5 NcX~1.5NcX范围内,超过此范围的阴性对照管应视为异常管而去除。

(3)计算方法举例:设本底为128 cpm

①阴性对照管编号　　　　　　cpm

1　　　　　　　　　　　　　288

2　　　　　　　　　　　　　256

3　　　　　　　　　　　　　269

扣本底后总合

$Nc\overline{X}=\dfrac{429}{3}=143cpm$

②阳性对照管编号　　　　　　cpm

1　　　　　　　　　　　　　4825

2　　　　　　　　　　　　　4927

3　　　　　　　　　　　　　4911

扣本底后总后　　　　14663－128×3(本底)＝14279

$$Nc\overline{X}=\frac{14279}{3}=4760cpm$$

③临界值管编号　　　　　　　　　cpm

1　　　　　　　　　　　　　　1054

2　　　　　　　　　　　　　　1187

扣本底后总合

$$Qc\overline{X}=\frac{992}{2}=631cpm$$

(4)IcX/NcX ＝ 33，QcX/NcX＝4.4,试剂盒质量合格,实验有效。

(5)设 SX(已扣本底)＝1824 cpm

SX/NcX＝1842/143＝12.7,该标本判为抗－HBc·IgM 阳性。

十一、HBcAg 固相放射免疫分析

由于乙肝核心抗原(HBcAg)检测技术原因,以往临床很少应用此项。目前此法已应用,商品试剂已供应市场。

该技术采用固相试剂形成复合物的方法沉淀 Dane 颗粒,中和抑制法测定 HBcAg。HBcAg 存在于 Dane 颗粒内部,其存在直接反映 HBV 的复制。被检血清与包被抗－HBs 的塑料管生成抗－HBc－Dane 颗粒免疫复合物(Dane 表面膜为 HBsAg),分离后去掉血清中可能存在的抗－HBc,加入 Dane 颗粒开壳剂,使 HBc 纯游离于溶液中,再加入 $^{125}$I－抗－HBc 溶液和 HBcAg 包被球,形成中和抑制体系。测珠球 cpm,其与血清 HBcAg 浓度成反比关系。

1.技术操作

(1)试剂为商品,按说明书配用,保存。

(2)抗－HBs 包被管。

(3)加样:每管 200μl,标准品 200μl,阳性和阴性液 200μl。

(4)温育:45℃水浴 1.5 h。

(5)洗涤:蒸馏水 3～4 次,每次不低于 5 ml。

(6)加开壳剂:每管 100μl。

(7)温育:45℃水浴 0.5 h。

(8)加$^{125}$I－抗－HBc:每管 100μl。

(9)加 HBcA.g 包被球:每管 1 粒,温育:45℃水浴 3h 或过夜。

(10)洗涤:同(5)。

(11)γ－免疫仪测小球 cpm 值。

2.结果判断

NX 为阴性(cpm)。PX 为阳性(cpm)。欢待测样品(cpm)。

NX/PX＞ 4.0 时试剂合格。

阴性对照值和阳性对照值都应在 0.5～1.5 倍的 NX 或 PX 值的范围内。否则剔掉。

凡是 S 值＜临界值＝NX/2 小时，样品判为阳性，反之则为阴性。

十二、抗－HBc(总)酶标免疫分析(干包被板条、快速一步法)

1. 主要试剂

(1)干包被板条(密封防潮)。

(2)酶标试剂。

(3)显色剂 A、B。

(4)浓缩洗涤液(20 倍稀释用)。

(5)终止液。

(6)阳性、阴性液对照。

(7)试剂均应在 2～8℃标存。

2. 技术操作

(1)加样:取出干包被板条,按编号顺序分别加 50μl,待检血清、阴性对照、阳性对照于相应孔中。设空白对照孔,除此孔之外,每孔加酶结合物 1 滴(50μl),振荡混匀后里 43℃(或 37℃)温育 1 小时(也可根据临床需要先将待检血清用洗涤液按 1∶50 稀释后检测)。

(2)洗涤:甩去孔内液体,用洗涤液注满各孔,静置 20s,甩干。如此重复洗涤 4 遍,在吸水纸上拍干。

(3)显色:每孔加显色剂 A、显色剂 B 各 1 滴(50μl),振荡混匀后置 37℃ 避光显色 10～15min。

3. 结果判断

(1)目测:在白色背景下观察,无色或蓝色比阴性对照明显浅者判为阳性,与阴性对照相近或略低于阴性对照者判为阴性。

(2)酶标仪测量:每孔加终止液 1 滴(50μl),振荡棍匀,选用 450nm 波长,用空心白孔调零之后测各孔 OD 值。P/N≤0.5 判为阳性,P/N＞0.5 判为阴性。P/N＝待检血清 OD 值/阴性对照 OD 值。

十三、抗－HBc(总)固相放射免疫分析

1. 基本原理　将固相塑料小球包被 1 层遗传工程方法制备的核心抗原(HBcAg),当血清中抗－HBc 和 $^{125}$I－抗－HBc 起反应时,小球上的 HBcAg 与这二抗体发生结合竞争,也就是当血清抗－HBcAg 多时,小球上的 $^{125}$I－抗－HBc 就将会少,反之,血清中抗－HBc 也就少。小球上的放射性 cpm 的变化,客观反应了二者的水平。

2. 技术操作

(1)按试剂(商品)要求配制。主要试剂:125I－抗－HBc、HBcAg 包被小球、阳性、阴性血清。

(2)待测样品 100μl(阳性、阴性血清各 100μl),排定试管。

(3)H$^{125}$I－抗－HBc 100μl。

(4)包被小珠球每管 1 粒。

(5)温育:45℃水浴 1.5 h 或普通室温过夜。

(6)洗涤:生理盐水洗 4 次,每次 5ml。

(7)γ—免疫仪测小球放射性 cpm 值。

3.结果判断

设阳性 cpm 为 P,阴性 cpm 为 N,标本 cpm 为 S

N/P≥5 时,试剂合格

S≤/2N 时,则标本中抗—HBc 为阳性

S≤P 标本也为抗—HBc 阳性,稀释 1:30 倍作后,按 S≤1/2N 作稀释度报告临床阳性。

注:如果出现异常管(过大、过小值),按统计学方法剔除。

十四、PHSA—R(多聚人血油白蛋白受体)放射免疫分析

多聚人血清白蛋白(PHSA),多聚人血清白蛋白受体(PHSA—R),近年来研究表明它们与 HBV 感染的损肝作用相关,是 HBV 感染的血清学标志之一。文献资料,甲型肝炎 PHSA—R 阳性率 25.4%,而乙肝型肝炎急性感染、重型肝炎、慢活肝时,HSA—R 阳性率为 55%~80%,阴性或对照血清阳检率在 3% 以下。同时 PreS2 含有 PHSA—R,肝细胞膜上也有 PHSA—R,认为 PHSA—R 起着 HBV 攻击肝细胞的媒介,所以引起人们重视。技术应用的有放射免疫和酶联免疫法等,这里介绍放射免疫技术。

十五、乙型肝炎前—S2 抗原(Pre—S2)放射免疫分析

本法采用双抗体夹心地,其原理是样品中的 Pre—S1 与包被球上的 Pre—S2 抗体结合,再与碘标记的 $^{125}$I—抗—HBs 结合成免疫复合物,测量包被球的 cpm 值,被测物的浓度与 cpm 值为正相关。

1.主要试剂

(1)Pre—S2 抗体包被球 1 瓶,2~8℃存,效用期 30 d 左右。

(2)$^{125}$I—抗—HBs 溶液 1 瓶,最大放射性强度<0.75 $\mu$ci/ml,2~8℃存,效期 30 d。

(3)阴性、阳性血清各 1 瓶。

2.标本的处理

(1)血清或血浆均可检测,但血浆中纤维蛋白含量过高时会影响检测结果。

(2)病人无需空腹,将血液收集到试管中并计录收集时间。

(3)尽可能早地使血清或血浆与血凝块分离(500~1000 xg 离心 15 min),以免溶血。溶血标本会影响检测结果的准确性。

(4)标本 2~8℃贮存,超过 48 h 时应冻存,避免反复冻融。

(5)标本使用前应于室温融化,并摇匀。

(6)标本应尽早检测,贮存时间长,内含标志物活性将损失。

3.技术操作　操作程序见表 3—7—4。

表 3—7—4 操作程序

| 反应条件代号 | 第一步反应 | 第二步反应 |
| --- | --- | --- |
| A | 45℃ 1.5h | 45℃ 1h |
| B | 45℃ 4h | 45℃ 1h |
| C | 20±4℃ 20±4h | 45℃ 1h |

(1)第一步反应:

①取阴性对照血清、阳性对照血清及标本各 200$\mu$l 加入相应反应管底部(阴性 3~5 管,阳

性2管）。

②每管加入包被球1粒,轻轻振荡试管架,以去除球上吸附气泡。

③按您选择的上述反应条件的第一步温育。

④吸除反应液,用蒸馏水或去离子水洗涤3～5次,每次洗涤液不少于3 ml,最后一次应尽量吸干。

（2）第二步反应：

⑤每管加入$^{125}$I抗－HBs溶液200$\mu$l,轻轻振荡。

⑥按您选择的反应条件的第二步温育。

⑦洗涤,同"4"。

（3）测量：

⑧用$\gamma$一计数器测1min cpm值,所有球应于24 h内测定,仪器本底测5次,取其平均值。

4.结果判断

（1）所有标本cpm值及阴阳性对照cpm值皆应扣除本底。

（2）PcX代表阳性对照血清cpm均值。

NcX代表阴性对照血清cpm均值。

SX代表标本cpm值。

（3）试剂盒质量判断：

PcX/NcX≥5时,试剂盒质量合格。

（4）待测标本结果判断：

$Nc\overline{X}=\dfrac{429}{3}=143cpm$

| 阳性对照管编号 | cpm值 |
|---|---|
| 1 | 4825 |
| 2 | 4927 |
| 3 | 4911 |
| 扣本底后总合 | 14279 |

$Pc\overline{X}=\dfrac{14279}{3}=4760cpm$

PcX/NcX＝33,试剂盒质量合格,实验有效。

设SX(已知本底)＝1824 cpm

SX/NcX＝1824/143＝12.7,该标本判为Pre－S2阳性。

5.注意事项

（1）试剂使用前诸平衡至室温,并将各试剂轻轻摇匀。

（2）不同批号试剂盒的中间试剂不能混用。同一批号试剂盒的各药盒内的中间试剂最好不要混用。

（3）由于检测标本数量多而需同时使用2个或2个以上试剂盒时,每个试剂盒内的阴阳性对照及质控血清皆应测定,不得以其中1个试剂盒的阴性测值(NcXcpm)为此次所有检测标本的判断标准。

（4）试剂盒内中间试剂上所印批号代表生产日期,请勿按此计算有效期。同一试剂盒内不同组份批号不一致时不影响使用。

(5)加样和加试剂时避免交叉污染,专吸头专用。

(6)反应温度 20℃±4℃。

十六、免疫套式 HBV PCR(检测应用)

本法采用免疫学技术与套式 PCR 技术及快速 PCR 技术相结合的方法研制成的超灵敏 HBV DNA 诊断试剂,能检出单拷贝 HBV DNA 约3.3 ag 适用于研究及临床检测 HBV 含量极低的血清样品。

1. 主要试剂

(1)HBV PCR(1)——1:HBV 颗粒免疫吸附剂(冻干)。

(2)HBV PCR(1)——2:HBV 裂解液,0.7 ml。

(3)HBV PCR(2)——1:HBV 第一次 PCR 反应混合液(冻干)。

(4)HBV PCR(2)——2:HBV 第二次 PCR 反应棍合液(冻干)。

(5)HBV PCR(3):Taq$^{-P}$,50U。

(6)HBV PCR(4): HBV DNA PR 性对照血清,100$\mu$l。

2. 技术操作

(1)血清样品处理

取血清 100$\mu$l 经 10 000rpm 离心 10 min 除去血细胞及杂质,加入 HBV(1)-130$\mu$l 混匀后,37℃置 30 min 或放 4℃过夜。

10 000 rpm 离心 10min,吸去上清液后,在原管内加入 HBV PCR(1)-216$\mu$l 混匀,石蜡油封顶。

65℃ 20min,90℃ 10min,加入 HBV PCR PCR (2)-14$\mu$l,95℃ 10 min,加灭菌注射用水 10$\mu$l(含 1U Taq$^{-P}$)混匀,即可进行 PCR 扩增。

(2)PCR 程序

①第一次 PCR:94℃ 1min,55℃ 1.5 min,72℃ 2 min,30 个循环为 PCR-1。

②第二次 PCR:HBV(2)-2(1 支加注射用水 700$\mu$l)30$\mu$l(含 1U Taq$^{-P}$),PCR-13$\mu$l,94℃ 1min,55℃1.5 min,72℃ 2min,或 94℃ 1min,60℃ 1.5 min,30 个循环。

(3)PCR 产物的检测

聚丙烯酰胺凝胶电泳检测:电极液 TAE(10×0.4 mol/L Tiis,0.05 mol/L/NaC1,0.01 mol/LEDTA,pH 7.8)凝胶浓度 6%,产物 10$\mu$l 与 1$\mu$l 加样缓冲液混匀,即可上样电泳,可用 HasIIIPBR322 作为分子量标志(即:587,504,458,434,405,267,234,213,192,184,124,123,104,89,80,64,57,51,21,18,11,7),PCR-1 产物 427 即,PCR-2 产物 190dp。

3. 操作说明

(1)HBV PCR(1)——1:应用前加灭菌注射用水 700$\mu$l 摇匀,30$\mu$l/人份。

(2)HBV PCR(2)——2:HBV 裂解液 16$\mu$l/人份。

(3)HBV PCR(2)——1:应用前加灭菌注射用水 90$\mu$l 溶解,4$\mu$l/人份。

(4)HBV PCR(2)——1:应用前加灭菌注射用水 700$\mu$l 溶解,30$\mu$l/人份。

(5)HBV PCR(3):Taq$^{-P}$ 50 U/支,应用前加灭菌注射用水 50$\mu$l 混匀,按每人份加 1U/$\mu$l。

(6)6％聚丙酰胺凝胶配制及加样缓冲液配制同快速 PCR 方法。第一次 PCR 产物应用干净吸头取 $10\mu l$，电泳检测 HBV DNA 阳性样品可不进行第二次 PCR 检测。

4.注意事项

(1)由于本方法极其灵敏,能检出单拷贝 HBV DNA,应严格注意污染问题。

(2)全部操作过程应使用一次性塑料制品,注射品,吸管,吸头,存血离心管等,请勿使用清洗过的以上物品及经手膜过的吸头。

(3)试剂用加样品与吸血清用加样器应严格分开使用。

(4)灭菌注射用水应分装一次性使用。

附注:因此法不稳定因素较多,卫生部通知不能作为临床检测应用。

(杨建茹)

# 第四节  丙型肝炎

一、HCV 酶标免疫分析

采用基因工程重组 HCV 多肽抗原来检测 HCV 抗体。这些多肽包括 Core,NS3,NS4,NS5 的结构片段。

采用酶标免疫测定法(EIA),用固相化的 HCV 抗原捕获待检标本中的相应抗体。以辣根过氧化物酶标记的羊抗人抗体,在 TMB(辣根过氧化物酶的底物)和过氧化氢的存在下,根据酶一底物反应后的颜色来作 HCV 抗体的定性分析。

1.主要试剂

(1)样品稀释液。

(2)阴性对照液。

(3)阳性对照液。

(4)偶联物。

(5)底物 A。

(6)底物 B。

(7)终止液。

(8)96 孔反应板。

(9)洗涤浓缩液 1 包(用时加入 1000ml 双蒸馏水充分溶解即可)。

2.技术操作

(1)清洗液配制:将洗涤浓缩液全部倒入自备容器中,加入 1000 ml 双燕馏水溶解后备用。

(2)在反应板上加样品至各孔中,2 滴/孔(或 $100\mu l$/孔),留 3 孔加对照试剂。

(3)吸 $5\mu l$ 待测样品至各孔中,留 1 孔不加样品,作空白对照;在空出的 3 孔上,加 1 份阳性对照,2 份阴性对照,2 滴/孔(或 $100\mu l$/孔)。

(4)充分混匀后,37℃ 孵育 30 min。

(5)用洗涤液洗板 5 次,在吸水纸上拍干。

(6)加偶联物:2 滴/孔(或 $100\mu l$/孔)至各孔中。

(7)37℃ 孵育 15 min。

(8)如第 5 步涤板。

(9)每孔加入底物 Al 滴,全部加完后再在每孔中加底物 Bl 滴,混匀,37℃ 孵育 10 min。

(10)立刻加 2 滴(或 $100\mu l$)终止液至各孔,混匀,对空白对照调零,在 450 nm 上读板。

3.结果与判断

cutoff 值的计算：cutoff = 0.17＋阴性对照 OD 平均值

样品吸光值低于 cutoff 值为阴性

样品吸光值高于 cutoff 值为阳性

4.注意事项

(1)试剂盒保存于 2~8℃,使用时,提前 20 min 置于室沮。

(2)阴性、阳性对照已经稀释,不需再稀释。

二、HCV 放射免疫分析

本法采用 $^{125}$I 标记 HCV－IgG 夹心法固相珠球包被方式进行 HCV 感染分析。

1.主要试剂

(1) HCV 包被小球。

(2) $^{125}$I－抗－IgG。

(3)专用血清稀释液。

(4)阳性控制血清。

2.技术操作　被测血清 1＝10 蒸馏水稀释,取出 $20\mu l$＋$180\mu l$ 专用稀释液混匀,加入包被珠球 1 粒,摇混(轻摇避免气泡),放入 45℃0.5h。洗涤液每次 3 毫升洗珠球 3 次。再加入 $^{125}$I－抗－人 IgG $200\mu l$,45℃ 1.5 h。此时倒去 $^{125}$I－标液体,并用蒸馏水洗珠球 3 次,每次 3 ml,将余液吸干,将珠球进入 Y－免疫计算仪测 cpm。

实验同时作阳性和阴性对照,同步同法进行。

3.结果分析　样品测试 cpm,阳性测试 cpm,阴性(正常)测试 cpm 对比分析,每类分别减去空白 cpm。

当样本 cpm－空白 cptn,大于阴性 cpm－空白 cpm 的 2.1 倍时,即为阳性。已知的阳性 cpm 应大于 2.1~5 倍。

(杨建茹)

# 第五节　丁型肝炎

采用 $^{125}$I 标记 HDV 抗够的夹心法。

1.主要试剂

(1) $^{125}$I－抗－IgG。

(2) HDAg 包被珠球。

(3)专用稀释液：

PC 液

洗涤液

2.技术操作　被测血清 1:10 稀释性理盐水),取稀释血清 $20\mu l$ 加入 $180\mu l$ 专用缓冲液混匀,加入 1 粒包被珠球轻轻摇荡,45℃0.5 h,到时后专用洗涤液洗珠球 3 次,每次 3 ml,再加

入 $^{125}$I—抗—IgG200$\mu$l,45℃放置 1.5 h,让其反应。终止反应,加蒸馏水洗珠球 3 次,每次 3 ml,将反应珠球作 γ—免疫计算仪测 cpm。同时伴作阳性、阴性血清。

3.结果分析　同 HCV 固相放射免疫法,即当样本 cpm 在去除空白 cpm 后,大于正常对照 2.1 倍时为阳性,否则判为阴性。阳性测定应高于 2.1 倍对照组实验方能成立。

(杨建茹)

# 第六节　戊型肝炎

采用人工合成的具有 HEV 高度抗原性的若干多肽片段,按最适比例制成的酶标检测试剂盒,具有灵敏度高,特异性好的特点,对临床和血库进行 HEV 的诊断和检测具有重要的意义。

1.试剂盒组成

(1)48 人份包被反应板 1 块。

(2)样品稀释液,1 瓶。

(3)偶联物。

(4)阴性对照液 1 瓶。

(5)阳性对照液 1 瓶。

(6)洗涤液干粉 1 包。

(7)底物 A1 瓶。

(8)底物 B1 瓶。

(9)终止液 1 瓶。

2.技术操作

(1)在反应板中加 1 孔阳性对照,2 孔阴性对照,每孔 2 滴。

(2)在反应板中加入样品稀释液,每孔 2 滴,然后加待测样品,每份 5$\mu$l 至各孔中,留下 1 孔不加标本作空白对照。

(3)充分混匀后,置 37℃ 温育 30 min。

(4)洗涤液配制:洗涤液干粉用蒸馏水溶解到 500 ml 后备用。

(5)将反应板从 37℃ 温箱中取出,倾去内容物后,用洗涤液注满反应孔,静置 5s 后甩干,在吸水纸上拍干,重复洗涤 5 次。

(6)在各反应孔中加入 2 滴偶联物,置 37℃ 温育 15 min。

(7)洗板,方法同(5)。

(8)每反应孔加入 1 滴底物 A,全部加完后,再在每中孔加入 1 滴底物 B,充分混匀后,置 37℃ 温育 10 min。

(9)在每孔加入 2 滴终止液,轻轻混匀。

(10)在酶标仪的 450 nm 波长处测定吸值。

3.结果判断　先将阳性、阴性对照以及检测标本的 OD 值减去空白对照的 OD 值。

阳性对照的 OD 值大于阴性对照 OD 平均值 0.3 以上可认为试剂盒测定有效,用户操作无误。

cutoff 值=阴性对照的平均 OD 值+0.200。

检测标本的 OD 值若小于 cutoff 值,则考虑为本 HEV IgM EIA 判定抗体阴性结果。

检测标本的 OD 值若大于或等于 cutoff 值,则考虑为 HEV IgM EIA 判定抗体阳性结果。

4. 注意事项

(1)阴性、阳性对照液使用时不必再稀释。

(2)试剂盒保存于 2~8℃,使用前整套试剂盒应恢复至室温。

(杨建茹)

# 第七节　庚型肝炎

一、抗－HGV 酶联免疫吸附分析

有用酶联免疫吸附分析方法(ELISA)检测抗庚型肝炎病毒抗体(抗－HGV),主要用于急性庚型肝炎的诊断和鉴别诊断以及实验研究等。

应用人工合成的 3 段 HGV 多肽抗原包被微量反应板,加被检血清标本,血清中抗－HGV 即与反应板上包被的 HGV 多肽抗原特异性结合,洗去未结合的血清,加入辣根过氧化酶标记的羊抗人够(HRP－羊抗人 IgG 酶标记物),后者即为 HGV 抗原抗体复合物结合,洗去未结合的 HRp－羊抗人够酶结合物,加入含邻苯二胺(OPD)的底物液,经适当时间反应后,加 2M 硫酸($H_2SO_4$)终止反应,用酶标仪测定其 492 nm 波长的光密度值(OD),以判断抗－HGV 的存在与否。

1. 主要试剂

(1)已包被 HGV 多肽抗原的 16 孔微量反应板。

(2)抗－HGV 阳性和阴性对照血清各 1 管。

(3)标本稀释液、酶标记物稀释液、底物液、终止液(2M $H_2SO_4$)和洗涤液各 1 瓶。每瓶洗涤液用前加蒸馏水 1000ml。

(4)辣根过氧化酶羊抗人 IgG(HRP－羊抗人 IgG 酶标记物)1 管,用前每管加酶标记物稀释液 10 ml 稀释。

(5)邻苯二胺(OPD)2 管,每管 2 mg。

(6)4℃保存,效期 6 个月。

2. 技术操作

(1)取出已包被 HGV 多肽抗原的微量反应板。设 2 孔阳性对照,3 孔阴性对照,1 空白对照,其余为标本孔。

(2)每孔加标本稀释液 $100\mu l$,然后标本孔加被检血清标本 $10\mu l$;阴性、阳性对照孔分别加阴、阳型对照血清 $10\mu l$;空白对照孔加标本稀释液 $10\mu l$。混匀后,置 37℃ 温箱 30 min。

(3)弃去反应孔中样品,用洗涤液注满各孔,弃去洗涤液,再重新注满各孔,如此反复 5 次,最后拍干,并吹去孔中气泡。

(4)用酶稀释液稀释羊抗人 IgG 辣根过氧化酶标记物,每孔加 $100\mu l$,置 37℃ 温箱 30 min。

(5)洗涤方法同(3)。

(6)用底物液溶解邻苯二胺(OPD),每管加底物液 5ml,待充分溶解后,每孔加底物液 $100\mu l$,置室温避光显色 15 min。

（7）每孔加 2M 硫酸（2M $H_2SO_4$）终止液 $50\mu l$，混匀后测 492nm 波长的光密度（OP）值。光密度必须在加完终止液后 1h 内检测完毕。

3.结果计算与判断　临界值（cutoff）的计算及结果判断：阴性对照平均 OD 值＋0.25。被检标本的 OD 值小于临界值时为抗－HGV 阴性；等于或大于临界值时为抗－HGV 阳性。也可肉眼观察，阳性为橙色，阴性为无色。

二、庚型肝炎病毒 RNA RT－nPCR 检测

庚型肝炎病毒（HGV）急性和慢性感染者及 HGV 无症状携带者的血清中存在 HGV RNA。

本法是将 HGV RNA 逆转录为 HGV cDNA，然后应用 HGV 较保守的非编码区 2 对寡核苷酸引物扩增，最后作琼脂糖凝胶电泳，在紫外灯下观察结果。本法可用于急性和慢性庚型肝炎的实验室诊断及筛查血源之用。

1.主要试剂

（1）裂解液。

（2）RNasina

（3）Taq DNA 聚合酶。

（4）10×Taq 酶缓冲液。

（5）饱和酚：氯仿：异戊醇（100：49：1）。

（6）无菌水（经 DEPC 处理，无 RNA 酶）。

（7）dNTPs：dATP，dGTP，dCTP，dTTP（每种浓度为 2.5mM）。

（8）引物：1 对外引物（OP1，0P2），1 对内引物（IPI，IP2）。

（9）AMV 逆转录酶与 Taq DNA 聚合酶混合液（R－T Mix）。

（10）液体石蜡。

（11）阳性对照血清。

2.技术操作

（1）HGV RNA 提取

方法 1：待检血清 $100\mu l$（阳性对照 $50\mu l$）→加裂解液 $500\mu l$→充分混匀，置 60℃水浴 10 min，其间翻转混匀 2 次→加 $600\mu l$ 饱和酶：氯仿：异戊醇（100：49：1）→充分混匀→4℃离心（12000～14 000 rpm）5 min→取上相（注意：只吸水相，切勿多吸！），加 1 ml－20℃预冷无水乙醇→置－20℃过夜或－70℃ 60 min→4℃离心（12 000～14 000 rpm）15 min→弃上清液，加→20℃预冷的 75％乙醇 $500\mu l$，翻转 2 次→4℃离心（12 000～14 000 Tpm）10 min→弃上清液室温风干→加含 0.5U/$\mu l$RNasin 的无菌水 $40\mu l$，反复吸打使 RNA 溶解。

方法 2：将裂解液 $5\mu l$ 加入无菌离心管中，加 $50\mu l$ 血清，混匀后，55℃水浴 30 min，然后 l00℃煮沸 10min，然后 10 000 rpm 离心 5min，取上清液 $5\mu l$ 为模板。

（2）逆转录及第一轮 PCR：先按标本数配制所需反应液总量（以下为 1 份标本所需的各种试剂量：10×Taq 酶缓冲液 $5\mu l$；dNTPs $4\mu l$；OP1，0P2 各 $3\mu l$；AMV 逆转录酶与 Taq DNA 聚合酶，各 $2\mu l$）。混匀，按每反应管 $17\mu l$ 分装，然后各反应管加相应的 RNA 提取液 $33\mu l$，混匀，石蜡油封顶，42℃逆转录 30 mina 预变性 94℃ 3 min 后，进行 PCR 循环，循环参数为 94℃ 60 s，50℃60s，72℃ 60s，共 35 个循环，最后 72℃延伸 5 min。

(3)第二轮 PCR:先按标本数配制所需反应液总量(以下为 1 份标本所需的各种试剂量;10×Taq 酶缓冲液 5μl;dNTPs 4μl;IP1,1P2 各 3μl;Taq DNA 聚合酶 2μl;无菌水 30μl)。混匀,按每反应管 45μl 分装,然后各反应管加相应第一轮 PCR 产物 5μl,混匀,石蜡油封顶,预变性 94℃3min 后,进行 PCR 循环,循环参数为 94℃60s,50℃60s,72℃45s,共 35 个循环,最后 72℃延伸 5 min。

3. 结果利断　取扩增产物 10μl,2%琼脂糖凝胶(含 EB 0.5μg/ml)电泳后,置紫外灯下观察,于 1586 p 处出现特异性扩增条带者判为阳性,否则为阴性。

(杨建茹)

# 第八节　肝炎系统实验结果分析

根据国内资料,检测中的阳性、阴性和几项同时出现阳性,如何客观分析现综合报道。

1. 重复试验　由于待检测物浓度过低、操作误差、血清内干扰因素的影响等原因,可造成检测结果的假阳性或假阴性。所以对于测定值在界限值±20%界限值范围内的标本(其出现几率<5%),应考虑重复检测。

2. 批内质控自制血清　质控血清可由生产厂家提供,也可由各实验室自制。自制方法如下(以 HBsAg 为例):

收集日常检测工作中确证为 HBsAg 阳性及 HBsAg 阴性的血清标本,然后分别混合并做如下实验:

(1)将混合后的阴性标本重复检测,确证为阴性后分装冻存(可加万分之一的硫酸汞作为防腐剂)。然后在月初、月中、月末各做 i 次检测,10～20 管/次,最后求出 1 个月内所有检测管(n＝30～60)S/N 的又及 SD。

(2)将混合后的阳性样本用含 30%胎牛血清的生理盐水做不同比例的稀释,选取 S/N 在 5～10 之间的某一稀释度进行稀释,加万分之一的硫酸汞,分装冻存。然后在月初、月中、月末各做 1 次检测,10～20 管/次,求出 I 个月内所有检测管(n＝30～60)S/N 的又及 SD。

上述已分装好的阴性及阳性混合标本即为今后的室内质控血清。算出室内质控血清 n 次检测的 S/N 的又及 SD 值后,即可制定室内质控标准。一般标准范围规定在 X±2SD,实际工作中可使用质控图,以客观地反映质控血清测值的变化情况。

3. 批间差的监测方法　批间差是指不同批号试剂盒于每月出厂后约同一时间测同一份标本的 S/N(或 N/S)的变化情况及试剂盒本身的 SIN(或 N/S)的变化情况。批间差小的试剂盒上述指标的变化以每季度的 CV 值来计算,应小于 20%。为了有效地监测批间差,各实验室可按如下方法去做:

(1)以制备好的阴性及阳性质控血清为固定待测标本,算出 1 个季度内每月大约同一时间测得的 S/N 及本季度的 CV 值,看其是否超过 20%。

(2)制作 1 季度每月记录的 N/S 的质控波动图,使各指标应在一定的变化范围。

月末、月初固定标本的 S/N(或 N/S)值不下降,强阳性下降应小于 40%,中等强度标本下降度应小于 20%。

月末与月初相比较,N、P、P/N(N/P)值下降比例:

N 值下降应小于 30%;

P 值下降应小于 50％；

N/P(P/N)值下降应小于 30％。

4.定量或半定量

(1)对样品进行稀释法：

表示半定量结果。稀释液常用 30％胎牛血清的生理盐水。HBsAg 检测常用此法分析浓度高低。

(2)标准品作高(H)、中(M)、低(L)的质控血清(QcP)，表示半定量结果。QcP 的制备：HBsAg(＋)血清,用国家标准品含量为 1、2、4、8、16 等。

伴随实验一作相对的定量,然后配制出 HBsAg 含最分别为 5 ng/ml (QcPL)、20 ng/ml (QcPM)、50 ng/ml(QcPH)的质控血清。稀释液可采用含 30％胎牛血清的生理盐水,加万分之一的硫柳汞为防腐剂。配制好后分装,冻存备用。

(3)定量分析

根据国家标准物复制出 HBsAg 含量为 1、2、4、8、16、32 ng/ml 的标准血清(S1～S6),以试剂盒内配发的阴性对照血清为 S0,对待测物进行 HBsAg 定量分析。对 HBsAg 含量高于 32 ng/ml 的标本,可用 30％胎牛血清的生理盐水进行稀释。

HBsAg　　　1～32 ng/ml

HBsAb　　　5～160mU/ml

HBeAb　　　1～64 Nc/ml

5.实验当中出现什么情况时应视其为不成功的实脸

(1)测值(S/N 或 N/S)处于界限值附近(1.5～5)的待测标本的出现几率＞10％。

(2)HBsAg,HBsAb 同时出现阳性的标本过多(＞3％)。

(3)HBeAg,HBeAb 同时出现阳性的标本过多(＞5％)。

(4)试剂盒的 P/N(N/P)值低于说明书要求值。

出现上述情况时,应从试剂盒质量及操作误差二方面分析原因。

6.乙型肝炎血清学检浏中异常结果的原因分析　乙型肝炎血清学检测中经常会出现一些理论上难以解释的结果及现象。其中一部分是由于试剂盒质量或操作误差而造成,而其中相当一部分结合不管在理论上能否解释,实际上确是客观存在的。

(1)HBsAg 单项阳性

也可能是早期感染,也可能是健康携带者,也可能是试剂交叉反应阳性。HBsAg 其本质是蛋白质,不具有传染性,作为供给输血源阳性者不能作为供血者。但在一些单位招工、招学甚至招兵,以此单项阳性报告,不加分析,自成标准,会带来社会影响,值得注意。

(2)HBeAg(＋)、HBcAg(＋)

此时的 HBsAg 一般为假阳性,或由于 HBsAg(或者 HBsAb)含量低,测不出。

(3)HBeAg 单项阳性,或 HBeAb 单项阳性,此种情况多为假阳性,应复检。

(4)HBsAg(＋),HBeAge(＋),HBeAb(＋),HBsAb(＋)

(5)HBeeAg 向 HBeAb 过渡期。

(6)核心区变异。

(7)HBeAg 或 HBeAb 为假阳性(可用中和实验进行验证)。

HBeAg，HBsAb 同时出现于 HBsAg，呈现较强阳性时，其出现几率＜5％。

（8）HBcAg 单项阳性。

①HBsAg 携带者，但 HBsAg 含最低，测不出。

②急性感染窗口期。

③既往感染，HBcAb 长期阳性。

④假阳性，但此种情况时测值都较低（N/S ＜ HBcAb 单项阳性在流行病调查及查体中经常出现）。

（9）HBeAg（＋）、HBcAb（＋）

①血清内 HBsAg，HBaAb 含量均等，形成免疫复合物。但此种情况出现的几率极少。

②HBeAg 假阳性（此时测值一般较低）。

（10）HBsAg（＋）jIBsAb（＋），HBeAg（＋）（或 HBeAb＋），HBcAb（＋）

①含有 HBsAg/HBsAb 复合物，且 HBsAg，HBeAb 含量处于均等。

②变异株或不同亚型病毒感染。

③HBeAg 或 HBeAb 为假阳性（可用中和实验进行验证）。

（11）HBsAb（＋）、HBeAb（＋或－），HBeAb（＋），HBcAb（M）（＋）

①急性感染恢复期早期。

②偶见于慢性迁延性肝炎。

③HBcAb（M）（＋）假阳性。

（杨建茹）

## 第九节　病毒性肝炎实验分析

一、病毒性肝炎的临床确诊方法

1.甲型肝炎

①抗－HAV IgM 阳性。

②抗 HAV IgG 双份血呈≥4 倍增长。

③粪便中检出 HAAg 颗粒。

凡符合以上任何 1 项，皆可确诊为 HAV 感染。

2.丙型肝炎

①血清中 HCV RNA 阳性。

②血清抗－HCV IgG 和/或抗－HCVst、抗 HCVns 阳性者（需要时做确证实验）。

③血清抗－HCV IgM 阳性。

凡符合以上任何 I 项皆可确诊为 HCV 感染。

3.丁型肝炎

①HBsAg 阳性，血内或肝内检出 HDAg 和/或 HCV RNA 阳性。

②HBsAg（＋）、抗＋HBc IgM（＋），血内抗 HDV IgG 和/或抗－HDV IgM 阳性（其中抗－HDVIgG 呈上升型）的急性肝炎者。

③HBsAg 阳性伴有抗－HBe 阳性，抗－HBc IgM 阳性或阴性，血清抗 HDV IgG/IgM 呈高滴度持续阳性的慢性肝炎患者。

④HBSAg 阳性或阴性,抗－HBc 阳性,血内或肝内 HDAg 和/或 HCV RNA 阴性,但血内抗－HDV IgG/IgM 阳性者。

凡符合以上任何 1 项皆可确诊为 HDV 感染。

4.戊型肝炎

①抗－HEV IgM 阳性。

②抗－HEV IgG 双份血呈≥4 倍增长。

③粪便中检出 HEAg 颗粒。

凡符合以上任何 1 项,皆可确诊为 HEV 感染。

二、待测标本 HBeAg,HBeAb 同时出现阳性的原因分析

实验室在对乙肝患者的血清或血浆进行检测时,有时会出现 HBeAg,HBeAh 同时阳性的情况。用北方所提供的乙肝放射免疫诊断试剂盒进行检测时,HBeAg,HBeAb 同时阳性的标本一般具有以下特点:WHBsAg,HBeAb 皆为中等强度以上阳性;②其出现几率一般<5%。

为了分析 HBeAg,HBeAb 同时出现阳性的原因,有资料对 58 份 HBeGb、HBeAb 同时阳性的标本,进行了重复检验与中和实验,结果是内有 5 份双阳性,其余是 HBeAg 或 HBeAb 为阳性。

1.中和试验　由于上述 5 份标本 HBeAg,HBeAb 的测值都比较高(HBeAg S/N > 11,HBeAbN/S> 13.5),所以采取以下中和方法:

(1)HBeAg 中和方法

100$\mu$l 待中和标本＋100$\mu$lHBeAb 强阳性混合血清,37℃温育过夜,然后对其进行 HBeAb 检测。

(2)HBeAb 中和方法

50$\mu$l 待中和标本＋50$\mu$lHBeAb 强阳性混合血清,37℃温育过夜,然后对其进行 HBeAb 检测。

2.实验结果　5 份双阳性标本经中和后,HBeAg 都变为阴性;而 HBeAb 只有 3 份变为阴性,其余 2 份仍为阳性。

3.结果分析　58 份双阳性标本经重复检测,只有 5 份仍呈现双阳性,其原因如下(仅供参考):

(1)抽血前及抽血后的一定时间内,血液中的 HBeAg、HBeAb 有一部分呈游离状态。标本在放置过程中,HBeAg、HBeAb 发生中和反应,浓度较低的一方被完全中和。

(2)不排除检验时由于操作误差而出现的 HBeAg 或 HBeAb 假阳性。

中和反应后,HBeAg 皆变为阴性,证明双阳性标本中 HBeAg 为真阳性;而 HBeAb 仍有 2 份为阳性,是由于其本身为假阳性,还是中和方法不合理,有待于继续探索。

4.结论　通过以上实验证明,乙肝患者的待测血清当中,HBeAg、HBeAb 同时阳性的情况确实客观存在。但其存在的原因及其中是否有假阳性情况,有待于继续研究。

对乙肝者的血清进行检测时,会出现 HBsAg 阴性、而闭阮纯阳性的情况。通过实验验证分析其原因有以下几个方面:

(1)由于受血清内 RF(类风湿因子)的干扰而造成 HBeAg 假阳性。此结论与张正等(临

床肝胆杂志 1985；1：173）及侯馨岳等（上海免疫学杂志 1988；8：51）提出的观点一致。

（2）部分血清抗－HBs，抗－HBc，HBeAg 和 HBV DNA PH 性，而 RF 阴性。这些血清用 RIA 方法也测不出 HBsAg。其原因为：此组乙肝患者 HBsAg 已被清除，血清中出现了抗－HBs，同时存在 HBeAg、抗－HBc 和 HHBV DNA，提示在 HBsAg 消失和抗－HBs 出现后，长时间内 HBV（Dane 颗粒）仍遗留在血清中，其 Dane 颗粒可诱导大量的抗－HBs，Dane 颗粒的表面（即 HBsAg）被抗－HBs 所包被，以致不能用 RIA 法检测出来，这种现象与文献报道（Tamura et al Virol 1985；29；505）一致。

（3）由于试剂盒灵敏度的差异，在含有极少量的 HBsAg 时，有时测不出来。

（4）不排除由于操作误差而造成的 HBsAg 假阴性或 HBsAg 假阳性。但这种情况可通过重复检测加以排除。

（杨建茹）

# 第二章　性传播疾病与检测

## 第一节　艾滋病

一、基本概况

艾滋病（AIDS）即获得性免疫缺陷综合征（acquired immune deficiency syndrome，AIDS）的中译名，也有译为爱滋病，是由艾滋病毒（HIV）引起，1981 年首先在美国报道的，1982 年才正式命名的疾病。

现已公认艾滋病发源于非洲。1979 年在海地青年中也有散发病例。虽然本病是 1981 年在美国首先报道的，但据美国疾病控制中心（CDC）回顾性研究，早在 1978 年即已有几例病人发病的报道。

经过多年的探索，多数人认为 AIDS 病毒的祖先，可能是寄生于非洲绿色猴身上非致病性的 HIV，为什么这些绿色猴能健康生活未致病呢？是因为这些猴子对病毒已具有特殊免疫力，绿色猴是一种接近人类的灵长类动物，是栖息中非地区一种长尾猴，因其毛呈暗绿色，由于猴咬、扑杀、兽奸、生吃猴肉等，将病毒从猴体传人人体。大约在 1977 年时，非洲受染的人群从旅游等不同的途径把此病毒从中非传到海地，进而由海地传到欧美大陆。由于美国同性恋与吸毒很普遍，很快在全国流行，继而从美国传到亚洲各国。亚洲不少国家第一例 AIDS 都是从美国传入，如香港、韩国和日本。

AIDS 发现于 1981 年，目前已在世界各地迅速蔓延，人类从此生活在 AIDS 病魔阴影之下。据世界卫生组织（WHO）统计，到 1993 年 7 月，已发现 70 万病人（由于发展中国家疏于统计，估计这一数字可能接近 250 万），AIDS 携带者数目已达 1300 多万成人和 100 万儿童，WHO 预测到 2000 年，这一数字可能达到 4000 万人以上。根据统计计算，全世界每 13 秒钟就有一人受感染，每 9 分钟就有一人死于艾滋病。主要的传播途径是血液系统、母婴和性三个传染系统。

在我国艾滋病的传播也很快，从最近所报道的数字显示，目前全国已有 31 个省、自治区、直辖市报告艾滋病病毒感染者 18000 例，而实际感染人数估计超过 50 万人，艾滋病加速流行形势十分严峻。国务院参事室建议加快艾滋病防治工作立法步伐,呼吁全社会重视解决艾滋病问题。

自1981年发现第一例艾滋病到1999年,全球艾滋病患者和病毒携带者总人数达3 430万。我国艾滋病的流行经过散发期、局部流行期,已转人广泛流行期。近几年发现的艾滋病患者几乎达到前10年的总和,流行范围也迅速扩大,疫情涉及全国31个省、自治区、直辖市。

所以,加强对艾滋病的监测已迫在眉睫。当前我国艾滋病感染者主要分布在农村地区,经吸毒途径感染艾滋病病毒者约占70%,18～39岁的感染者占60%。近年来,在各类高危人群的哨点监测中,发现艾滋病病毒感染者的人数明显增多,阳性率明显增高。

当前我国防治艾滋病的专门法律尚未制定,有些工作因为缺少强制和约束的法律作指导,执行难度较大。应尽快制定《艾滋病防治法》,依法明确政府各部门、社会各方面的责任,按法律要求,各司其职,这样既便于操作,又易于监督执行。

监测表明,静脉注射毒品和性病是艾滋病传播的重要危险因素。

二、传染源与传播途径的探讨

关于传染源的讲法,有代表性的是美国迈伦·埃塞克斯博士,另一个是坦桑尼亚的(每日新闻)刊的一篇报道。二者都可供参考。

也有认为AIDS源自非洲扎伊尔原始森林地区,由西方传教士传入该地区,被猴击咬伤或由宗教习惯,生吃猴肉而感染病毒而传染。但法国扎格布、谢盖尔则否认HIV由非洲猴传给人类,认为猴基因与艾滋病基因不同。

食用非洲猴肉易患AIDS也有充分的根据,理由如下:

(1)美国哈佛大学公共卫生系迈伦·埃塞克斯博士,在他的实验室从200只可研究绿色猴身上检出,70只带有与人AIDS的病毒极相似病毒。

(2)非洲统一组织科技委员会执行秘书威廉斯的初步调查证明,吃猴肉较多的地区,人们普遍感染HIV,他们发现扎伊尔、中非共和国爱吃猴肉者易患HIV,塞内加尔的尔隆芒斯河流域,也有许多的绿色猴,那里居民不吃猴肉,故HIV多阴性。

(3)法国巴斯德研究所著名病毒学家,蒙塔徨埃领导小组已发现两种病毒,原著未表明何种病毒,笔者认为以下两种病毒,因LAV是该学者命名和发现的LAV、HTLV－III,进行详细基因分析,并在猴身上和其他灵长类动物身上,发现一种类似病毒,其结果这三种演变为艾滋病毒,是一个共同的体源。所以从非洲绿色猴传给人已可定论。当前各国对艾滋病起源的争论之一,是从美国实验室传到社会上,大量事实说明是可以肯定,更不能否认这一发病起源。

1986年11月2日,坦桑尼亚政府报道,《每日新闻》刊一篇伦敦内幕消息,艾滋病系美国实验室产物。文章说艾滋病毒是美国马里兰州迪特里克堡美国陆军传染病研究所人工合成。这些重刑囚犯的以减型为条件志愿接受该病毒人体试验。就这样使可怕的病毒带到社会上。

英国(星期日报)报道说,HIV来自美军医学研究所,由此扩散到世界各地。柏林大学生物研究所卡尔教授说:设在马里兰州、迪特里克堡美国医学研究所进行实验,将成人的T细胞白血病毒和绵羊脱髓细胞毒混合形成HIV让犯人志愿接受试验,以释放为条件,随犯人释放而传染开来。法国扎格布、谢盖尔近年提出HIV是美国实验室研究的结果。他们二人说是一种从人体基因产生出来的人造物质,早在1977年美国就在马里兰州、迪特里克堡建立实验室,对长期判刑的犯人,进行人体基因实验。接受实验得到保证,如实验后活着他们将获得自由,因而这些犯人成为艾滋病毒的传播者,通过以上笔者认为艾滋病起源从两方面传播到全球。一个以非洲猴传到人蔓延世界,另一个重要起源从美国实验室,通过对犯人实验后释放为条件传到社会上。当前艾滋病已在全球蔓延,不要在起源这个问题互相争议和攻击,而应当共同努力防止艾滋病传播,为人类的健康做好宣传和预防工作,理论研究更为重要,有效地实现预防,寻找有效的治疗办法,才是重要的。

传染途径:

艾滋病的传染源是艾滋病人、艾滋病的综合征(ARC)及无症状而携带病毒的艾滋病毒感染者(HIV Infection)已经从血液、粘液、唾液、眼泪、乳汁和尿液中分离出艾滋病病毒,还可以从另外一些体液、分泌物和排泄物中分离出来,但流行病学证据只证明了血液和精液有传播作用。性接触、输注污染的血及血制品、感染艾滋病的母亲传给小儿以及共同用未消毒的注射器及针头等是主要的传播途径。

已证实的传播途径有:

(1)与感染者密切的性接触;

(2)被感染的血及血液制品;

(3)受感染的母亲传给小儿;

(4)污染的,未消毒的注射器及针头;

(5)用感染者的器官,其他组织或粘液作为供体。

未证实的传播途径(基本认为不会传染):

(1)偶然的社会接触;

(2)食物或水;

(3)经空气或粪便,经口途径;

(4)昆虫。

HIV 主要通过同性或异性性交、输入病人血液及母婴传染。由携带 HIV 演变为 AIDS 患者需要 10 年时间,病魔摧毁患者的免疫系统,使之失去对病菌的免疫能力,本世纪发现 AIDS 病疫苗的希望渺茫,所以,人类最终战胜这个疾病还需有一个时间过程。

下列因素可能对发病有关:

(1)长期吸毒,用麻醉药物如大麻与海洛因等,或长期使用镇静剂、酗酒、性滥交、性伴多、同性恋等均易引起兴奋与抑制紊乱,心理平衡失调,神经内分泌功能紊乱及正常生活规律的破坏,前列腺素 $E_2$ 增加,临床实践证明引起机体免疫状态功能低下,网状系统吞噬细胞功能降低,科学证实 HIV 感染后吞噬细胞、单核细胞中 HIV 复制很少,B 淋巴细胞产生 HIV 也很少。

美国学者研究:用 HIV 去感染 13 种不同人体细胞在培养条件下除直肠结肠外,其他所有细胞对病毒有排斥作用,HIV 在直肠结肠可生存 10 周,因直肠肛门和 HIV 有亲和力,也从这些细胞找出 CD4 分子遗传密码 RNA,其他排斥细胞却找不出这种 RNA,为什么美国、海地等国家男性同性恋 AIDS 发病高,除上述原因外,也因男性精液中含有活性很强物质—前列腺 $E_2$,当性伴多同性恋时,甄被吸收多,抵抗力则降低,因此,HIV 感染时易发病。在美籍华人黎若田女士介绍性伴多的男性同性恋的启发下,才认识为什么美国和其他国家男性同性恋

AIDS 发病多原因。当然 HIV 感染后除 T4 细胞受到破坏外,也抑制其免疫系统。最近日本技术开发团研究小组提出:男性同性恋精液含前列腺素 $E_2$ 入人体多抵抗力降低时,AIDS 发病得到证实。

(2)长期营养不良,蛋白质、维生素及微量元素锌、硒缺乏,有的氨基酸影响免疫系统,氮的平衡,维生素缺乏,B 族维生素参与各种辅酶有关,尤以维生素 A 缺乏,可以引起口腔、呼吸道、消化道、阴道、泌尿道等器官的上皮细胞抵抗力减低,锌硒缺乏影响机体激活免疫系统,这样造成机体抵抗能力低下,HIV 感染后可促进 AIDS 发病。以上初步探讨有待今后进一步研究证实。

(3)长期接触或感染某些传染病,尤其是其他病毒感染或性病可能对 HIV 感染后发病有关。如 HBV 感染后本身 T 淋巴细胞遭到破坏的同时,HIV 感染后又可以互相促发。有人报告 AIDS 同时感染 HBV,文献报道 3O 例 AIDS 患者发现 93% 同时 HBV 感染,其中 26 例抗 HBV 阳性。有的学者报告 AIDS 患者白血球中分离出 HBV。人体受到某些病毒感染时,人体免疫系统产生某种蛋白质,会引起 HrV 的扩散,从病毒携带者发展成 AIDS,如 HBV、HSV、CMV 和 HIV 携带者应谨防受到感染。如性病患者生殖器官有炎症、粘膜破损,是造成 HIV 感染的良好机会,如机体抵抗力低下 HIV 感染后易发病。美国 1987 年新时代杂志报道性病及生殖系病易感染 HIV。非洲 AIDS 患者常伴有性病,其他 HSV、CMV、EBV 等感染后也可影响免疫系统,这样 HIV 感染使易感性增高可能对发病有关。

(4)T 细胞和 T 亚细胞的感染。艾滋病是人体免疫系统严重破坏的获得性疾病之一,其确切的发病机理还不完全清楚,一般认为 HIV 选择感染几标记的 T 细胞亚群,及持续感染脑细胞(脑细胞中,特别前脑可能带 T4 分子)。HIV 侵入 T4 细胞后,供逆转录酶将 RNA 转化为 DNA,使该细胞成为带有 HIV 遗传信息的感染细胞。此后,病毒或呈"睡眠"状态,在不干扰靶细胞,可持续多年,也可能呈"活动"状态,利用宿主细胞分裂繁殖,大量新病毒攻击新的靶细胞(T4 细胞)或者(脑细胞)为靶细胞循环感染,T4 细胞不断死亡,T 细胞和 T 亚细胞受到损害,发生质与量的变化。

三、可能先天性遗传因素对发病有关

(1)近发现 HLA－DI5 抗原在 AIDS 患者阳性率比较高,报告 AIDS 患者阳性 60%,而正常人群阳性 12%～23%。美国报道 AIDS 机会性感染 PCP、XS 等不同,白色人种与 HLA－DE2、DR2 敏感相关。因此 HIV 感染后是否发病,可能是特殊的 HLA－DR5 类型抗原遗传因素有关。

AIDS 对 HLA－DR3 阳性不高,对其他 HLA－A 点、B 点、C 点、DR 点各抗原阳性均不高,这样 HIV 感染后发病可能 HLA－DR5 抗原有关,应进一步实验观察之,近发现 HLA 基因内有 AR 基因,因疾病某些免疫功能紊乱,而免疫细胞功能是表达 HLA 连锁的 Ir 基因控制的。

(2)近年来报告 HIV 感染后人体产生杀死 HIV 细胞,叫细胞毒素 T－淋巴细胞。英国自然杂志报道,当人体感染 HIV 后,除产生抗体外,在血中产生一种杀死细胞,它能够识别 HIV 并消灭这些病毒细胞。美国学者证实 HIV 感染后人体产生杀死细胞,14 人中 8 人感染 HIV 而都是健康病毒携带者,表现杀伤细胞较活跃。科学家进一步研究是否在被感染者产生杀伤细胞数目和病人健康之间存在着确定关系,这与为什么有人感染后不发病可能有关。

（3）大量流行病学证实不是每个人 HIV 感染都会罹患 AIDS，是否感染，感染是否发病至少部分取决基因。日本利根川进在 1976 年提出研究报告产生抗体多样性遗传的原理中，回答很久以来争议的问题，即人体 10 万个基因，怎样产生 10 亿个抗体，阐明了基因疾病发生及发展的重要性。英国圣玛丽医学院莱斯利一简，伊尔斯领导小组，研究人类细胞表面一种遗传蛋白质 6 个变种，这种蛋白质的 6 个变种的一种，使 HIV 携带者高度抵抗力，而另一种易感性增高而患病。英国医学刊物（柳叶刀杂志）报道，AIDS 和遗传物质有联系。英国 375 例男女 AIDS 患者及健康带毒者，对罹患 AIDS 几率似乎受制于种群特异组成即 GC 一蛋白质，个人伴有 GC 蛋白质及其细胞基因，都是通过双亲获得，蛋白基因每个人获得只是 6 种的一种。发现有 GC 蛋白能降低 AIDS 发病，有的 GC 蛋白质对 AIDS 感染性增高而罹患，各种 GC 蛋白的差异性，因与含唾液酸物质有关，含有此物质可促使 AIDS 易发生，不含此物质则不发病。美国科学家近用遗传工程发现 HIV 感染，关键作用神秘基因叫 SCR 基因，因基因理论不清，故不详述。

（4）血细胞中 CD8 蛋白质可抑制 HIV 的生长有否与 AIDS 发病有关，美国发现人血细胞中 CD8 蛋白质抑制 HIV 生长，3 例男性健康 HIV 携带者，检侧 HIV 抗体阳性，但血中分离不出 HIV，在感染血的标本中除掉 C 场蛋白质，HIV 即生长，当加入 CD8 蛋白质时，HIV 受到抑制，病毒不生长。

（5）HIV 感染后为什么不发病，是否与感染 HIV 良性病毒有关。因良性病毒不破坏 T一淋巴细胞，故对免疫功能不造成缺陷，因此不会发病，美国哈佛大学公共卫生系马林斯说：这个发现有重大意义。我们已发现一种不摧毁免疫系统的 HIV，人们猜想为什么有的感染 HIV 不发病，是否与感染此种良性病毒有关还要进一步证实。

四、艾滋病病毒一般生物学特性

形态：

HIV$_1$ 属逆转录 RNA 病毒，细胞膜芽生，未成熟的游离病毒颗粒有一新月状的核，成熟的病毒颗粒有一致密偏心的圆形或棒状的核，毒粒大小为 100～140nm。

蛋白：

病毒蛋白主要包括三种，病毒的核蛋白、膜蛋白和与复制有关的酶蛋白。

与病毒的核有关的结构蛋白，在 SDS－PAGE 中的分子量分别为：24000～25000（P24），16000～18000（P16），12000～13000（P12）。

膜蛋白是一种糖蛋白，它的分子量为 110000～120000（gp～100），另一膜蛋白为一疏水性跨膜糖蛋白，分子量 41000～43000（gp～41）。

还有一些与病毒的多聚酶，逆转录酶有关的蛋白，它们的分子量在 70000～100000 之间。

基因结构：

HIV$_{-1}$ 具有典型的逆转录病毒基因结构，两段重复调节续列（LTR）排列两边，中间有三个主要基因，gag 基因，编码三种病毒的核蛋白；pol 基因，编码多聚酶和蛋白酶，env 基因，编码膜蛋白。

HIV$_{-1}$ 对 OKT4 细胞具有特殊的趋向性，这一现象的分子生物学基础是由于在 OKT4 细胞的表面具有病毒糖蛋白的受体。病毒可以在活化了的 OKT4 细胞内生长繁殖，也可以在某些 T 细胞株，如 H9，CEM，HUT78，MOlt$_{-4}$ 等中繁殖。有时也可以在由 EBV 转化的 B 细胞内生长繁殖,病毒不转化 OKT4 细胞,但可以降低细胞的繁殖速度,有时会出现融合的多核巨细胞。和别的逆转录病毒一样,它可以引起潜伏感染,并可以被某些化学物质所激活。

病毒的灭活:

由于 HIV1 具有包膜,所以对热敏感,56℃30 分钟灭活,至少可以使病毒的感染性降低两个对数。但对紫外线不够敏感。

许多化学物质都可以使 HIV1 迅速灭活,如乙醚、丙酮,0.2％次氯酸钠,20％酒精,40mm 的氢氧化钠等。对乙型肝炎病毒有效的消毒剂对 HIV1 也都有良好的灭活作用。

病因及发病机理:

艾滋病的病因学研究,在 1984 年有了突破,已经确认艾滋病是由一种逆转录病毒引起的,1983～1984 年有两组研究人员从艾滋病病人中分离出这种病毒。1983 年法国巴斯德研究所的研究人员发现的一种病毒称为淋巴结病相关病毒;1984 年美国国立肿瘤研究所研究人员分离出一种病毒称为人类嗜 T 淋巴细胞 III 型病毒,这两种病毒被认为是同一种病毒变种,并肯定其为引起艾滋病的病原微生物,艾滋病病毒曾定名为 LAA/HTLV－III,1986 年 7 月 25 日 WHO 已发布公报。国际病毒分类委员会会议决定,将艾滋病病毒改称为人类免疫缺陷病毒。1976 年 3 月下旬法国巴斯德研究所 Montagnie 等从葡萄牙里斯本医院内的两名具有艾滋病症状的患者中分离出一种新的病毒并把它命名为 LAV－II。LAV－III 至少有 30％的核 I 酸顺序不同于 LAV(起命名为 LAV－I)。用 LAV－I 制作的探针也不和 LAV－II 的 DNA 杂交。LAV－II 与 LAV－I 有相同的电镜形态,都具有嗜 T 淋巴细胞性,几乎同时,美国哈佛大学公共卫生学院 Fssex 等报道,他们从非洲绿猴(AGH)中发现了一种与绿猴嗜 T 淋巴细胞病毒 III 型(STAV－III AGM)相关的病毒。并可在健康人体内被检出,Fssex 把它命名为 HTLV－IV。HTLV－IV 可感染辅助性 T 细胞,LAV－IV 是不是同一种病毒,它们之间的关系以及它们在艾滋病中的致病作用尚待进一步研究。

(杨建茹)

## 第二节 艾滋病病毒检测方法

HIV₁ 的临床病毒学检测方法主要包括两个方面,即血清 HIV₁ 抗体的检测及 HIV₋₁ 相关抗原或病毒的检测。其结果对确证 HIV₋₁ 的感染及艾滋病的诊断具有重要意义。

一、检测概况

AIDS 病原体已被分离鉴定出来,Montagier 等在法国分离出来的逆转录病毒称之为 LAV,Callo 等在美国鉴定出来的病毒命名为 HTLV－III。

HIV 培养分离是这样进行的:从受检病人的血液中提取淋巴细胞在含 T 细胞生长素的液体中培养,用 PHA 刺激,使之转化成熟,再从上清液中检测逆转录酶;在该酶达到高峰时,用含已知的抗体血清与所分离的病毒混合,形成免疫复合物,利用放射免疫沉淀法鉴定。分离出的病毒可用脐血淋巴细胞共同培养而传代。

1. 血清学阳性典型的 AIDS 患者和 AIDS 前期(AIDS－RC),85％可培养分离出 HIV 在血清学阳性的经输血传播的 AIDS 患者,95％可分离出 HIV。近年,Zagury 等从患者精液,Groopman 等从患者唾液中,Vogt 从子宫分泌液以及从泪液等体液中分离到 AIDS 的病原体。已在 AIDS 患者的淋巴细胞找到 HIV 基因;从抗 HIV 的妇女生殖器的分泌物中分离出 HIV。从患者的任何体液中分离到 HIV,即可确诊。

2. HIV 抗原检查 国外已广泛开展了 AIDS 的抗原测定。Zagury 等介绍以固定细胞间接免疫荧光试验测定 HIV 抗原。方法是：将 H9 克隆株与从 AIDS 患者分离的单个核细胞共同培养后，将 H9 克隆株加于玻璃片，让其自然干燥后加丙酮固定，然后再加上抗 HIV 的抗体，经冲洗 3 次后，再加上荧光素结合抗血清进行测定。作者以抗 HTLV 几与 P15 单抗体证实 AIDS 患者精液中含有 HIV 抗原。

Kalyanaraman 报道采用放射免疫竞争抑制试验的方法测定 HIV 特异性抗原，将受检的细胞或血清用 pH 7.5 0.02mol/LTris－HCL 缓冲液作一系列稀释。此缓冲液内含 0.2mmol/LNaCl，0.01 mol/L EDTA，0.3% TritonX－100，0.1mmol/L PMSF 及 2mg/ml BSA。稀释后的检测物加入适当稀释的抗 HIV 高效价兔血清。37℃作用 1h，加入 $^{125}$I 标记 HTLV P24 抗原 50$\mu$l(8000cPm)，37℃1h，再 4℃过夜，再加入 20 倍过量的羊抗兔 IgG 1ml，37℃2h，4℃2h，2500r/min 离心 5 min，吸去上清液，用 $\gamma$－计数仪测定放射量，求出抑制%，根据标准曲线推算出抗原量。

3. HIV 抗体检查　AIDS 患者体内可以出现 HIV 抗体，目前检测 HIV 抗体的方法主要有 4 种：酶联免疫吸附法(ELISA)、免疫荧光检测法(IFA)、电泳吸引检测法(Westem blot)、放射免疫沉淀法(RIP)等。

(1)ELISA 法：将 HIV 的病毒抗原加入微滴定板孔内，37℃孵育 12~16h；加入经 EUISA 缓冲液稀释之待检血清，37℃孵育 1h；洗涤 3 次后入过氧化酶标记的羊抗人 IgG，再经 37℃孵育 30min 后加入底物，显色以后用分光光度计或酶标仪 490nm 读数值，与阴性对照的比值(P/N)大于 2 则为阳性。

(2)IFA 法：不同学者报告的方法大同小异。Carison 介绍此法，是将已感染 HIV 患者的淋巴细胞做成涂片，以 1:16 稀释待检血清覆盖，37℃孵育 30min；洗涤后用荧光标记的抗 IgG 血清染色，再于 37℃孵育 30min 后冲洗，在荧光显微镜下检出胞浆呈弥漫性典型荧光(黄绿色)者为阳性。

此法与电泳吸引检测法的敏感性和特异性相似，两法在高危人群中的符合率为 99.7%，但作此法检测，必须要有 HIV 的淋巴细胞培养物。

(3)Westem blot 法：将纯化、破裂的 HIV 经聚丙烯酰胺凝胶电泳分离，并将蛋白区带电泳转移至硝酸纤维素薄膜上，加上 1:100 稀释待检血清，37℃孵育过夜后洗涤，再加上过氧化酶标记的羊抗人 IgG；血清，再经 37℃孵育 1h 后加底物显色。根据电泳分析，检出抗 HIV 的核心多肽抗体或包膜糖蛋白(gp41)抗体者为阳性。

本法特异性高，不需要活病毒作抗原，但操作繁杂，一般用以确定诊断 ELISA 法已筛选出来的阳性血清，并适用于低危人群，如献血员的普查与筛选。

(4)RIA 法：此法是将被检血清用 pH7.5Tris 缓冲液作倍比稀释，操作如下：稀释标本每管 200$\mu$l 与 $^{125}$I 标记的 HTLV P$_{24}$ 抗原(8000~10000cpm)混合 37℃2h，或 4℃过夜：加过量(20 倍)的羊抗人 IgG 血清 1d，37℃1h，再 4℃2h，2500r/min。离心 15min，吸去上清液后，用 $\gamma$－计数仪计数沉淀中的放射性，再根据标准曲线推算出抗体含量。用此法测得 AIDS 患者的抗体阳性率达 94%，本法可作为 AIDS 的确证实验，但操作过程复杂，需要一定的设备。

放射免疫法(RIA)也用于临床，此法比较简便。

4. 其他检查

(1)辅助 T 细胞与抑制 T 细胞比值：T 辅助细胞又称 OKT4 细胞或 Leu3 细胞，简称 TH；T 抑制细胞，又称 OKT8 细胞或此 Leu2 细胞，简称 Ts。患 AIDS 时，细胞免疫功能缺陷，外周血淋巴细胞亚群检查介明显减少，而 Ts 增加，则 T$_H$/Ts 比值降低为 0.03~0.9，平均

0.7,而正常比值为 1.1～3.5。但病毒性疾病及恶性肿瘤患者也可见 $T_H/Ts$ 下降,可作为临床参考。

采用 OKT－FTTC 单克隆抗体直接荧光测定,取被测者外周血,经 Ficoll－Hypaque 分离淋巴细胞,以荧光素标记 OKT4 或 OKT3 单克隆抗体染色。经荧光细胞分离器(FACS 或 EPICS)计数各亚群细胞数,亦可用荧光显微镜计数。

(2)逆转录酶活性测定:曰浑为逆转录酶病毒,感染 HIV 后细胞逆转录酶活性增高。从受检者血液中提取淋巴细胞,在含 T 细胞生长素的液体中培养,用 PHA 刺激使之转化成熟。将 4mol/L NaCl0.3ml 与 30％容积聚乙烯二醇 3.6 时加至 7.5ml 病毒培养液中,冷却 2h,4℃离心 45min(2100 r/min),将沉淀物以 50％容积甘油重悬,再以 0.9％TritonX－100 破碎病毒颗粒,取 $100\mu l$ 和含 40 mmol/LTris－HCl(PH7.8)、4mmol 二硫苏糖醇、45mmolKCl 和 $50\mu l$/ml 模板前体 Polr(A)dT12～16 和 Poly(c)dG12～18 溶液,$100\mu l$ 混合(其中含有 $15\mu mol$[³H]dTTP,或[³H]dGTP),37℃ 1h,测定其放射活性。

(3)病毒核酸测定:可用 Southcm 电泳吸引检测法及原位杂交技术等方法检测 AIDS 的 HIV 核酸,此项技术虽有多份报告,但技术复杂,只适用于实验室的研究。

还有文献报告测定患者的自然杀伤细胞(NKC)活性及尿中 Neopferin 以辅助诊断 AIDS。

二、HIV$_{-1}$血清抗体检测方法

绝大多数艾滋病患者以及几乎所有的 ARC 病人都具有 HIV$_{-1}$抗体。具体检测方法包括:酶联免疫吸附实验(ELISA),间接免疫荧光实验(IF),蛋白印迹实验,放射免疫沉淀实验(RIA),化学发光法(CL)。

1.酶联免疫吸附实验(ELISA)ELISA 是目前国际上检测 HIV1,抗体时最常用的方法之一,该方法迅速、准确、自动化强度高,利于大规模普查。具体又分为竞争 ELISA 法和间接 ELISA 法,而后者的使用更为广泛。现以 ABBOTT,公司的诊断试剂盒为例,简述间接 ELISA 法的实验原理及过程。

将 HIV$_{-1}$从感染中的 H9 细胞中提纯,灭活后包被于珠子上,先与血清孵育,然后再和用 HRPO 标记的羊抗人 IgG 酶标抗体孵育,洗涤后加底物显色,根据显色的 OD 值判断结果。具体方法如下:

(1)加 $10\mu l$ 血清至试管底部,加入 $200\mu l$ 标本稀释液(为 1:20)至每一管,充分混匀,此步骤不包括对照血清(已稀释成 1:20)。

(2)加 $10\mu l$ 对照或稀释的标本至反应盘孔内的底部,包括 2 个阴性和 3 个阳性血清对照孔。

(3)加 $200\mu l$ 标本稀释液至反应盘的孔内,孔内已有对照和稀释标本。

(4)小心在每一个孔内加入抗原珠。

(5)盖上盖,小心使液体盖过抗原珠,去除气泡。

(6)放 40℃ 1h±5min 孵育。

(7)去除盖子,吸出液体,用蒸馏水或离子水洗每一个珠子,共三次。

(8)加 $200\mu l$ 酶结合物至每一个带抗原珠孔内。

(9)盖上新的盖子,小心液体盖过珠子,去除气泡。

(10)第二次孵育,放 402h±10min。

(11)去除盖子,吸去液体洗珠子共三次,每次 4～6ml,蒸馏水或去离子水。

(12)将珠子移至分析试管内。

(13)显色,吸 $300\mu l$ 新配制的邻苯二氨(OPD)溶液于 2 个试管内(底物对照)和每个带珠的管内。

(14)盖上盖,放室温 $30in\pm2min$。

(15)加 1ml 1N $H_2SO_4$ 至每个试管内终止反应。

(16)用 Qwantnm 分析仪(波长 492)测光密度。

直接观察 2 个空白对照管,如出现黄橙色(污染)就弃去,如果二个对照管都污染,此试验应重做。

用一个底物空白管使仪器光密度成为空白对照,读阴性和阳性血清对照,然后测标本。在加 $H_2SO_4$ 终止反应后 2h 内测定光吸收值。

每个阴性血清对照值应小于或等于 0.1 或大于 0.01,应在阴性平均值 0.5~1.5 倍内。

每个阳性血清对照值应小于或等于 1.999,或大于或等于 0.4,应在阳性平均值 0.5~1.5 倍内。

(17)计算结果。

计算阴性对照血清的平均值

计算阳性对照血清的平均值

计算 Culoff 值

Cutoff 值=NCX+0.1× PCX

NCx=阴性对照平均值(例 0.8)

PCX=阳性对照平均值(例 0.925)

Cutoff 值=0.058+(0.1×0.925)=0.151

计算 PCX-NCX 值

例 PCX-NCX=0.925-0.058=0.867

实验正确时 PCX-NCX 值应等于或大于 0.40,否则可能是技术或试剂有问题。

结果解释

待测标本的光吸收值大于或等于 Cuoff 值,表示有反应,但应用原材料重复一次,如重复阳性,该标本可认为是 HIV 抗体阳性。

第一次检查阳性,重复时阴性,应用原材料再重复一次。

抑制 ELISA 法是一种比较新的 HIV-1 血清抗体检测方法,与间接 ELLSA 法不同,它所检测的是血清中 HIV-1 的总体抗体水平,既包括 IgG 抗体,又包括 IgA 和 1gM 抗体。基本过程如下:

(1)包被捕获抗体-血清 HIV-1/IgG。

(2)冲洗后加待检血清及 HIV-1 抗原,孵育。

(3)冲洗后加与生物素标记的捕获抗体,孵育。

(4)冲洗后加抗生物素蛋白-过氧化物酶结合物,孵育。

(5)冲洗后显色,测 OD 值。

阳性血清 OD 值较低,反之则较高。

2.间接免疫荧光实验(IF) 以 IF 法检测血清 HIV-1/IgG 抗体,是应用于艾滋病常规检测方法。该方法我室最近已研制成功,它成本低,每人份检测价格,只相当进口 ABBOTT 试剂的 5%,而且方法简便,无需特殊设备,特异性强,重复性好,敏感性亦较高,抗原片易于保存

运输,有效期长,为我国大规模检测艾滋病提供了方便,现将具体方法简述如下:

细胞株:Molt-4,为Min0Wada从成人T淋巴细胞性白血病病人外周血中建成的一株T淋巴细胞株。Molt-4/HIV-1为Kikukawa将HIV-1病毒基因统合到Molt-4细胞内所得到的一株可以自发生产HIV-1的传代细胞株。细胞被培养在RPMll640培养液内,15%胎牛血清,100U/ml青霉素,100μg/ml链霉素,每周传代两次,37℃,5%CO$_2$孵箱培养。

荧光素:羊抗人IgG荧光抗体,由军事医学科学院生产。

细胞经离心收集后,以0.01 M PBS,pH7.4,洗一次,涂片,室温干操,4℃冷丙酮固定15min,放入塑料袋内,装少许变色硅胶,封口,4℃,-20℃或-70℃保存备用,使用时,将细胞片取出,待检血清1:5稀释,滴加在细胞涂片上,37℃孵育45min,以0.01 M PBs,pH 7.4洗3次。

加荧光抗体,37℃孵育45min。再以0.01 M PBS,pH7.4洗3次,0.6%伊文氏蓝染色20min,加甘油封片荧光显微镜下镜检。细胞浆和细胞膜呈翠绿色荧光为阳性细胞,整个细胞呈暗红色为阴性细胞。

3.蛋白印迹实验(westem blot)westem blot(WB)是将电泳方法和免疫学原理结合起来的一种新技术。它的敏感性可以达到或接近ELISA法,而且具有很高的特异性,其结果便于直观判定,所以得到直观阳性和阴性的效果。

三、HIV(1+2)抗体酶联免疫检测

本方法采用间接ELISA方法检测血清或血浆中人类免疫缺陷病毒(HIV)抗体。在微孔条预包被基因表达及合成多肽HIVl+2型抗原,与血清中抗HIV抗体反应,再加入HRP标记羊抗人IgG的酶标抗体与之结合,然后用TMB底物作用显色。具有快速、灵敏度高及特异性强的特点。适用于献血员筛选和临床检测。

试剂

1.预包被微孔条

2.酶联试剂

3.HIV抗体阳性对照

4.HIV抗体阴性对照

5.样本稀释液

6.PBST洗涤液(颗粒剂)

7.显色剂A、B(ColorA、B)

8.终止液(2M H$_2$SO$_4$)

操作步骤

1.配液:每袋PBST洗涤液(颗粒)用500ml蒸馏水或去离子水溶解。

2.编号:将微孔条固定于支架,按序编号。

3.稀释:用加液器每孔加入100μl样本稀释液或阴、阳性对照液(阴、阳性对照不稀释)。

4.加样:按顺序分别在相应孔加入5μl待测样品,轻拍混匀。

5.温育:置37℃温育25min。

6.洗涤:将孔内液体甩干,置洗板机用洗涤液充分洗涤5遍,扣干。

7.加酶:分别在每孔中滴加酶联试剂2滴(l00μl)。

8.温育:置37℃温育25min。

9.洗涤:将孔内液体甩干,置洗板机用洗涤液充分洗涤5遍,扣干。

10.显色:每孔加入显色剂 A、B 各 1 滴(50μl),轻拍混匀,室温暗置 9~11min。

11.终止:每孔加终止液 l 滴(50μl),轻拍混匀。

12.测定:用酶标仪(450nm)测定各孔 OD 值。

结果判定

1.阴性对照:正常情况下,阴性对照孔 OD 值≤0.1。

(阴性对照孔 OD 值低于 0.05 时以 0.05 计算)

2.阳性对照:正常情况下,阳性对照孔 OD 值≥0.5,≤1.5。

(阳性对照孔 OD 值若超出正常范围应舍弃,如果所有阳性对照孔 OD 值都超出正常范围,应重复试验。)

3.临界值(C.O.)的计算:

临界值(C.O.)=阳性对照均值×0.15+阴性对照均值

4.结果判定:

样品 OD 值 S/C.O.≥1 者为 HIV 抗体反应阳性

样品 OD 值 S/C.O.<1 者为 HIV 抗体反应阴性

初试阳性者应重新取样双孔复试,复试阳性者应按"全国 HIV 检测管理规范,送 HIV 确证实验室进行确证实验。确证实验报告阴性者,血可发放使用;凡确证实验阳性或可疑者,血不可发放使用,统一送确证实验室处理。

注意事项

1.本试剂的使用单位必须是经当地卫生行政部门批准的 HIV 初筛实验室。

2.HIV 检测必须符合 HIV 实验室管理规范和生物安全守则的规定,严格防止交叉感染。操作时必须戴手套、穿工作衣、严格健全和执行消毒隔离制度。所有样品、洗涤液和各种废弃物都应按传染物处理。

3.HIV 抗体检定结果的判定必须以酶标仪读数为准。

4.使用酶标仪检测时,建议用双波长 450/630nm 检测。

5.微孔条须密封防潮,从冷藏环境中取出时,应置室温平衡至潮气尽干后方可开封启用,余者即时封存。

6.每板建议设空白对照一孔(只加样本稀释液,不加样本,其余各步相同),阴、阳性对照各两孔。

7.样本稀释液须用加液器加注,并经常校对其准确性。

8.颗粒洗涤剂应先取出溶解。洗涤时各孔均须加满,防止孔口内有游离酶未能洗净。采用洗板机时应设定每遍 30~60s 的浸泡时间。

9.滴加试剂前应将滴瓶翻转数次,使液体混匀,并弃去 1~2 滴。滴加时瓶身应保持垂直,以使滴量准确。注意勿将试剂滴在孔壁上。储存:2~8℃。

(杨建茹)

# 第三节　梅毒

梅毒螺旋体学名为苍白螺旋体,是梅毒的病原体。几乎可侵犯全身各器官、并产生多种多样的症状与体征;另一方面梅毒又可以很多年无症状而呈潜伏状态。主要通过性交传染,也可以通过胎盘传染给下一代,而发生胎传梅毒。

梅毒包括三期,第一期(初期)表现为下疳分泌物中有大量螺旋体,传染性极强。第二期,在梅毒疹和淋巴结中有大量螺旋体。第三期(晚期)包括梅毒瘤、心血管及神经梅毒、胎传梅毒,胎传梅毒可引起胎儿全身感染,造成流产或死胎。苍白螺旋体不能在体外培养,诊断梅毒是根据临床表现,直接观察病灶或血清学检查。血清学检查有两种方法:

1.非密螺旋体抗原试验 即反应素试验。它是检测非特异性的脂类抗原,人们认为该方法假阳性较高,疟疾、麻风、传染性单核细胞增多症,雅司、回归热都会引起假阳性。

2.密螺旋体杭原试验 抗原为梅毒螺旋体,用于检查病人血清中的特异性抗体,检测灵敏度为:梅毒潜伏期97%～100%,一期69%～100%,二期100%,后期94%～96%。

现就梅毒的概况与检测分别介绍。

一、梅毒的病原

梅毒的病原体为梅毒螺旋体,是小而纤细的螺旋状微生物,5～20nm 长,平均长度为8～10nm,粗细<0.2nm。有 6～12 个螺旋,因其透明不易染色,所以称为苍白螺旋体。

梅毒螺旋体有三种运动方式,具有特征性。(1)螺旋整齐,固定不变;(2)折光力强,较其他螺旋体亮;(3)行动缓慢而有规律:①围绕其长轴旋转中前后移动;②伸缩其圈间之距离而移动;③全身弯曲如蛇行。

梅毒螺旋体在体外不易生存,煮沸、干燥、肥皂水和一般的消毒剂很容易将它杀死,如升汞、石炭酸、酒精等。在 41～42℃1～2h 内也可死亡,在低温(-78℃)下可保存数年,仍可保持其形态、活力及毒性。它以横断分裂的方式进行繁殖,其增代时间为 30～33h。

二、传染途径

梅毒的传染源是梅毒患者。其传染途径有:

1.性接触 这是主要的传染途径。未经治疗的病人在感染后的一年内最具有感染性,随着病期的增加传染性越来越小,到感染后 4 年,通过性接触一般无传染性。

2.胎传 患梅毒的孕妇,可以通过胎盘使胎儿受感染。一般认为在妊娠的前 4 个月可能是由于细胞滋养体的保护作用,螺旋体不能通过。到细胞滋养层萎缩时,梅毒螺旋体可以通过胎盘进入胎儿。

未经治疗的梅毒妇女,虽然通过性接触已无传染性(病期>4 年),但妊娠时仍可传给胎儿,病期越长,传染性越小。

3.其他 少数可以通过性接触以外的途径受传染:如接吻及哺乳,接触有传染性损害病人的日常用品,医务人员在接触病人或含有梅毒螺旋体的标本不小心时也可受染。此外如输血(早期梅毒患者作为供血者)偶尔也可发生传染。

三、组织病理

梅毒的组织病理变化为:血管周围有浆细胞、淋巴细胞浸润及内皮细胞增殖。在下疳及二期损害中浸润细胞主要为淋巴细胞及浆细胞,可有巨噬细胞,但巨细胞罕见。晚期活动性梅毒损害有大量的浸润:淋巴细胞、浆细胞、巨噬细胞及有时有巨细胞。先天梅毒组织病理与早期或晚期活动性后天梅毒相似。

四、VDRL 法检测梅毒

非特异过筛试验的代表试验 VDRL;它所用的抗原不是康华氏反应所用的类脂体抗原,而是从牛心中提取出的有效成分心拟脂加上卵磷脂、胆固醇。它的反应机理如下:梅毒患者体液中抗心拟脂抗体的产生是:梅毒螺旋体在破坏组织的过程中体内放出一种抗原性心拟脂,刺激体内产生抗体反应素。这种抗体与牛心提取的心拟脂在体外有抗原—抗体反应。卵磷脂是从鸡蛋黄里提取的,可加强心拟脂的抗原性。胆固醇可增强抗原的敏感性。机理可能是这样的:心拟脂、卵磷脂、胆固醇都是醇溶性脂类,(尤其是心拟脂一定要保存在无水乙醇中,如用干燥保存在短期内即氧化)醇溶性脂类遇水形成胶体溶液,胆固醇遇水析出结晶。结晶成为载体(核心),在载体或核心的周围包裹了一层心拟脂和卵磷脂,形成一种胶体微粒,这种微粒遇到梅毒血清抗体(免疫球蛋白 lgG、IgM)即粘附在胶体微粒的周围形成抗水性薄膜。由于物理的摇动、碰撞,使颗粒与颗粒互相粘附形成肉眼可见的颗粒、凝集、沉淀,即为阳性反应。如果遇到非梅毒血清,因体液中的白蛋白多于球蛋白,白蛋白对胶体颗粒有保护作用,形成亲水性薄膜,即使同样摇动碰撞,因抗原颗粒周围没有粘附免疫球蛋白的作用,颗粒与颗粒之间虽遇到碰撞,但由于颗粒表面没有粘附作用,而不能形成较大的颗粒,更不能形成肉眼可见的凝集、沉淀,因此为阴性反应。

本抗原系含有 0.03% 心拟脂,0.21% 卵磷脂和 0.9% 胆固醇的无色酒精溶液,用于诊断梅毒。

在 VDRL 玻片定性试验中产生反应或"粗糙"无反应的结果,为排除"前滞现象"或阳性反应,为进一步确诊,可做玻片定童试验。

待测血清用生理盐水在小试管中作以下 6 个稀释度:未稀释血清,1:2,1:4,1:8,1:16,1:32。每个稀释度采 0.5 毫升血清加入玻片圆圈中,按定性试验的方法进行测定和判断结果。

该法传统的梅毒试验方法,近年来一些大单位已用他法替代。

五、USR 检测梅毒

本试验采用改良的 VDRL 抗原,用于诊断梅毒。USR 试剂的抗原来源于 VDRL,抗原用稀释液稀释后离心沉淀,于沉淀中加入 EDTA(乙二胺四醋酸)试剂和氯化胆碱、防腐剂。EDTA 试剂可使抗原在半年内不变性,氯脂胆碱可起化学"灭能"作用。因此血清可不必加热灭活。抗原可不必每天配制,在 4～8℃ 冰箱中可保存 6 个月。一滴血清(约 $50\mu l$)于玻板的漆圈中,一滴抗原悬液于血清上,混合振动 4 min。

先用肉眼,再用 100 倍显微镜观察抗原颗粒或凝集沉淀。以上两种抗原虽为非特异性试验,但简便,容易推广,可用大量标本的初筛之用。

1. 器材

(1)玻片:用黑漆或石蜡在玻片上划 D=14mm 的圆圈。

(2)注射器:lml1～2 支。

(3)专用针头:针头无斜面,拿垂直位置,45±1 滴/ml。

(4)显微镜。

2. 玻片定性试脸

(1)吸取待检血清(不必灭活)0.05 而加在圆圈中,并扩大到整个圆圈。

(2)用 1 毫升注射器装上专用针头,吸取本试剂,每份待检标本滴注 1 滴。

(3)用手摇或震荡摇动玻片 4min,每 min180 次,立即观察。

(4)摇完后的 3min 按以下标准判断结果。

(杨建茹)

# 第三章 临床基础检验

## 第一节 尿液检验

尿液(urine)由肾脏生成,通过输尿管、膀胱及尿道排出外。肾脏通过泌尿活动排泄废物,调节体液以及酸碱平衡;此外肾脏还兼有内分泌功能。总之,肾脏通过以上机制要维持机体内环境稳定,保证新生陈代谢正常进行中发挥着极其重要的作用。

肾单位是肾脏泌尿活动的基本功能单位。人的两肾约有200多万个肾单位,每个痛单位包括肾小体与肾小管两部分,肾单位与集合管共同完成泌尿功能。

在尿液生成过程中,主要经历了肾小球过滤过膜作用、肾小管的重吸收和排泌作用,当血液流经肾小球毛细管时,除了血细胞和大部分血浆蛋白外,其余成分都被滤入肾小囊腔形成原尿。这是一种超滤过程,正常人肾小球滤过率为120ml/min,滤过的原尿中含有除大分子蛋白质以外的各种血浆成分。原尿是否含有大分子蛋白质取决于肾小球滤过膜的孔每项屏障及电荷屏障,其孔径屏障是指肾小球滤过膜(毛细血管内皮细胞、基膜与肾小囊脏层上皮细胞)结构与功能的完整性。正常情况只允许分子量小于1.5万的小分子物质自由通过;1.5~7万的物质部分通过;大于7万的特不能通过。电荷屏障是指肾小球滤膜的内层和脏层上皮层表面的涎酸蛋白、基膜表面的硫酸肝素类带负电荷物质,与备荒浆蛋白质因负电荷相斥而阻止它们滤过。任何原因引起肾小球滤过膜孔径及电荷屏障的改变,都会引起原尿成分的变化,并在终尿中的所表现。此外肾小球滤过膜有效滤过压[有效滤过压=肾小球毛细血管压−(血浆胶体渗透压+肾小球囊内压)]也是影响原尿一个重要因素。

肾小管的重吸收作用主要的近端肾小管进行,包括葡萄糖、氨基酸、乳酸、肌酸等的全部重吸收;$HCO_3^-$、$K^+$、$Na^+$/水的大部分重吸收及硫酸盐、磷酸盐、尿素、尿酸的部分重吸收,仅肌酐不被重吸收而被排出体外。重吸收作用主要是通过吞饮、离子泵等主动重吸收或由浓度差、电位等被动重吸收完成的。

肾小管的分泌功能是指肾小管上皮细胞将其细胞内的代谢产物分泌于管腔和将血液中的某些物质转动入管腔的过程,其中包括肾小管和集合管的分泌 $H^+$、$NH_3$ 进行 $Na^+-H^+$ 交换作用。$Na^+-H^+$ 交换的转运机制不是绝对专一的,在交换过程中 $K^+$ 与还可有竞争作用,使尿液中的离子成分发生改变并调节尿液酸碱度。此外近曲肾小管还主动排泌酚红,对氨基马尿酸、青霉素、碘锐特等进行组织的药物以及组胺等。

髓袢的"逆流倍增"作用、髓袢升支粗段对 $Cl^-$ 的主动重吸收及髓质部尿素的再循环,维持了髓质部的正常渗透压梯度。在抗利尿激素的调节作用下远曲小管和集合管上皮细胞改变对水的通透性并通过变化的渗透压梯度(抽取)小管液中的水分,从而控制着尿液的浓缩和稀释幅度。

肾小管滤过的原尿经过远曲小管和集答案管的重吸收和排泌、浓缩与稀释作用成为终尿排出体外。

正常人每日尿量为1~1.5L尿液中的成分受饮食、机体代谢、人体内环境及肾处理各种物质的能力等因素影响。尿中含水约96%~97%,成人每日排出总固体的60g,其中有机物

（尿素、尿酸、葡萄糖、蛋白、激素和酶等）约 35 克,无机物（钠钾、钙、镁、硫酸盐和磷酸盐等）约25 克。

　　尿液分析主要用于:①泌尿系统疾病的诊断与疗效观察:泌尿系统的炎症,结石、肿瘤、血管病变及肾移植术后发生排异反应时,各种病变产物直接进行尿中。引起尿液成分变化,因此尿液分析是泌尿系统疾病诊断与疗效观察的首先项目;②其他系统疾病的诊断:尿液来自血液,其成分又与机体代谢有密切关系,故任何系统疾病的病变影响血液成分改变时,均能引起尿液成分的变化。因此可通过尿液分析协助临床诊断如糖尿病时进行尿糖检查、急性胰腺炎时的尿淀粉酶检查、急性黄疸型病毒型性肝炎时作尿液胆色素检查等,均有助于上述疾病的诊断;③安全用药的监护:某些药物如庆大霉素、卡那毒素、多粘菌素 B 与磺胺类药等常可引起肾损害,故用药前及药过程中需观察尿液的变化,以确保药物安全;④职业病的辅助诊断铅、镉、铋、汞等均可引起肾损害,尿中此类重金属排出量增多,并出现有关的异常成分,故尿液检查对劳动保护与职业病的诊断及预防有一定价值;⑤对人体健康状态的评估:用于预防普查如对人群进行尿液分析,筛查有无肾、肝、胆疾病和糖尿病等以达到早期诊断及预防疾病的目的。

　　近年来,随着检查手段的不断发展,如酶联免疫、放射免疫、各种色谱、分子生物学基因检查等新技术的发展,开发了先进、微量、快速、特异的分析技术,可对尿液中的各种蛋白、氨基酸、酶、激素等进行分析,故尿液检查又称尿液分析,大大扩展了其在临床的应用范围。检验项目逐渐增多,临床应用范围日趋扩大。

　　本章将着重介绍尿液一般检查、尿液常见化学成分及沉渣检查、尿液自动化分析、质量控制及人绒毛膜促性腺激素检查等。

　　【尿液理学检查】

　　一、尿液标本的收集、保存与处理

　　（一）尿液标本收集

　　为保证快活液检查结果的准确性,必须正确留取标本。

　　收集容器要求:

　　①清洁、干燥、一次性使用,有较大开口便于收集;

　　②避免阴道分泌物、月经血、粪便等污染;

　　③无干扰化学物质（如表面活性剂、消毒剂）混入;

　　④有明显标记的如病人姓名、病历号、收集日期等,并必须粘贴在容器上;

　　⑤能收集点足够尿液,最少 12ml,最好超过 50ml,如收集定时尿,容器应足够大,并加盖,必要时加防腐剂;

　　⑥如需培养应在无菌条件下,用无菌容器收集中段尿液。

　　尿标本收集后应及时送检及检查,以免发生细菌繁殖、蛋白变性、细胞溶解等。尿标本也应避免强光照射,以免尿胆原等物质因光照分解或氧化而减少。

　　（二）尿标本种类

　　按检查目的,常可采用下列标本:

　　1.晨尿即清晨起床后的第一次尿标本,为较浓缩和酸化的标本,血细胞、上皮细胞及管型等有形成分相对集中且保存得较好,也便于对比。适用于可疑或已知泌尿系疾病的动态观察及早期妊娠试验等。但由于晨尿在膀胱内停留时间过长易发生变化。因此有人推荐用清晨第二次尿标本检查来取代晨尿。

2. 随机尿(随意一次尿)即留取任何时间的尿液,适用于门诊、急诊患者。本法留取尿液方便,但易受饮食、运动、用药等影响,可致使浓度或病理临界浓度的物质和有形成分漏检,也可能出现饮食性糖尿或药物如维生素 C 等的干扰。

3. 餐后尿通常于午餐后 2 小时收集患者尿液,此标本对病理性糖尿和蛋白尿的快速检出更为敏感,因餐后增加了负载,使已降低阈值的肾不能承受。此外由于餐后肝分泌旺盛,促进尿胆原的肠肝循环,而餐后机体出现的碱潮状态也有利于加快尿胆原的排出。因此,餐后快活适用于尿糖、尿蛋白、尿胆原等检查。

4. 3h 尿收集上午 3 小时尿液,测定尿液有形成分,如白细胞排出率等。

5. 12h 尿晚 8 时排空膀胱并弃去此次的尿液后,留取至次日晨 8 时夜尿,作为 12 小时尿有形成分计数,如 Addis 计数。

6. 24h 尿尿液中的一些溶质(肌酐、总蛋白质、糖、尿素、电解质及激素等)在一天的不同时间内其排泄浓度不同,为了准确定量,必须收集 24 小时尿液。于第一天早晨 8 时排空膀胱,弃去此次尿液,再收集至次日晨 8 时全部尿液,用于化学分的定量。

7. 其他包括中段尿、导尿、耻骨上膀胱穿刺尿等。后两种方法尽量不用,以免发生继发感染。尿标本收集的类型、分析项目、应用理由及注意见表 4－3－1。

表 4－3－1 尿标本收集的类型

| 标本类型 | 分析项目 | 应用理由及注意点 |
| --- | --- | --- |
| 晨尿 | 尿蛋白<br>尿沉渣检查<br>细菌培养、亚硝酸盐<br>葡萄糖 | 尿液浓缩酸化(化学成分浓度高),有形成分保存好,易于检查出。但在膀胱停留时间长,硝酸盐及葡萄糖易分解 |
| 随机尿 | pH、比密、葡萄糖、蛋白、酮体、亚硝酸盐、白细胞、隐血、胆红素、尿胆原、尿沉渣 | 方便病人,受饮食、运动、药物量等多种因素影响 |
| 下午 2～4 小时 | 尿胆原 | 增加试验敏感性,发现轻微病变 |
| 12 小时尿 | Addis 计数 | 沉淀物中有形成分计数 |
| 24 小时尿 | 糖、蛋白、电解质、激素等代谢产物定量测定 | 可克服因不同时间排出量不同的影响 |
| 餐后 2 小时尿 | 葡萄糖 | 有助于发现不典型糖尿病的疗效观察 |
| 清洁中段尿 | 尿培养 | 要求无菌,需冲洗外阴后留取标本,以避免外生殖器的细菌污染 |

(三)尿标本保存与检查后处理

尿液一般检查应在收到标本后迅速进行。如需保存采用:

1. 冷藏于 4 摄氏度尿液置 4 摄氏度冰箱中冷藏可防止一般细菌生长及维持较恒定的弱酸性。但有些标本冷藏后,由于磷酸盐与尿酸盐的析出与沉淀,妨碍对有形成分的观察。

2. 加入化学防腐剂大多数防腐剂的作用是抑制细菌生长和维持酸性,常用的有以下几种:

(1)甲醛(甲醛 400g/L):每升尿中加入 5ml,用于尿管型、细胞防腐,但注意甲醛过量时可与尿素产生沉淀物,干扰显微镜检查。

(2)甲苯:每升尿中加入 5ml 用于尿糖、尿蛋白等定量检查。

(3)麝香草酚:每升尿中小于 1g 既能抑制细菌生长,又能较好地保存尿中有形成分,可用于化学成分检查及防腐,但如过量可使尿蛋白定性试验加热乙酸法出现假阳性,还有干扰尿胆色素的检查。

(4)浓盐酸:每升尿中加入 10ml 用于尿 17 酮、17 羟类固醇、儿茶酚胺、等定量测定。

尿液中可能含细菌、病毒等感染物,因此必须加入过氧乙酸或漂白粉消毒处理后排放入下水道内。所用容器及试管需经 70%乙醇液浸泡或 30～50g/L 漂白粉液处理,也用以用 10g/L 次氯酸钠液浸泡 2 小时或用 5g/L 过氧乙酸浸泡 30～60min,再用清水冲洗耳恭听干净。现在使用一次性尿杯留尿,用后需经高压灭菌后弃去。

二、尿液一般性状检查

尿液一般性状包括气味、尿量、外观(颜色、清晰度)、比密度等项目。

(一)气味

正常尿液的气味是由尿液中的酯类和挥发酸共同产生的。新鲜尿具有特殊微弱的芳香气味。尿液搁置过久,细菌污染繁殖,尿素分解,可出现氨臭味。尿液气味也可受到食物和某些药物的影响,如进食葱、蒜、韭菜、咖喱、过多饮酒,以及服用某些药物后尿液可出现各自相应的特殊气味。

(二)尿量

尿量(urine volume)主要取决于肾小球的滤过率,肾小管重吸收和浓缩与稀释功能。此外尿量变化还与外界因素如每日饮水量,食物种类,周围环境(气温、湿度)排汗量、年龄、精神因素、活动量等相关。一般健康成人尿量为 1～1.5L/24 小时或 1ml(h。kg)。昼夜尿量之经为 2～4:1,小儿的尿量个体差异较大,按体重计算较成人多 3～4 倍。

【临床意义】

1. 多尿(polyuria)24 小时尿量大于 2.5L 称为多尿。在正常情况下多尿可见于饮水过多或多饮浓茶、咖啡。精神紧张、失眠等情况;也可见于使用利尿剂或静脉输液过多时。病理性多尿常因肾小管重吸收障碍和浓缩功能减退,可见于:

(1)内分泌病:

如尿崩症、糖尿病等。尿崩症时,由于抗利尿激素分泌不足或肾小管上皮细胞对 ADH 的敏感度降低(肾源性尿崩症),从而使肾小管重吸收水分的能力降低,此种尿比密很低(常小于 1.010)。而糖尿病尿量增多为溶质性利尿现象,即尿中含有大量葡萄糖和电解质、尿比密高,借此可与尿崩症区别。

(2)肾疾病:

慢性肾炎、肾功能不全、慢性肾盂肾炎、多囊肾、肾髓质纤维化或萎缩,肾小管破坏致使尿浓缩功能减退,均可导致多尿。其特点为昼夜尿量的比例失常,夜尿增多。

(3)精神因素:

如癔症大量饮水后。

(4)药物:

如噻嗪类、甘露醇、山梨醇等药物治疗后。

2. 少尿(oliguria)24小时尿量少于0.4 L或每小时尿量持续少于17ml称为少尿。少尿见于机体缺水或出汗过多时,在尚未出现脱水的临床症状和体征之前可首先出现尿量的减少。病理性少尿可见于:

(1)肾前性少尿:

①各种原因引起的脱水如严重腹泻、呕吐、大面积烧伤引起的血液浓缩。

②大失血、休克、心功能不全等导致的血压下降、肾血流量减少或肾血管栓塞肾动脉狭窄引起的肾缺血。

③重症肝病、低蛋白血症引起的全身水肿、有效血容量减低。

④当严重创伤、感染等应激状态时,可因交感神经兴奋、肾上腺皮质激素和抗利尿激素分泌增加,使肾小管再吸收增强而引起少尿。

(2)肾性少尿:

①急性肾小球肾炎时,滤过膜受损,肾内小动脉收缩,毛细血管腔变窄、阻塞、滤过率降低而引少尿,此种尿的特性是高渗量性尿;

②各种慢性肾衰竭时,由于肾小球滤过率减低也出现少尿,但其特征是低渗量性少尿;

③肾移植术后急性排异反应,也可导致肾小球滤过率下降引起少尿。

(3)肾后性少尿:

单侧或双侧上尿路梗阻性疾病,尿液积聚在肾盂而不能排出,可见于尿路结石、损伤、肿瘤以及尿路先天畸形和机械性下尿路梗阻称膀胱功能障碍、前列腺肥大症等。

3. 无尿(aburia) 24小时尿量小于0.1L,或在24小时内完全无尿者称为无尿。进一步排不出尿液,称为尿闭,其发生原因与少尿相同。

(三)外观

外观包括颜色及透明度。尿的颜色可随机体生理和病理的代谢情况而变化。正常新鲜的尿液呈淡黄至深黄色透明,影响尿液颜色的主要物质为尿色素(urochrome),尿胆原(urobilinogen)、尿胆素(urobilin)、及卟啉(porphyrin)等。此外尿色还受酸碱度,摄入食物或药物的影响。

透明度也可以混浊度(turbidity)表示,分为清晰、雾状、去雾状混浊、明显浑浊几个等级。混浊的程度根据尿中含混悬物质种类及量而定。正常尿混浊的主要在因是因含有结晶(由于PH改变或温度改变后形成或析出的)。病理性混浊可因尿中含有白细胞、红细胞及细菌等所致尿中发有粘蛋白、核蛋白也可因PH变化析出而产生浑浊。淋巴管破裂产生的乳糜尿也可引起混浊。在流行性出血热低血压期,尿中可出现蛋白、红细胞、上皮细胞等混合的凝固物,称(膜状物),也应报告。

常见的尿外观改变的有以下几种:

1. 血尿(hematuria)

尿内含有一定量的红细胞时称为血尿。由于出血量的不同可呈淡红色去雾状、淡洗肉水样或鲜血样,甚至混有凝血块。每升尿内含血量超过1ml即可出现淡红色,自然数为肉眼血尿。肉眼血尿主要见于各种原因所致的泌尿系统出库存,如肾结核、肾肿瘤、肾或泌尿系结石以及某些菌株所致的泌尿系统感染等。洗肉水样外观常见于急性肾小球肾炎时。血尿还可由出血性疾病引起的,见于血友病和特发性血小板减少紫癜。镜下血尿乃指尿液外观变化不明显,而离心沉淀后进行镜检查时能看到超过正常数量的红细胞。一般而言,每高倍镜视野均见 3 个以上红细胞时则可确定为镜下血尿。

2. 血红蛋白尿(hemoglobinuria)

正常血浆中的血红蛋白低于 50mg/L,而且与肝珠蛋白(hepatoglobin)形成大分子化合物,不能人肾小球滤过。当发生血管内溶血,血红蛋白超越过肝珠蛋白的结合能力时,游离的血红蛋白就从肾小球滤出,形成不同程度的血红蛋白尿。在酸性尿中血红蛋白可氧化成为正铁血红蛋白(methemoglobin)而呈棕色,如含量甚多则呈棕黑色酱油样外观。血红蛋白尿与血尿不同,离心沉淀后前者上清液仍为红色;血尿时离心后上清透明,镜检时不见红细胞或偶见溶解红细胞之碎屑,隐血试验强阳性。血红蛋白尿还需与卟啉尿鉴别,后者见于卟啉症患者,尿液呈红葡萄酒色。此外碱性尿液中如存在酚红、番泻叶、芦荟等物质,酸性尿液中如存在氨基比林、磺胺等药物均可有不同程度的红色。

3. 胆红素尿(bilirubinuria)

为尿中含有大量的结合胆红素所致外观呈深黄色,振荡后泡沫亦呈黄色。若在空气中久置可因胆红素被氧化为胆绿素而使尿液外观呈棕绿色。胆红素尿见于阻塞性黄疸和肝细胞性黄疸。服用呋喃唑酮、核黄素、呋喃唑酮后尿液亦可呈黄色,但胆红素定性阴性。服用较大剂量的熊胆粉、牛黄类药物时尿兴高采烈可呈溶液黄色。

4. 乳糜尿(chyluia)

乃因淋巴循环受阻,从肠道吸收的乳糜液未能经淋巴管引流入血而逆流进入肾,致使肾盂、输尿管处的淋巴管破裂,淋巴液进入尿液中所致外观呈不同程度的乳白色,严重者颇似乳糜,有时含有多少不等的血液。乳糜尿多见于丝虫病,少数可由结核、肿瘤、腹部创伤或者手术引起。乳糜尿液离心沉淀后外观不变,沉渣中可见少量红细胞和淋巴细胞,丝虫病偶可于沉渣中查出微生丝蚴。乳糜尿需与脓尿或结晶尿等混浊尿相鉴别,后二者经离心后上清转为澄清,而镜检可见多数的白细胞或盐类结晶,结晶尿加热加酸后混浊消失,为确定乳糜尿还可于尿中加少量乙醚振荡提取因尿中脂性成分溶于乙醚而使水层混浊混浊程度比原尿减轻。

5. 脓尿(pyuria)

尿液中含大量白细胞而使外观呈不同程度的黄白色混浊或含脓丝状悬浮物。见于泌尿系统感染及前列腺炎、精囊炎。脓尿蛋白定性常为阳性,镜检可见大量脓细胞。还可通过尿三杯试验初步了解炎症部位,协助临床鉴别诊断。

6. 盐类结晶尿(crystaluria)

排出的新鲜尿外观呈白色或淡粉红色颗粒状态混浊,尤其是在气温寒冷的时常很快析出沉淀物。这类混浊尿可通过在试验管中加热、乙酸进行鉴别。尿酸盐加热后混浊消失,磷酸盐、碱酸盐由混浊增加,但加乙酸后二者均变清,碳酸盐尿同时产生气泡。

除肉眼观察颜色与混浊度外,还可以通过三杯试验进一步对病理尿的来源进行初步定位。

尿三杯试验(three—glass test)是在一次排尿中,人为地把尿液分成三段排出,分别放于 3 个容器内,观察记录各杯尿颜色,混浊度,并进行显微无意检查。多用于男性泌尿生殖系统疾病定位的初步具体鉴别见表 4—3—2。

表4-3-2 尿三杯试验结果及初步诊断

| 第一杯 | 第二杯 | 第三杯 | 初步诊断 |
|---|---|---|---|
| 有弥散脓液 | 清晰 | 清晰 | 急性尿道炎，且多在前尿道 |
| 有脓丝 | 清晰 | 清晰 | 亚急性或慢性尿道炎 |
| 有弥散脓液 | 有弥散脓液 | 有弥散脓液 | 尿道以上部位的泌尿系统感染 |
| 清晰 | 清晰 | 有弥散脓液 | 前列腺炎、精囊炎 |
| 有脓丝 | 清晰 | 有弥散脓液 | 尿道炎、前列腺炎、精囊炎 |

此外尿三杯试验还可帮助鉴别泌尿道出血部位：

①全程血尿（三杯尿液均有血液）：血液多来自膀胱颈上部位；

②终末血尿（即第三杯有血液）：病变多在膀胱三角区、颈部或后尿道（但膀胱肿瘤患者大量出血量，可也见全血尿）；

③初期血尿（即第一杯有血液）：病变多在尿道或膀胱颈。

（四）比密

尿比密（specific gravity，SG）是指在4摄氏度时尿液与同体积纯水重量之比。因尿中含有3‰～5‰的固体物质，故尿比密常大于纯水。尿比密高低随尿中水分、盐类及有机物含量而异在病理的情况下还受蛋白、尿糖及细胞成分等影响，如无水代谢失调，尿比密测定可粗略反映肾小管的浓缩稀释功能。

【方法学评价】

测定比密的方法有称量法、浮标法、液滴落下法、超声小波法、折射仪法和试剂带法等。称量法最准确，常作为参考方法。浮标法（即尿比密计法）最普及、但标本用量多，实验影响因素多，准确性差。超声波法和折射仪法需要专用设备。折射仪法用折射仪测定，所用的尿量少，目前已广泛应用，但受温度影响，在有蛋白尿和糖尿量必须校正。折射仪法可用去离子水和已知浓度溶液：如0.513mol/L（30g/L）氯化钠溶液0.85mol/L的氯化钠溶液0.263mol/L蔗糖溶液来进行校准。试剂带法简便，近年来已用于尿液分析仪的测定，但测定范围较窄，实验影响因素多，精度差。总之尿比密测定可靠性不如尿渗量测定，易受非离子分成分如糖、蛋白、造影剂等干扰，但由于方法简便，不需在特殊仪器因此可作为尿液一般检查内容。近年来比密测定有被尿渗量测定取代的趋势。

【参考值】

晨尿或通常饮食条件下：1.015～1.025；随机尿：1.003～1.035。

【临床意义】

1.高比密尿可见于高热、脱水、心功能不全、周围循环衰竭等尿少时；也可见于尿中含葡萄糖和碘造影剂时。

2.低比密尿尿比密减低对临床诊断更有价值。经常排出比密近于1.010（与肾小球滤液比密接近）的尿称为等渗尿，主动脉要见于慢性肾小球炎、肾盂肾炎等导致远端肾单位浓缩功能严重障碍的疾病。

尿比密测定有助于对糖尿病和尿崩症这两种多尿疾病的鉴别。尿崩症时，尿量极大，比密很低，几近于1；而糖尿症时，尿中含有大量葡萄糖，比密增高。

24小时连续多次测定尿比密有助于初步了解肾的浓缩稀释功能。

【尿液化学检查】

尿液化学检查包括酸度、蛋白质、糖、脂类及其代谢产生、电解质、酶、激素等的检查，以蛋白与糖的检查最为常用。目前快速敏感的干化学试带技术和自动化分析技术在尿液检查中得到普遍应用，使酮体、亚硝酸盐、胆红素、尿胆原的检测极为简便，而且提高了检验质量，为尿液化学检查开拓了更广阔的领域。

一、尿酸度检查

尿液酸度即尿的 pH 值，可反映肾脏调节体液酸碱平衡的能力。正常人在普通膳食的条件下尿液 pH 为 4.6～8.0(平均为 6.0)。尿液 pH 值主要由肾小管泌 $H^+$，分泌可滴定酸、碱的形成、重碳酸盐的重吸收等因素决定，其中最重要的是酸性磷酸盐和碱性磷酸盐的相对含量，如前者多于后者，尿呈酸性反应，反之呈中性或碱性反应。尿 pH 受饮食种类影响很大，如进食蛋白质较多，则由尿排出的磷酸盐和硫酸盐增多，尿 pH 值较低，而进食蔬菜多时尿 pH 常大于 6。当每次进食后，由于胃粘膜在分泌多量盐酸以助于消化，为保证有足够的氢离子，和氯离子进入消化液，则尿液泌 $H^+$ 减少和 $Cl^-$ 的重吸收增加，而使尿 pH 值增高，称之为碱潮。其他如运动、饥饿、出汗等生理活动，夜间入睡后吸收变慢，体内酸性代谢产物可使尿 pH 降低。药物、不同疾病等多种因素亦影响尿液 pH 值

【方法学评价】

尿液的酸度分成可滴定酸度(titratable acidity)和真正酸度(genuineacidity)两种。前者表示尿液酸度的总量，可用滴定法测定(加指示剂，用 0.1mol/L 氢氧化钠将尿液标本滴至 pH7.4 记录所耗去的碱量)。曾用于尿 pH 值的动态监测，但因方法繁琐已很少应用。后者用氢离子浓度表示。可用广泛 pH 试纸法、指示剂(溴麝香草酚蓝、石蕊、酚红等)或 pH 计等方法测定。

指示剂法均易受黄疸尿、血尿的干扰而影响结果判断。pH 精密试纸法优于广泛试纸法，优于广泛试纸法更优于石蕊试纸法，但由于试纸法易吸潮变质，目测不易准确而使结果判断受到人为影响。故目前多采用甲基红与溴麝香草酚蓝适量配合制成 pH 试纸垫，以仪器自动化检测，来反映尿 pH5～9 的变异范围，基本能满足临床对尿 pH 测定的需要。pH 计法电极法中然精确度很高，但需要特殊仪器且操作繁琐，一般很少应用。在肾小管性酸中毒的定位诊断分型、鉴别诊断时，对酸碱负荷后的尿液应用 pH 计进行精确 pH 测定。

【参考值】

随机尿 pH4.6～8.0，多数标本为 5.5～6.5，平均为 6.0；正常尿可滴定酸度为 10～15mmol/L，20～40mmol/24h。

【临床意义】

1. 尿 PH 降低：酸中毒、慢性肾小球肾炎、痛风、糖尿病等排酸增加；呼吸性酸中毒，因二氧化碳潴留等，尿多呈酸性。

2. 尿 pH 升高频繁呕吐丢失胃酸、服用重碳酸盐、尿路感染、换气过度及丢失二氧化碳过多的呼吸性碱性中毒，尿呈碱性。

尿液 pH 一般与细胞外液 pH 淡化平行，但应注意：

①低钾血症性碱中毒时，由于肾小管分泌 $H^+$ 增加，尿酸性增强；反之高钾酸性中毒时，排 $K^+$ 增加，肾小管分泌 $H^+$ 减少，可呈酸性尿；

②变形杆菌性尿路感染时,由于尿素分解成氨,呈碱性尿;

③肾小管性酸中毒时,因肾小管形成 $H^+$ 排出 $H^+$ 及 $H^+$、$Na^+$ 交换能力下降,尽管体内为明显酸中毒,但尿 pH 呈相对偏于碱性。酸负荷试验即给病人酸负荷后,精确测定尿 pH 值,有助于肾小管性酸中毒的诊断及分型。

二、尿液蛋白质检查

尿液蛋白为尿液化学成分检查中最重要的项目之一。正常人的肾小球滤液中存在小分子量的蛋白质,在近曲小管时绝大部分又被重吸收,因此终尿中的蛋白质含量很少,仅为 $30 \sim 130\text{mg}/24\text{h}$。随机一次尿中蛋白质为 $0.80\text{mg/L}$。尿蛋白定性试验呈阴性反应。当尿液中蛋白质超过正常范围时称为蛋白尿,含量大于 $0.1\text{g/L}$ 时定试验可阳性。正常时分子量在 7 万以上的蛋白质不能通过肾小球滤过膜,而分子量 $1 \sim 3$ 万的低分子蛋白质虽大多可通过滤过膜,但又为近曲小管重吸收,由于肾小管细胞分泌的蛋白如 TammHorsfall 蛋白(T－H 蛋白)、SigA 等以及下尿路分泌的黏液蛋白可进入尿中。

尿蛋白质 2/3 来自血浆蛋白,其中白蛋白约占 $40\%$ 其余为小分子量的酶(溶菌酶等、)肽类、激素类先进,如将正常人尿液浓缩后再经免疫电泳,可按蛋白质的分子量量大小分成以下 3 组:①高分子量蛋白质:分子量大于 9 万,含量极微,包括由肾髓袢升支及远曲小管上皮细胞分泌的 T－H 糖蛋白及分泌型 IGA 等;②中分子量蛋白质:分子量 $4 \sim 9$ 万,是以白蛋白为主的血浆蛋白,可占尿蛋白总数的 $1/2 \sim 2/3$;③低分子量蛋白质:分子量小于 4 万,绝大多数已在肾小管重吸收。因此尿中含量极少,如免疫球蛋白 $F_C$ 片段,游离轻链、$\alpha_1$ 微球蛋白、$\beta_2$ 微球蛋白等。

(一)蛋白尿形成的原因和机制

1. 肾小球性蛋白尿(glomerular proteinuria)

肾小球因受到炎症、毒素等的损害,引起肾小球毛细血管壁通透性增加。滤出较多的血浆蛋白,超过了肾小管重吸收能力所形成的蛋白尿,称为肾小球性蛋白尿。形成蛋白尿的机制除肾小球滤过膜的物理性空间构型改变导致"孔径"增大外,还与肾小球滤过膜的各层特别是足突细胞层的唾液酸减少或消失,以致静电屏障作用减弱有关。蛋白电泳检查漏出的蛋白质中白蛋白约占 $70\% \sim 80\%$,$\beta_2$ 微球蛋白可轻度增多。此型蛋白尿中尿蛋白含量常大于 $2\text{g}/24\text{h}$,主要见于肾小球疾病如急性肾小球肾炎,某些继发性肾脏病变如糖尿病性肾病,免疫复合物病如斑狼疮性肾病等。此外,功能性蛋白尿体位性蛋白尿产生的机制也与此相关。

2. 肾小管性蛋白尿(tubular proteinuria)

由于炎症或中毒引起的近曲小管对低分子量蛋白质的重吸收功能减退而出现以低分子量蛋白质为主的蛋白尿,称为肾小性蛋白尿,通过尿蛋白电泳及免疫化学方法检查,发现尿中以 $\beta_2$ 微球蛋白、溶菌酶等增多为主,白蛋白正常或轻度增多,单纯性肾小管性蛋白尿,尿蛋白含量较低,一般低于 $1\text{g}/24\text{h}$。此型蛋白尿常见于肾盂肾炎、间质性肾炎、肾小管性酸中毒、重金属中毒,应用庆林毒素、多粘菌素 B 及肾移植术后等。尿中 $\beta_2$ 微球蛋白与白蛋白的比值,有助于区别肾小球与肾小管性蛋白尿。

3. 混合性蛋白尿(mixed proteinuria)

肾脏病变如何同时累及肾小球及肾小管,产生的蛋白尿称混合性蛋白尿。在尿蛋白电泳的图谱中显示低分子量的 $\beta_2\text{M}$ 及中分子量的白蛋白同时拉多,而大分子量的蛋白质较少。

4.溢出性蛋白尿(overflow proteinuria)

主要指血循环中出现大量低分子量(分子量小于 4.5 万)的蛋白质如本周蛋白。血浆肌红肌红蛋白(分子量为 1.4 万)增多超过肾小管回吸收的极限于尿中大量出现时称为肌红蛋白尿,也属于溢出性蛋白尿,可见于骨骼肌严重创伤及大面积心肌梗死等时。

5.偶然性蛋白尿(accidental proteinutia)

当尿中混有多量血、脓、黏液等成分而导致蛋白定性试验阳性时称为偶然性蛋白尿。主要见于泌尿道炎症、出血及在尿中混入阴道分泌物、男性精液等,一般并不伴有肾本身的损害。

6.生理性蛋白尿或无症状性蛋白尿

指由于各种体内外交困环境因素结机体的影响而导致的尿蛋白含量增多,又可分为功能性蛋白尿及体位性(直立性)蛋白尿。

(1)功能性蛋白尿(tunctionalproteinuria)

指机体在剧烈运动、发热、低温刺激、精神紧张、交感神经兴奋等所致的暂时性、轻度性的蛋白尿。其形成强制可能与上述原因造成肾血痉挛或充血而使肾小球毛细积压管壁的通透性增加所致当诱发因素消失时,尿蛋白也迅速消失。生理性蛋白尿定性一般不超过(+)定量小于 0.5g/24h,多见于青少年期。

(2)体位性蛋白尿(postural proteinuria)

又称直立性蛋白尿(orthostatic proteinuria),指由于直立体位或腰部前突时引起的蛋白尿。其特点为卧床时尿蛋白定性为阴性,起床活动若干时间后即可出现蛋白尿,尿蛋白定性可达(2+)甚至(3+),而平卧后又转成阴性,常见于青少年,可随年龄增长而消失。此种蛋白尿了生机制可能与直立时前突的脊柱压迫肾静脉,或直立位时肾的位置向下移动,使肾静脉扭曲而致肾脏处于淤血状态,淋巴、血流受阻有关。

【方法学评价】

1.尿蛋白定性试验:

尿蛋白定性为过筛性试验,目前常用加热乙酸法、磺基水杨酸法和干化学试剂带法。

(1)加热乙酸法:

为古老传统的经典方法,加热煮沸使蛋白变性、凝固,然后加酸使尿 PH 接近蛋白质等电点(pH4.7)有利于已变性蛋白下沉,同时可消除尿中某些磷酸盐因加热析出所致的混浊。干扰因素少,但如加酸过少,过多,致远离蛋白质等电点,也可使阳性程度减弱。如尿中盐浓度过低,也可致段阻性。本法检测尿蛋白的敏感度为 0.15g/L。

(2)磺基水杨酸法:

在略低于蛋白质等电点的 pH 条件下,蛋白质带有正电荷的氨基与带负电荷的磺基水杨酸根相结合,形成不溶性蛋白质盐而沉淀。该法操作简便敏感,白蛋白、球蛋白,本周蛋白均可发生反应。但在用某些药物如青霉素钾盐及有机碘造影剂(胆影葡胺、泛影葡胺、碘酸),或在高浓度尿酸、草酸盐扩展蛋白等作用下均可呈假阳性反应,但加热煮沸后消失,有别于蛋白尿。现常用为尿蛋白定性试验过筛方法,本法检测蛋白尿的敏感度为 0.05~0.1g/L。

(3)干化学试带法:

本法是利用指示剂的蛋白质误差原理(即指示剂离子因与白蛋白携带电荷相反而结合,

故使其反应显示的 pH 颜色变为较高 pH 颜色变化,这种 PH 颜色改变的幅度与白蛋白含量成正比)而建立的。该法有简便快速等优点,适用于人群普查,还可以用于尿液分析仪,以减少误差。不同厂家、不同批号试带显色有差异,因此应强调节采用经严格标准化的试带。

2.尿蛋白定量测定:

尿蛋白定量对肾疾病的诊断及疗效观察有重大意义,尿蛋白定量测定法有沉淀法、比浊法、比色法(双缩脲法)、染料结合法及免疫测定法等。Edbach 法因结果粗略且费时太长已被淘汰。磺基水杨酸－硫酸钠比浊法虽操作简便,但因线性范围窄,可受温度、pH、时间、混匀方式等多种因素影响,故重复性差。此外磺基水杨酸还可与药物(磺胺、青霉素、有机碘等)及多肽类物质结合导致假阳性,因此目前已少用。双缩脲比色法为蛋白质定量的经典方法,显色稳定、重复性好,对白、球蛋白的反应灵敏度较一致其主要缺点为灵感度低,考马斯亮蓝、丽春红 S、溴酚蓝、邻苯三酚红钼等染料结合法中然都有灵感度高、操作简便、快速等优点,但考马斯蓝法线性范围窄,对白、球蛋白反应灵敏度不差别,且污染比色杯、不易洗净。丽春红 S 中有干扰因素少的优点,但需用三氯乙酸沉淀,操作较繁,且离心沉淀不完全也可影响测定结果。邻苯三酚红钼显色稳定,且对白、球蛋白反应的基本一致但易受表面活性剂的干扰,染料质量常影响试验结果。免疫测定法是利用单克隆抗体技术的更为灵感、特异的方法,称酶联系免疫吸附法、免疫比浊法或放射击免疫法,可分别测定白蛋白以及各种不同的球蛋白,因而可从蛋白的性质协助或定位肾小球或肾小管的损害,也可用于糖尿病性肾病的早期诊断,监测肾移植术后的排异反应。

尿蛋白成分复杂、变化大,故在选用方法时应注意试验与各种蛋白,尤其是白、球蛋白的反应灵感度是否上致有些试剂如磺基水杨酸与白蛋白反应灵感度比球蛋白高近一倍,且受温度影响很大。另外由于尿蛋白量波动也很大,故应了解各种方法的线性范畴,必在时先做定性试验,然后将尿标本做适当的稀释后定量。

【参考值】

尿蛋白定性试验:阴性

尿蛋白定量试验:<0.1g/L 或小于等于 0.15g/24h

【临床意义】

1.病理性蛋白尿:

可分为肾前性,肾性及肾后性蛋白尿。本周蛋白尿、血红蛋白尿,肌红蛋白尿、溶菌酶尿等属肾前性蛋白尿。肾性蛋白尿见于肾小球或肾小管疾病,可因炎症、血管病(高血压病)、中毒(药物、重金属等)等原因引起。肾后性则见于肾盂、输尿管、膀胱、尿道的水症、肿瘤、结石。动态观察尿蛋白结果对上述疾病的诊断、病情观察、判断疗效和及时了解是否出现药物副作用等均有一定意义。

2.蛋白尿的分类可按尿中的含蛋白量的多少分为轻、中、重三类:

①轻度的蛋白尿:尿蛋白含量小于 0.5g/24h,可见于肾小管及肾小球病变的非活动期,肾盂肾炎、体位性蛋白尿等;

②中度蛋白尿:尿蛋白含量为在 0.5～4g/24h,除肾炎外,见于高血压肾动脉硬化、多发性骨髓瘤等;

③重度蛋白 4g/24h,可见于急、慢性肾小球肾炎及红斑狼疮性肾炎、肾病综合征等。以上

他类是相对的,当病变同量累及肾小球及肾管量,低分子量、高分子量蛋白质均增多,此时动态观察 24h 尿蛋白量有助病程观察及疗效判断。

3.蛋白尿的选择性 1960 年 Blainly 等首先提出了蛋白尿选择性的要领作为判断肾小球损伤严重程度的指标。选择性蛋白尿是反映肾小球滤过膜对血浆大分子蛋白质能否滤过的能力,判断这种能力是通过电泳法或免疫学法测定尿中的中分子量蛋白质和高分子量蛋白质的比值来确定的。

(1)选择性蛋白尿:

尿中主要为中分子量的白蛋白、转铁蛋白、$\beta_2$ 微球蛋白,少量 Fc 片段和部分糖蛋白等,而分子量大于 9 万的蛋白质多不出现。提示肾小球滤过膜损害较轻,见于早期肾小球肾炎等。由于病变未细及肾小管,尿中分子量在 4 万以下的低分子量蛋白质含量极少。

(2)非选择性蛋白尿:

尿中大分子量及中分子量的蛋白质同时存在,提示肾小球滤过膜受损严重,可见于膜增生性肾炎、局灶性肾小球硬化、糖尿病性肾脏病及严重结缔组织病如系统性红斑狼疮等。

(3)选择性蛋白尿指数(selectiveproteinuria index,SPI):

可通过测定尿及血液中的 IGG 或蛋白比值求得。SPI 大于 0.2 为选择性差,SPI 小于 0.1 时选择性好。通过测定尿中的白蛋白/球蛋白的比值可粗略鉴别选择性和非选择性蛋白尿。比值>5 者为选择性蛋白尿,表示病变不甚严重,对类固醇激素的疗效好。也可测定尿白蛋白/尿微球蛋白或尿转铁蛋白/尿溶菌酶的比值。SPI 对鉴别肾小球或肾小管病变也有一定的参考价值。

1872 年 Pesce 采用十二烷基磺酸钠—聚丙烯酰胺凝胶电泳进行尿蛋白分型测定,可较好地分辨低、中、高分子量不同的蛋白区带,也有助于肾小球性蛋白尿与肾小管性蛋白的鉴别。选择性蛋白尿检查虽然对肾小球疾病的预后估价有一定的临床价值,但也存在一定的局限性,如:

①用单项蛋白测定的免疫扩散法时,在尿标本中如存在同一抗原的分解产物,即可影响实验结果,例如系统性红斑狼疮病人尿有 IGG 的片段等;

②选择性的高低与肾功能、肾小球滤过率及肾血流量等密切相关,如膜性肾炎患者,即使出现低选择性蛋白尿,但其肾功能仍然较好;

③在肾小球损害的同时往往波及肾小管,造成低分子量蛋白质的排泄量增加,使尿蛋白质的组成了生变化而影响选择性蛋白尿指数的测定结果。

(二)尿液微量白蛋白测定

1982 年 Viberti 在研究糖尿病性肾病时,首先提出了微量白蛋白尿的概念,以区别于临床蛋白尿,将微量白蛋白尿这一概念界定为尿中白蛋白排出量在 3.2～22.6mg/mmol Gr(30—200mg/g Gr),或排出率在 20～200μg/min 这一范围内。即超过尿蛋白正常范围的上限而蛋白定性的化学方法又不能检测出来的阶段。

【方法学评价】

微量的蛋白尿用磺基水杨酸法、加热乙酸法及试带法基本不能查出。故多采用免疫化学技术(放射免疫、酶联免疫、免疫散射比浊及免疫透射比浊法)测定。

样品留取及报告方式有三种:

①定时留尿法,计算出单位时间内的排出率($\mu g/min$)。

②随机留尿法,用肌酐比值报告排出率(mg/mmol Gr 或 mg/g Gr)

③晨尿法,报告每升(每毫升)排出量(mg/L,$\mu g/ml$),后者结果波动大,不可取。

【参考值】正常成人 $1.27\pm0.78$ mg/mmol Gr 或 $11.21\pm6.93$ mg/g Cr。

【临床意义】

微量白蛋白常可见于糖尿病性肾病、高血压、妊娠子痫前期等,也可在隐匿肾炎及肾炎恢复期尿中出现。是比较灵感的早期发现肾损伤的指标。

(三)尿液血红蛋白、肌红蛋白及其代谢产物的检查

1. 血红蛋白尿(hemoglobinutia)的检查

正常人血浆中含有 50mg/L 游离血红蛋白,尿中无游离 HB,当有血管内溶血,血中游离 HB 急剧上升超过肝珠蛋白的结合能力(正常情况下最大结合力为 1.5g/L 血浆)即可排入中,可通过尿游离 HB 的试验(尿隐血试验)检出。

【方法学评价】

过 HB 尿检测采用的原理是与便隐血检查相同的化学法,如邻甲苯胺法等,现被试剂带法所取代,这两种方法除与 HB 反应外,也与完整的红细胞反应(敏感度为红细胞达 5～$10\mu l$),故要注意尿沉渣中红细胞对结果的影响。此外尿路感染时某些细菌产生过氧化物酶可致假阳性,大剂量的维生素 C 或其他救灾原物质可导致假阴性。目前新发展起来的 HB 单克隆抗体免疫检测法克服以上缺点。

【参考值】定性试验阴性

【临床意义】

①隐血阳性可见于各种引起血管内溶血的疾病,如 6－磷酸葡萄糖脱氢酶缺乏在食蚕豆或用药物伯氨喹、磺胺、非那西丁时所能上能下起的溶血;

②血型不合引起急性溶、阵发性寒冷性或睡眠性 Hb 尿症。

③重度烧伤、毒蕈中毒、毒蛇咬伤;

④自身免疫性溶血性贫血、系统性红斑狼疮等。

2.肌红蛋白尿的检查

肌红蛋白是横纹肌、心肌细胞内的一种含亚铁血红素的蛋白质其结构及特性与血红蛋白相似,但仅有一条肽链,分子量为 1.6～1.7 万。当有肌损伤时,肌红蛋白释放进入血循环,因分子量较小,易通过肾小球滤过,而排入尿中。

【方法学评价】

因 MB 分子中含血红素基团,也具有类似过氧化物酶样活性,故以往经常采用与血红蛋白相同的化学法检查。而这些方法对 MB 与 HB 并存时不能区别,可利用 HB 与 MB 的氧化物在 580～600nm 处吸收光谱完全不同的特点加以区别,但灵敏度不够。目前多采用肌红蛋白的单克隆抗体进行酶联免疫吸附或放射免疫法,敏感性、特异性均较好。

【参考值】定性反应:阴性。定量:<4mg/L

【临床意义】

MB 尿多发生于有肌损伤时,例如:

①阵发性肌红蛋白尿:肌肉痛性痉挛发作后 72 小时,尿中出现 MB;

②创伤：挤压综合征、子弹伤、烧伤、电击伤、手术创伤等；

③组织局部缺血如心肌梗死早期、动脉阻塞缺血；

④代谢性肌红蛋白尿酒精中毒，砷化氢、一氧化碳中毒，巴比妥中毒、肌糖原积累等；

⑤原发性（遗传性）肌疾病如皮肤肌炎、多发性肌炎、肌肉营养不良等；

⑥过度剧烈运动或长期行军尿中排出 MB，即行军性 MB 尿。

### 3. 含铁血黄素尿的检查

含铁血黄素尿（hemosiderinuria，Hd）为尿中含有的暗黄色不稳定的铁蛋白聚合体，是含铁的棕色色素。当血管内溶血时，在部分 HB 在尿中排出，而有一部分 HB 被肾小管上皮细胞重吸收，并在细胞内分解成含铁血黄素，随细胞脱落由尿中排出。当细胞分解时含铁血黄素释放到尿中，可用铁染色检出。

【临床意义】

尿中出现含铁血黄素意义与血红蛋白类似，如慢性血管内溶血、阵发性睡眠性 HB 尿症和行军性肌红蛋白尿、自身免疫溶血性贫血、严重肌肉疾病等。有时如因尿中 HB 量少，隐血试验阴性时可进一步检测是否有含铁血黄素。另外在溶血初期虽有 HB 尿。但因 HB 尚未被肾上皮细胞摄取，因而未形成含铁血黄素，所经本试验呈阴性。

### 4. 卟啉尿的检查

卟啉（porphyrin）是血红素生物合成的中间体，为构成动物血红蛋白、肌红蛋白、过氧化氢酶、细胞色素等的重要成分。以四个吡咯环联结为基本化学结构。有两种同分异构体，即尿卟啉、粪卟啉两型，卟啉尿指尿中排出过多的卟啉或其前体物如 δ－氨基 γ－酮戊酸及卟胆原。

【方法学评价】

卟啉定性过筛法可用 Ekhrlich 醛试剂或酸性有机溶剂抽提后用紫外线照射观察荧光的方法（可检出 $200\mu g/L$ 尿），还可用分光光度或荧光测定，薄层层析或高将近液相色谱法对尿中卟啉成人进行定量分析。

【参考值】

卟啉定性：阴性。

定量分析：

(1) ALA：儿童 $38.2\mu mol/L$；成人 $11.4\sim57.2\mu mol/24h$

(2) CP 儿童：$0\sim12.nmol/24h$；成人 $75\sim240nmol/24h$

(3) PBG：$0\sim4.4\mu mol/24h$

(4) UR：$0\sim36nmol/24h$

【临床意义】

卟啉病是一类先天性或获得性卟啉代谢紊乱的疾病，其中的代谢产物 UR、CP、ALA、PBG 大量则由尿、便中排出，并出现皮肤、内脏、精神和神经症状。此外卟啉尿还见于一些客观存在的金属中毒、肝病和某些溶血性贫血。尿中卟啉成分的定量检查有兵团于各型卟啉病之间的鉴别。

(四) 本周蛋白尿检查

本周蛋白尿（Bence－Jones proteinyuria，BJP）实质为免疫球蛋白轻链或其聚合体从尿中排出。其特性为将尿液在 pH4.5～5.5,56C0 条件下加热出现白色混浊及凝固,100 摄影氏度煮沸后混浊消失或明显减退,再冷却时又可重新凝固,又称凝溶蛋白,免疫球蛋白的轻链单体分子量为 2.3 万,二聚体分子量为 4.6 万。蛋白电泳时可在 $\alpha_2$ 至 $\gamma$ 球蛋白区带间的某个部位出现 M 区带,大多位于 $\gamma$ 区带及 $\beta-\gamma$ 区带之间。用已知抗 $\kappa$ 和抗 $\lambda$ 抗血清可进一步将其分型。BJP 可通过肾小球滤过膜滤出,若其量超进近曲小管所能吸收的极限,则从尿中排出,在尿中排出率多于白蛋白。肾小管对 BJP 具有重吸收及异化作用,当 BJP 通过肾排泄时,可抑制肾小管对其他蛋白成分的重吸收,并可损害近曲、远曲小管,因而导致肾功能障碍及形成蛋白尿,同时有白蛋白及其他蛋白成分排出。

【方法学评价】

加热凝固法不第三一般需尿中 BJP 大于 0.3g/L,有时甚至高达 2g/L 且必须在合适的PH 下才能检出。如尿中存在其他蛋白如白、球蛋白时,加酸后可出现沉淀,煮沸时沉淀不再溶解,影响判断结果。当 BJP 浓度过高时加热至沸腾,沉淀也可不再溶解。目前多用对甲苯磺酸法过筛。灵感度高。如尿中存在白蛋白不沉淀布鞋球蛋白大于 5g/L 可出现假阳性。用乙酸纤维膜或聚丙烯酰胺凝胶电泳对 BJP 的阳性检出率可达 97%,但如尿中含量较低。则需预先浓缩。为便于分析常需同时作病人及正常人血清蛋白电泳及浓缩后的尿液电泳。MB、溶菌酶、游离重链、运铁蛋白、脂蛋白或多量细菌沉淀物也可出现类似于 M 的区带,此时必须量进一步用特异轻链抗血清进行免疫双扩散或电泳,根据产生的抗原抗体沉淀物来区别。此外可用 $\kappa/\lambda$ 比值协助对多发性骨髓瘤的轻链分型进行判断。

【临床意义】

约 35-65% 多发性骨髓瘤的病例尿中可出现 BJP 且多为 $\lambda$ 型。早期 BJP 可呈间歇性排出,半数病例每日大于 4 克,最多达 90 克。在血性腹水或其他体液中也可查出。巨球蛋白血症患者也可出现 BJP 尿。重链病中 $\mu$ 链病也可有 BJP 尿。此外淀粉样变性恶性淋巴瘤、慢淋白血病、转移癌、慢性肾炎、肾盂肾炎、肾癌等患者尿中也偶见 BJP,其机制还不清楚,可能与尿中存在免疫球蛋白碎片有关,在体外实验已证明,奇异变形杆菌分解免疫球蛋白从而产生IG 碎片,这可能是某些肾盂肾炎病人尿中出现 BJP 的一个原因。"良性"单克隆免疫球蛋白血症中约 20% 病例可查出 BJP,但尿中含量低,多数小于 60mg/L。经长期观察即使是稳定数年的良性 BJP 患者,仍有发展为多发性骨髓瘤或淀粉样变性病可能性。动态观察 BJP 有助了解是否伴有肾功能不全。BJP 产生水平常可反映产生 BJP 的单克隆细胞数,因此其测定对骨髓瘤病程观察和判断化疗效果等都有一定意义。

(五)尿液 Tamm－Horsfall 蛋白测定

Tamm－Horsfall 蛋白(THP)为尿中粘蛋白的一种,由 Tamm 及 Horsfall 于 1951 年发现,并从尿提纯,经免疫荧光与免疫酶电镜证实是由于 Henle 袢升支与远曲小管的上皮细胞内高尔基复合体产生,是一种肾特异性蛋白质。正常人有少量排入尿中,当各种原因(如梗阻、炎症、自身免疫性疾患等)引起肾损伤时尿中排出量增多,并与肾受损程度相一致。THP为管型的主要基质成分,其聚集物也是形成肾结石基质的物质。THP 生理功能尚不清楚,可能与肾水代谢有关。THP 分子量为 8～27 万,在透射电镜下呈不规则串珠状纤维,紫外线光谱分析在波长 277nm 处出现最大吸收峰。

THP 在高浓度电解质、酸性环境或尿流缓慢时易聚合而沉淀,当沉淀在远曲小管形成时便构成透明管型,如与其中它有形成公共同沉淀则成为其他管型。在肾实质损伤时,THP 可沉着于肾间并刺激机本产生相应的自身的抗体。

检测方法为收集新鲜晨尿或 24 小时尿,用酶联免疫吸附法或放射免疫法测定。

【参考值】

$36.86 \pm 7.08$mg/24h 尿,随意尿 $3.156 \pm 11.58 \mu$g/mg 肌酐。

【临床意义】

1. 协助诊断上尿路疾患当尿路有长期梗阻、感染或间质性肾炎时可见尿中 THP 含量增高,单纯肾病、过敏性紫癜、肾损害时也可增高。肾小球肾炎、下尿路炎症时无变化。

2. 有助于泌尿系统结石形成的机制的研究 1985 年 Bofce 等指出结石患者尿中类粘蛋白增多,多个分子的 THP 与其他大分子物质聚合成为尿类粘蛋白,后者去掉涎酸即聚合成为结石基质 A。体外实验证明尿类粘蛋白能促进草酸钙、磷酸钙结晶生成。对人泌尿系结石分析也发现草酸钙与尿酸结石的 THP 含量高于磷酸镁铵结石,上尿路结石的 THP 含量高于下尿路结石。而且结石患者的 THP24 小时排出量高于正常人。

尿中 THP 测定还有助于对泌尿道结石患者体外需用震波碎石治疗效果的判断。如碎石成功则了现尿中的 THP 含量进一步升高,震波后第二天可达高峰,以后逐渐下降,如碎石失败则尿中的 THP 的含量的无明显变化。

(六)尿液 $\beta_2$ 微球蛋白测定

血清 $\beta_2$ 微球蛋白($\beta_2$M)平均浓度为 1.8mg/L,$\beta_2$M 可自由通过肾小球滤过膜,在肾小管被重吸收,故尿中仅含滤量的 1%。可采用酶免疫或放射免疫法测定。

【参考值】

血 $\beta_2$M $<$ 3mg/L

尿 $\beta$2M $<$ 0.2mg/L

【临床意义】

①血或尿中的 $\beta_2$M 可用于肾小球与肾小管损伤的鉴别。当肾小和损伤时,如急性肾小管炎症、坏死、药物及毒物(如庆大霉素、卡那霉素、汞、镉、铬、金制剂等的肾毒性)引起肾小管损害,使得肾小管重吸收不良,尿中排出 $\beta_2$M 增高。肾小球病变早期,虽然肾小球通透性增加,$\beta_2$M 大量滤过,但因肾小管重吸收功能尚好,故血或尿 $\beta_2$M 均不增高。肾小球病变晚期,滤过功能减低,血中 $\beta_2$M 可明显增加;

②单纯性膀胱炎时尿中的 $\beta_2$M 正常。

③肾移植后如有排异反应,影响肾小管功能进,尿中 $\beta_2$M 含量增加。

④自身免疫病如红斑狼疮活动期,造血系统恶性肿瘤如慢性淋巴细胞性白血病等时,因 $\beta_2$M 合成加快,血清 $\beta_2$M 增加,尿中 $\beta_2$M 含量也可增高。

三、尿糖检查

正常人尿液中可有微量葡萄糖,尿内排出量$<$2.8mmol/24h 用普通定性方法检查为阴性。糖定性试验呈阳性的尿液称为糖尿,一般是指葡萄糖尿(glucosuria)偶见乳糖尿、戊糖尿、半乳糖尿等。尿糖形成的原因和机制为:当血中葡萄糖浓度大于 8.8mmol/L 时,肾小球滤过的葡萄糖量超过肾小管重吸收能力即可出现糖尿。

尿中是否出现葡萄糖取决于三个因素:

①动脉血中的葡萄糖浓度

②每秒流经肾小球中的血浆量;

③近端肾小管上皮细胞重吸收葡萄糖的能和即肾糖阈。肾糖阈可随肾小球滤过率和肾小管葡萄糖重吸收率的变化而改变,当肾小球滤过率降低时可导致"肾糖阈"提高,而肾小管重吸收减少时则可引起肾糖阈降低。葡萄糖尿除可因血糖浓度过高引起的外,出因肾小管重吸收能力降低引起的,后者尿糖可正常。

【方法学评价】

目前尿糖的定性过筛试验多采用:

①葡萄糖氧化酶试带法,此法特异性强、灵敏度高、简便、快速、并可用于尿化学分析仪。

②以前采用的班氏尿糖定性试验是测定葡萄糖的特异试验。凡尿中存在其他糖(如果糖、乳糖、戊糖等)及其他还原物质如肌酐、尿酸、维生素 C 等也可呈阳性反应,现多已不用。

③薄层层析法是鉴别、确保尿糖种类的特异敏感的实验方法,但操作复杂,仅在必要时应用。

【参考值】

定性:阴性

定量:<2.8mmol/24h(<0.5g/24h)

浓度为 0.1~0.8mmol/L(1-15mg/dl)

【临床意义】

尿中出现糖可见于以下情况:

1. 血糖增高性糖尿

(1)饮食性糖尿:

可因短时间摄入大量糖类而引起。因此为确诊有无糖尿,必须检查清晨空腹的尿液以排除饮食的影响。

(2)一过性糖尿:

也称应激性糖尿。于颅脑外伤、脑血管意外、情绪激动等情况下,延脑血糖中枢受到刺激,导致肾上腺素、胰高血糖至少大量释放,因而事出现暂时性高血糖和糖尿。

(3)持续性糖尿:

清晨空腹尿中尿糖呈持续阳性,最常见于因胰岛素绝对或相对不足所致糖尿病,此时其腹血糖水平的已超过肾阈,24 小时尿中排糖近于 100 克或更多,其每日尿糖总量与病情轻重相平行,因而尿糖测定也是判断糖尿病治疗效果的重要指标之一。如并发肾小球动脉硬化症,则肾小球滤过率减少,肾糖阈升高,此时血糖虽已超过一般的肾糖阈值,但查尿糖仍可呈阴性。在一些轻型糖尿病患者,其空腹血糖含量正常,尿糖亦呈阴性,但进食后 24 小时由于负载增加则可见血糖升高,尿糖阳性,对于此型糖尿病患者,不仅需要同时检查空腹血糖及尿糖定量、进食后 24 小时尿糖检查,还需进一步进行糖耐量试验,以明确糖尿病的诊断。

(4)其他血糖增高性糖尿:

可见于:

①甲状腺功能亢进,由于肠壁的血流加速和糖的吸收增快,因而在饭后血糖高而出现糖尿;

②肢端肥大症,可因生长激素分泌旺盛而致血糖升高,出现糖尿;

③嗜铬细胞瘤,可因肾上腺素及去甲肾上腺素大量分泌,致使磷酸化酶活性增台,促使肝糖原降解为葡萄糖,引起血糖长高而出现糖尿;

④库欣综合征,可因皮质醇分泌增多,使糖原异生旺盛,抑制己糖磷酸激酶和对抗胰岛素作用,因而出现糖尿。

2.血糖正常性糖尿:

肾性糖尿属血糖性糖尿,因按时完成肾小管对葡萄糖的重吸收功能低下所致其中先天性者称为家族性肾性糖尿,见于范可尼综合征,病人出现糖尿而空腹血糖/糖耐量试验均正常;新生儿糖尿乃因肾小管功能还不完善;后天获得性肾性糖尿可见于慢性肾炎肾病综合征时,以上均需与真性糖尿鉴别.其要点是肾性糖尿时空腹血糖及糖量试验结果均为正常。

妊娠后期及哺乳期妇女,出现糖尿可能与肾小球滤过率增加有关。

3.其他:

尿中除葡萄糖外还可出现乳糖/半乳糖/果糖/戊糖等,除受进食种类不同影响外,也可能与遗传代谢紊乱有关。

(1)乳糖尿(lactosuria):

妊娠或哺乳期妇女尿中可能同时出现乳糖与葡萄糖,是因为缺乏乳糖酶之故,如摄入过多乳糖或牛奶也可诱发本病。

(2)半乳糖尿(galactosuria):

先天性半乳糖血症是一种常染色体隐性遗传性疾病,由于缺乏半乳糖－1－磷酸尿苷转化酶或半乳糖激酶,不能将食物内半乳糖转化为葡萄糖所致患儿可出现肝大,肝功损害,生长发育停滞,智力减退、哺乳后不安、拒食、呕吐、腹泻、肾小管功能障碍蛋白尿等,此外还可查出氨基酸尿(精、丝、甘等)。若不进行治疗患儿可因肝功能衰竭而残废由于半乳糖激酶缺乏所致者在白内障发生之前某些患者也可出现半乳糖尿。

(3)果糖尿(fructosuria):

遗传代谢缺陷性患者可伴蛋白尿与氨基酸尿,偶见于大量进食蜂蜜或果糖者、糖尿病患者尿中有时也可查出果糖。

四、尿酮体检查

酮体为乙酰乙酸、$\beta$ 羟丁酸及丙酮的总称,为人体利用脂肪氧化物产生的中间的代谢产物,正常人产生的酮体很快被利用,在血中含量极微,约为 $2.0\sim4.0$mg/L 其中乙酰乙酸/$\beta$ 羟丁酸/丙酮各种分加约占 20%、78%、2%。尿中酮体(以丙酮计)约为 50mg/24h。定性测试为阴性。但在饥饿、各种原因引起的糖代谢发生障碍脂分解增加及糖尿病酸中毒时,因产生酮体速度大于组织利用速度,可出现酮血症,继而发生酮尿(ketonuria,KET)。

【方法学评价】

以往采用硝普钠试管或粉剂检查法,现多为简易快速的干化学试带法所取代,此法主要对丙酮及乙酰乙酸起反应,也可用酶法定量或进一步用气相色谱法分析。

【参考值】定性试验:阴性

【临床意义】

(1)糖尿病酮症酸中毒:

由于糖利用减少,分解脂肪产生酮体增加而引起酮症。未控制或治疗不当的糖尿病出现酸中毒或昏迷时,尿酮体检查极不价值。应与低血糖、心脑疾病乳酸中毒或高血糖高渗透性糖尿病昏迷相区别。酮症酸中毒时尿酮体阳性,而后者尿酮体一般不增高,但应注意糖尿病酮症者肾功能严重损伤而肾阈值增高时,尿酮体亦可减少,甚至完全消失。

(2)非糖尿病性酮症者:

如感染性疾病肺炎、伤寒、败血症、结核等发热期,严重腹泻、呕吐、饥饿、禁食过久、全身麻酸后等均可出现酮尿,此种情况相当常见。妊娠妇女常因妊娠反应,呕吐、进食少,以致体脂降低解代谢明显增多,发生酮体征而致酮尿。

(3)中毒:

如氯仿、乙醚麻醉后、磷中毒等。

(4)服用双胍类降糖药:

如苯乙双胍等由于药物有抑制细胞呼吸的作用,可出现血糖已降,但酮尿阳性的现象。

五、乳糜尿检查

经肠道吸收的脂肪皂化后成乳糜液,由于种种原因致淋巴引流不畅而未能进入血循环,以至逆流致泌尿系统淋巴管中时,可致淋巴管内压升高、曲张破裂、乳糜液流入尿中,使尿流呈不同程度的乳白色,严重者似乳糜称乳糜尿。如在乳糜液尿中混有血漓时称为血性乳糜尿。尿中乳糜的程度与病人摄入脂肪量、淋巴管破裂程度及运动强度因素有关。乳糜烂尿中主要含卵磷脂、胆固醇、脂酸盐及少量纤维蛋白原、白蛋白等。如合并泌尿道感染,则可出现乳糜脓尿。

【方法学评价】

乳糜,是脂肪微粒组成,呈白色外观,于尿液中加入乙醚充分振荡后,与原尿相比,如乳浊程度明显减轻则可确诊,因所含脂肪性成分为乙醚所溶解。乳糜尿与脓尿或严重的结晶尿的鉴别要点为后二者离心沉淀后上清液呈澄清状而沉渣显微镜检查可见多数白细胞或无定形磷酸盐结晶(加热、加酸后溶解),而乳糜尿于离心沉淀后外观不变,丝虫病引起者,偶在沉渣到微丝蚴。于乳糜尿中加入苏丹Ⅲ染液置显微镜下观察.如见大小不等之橘红色球形小体则为阳性。

【临床意义】

1.淋巴管阻塞,常见于丝虫病,丝虫在淋巴系统中引起炎症反复发作,大量纤维组织增生,使腹部淋巴管或胸导管广泛阻塞,由于肾的淋巴最脆弱,故易于肾盂及输尿管处破裂,出现乳糜尿,如为丝虫症引起的,可在尿沉渣中于显微镜下见到微丝蚴/先天淋巴畸形/腹骨结核/肿瘤压迫等也可以出现乳糜尿。

2.胸腹创伤/手术伤及腹腔淋巴管或胸导管也可出现乳糜尿,但少见。

3.过度疲劳/妊娠及分娩后/糖尿病脂血症、肾盂肾炎、包虫病、疟疾等也偶见乳糜尿。

【尿沉渣检查】

尿沉渣(urinary sediment)检查是用显微镜对尿沉淀物进行检查,识别尿液中细胞、管、结晶、细菌、寄生虫等各种病理成分;辅助对泌尿系统疾作出的诊断、定位、鉴别诊断及预后判断的重要常规试验项目。在一般性状检查或化学试验中不能发现的变化,常可通过沉淀检查来发现,如尿蛋白检查为阴性者而镜检却可查见少量的红细胞。说明在判断尿沉淀结果进,必须与物理、化学检查结果相互参照,并结合临床资料等进行综合分析判断。

尿沉淀检查应取患者排出的新鲜尿液。尿液放置过久要变碱,尿液中的细胞、管型等有形成分可能被破坏而影响检查结果。尿的 pH、渗透量变化对尿沉淀成分的影响见表 4-3-3。

表 4-3-3　尿的 pH 和渗透压对尿沉淀有形成分的影响

| 有形成分名称 | 高渗尿 | 低渗尿 | 酸性尿 | 碱性尿 |
| --- | --- | --- | --- | --- |
| 红细胞 | 呈葡萄状 | 膨胀、不定型无色轮状 | 能保存一定时间 | 缩小,易破碎,完全破坏时形成褐色颗粒的块状 |
| 白细胞 | 可存在 | 易崩裂 | 缩小,不定型 | 膨胀,可呈块状 |
| 管型 | 可存在 | | 存在 | 易溶解 |

【方法学评价】

尿沉渣检可分成非染色沉渣检、染色沉渣检及尿沉渣定量检查等方法。染色镜检法可分为离心法及混匀一滴尿法。离心法敏感,检测阳性率高,为目前住院病人,尤其是能科和泌尿科病人常规检测方法,但其手续繁琐、费时,且因操作条件不同,如离心的尿量、转速和时间、保留尿沉渣体积等不同而使结果不易,一致混匀的尿检查简单易行,但阳性率低,易漏诊,常用于非泌尿系统疾病的过筛检查,除明显混浊的血尿,脓尿外应强调用离心法,用染色时透明管型不易漏检,也有助于其他细胞成分结构观察。

非染色沉渣镜检,应取混匀新新鲜尿液,直接涂片或取 10ml 尿离心(水平式离机、离心半径 15cm,1500r/min,378G)离心 5min 后吸收去上清剩约 0.2ml 液体,混匀后取沉渣图片检查。管型应在低倍镜下观察 20 个视野,检查细胞应在高倍镜下观察 10 个视野,记录并报告所鸭子的最低和最高值。也可计算后报告视野的平均值。如数量过多可报告有形成分所占的视野的情况如 1/3 视野、1/2 视野、满视野等,待方法标准化后,结果应以定量的形势报告。

尿沉渣的质量控制是比较困难的问题,除应强调留标本即分析瓣的质量控制外,还必须:

①使用标准化,规范的实验器材,如尿液沉渣定量分析板,以便统一操作条件信报告形式。

②采用可靠的尿沉渣质控尿(含一定量而且保存完好的红细胞、白细胞及管型等)以便能开展室内质量控制,如无质控品也可用新鲜的病不尿标本作重现性考察;

③应用各种细胞化学,免疫化学染色新技术,以便正确识别尿沉渣中各种成分;

④加强与临床的联系,及时将检查到的正确结果反馈到临床。

近年来尿沉渣检查有一定的进展:

①开展不用显微镜的检查方法和如利用干化学试带检查尿中白细胞、红细胞。

②利用平面流行动中边疆位点图像摄影系统,摄制尿沉粒子的静止图像,对尿沉渣粒子进行自动分类、电脑储存等,形成独立的尿沉渣自动分析仪。

③除利用普通显微镜检查站外,还可采用干涉、相差、偏振光、扫描及透射电镜等。如在干涉显微镜下观察尿沉渣检查中细胞管型,由于能观察"三维空间",因此清晰度显著提高;相差显微镜中由于视野中明暗反差大,故对不典型红细胞及血小板易于识别。在新鲜血尿及运动后血尿中均可见到血小板,但在普通光学显微镜下常被漏检。用透射电镜对尿沉渣的超薄切片进行观察时,可准确地诊断细菌管型,白色念珠菌管型(见于肾脓肿脏乱白色念珠菌败血

症患者)及血小板管型(见于急性 DIC 患者)等,而这些管型在普通光学显微镜下常被误认为细颗粒及粗糙颗粒管型。用偏振光显微镜检查尿沉渣,易识别脂肪管型中的脂肪成分。如肾病综合征时,尿沉渣的脂肪管型经偏振光显微镜检查后可见到具特异形象的胆固醇酯,即在管型黑色背景中嵌有大小不等明亮球体,中心为黑包的十字架形状这对确认本病有重要意义,偏振光显微镜可对尿沉渣各种结晶进行识别和确认,这对泌尿系统结石待诊断有一定价值。

④现已采用尿沉渣体染色及细胞化学染色等多种染色法来识别各种管型,如 Sternheimer－Malbin 染色,结晶紫－沙黄染色,可识别管型(尤其是透明管型)及各种形态的红细胞、上皮细胞、并能区别存活及残废的中性粒细胞和检出闪光细胞。用巴氏染色观察有形成分的细微结构,对尿路肿瘤细胞和肾移植排异反应具诊断意义。其他使用含阿尔新蓝、中性红等混合染色也有助于尿沉渣成分的识别。细胞过氧物酶染色可鉴别不典型红细胞与白细胞,并可区别中性粒细胞管型及肾上皮细胞管型。用酸性磷酸酶染色,可区分透明管型与颗粒管型,经染色后发现有透明管型应属颗粒管型范畴。

⑤近年来应用单克隆抗体技术识别各种细胞,临床上可根据出现的不同的细胞而诊断一些疑难的肾病如新月体肾炎,药物引起的急性间质性肾炎、肾小管坏死等。因此是很有发展前途的尿沉渣实验检查方法。

一、尿细胞成分检查

尿沉渣中细胞可见红细胞、白细胞、吞噬细胞、上皮细胞等。

(一)红细胞

正常人尿中排出红细胞甚少,24 小时尿中排出红细胞数多不超过 100 万,红细胞为尿沉渣成分中最重要者,成人每 4～7 个高倍视野可偶见一个红细胞,如每个视野见到 1～2 个红细胞时应考虑为异常,若每个高倍视野均可见到 3 个以上红细胞,则或诊断为镜下血尿。

新鲜尿中红细胞形态对鉴别肾小球源性和非肾小球源性血尿的重要价值,因此除注意尿中红细胞数量外还在注意其形态,用相差显微镜观察,可将尿中红细胞分成以下三种:

1. 均一红细胞血尿

红细胞外形大小正常,在少数情况下也可见到丢失血红蛋白的影响细胞或外形轻微改变的棘细胞,总之红细胞形态较一致整个尿标本中不超过二种以上的红细胞形态类型。

2. 变形红细胞血尿

红细胞大小不等,外呈两种以上的多形性变化,常见以下形态:胞质从胞膜向外突出呈相对致密小泡,胞膜破裂,部分胞质丢失;胞质呈颗粒状,沿细胞膜内侧间断沉着;有皱缩的红细胞及大型红细胞,胞质节结样沉着;细胞的一侧向外展,类似葫芦状或发芽状的酵素样菌状;胞质内有散在的相对致密物,成细颗粒状;胞质向四周集中形似炸面包圈样,以及破碎的红细胞等。

3. 混合性血尿

为上述两种血尿的混合,依据其中哪一类红细胞超过 50％又可分为以变形红细胞为主和以均一红细胞为主的两组,肾小球源性血尿多为变形红细胞血尿,或以其为主的混合的性血尿,可通过相差显微镜诊断与肾活检的诊断符合率可达 96.7％非肾小球疾病的血尿。则多为均一性血尿,与肾活检诊断符合率达 92.6％。如果进一步用扫描电镜观察血尿标本,可更敏感地观察到红细胞表面的细微的变化,如红细胞有帽状、碗状、天面折叠、荷叶状、花环状等,即使红细胞有轻微的形态变化也可查出。

肾小球性血尿红细胞形态学变化的机制目前义为可能是由于红细胞通过有病理改变的肾小球滤膜时,受到了挤压损伤;以后在通过各段肾小管的过程中又受到不同的 PH 和不断变化着的渗透压的影响;加上介质的张力,和种代谢产物(脂肪酸、溶血卵磷脂、胆酸等)的作用,造成红细胞的大小、形态和血红蛋白含量等变化。而非肾小球性血尿主要是肾小球以下部位和泌尿通路上毛细血管破裂的出血,不存在通过肾小球滤膜造成的挤压损伤,因而红细胞形态正常,来自肾小管的红细胞虽有 pH 及渗透压变化作用,但因时间短暂,变化轻微,故呈均一性血尿。

在无条件进行相差显微镜及扫描电镜观察时,可用甲基绿染色液对新鲜的尿沉渣进行活体染色后用普通光学显微镜进行的观察。还可于盖片加香柏油后在普通光学显微镜下用油镜观察红细胞的形态,虽然缺乏位体感,但如观察者有丰富的形态的学辨认经验,也能提供红细胞形态变化的信息,与临床资料结合也有助于鉴别血尿来源。也有报道将新鲜尿沉渣制成薄涂片后进行瑞氏特色,用油浸镜观察一定数量红细胞形态。对鉴别血尿来源也具有参考价值。

【参考值】

混匀一滴尿:0-偶见/HPF

离心尿:0-3/HPF

【临床意义】

正常人特别是青少年在剧烈运动、急行军、冷水浴,久站或重体力劳动后可出现暂时性镜下血尿,这种一过性血尿属生理性变化范围。女性患者还应注意月经污染问题,应通过动态观察加以区别:

引起血尿的疾病很多,可以归纳为三类原因:

(1)泌尿系统自身的疾病:

泌尿系统各部位的炎症、肿瘤、结核、结石、创伤、肾移植排异、先天性畸形等均可引起不同程度的血尿,如急、慢性肾小球肾火,肾盂肾脏炎,泌尿系统感染,肾结石,肾结核等等都是引起的血尿的常见原因。

(2)全身其他系统的疾病:

主要见于各种原因引起的出血性疾病,如特发性血小板减少性紫癜、血友病、DIC、再生障碍性贫血和白血病合并有血小板减少时;某些免疫性疾病如系统性红斑狼疮等也可发生血尿。

(3)泌尿系统附近器官的疾病:

如前列腺炎、精囊炎、盆腔炎等患者尿中也偶尔见到红细胞。

(二)白细胞

尿中白细胞除在肾移植术后发生排异后应及淋巴性白血病时可见到淋巴细胞外,一般主要的是对中性分叶核粒细胞而言,尿中的白细胞来自血液,健康成人尿中排出白细胞和上皮细胞不超过 200 万/24 小时,因此在正常尿中可偶然见到 1~2 个白细胞/HPF,如果每个高倍视野见到 5 个白细胞为增多,白细胞体积比红细胞大,呈圆球形,在中性、弱酸性或碱性尿中均见不到细胞核,通过染色可清楚地看到核结构。炎症时白细胞发生变异或已残废其外形变得不规则,结构不清,称为脓细胞。尿标本久置室温后,因 pH 渗透压等改变,白细胞也可产生退行性变,难发与脓细胞区别,故有人认为区别尿中白细胞与脓细胞并无实际意义,而其数量多少由更为重要。急性肾盂肾炎时,在低渗条件下有时可见到中性粒细胞内颗粒呈布朗分子运动。由于光折射,在油镜下可见灰蓝色发光现象,因其运动似星状闪光,故称为闪光细胞(glitter cell)。

【临床意义】

①泌尿系统有炎症时均可见到尿中白细胞增多,尤其在细菌感染时为甚,如急、慢性肾盂肾炎、膀胱炎、尿道炎、前列腺炎、肾结核等;

②女性阴道炎或宫颈炎、附件炎时可因分泌物进入尿中,而见白细胞增多,常伴有大量扁平的上皮细胞;

③肾移植后如发生排异反应,尿中可出现大量淋巴及单核细胞;

④肾盂肾炎时也偶见到;

⑤尿液白细胞中单核细胞增多,可见于药物性急性间质性肾炎及新月形肾小球肾炎;急性肾小管坏死时单核细胞减少或消失;

⑥尿中出现多量嗜酸性粒细胞时称为嗜酸性粒细胞尿,可见于某些急性间质性肾炎患者;药物导致变态反应,在尿道炎等泌尿系其他部位的非特异性炎症时,也可出现嗜酸性粒细胞尿。

(三)吞噬细胞

天噬细胞比白细胞大,为含吞噬物的中性粒细胞,可见于泌尿道急性炎症如急性肾盂肾炎、膀胱炎、尿道炎等,且常伴有白细胞增多。

(四)上皮细胞

尿中所见上皮细胞由肾小管、肾盂、输尿管、膀胱、尿道等处脱落温柔入。肾小管为立方上皮,在肾实质损伤时可出现于尿中。肾盂、输尿管、膀胱等处均覆盖移行上皮细胞。尿道为假复层柱状上皮细胞,近尿道外品处为复野扁平上皮细胞所覆盖。在这些部位有病变时,尿中也全出现相应的上皮细胞增多。男性尿中偶尔见到前列腺细胞。

【临床意义】

(1)扁平鳞状上皮细胞(pavementepithelium):

正常尿中可见少量扁平上皮细胞,这种细胞大而扁平,胞质宽阔呈多角形,含有小而明显的圆形或椭圆形的核。妇女尿中可成片出现,无临床意义,如同时伴有大量白细胞应考虑泌尿生殖系炎症,如膀胱、尿道炎等。在肾盂肾炎时也增多,肾盂、输尿管结石时也可见到。

(2)移行上皮细胞(transitionalepithelium):

正常时少见,有多种形态,如呈尾状称尾状上皮,含有一个圆形或椭圆的核,胞质多而核小,在肾盂、输尿管或膀胱颈部炎症时可成片脱落,但其形态随脱落部位而稍有区别。

(3)肾小管上皮细胞(renaltubular epithelium):

来自肾小管,比中性粒细胞大 1.5～2 倍,含一个较大的圆形胞核,核膜很厚,因此细胞核突出易见,在尿中易变性呈不规则的钝角状。胞质中有小空泡,颗粒或脂肪小滴,这种细胞在正常人尿中极为少见,在急性肾小管肾炎时可见到;急性肾小管坏死的多尿期可大量出现。

肾移植后如出现排异反应亦可见脱落成片的肾小管上皮细胞。在慢性肾炎、肾梗死、充血性梗阻及血红蛋白沉着时,肾小管上皮细胞质中如出现含铁血黄素颗粒者称为复复粒细胞,普鲁士蓝染色阳性,如为脂肪颗粒应用脂肪染色来区别。

（4）非典型细胞:

尿中如见脱落细胞时,应注意用染色方法来鉴别非典型细胞,如老年无痛性血尿出现的恶性肿瘤细胞等。

（5）人巨细胞病毒(humancytomegalic virus,HCMV)包涵体:

HCMV 为一种疱疹病毒,含双股 DNA,可通过输血、器官移植等造成感染。婴儿可经胎盘、乳法等感染,在尿中可见含 HCMV 包涵体的上皮细胞,此外不可用 PCR 技术检测尿中是否有 HCMV－DNA。

二、尿管型检查

管型(casts)为尿沉渣中有重要意义的成分,它的出现往往提示有肾实质性损害。它是尿液中的蛋白在肾小管、集合管内凝固而形成的圆柱状结构物,故又称圆柱体。管型的形成必须有蛋白尿,其形成基质物为 Tamm－Horsfall 糖蛋白。1966 年 Mcqueen 用荧光抗体法进一步证实,血浆中各种分子量不同的蛋白质都能以颗粒形式凝聚在透明管型的基质上。在病理情况下,由于肾小球基底膜的透过性增加,大量蛋白质由肾小球进入肾小管,在肾远曲小管和集合管内,由于浓缩(水分吸收)酸化(酸性物增加)和软骨素硫酸酯的存在,蛋白在肾小利害腔内凝集、沉淀、形成管型。

管型形成的必要条件是:

①蛋白尿的存在(原尿中的白蛋白和肾小管分泌的 T－H 蛋白);

②肾小管有使尿液浓缩酸化的能力,同时尿流缓慢及局部积液,肾单位中形成的管型在重新排尿量随尿排出;

③具有可供交替使用的肾单位。因尿液通过炎症损伤部位时,有白细胞、红细胞、上皮细胞等脱落黏附在处于凝结过程的蛋白质之中而形成细胞管型。如附着的细胞退化变性,崩解成细胞碎纸屑,则形成粗或细颗粒管型。在急性血管内溶血时由于大量游离血红蛋白从肾小球滤过肾小管内形成血红细胞蛋白管型。如所含上眼细胞出现脂肪变性,形成脂肪管型,进一步变性可形成蜡样管型。根据管型内含物的不同可分为透明、颗粒、细胞(红细胞、白细胞、上皮细胞)、血红蛋白、脂肪、蜡样等管型。还应注意细菌、真菌、结晶体及血小板等特殊管型。

（一）透明管型

透明管型(hyalinecasts)主要由 T－H 蛋白构成,也有白蛋白及氯化钠参与。这种管型呈规则的圆柱体状,无色、半透明、两端钝圆、质地菲薄但也有少许的颗粒及少量的细胞黏附在管型外或包含的其中。透明管型一般较狭窄而短,但也有形态较大者;多呈直形或稍弯曲状。观察透明管型应将显微镜视野调暗,否则易漏检。在正常人浓缩尿中偶尔可见到。12 小时尿液中少于 5000 个。

在剧烈运动、发热、麻醉、心功能不全时,肾受到刺激后尿中可出现透明管型。大量出现见于急、慢性肾小球肾炎、肾病、肾盂肾炎、肾淤血、恶性高血压、肾动脉硬化等疾病。急性肾炎时透明管型常与其他管型并存于尿中,慢性间质性肾炎患者尿中可持续大量出现。

（二）细胞管型

细胞管型(cellularcasts)为含有细胞成分的管型,按细胞类别可分为红细胞管型、白细胞管型及上皮细胞管型。

1. 红细胞管型(Rsd Cell Casts)

为蛋白基质中嵌入红细胞所致红细胞常互相粘;连而无明显的细胞只是线,有时甚至残损不全。当红细胞形态完整时易于识别,有时可因溶血在染色后仅见红细胞残影,如红细胞已崩解破坏,使管型基质呈红褐色后称"血液管型"或"血红蛋白管型"。尿中见到红细胞管型,提示肾单位内有出血,可见于急性肾小球肾炎、慢性肾炎急性发作。

血红蛋白管型也可见于血型不合输血后溶血后应时及急性肾小管坏死、肾出血、肾移植术后产生排异反应时。在系统性红斑狼疮、肾梗死、肾静脉血栓形成等情况时红细胞管型也可能是唯一的表现。

2. 白细胞管型(leucocytes casts)

管型内含有白细胞,由退化变性坏死的白细胞聚集而成,可单独存在,或与上皮细胞管型、红细胞管型并存。当不染色时在普通光镜下难以与上此细胞区别,染色标本可仔细观察核及胞质。过氧化物酶染色呈阳性,此种管型表示肾实质有细菌感染性病变。可结合临床患者有无感染症状给予诊断,常见于急性肾盂肾炎、间质性肾炎等,有红斑狼疮肾炎患者亦可见到。

3. 肾上皮细胞管型(renal epithelial casts)

管型内含肾小管上皮细胞。酯酶染色呈阳性,过氧化物酶染色呈阴性,供此可与白细胞管型鉴别。此类管型常见于肾小管病变如急性肾小管坏死、子痫、重金属、化学物质、药物中毒、肾移植后排异反应及肾淀粉样变性等。

有时管型中的细胞成分难以区别,可笼统称为细胞管型,必要时亦可借助化学染色来区别,在DIC时,尿中可出现血小板管型,可用相差显微镜或经抗血小板膜糖蛋白的McAb加以区别。

(三)颗粒管型

颗粒管型(granularcasts)内含大小不同的颗粒物,其量超过1/3面积时称为颗粒管型。颗粒来自崩解变性的细胞残渣,也可由血浆蛋白及其他物质直接聚集于T-H糖蛋白基质中形成。其外形常较透明管型短且宽,呈淡黄褐色或棕黑色,还可根据颗粒的大小分成组、细颗粒管型。可见于肾实质性病变,提示肾单位内淤滞,如急、慢性肾小球肾炎,肾病,肾动脉硬化等。药物中毒损伤肾小管及肾移植术发生异反应时亦可见到。

(四)肾功能不全管型

肾功能不全管型(renalfailure casts)又称宽大管型(broad casts),其宽度可为一般管型2~6倍,也有较长者,形似蜡样管型但较薄,可能由于损坏的肾小管上皮细胞碎屑在内径宽大的集合管内凝聚而成;或因尿液长期淤积使肾小管扩张,形成粗大管型,可见于肾功能不全患者尿中。急性肾功能不全者在多尿早期这类型管型可大理出现,随着肾功能的改善而逐渐减少消失。在异型输血后由溶血反应导致急性肾衰竭时,尿中可见褐色宽大的血红蛋白管型。挤压伤或大面积烧伤后急性肾功能不全时,尿中可见带色素的肌红蛋白管型。肾功能不全管型出现于慢性肾炎晚期尿毒症时,常表示预后不良。

(五)混合管型

混合管型指管型内同时含有不同细胞及其他有形成分,用巴氏染色法有助于识别。可见于肾移植后急性排异反应、缺血性肾坏死、肾梗死等患者。在急性排异反应时,可见到肾小管上皮细胞与淋巴细胞的混合管型。

（六）脂肪管型

在脂肪管型（fattycasts）内可见大小不等折光很强的脂肪滴，亦可能嵌入含有脂肪滴的肾小管上皮细胞，可用脂肪染色鉴别。为肾小管损伤后上皮细胞脂肪变性所致可见于慢性肾炎，尤其是多见于肾病综合征时。

（七）蜡样管型

蜡样管型（waxycasts）为蜡烛样灰色或淡黄色，折光性强、质地厚、有切迹的管型，一般略有弯曲或断裂成平齐状。在肾位慢性损害，长期少尿或无尿的情况下，由颗粒管型或细胞管型等长期滞留于肾小管中演变而来，是细胞崩解的最后产生；也可由发生淀粉样变性的上皮细胞溶解后逐渐形成。在低渗溶液、水及不同的 pH 介质内均不溶解，它的出现提示肾小管的严重病变，预后差。可见于慢性肾小球肾炎晚期、肾功能不全及肾淀粉样变性时；亦可在肾小管炎症和变性、肾移植慢性排异反应时见到。

（八）细菌管型

细菌管型（bacterialcasts）指利害型的透明基质中含大量细菌。在普通光学显微镜下呈颗粒管形状，可借助相差及干涉显微镜仔细识别，常见于肾脓毒性疾病。真菌管型可见于真菌感染时，但辨认困难，常需用细菌学及特殊染色等手段识别。发现此类管型，可早期诊断原发性及播散性真菌感染，对抗真菌药物的药将近监测有一定作用。

（九）结晶管型

结晶管型指管型透明基质中含尿酸盐或草酸盐等结晶。临床意义类似相应的结晶尿。如管型中含小圆形牙齿酸钙结晶时易被误义为红细胞管型，应注意仔细观察，也可应用细胞化学染色来区别。

（十）类管型、黏液丝及与管型相似的物质

1. 类管型（cylindroids casts）

类圆柱体形态与管型相似，但其一端尖细扭曲或弯曲发螺旋状。因常与透明管型并存，可在急性肾炎病有尿中见到，与肾血循环障碍或肾受刺激时有关。

2. 黏液丝（mucous strands）

为长线条形，边缘不清，未端尖细卷曲，可见于正常尿中，如大量存在的常表示尿道受刺激或有炎症反应。

3. 其他包括非晶形尿酸盐或磷酸盐团；细胞团；其他异物如棉、毛、麻的纤维、毛发及玻片上的纹痕等，均应与管型鉴别

三、尿结晶检查

尿中出现结晶（crystal）称晶体尿（crystaluria）。除包括草酸钙、磷酸钙、磷酸镁铵（磷酸三盐）、尿酸及尿酸盐等结晶外，还包括磺胺及其他药物析出的结晶。尿液中是否析出结晶，取决于这些物质在尿液中的溶解度、PH、温度及胶体状况等因素，当种种促进与抑制结晶析出的因子和使尿液过滤和状态维持稳定动态平衡的因素失衡时，则可见结晶析出。尿结晶可分成代谢性、病理性两大类。代谢性结晶多来自饮食一般无重要临床意义。

检查尿结晶的方法除在光学显微镜下观察不同沉渣物形态外，还可用相差、干涉或偏振光显微镜从不同角度观察晶体的立体的形态的及颜色等；检查各化学物质的温度变化及特异

物理化学反应也有助于识别。常见于酸性尿或碱性尿的结晶见表4—3—4。

表4—3—4 常见于酸性尿或碱性尿中的结晶

| 常见于酸性尿的结晶 | 常见于碱性尿的结晶 |
|---|---|
| 无定形尿酸结晶 | 无定形磷酸铵盐结晶 |
| 尿酸结晶 | 磷酸镁铵结晶 |
| | 磷酸盐结晶 |
| 草酸盐结晶 | 碳酸钾(钙)结晶 |

(一)尿内常见的结晶

1.磷酸盐类结晶(phosphaticcrystals)

包括无定形磷酸盐、磷酸镁铵、磷酸钙等。常在碱性或近中性尿液中见到,可在尿液表面形成薄膜。三联磷酸盐结晶无色透明,呈屋顶形或棱柱形,有时呈羊齿草叶形,加乙酸可溶解,一般为正常代谢产生,但如长期在尿液中见到大量的磷酸钙结晶,则应与临床资料结合考虑是否患有甲状旁腺功能亢进、肾小管性酸中毒,或因长期卧床骨质脱钙等,如果患者尿中长期出现磷酸盐结晶,应注意有磷酸盐结石的可能。有些牙齿酸钙与磷酸钙的混合结石,与碱性尿易析出磷酸盐结晶性尿中粘蛋白变化等因素有关,感染引起结石时,尿中常出现磷酸镁铵的结晶。

2.草酸钙结晶(calciumoxalate crystals)

为无色方形闪烁发光的八面体,有两条对角线互相交叉,有时呈菱形。不常见的形态为哑铃形或饼形,应与红细胞鉴别。结晶溶于盐酸但不溶于乙酸内,属正常代谢成分,但又是尿路结石主要之一。如草酸盐排出增多,患者临床表现尿路刺激症状(尿痛、尿频、尿急)或有肾绞痛合并血尿,则应注意患尿路结石症的可能性,病人尿中偶尔可见到排出的结晶团。

3.尿酸结晶(uric acid cryatals)

在目视下类似红砂细粒,常沉积在尿液容器底层。在显微镜下可见呈黄色或暗棕红色的菱形、三棱形、长方形、斜方形的结晶体,可溶于氨氧化钠的溶液。尿酸为机体核蛋白中嘌呤代谢的终末产物,常以尿酸或尿酸铵、尿酸钙、尿酸钠的盐类形式随尿排出体外,正常情况下如多食含高嘌呤的动物内脏可使尿中尿酸增加,但在急性痛风症、小儿急性发热、慢性间质性肾炎、白血病时,因细胞核大量分解,也可排出大理尿酸盐。在肾小管对尿酸的重吸收发生障碍时也可见到高尿酸盐尿。

4.尿酸铵结晶(ammoniumurate crystals)

黄褐色不透明,常呈刺球形或树根状,为尿酸与游离铵结合的产生。尿酸铵结晶可以酸性、中性、碱性尿中见到,正常人尤其是小儿(新生儿、乳儿)尿中易见。如尿液放置时间过长后见到此结晶多无意义,若在新鲜尿中出现应考虑可能存在膀胱的细菌感染。

(二)其他病理性结晶

1.胱氨酸结晶(crystinecrystals)

为无色、六边形、边缘清晰、折光性强的薄片状结晶,由蛋白分解而不,在尿沉淀物中少见,其特点为不溶于乙酸而溶于盐酸,能迅速溶解于氨水中,再加乙酸后结晶可重新出现。胱氨酸结晶的临床意义与胱氨酸尿相同,

2.亮氨酸与酪氨酸结晶(lwucineand tyrosine crystals)

尿液中出现的亮氨酸与酪氨酸结晶,为蛋白分解产生。亮氨酸结晶为淡黄色小球形油滴状,折光性强,关有辐射及同心纹,其特性为不溶于盐酸而溶于乙酸。酪氨酸结晶为略带黑色的细针状结晶,常成束成团,可溶于氨氧化钠而不溶于乙酸。这两种结晶不见于正常尿中,可见于有大量的组织坏死的疾病如急性重型肝炎与急性磷中毒患者尿中;在糖尿病性昏迷、白血病或伤寒等患者尿液中也可能出现。

3.胆固醇结晶(cholesterolcrystals)

在尿沉淀物中很少见胆固醇结晶,如有则多在尿液表面成薄片状,胆固醇结晶形态为缺角的长方形或方形,无色透明,可溶于氯仿、乙醚。胆固醇结晶可常在乳糜尿中看到,偶亦见于脓尿中。

(三)药物结晶

随着化学治疗的发展,尿中可见药物结晶(drugs crystals)也日益增多,其种类有:

1.放射造影剂:

使用放射造影剂(如碘造影剂、尿路造影剂等)患者如合并静脉损伤时可在尿中发现束状、球状、多形性结晶。尿比密可明显升高。结晶在氨氧化钠溶液,但不溶于乙醚、氯仿等有机溶剂。

2.磺胺类药结晶

某些磺胺类药物在体内乙酰化率较高,易于在酸性尿中析出的结晶引起血尿、肾损伤甚至尿闭。目前卫生部允许使用的磺胺药物中由于乙酰化率较低,在尿中不易产生结晶,但磺胺嘧啶及磺胺甲基异哑唑的乙酰化率仍较高,易在酸性尿中形成结晶。磺胺嘧啶结晶为桂冠黄色不对称的麦秆束状或球状。磺胺甲基异恶唑结晶为无色透明,长方形(间有正方形)的六面体结晶,似厚玻璃块,厚度大,边缘有折光阴影,散在或集束成"＋""×"形等排列,除依靠显微镜识别外,也可用碘胺化学试验证实,磺胺结晶可在丙酮内溶解(尿酸盐水溶)。如在新鲜尿中查到大量磺胺结晶,同时与红细胞或管型并存,多表示肾已受磺胺药物损害,应立即停药,大量饮水,服用碱性药物使尿液碱化,以保护肾不受进一步损害。在应用磺胺药时应选用不易乙酰化的制剂,同时服用碱性药,定期查尿沉淀物有无结晶析出,预防肾的损害。

3.解热镇痛药:

退热药如阿司匹林、磺基水杨酸也可在尿中出现双折射性斜方形或放射性结晶,应加以注意。此外由于新药日益增多,也有一些可能在尿中出现结晶,但尚未被人所识别。因此对尿中出现异常结晶应多加研究,以识别其性质及来源。

四、尿液细胞及管型的计数

尿中细胞及管型计数方法,是留取一定时间的尿液,取定量尿液离心沉淀,尿沉渣计数后再计划内长时期出细胞和管型在单位时间排出的数量。动态观察比较,可以了解肾损害的情况,传统的尿沉渣计数方法是 12 小时尿沉渣计数,为方便病人目前多采用在较短的时间内留尿,并以 1 时间排出率报告。

(一)Addis 计数

准确留取 12 小时尿液,为防止沉淀物的变性常加入一定量防腐剂,但由于尿液放置时间过长,易析出盐类结晶而影响观察。如室温偏高时,尿液有形成分可以在体外逐渐溶解破坏,因而准确性差;在换算时所乘系数过大,因而误差大,重复性差,目前已较少应用。

【参考值】

红细胞 0~50 万/12h

白细胞及上皮细胞总数:100 万/12h

透明管型:5000 万/12h

(二)1 小时尿中有形成分计数

准确留取 3 小时全部尿液,将沉渣中红细胞、白细胞及管型分别计数,再换算成 1 小时的排出数。此法较留 12 小时尿简便,不必加防腐剂,对有形成分计数影响小,适用于门诊及住院病者的连续检查。检查时患者可照常生活,不限制饮食,但不能超量饮水。

【参考值】

成人:红细胞:男 3 万/h,女 4 万/h

白细胞:男 7 万/h,女 14 万/h

小儿:7~4。

(三)尿沉渣有形成定量分析

尿沉渣有形成分定量分析法是在固定实验条件(尿量、离心、留沉渣量)计数后,求出 $1\mu l$ 中的红、白细胞或管型数。该方法对尿沉渣镜检具不定量意义,与自动尿分析仪法具有可比性,是今后发展的方向。根据某医院对 100 例健康成人检测,其结果为白细胞在 $0\sim20/\mu l$,红细胞在 $0\sim12/\mu l$。

(冯鑫涛)

# 第二节 粪便检查

正常粪便主要由消化后未被吸收的食物残渣、消化道分泌物、大量细菌和无机盐及水等组成。

粪便检查的主要的目的是:①了解消化道有无炎症、出血、寄生虫感染、恶性肿瘤等情况;②根据粪便的性状、组成、间接地判断胃肠、胰腺、肝胆系统的功能状况;③了解肠道貌岸然菌群分布是否合理,检查粪便中有无致病菌以协助诊断肠道传染病。

【标本的采集、保存和检验后处理】

粪便标本的采取直接影响结果的准确性,通常采用自然排出的粪便,标本采集时注意事项如下:

1.粪便检验应取新鲜的标本,盛器在洁净,不得混有尿液,不可有消毒剂及污水,以免破坏有形成分,使病原菌死亡和污染腐生性原虫。

2.采集标本时应用干净的竹签选取含有黏液、脓血等病变成分的粪便;外观无异常的粪便须从表面、深处及粪便多处取材,其量至少为指头大小。

3.标本采集后应于 1 小时内检查完毕,否则可因 pH、消化酶等影响导致有形成分破坏分解。

4.查痢疾阿米巴滋养体时应于排便后立即检查。从脓血和稀软部分取材,寒冷季节标本传送及检查时均需保温。

5.检查日本血吸虫卵时应取黏液、脓血部分、孵化毛蚴时至少留取 30 克粪便,且须尽快处理。

6. 检查蛲虫卵须用透明薄膜拭子于晚 12 时或清晨排便前自肛门周围皱裂处拭取并立即镜检。

7. 找寄生虫虫体及作虫卵计数时应采集 24 小时粪便，前者应从全部粪便中仔细搜查或过筛，然后鉴别其种属；后者应混匀后检查。

8. 做化学法隐血试验时，应于前三日禁食肉类及含动物血食物并禁服铁剂及维生素 C。

9. 做粪胆原定量时，应连续收集 3 天的粪便，每天将粪便混匀称重后取出 20 克送检。

10. 做细菌学检查的粪便标本应采集于灭菌有盖的容器内立即送检。

11. 无粪便排出而又必须检查时，可经肛门指诊或采便管拭取标本，灌肠或服油类泻剂的粪便常因过稀且混有油滴等而不适于做检查标本。

12. 粪便检验后应将纸类或塑料标本盒投程度焚化炉中烧毁。搪瓷容器应泡于消毒液中（如过氧乙酸、煤酚皂液或新苯扎氯铵等）24 小时，弃消毒液后，流水冲洗干净备用。所用载玻片需用 5% 煤酚皂液浸泡消毒。

【一般性状检查】

（一）量

正常成人大多每日排便一次，其量约为 100～300 克，随食物种类，食量及消化器官的功能状态而异。摄取细粮及肉食为主者，粪便细腻而量少；进食粗粮特别是多量蔬菜后，因纤维质多致粪便量增加。当胃、肠、胰腺有炎症或功能紊乱时，因炎性渗出，肠蠕动亢进扩消化吸收不良，可使粪便量增加。

（二）外观

粪便的外观包括颜色与性状。正常成人的粪便出时为黄褐色成形便，质软；婴儿粪便便可呈黄色或金黄色糊状。久置后，粪便事的胆色素被氧化可致颜色加深。病理情况下可见如下改变：

1. 黏液便：

正常粪便中的少量黏液，因与粪便均匀混合不易察便，若有肉眼可见的黏液，说明其量增多。小肠炎时增多的黏液均匀地混于粪便之中；如为大肠炎，由于粪便已逐渐成形，黏液不易与粪便混匀；来自直肠的黏液则附着于粪便的表面。单纯黏液便黏液无透明、稍黏稠，脓性黏液则呈黄白色不透明，见于各类肠炎、细菌性痢疾、阿米巴痢疾、急性血吸虫病。

2. 糖便：

便呈粥状且内容粗糙，见于消化不良、慢性胃炎、胃窦潴留。

3. 胨状便：

肠易激综合征患者常于腹部绞痛后排出粘胨状、膜状或纽带状物，某些慢性菌痢疾病人也可排出类似的粪便。

4. 脓性及脓血便：

说明肠道下段有病变。常见于痢疾、溃疡性结肠炎、局限性肠炎、结肠或直肠癌。脓或血多少取决于炎症的类型，及其程度，在阿米巴痢疾，以血为主，血中带脓，呈暗红色稀果酱样，此时要注意与食入大量咖啡，巧克力后的酱色粪便相鉴别。细菌性痢疾则以黏液及脓为主，脓中带血。

5. 鲜血便：

直肠息肉、结肠癌、肛裂及痔疮等均都可见鲜红色血便。痔疮时常在排便之后有鲜血滴落,而其他疾病多见鲜血附着于粪便的表里。过多地食用西瓜、番茄、红辣椒等红色食品,粪便亦可呈经戈尔巴乔夫,但很易与以上鲜血便鉴别。

6.柏油样黑便:

上消化道出血时,红细胞被胃肠液消化破坏,释放血红蛋白并进一步降解为血红素、卟啉和铁等产物,在肠道细菌的作用下铁与肠内产生的硫化物结合成硫化铁,并刺激小肠分泌过多的黏液。上消化道出血 50～75ml 时,可出现柏油样,但粪便呈褐色或黑色,质软,富有光泽,宛如柏油。如见柏油样便,且持续 2～3 天,说明出血量至少为 500ml。当上消化道持续大出血时,排便次数可增多,而且稀薄,因而血量多,血红素不能完全与硫化物结合,加之血液在肠腔内推进快,粪便可由柏油样转为暗红色。服用药用炭、饿、铁剂等之后也可排黑色便,但无光泽且隐血试验阴性。

7.稀糊状或稀汁样便:

常因肠蠕动亢进或分泌物增多所致见于各种感染或非感染性腹泻,尤其是急性胃肠炎。小儿肠炎时肠蠕动加速,粪便很快通过肠道,以致胆绿素来不及转变为粪便胆素而呈绿色稀糊样便。遇大量黄绿色的稀汁样便并含有膜状物时应考虑到伪膜性肠炎;艾滋病伴有发肠道隐孢子虫感染时也可排出大量稀汁样便。副溶血性弧菌食物中毒可见洗肉水样便,出血性小肠炎可见红豆汤样便。

8.米泔样便:

呈白色淘米水样,内含黏液片块,量大,见于重症霍乱,副霍乱患者。

9.白陶土样便:

由于各种原因引起的胆管梗阻,进入肠内的胆汁减少或缺少如,以致粪便胆素生成相应的减少甚至无粪便胆素产生,使粪便呈灰白色,主要见于阴寒性黄疸。笔钡餐造影术后可因排出使粪便呈黄白色。

10.干结便:

常由于习惯性便秘,粪便在结肠内停留过久,水分过度吸收而排出羊粪便样的硬球或粪便球积成的硬条状粪便。于老年排便无力时多见。

11.细条状便:

排便形状改变,排出细条或扁片状粪便,说明直肠狭窄,常提示有直肠肿物存在。

12.乳凝块:

婴儿粪便中见有黄白色乳凝块,亦可能见蛋花样便,提示脂肪或酪蛋白消化不完全,常见于消化不良,婴儿腹泻。

(三)气味

正常粪便有臭味,主要因细菌作用的产物如吲哚、粪臭素、硫醇、硫化氢等引起的。

肉食者臭味重,素食者臭味轻,粪便恶臭且呈碱性反应时,乃因未消化的蛋白质发生腐败所致患者患慢性肠炎、胰腺疾病、消化道大出血,结肠或直肠癌溃烂时,粪便亦有腐败恶臭味。阿米巴性肠炎粪便呈鱼腥臭味,如脂肪及糖类消化或吸收不良时,由于脂肪酸分解及糖的发酵而使粪便呈酸臭味。

(四)酸碱反应

正常人的粪便为中性、弱酸性或弱碱性。食肉多者呈碱性,高度腐败时为强碱性,食糖类及脂肪多时呈酸性,异常发酵时为强酸性。细菌性痢疾、血吸虫病粪便常呈碱性;阿米巴痢疾粪便常呈酸性。

(五)寄生虫

蛔虫、蛲虫、带绦虫等较大虫体或其片段肉眼即可分辨,钩虫虫体须将粪便冲洗过筛方可看到。服驱虫剂后应查找有无虫体,驱带绦虫后应仔细寻找其头节。

(六)结石

粪便中可见到胆石、胰石、粪石等,最重要且最多见的是胆石。常见于应用排石药物或碎石术之后,较大者肉眼可见到,较小者需用铜筛淘洗粪便后仔细查找才能见到。

【化学检查】

(一)隐血试验

隐血是指消化道出血量很少,肉眼不见血色,而且少量红细胞又被消化分解导致显微镜下也无从发现的出血状况而言。

【方法学评价】

隐血试验(occultblood test,OBT)目前主要采用化学法。如邻联甲苯胺法、还原酚酞法、联苯胺法、氨基比林法、无色孔雀绿法、愈创木酯法等。其实验设计原理基本于血红蛋白中的含铁血红素部分有催化过氧化物分解的作用,能催化试剂中的过氧化氢,分解释放新生态氧,氧化上述色原物质而呈色。呈色的深浅反映了血红蛋白多少,亦即出血量的大小。经上试验方法虽然原理相同,但在实际应用中却由于粪便的成分判别很大,各实验室具体操作细节如粪便取材多少,试剂配方、观察时间等不同,而使结果存在较大差异。多数文献应用稀释度的血红蛋白液对这些方法灵敏度的研究表明,邻苯甲苯胺法、邻甲苯胺法、还原酚酞法最灵敏,可检测出 0.2~1mg/L 的血红蛋白,只要消化道有 1~5ml 的出血就可检出。还原酚酞法由于试剂极不稳定,放置可自发氧化变红而被摒弃。高度灵敏的邻联甲苯胺法常容易出现假阳性结果,中度灵敏的试验包括联苯胺法、无色孔雀绿法,可检出 1~5mg/L 的血红蛋白,消化道有 5~10ml 出血即为阳性。联苯胺法由于有致癌作用而无色孔雀绿法在未加入异喹啉时灵敏度差,需(20mg/L 血红蛋白,)试剂配制和来源均不如拉米洞方法方便。愈创木酯法灵敏度关,需 6~10ml/L 血红蛋白才能检出,此时消化道出血可达 20ml 但假阳性很少,如此法为阳性,基本可确诊消化道出血。目前国内外生产应用四甲基础联苯胺和愈创木酯为显色基质的隐血试带,使隐血试验更为方便,但未要么本解决隐血试验方法的学中的问题。

以上各种隐血试验化学法虽简单易行,但均基于血红蛋白中的血红素可促使双氧水分解释放新生态氧,使色原物质氧化这一原理,方法上缺乏特异准确性。此外化学试剂不稳定,久置后可使反应减弱。外源性动物仪器如含有血红蛋白,肌红蛋白、其血红素的作用均可使试验呈阳性,大量生食蔬菜中含有活性的植物过氧化物酶也可催化双氧水分解,出现假阳性反应,所以除愈创木酯法外均要求素食 3 天,为此有人提出将粪便用水作 1:3 稀释加热煮沸再加冰乙酸和乙醚提取血红蛋白测定可排除干扰。此法虽然可靠,但不适用于常规工作。加外血液如在肠道停留过久,血红蛋白被细菌降解,血红素不复存在,则会出现与病情不符的阴性结果,病人服用大量维生素 C 及其他具有还原作用的药物,以实验中可使过氧化物还原,不能再氧化色原物质,亦可使隐血试验呈假阴性。除上述干扰隐血试验亦可由于检验人员取材部位不同,标本反应时间不同,检验员对显色判断不同,故在不同一方法的试验中,还可产生误差等,致使目前国内外尚无统一公认的推荐的方法,更谈不到实验的标准化。

为解决隐血试验的特异性问题及鉴别消化道出血部位,当前发展的最快的是免疫学方法,如免疫单扩法、酶联免疫吸附试验、免疫斑点法、胶乳免疫化学凝聚法、放射免疫扩散法、反向间接血凝法、胶体金标记夹心免疫检验法等,此类试验所用抗体分为两大类,一种为抗人血红蛋白抗体,加一种抗人红细胞基质抗体。免疫学方法具有很好的灵敏度,一般血红蛋白为 0.2mg/L,0.03mg/g 粪便就可得到阳性结果,且有很高的特异性,各种动物血血红蛋白在 500mg/L 辣根过氧化物酶在 2000mg/L 时不会出现干扰,因而不需控制饮食,据 Herzog 和 Cameron 等研究,正常人 24 小时胃肠道生理性失血量为 0.6ml,若每日在于 2ml,则属于病理性出血。由于免疫学方法的高度敏感性,又由于有正常的生理性失血,如此高的灵敏度,要在某些正常人特别是服用刺激备用肠道药物后可造成假阳性。但免疫学支隐血试验主要检测下消化道的优点,目前被认为是对大肠癌普查最适用的试验,免疫学法隐血试验主要检测下消化道出血,约有 40%～50% 的上消化道出血不能检出。原因是:①血红蛋白或红细胞经过消化酶降解就业性或消化殆尽已不具有原来免疫原性;②过量大出血而致反应体系中抗原过剩出现前带现象;③病人血红蛋白的抗原与单克隆抗体不配,因此有时外观为柏油样便而免疫法检查却呈阴性或弱阳性,此进需将原已稀释的粪便再稀释 50～100 倍重做或用化学法复检。近年来某些实验室还采用卟啉荧光法血红蛋白定量试验,用热草酸试剂使血红素变为卟啉进行荧光检测,这样除可测粪便未降解的血红蛋白外,还可测血红素衍化物卟啉,从而克服了化学法和免疫法受血红蛋白降解影响缺点,可对上、下消化道出血同样敏感,但外源性血红素、卟啉类物质具有干扰性,且方法较复杂,故不易推广使用。此外免疫学的方法也从检测血红蛋白与人红细胞基质扩展到测定粪便中其他随出血而出现的带有良好的抗原性而又不易迅速降的蛋白质、如白蛋白、转铁蛋白等,灵敏度达 2mg/L。

【临床意义】

粪便隐血检查对消化道出血的诊断有重要价值。消化性溃疡、药物致胃粘膜损伤(如服用吲哚美辛、糖皮质激素等)、肠结核、克罗恩病、溃疡性结肠炎、结肠息肉、钩虫病及胃癌、结肠癌等消化肿瘤时,粪便隐血试验均常为阳性,故须结合临床其他资料进行鉴别诊断在消化性溃疡时,阳性率为 40%～70%,呈间断性阳性。消化性溃疡治疗后当粪便外观正常时,隐血试验阳性仍可持续 5～7 天,此后如出血完全停止,隐血试验即可转阴。消化道癌症时,阳性率可达 95%。呈持续性阳性,故粪便隐血试验常作为消化道恶性肿瘤诊断的一个筛选指标。尤其对中老年人早期发现消化道恶性肿瘤有重要价值。此外在流行性出血热患者的粪便中隐血试验也有 84% 的阳性率,可作为该病的重要的佐证。

(二)粪胆色素检查

正常粪便中无胆红素而有粪胆原及粪胆素。粪胆色素检查包括胆红素、粪胆原、粪便胆素检查。

1.粪胆红素检查

婴儿因正常肠道菌群尚未建立或成人因腹泻使肠蠕动加速,使胆红素来不及被肠道菌还原子核时,粪便可呈金黄色或深黄色,胆红素定性试验为阳性,如部分被氧化成胆绿素由粪便呈典绿包。为快速检测粪便中的胆红素可用 Harrison 法,如呈绿蓝色为阳性。

2.粪胆原定性或定量:

粪便中的粪胆原在溶血性黄疸时,由于大量胆红素排入肠道被细菌还原而明显增加;梗阻性黄疸时由于排向肠道的胆汁减少而粪便胆原明显减少;肝细胞性黄疸时粪胆原则可增加也可减少,视肝内梗阻情况而定。粪便胆原定性或定量对于黄疸类型的鉴别具有一定价值。无论定性或定量均采用 Ehrlich 方法,随后生成红色化合物,呈深浅与粪胆原量成政权比,正常人每 100 克粪便中胆原量为 75~350mg。低于或高于参考值可助诊为梗阻性或溶血性黄疸。

3. 粪胆素检查:

粪便胆素是由粪便胆原在肠道中停留被进一步氧化而成,粪便由于粪胆素的存在而呈棕黄色,当因胆管结石、肿瘤而致完全阻塞时,粪便中因无胆色素而呈白陶土色。可用 Schmidt 氧化汞试剂联合检测胆红素及粪便胆素,如粪便悬液呈砖红色表示粪胆素阳性,如显绿色则表示有胆红素被氧化为胆绿素,如不变色,表示无胆汁入肠道。

(三)消化吸收功能试验

消化吸收功能试验是一组用以检查消化道功能状态的试验。近年来由于采用了各种放射性核素技术机而取得了很大进展,这组试验包括脂肪消化吸收试验,蛋白质消化吸收试验和糖类消化吸收试验等,但操作技术复杂,不便常规使用。因此更在强调在粪便一般镜检中观察脂肪小滴、肌肉纤维,以此作为胰腺功能不全的一种筛选指标。

此外还可做脂肪定量测定,即在普通膳食情况下,每 24 小时粪便中的总脂肪酸约显 2~5 克(以测定的总脂肪酸计量)或为干粪便的 7.3%~27.6%,粪便脂质主要来源是食物,小部分系来源于胃肠道分泌,细胞脱落和细菌的代谢的产物。在病情况下,由于脂肪的消化或吸收能力减退,粪便中的总脂量可以大为增加,若 24 小时粪便中总脂量超过 6 克时,称为脂肪泻。慢性胰腺炎,胰腺癌,胰腺纤维囊性变等胰腺疾病,梗阻性黄疸,胆汁分泌不足的肝胆疾病,小肠病变如乳糜 Whipple 病,蛋白丧失性肠病时均可引起脂肪泻。

脂肪定量可协助诊断以上疾病。常用的方法有称量法和滴定法。称量法是将粪便标本经盐酸处理后,使结合脂肪酸变为游离的脂肪酸,再用乙醚萃取中性脂及游离脂肪酸,经蒸发除去乙醚后在分析天平上精确称其重量。滴定法也称 Vande kamer 法,其原量是将粪便中脂肪与氢氧化钾溶液一起煮沸皂化,冷却后加入过量的盐酸使脂皂变为脂酸,再以石英钟油醚提取脂酸,取一份提取液蒸干,其残渣以中性乙醇溶解,以氢氧化钠滴定,计算总脂肪酸含量。

利用脂肪定量也可计算脂肪吸收率,以估计消化吸收功能。具体做法是在测定前 2~3 天给予脂肪含量为 100 克的标准膳食,自测定日起,仍继续给予标准膳食连续 3 天,每日收集 24 小晨粪便做总脂测定。

脂肪吸收率(%)=膳食总脂量-粪便总脂量/膳食总脂量×100%

正常人每天摄入脂肪 100 克,其吸收率在 95% 以上,脂肪泻量明显减低。

目前检测有无胰蛋白缺乏的试验有 X 线胶消化法。由于该法准确度和精密性都很差,而很少应用。

【显微镜检查】

粪便直接涂片显微镜检查是临床常规检验项目。可以从中发现病理成分,如各种细胞、寄生虫卵、真菌、细菌、原虫等,并可通过观察各种食物残渣以了解消化吸收功能。为此,必须熟悉这些成分的形态。

一般采用生理盐水涂片法,以竹签取含黏液脓血的部分,若为成形便则常自粪便表面深处及粪便端多处取材,混悬于载有一滴生理盐水的载玻片上,涂成薄片,厚度以能透视纸上字迹为度,加盖玻片,先用低倍镜观察全片有无虫卵、原虫孢囊、寄生虫幼虫及血细胞等,再用高倍镜详细检查病理成分的形态及结构。

(一)细胞

1.白细胞

正常粪便中不见或偶见,多在带黏液的标本中见到,主要是中性分叶核粒细胞。肠炎进一般少于 15 个/HPF,分散存在。具体数量多少与炎症轻重及部位有关。小肠炎症时白细胞数量不多,均匀混于粪便内,且因细胞部分被消化而不易辨认。结肠炎症如细菌性痢疾时,可见在量白细胞或成堆出现的脓细胞,亦可见到吞有异物的吞噬细胞。在肠易激综合征、肠道寄生虫病(尤其是钩虫病及阿米巴痢疾)时,粪便涂片法还可见较多的嗜酸性粒细胞,可伴有夏拉莱登结晶。

2.红细胞

正常粪便中无红细胞。肠道下段炎症或出血量可出现,如果痢疾、溃疡性结肠炎、结肠癌、直肠息肉、急性吸虫病等。粪便中新鲜红细胞为草黄色、稍有折光性的圆盘状。细菌性痢疾红细胞少于白细胞,多分散存在且形态正常;阿米巴痢疾者红细胞多于白细胞,多成堆存在并有残碎现象。

3.巨噬细胞(大吞噬细胞)

为一种吞噬较大异物的单核细胞,在细菌性痢疾和直肠炎症时均可见到。其胞体较中性粒细胞为大,或为其 3 倍或更大,呈圆形、卵圆形或不规则形,胞核 1—2 个岩石小不等,常偏于一侧。无伪足伸出者,内外质只界限不清。常含有吞噬的颗粒及细胞碎屑,有量可见含有红细胞、白细胞、细菌等,此类细胞多有不同程度的退化的变性现象。若其胞质有缓慢伸缩时,应特别注意与溶组织内阿米巴滋养体区别。

4.肠黏膜上皮细胞

整个小肠,大肠黏膜的上皮细胞均为柱状上皮,只有直肠齿状线处由复层立方上皮未角化的复层鳞状上皮所被覆。正常情况下,少量脱落的柱状上皮多已破坏,故正常粪便中见不到。结肠炎症时上皮细胞增多,呈卵圆形或短柱形状,两端钝圆,细胞较厚,结构模糊,夹杂于白细胞之间,伪膜性肠炎的肠黏膜小块中可见到成片存在的上皮细胞,其黏液脓状分泌物中亦可大量存在。

5.肿瘤细胞

取乙状结肠癌、直肠癌病人的血性粪便及时涂片染色,可能见到成堆的具异形性的癌细胞。

在进行细胞镜检时,至少要观察 10 个高倍镜视野,然后就所见对各类细胞的多少给予描述,报告方式见表4—3—5。

表4-3-5 粪便涂片镜检时细胞成分的报告方式

| 10个高倍视野(HPF)中某种细胞所见情况 | 报告方式(某种细胞数/HPF) |
|---|---|
| 10个高倍视野中只看到1个 | 偶见 |
| 10个高倍视野中有时不见,最多在一个视野见到2-3个 | 0-3 |
| 10个高倍视野中每视野最少见5个,多则10个 | 5-10 |
| 10个高倍视野中每视野都在10个以上 | 多数 |
| 10个高倍视野中细胞均匀分布满视野,难以计数 | 满视野 |

(二)食物残渣

正常粪便中的食物残渣均系已充分消化后的无定形细小颗粒,可偶见淀粉颗粒和脂肪小滴等未经充分消化的食物残渣,常见于有以下几种:

1.淀粉颗粒一般为具有同心性纹或不规则放射线纹的大小不等的圆形、椭圆形或棱角状颗粒,无色,具有一定折光性。滴加碘液后呈黑蓝色,若部分水解为糊精者则呈棕红色,腹泻者的粪便中常易见到,在慢性胰腺炎、胰腺功能不全、碳化合物消化不良时可在粪便中大量出现,并常伴有较多的脂肪小滴和肌肉纤维。

2.脂肪粪便中的脂肪有中性脂肪、游离脂肪酸和结合脂肪酸三种形式,中性脂肪亦即脂肪小滴,呈大小不一圆形折光强的小球状。用苏丹Ⅲ染色后呈朱红色或橘色。大量存在时,提示胰腺功能不全,因缺乏脂肪酶而使脂肪水解不全所致见于急、慢性胰腺炎,胰头癌,吸收不良综合征,小儿腹泻等。游离脂肪酸为片状、针束状结晶,加热溶化,片状者苏丹Ⅲ染为橘黄色,而针状者染色,其增多表示脂肪吸收障碍,可见于阻塞性黄疸,肠道中缺乏胆汁时,结合脂肪酸是脂肪酸与钙、镁等结合形成不溶性物质,呈黄色不规则块状或片状,加热不溶解,不被苏丹Ⅲ染色。

正常人食物中的脂肪经胰脂肪酶消化分解后大多被吸收,粪便中很少见到。如镜检脂肪小洋>6个/高倍视野,视为脂肪排泄拉多,如大量出现称为脂肪泻常见于腹泻病人,此外食物中脂肪过多,胆汁分泌失调,胰腺功能障碍也可见到,尤其在慢性胰排出有特征性的粪便:量多,呈泡沫状,灰色,有恶臭,镜检有较多的脂肪小滴。

3.肌纤维日常食用的肉类主要是动物的横纹肌,经蛋白酶消化分解后多消失。大量肉食后可见到少量肌纤维,但在一张盖片范围内(18mm×18mm)不应超过10个,为淡黄色条状,片状,带纤维的横纹,加如加入伊红可染色红色。在肠蠕动亢进、腹泻或蛋白质消化不良时可增多,当胰腺外分泌功能减退时,不但肌肉纤维增多,且其纵横纹均易见,甚至可见到细胞核,这是胰腺功能严重不全的佐证。

4.胶原纤维和弹性纤维为无色或微黄色束状边缘不清晰的线条状物,正常粪便中很少见到。有胃部疾患而缺乏胃蛋白酶时可较多出现。加入30%醋酸后,胶原纤维膨胀呈胶状而弹性纤维的丝状形态更为清晰。

5.植物细胞及植物纤维正常粪便中仅可见少量的形态多样化。植物细胞可呈圆形、长圆形、多角形、花边形等,无色或淡黄色、双层细胞壁,细胞内有多数叶绿体,须注意与虫卵鉴别。植物纤维为螺旋形或网格状结构。植物毛为细长、有强折光、一端呈尖形的管状物,中心有贯通两端的管腔。肠蠕动亢进、腹泻时此类成分增多,严重者肉眼即可观察到粪便中的若干植物纤维成分。

（三）结晶

在正常粪便，人，可见到少量磷酸盐、牙齿酸钙、碳酸钙结晶，均无病理意义。夏科－莱登结晶为无色透明的菱形结晶。两端尖长，大小不等，折光性强，常在阿米巴痢疾，钩虫病及过敏性肠炎粪便中出现，同时可见到嗜酸性粒细胞。血晶为棕黄色斜方形结晶，见于胃肠道出血后的粪便内，不溶于氢氧化钾溶液，遇硝酸呈蓝色。

（四）细菌

1. 正常菌群与菌群失调粪便中细菌极多，占干重1/3，多属正常菌群。在健康婴儿粪便中主要有双歧杆菌、拟杆菌、肠杆菌、肠球菌，少量芽孢菌（如梭状菌属）、葡萄球菌等。面人粪便中以大肠埃希菌，厌氧菌和肠球菌为主要菌群，约占80％；产生杆菌、变形杆菌、铜绿假单胞菌等多为过路菌，不超过10％。此外尚可有少量芽孢菌和酵母菌。正常人粪便中菌量和菌谱处于相对稳定状态，保持着细菌与宿主间的生态平衡。若正常菌群突然消化或比例失调，临床上称为肠道菌群调症。其确证方法需通过培养及有关细菌学鉴定。但亦可作粪便涂片，行革兰氏染色后油浸镜观察以初步判断。正常粪便中球菌和杆菌的比例大致为1:10。长期使用广谱抗生素，免疫抑制剂及慢性消耗性疾病患者，粪便中球/杆菌经值变大。若比值显著增大，革兰氏阴性杆菌严重减少，甚至消失，而葡萄球菌或真菌等明显增多，常提示有肠道菌群紊乱或发生二重感染，此种类型菌群失调症称伪膜性肠炎，此时粪便多呈稀汁样，量很大，涂片革兰氏染色常见培养证明为金黄色溶血性葡萄球菌，其次为假丝酵母菌。由厌氧性难辨芽孢所引起的伪膜性肠炎近年来日渐增多，应予以重视。

2. 霍乱弧菌初筛霍乱弧菌肠毒素具有极强的致病力。作用于小肠黏膜引起的液大量分泌导致严重水电解质平衡紊乱而死亡。用粪便悬滴检查和涂片染色有助于初筛此菌。取米泔样粪便生理盐水悬滴检查可见呈鱼群穿梭样运动活泼的弧菌，改用霍乱弧菌抗血清悬滴检查，即做制动试验时呈阳性反应弧菌不再运动。粪便黏液部分涂片革兰氏染色及稀释苯酚复红染色后，油浸镜观察若见到革兰氏阴性红色鱼群样排列，呈现逗点状或香蕉样形态的弧菌，则需及时报告和进行培养与鉴定。

（五）肠道真菌

1. 普通酵母菌是一种环境中常见的真菌，可随环境污染而进入肠道，也可见于服用酵素养片后，胞体小，常呈椭圆形，两端略尖，微有折光性，不见其核，可见侧芽，常见于夏季已发酵的粪便中。其形态有时与微小内蜓阿米巴包囊或红细胞相混合但加入稀醋酯后不消失，而红细胞则被溶解。在菌群失调症患者，尚需与白色假丝酵素养相区别，后者须见到假菌丝与厚膜孢子方可诊断否则只能报告酵素养样菌。

2. 人体酵母菌为一种寄生于人体中的真菌，亦称人体酿母菌。呈圆形或卵圆形，直径5～15$\mu$m，大小不一。内含一个大而透明的圆形体，称为液泡。此菌细稚期液泡很小，分散于胞质之中，成熟时液泡聚合成一个大球体，占细胞的大部分。在液泡周围的狭小的胞质带，内有数颗反光性强的小点。此菌有时易与原虫包囊，特别有人芽囊原虫和白细胞相混淆，可用蒸馏水代替生理盐水进行涂片，此时人体酵母菌迅速破坏消失而原虫包囊及白细胞则不被破坏。亦可用碘染色，液泡部分不着色，胞质内可见1～2核，此菌一般无临床意义。大量出现时可致轻微腹泻。

3. 假丝酵母菌：过去也译作念珠菌（candida）。正常粪便中极少见，如见到首先应排除由容器污染或粪便在室温放置过久引起的污染，病理粪便中出现的假丝酵母菌以白色假丝母菌最为多见，常见于长期使用广谱抗生素、激素、免疫抑制剂和放、化疗之后。粪便中可见卵圆形，薄壁、折光性强，可生芽的酵母样菌，革兰氏染色阳性，可见分支状假菌丝和厚壁孢子。

（六）寄生虫卵

从粪便中检查寄生虫卵，是诊断肠道寄生虫感染的最常用的化验指标。粪便中常，见的寄生虫的卵有蛔虫卵、钩虫卵、鞭虫卵、蛲虫卵、华枝睾吸虫卵、血吸虫卵、姜片虫卵、带绦虫卵等。详见《寄生虫学和寄生虫学检验》。寄生虫卵的检验一般用生理盐水涂片法，除华支睾虫需用高倍镜辨认外，其他均可经低倍镜检出。在识别寄生虫卵时应注意虫卵大小、色泽、形态、卵壳的厚薄、内部结构特点，认真观察予以鉴别，观察10个低倍视野，以低倍镜所见虫卵的最低数和最高数报告。为了提高寄生虫卵的检出阳性率，还可采用离心沉淀法，静置沉淀集卵法，通过去除粪渣，洗涤沉淀后涂片镜检，此种集卵法适用于检出各种虫卵，也可采用饱和盐水浮聚法，此法适用于检查钩虫卵、蛔虫卵及鞭虫卵。

（七）肠寄生原虫

肠寄生原虫包括阿米原虫、隐孢子虫、酚毛虫、纤维毛虫和人芽囊原虫。它们的形态学检查和鉴别要点详见《寄生虫学和寄生虫学检验》。

1.肠道阿米巴：

包括溶组织内阿米巴、脆弱双核阿米巴和结肠内阿米巴等。检查阿米巴时可直接用生理盐水涂片查滋养体，用碘染色法查包囊。溶组织内阿阿性痢疾病人粪便中可见大滋养体；带虫者和慢性间歇型阿米巴痢疾粪便中常见小滋养体、包囊前期及包囊，应注意与结肠内阿米巴鉴别。脆弱双核米巴通常寄生在人体结肠黏膜腺窝里，只有滋养体，尚未发现包囊，具有一定的致病力，可引起腹泻，易与白细胞混淆，应注意鉴别。结肠内阿米巴寄生在大肠腔骨，为无致病性共生阿米巴，对人感染较低溶组织阿米巴普通，无论滋养或包囊均需与后者区分。

2.隐孢子虫（Cryptosporidium）

属肠道完全寄生性原虫。主要寄生于小肠上马细胞的微绒毛中。目前至少存在着大型种和小型种两种不同形态辨种别，在人体和多种动物体内寄生的均属小型种，即微小隐孢子虫。自1982年获得性免疫缺陷综合征的重要手病原，已列为艾滋病重要检测项目之一。人体感染隐孢子虫后其临床表现因机体免疫状况而异在免疫功能健全的人主要为胃肠炎症状，呕吐、腹痛、腹泻、病程1～2周可自愈；在免疫功能缺陷或AIDs病人则有发热、嗳气、呕吐，持续性腹泻，排稀汁样大便，每日多达70多次，排水量每日达12～17升，导致严重脱水，电解质紊乱和营养不良而死亡。隐孢子虫病的诊断主要靠从粪便中查出该虫卵囊。由于卵囊直径仅为$4.5\sim5.5\mu m$，且透明反光，不易识别，需用比密1.20蔗糖水浓集法加经集中后于600倍放大条件下始可看到，换用1000～1500倍放大，易于看到内部结构（有4个弯曲密迭的子孢子及一个圆形的球状残体。）吉姆萨染色卵囊呈淡蓝色，伴有红色颗粒状内含物。用相差显微镜观察时效果更佳。

3.鞭毛虫和纤毛虫：

人体常见的鞭毛虫及纤毛虫有蓝氏贾第鞭毛虫、迈唇鞭毛虫、人肠毛滴虫、肠内滴虫、中华内滴虫和结肠小袋纤毛虫等。蓝氏贾第鞭毛虫寄生在小肠内（主要在十二指肠），可引起的慢性腹泻。如寄生在胆囊，可致胆囊炎。结肠小袋纤毛虫寄生于结肠内，多呈无症状带虫状态。当滋养体浸入肠壁可引起阿米巴样痢疾。人肠毛滴虫一般认为具致病性,迈氏唇鞭毛虫及中华肠内滴虫较少见,一般不致病,除人肠毛滴虫仅见到滋养外,其他董事会毛虫、纤毛虫都可见到滋养体与包囊。要粪便直接涂片观察时要注意它们的活动情况,并以鞭毛、波动膜、细胞核等作为鉴别的依据,必在时可在涂片尚未完全干燥时用瑞特染色或碘液、铁苏木精染色进形态学鉴别。

4. 人芽囊原虫(Blastocystishominis)

于1912年由Brumpt首先命名,其后分类位置一直很乱。1967年以前曾被误认为酵母菌、董事会毛虫的包囊等。目前认为人芽囊原虫是寄生在高等灵长类动物和人体消化道内的原虫。可引起腹泻。其形态多样,有空泡型、颗粒型、阿米巴型和复分裂型虫体,只有阿米巴型为致病性虫体。

(冯鑫涛)

# 第三节　痰液和支气管肺泡灌洗液检查

【痰液检查】

痰(sputum)是气管、支气管和肺泡分泌物的混合物。健康人痰量很少,当不呼吸道黏膜和肺泡刺激时痰量增加。在病理状态下,人仅痰量增多,其性质也发生变化。

痰液检查的目的为:

①助诊某些呼吸系统疾病,如支气管哮喘、支气管扩张等;

②确诊某些呼吸系统疾病,如肺结核、肺癌、肺吸虫病等;

③观察疗效和预后判断等。

一、标本采集

留取痰标本的方法有自然咳痰,气管穿刺吸取、经支气管镜抽取等。采二者操作复杂且有一定的痛苦,故仍发自然咳痰为主要留取方法;但痰液要求新鲜,尤其以做细胞学检查者更为重要。留痰时患者先用清水漱口数次,然后用力咳出气管深处痰,留于玻璃、塑料小杯内或涂蜡的纸盒中。对于无痰或少痰患者可用经45摄氏度加温100g/L氯化钠水溶液雾化吸入,促使痰液易于咯出;对小儿可轻压脑骨柄上方,诱导咳痰。患者可于清理口腔后用负压吸引法吸取痰液。痰标本必须立即送检,以免细胞与细菌自溶破坏。但PCR可出现假阳性结果,对其临床应用价值目前仍处于研究和观察之中。测24小时痰量或观察分层情况时应将痰咳于无色广口瓶中,并加苯酚少许以防腐。

采集标本时严防痰液污染容器外壁,用过的标本需灭菌后再行处理。

二、一般性状检查

1. 量

排痰量以毫升/24小时计,健康人一般无痰,患者的排痰量依病种和病情而异患者急性呼吸系统感染者较慢性炎症时痰少;细菌性炎症较病毒感染痰多;慢性支气管炎、支气管扩张、空洞型肺结核和肺水肿患者痰量可显著增多,甚至超过100毫升/24小时。

2. 颜色及性状:

正常人偶有少量的白色或灰色黏液痰。病情况下可见:

(1)黄色脓性痰:

其主要成分为脓细胞、提示呼吸道有化脓性感染,见于化脓性支气管炎、金黄色葡萄球菌肺炎、支气管扩张、肺脓肿等。肺脓肿时可呈浆液脓性痰,放置后可分为四层:是层为泡沫和黏液,中层为浆液,下层为脓细胞,底层为暗色组织碎片等。患者患铜绿假单胞菌感染者可有绿色脓痰。

(2)红色或棕红色痰:

系因呼吸道有出血,痰中含血液成分所致可见于肺癌、肺结核、支气管扩张等疾病。

(3)铁锈色痰:

乃因痰中所含有血红蛋白变性所致可见于大叶肺炎、肺梗死等。

(4)粉红色浆液泡沫痰:

是由于肺淤血,局部毛细血管通透性增加所致见于左心功能不全肺水肿患者。

(5)烂桃样痰:

见于肺吸虫病引起肺组织坏死分解时。

(6)棕褐色痰:

见于阿米巴性肺脓肿、慢性充血性心脏病、肺淤血时。

(7)大量吸入煤炭粉法或长期吸烟者可见灰黑色痰。

3. 气味:

正常人新咳出的少量的痰液无气味。血性痰可带血腥气味。肺脓肿、支气管扩张合并感染患者的痰液常有恶臭。晚期肺癌患者的痰液可有特殊臭味。膈下脓肿与肺沟通时患者的痰液可有粪臭味。

4. 其他

(1)支气管管型(bronchial cast):

是纤维蛋白、黏液和白细胞等在支气管内凝集聚而成的树枝状物,呈灰白色或棕红色含血红蛋白。其直径与形成部位的支气管内径相关,一般较短,亦有长达 15 厘米的。在刚咳出的痰液中常卷曲成团,放入生理盐水中后即可展开,呈现典型的树枝状。见于纤维蛋白性支气管炎、肺炎链球菌性肺炎和累及支气管的白喉患者。

(2)干酪样小块(cheesy masses)

是肺组织坏死的崩解产生,形似干酪或豆腐渣,多见于肺结核患者痰中。取干酪样小块用作涂片检查结核分枝杆菌时阳性率较高。

(3)硫碘样颗粒(sulful—like geanule)

是放线菌的菌丝团,呈淡黄色或灰白色,形似硫黄粗枝大叶粒,约粟粒大小,其压片镜检可见密集的菌丝呈放状排列,状若菊花。革兰氏染色阳性,进一步培养鉴定。

(4)肺石(lung calculus)

为淡黄色或白煞费苦心的碳酯钙或磷酸钙结石小块。表面不规则。呈丘状突起。可能为肺结核干酪样物质的钙化产生,亦可由侵入肺内的异物钙化而成。

(5)库施曼螺旋体(Curschmann spiral)

为淡黄色或灰白色富有弹性的丝状物,常卷曲成团。展开后呈螺旋状。在低倍显微镜下所见为一扭成绳状的黏液丝,中央贯穿一无色发亮的致密纤维,周围绕发柔软的丝状物,该螺旋状物系小支气管分泌的黏液,因呼吸困难,肺内二氧化碳张力增高而凝固,受到喘息气流的间歇吹动旋转滚动而成。见于支气管哮喘和某些慢性支气管炎患者的痰中。

(6)寄生虫:

有时于痰内可检出寄生虫,如卫氏并殖吸虫、蛔蚴和钩蚴等,须用显微镜进一步确认。

三、显微镜检查

1. 非染色标本

(1)红细胞:

正常人的痰涂片中查不到红细胞。脓性普中可见少量红细胞。红细胞破坏或不典型时可用隐血试验证祥。血性痰中可见大量红细胞。

(2)白细胞:

正常人的痰涂片中可查到少量白细胞中性粒细胞。呼吸系有细菌感染时痰中白细胞显著增加,常成堆存在,多为脓细胞,于支气管哮喘、过敏性支气管炎、肺吸虫病、热带嗜酸粒细胞增多症患者痰中嗜酸粒细胞增多。

(3)上皮细胞:

痰中常见的上皮细胞有:

①鳞状上皮细胞:是口腔、咽喉部脱落的上皮细胞,咳嗽痰时混入痰中。多为复层鳞状上皮脱落的表层细胞。在急性喉炎和咽炎时可有大量鳞状上皮细胞混入痰液;

②柱状上皮细胞来自气管和支气管,包括纤毛柱状上皮和粘液柱门面上皮。正常人痰中极少见,在气管和支气管黏膜发炎或癌变时脱落较多;

③肺泡壁上皮细胞由单层上皮构成,含Ⅰ型肺泡细胞和Ⅱ型肺泡细胞。前者在光镜下不易与鳞状上皮细胞区别;后者呈圆形或立方形,二者需用染色涂片区别。政党人痰中一般查不到肺泡上皮细胞,当肺组织遭到严重破坏时可出现。

(4)肺泡巨噬细胞(pulmonary alveolar macrophage)

存在于肺泡隔中,又称隔细胞,是一种较大的圆形或卵圆形细胞,较红细胞大 $3\sim6$ 倍,含 $1\sim2$ 个圆形细胞核,可通过肺泡壁进入肺泡腔,吞噬烟法颗粒和其他异物,形成尘细胞或含碳酸细胞等,随痰液排出体外。最常见于炭末沉着症患者痰中。若肺泡巨噬细胞吞噬了红细胞,可将其破坏使血红蛋白降解,分解出血红素,再转变为含铁血黄素,则称这为含铁血黄素细胞,又称心功能不全细胞,可用普鲁士蓝反应鉴别。含铁血黄素细胞见于肺淤血。肺梗死和肺出血患者的痰中,尤其多见于慢性肺出血如特发性肺含铁血黄素沉着症患者。

(5)癌细胞:

若在非染色痰涂片中见到形态异常,难以识别的细胞,应进行染色鉴别,并注意寻找癌细胞。

(6)弹性纤维(elastic fiber)

为粗细无孔不入、细长、弯曲、折光性强、轮廓清晰的丝条状物,无色或呈微黄色,由小支气管壁、肺泡壁或血利害等坏死组织脱落所形成,见于肺脓肿、肺癌等患者痰中。

(7)夏科—莱登结晶(Charcot—Leyden crystal)

是两端锐利的无色菱形结晶,折光性强,大小不一。。常与嗜酸性粒细胞及库施曼螺旋体共存,在嗜酸性粒细胞堆中易找见。新咳出的痰中往往查不到,稍放置后可大量出现,可能是由嗜酸性粒细胞崩解而来。见于支气管哮喘和肺吸虫病患者痰中。

(8)脂肪滴和髓磷脂小体:

二者形态相似,呈油滴状,但较大的髓磷化小全常含有同心性或不规则的螺旋条纹。偶见于健康人清晨痰中,于慢性支气管炎患者痰中易见。

(9)寄生虫和虫卵:

①阿米巴:于阿米巴性肺脓肿或与肺贯通的阿米巴且脓肿患者痰中,可查到溶组织阿米巴滋养体;

②卡氏肺孢子虫:见于肺孢子虫病患者痰中,但阳性率不高;

③细粒棘球蚴和多房棘球蚴:当肺内寄生虫棘球蚴囊破裂时,患者痰中可检出原头蚴和囊壁碎片;

④卫氏并殖吸虫卵:肺吸虫病患者痰,尤其是有脓血性痰时,多能查到该虫虫卵。也可用富集法查虫卵。

2.染色标本:

痰涂片染色后能更清楚地显示细胞结构,有利识别和分类,临床应用价值较大。可用 HE 或巴氏染色检查癌细胞,瑞特染色检查白细胞,革兰氏染色或抗酸染色检查细菌等。

四、免疫学检查

痰中的 SIGA 为呼吸道上皮组织所分泌,具有防御病原微生物侵袭的作用。正常体痰液中 SIGA 为$(2.03\pm0.21)$mg/L,SIGA 减少时,黏膜抵抗力下降,易患呼吸道感染;经有效治疗后,免疫功能改善,痰中 SIGA 可回升。支气管哮喘和过敏性肺炎患者,痰中 SIGE 可增多。

五、微生物学检查

痰中的微生物种类较多,在部分的是咳痰量混入的上呼吸道正常菌群。当支气管与肺部有感染时,可于痰中出现相应大的病原菌,如金黄色葡萄球菌、肺炎链球菌、肺炎克雷伯菌、结核分杆菌等。可取痰作涂片染色检查,最常用的是革兰氏当。还可进行培养,当有致病生长时需作药物敏感试验,对选择敏感的抗菌药物有帮助。

当怀疑结核感染时可采用:

①抗酸染色;

②金胺 O 染色;金胺 O 为荧光染料,可使结核分枝杆菌着色,较经典的抗酸染色阳性率高;

③结核分枝杆菌富集试验,是采用沉淀或漂浮法,使痰中结核分枝杆菌富集后粉笔片染色检查,阳性率较直接涂片法高。

如怀疑为支原体肺炎时,可于痰片进行直接或间接荧光抗体染色检查,有助于早期诊断。

【支气管肺泡灌洗液检查】

痰液检查虽可对呼吸道疾病的诊断提供帮助,但不够灵敏与特异且对疾病定位帮助不大。支气管肺泡灌洗术(bronchoalceolar lavage,BAL)中在纤维支气管镜基础上发展起来的一项新技术。BAL 是应用纤维支气管镜进行支气管肺泡灌洗,采取肺泡表面衬液进行炎症与免疫细胞及可溶性物质检查的方法。与支气管冲洗少量液体注入支气管信灌注大量的液体进行支气管肺泡灌洗不同,利用支气管肺泡灌洗液进行细胞学、微生物学、寄生虫学和免疫学等方面的各项检验,对一些下呼吸道疾病和诊断、病情观察和预后判断开辟了一条新途径。

支气管肺泡灌洗术分全肺灌洗和肺段亚肺段灌洗。前者多用于治疗,后者多用于采集检验标本。

一、标本采集和处理

通常于局部麻醉后将纤维支气管镜插入右肺中叶或左肺舌段的支气管,将其顶端支气管分支开口,经气管活检孔缓缓少于 37 摄氏度灭菌生理盐水,每次 30～50 毫升,总量 100～250 毫升,不应超过 300 毫升。每次注液后以－13.3～－19.95kpa 负压吸出,要防止负压过大,过猛。分别收集于用硅油处理进的容器中,容器周围宜用冰块包围,并及时送检。记录回收液量,至少应回收 30%～40% 以上,BALF 方能进行分析。分别注入的液体每次回收后混合一起进行试验。第一份回收的标本往往混入支气管内成分,为防止其干扰,也可将第一份标本与其他标本分开检查。首先用单层纱布过滤以除去黏液,将滤液离心后分离上清液供生化检查和免疫学测定,沉淀物供细胞检查。

微生物学检查的标本须严格遵守无菌操作;合适的 BALF 应要求:①达到规定的回收比例;②不混有血液,红细胞数小于 10%;③不应混有多量的上皮细胞(一般小于 3%)。

二、细胞学检查

1. 有核细胞计数和分类计数:

计数除上皮细胞及红细胞以外的所有细胞,经每毫升回收液的细胞总数表示。细胞分类可用沉淀物制定涂片或用细胞离心器进行,正常非吸烟者 BALF 细胞数,正常人的 BALF 含有核细胞为 $(5～10) \times 10^6 /L$。

2. 淋巴细胞亚群分析:

BALF 中淋巴细胞增多,可用单克隆抗体进行淋巴细胞亚群分析。例如 $CD_3$、$CD_4$、$CD_8$、HLA－DR 等以有助于发病机制的研究。正常人非吸烟者 BALF 中淋巴细胞表面抗原表型见表 4－3－6。

3. 癌细胞:

支气管肺癌患者的 BALF 沉淀物检出癌细胞,有助于肺癌诊断。

三、可溶性物质检查

BALF 离心液的上清液中含有复杂的可溶性成分,例如各种蛋质、酶类、脂类等。这些成分的来源有:①被动漏出者(如白蛋白、血清类粘蛋白);②主动转运者;③局部产生分泌成分。这些物质反映肺泡表面衬液成分,其测定对了解某些肺部疾病的病变特征,研究发病机制提供重要手段。

表 4－3－6　BALF 检测的可溶性物质

| 溶质 | 浓度近似值 | 溶质 | 浓度近似值 |
|---|---|---|---|
| 总蛋白 | $70\mu g/ml$ | 纤维连接蛋白 | $30-150ng/ml$ |
| 白蛋白 | $70\mu g/ml$ | 白细胞弹性蛋白酶 | ＋ |
| 免疫球蛋白 |  | 胶原酶 | ＋ |
| IGG | $2.5～10\mu g/ml$ | 血管紧张素转换酶 | ＋ |
| IGA | $2.5～6\mu g/ml$ | 极性脂质 | $78\mu g/ml$ |
| IGM | $100ng/ml$ | 非极性脂质 | $45\mu g/ml$ |
| IGE | $0.06～0.3\mu g/ml$ | 前列腺素 E | $200～2000pg/ml$ |
| $\alpha_1$－抗胰 α 蛋白酶 | $1～2\mu g/ml$ | 血栓素 B | $25～85pg/ml$ |
| $\alpha_2$－巨球蛋白 | $0.04\mu g/ml$ |  |  |
| 癌胚抗原 | $0.8ng/ml$ |  |  |
| 转铁蛋白 | $4\mu g/ml$ |  |  |

四、微生物学检查

1.涂片 BALF 不像痰液那样易受上呼吸道杂菌的污染,也不含气管和左右大支气利害的分泌物,含非病原性细菌很少,故其涂片检菌的意义较大。取 BALF 沉淀物进行本兰氏染色与抗酸染色检查,对结核分枝杆菌的检查有较大意义。

2.培养:严格无菌操作采 BALF 进行增菌培养或取其沉淀物直接分离培养,是检查支气管和肺部感染的重要方法,不仅适用于对细菌和真菌等检查,也适用于对支原体的培养和病毒分离,当培养的细菌为 $10^5$ CGU/ml 时被认为有诊断意义。但标本采集方法复杂。

五、寄生虫学检查

1.卡氏肺孢子虫:

人类一般受感染后多无明显症状。但若患者的免疫功能低下,特别是 AIDS 患者和大量使用免疫抑制剂的患者易受感染,并可引起严重的间质性肺炎。于患者痰中不易查到寄生虫,而 BALF 沉淀物检出的阳性率较高。

2.卫氏并殖吸虫卵:

轻型肺吸虫病患者痰中可能查不到虫卵,而可从 BALF 沉淀物中查到。

除以上各项检查外,还可检查 BALf 中有无其他异特。若在 BALf 沉淀物中查到石棉小体,有助石棉肺的诊断。

六、临床应用

由于 BAl 能获取肺泡表面衬液,因此对其内容物的检查有助于肺部疾病的诊断、治疗、预后判断及发病机制研究。其应用范围越来越广,此处做重点介绍:

1.肺部感染的病原学诊断:

BAL 检查在下呼吸道感染的检查中占有重要的地位。BAL 可以收集较大范围肺实质的肺泡表面衬液标本,可进行原虫、病毒及细菌学等检查。对于普通细菌感染者其细菌培养大于等于 $10^5$ cfu/ml 时为确定感染的阈值。但对于某些特殊感染,如在 BALF 中分离出结核分枝杆菌、军团菌即可做出诊断。BALF 对免疫功能低下合并肺感染的诊断也很有帮助,如对巨细胞病毒感染的敏感性达 96%,对肺孢子虫的感染敏感性为 85%～90%。

2.BALf 检查:

诊断呼吸道原发性或继发性恶性肿瘤有较好效果,也包括周围性肺癌、弥漫性肺恶性肿瘤(如支气管肺泡癌)、小细胞肺癌等。但 BALF 检查结果受癌类型和肿瘤大小的影响,以腺癌和肺泡癌阳性率最高。

3.对间质肺疾病的诊断、治疗评价及预后提供帮助

(1)外源性变应性肺泡炎:

急性期 BALF 细胞总数明显增加,达对照组 4 倍。急性期早期肥大细胞增多,恢复后降至正常。淋巴细胞亦明显增多,其亚群以 CD8$^+$ 增多为主,CD4/CD8 比值降低,CD57$^+$ 和 CD16$^+$ 也增加。临床上认为 BAl 是外源性变应性肺泡炎最敏感的检测手段。优于 X 线胸片及肺功能检查。

(2)结节病:

BALF 细胞总数增高,主要为 T 细胞增多,以 CD4$^+$ 为主。CD4/CD8 比值明显增高,这些变化有重要的诊断意义。中性粒细胞和肥大细胞的增多预示病人病变的有可能发展为纤

维化。

(3)特发性肺间质纤维化：

BALF 中主要为中性粒细胞增多,嗜酸性粒细胞也可能增加,据此与以淋巴细胞增多为主的其他肺疾病鉴别。

BAL 作为一种特殊的检查方法对某些其他肺疾患如支气管哮喘,成人呼吸窘迫综合征、弥漫性肺出血、肺泡蛋白沉着症(BALF 外观呈乳状)等的临床意义也处于研究和观察之中。

BALF 检查中细胞计数和分类包括 T 淋巴细胞亚群分类,经过多年的研究基本标准化了,但对可溶性物质检查还存在某些问题,主要是灌洗液量与方法不同,对肺衬液稀释程度影响测定结果,尚须进一步的研究。

BAL 应用越来越广泛,虽然其操作复杂,有上些生理性改变及轻度并发症,但只要选好适应的证,操作正确,还是一种安全有效的检查方法。进行 BAL 检查的禁忌证有:①严重的肺功能损害者;②新近发生急性心肌梗死患者;③新近发生大咯血者;④活动性肺结核未经治疗者等。

(冯鑫涛)

## 第四节　阴道分泌物检查

【标本的采集】

阴道分泌物(vaginal discharge)为女性生殖性系统分泌的液体,俗称"白带"。主要来自宫颈腺体、前庭大腺,此外还有子宫内膜、阴道黏膜的分泌物等。

阴道标本采集前 24 小时,禁止性交,盆浴、阴道检查、阴道灌洗及局部是药等,以名胜影响检查结果。取材所用消毒的刮板,吸管或棉拭子必须清洁干燥,不粘有任何化学药品或润滑剂。阴道窥器插入前必要时可用少许生理盐水湿润。根据不同的检查目的可自不同部位取材。一般采用盐水浸湿的棉拭子于阴道深部或阴道穹后部、宫颈管口等处取材,制备成生理盐水涂片以观察阴道分泌物。生理盐水悬滴可检查滴虫,涂制成薄片以 95％乙醇固定,经过巴氏染色、吉姆萨染色及革兰氏染色,进行肿瘤细胞筛查或病原微生物检查。

【外观及清洁度检查】

在正常状态下,女性生殖系统由于阴道的组织解剖学和生物化学特点足以防御外界病原微生物的侵袭。从新生儿到青春期,双侧大小阴唇合拢严紧,处女膜完整,阴道前后壁贴接,使管腔闭合,以青春期后,由于雌激素的影响,阴道上的上皮由单层变为复层。上皮细胞内底层外,均含有不同量的糖原,同时受卵巢功能的影响,有周期的变化及脱落,脱落后细胞破坏放出糖原,借阴道杆菌作用,将糖原转化为乳酸,使阴道 pH 保持在 4～4.5 之间,只有阴道杆菌能在此环境中生存。因此在正常健康妇女,阴道本身有自净作用,形成自然防御功能。

一、一般性状检查

检查正常阴道分泌物为白色稀糊状,一般无气味,量多少不与雌激素水平高低及生殖器官充血情况有关,于近排卵期白带量多,清澈透明、稀薄似鸡蛋清,排卵期 2～3 天后白带混浊黏稠、量少、行经前量又增加。妊娠期白带量较多。

白带异常可表现为色、质、量的改变:

1.大量无色透明粘白带常见于应用雌激素药物后及卵巢颗粒细胞瘤时。

2. 脓性白带：

黄色或黄绿色有臭味，多为滴虫或化脓性细菌性感染引起的；泡沫状脓性白带，常见于滴虫性阴道炎；其他脓性白带见于慢性宫颈炎、老年性阴道炎、子宫内膜炎、宫腔积脓、阴道异物等。

3. 豆腐渣样白带：

呈豆腐渣样或凝乳状小碎块，为念珠菌阴道炎所特有，常伴有外阴瘙痒。

4. 血性白带：

内混有血液，血量多少不定，有特殊臭味。对这类白带应警惕恶性肿瘤的可能，如宫颈癌、宫体癌等，有时某些宫颈息肉、子宫黏膜下肌瘤、老年性阴道炎、重度慢性宫颈炎和宫内节育器引起的副反应也可在白带中见到血液。

5. 黄色水样白带：

由于病变组织的变性、坏死所致。常发生于子宫黏膜下肌瘤，宫颈癌、子宫体癌、输卵管癌等。

二、清洁度检查

将阴道分泌物加生理盐水作涂片，用高倍镜检查，主要依靠白细胞、上皮细胞、阴道杆菌与杂菌的多少划分清洁度，见表4-3-7。

表4-3-7　阴道分泌物清洁度分级

| 清洁度 | 所见成分 | 临床意义 |
|---|---|---|
| Ⅰ度 | 大量阴道杆菌和上皮细胞，白细胞0～5/HPF，杂菌无或极少 | 正常 |
| Ⅱ度 | 中等量阴道杆菌和上皮细胞，白细胞10～15/HPF，杂菌少量 | 亦属正常 |
| Ⅲ度 | 少量阴道杆菌和上皮细胞，白细胞15～50/HPF，杂菌较多 | 提示有炎症 |
| Ⅳ度 | 无阴道杆菌有少量上皮细胞，白细胞>30/HPF，大量杂菌 | 多见于严重的阴道炎 |

卵巢功能不足、雌激素减低，阴道上皮增生较差时可见到阴道杆菌减少，易感染杂菌。单纯清洁度不好而未发现病原微生物，为非特异性了道炎。当清洁度为Ⅲ～Ⅳ度时常可同时发现病原微生物，提示存在感染引起的阴道炎。

【微生物检查】

(一)原虫

引起阴道感染的原虫主要有是阴道毛滴虫，可致滴虫性阴道炎。病人外阴灼热痛、瘙痒，阴道分泌物呈稀脓性或泡沫状，将此分泌物采用生理盐水悬滴法置于低倍显微镜下观察，可见波动状或螺旋状运动的虫体将周围白细胞或上皮细胞推动。在高倍镜下可见虫体为8～45μm，呈顶宽尾尖倒置梨形，大小多为白细胞的2～3倍，虫体顶端有前鞭毛4根，后端有后鞭毛一根，体侧有可动膜，借以移动。此时阴道分泌物的清洁度为Ⅲ、Ⅳ度。

阴道毛滴虫生长繁殖的适宜温度为25～42摄氏度，故在检验时应注意保温，方可观察到阴道毛滴虫的活动。阴道分泌物中查到阴道分泌物滴虫是诊断滴虫性阴道炎的依据，近年来采用阴道毛滴虫单抗制的胶乳免疫凝聚法剂盒可提高滴虫性阴道炎的诊断率。

在阴道分泌物中见到溶组织阿米巴滋养体时，提示为阿米巴性阴道炎。

(二)真菌

阴道真菌有时在阴道中存在而无害，在阴道抵抗力减低时容易发病，真菌性阴道炎发找到真菌为诊断依据,阴道真菌多为白色假丝酵母菌,偶见阴道纤毛菌、放线菌等。采用悬滴法于低倍镜下可见到白色丝假酵母菌的卵圆形孢子和假菌丝。如取阴道分泌物涂片并时行革兰氏染色后观察,可见到卵圆形革兰氏阳性孢子或与出芽细胞相连接的假菌丝,成链状及分支状。

### (三)淋病奈瑟菌

淋病是目前世界上发病率较高的性传播疾病之一。国内统计约占门诊性病患者的40%。人类是淋病奈瑟菌唯一的宿主。在性关系紊乱情况下造成在人群中的广泛传染及流行。临床上多出现急性症状,少数为慢性过程。淋病奈瑟菌的检查首先采用涂片法,发宫颈管内分泌物涂片的阳性率最高,为100%;阴道上1/3部分为84%;阴道口处为35%。一般需将宫颈表面脓液拭去,用棉拭子插入宫颈管1厘米深处停留10~30s,旋转一周取出,将分泌物涂在玻片上,革兰氏染色后油镜检查,找革兰氏阴道性双球菌,形似肾或咖啡豆状,凹面相对,除散在于白细胞之间外,还可见其被吞噬于中性粒细胞胞质之内,因淋病奈瑟菌对各种理化因子抵抗力弱,涂片法可被漏诊,必要时可进行淋病奈瑟菌培养,且有利于菌株分型和药过敏试验。近年来采用单克隆抗体技术生产的淋病抗血清,可与受检查者宫颈分泌物中的淋病奈瑟菌结合,采用免疫荧光技术,在30分钟内即可准确得出结果。比培养法快,比涂片法准确,较易掌握。此外运用PCR技术也可对淋病奈瑟菌过少,杂菌过多的标本进行诊断。

对于淋病非显性感染者,其淋病奈瑟菌的镜检出和培养检查常为阴性,但却是淋病的重要传染源。为此,近年来制备了多种检测淋病奈瑟菌的基因探针。大部分淋病奈瑟菌内含有多拷贝的隐蔽性质粒,此外淋病奈瑟菌青霉素抗性主要是由编码β—内酰胺酶的质粒决定的,用这两种质粒标记的探针与阴道分泌物进行斑点杂交可分别探测淋病奈瑟菌及其抗药性。其特异性敏感性均很高。目前还制备出淋病奈瑟菌DNA探针、菌毛探针和RNA探针,也建立了各种特异性高,敏感性强、简便快速的右面放射性标记的检测系统,成为淋病奈瑟菌及其抗药性检查的重要方法。

### (四)阴道加德钠菌

阴道加德钠菌(Gardherellavaginalis;GV)和某些厌氧菌共同引起的细菌性阴道病亦属于性传播疾病之一。该菌还能以非性行为方式传播。除引起阴道病外,尚可引起早产、产褥热、新生儿败血症、绒毛膜羊膜炎、不后败血症和脓毒血症等。阴道加德钠菌产生高浓度的丙酮酸的氨基酸,可被阴道厌氧菌群脱羧基生成相应的胺,引起皮肤粘膜过敏。血管通透性增加,上皮细胞脱落,阴道分泌物呈奶油状大量排出,有恶臭。患者阴道分泌物革兰氏染色后可见阴道性或染色不定有时可染成革兰氏阳性的小杆菌。大小为$(1.5-2.5)\mu m\times0.5\mu m$,具有多形性,呈杆状或球杆状,阴道分泌物PH常大小4.5,胺试验阳性。

除对阴道加德钠菌形态学鉴别外,还可进行阴道菌群检查,由于细菌性阴道貌岸然病时乳酸杆菌减少,加德钠氏菌的厌氧菌增加,可计算乳酸杆菌和加德钠菌的数量变化,作为本病诊断参考。一般取阴道分泌物涂片,革兰氏染色,用油镜观察3~5个视野,计算各种菌的数量。乳酸性杆菌为革兰氏阳性大肠杆菌,$(1-5)\mu m\times1\mu m$,常成双,单根、链状或栅状排列,非细菌性阴道病乳酸杆菌>5个/视野仅见少许加德钠菌。细菌性阴道病不仅可见到加德钠菌,还有其他革兰氏阴性或阳性杆菌,无乳酸杆菌或小于5个/油镜视野。

寻找阴道分泌物中的线索细胞,是诊断加德钠菌性阴道貌岸然病的重要指标。线索细胞为阴道鳞状上皮细胞黏附多数加德钠菌所致生理盐水涂片可见该细胞边缘呈现锯齿状。细胞已有溶解,核模糊不清,其上附着大量加德钠菌及厌氧菌,使其表面毛糙,有斑点和大量的细小颗粒,亦可用吖啶橙染色法或相差显微镜观察法检查线索细胞。此外还可用培养、荧光板、气-液色谱分析和 PCR 方法等助诊。

(五)衣原体

泌尿生殖道沙眼衣原体感染是目前很常见的性传播疾病之一,国外报道生殖道感染率为10.8%,由于感染后无特异症状,易造成该病流行,引起子性急性阴道炎和宫颈炎。及原体感染的白带脓性黏液,与细菌感染的脓性白带不同。取脓性分泌物涂片,吉姆萨染色,有进时可见到细胞内包涵体,但阳性率很低。过去采用传统的组织培养分离衣原体的方法,技术难度大,特异性敏感性均不理想,且费时费钱。目前应用较多的是荧光标记的单克隆抗体的直接荧光抗体法,可快速确定系何种血清型衣原体敏感。80 年代发民展的 DNA 探针技术,可将阴道分泌物经 PBS 稀解,离心后沉淀物经蛋白求恩酶 K 水解,酚/氯仿抽提等处理后与沙眼衣原体探针,如外膜蛋白基因的高度保守序列,或 TE-55DNA 探针等进行斑点杂交,可检出沙眼衣原体的 15 个血清型,而与其他细菌,病毒,立克次体等无交叉反应,敏感性和特异性均为 95%左右。DNA 探针方法对泌尿生殖道衣原体疾病的诊断、流行病学调查和无症状衣原体携带者的诊断很有意义。

(六)病毒

在人类性传播疾病中有相当一部分是由病毒引起的。可从阴道分泌物中检测的病毒有:

1.单纯疱疹病毒(herpes simplex virus,HSV)有两个血清型,HSV-Ⅰ 和 HSV-Ⅱ型。引起的生殖道感染的以 Ⅱ型为主,约占 85%。表南为生殖器官疱疹,溃疡并通过胎盘引起胎儿感染,发生死胎、流主和畸形。实验诊断多取病损处分泌物涂片进生细胞学检测、病毒培养或荧光抗体检测。在孕期感染的监测中,可采取宫颈部位分泌物做包涵体检查。单纯疱疹病毒以侵犯军团颈鳞状上皮多见。感染早期细胞轻度或中度增大,核呈嗜碱性不透明的匀质状毛玻璃样外观,偶伴有核空泡化。由于核的增殖与胞质肿大而形成多核或巨大细胞。感染晚期可发现细胞核内有嗜伊红包涵体,周围有透明晕,由于阴道分泌物检查阳性率低,病毒培养操作复杂费时,近年来对 HSV 的检查主要采用荧光抗体检查或分子生物方法诊断,特别是利用 HSV 基因组中特异性强的 DNA 片段棗 HSV-Ⅰ 和 HSV-Ⅱ,胸腺激酶的寡核苷酸探针和 RNA 探针进行分子杂交,可快速而灵敏地对 HSV 感染作出诊断。

2.人巨细胞病毒(human cytmegalovirus,HCMV)是先天感染的主要病原。一次感染后终年潜伏于体内,在机体免疫力低下时病毒激活,可表现为巨细胞病毒感染。孕期胎儿中枢神经系统受到侵犯可致小头畸形、智力低下、视听障碍等后遗症。故孕妇阴道分泌物巨细胞病毒检查对孕期监测尤其是重要的,常用宫颈拭子采取分泌物送检。HCMV 实验室诊断方法除传播病毒离法外,光镜检测包涵体阳性就绪极低,电镜可直直接见到典型的疱疹病毒类形态结构,但无特异性,目前可采用 CC-ABC 法,即将标本接种于人胚肺成纤维细胞培养细胞,使病毒在敏感细胞中增殖,培养 2 天后收获,再用针对 HCMV 早期抗原的单克隆抗体,利用生物素亲和素放大作用染色鉴定。亦可用 HCMV、DNA 片段或 RNA 探针与样品进行斑点杂交,夹心杂交或 PCR 后的分子杂交来检测,临床最常用的方法是用 ELISA 法检测孕妇血清 HCMV-IGM 来诊断活动性感染。

3.人乳头状病毒(human papillomavirus，HPV)HPV 目前鉴别有 50 余型。引起女性生殖道感染的有 23 型，其中最主要的有 6，11，16，18，31，33，型。HPV 感染细胞后细胞的作用的主要表现为：①增殖感染，即病毒在宿主细胞内复制，产生感染子代致使细胞死亡。②细胞转化，引起肿瘤发生，主要是引起生殖道鳞状上皮肉瘤样变，如 16、18、31、33、35、29 型，尤其是宫颈癌患者以检查出 16，18 型为多见。HPV 检测亦可采用传统的病毒培养、分泌物涂片、光镜检测。HE 染色可见核周空晕。"气球样"病毒感染空泡细胞，但阳性率很低。下生殖道疣状赘生物者常可进行病理学电镜检查，可看到典型的病毒感染细胞或病毒颗粒。目前常采用 ABC 法以免抗 HPV 为一抗，生物素标记的羊抗兔 IGG 为二抗检测病毒抗原。或采用病毒相应的寡核苷酸探针，与阴道分泌物中提取的 DNA 进行斑点杂交或夹心杂交进行检测。如采用 PCR 技术则可检测极微量的 HPV(即 $10^6$ 个细胞中有一个感染细胞)。

(冯鑫涛)

## 第五节　血常规检查

【概述】

血常规检查是临床上最基础的化验检查之一。血常规检查项目包括红细胞、白细胞、血红蛋白及血小板数量等。血常规用针刺法采集指血或耳垂末梢血，经稀释后滴入特制的计算盘上，再置于显微镜下计算血细胞数目。血常规化验单上的常用符号是：RBC 代表红细胞，WBC 代表白细胞，Hb 代表血红蛋白(血色素)，PLT 代表血小板。

血常规检查一般取用末梢血检查，如指尖、耳垂部位的血。在经过血液细胞分析仪器，电脑报告结果，此项目已成为检查病人的一个惯例，所以称之为血常规。

一、临床意义

血常规检查在全身体检中是基本的体检项目，它的意义在于可以发现许多全身性疾病的早期迹象，诊断是否贫血，是否有血液系统疾病，反应骨髓的造血功能等。

例如：通常感染性疾病会使白细胞的数值和分类发生变化；贫血时血红蛋白或红细胞的检验值会降低；而血小板的减少会导致容易出血或出血后不容易止住，而血小板增多会增多血栓发生的可能；另外，有些肿瘤、变化反映性疾病也可以引起血常规检查部分数值的变化。

二、检查作用

1.判断是否有其他细菌感染。如果乙肝患者为外周血白细胞总数及中性粒细胞升高，应注意是否合并细菌感染。

2.判断有无脾功能亢进。重度乙肝、肝硬化患者通常存在脾功能亢进症，如果 HBV 感染者外周血白细胞总数和血小板明显降低，应考虑存在脾功能亢进症，应注意检查是否存在肝硬化。

3.判断是否需要抗病毒治疗。目前的抗病毒药物均存在不同程度的骨髓抑制作用，其中干扰素对骨髓的抑制作用尤为明显，因此在进行抗病毒治疗前及抗病毒治疗中，应定期检查血常规。

一般来说，当外周血白细胞总数$<2.5\times10^9$/L、血小板$<5\times10^9$/L 时，不要选用或停用干扰素，可选用核苷(酸)类似物(如拉米夫定、阿德福韦酯、恩替卡韦、替比夫定等)进行抗病毒药物。我院目前是采用抗病毒免疫疗法结合这些药物综合使用，从而达到更好的治疗

485

效果。

4. 判断是否存在再生障碍性贫血。乙肝病毒感染者如出现不明原因的全血象降低,应考虑是否存在再生障碍性贫血。

三、操作

以前由于靠人工检查分类,效率低,工作量大,又将血液常规的检查分为甲规或乙规进行,但随着检验现代化、自动化的发展,现在的检验基本是由机器检测。将采取的抗凝全血注入 5ml 的真空采血管,摇匀后去掉密封上盖,将样本放到采血针下吸样,仪器显示结果后打印。

【红细胞检查】

一、红细胞计数和血红蛋白测定

通常情况下,在单位容积的血液中,红细胞数与血红蛋白的数值大致呈平行的相对关系,所以,两者测定的意义大致相同。但在某些具有红细胞内血红蛋白浓度改变的贫血,如低色素性(良性)贫血时,红细胞与血红蛋白降低的程度常不平行,血红蛋白的降低的比红细胞明显,所以,同时测定红细胞数与血红蛋白量,对两者加以比较,对诊断病情就更有意义。另外,在判断红细胞与血红蛋白测定的结果时,必须注意一些可能影响检验结果的因素;如病人的性别、年龄及居住地的海拔高度的差异等,也可以影响检验的结果。

红细胞数参考值的正常范围为:男性$(4 \sim 5.5) \times 10^{12}/L$;女性$(3.5 \sim 5) \times 10^{12}/L$。

血红蛋白参考值的正常范围为:男性 $120 \sim 160g/L$;女性 $110 \sim 150g/L$。

红细胞数及血红蛋白增多,是指血液中的红细胞数与血红蛋白量高于上述参考值正常范围的高限。主要表现为:

(1)相对性增多:是由于血浆中水分的丢失,血液浓缩,使血液中的血浆容量减少,红细胞容量相对增加,常见于严重呕吐、腹泻或大量出汗后。

(2)绝对性增多:又称为红细胞增多症,是由多种原因引起的红细胞增多的症候群。按病因分为原发性红细胞增多症(真性红细胞增多症)和继发性红细胞增多症,继发性红细胞增多症发病的原因是血中促红细胞生成素增多,包括:①促红细胞生成素非代偿性增加:见于高原地区的居民(空气中氧含量偏低所致)、严重的慢性心、肺疾患如阻塞性肺气肿、肺源性心脏病等;②促红细胞生成素非代偿性增加:与某些肿瘤或肾疾患有关,如子宫肌瘤、卵巢癌等。

红细胞及血红蛋白减少 红细胞及血红蛋白减少是指血液中的红细胞数、血红蛋白量及血细胞比容低于参考值正常范围的低限,通常称为贫血。以血红蛋白为标准,则成年男性的血红蛋白$<120g/L$,成年女性$<110g/L$,即可以认为有贫血。根据血红蛋白减低的程度,将贫血分为以下 4 级:

(1)轻度贫血:血红蛋白小于参考值正常范围的低限,减少至 $90g/L$;

(2)中度贫血:血红蛋白 $90 \sim 60g/L$;

(3)重度贫血:血红蛋白 $60 \sim 30g/L$;

(4)极重度贫血:血红蛋白$<30g/L$。

【红细胞计数的临床意义】

1. 红细胞的增多

(1)相对性增多:如剧烈呕吐、严重腹泻、大面积烧伤、大汗、多尿等,使体内水分丧失过多,导致血液浓缩。

(2)绝对性增多:多由于缺氧而致红细胞代偿增多,红细胞增多的程度与缺氧程度成正比。但是,少数病例是由造血系统疾病所致。

1)生理性增多:胎儿、新生儿、高原居民。当剧烈的体力劳动和体育活动后、情绪激动时,红细胞也可一时性增多。

2)病理性增多:见于慢性心肺功能不全疾患如肺气肿、肺源性心脏病及某些发绀型先天性心脏病等。此外真性红细胞增多症时,红细胞增多可达$(7.0 \sim 10.0) \times 10^{12} / L$。

2.红细胞的减少

(1)生理性减少 见于妊娠中、晚期和肝硬化时,血容量增加血液稀释,红细胞相对减少。

(2)病理性减少 是指血中红细胞绝对数量减少。见于造血功能障碍、造血原料供应不足,红细胞丢失和破坏过多等原因引起的各种贫血。

二、红细胞形态异常检查

异常红细胞形态检查是在血涂片中可见到多种成熟红细胞的异常形态,对临床诊断有重要价值,常见的红细胞异常主要表现在红细胞的大小、形态、染色性,血红蛋白量及分布状况以及包涵体等几个方面。

【正常值】

红细胞大小正常值:直径 $6 \sim 9\mu m$ ,平均为 $7.5\mu m$。

正常红细胞呈圆盘形,少数呈椭圆形。

【临床意义】

异常结果:

1.红细胞大小改变

(1)小红细胞改变:直径$<6\mu m$,常见于缺铁性贫血,遗传性球形红细胞增多症。

(2)大红细胞改变:直径$>10\mu m$,常见于溶血性贫血,巨幼细胞性贫血。

(3)正细胞性贫血:常见于慢性失血、再生障碍性贫血、白血病等。

2.红细胞形态改变

(1)球形红细胞:主要见于遗传性球形红细胞增多症。

(2)椭圆形红细胞:主要见于遗传性椭圆形红细胞增多症。

(3)靶形红细胞:主要见于地中海性贫血,缺铁性贫血也可见到。

(4)口形红细胞:主要见于遗传性口形红细胞增多症,DIC,乙醇中毒。

(5)镰状红细胞:主要见于镰状红细胞性贫血。

(6)红细胞形态不整:见于各种原因的溶血性贫血,巨幼细胞性贫血,DIC 时均可出现。

3.红细胞内部结构的改变

(1)低色素性红细胞:见于缺铁性贫血,某些血红蛋白病。

(2)嗜多色性红细胞:表示红细胞尚未完全成熟,如末梢血中大量出现,说明骨髓造血功能旺盛,见于各种增生性贫血,如急性大出血、溶血性贫血、巨幼细胞性贫血。

(3)嗜碱性点彩红细胞:点彩红细胞常见于工业中毒,铅中毒。

(4)Howell-Jolly 小体(染色质小体):在红细胞中出现紫红色小体,一个或多个,可能为核的剩余物,见于增生性贫血,如溶血性贫血、巨幼细胞性贫血。

(5)卡博环:为胞浆中脂蛋白变形所形成,扭曲成紫红色,8字形,常与染色质小体同时存在。见于增生性贫血,如溶血性贫血、巨幼细胞性贫血。

(6)有核红细胞:即幼稚红细胞,存在于骨髓中,末梢血涂片中出现此种细胞是一种病理现象。见于增生性贫血,急、慢性白血病及其他部位癌肿转移到骨髓。

需要检查的人群:有贫血,溶血症状的人群。

**【注意事项】**

检查前禁忌:检查前一天不吃过于油腻、高蛋白食物,避免大量饮酒。血液中的酒精成分会直接影响检验结果。体检前一天 的晚八时以后,应禁食。

检查时要求:抽血时应放松心情,避免因恐惧造成血管的收缩、增加采血的困难。

**【检查过程】**

采用静脉采血进行检测。静脉采血前要仔细检查针头是否安装牢固,针筒内是否有空气和水分。所用针头应锐利、光滑、通气,针筒不漏气。先用 30g/L 碘酊棉签,选静脉穿刺处从内向外、顺时针方向消毒皮肤,待碘酊挥发后,再用 75% 乙醇棉签以同样方法拭去碘迹。以左手拇指固定静脉穿刺部位下端,右手拇指和中指持注射器针筒,食指固定针头下座,使针头斜面和针筒刻度向上,沿静脉走向使针头与皮肤成 30°角斜行快速刺入皮肤,然后以 5 度角向前穿破静脉壁进入静脉腔。见回血后,将针头顺势探入少许,以免采血时针头滑出;但不可用力深刺,以免造成血肿,同时立即去掉压脉带。针栓只能外抽,不能内推,以免静脉内注入空气形成气栓,造成严重后果。取下注射器针头,将血液沿试管壁缓缓注入抗凝管中,防止溶血和泡沫产生。

三、网织红细胞检查

网织红细胞计数(尤其是网织红细胞绝对值)是反映骨髓造血功能的重要指标。正常情况下,骨髓中网织红细胞均值为 $150 \times 10^9/L$,血液中为 $65 \times 10^9/L$。当骨髓 Ret 增多,外周血减少时,提示释放障碍;骨髓和外周血 Ret 均增加,提示为释放增加。从网织红细胞成熟类型获得红细胞生成活性的其他信息,正常时,外周血网织红细胞中Ⅲ型约占 20%～30%,Ⅳ型约占 70%～80%,若骨髓增生明显,可出现Ⅰ型和Ⅱ型 Ret。

1.判断骨髓红细胞造血情况

(1)增多:见于

①溶血性贫血:溶血时大量网织红细胞进入血循环,Ret 可达 6%～8%,急性溶血时,可达约 20%,甚至 50% 以上,绝对值超过 $100 \times 10^9/L$。急性失血后,5～10d 网织红细胞达高峰,2 周后恢复正常。

②放疗、化疗后:恢复造血时,Ret 短暂和迅速增高,是骨髓恢复较敏感的指标。

③红系无效造血:骨髓中红系增生活跃,外周血网织红细胞计数正常或轻度增高。

(2)减少:见于再生障碍性贫血、溶血性贫血再障危象。典型再生障碍性贫血诊断标准之一是 Ret 计数常低于 0.005,绝对值低于 $15 \times 10^9/L$。

2.观察贫血疗效

缺铁性贫血、巨幼细胞性贫血患者治疗前,Ret 仅轻度增高(也可正常或减少),给予铁剂或维生素 B_{12}、叶酸治疗后,用药 3～5 天后,Ret 开始上升,7～10 天达高峰,2 周左右,Ret 逐渐下降,表明治疗有效。

3.骨髓移植后监测

骨髓移植后第 21 天,如 Ret 大于 $15 \times 10^9/L$,表示无移植并发症;小于 $15 \times 10^9/L$,伴嗜中性粒细胞和血小板增高,可能为骨髓移植失败。

4.网织红细胞生成指数(RPI)

是网织红细胞生成相当于正常人的倍数。不同生理、病理情况下,Ret 从骨髓释放入外周血所需时间不同,故 Ret 计数值不能确切反映骨髓红细胞系统造血功能,还应考虑 Ret 生存期限。通常 Ret 生存期限约为 2d,若未成熟网织红细胞提前释放入血,Ret 生存期限将延长,为了纠正网织红细胞提前释放引起的偏差,用网织 RPI 来反映 Ret 生成速率。

四、红细胞沉降率测定

红细胞沉降率(erythrocyte sedimentation tate,ESR 或血沉率)是指红细胞在一定条件下沉降的速度,它受多种因素影响。①血浆中各种蛋白的比例改变,如血浆中纤维蛋白原或球蛋白增加或清蛋白减少;②红细胞数量和形状:红细胞减少时血沉加快,球形红细胞增多血沉减慢。

【参考值】男性 0~15/1h 末;女性 0~20/1h 末。

【临床意义】

1.血沉增快 临床常见于:

(1)生理性增快:12 岁以下的儿童、60 岁以上的高龄者、妇女月经期、妊娠 3 个月以上血沉可加快,其增快可能与生理性贫血或纤维蛋白原含量增加有关。

(2)病理性增快

1)各种炎症性疾病:急性细菌性炎症时,炎症发生后 2~3 天即可见血沉增快。风湿热、结核病时,因纤维蛋白原及免疫球蛋白增加,血沉明显加快。

2)组织损伤及坏死:如急性心肌梗死时血沉增快,而心绞痛时则无改变。

3)恶性肿瘤:增长迅速的恶性肿瘤血沉增快,可能与肿瘤细胞分泌糖蛋白(属于球蛋白)、肿瘤组织坏死、继发感染或贫血等因素有关。

4)各种原因导致血浆球蛋白相对或绝对增高时,血沉均可增快,如慢性肾炎、肝硬化、多发性骨髓瘤、巨球蛋白血症、淋巴瘤、系统性红斑狼疮、亚急性感染性心内膜炎、黑热病等。

5)其他:部分贫血患者,血沉可轻度增快。动脉粥样硬化、糖尿病、肾病综合征、黏液水肿等患者,血中胆固醇高,血沉亦见增快。

2.血沉减慢 一般临床意义较小,严重贫血、球形红细胞增多症和纤维蛋白原含量重度缺乏者,血沉可减慢。

五、红细胞参数检测

(1)平均红细胞容积(mean corpuscular volume,MCV)系指平均每个红细胞的体积,以 fl(飞升)为单位。

$$平均红细胞容积(fl) = \frac{每升血液中的红细胞比容}{每升血液中的红细胞数} \times 10^{15}$$

注:$1L = 10^{15}fl$

(2)平均红细胞血红蛋白含量(mean corpuscular hemoglobin,MCH)系指平均每个红细胞内所含血红蛋白的量,以 pg(皮克)为单位。

$$平均红细胞血红蛋白量(pg)=\frac{每升血液中的血红蛋白浓度}{每升血液中的红细胞数}\times10^{12}$$

注：$1g＝10^{12}pg$

（3）平均红细胞血红蛋白浓度（mean corpuscular hemoglobin concentration，MCHC）系指平均每升红细胞中所含血红蛋白浓度（克数），以 g/L 表示。

$$平均红细胞血红蛋白浓度(g/L)=\frac{每升血液中的血红蛋白浓度}{每升血液中的红细胞比容}$$

【参考值】

表 4－3－8　红细胞参数

|  | 手工法 | 血细胞分析仪法 | 单位 |
|---|---|---|---|
| MCV | 82～94 | 80～100 | fl |
| MCH | 26～32 | 27～34 | pg |
| MCHC | 310～350 | 320～360 | g/L |

【注意事项】

1. 红细胞计数、血红蛋白测定和血细胞比容测定必须使用同一部位采的血，同时测定。

2. 由于以上各项数字都是间接计算出来的，所以各种平均值的可靠性，取决于红细胞计数、血红蛋白测定和血细胞比容等原始资料的准确性，因此，必须认真测量，否则误差很大。

3. 以上各值均为红细胞平均值，并不等于患者红细胞形态没有改变，因此，必须结合血涂片的形态学观察，进行贫血种类的分析。

【临床意义】

根据表中内容结合临床情况有助于贫血的形态学分类和选择进一步检查内容及治疗方案。

表 4－3－9　贫血的细胞形态学分类

| 类型 | MCV 80～100(fl) | MCH 27～34(pg) | MCHC 320～360(g/L) | 临床类型 |
|---|---|---|---|---|
| 大细胞贫血 | ＞100 | ＞34 | 320～360 | 叶酸和(或)维生素 $B_{12}$ 缺乏所引起的巨幼细胞贫血，恶性贫血 |
| 正常细胞贫血 | 80～100 | 27～34 | 320～360 | 再生障碍性贫血，急性失血性贫血溶血性贫血，骨髓病性贫血 |
| 单纯小细胞贫血 | ＜80 | ＜27 | 320～360 | 慢性炎症性贫血，慢性感染、炎症、肝病，肾性贫血，恶性肿瘤 |
| 小细胞低色素贫血 | ＜80 | ＜27 | ＜320 | 缺铁性贫血，铁粒幼细胞性贫血，珠蛋白生成障碍贫血，慢性失血性贫血 |

【白细胞检验】

一、　白细胞分类计数

【参考值】

表4-3-10 外周血各类白细胞的百分率及绝对值:

| 细胞类型 | 百分率(%) | 绝对值 $10^9$/L |
|---|---|---|
| 中性粒细胞(N) | — | — |
| 杆状核(St) | 1～5 | 0.04～0.5 |
| 分叶核(Sg) | 50～70 | 2.0～7.0 |
| 嗜酸粒细胞(E) | 0.5～5 | 0.02～0.5 |
| 嗜碱粒细胞(B) | 0～1 | 0～0.1 |
| 淋巴细胞(L) | 20～40 | 0.8～4.0 |
| 单核细胞(M) | 3～8 | 0.12～0.8 |

【临床意义】

表4-3-11 白细胞分类计数的临床意义:

| 分类 | 常见原因 |
|---|---|
| 中性粒细胞增多 | 急性化脓性感染;严重组织损伤,急性溶血;急性大出血;急性中毒;白血病及恶性肿瘤 |
| 中性粒细胞减少 | 某些革兰氏阴性杆菌及病毒感染,再生障碍性贫血等血液病;慢性理化损伤;自身免疫性疾病;脾功能亢进 |
| 嗜酸粒细胞增多 | 寄生虫病;药物过敏及变态反应性疾病;皮肤病;骨髓增生性和肿瘤性疾病;高嗜酸粒细胞综合征 |
| 嗜酸粒细胞减少 | 伤寒、副伤寒初期;大手术及烧伤等应激状态;长期应用肾上腺皮质激素 |
| 嗜碱粒细胞增多 | 骨髓增殖性疾病及肿瘤;过敏及炎症性疾病;内分泌疾病;各种重金属中毒 |
| 淋巴细胞增多 | 某些病毒感染及结核病;淋巴细胞性恶性疾病;儿童 |
| 淋巴细胞减少 | 接触放射线,应用肾上腺皮质激素 |
| 单核细胞增多 | 血液病如单核细胞白血病;炎症性或免疫性疾病;感染性疾病如结核 |

二、白细胞增多或减少的临床意义

1.白细胞增多

白细胞是血液中一类细胞的总称,主要包括单核细胞,淋巴细胞,中性粒细胞,白细胞的正常值是 $4～10×10^{12}$/mL,高于这个范围称为白细胞的增多。常见于急性感染,慢性感染等各种细菌或病毒感染性疾病。

有炎症的时候,血液,尿液里面的白细胞就会增加。还有一些血液病的白细胞也会增加。

此外医生常常要根据血常规中的白细胞状况进行分析,判断患者是否存在感染。一般来讲感染会引起白细胞增高。但某些白细胞增高不一定就是存在感染。

许多生理因素可以引起白细胞总数增加。比如:剧烈运动;体力劳动;在冬季长时间暴露于冷空气之后;饱餐、淋浴后也常有白细胞轻微增高。生理性白细胞增高还见于情绪紧张,饥饿时低血糖等。但生理性白细胞增多是暂时的,去除影响因素则很快恢复。产生机制可能是与各种生理因素刺激时,体内儿茶酚胺分泌增多,导致边缘白细胞进入循环所致。

许多药物可以引起白细胞总数增加。比如:某些抗生素如红霉素、头孢赛曲等;还有儿茶酚胺类药如肾上腺素、去甲肾上腺素、间羟胺、多巴胺等;另外肾上腺皮质激素氢化可的松、地塞米松、促肾上腺皮质激素等均可引起白细胞总数增多。抗精神病药碳酸锂也可以引起白细胞数量增多。

总之,血常规中白细胞增高不一定是感染,很可能是由于上述生理因素或药物所致. 血液病的白细胞也会增加。

2.白细胞减少

白细胞减少症是由于原因不明和继发于其他疾病之后而引起的疾病,分为原发性和继发性两大类。原发性者原因不明;继发性者认为其病因可由急性感染,物理、化学因素,血液系统疾病,伴脾肿大的疾病,结缔组织疾病,过敏性疾病,遗传性疾病等,获得性或原因不明性粒细胞减少等。

【定义】

白细胞是一类有核的血细胞。正常人的血细胞数目是 4000~10000/UL(微升),每日不同的时间和机体不同的功能状态下,白细胞在血液中的数目是有较大范围变化的。当每微升超过 10000 个时,称为白细胞增多;而每微升少于 4000 个时,则称为白细胞减少。机体有炎症(即发炎)时会出现白细胞增多;白细胞减少可有遗传性、家族性、获得性等。其中获得性占多数。药物、放射线、感染、毒素等均可使粒细胞减少,药物引起者最常见。避免用药时,要避免因为用药而产生的白细胞减少。

白细胞减少症,是指周围白细胞计数持续下降所引起的一组症状。典型表现为头晕、乏力,肢体酸软,食欲减退,精神萎靡、低热,属祖国医学"虚劳"范畴。中医治疗白细胞减少症采用益气养血,补肾益精,健脾养胃诸法。

【病因】

当周围血液的白细胞计数持续低于 $4.0\times10^9$/L 以下时,称为白细胞减少症。由于白细胞中的成分主要是中性粒细胞及淋巴细胞,尤以中性粒细胞为主,故大多数情况下,白细胞减少是中性粒细胞减少所致。当中性粒细胞计数低于 $(1.5\sim1.8)\times10^9$/L 时,称为中性粒细胞减少症。一般白细胞少的原因有:病毒感染、伤寒等,也有因为药物引起的。如系药物等引起的粒细胞减少,应立即停药,适当应用生白药物,如集落刺激因子(CsF)、碳酸锂、茜草双酯、多抗甲素等。停止接触放射线或其他化学毒物。由脾功能亢进引起的,易发生反复,严重感染,可做脾切除术。

白细胞减少症状群,是由于原因不明和继发于其他疾病之后而引起的疾病,分为原发性和继发性两大类。原发性者原因不明;继发性者认为其病因可由急性感染,物理、化学因素,血液系统疾病,伴脾肿大的疾病,结缔组织疾病,过敏性疾病,遗传性疾病等,获得性或原因不明性粒细胞减少等。

其病因病机按细胞动力学可分为以下 3 个方面:

①白细胞生成障碍,包括由干细胞的增殖减低或再生障碍。

②白细胞破坏过多,由于感染、免疫学因素而使白细胞破坏过多,使外周血中白细胞减少。

③粒细胞分布异常,由于各种原因而使边缘池中白细胞增多,循环池中白细胞减少,亦形成可白细胞减少症。白细胞减少症患者自觉症状不多,常以疲乏,头晕为最常见,此外还有食欲减退,四肢酸软,失眠多梦,低热,畏寒,腰痠,心慌等症,常被医生和患者忽视,诊为其他疾病,此时须反复检查白细胞总数,如持续低于 $4.0\times10^9$/时,可诊断为白细胞减少症。白细胞减少症:除治疗病因外,应根据不同患者及发病原理选择相应的治疗方案。

【临床表现及治疗】

应首先分析病因,根据不同患者及发病机理采用的治疗方案。西医治疗多防治感染,如激素,维生素 $B_4$,鲨肝醇,利血生,氨肽素等。病情严重的给予造血刺激因子,到目前为止这些升白细胞的药物疗效都是暂时的,如病因未去除或原因不明,只能起到暂时的缓解作用,故我们一般选择 1~2 种升白细胞药物即可,观察 3~4 周,如无效可换用其他组药物,造血刺激因子和成分输血虽然见效快,但价格昂贵和显效一时,不是根本治疗方法。中医治疗本病,侧重于整体调节,故可从根本上达到治愈的目的,中医认为本病初期多是气血两虚脾气亏损为主,晚期伤及肝肾,导致肾阴虚,肾阳虚或阴阳两虚,总以脾胃肝肾虚损为本。

临床以补脾益肾,益气补肾活血等方法治疗白细胞减少,一般 1~2 周即可见效,而且有药效持久,无不良反应及副作用的优点,通过临床及实验研究,有些中药具有明显的升提白细胞的作用。如党参、黄芪、虎杖、茜草根、紫河车、山甲、石苇、鹿角霜、五味子等。选用这些药物,结合中医辨证,对于治疗血液病之白细胞减少症,肿瘤放疗所致的白细胞减少及各种原因不明的白细胞减少,均有明显提升白细胞作用。血液病专家组,在长期的临床实践中,中成药物,经临床应用,具有良好的治疗效果。

治疗进行关键是去除病因而对原因未明的白细胞和粒细胞减少症可口服~种升白细胞药物如利血生、鲨肝醇、碳酸锂、维生素 B 等,但对粒细胞缺乏症病人,住院应按急诊立即主治住院抢救,否则会危及生命,应给无菌隔离控制感染,血白细胞成分输注对症处理,必要时应给粒或粒—单系集落刺激因子(G—CSFGM—CSF)病因已明确,除去病因为治疗的根本;药物引起者,立即停药;感染引起者,积极控制感染。继发于其他疾病者,积极治疗原发病。原因不明的白细胞减少症,有反复感染者应及时控制感染,并注意预防感染。对病程较长,症状不明显,白细胞减少不明显,且多次骨髓检查无明显粒细胞生成受抑者,主要是定期随诊,解除思想顾虑,不必过多依赖药物。

多数患者呈良性过程。碳酸锂有刺激骨髓粒细胞生成作用。剂量为 0.6~0.9g/d,分 3 次口服,显效后改为 0.4g/d,分 2 次口服,维持 2~4 周为一疗程。其副作用有轻度胃灼热感、恶心、乏力,停药后很快消失。但肾病者慎用。维生素 $B_4$、鲨肝醇、利血生、脱氧核糖核酸等药物也可应用,但疗效都不肯定。当周围血液的白细胞计数持续低于 $4.0 \times 10^9/L$ 以下时称为白细胞减少症。由于白细胞中的成分主要是中性粒细胞及淋巴细胞,尤以中性粒细胞为主,故大多数情况下,白细胞减少是中性粒细胞减少所致。

当中性粒细胞计数低于 $(1.5~1.8) \times 10^9/L$ 时,称为中性粒细胞减少症。白细胞减少症状群,是由于原因不明和继发于其他疾病之后而引起的疾病,分为原发性和继发性两大类。原发性者原因不明;继发性者认为其病因可由急性感染,物理、化学因素,血液系统疾病,伴脾肿大的疾病,结缔组织疾病,过敏性疾病,遗传性疾病等,获得性或原因不明性粒细胞减少等。其病因病机按细胞动力学可分为以下 3 个方面:①白细胞生成障碍,包括由干细胞的增殖减低或再生障碍。②白细胞破坏过多,由于感染、免疫学因素而使白细胞破坏过多,使外周血中白细胞减少。③粒细胞分布异常,由于各种原因而使边缘池中白细胞增多,循环池中白细胞减少,亦形成可白细胞减少症。

白细胞减少症患者自觉症状不多,常以疲乏,头晕为最常见,此外还有食欲减退,四肢酸软,失眠多梦,低热,畏寒,腰痠,心慌等症,常被医生和患者忽视,诊为其他疾病,此时须反复检查白细胞总数,如持续低于 $4.0×10^9$ /时,可诊断为白细胞减少症。白细胞减少症:除治疗病因外,应根据不同患者及发病原理选择相应的治疗方案。

三、外周血白细胞形态改变的临床意义

1. 中性粒细胞核左移

外周血中性杆状粒细胞增高,并可见晚幼粒细胞、中幼粒细胞甚至早幼粒细胞时称为中性粒细胞核左移。仅见杆状粒细胞>6%时,称为轻度核左移;杆状粒细胞>10%,伴少量晚幼粒细胞、中幼粒细胞时称为中度核左移;杆状粒细胞>25%,出现更幼稚的粒细胞如早幼粒细胞甚至原粒细胞时称为重度 核左移。重度核左移又称为类白血病反应,此时中性粒细胞常伴有明显的中毒性病理改变。中性粒细胞核左移常见于急性化脓性感染、急性中毒、急性溶血等。骨髓 增生异常综合征(MDS)患者外周血可见原始、幼稚粒细胞,并出现病态造血,如中性粒细胞核分叶不良等。

2. 中性粒细胞核右移

正常成熟中性粒细胞,细胞核以分三叶者为主,如血片中五叶核中性粒细胞>3%,则称为中性粒细胞核右移。核右移常伴有白细胞总数减低和中性粒细胞胞体增大,常见于巨幼细胞性贫血及恶性贫血等。其原因主要是由于缺乏叶酸、$VitB_{12}$ 等造血物质,DNA 合成减少,影响了细胞的正常分裂。在应用某些抗核酸代谢药物及炎症恢复期等也可见核右移现象。

3. 中性粒细胞中毒颗粒

中毒颗粒(toxic granulation) 中性粒细胞胞质中出现的粗大且分布不均的黑蓝色颗粒,称为中毒颗粒。中毒颗粒是细胞在生成特殊颗粒过程中受到某种阻力或发生颗粒变性所致。常见于严重的化脓菌感染及大面积烧伤等患者中。

4. 中性粒细胞空泡形成

空泡形成(vacuolation)中性粒细胞胞质中出现大小不均,一个或多个空泡。空泡是细胞受损后胞质发生脂肪变性所致。最常见于严重感染特别是败血症中 。家族性中性粒细胞空泡形成(Jordan's 异常)是一种常染色体隐性遗传疾病。患者在无任何感染情况下,其中性粒细胞胞质中持续存在多数空泡,单核细胞甚至淋巴细胞胞质中也可见空泡.

5. 中性粒细胞核变性

中性粒细胞核变性(degeneration of nucleus) 核变性主要包括核固缩、核溶解和核破碎等改变。核固缩表现为细胞核染色质发生浓聚、固缩为均匀而深紫色块状。核溶解时则可见胞核肿胀,核染色 质结构不清,着色浅淡。伴有核破碎时,细胞核轮廓模糊。中性粒细胞核变性常见于严重感染等。

6. 中性粒细胞杜勒小体

杜勒小体是中性粒细胞胞质中出现的圆形、梨形或云雾状的蓝色区域,直径约 $1\sim2\mu m$,可一个或多个。由于严重感染导致中性粒细胞发育不良,胞质局部不成熟,残存 RNA 等嗜碱性物质,故染色后呈蓝色。杜勒小体主要见于严重细菌感染、败血症等。

7. 假性佩尔格尔-休特(Pelger-Huet)畸形

Pelger-Huet 畸形为中性粒细胞的一种常染色体显性遗传性疾病,表现为中性粒细胞核分叶障碍,细胞核呈单个圆形、椭圆形、哑铃形、花生形、眼镜形 或肾形等。核染色质高度浓聚。Pelger-Huet 畸形为少见类型血液病。杂合子患者血片中异常粒细胞可达 70%~

90％,纯合子者可达 100％。临床上 患有某些疾病,如骨髓增生异常综合征(MDS)、慢性粒细胞白血病、骨髓纤维化及接受某些药物治疗后,患者的中性粒细胞可出现类似 Pelger－Huet 畸形的形态改变,称为获得性或假性 Pelger－Huet 畸形。

8.异型淋巴细胞

异型淋巴细胞(abnormal lymphocyte)是一种形态变异的淋巴细胞,免疫表型显示多属 T 淋巴细胞。其形态变异是病毒或某些过敏原等因素刺激,T 淋巴细胞反应性增生甚至发生 母细胞化所致。正常人血片中偶可见到异型淋巴细胞。某些病毒感染,如 EB 病毒、巨细胞病毒、风疹病毒、肝炎病毒等均可见淋巴细胞增高,并出现数量不等的异 型淋巴细胞。其中以 EB 病毒感染导致的传染性单核细胞增多症表现尤为显著,异型淋巴细胞 ＞10％,对其诊断具有一定价值。

(1)传染性单核细胞增多症

传染性单核细胞增多症是 EB 病毒感染引起的呼吸道传染病,是淋巴细胞反应性增生性疾患中常见的类型。淋巴细胞增高以及异型淋巴细胞的出现是机体对病毒等刺激发生的异常血象变化。本症好发于青少年及青壮年。患者有明显的发热和上呼吸道感染症状,全身淋巴结肿大,以颈部淋巴结肿大最为显著,常见肝、肝(脾)肿大。WBC 正常或轻度增高,多＜20×$10^9$/L,发病早期常表现中性粒细胞增高,随病情进展淋巴细胞逐渐增高,可达 60％～90％。异型淋巴细胞 ＞10％。根据异型淋巴细胞的形态特点,可将其分为三型:

Ⅰ型(空泡型) 此型最为常见。淋巴细胞胞体大小正常或稍大,多呈圆形。胞核圆形、椭圆形、肾形或不规则形。核染色质致密、粗糙,呈不规则聚集。胞质量中等,深蓝色,常有空泡,一般无颗粒。

Ⅱ型(不规则型) 胞体较淋巴细胞明显增大,外形不规则。胞核圆形、椭圆形,可见不规则形。核染色质致密、浓染,可见不规则聚集。胞质量丰富,淡蓝色,边缘较深染,可见少量嗜苯胺蓝颗粒。

Ⅲ型(幼稚型) 胞体较大,多呈圆形。胞核大,呈圆形或椭圆形,核染色质较细致,可见 1～2 个核仁。胞质量较少,呈深蓝色,多不见颗粒,可见少数空泡。

四、嗜酸性粒细胞和狼疮细胞的检查

【嗜酸粒细胞】

1.嗜酸性粒细胞增多

嗜酸性粒细胞增多症,血液嗜酸性粒细胞数量增加,一般发生于寄生虫感染、特应性反应及过敏反应中,现代医学对本症主要是治疗原发病。对嗜酸性淋巴肉芽肿有淋巴结肿大可用放疗,也可使用泼尼松及环磷酰胺。

外周血的嗜酸性粒细胞超过正常值(正常人不超过 450/微升或占白细胞总数的 7％以下)的病症。该病不是一个独立的疾病,是由许多原因引起的,因而其临床意义与原发病密切相关,既有杀伤寄生虫和调节变态反应的有利一面,而其某些颗粒成分和脂氧化产物又有损伤正常组织的不利一面。引起本症的常见原因有:①寄生虫病,如蛔虫、钩虫和血吸虫等感染。②过敏性疾病,如支气管哮喘和荨麻疹等。③皮肤疾病,如银屑病、湿疹和剥脱性皮炎等。④血液病及肿瘤,如淋巴瘤、嗜酸性粒细胞白血病、慢性粒细胞性白血病、转移癌等。⑤系统性红斑性狼疮等自身免疫病。⑥某些肺源性嗜酸性粒细胞增多症。⑦某些药物,如青、链霉素,磺胺类;⑧其他,如嗜酸细胞性胃肠炎和心内膜炎及淋巴肉芽肿等。此外还有原因不明的嗜酸性粒细胞增多综合征,嗜酸性粒细胞高于1500/微升并持续半年以上,同时伴有多脏器浸润的表现,预后差,常因心脏病变死亡。通过该细胞的直接计数即可确诊。但关键是应通过病史和某些相应的检查做出病因学诊断。治疗主要是针对病因(如驱虫等),对嗜酸性粒细胞增多综合征可试用皮质激素治疗。

2.嗜酸粒细胞偏低

嗜酸粒细胞,起源于骨髓多能造血干细胞,为髓系干细胞分化而来的嗜酸粒细胞祖细胞所产生。嗜酸粒细胞集落形成因子主要由受抗原刺激的淋巴细胞产生,因此,嗜酸粒细胞与免疫系统之间有密切关系。嗜酸粒细胞主要存在于骨髓和组织中,外周血中很少,仅占全身嗜酸粒细胞总数的1%左右。

嗜酸粒细胞具有以下生物活性:①趋化和吞噬作用:主要的趋化因子有:来自肥大细胞和嗜碱粒细胞的组胺;补体成分(C3a、C5a、C567)及免疫复合物;嗜酸粒细胞趋化因子。某些细菌、寄生虫、肿瘤及致敏的淋巴细胞均可因产生嗜酸粒细胞趋化因子而引起嗜酸粒细胞增多。此外,活化的嗜酸粒细胞在体外具有弱吞噬作用;②限制Ⅰ型超敏反应:嗜酸粒细胞能分泌溶酶体中的组胺酶、芳基硫酸酯酶等,对肥大细胞和嗜碱粒细胞释放的活性介质起灭活作用,从而消除所致的过敏性炎症反应;③抗寄生虫感染:嗜酸颗粒含有碱性蛋白、阳离子蛋白、过氧化物酶等。嗜酸粒细胞表面有抗体的Fc受体及补体受体,可通过这些受体与寄生虫－抗体/补体复合物结合,释放胞质中的阳离子蛋白杀伤虫体,在抗寄生虫感染免疫中起重要作用。

正常人嗜酸性粒细胞为白细胞数的0%～7%,直接计数为$(0.05～0.45)×10^9$/L,超过正常后称为嗜酸性粒细胞增多症。嗜酸性粒细胞在体内有防御功能,但其增多也可对自身组织造成损伤。男性多见,年龄20～50岁。临床表现多样,可有发热、咳嗽、胸痛、心悸、气短、神经精神症状、瘙痒、皮疹、肝脾和淋巴结肿大、四肢末端水肿等。最严重的是心内膜下血栓形成和纤维化,腱索纤维化,导致房室瓣反流,最终发生进行性的充血性心力衰竭。光是它降低,没有什么临床意义。

3.狼疮细胞的检查

狼疮细胞首次在血细胞中发现。狼疮细胞是指胞浆中有一个很大的苏木精染色为紫红色的椭圆形小体,而自身核被挤在一边的吞噬细胞。

产生机制是血清中存在与ds DNA和组蛋白构成的脱氧核糖核蛋白反应的抗核抗体该抗体与破损细胞中碎片结合后被吞噬细胞吞噬,形成狼疮细胞。见于SLE。

五、微核细胞测定实验

(一)实验原理

人外周血淋巴细胞大都处于细胞周期的G0期,在含有PHA的培养基中进行体外培养后,原来处于G0期的淋巴细胞可转化为淋巴母细胞,恢复分裂能力。在细胞分裂过程中,由于化学物质或辐射作用影响,可以引起淋巴母细胞染色体损伤,致使染色体断裂,无着丝粒的染色体断片不能随染色体移动进入子细胞核,结果在细胞质中形成微核。本试验是一种体外测试有害因子遗传毒性的方法,通过在人类外周血淋巴细胞体外培养过程中加入受试物,检测细胞微核情况来评价受试物的遗传毒性。同时也成为检测致突变、致癌、致畸物质对机体遗传效应的一种重要手段。

（二）实验用品

（1）器材：离心管、注射器、培养瓶（10ml）、吸管、离心机、载玻片、冰箱、培养箱、恒温水浴箱。

（2）试剂：Giemsa 染液、pH6.8 磷酸缓冲液、RPMI1640 培养液、PHA 溶液、0.075mol/L KCl 溶液、甲醇：冰醋酸固定液

（3）材料：人外周血、环磷酰胺溶液。

（三）实验步骤

1. 按人类外周血染色体培养常规方法采血、接种，按组分别加入受试物（CP 终浓度 100μg/mL）培养 72 小时，收获前不用加秋水仙素，收获标本，离心，去上清液。

2. 低渗：加入 0.075mol/L KCl 溶液 4ml。混匀后放入 37℃恒温水浴箱中低渗处理 10 分钟。低渗时间可根据预实验中细胞完整程度进行调整。

3. 预固定：低渗结束后加入甲醇·冰乙酸（3：1）固定液 1ml，混匀后离心（1000rpm）5 分钟。

4. 固定：弃上清液，加入 5ml 固定液，混匀后离心（1000rpm）5 分钟。弃上清液，留有沉淀物。可按本方法再固定一次。

5. 滴片：加入少量固定液混匀成细胞悬液，滴片。

6. 染色：用 Giemsa 染液染色 10 分钟。自来水细水冲洗后，晾干。

7. 观察与计数：先以低倍镜、高倍镜粗检，选择细胞分散均匀、染色良好的区域，转到油镜下观察转化的淋巴细胞，进行微核的观察和计数。转化淋巴细胞与未转化淋巴细胞比较，前者细胞较大，胞核明显偏离中心，染色质较细致疏松或呈网状、核仁多，胞浆丰富，常见空泡和伪足。

微核的识别：微核是存在于已转化的胞浆完整的淋巴细胞中的小核，其直径为主核的 1/3 以下，形态为圆形或椭圆形，嗜色性和主核一致或略浅，必须与主核完全脱离。一个细胞中，不论出现一个微核或多个微核，均按一个有微核的细胞计数，微核细胞率以千分率表示，即 1000 个已转化的淋巴细胞中有微核的细胞数。

【血小板的检查】

一、血小板计数

（一）目视计数法

【试剂与仪器】

（1）血小板稀释液：①草酸稀释液：草酸 1g（分析纯以上规格）加蒸馏水，0.22μm 滤膜过滤后保存于 4℃冰箱内。②复方尿素（许汝和）稀释液：尿素（分析纯以上规格）1g 加入 5g/ml 枸橼酸钠至 10ml，溶解，混匀后过滤，4℃冰箱内保存。

（2）血细胞计数盘。

（3）普通光学显微镜、相差显微镜。

【操作】

（1）准确吸取 0.38ml 血小板稀释液加入一干净、干燥的小试管中，并加塞，严防蒸发和污染。

（2）用常规方法采末梢血，穿刺使血液自然流出（不可挤压），一次性吸取 2ml，擦净管外

余血,立即加入稀释液中,用上清反复吸取,清洗微量吸管数次,迅速充分混匀。

(3)待完全溶解,再次混匀,静置10min,待血小板下沉。

(4)在高倍镜下准确计数中央大方格内四角及中间五个中方格内的血小板数,换算为每升血液中血小板数。

**【质量保证】**

(1)目视计数法所用的器材如微量吸管、血细胞计数盘、盖玻片等经计量部门鉴定合格后方可使用,尽量减少仪器误差。

(2)稀释液配制后应过滤,防止污染,避免将试剂内结晶体或外界颗粒误认为血小板。

(3)因皮肤受损后血小板会立即在伤口处黏附,故采血要顺利,使血液自然流出,若同时做几项检查,应先吸血做血小板计数。

(4)充洗后必须静置10min后再计数,时间太短,血小板尚未完全下沉;时间太长,血小板会变模糊、破坏,使结果偏低。

(5)计数时光线要稍暗一些,随时旋转微调,注意与细胞碎片、结晶体、微生物、灰尘等物鉴别。

(6)血小板体积小。离开血管后容易发生黏附、聚集和变形。

(7)草酸铵稀释液配制简单,对红细胞破坏力强,血小板形态清晰,易于识别,可长期保存,计数结果较可靠,但有时试剂中草酸钙小结晶和红细胞碎片会与血小板混淆,故用相差显微镜进行计数为宜。为了减少草酸钙结晶,国内常用10 g/L草酸铵溶液,每升中再加入140 mg EDTA-Nat及1ml40%甲醛,有的还加入少量亚甲蓝溶液使稀释液呈亮蓝色,血小板形态更加清晰。尿素法血小板胀大,容易辨认,但尿素容易分解,有时不能完全破坏红细胞,影响血细胞计数,致使结果偏低而受到限制,因此,应注意稀释液的选择。

血小板计数的影响因素较多。血细胞分析仪法由于快速、重复性好,适于临床应用,但该法不能完全将血小板与其他类似大小的物质区别开来。因此,国内外将目视计数法特别是相差显微镜计数法作为参考方法。

(二)自动血细胞分析仪计数血小板。

二、血小板形态观察

**【原理】**

用普通光学显微镜或相差显微镜,通过对血小板的数量、大小、形态、分布及血小板内颗粒的观察,了解体内血小板质和量,有利于疾病的诊断、鉴别诊断以及发病机制的探讨。

**【操作】**

采用毛细血管血,迅速推片,涂片宜薄,并尽快吹干固定。常规瑞氏染色。先在光学显微镜低倍镜下,选染色、分布良好的部位,再用油镜观察。见到大块的血小板聚集,表明血小板增多;如无血小板聚集在一起则表明血小板减少。

将一滴新鲜抗凝血滴在硅化的载玻片上,加上盖片,用相差显微镜油镜观察。血小板开始为圆形或椭圆形,内部颗粒不运动,这种形态称循环型。接着血小板的胞质伸出突出物,其基部较宽,末端细如丝状,此即血小板树突,此种形态称为激发型。血小板树突一接触玻璃片,立即黏附在其表面,整个血小板逐步完全黏附在玻片上,不再伸出新的突起,此时称为休止型或扩展型。血小板常为清晰的圆形,内含成堆的颗粒和收缩空泡,后者多居于血小板中央,有时位于颗粒区中。此型在盖玻片和载玻片之间可保持 10~12h,然后血小板退变,颗粒状的胞质形成块状,并产生退行性空泡。接着血小板崩解。

**【临床意义】**

血小板直径 2~3μm,常呈圆形、椭圆形或不规则形。因有树突相互黏附聚集在一起,血小板常是 3~5 个成群,散在血小板可见。血小板散在少见或过度聚集出现,都提示血小板功能异常,前者可有出血倾向,后者可引起栓塞性病理改变。TIP 时,镜下可见像红细胞大小般的大型血小板(直径 5~8μm)和巨型血小板(直径 10μm 左右);血小板常散在分布,颗粒少且染色较深。对于继发性血小板减少、血小板生成减少和免疫性血小板破坏过多的患者往往表现出大型或巨型血小板,且常黏附于中性粒细胞表面;继发于肝、肾疾病的血小板减少,血小板内颗粒减少,且可见明显的血小板大小不均,呈散在分布。血小板无力症患者血小板形态基本正常,但颗粒稀少,浆中有空泡,血小板分散,无成簇现象。灰色血小板综合征患者血小板形态较大,颗粒缺乏。在冠心病、原发性或继发性血小板增多症,片中血小板可 40~50 个成群成堆出现,甚至超过 100 个。

三、血小板功能检测

(一)血小板黏附试验

1.玻璃柱法

**【试剂与仪器】**

(1)血小板计数所用试剂及器材。

(2) 1mL 塑料注射器、硅化玻璃小试管或塑料试管、秒表。

(3)玻璃柱管(长 9.4 cm 塑料管,内径 3mm,内装直径 03~0.5 mm 无油脂玻璃 1.5 g,玻璃珠柱长 7.8~8.0 cm,管壁上有管长四等分的标线,两端管孔封上尼龙网),一次性使用,用后弃去。

**【操作】**

(1)将玻璃柱两端分别与针头和注射器针管相连。

(2)常规消毒,作静脉穿刺。

(3)当血液开始接触玻璃时立即按下秒表,掌握好血液流经玻璃柱的速度。通过玻璃珠柱,每段 5s。经过玻璃柱后,再按原速抽 5~6s,使玻璃柱内血液抽到注射器中。

(4)取玻璃柱前后塑料管内血液作血小板计数。至少计数 2 次,取其平均值。

(5)血小板黏附率(%)=黏附后血小板数/黏附前血小板数×100%。

**【质量保证】**

(1)玻璃柱管用前应保存在干燥器中。受潮后黏附率会降低。

(2)抽血要顺利,不应混有气泡或凝块。选择好穿刺静脉,严格掌握好抽血速度。如血管太粗、弹性太强,不易控制抽血速度。太快,黏附率下降;太慢,黏附率增大。

(3) 黏附率与全血粘度有一定关系,红细胞比积增大,黏附率也会增高。

2.玻球法

**【试剂与仪器】**

(1)球形玻璃瓶(玻璃球):容量为 12ml。

(2)转动装置:将球形玻璃瓶固定于转动盘上,转速为 3rpm。

(3)塑料或硅化处理的玻璃注射器、微量加样器、试管。

(4)抗凝剂:10⁹mmol/L 枸橼酸钠溶液。

(5)血小板计数所用试剂及器材。

【操作】

(1)静脉采血 3.6ml,加入含 0.4ml 枸橼酸钠的试管中,充分混匀。

(2)立即用微量加样器吸取抗凝血 1.5ml 加入玻璃球中,以 3rpm 的速度转动 15min。

(3)将试管中(接触玻璃球前)和玻璃球中(接触后)血液混匀后分别用加样器取 1.0ml 加入含 19ml 枸橼酸钠的大试管中,颠倒混匀 3 次后,在室温中静置 2 h。

(4)取上清液作血小板计数。每份标本至少计数 2 次,取其平均值。

(5)计算血小板黏附率。

【质量保证】

(1)采血要顺利,不应凝血和混有气泡,否则需重新采血。

(2)玻璃球的容量、取血量、接触时间对结果都有影响,因此玻璃球必须标准;加入的抗凝血量要准确;转动时间应准确控制。

(3)标本中血小板数高低及平均血小板体积大小对结果没有影响。

3.玻璃滤器法

【试剂与仪器】

(1)玻璃滤器:I 号滤板(平均孔径为 80～120μm),滤板厚度 2mm,容量为 10ml。

(2)硅化或塑料注射器、试管。

(3)抗凝剂。

【操作】

(1)准备 2 支小试管,各加入 0.5ml EDTA－Nat,100℃以下烤干。

(2)静脉抽血 1.5ml,立即将血液缓缓注入玻璃滤器内。将滤过的最初 4 滴血收集在一支小试管中,轻轻混匀,此为滤过后静脉血。自血液接触滤器到收集到 4 滴血时间严格控制在 20s。

(3)将注射器中剩余的 4 滴血加入另一试管中.轻轻混匀,此为滤过前静脉血。

(4)取滤过前后静脉血进行血小板计数。每份标本至少计数 2 次,取其平均值。

(5)计算血小板黏附率。

【质量保证】

(1)抽血必须顺利。

(2)血液滤过时间必须严格控制。

(3)玻璃滤器用后先用水反冲,再浸入清洁液,浸泡 24h 以上,用大量清水和双蒸水冲洗干净,烘干后备用。

(二)血小板聚集试验(比浊法)

【试剂与仪器】

(1)血小板聚集仪、记录仪。

(2)微量加样器。

(3)塑料或硅化处理的注射器、试管。

(4)抗凝剂:一般采用$10^9$ mmol/L 枸橼酸钠。

(5)致聚剂:ADP、肾上腺素、花生四烯酸、胶原、瑞斯托霉素、PAF 等。

【操作】

由于仪器的设计和型号不同,操作方法也存在差异。操作者应根据说明书进行

操作。下面简单说明其一般操作过程:

(1)标本的采集:静脉抽血 4.5 ml,枸橼酸钠抗凝(1:9),颠倒混匀。

(2) PRP、PPP 的制备:1000 rpm 离心 10 min,小自取出上层血浆即为 PRP,调节血小板数至 $250\mu\times10^9$/L。将剩余血液 3 000 rpm 离心 20 min,取血浆即为 PPP。15℃~25℃可保存 3 h。

(3)将 PRP,PPP 分别放入 2 支比浊管中(体积视聚集仪而定),PRP 管中加入磁性搅拌棒,37℃预热 3min。以 PRP 管调节透光度为 0%,PPP 管调节透光度为 100%。加入致聚剂,同时开始搅拌,聚集仪自动记录波形。

(4)结果判断:不同致聚剂或不同浓度可出现不同的聚集曲线。由于本法是一种定性或半定量的测量方法,因此从不同的图形就可判断患者是否有血小板聚集功能异常。此外,亦可对图形加以测量,计算各种参数。

【质量保证】

(1)抽血要顺利,不可反复穿刺和混入气泡。

(2)标本应在 3h 内完成检测,放置过久会降低血小板聚集的强度和速度;放置温度以 15℃~25℃为宜,过低温度会导致血小板激活。

(3)红细胞混杂、溶血、血浆脂类会降低悬液透光度,掩盖血小板聚集变化。

(4)抗血小板聚集药物及肝素、双香豆素类药物会影响聚集反应,采血前 1 周应停用上述药物。

(5)抗凝剂不宜采用 EDTA。

(6)各种仪器对致聚剂浓度要求不一,应通过预实验寻求最佳浓度。

(三)血小板释放试验

1.血小板 ATP 释放试验

【试剂与仪器】

(1)$10^9$ mmol/L 枸橼酸钠抗凝剂。

(2)乙醇－EDTA 溶液:95%乙醇 9 ml 加入 0.1 mol/L EDTA－Nat 1 ml,混匀。

(3) pH 7.4 的 0.2 mol/L Tris 缓冲液。

(4) ATP 标准液和 ADP 标准液:用 Tris 缓冲液将 AT,和 ADP 标准品稀释成。

(5)荧光检测仪。

【操作】

(1)　静脉抽血 4 ml,枸橼酸钠抗凝(1:9),分离 PRP。

(2)标本去蛋白:将 PRP 1ml 与冷乙醇－EDTA 液 2 ml 混合,置冰浴中 10 min,3 000 rpm 离心 30 min,取上清液。

(3) ADP 转变成 ATP 标本制备:将去蛋白的标本 0.25ml 与 PEP－PK 应用液 1.5ml 混合,37℃15 min,ADP 在 PK 作用下转变成 ATP。标本中的 PK 通过 80℃ 10 min 予以灭活。

随即将标本置冰浴中待测总 ATP 的量。

(4)无 ADP 转变的 ATP 标本制备:将去蛋白的标本 0.25 ml 与 1.5 ml PEP—PK 应用液混合,立即置 80CC10min,再置冰浴中待测标本中原有 ATP 的量。

(5)标准品:取不同浓度 DP 或 ATP 0.25 ml 与 PEP — PK 应用液 1.5 ml 混合,立即置 80℃10min,再置冰浴中待测。

(6) ATP 的测定:20℃标本中加入 0.1ml 荧光试剂,立即在荧光检测仪上测定荧光强度。

(7)数据处理:将不同浓度 ATP 或 ADP 标准品与其相应的荧光强度值绘制标准曲线。根据曲线查得被测标本 ATP 值。

【质量保证】严格遵守操作规程。温度对实验的成败有重要意义。

2.5—HT 测定

【试剂与仪器】

(1) $10^9$ mmol/L 枸橼酸钠抗凝剂。

(2) 5—HT 硫酸肌酐标准液(5—HT 60mg/L)。

(3) 0.1%半胱氨酸(用 0.1 mol/L 盐酸溶液配制)。

(4) 0.5% triton X—100(用 0.1%半胱氨酸溶液配制)。

(5) 0.004%邻苯二甲醛(0—PT)溶液。

(6)正庚烷。

(7)酸化正丁醇溶液:正丁醇 1000ml 加浓盐酸 0.85ml。

(8)荧光分光光度计。

【操作】

(1)静脉抽血,枸橼酸钠抗凝(1:9),1000rpm 离心 10min,分离 PRP,剩余血液 3000rpm 离心 30 min,分离 PPP 自体血清。

(2)聚集后 PPP 的制备:PRP 在聚集仪上加致聚剂后 6 min , 3000rpm 30min,取上清即可。

(3) 5—HT 标准液、PRP,PPP 和聚集后 PPP 0.4ml 与 0.5% triton X—1000 1ml 混合,加酸化正丁醇 3ml 后振荡 5 min, 3 000 rpm 离心 5 min。

(4)取上层有机相 2.5ml 加入正庚烷 5ml 和 1ml 0.1%半胱氨酸,充分振荡 5min,离心 5 min。

(5)取下层水相 0.5ml,加 0.004% 的 PT 3ml,沸水浴 5min。冷却后在荧光光度计中以激发光 365nm、发射光 480nm 测定荧光强度。

四、血小板相关抗体和补体检测

【试剂与仪器】

(1)抗凝剂。

(2) 1%Triton X—100。

(3)血小板分离液:聚蔗糖—泛影葡胺,比容为 1.070,含 EDTA—Na20.9mmol/L。

(4)血小板洗涤液(TEN):0.01 mol/L Tris,内含 9 m mol/L EDTA—Na2,0.15 mol/L NaCl,pH 7.4。

(5)血小板相关抗体和补体检测双抗体夹心法试剂盒。

(6)酶标仪。

【操作】

严格按试剂盒说明书进行操作,下面简述其一般操作过程。

(1)血小板破碎液的制备:静脉抽血 4.5ml,用 1000rpm 离心 10min,吸取上层液(PRP)至另一离心管中,3000rpm 离心 10 min,弃去上清液,用血小板洗涤液洗涤血小板 3 次。用缓冲液调整血小板为 $100 \times 10^9$/L。以 1:10(V/V)加入 11% Tritonx-100(终浓度 1%)0.4℃放置 30min,3000 rpm 离心 10min,取上清液待测或储存于低温冰箱中。

(2)ELISA 法检测:分别加入 0.1ml 被检标本的血小板裂解液和 10 个浓度的标准血清(IgG 为 2~1000 ng/0.1ml)。37℃孵育 1h,洗涤 3 次,加 0.1mL 酶标记的 IgG 抗体(IgM 或 PAC3),37℃孵育 1h。洗涤 3 次,加显色剂 0.1ml,2 mol/L 硫酸终止反应。酶标比色仪上 492 nm 处读取吸光度值。

(3)制备标准曲线,求得被测标本的抗体及补体浓度。

【质量保证】

(1)严格遵守 EUSA 法操作要求。

(2)血小板计数必须准确。

(3)为防止血小板激活,试管应为塑料制品或经硅化处理。

(冯鑫涛)

# 第六节　血栓与止血的一般检查

在生理条件下,人体内的止血和凝血系统与抗凝血和纤维蛋白溶解(纤溶)系统,相互制约,但处于动态平衡状态,以维持血管内的血液不断循环流动,因此即使血管局部有轻微损伤,既不会出血不止,也不会因局部止血而发生广泛血栓或栓塞,在病理情况下无论哪一系统的作用发生异常,都可导致出血或血栓形成。

【止血与凝血机制】

一、正常止血机制

机体的正常止血,主要依赖于完整的血管壁结构和功能,有效的积压小板质量和数量,正常的血浆凝血因子活性。其中,血小板和凝血因子的作用是主要的

(一)血管壁的作用

在正常情况正点,血管壁内膜光滑。血管内皮细胞,既不与血浆杨分反应发生凝血,也不与血小板等细胞反应,从而防止细胞(尤其是血小板)粘附凝集;内皮细胞之间的粘合质紧密相连,与内皮细胞一起发挥着阻止血液化气成分渗出血管外的屏障作用;内皮细胞下层的结缔组织(如胶原、弹力纤维等)结构完整,能维持血管壁一定的张力。发上各训因素保证血液在血管内既畅通无阻又不致渗出于血管外。当血管内皮受损后,那些具有平滑肌的血管,特别是小动脉和前毛细血管括约肌,立即发生交感神以轴突反射性收缩,蝇然这一反应仅持续 15—30s,但因血管收缩,明显地减慢或阻断血流。在小血管就可单独止血;而在大血管,其断端则可收缩伸入深层组织阻抑血流。血管收缩血流减慢使血小板易于在局部粘附、聚集、有利于初步止血,也能稳定随后形成的血栓。接着,是在局部体液特质介导下的较持久性(可达 30s)血管收缩。内皮细胞合成和释放 VW 因子()VWF 可介导血小板与暴露和血管内皮细胞

下胶原粘附;血小板释放血栓烷 $A_2$($TXA_2$)、5-羟色胺(5-HT)、去甲肾上腺素等,使血管发生强烈收缩。此外,纤维蛋白原等凝血因子与损伤的内皮细胞结合,并与内皮细胞分泌的组织因子(TF)一起构成原位凝血,从而进一步加强止血作用。

(二)血小板的作用

在政党的血液循环中,血小板并不与内皮细胞表面或其他细胞发生作用,而是沿着毛细血管内壁排列,维持其完整性,血管局部受损伤时,血小板的止血兼有机械性的堵塞伤口和生物化学性粘附聚集作用。首先,血小板迅速粘附于暴露的胶原纤维(血小板膜上的糖蛋白,由VWF介导与胶原结合),此时血小板被激活,血小板形态发生改变,由正常的圆盘状态变为圆球形,伪足突起,血小板发生聚集(血小板膜是糖蛋白 2b/3a 由纤维蛋白原介导发生互相粘附、聚集),此为血小板第一相聚集,是可促使血小板聚集的主要物质是胶原纤维,来自损伤内皮细胞的二磷酸腺苷(ADP)和已形成的微量凝血酶,激活的血小板便发生释放反高水平,其中许多物质,如血小板的 ADP 等,可加速血小板的聚集、变性成为不可逆的"第二相聚集",形成白色血栓,构成了初步期止血的屏障。与此是时,由血小释放和激活许多促凝物质参与血液凝固反应。血小板膜磷脂表面提供了凝血反应的场所,血小板第 3 因子在凝血过程多个环节中以挥重要作用:血小板合成释放的 $TXA_2$ 和 5-HT 捉进一步收缩,血小板收缩蛋白则最终可使纤维蛋白收缩(血块收缩),使血栓更为坚固,止血更加彻底。

(三)血液凝固的作用

血管壁损伤时,除了血管收缩和血小板形成白色血栓达到初期止血的目的外,还需在靠血液凝固才能彻底止血,由于血收缩、血流减慢。凝血因子在伤口附近激活;受损的内皮细胞及释放出的组织因子(TF)及暴露的胶原纤维等,分别启动内源性凝血;最后形成牢固的纤维蛋白凝块,将血细胞的网罗其中成为红色血栓,从而起到持续止血作用。

正常止血是:①血管收缩;②血小板等有形成的分的粘附和聚集;③血液涨固这三方面的有效结合。同时机体通过各种调控机制将这些止血过程限制在局部范围。一量止血屏障建立,血管壁的抗凝作用和凝血过程所激活的纤溶第统以及其它抗凝物质则发挥主导作用。一方面,在未受损的血管部分,血流维持正常;另一方面,当受损血管修复后,该处的血凝块渐渐地溶解,局部血管再通。总之正常止血的动态平衡,就是保证与生命活动相容的止血过程。

二、正常凝血机制

血液凝固是指血液由流动状态变为凝胶状态,它是十分复杂的理化反应。肉眼可见的血块形成既是纤维蛋白形成的物理现象,也是一系列酶促生化反应的终点。整个过程涉及许多凝血因子。

(一)凝血因子

迄今为止,参与凝血的因子共有 14 个。其中用罗马数字编号的有 12 个(从Ⅰ-Ⅷ,其中Ⅵ并不存在)。习惯上,前 4 个凝血因子常分别称为纤维蛋白原(因子Ⅰ).凝血酶(因子Ⅱ).组织因子Ⅲ)和钙离子(因子Ⅳ)。未编号的是激肽释放酶原子的命名及其部分的特点见表 4-3-12。

表 4－3－12　血浆凝血因子

| 凝血因子罗马数字编号 | 名称 | 生成部位 | 半寿期(h) | 参与凝血途径 |
|---|---|---|---|---|
| Ⅰ | 纤维蛋白 | 肝 | 46－144 | 共同 |
| Ⅱ | 凝血酶原 | 肝 | 48－60 | 共同 |
| Ⅲ | 组织因子 | 脑、肺等组织 | — | 外源 |
| Ⅳ | 钙离子 | — | — | — |
| Ⅴ | 易变因子 | 肝 | 12－15 | 共同 |
| Ⅵ | 稳定因子 | 肝 | 4－6 | 外源 |
| Ⅶ | 抗血友病球蛋白 | 不明 | 8－12 | 内源 |
| Ⅷ | 血浆凝血活酶 | 肝 | 24－48 | 内源 |
| Ⅸ | Stuart－Prower | 肝 | 48－72 | 共同 |
| Ⅹ | 血浆凝血活酶前质 | 肝 | 48－84 | 内源 |
| Ⅺ | 接触因子 | 肝 | 48－60 | 内源 |
| Ⅻ | 纤维蛋白稳定因子 | 肝 | 48－122 | 共同 |
| | | 巨核细胞血小板 | | |
| | 激肽释放酶原 | 肝 | — | 内源 |
| | 高分子量激肽原 | 肝 | 144 | 内源 |

(二)凝血机制

在生量条件下,凝血因子一般处于无活性的状态;当这些凝血因子被激活后,就了生了至今仍公认为的"瀑布学说"的一系列酶促反应。

凝血过程通常分为:①内源性凝血途径;②外源性凝血途径;③共同凝血途径。现已日益清楚,所谓内源性或外源性凝血并非绝对独立的,而是互有联系,这就是进一步说明凝血机制的复杂性。

1.内源性凝血途径:内源性凝血途径是指从因子Ⅻ激活,到Ⅸa－PF$_3$ Ca$^{2+}$复合物形成后激活因子Ⅹ的过程

当血管壁发生损伤,内皮下组织暴露,因子与带负电荷的内皮下胶原纤维接触就被激活为Ⅻa,少量Ⅻa与 HMWK 可使 PK 转变为激肽释放酶,后者又可与 HMWK 一起迅速激活大量Ⅻa,Ⅻa 又同时激活因子Ⅵ,在此阶段无需钙离子参与。继之,Ⅵ与 Ca$^{2+}$、因子Ⅷ和 PF$_3$共同形成复合特,从而激活因子Ⅹ为Ⅹa。内源凝血时间延长;但病人体内缺乏这些因子时并不发生出血症状。而当因子Ⅷ、Ⅸ、Ⅺ缺乏时则可见于各种血友病并有凝血时间延长。由于内源性凝血维持的时间长,因此在止血中更显重要。但最新的研究表明,可能并不需在内拳性凝途径中因子Ⅶ的接触激活这一过程,内源凝血途径是由外源凝血启动后形成的少量凝血酶直接激活因子Ⅶ开始的。

2.外源性凝血途径:是指从因子Ⅶ被激活到形成Ⅹ或Ⅶa－Ca2＋－TF 激活因子Ⅹ过程。

当组织损伤后,释放因子,它与钙离子和因子Ⅹ或激活的Ⅶ一起形成复合物,使因子 X 激活为 Xa。TF 与因子Ⅶ结合后可加快激活Ⅶ;Ⅶ和Ⅶa 与 TF 的结合有相同和亲和力;TF 可与Ⅹa 形成复合物,后者比Ⅶa 单独激活因子Ⅹ增强 16000 倍。外源性凝血所需的时间短,反应迅速。一般认为,血液凝固晨,首先启动外源凝血。尽管维持时间短,但由于 TF 广泛存在

于各种组织(以脑、肺、胎盘中含量最多)所以一旦进入血液,因其含有大最磷脂而极大地促进了凝血反应。

研究表明,内源凝血和外源凝血途径可以相互活化。内源凝血中的Ⅶa、Ⅵa、Ⅸa、外源凝血因子Ⅶ的主要激活物;外源凝血中的因子Ⅸa则可激活Ⅻ,从而部分代替Ⅺa、Ⅹa的功能。内外凝血源途径的互相交叉启动,显示出机体灵活而的凝血机制。

3. 凝血共同途径:从因子Ⅹ被激活至纤维蛋白形成,是内源、外源凝血的共同凝血途径。①凝血活酶形成:即Ⅹa、因子Ⅴ、PF3与钙离子组成复合物,即凝血活酶,也称凝血酶原酶。②凝血酶形成:在凝血酶原酶的作用下,凝血酶原转变为凝血酶。③纤维慢白形成:纤维蛋白含有三对多肽链,其中A和B中含很多酸性氨基酸,故带较多负电荷,凝血酶将带负电荷多的纤维蛋白肽A和肽B中水解后除去,转变成纤维蛋白单体,能溶于尿素或溴化钠中,是可性纤维蛋白;同时,凝血酶又激活因子,后者使溶性纤维蛋白发生交联而形成不溶的稳定的纤维蛋白,从而形成血凝块。至此凝血过程才全部完成。

在凝血共同途径中有两步重要的正反馈反应,有效地放大了内外源凝血途径的作用。一是Ⅳ、Ⅹa形成后,可反馈激活因子Ⅴ、Ⅶ、Ⅷ、Ⅸ;二是凝血酶形成后,可反馈激活因子Ⅴ、Ⅶ、Ⅷ、Ⅹ、Ⅺ、以及凝血酶原。凝血酶还可促使血小板发生聚集和释放反应,刺激血小板收缩蛋白引起血块退缩。但大量凝血的产生却反应过来破坏因子Ⅷ和因子Ⅴ,这是正常凝血的负电荷反馈调节,以防止不适当的过度凝血。此外Ⅶa和Ⅶa也可分别自我激活Ⅶ和Ⅶ,加速内外凝血反应。

在整个凝血过程中,中心环节是凝血酶的形成,一旦产生凝血酶,即可极大加速凝血过程。但受损部位纤维蛋白凝块的形成又必须受到制约而不能无限制扩大和长期存在。这一作用由体抗系统和纤溶系统调节控制。在凝血的过程中,除了正反馈作用外,同时也存在负反馈作用调节。其中之一是被称为组织因子途径抑制特的负调节作用。TFPI可与Ⅶa和Ⅹa形成无活性的复合物,从而隔断外源凝血,可能这就是源凝血首先启动但维持时间较短的一个原因。

【血栓与止血的常用筛选试验】

血栓与止血常用筛选试验包括毛细血管脆性试验、出血时间测定、血小板计数、血块收缩试验、凝血时间测定、血浆凝血酶原时间测定和活化部分凝血活酶时间测定。这些试验中,前四项试验主要反映了血管壁和血小板在血栓与止血中的作用。其中,出血时间和血小板计数两项最常用。在反映凝血机制方面,除了血浆凝血酶原时间测定是本书中唯一代表外源凝血途径的试验外,其余三项均属检查内源性凝血的试验,以活部分凝血活酶时间测定最敏感。关于抗凝系统和纤溶系统的筛选试验将由《血液学和血液学检验》介绍。

一、毛细血管脆性试验

【原理】毛细血管壁的完整性有赖于毛细血管的结构、功能和血小板质和量的正常,也与某些体液因素有在。当这些因至少有缺陷时,毛细血管的完整性就受到破坏。毛细血管脆性试验或称束臂试验是在上臂给静脉及毛细血管理体制外加"标准压力",增加血管负荷,观察前臂一定范围内此肤出血点当选量的方法。本试验主要反映毛细血管结构和功能,也与血小板质和量有关。

【方法学评价】本试验对检查毛细血管壁的缺陷比检查血小板的缺陷稍敏感。但总体而言,也仅是一个粗略的指标。许多有血管或血小板异常并有出血症状的病人,本试验可呈假阴性;而许多无症状的人可以呈阳性,主要应用于新生儿因为检查新生儿毛细管及血小板的功能无法使用与成人一样的方法。

【参考值】阳性:男性<5 个出血点;女性<10 个出血点。

【临床意义】

1.病理性 CFT 阳性见于:①毛细血管有缺陷的疾病:如遗传性出血性毛细血管扩张症,本试验较有价值,还有坏血病、过敏性紫癜、老年性紫癜等;②血小板有缺陷的疾病:原发性血小板减少性紫癜(ITP)、血小板无力症、血管性血友病(von willebrand disease,VWD)、血小板病;③其它:偶见于严重的凝血异常;毛细血管造成损伤的疾病,如败血症、尿毒症、肝脏疾病、慢性肝炎、血栓性血小板减少性紫癜。

2.少数正常人 CFT 可呈阳性,尤其是妇女。因此 CFT 临床价值不大。

二、出血时间测定

【原理】在一定条件下,人为刺破皮肤毛细血管后,从血液自然注出到自然停止所需的时间,称为出血蚀间测定(bleeding time,BT )。Bt 测定受血小板的数量和质量、毛细血管结构和功能以及血小板与毛细血管之间相互作用的影响,而受血液固因子含量及活性作用影响较小。

【方法学评价】

BT 测定是筛选试验中唯一的体内的试验。传统方法有 Duke 法和 IVy 法,目前推荐使用标准化出血时间测定器法(template bleeding time,TBT )。

BT 测定的影响因素有:皮肤切口深度、长度、位置、方向,毛细血管所受压力;皮肤温度等。其中,最重要的因素是切口的深度。对儿童、老年、有瘢痕形成史的患者,可用瘀点计替代 TBT 作出血时间测定

Duke 法是在耳垂采血,虽然操作简便,但整个操作难发标准化,且很不敏感,特别是对血管性血友病的检测;故已渐被淘汰。

IVY 法采血部位在前臂掌侧。在上臂用压脉带施加固定压力,然后在前臂规定的范围内作切口。敏感性较好。但因切口深度、长度仍未能标准化,故重复性不如在其基础上改进后的 TBT 法。

TBT 法是较理想的方法。TBT 是在 IVy 出血时间测定方法上经改进后目前最有效的标准测定法,由于使用标准的测定器,因此能使此肤切口的长度和深度恒定,使试验重复性比传统方法明显提高,有利于检出血管壁及血小板质和量的缺陷。而且根据需要不同型号的测定器,可作为不同长度和深度的标准切口,适用于不同年龄的患者。

测定器法对前臂的切口有两种:刀刃长轴与前臂垂直的为水平切口,与前臂平行的为垂直的切口;水平切口第三性高,为首先方法,但对 4 个月以下的婴儿宜作垂直切口,以免形成疤痕。

【参考值】

TBT 法(Simplate Ⅱ型):2.3~9.5min

IVY 法:2~7min

Duke 法:1~3min(不超过 4min )

【临床意义】

由于临床上由药物治疗引起的 BT 延长常见,故测定前应仔细询问病人用药情况,如是否服用阿司匹林、抗炎药、口服抗凝药及某些抗生素等。

1.BT 延长

(1)血小板数量异常:①原发性血小板减少紫癜、血栓性血小板减少紫癜(可因药物、中毒、感染、免疫等原因引起);②血小板增多症,如原发性血小板增多症。

(2)血小板功能缺陷:①先天性血小板病如血小板无力症;②获得性血小板病如药物引起的血小板病、骨髓增生异常综合症等。

(3)血管性血友病(VWD)。

(4)血管壁及结构异常(少见)遗传性出血性毛细血管扩张症等。

(5)偶见于严重的凝血因子缺乏:如凝血因子Ⅱ、Ⅴ、Ⅷ、Ⅸ或纤维蛋白缺乏;弥漫性血管内凝血(DIC);也见于接受大量输血后患者。

2.BT 缩短:主要见于某些严重的血栓前状态和血栓形成时。如妊娠高血压综合征、心肌梗死、脑血管病变、DIC 高凝期等,均可因血管壁损害,血小板或背后血因子活性过度增强所致。

三、血小板计数

【原理】

血小板计数(blood platelet count,BPC)的基本原理,同血液的白细胞或红细胞计数法。

【方法学评价】

血小板由于体积小,特别是容易发生粘附、聚集和变性破坏,故常难以准确计数。目前血小板计数方法主要有两大类:血细胞分析仪法和目视显微镜计数法(前者的计数法参见本书第二章)。目视显微镜计数法有普通光学显微镜计数法(分为直接法和间接法,但后者已被淘汰)和相差显微镜法。

1.普通光镜直接计数法:因稀释液成分没,有多种计数方法。可分为两类:①破坏红细胞的溶血法;例如草酸铵稀释液法对红细胞破坏力强,血小板计数发生困难,也有用赤血盐血小板稀释者,此剂稳定,可在室温下长期保存而不变质,但如稀释 20 倍或 40 倍,则红细胞破坏不完全。②不不破坏红细胞方法:有复方碘稀释液法。因红细胞未破坏,可能掩盖血小板,且液易生长微生物而干扰计数,已被淘汰。

2.相差显微镜直接计数法:用草酸铵作稀释液,在明显的显微镜下进行计数,并可于照相后核对计数。此法准确性高,血小板易于识别。

3.血细胞分析仪法:此法由于重复性好,适于临床应用,目前血液细胞分析仪逐步普及,一般均发全血作为标本,比用富含血小板浆测定简便。但由于血细胞分析仪计数法不能完全将血小板与其它类似大小的物质(如红细胞或白细胞碎片、灰法等杂物)区别开来,因此计数结果有时仍需目视显微镜计数作校正,因而国内外仍将目视显微镜计数(特别是相差异显微镜计数法)作为参考方法。

在各种稀释液中,无论自动血细胞分析仪法或显微镜计数法,多以草酸铵溶血法作为参考(国内亦将此稀释液定为首先方法)。

现代的多参数血液细胞分析仪还可利用测量细胞的原理计算出平均血小板体积。

【参考值】

普通显微镜计数法：$(100 \sim 300) \times 10^9 / L$

【临床意义】

1.生理性：正常人血小板计数一天内可有$6 - 10\%$变化；表现为早晨较低，先后略高；春季较低，冬季略高；平原居民较低，高原较高；静脉血比毛细血管血高$10\%$；月经前降你，月经后升高；妊娠中晚期升高，分娩后即降低；运动后升高，休息后恢复。

2.病理性

(1)在临床上，除创伤之外，血小板减少引起出血常见原因。血小板数大于$100 \times 109/L$，无异常出血；当小于$50 \times 109/L$时，可有出血症状。常见的疾病有：①血小板生成障碍，如急性白血病、再生障碍性贫血；②血小板破坏过多，如ITP、脾功能亢进，系统性红斑狼疮；③血小板消耗增多，如DIC、血栓性血小板减少紫癜。

(2)血小板增多（血小板数大于$400 \times 10/L$）；①骨髓增生性疾病：慢性粒细胞白血病，真性红细胞增多症；②原发性血小板增多症；③急性大出血，急性溶库存，急性化脓性感染；④脾切手术后。

四、血块收缩试验

【原理】

完全凝固的新鲜血块，在血小板收缩蛋白的作用下，使纤维蛋白网收缩，血块缩小，血清析出，使血块的止血作用更加牢固，在一定的条件下，按规定的时间观察血块收缩情况或计算血块收缩率，即为血块收缩试验。CRT与血小板数量与质量、凝血酶原、纤维蛋白原和因子Ⅷ浓度以及血小板数量有关，但主要反映了血小板的质量。

【方法学评价】

1.定性法：静脉血（可利用度管法凝血时间测定后血标本）静置于37摄多度水浴箱中，在不同时间内分别观察血块收缩情况。本法为简单的定性方法，可作为临床上粗略判断血小板的功能之用。有条件的单位，最好采用血块收缩定量法试验，结果较准确。

2.定量法：①全血定量法（Macfarlane法）：将静脉血注入有刻度的离心管，待血凝固后增除血块，再将离心管血清离心后，读取血清量，计算血块收缩率。此法需同时作用红细胞比积测定。②血浆定量法：先制备富血小板血浆，然后加入氯化钙或凝血酶，使血浆凝固，去除血浆凝块，读取血精体积，再计算血块收缩率。由于有更准确的血小板功能实验，CRT现已少用。

【参考值】

定性法：$30 - 60 min$开始收缩，$24h$完全收缩。

定量法：Macfarlane法$48 - 60\%$

血浆法：$> 40\%$

【临床意义】

1.血块收缩不良或血块不收缩见于：①血小板功能异常：如血小板无力症；②血小板数减少：当血小板数小于$50 \times 109/L$时，血块收缩显著减退，如ITP；③纤维蛋白原、凝血酶原的严重减少；④原发性或继发性红细胞增多症（由于血块内红细胞多，体积大，血块收缩受到限制）；⑤异常蛋白血症：如多发性骨髓。

2.血块过度收缩见于:①先天性或获得性因子Ⅷ缺乏症;②严重贫血(红细胞少血块收缩程度增加)。

五、凝血时间测定

【原理】

新鲜血液离体后,因子被异物表面(玻璃)激活,启动了内源性凝血。由于血液中含有内源性凝血所需的全部凝血因子、血小板及钙离子,血液则发生凝固。血液凝固所需时间即为凝血时间(clotting rime,CT)。

【方法学评价】

凝血时间测定,根据标本来源有:

毛细血管采血法:可用玻片法或毛细血管法测定。由于采血过程易混入较多组织液因而即使有内源性凝血因子缺乏,也仍发生外源性凝血,使本该异常的结果变为正常。本法极不敏感,仅能检测出Ⅷ:C水平<2%的血友病患者,漏检率达95%故属于淘汰的方法。

静脉采血法:由于血液中较少的混入组织液,因此对内源凝血因子缺乏的第三性比毛细血管采血法要高。目前有3种检测法:

(1)普通试管法(Lee-White法):仅能Ⅷ:C水平<2%的患者,本法不敏感目前也趋于淘汰。

(2)硅管法(SCT):本法与普通试管法的测定方法基本相同,唯一的区别是采用涂有硅油的试管。由于硅管内壁不易使内壁凝血因子接触活化,故凝血时间比普通试管法长,也较第三可检出因子Ⅷ:C水平<45%患者。

(3)活化凝血时间(activatedclotting rime,ACT)法:本法是在待检全血中加入白陶土部分凝血活酶悬液,先充分激活接触活化系统的凝血因子Ⅶ、Ⅺ等,并为凝血反应提供丰富的催化表面,从而提高了试验的第三性,是内源性系统第三的筛选试验之一,能检出Ⅷ:C水平<45%亚临床血友病。ACT法也是监护体外循环肝素用量的较好的指标之一。

以上测定凝血时间的各种方法,在检测内源性凝血因子缺乏方面,无论敏感性或准确性均不如活化部分凝血活酶时间测定(APPT)。

【参考值】

普通试管法:5~10min

硅管法:15~32min

活化凝血时间法:1.1~2.1min

【临床意义】

1.CT延长①较显著的因子Ⅷ、Ⅸ减少的血友病甲、乙凝血因子缺乏症;②血管性血友病;③严重的因子Ⅴ、Ⅹ、纤维蛋白抗凝剂、应用肝素以及低纤维蛋白原血症;④继发性或原发性纤溶活力增强;⑤循环血液中的抗涨物,如抗因子Ⅷ抗体因子搞体、SLE等。

2.CT缩短①血栓前状态:DIC高凝期等;②血栓性疾病如心肌梗死,不稳定心绞痛、脑血管病变、溏尿病行之有效管病变、肺梗死、深静脉血栓形成、妊高征、肾病综合征及高血溏、高血脂等。

六、复钙时间测定

【原理】

在去钙离子的抗凝血浆中,重新加入适量的钙后,血浆就发生凝固,这一过程所经历的时间即为复钙时间(recalcification time,RT)。

【方法学评价】

通常有两种方法:①表面玻璃皿法:本法比试管法敏感,但不如试管法简便。②试管法:仅用试管替代玻璃皿作试验。

RT 测定方法也有改良,如以高速离心贫血小板血浆(platelet－poor plasma,PPp,)因子血浆血小板减少测定结果时间较长;也有在血浆中加汲活剂的方法,称活化复钙时间。RT 试管法虽较凝血时间普通试管方法敏感,但也只能检出Ⅷ:C<4％的血友病患者,目前应用较少。

【参考值】

玻璃皿法:97~160s

试管法(PRP 法):90~160s

(PPP 法):90~200s

(ART 法):<50s

【临床意义】

同凝血时间测定。但较为敏感,某些轻型血友病患者本试验可延长。

七、血浆凝血酶原时间测定

【原理】

在抗凝血浆中,加入足够量的组织凝血活酶(组织因子,TF)和适量的钙离子,即可满足外源凝血的全部条件。从加入钙离子到血浆凝固所需在的时间即称为血浆凝血酶原时间。PT 的长短反映了血浆中凝血酶原、纤维蛋白原和因子Ⅴ、Ⅶ、Ⅹ的水平。

【方法学评价】

一步法凝血酶原时间测定:由 Quick 在 1935 年创建。该法是在抗凝血浆中直接加入试剂一次完成测定,因此称一步法。当时认为该试验只反映了凝血酶原的活性(因子未发现凝血因子Ⅴ、Ⅶ、Ⅹ)。原使用草酸钠液作为抗凝剂,后来发现此液不利于凝血因子和保存,故已改用枸橼酸钠作抗凝剂。一步法 PT 常用静脉抗凝血普通试管法手工测定;也有用毛细血管微量抗血测定,虽采血量少,但操作较繁琐,故少用;也可用表面玻皿法测定,准确性较并管法高,而操作不如后者简便。近年来,多采用半自动或全自动血液凝固仪测定,也以出现纤维蛋白丝作为终点。

手工法虽重复性差、耗时,但仍有相当程度的准确性,故仍广泛应用,其中以手工倾斜试管法为参考方法。半自动仪法,提高了光天化日确度和速度,但存在标本交叉污染的缺点。全自动仪法克服了半自动仪法不足之处,使检测更加精确、快速、敏感与方便。

组织凝血活酶试剂质量是影响 PT 测定准确性最重要的因素之一。组织凝血活酶的不同来源,不同制备方法,使务实验室之间及每批试剂之间 PT 测定的结果差异大,可比性差,特别影响对口服抗凝血剂患者治疗效果的判断,因此早在 1967 年,WHO 就将功赎罪 67/40 批号人脑凝血活酶标准品,作为以后制备不同来源的血活酶的参考物,并要求计算和提供每批组织凝血活酶的国际敏感指数。ISI 表示标准品组织凝血活酶与每批组织凝血活酶 PT 校正曲线的斜率,即在双对数的坐标纸上,纵坐标为用标准品测定的 PT 对数值,横坐标为用待校正的组织凝血活酶测定的相同标本 PT 的对数值。60/40 的 ISI 为 1.0。ISI 值越低,表示试剂愈敏感。目前务国大体是用国示标准品标化自己制备的本国国家标准品。新的组织凝血活酶标准品来自兔或牛的制备。其它各种组织凝血活酶剂的 ISI 必须按照新的标准品 ISI 进行校正。其次,WHO 等国际的要威机构还要求,PT 正常对照值必需至少来自 20 名以上男女各半的混合血浆所测定得结果。并且还规定姨口服抗凝剂的患者必须使用国际 PT 结果报告形成,并用以为抗凝治疗监护的指标,INR=(病人凝血酶原时间/正常人平均凝血酶原进间)ISI。作 PT 测定时,首先应了解所用的组织凝积压活酶试剂的 ISI,ISI 值通常由产生试剂的厂商提供的,测定 PT 后,即可计算出 INR。为使用方便,INR 也可从制造商提供的图表中查提,最初规定 INR 必须使用手工法测得,在引入自动化凝血仪后,为了不影响 INR 的可靠性,制造商还应提供仪器相应的 ISI 值。使用 ISi 和 INR 可减少或去除各实验室 PT 测定的在技术和试剂上差异,使抗凝疗法监测过程中,各种 PT 结果有可比性。

近年,国外用重组组织因子作为 PT 测定。$\gamma$-TF 比其它动物性来源的涨血活酶对凝血因子 II、VII、X 敏感性高,但目前未被推广使用。

一步法 PT 结果报告方法:一般情况下,可同时报告被检标本 PT 和正常对照 PT 以及 PT 比率。凝血酶原比率=被检血浆 PT 时间/正常血浆 PT 时间。过去曾用凝血酶原活动度报告,现已少用;当 PT 用于监测口服抗凝剂时,则必须同时报告 INR 值。

二步法凝原时间测定:首先由 Warner 等创建,后由 Ware/Seegers 等改良,此法第一步生成凝血酶,第二步是测定生成的凝血酶,从而间接测得凝血酶原时间。二步法虽然双较合理,但操作繁琐,未被广泛应用。

【参考值】

一步法凝血酶原时间:11～13s

凝血酶原比值:0.82～1.15

【临床意义】

1.PT 延长:PT 超过正常对照 3 秒以上或凝血酶原比值超过正常范围即为延长,主要见于:①先天性因子 II、V、VII、X 减少及纤维蛋白原的缺乏(低或无纤维蛋白血症);②获得性凝血因子缺乏,如 DIC、原发性纤溶亢进症、肝病的阻塞性黄疸和维生素 K 缺乏、血循环中抗凝物质增多等。

2.PT 缩短:①先天性因子 V 增多;②DIC 早期(高凝状态);③口服避孕药、其它血栓前状态及血栓性疾病(凝血因子和血小板活性增高,血管损伤等无法为血栓形成的基础)。

3.口服抗凝药的监护临床上当 NIR 为 2-4 时为抗凝治疗的合适范围,当 INR>4.5 时,如纤维蛋白水平和血小板数仍正常,则提示抗凝过度,应三少或停止用药。INR>4.5 时,同时伴有纤维蛋白原和血小板减低,则右能是 DIC 或肝病等所致也应减少或停止口服抗凝剂。

八、活化部分凝血活酶时间测定

【原理】

在抗凝血浆中,加入足量的活化接触因子激活剂和部分凝血活酶(代替血小板的磷脂),再加入适量的钙离子即可满足内源抗凝血的全部条件。从加入钙离子到血浆凝固所需的时间即称为活化部分凝血活酶时间(activated partialthromboplastin time,APTT)。APTT 的长短反映了血浆中内源凝血系统凝血因子共同途径中凝血酶原、纤维蛋白原和因子 V、X 的水平。本试验是目前最常用的敏感的检查内源凝血系统是否正常的筛选试验。

【方法学评价】

APTT 测因所用的激活剂不同以及部分凝血活酶来类推制备的不同,均影响测定的结果。因此本试验的准确性首先取决于部分凝血活酶试剂的质量,常用的激活剂的有白陶土,此时 APTT 又称为 KPTT 不觉可用硅藻土等。即使是同一种激活剂,其质量也可有很大不同。APTT 最禄是用玻璃试管激活接触因子,后来又加同质理的激活剂,使激活作用更迅速更标准化,从而消除了接触激活的差异,部分涨血活酶主要来源于兔脑组织,不同制剂质量不同,一般选用对因子Ⅷ:C、Ⅸ、Ⅺ在血浆浓度为 $200\sim250U/L$ 时敏感的试剂。APTT 是一个较为敏感且简便的试验。可替代普通试管法凝血时间测定或血浆复钙时间测定。用自动血浆凝固仪测定 APTT,虽可提高检测速度和结果精确性,但仪器本身也会产生一定误差,这一点也是不能忽视的。1995 年国际血栓与止血委员会和国际血液学标准委员会已开始合作研究应用 APTT 监测肝素治疗时的标准化问题。

【参考值】$33.68\sim40.32s$

【临床意义】

基本与凝血时间意义相同,但第三性高。目前所用的大多数 APTT 测定方法,凡当血浆凝血因子低于正常水平的 $15-30\%$ 即可异常。

1. APTT 延长:APTT 结果超过正常对照 10s 以上即为正常延长。APTT 是内源凝血因子缺乏最可靠的筛选试验,主要用于发现轻型的血友病。虽可检出因子Ⅷ:C 水平低于 25% 甲型血友病,但对于亚临床型血友病(因子Ⅷ大于 25%)和血友病携带者第三性欠佳。结果延长也见于因子Ⅺ(血友病乙)、Ⅻ和Ⅶ缺乏症;血中抗凝血物如凝血因子抑制物或肝素水平增高时,当凝血酶原、纤维蛋白原及因子Ⅴ、Ⅹ缺乏时也可延长,但第三性略差;其它尚有肝病、DIC、大量输入库存血等。

2. APTT 缩短:见于 DIC,血栓前状态及血栓性疾病。

3. 肝素治疗监护:APTT 对血浆肝素的浓度很为第三故是目前广泛应用的实验室监护指标。此时要注意 APTT 测定结果必须与肝素治疗范围的血浆浓度呈线性关系,否则不宜使用。一般在肝素治疗期间,APTT 维持在正常对照的 $1.5\sim3.0$ 倍为宜。

(冯鑫涛)

# 参考文献

[1]唐德才.中药学[M].上海:上海中医药出版社,2010.

[2]徐治国.中药学[M].成都:四川科学技术出版社出版社,2009.

[3]陶忠增.中药学[M].北京:中国中医药出版社,2009.

[4]凌锡森,王行宽,陈大舜.中西医结合内科学[M].北京:中国中医药出版社,2012.

[5]陈士奎,危北海,陈小野.发展中的中西医结合医学[M].济南:山东科学技术出版社,2005.

[6]叶任高.内科学,第5版[M].北京:人民卫生出版社,2002.

[7]田德录.中医内科学[M].北京:人民卫生出版社,2002,02.

[8]姜良铎.中医急诊学[M].北京:中国中医药出版社,2002.

[9]阮纪恺.肺癌的中西医结合治疗新进展[J].中医学报,2010,25(02):218—220.

[10]李杰有.心血管防治知识[J].中国现代医学,2003,(02):7—9.

[11]乐杰.妇产科学,第6版[M].北京:人民卫生出版社,2004.

[12]王淑玉.实用妇产科诊疗规范[M].南京:江苏科学技术出版社,2002.

[13]董悦,赵瑞琳.现代妇产科诊疗手册[M].北京:北京医科大学出版社,2006.

[14]高禄化.肝衰竭临床进展[J].肝脏,2013,18(1):61—62.

[11]曹泽毅.中华妇产科学,第2版[M].北京:人民卫生出版社,2008.

[15]王庸晋.现代临床检验学[M].第2版.北京:人民军医出版社,2007.

[16]刘人伟.检验与临床[M].北京:化学工业出版社,2011.

[17]李麟荪,贺能树.介入放射学[M].北京:科学出版社,2004.

[18]刘光元.肿瘤血管介入治疗[M].南京:江苏科学技术出版社,2003.